实用临床口腔学

（上）

郑　浩等◎主编

吉林科学技术出版社

图书在版编目（ＣＩＰ）数据

　　实用临床口腔学/ 郑浩等主编 .-- 长春:吉林科学技术出版社，2017.3
　　ISBN 978-7-5578-1833-3

　　Ⅰ．①实… Ⅱ．①郑… Ⅲ．①口腔科学 Ⅳ．①R78

　　中国版本图书馆 CIP 数据核字(2017)第 042395号

实用临床口腔学

SHIYONG LINCHUANG KOUQIANGXUE

主　　编　郑　浩等
出 版 人　李　梁
责任编辑　许晶刚　陈绘新
封面设计　长春创意广告图文制作有限责任公司
制　　版　长春创意广告图文制作有限责任公司
开　　本　787mm×1092mm　1/16
字　　数　890千字
印　　张　35.75
印　　数　1—1000册
版　　次　2017年3月第1版
印　　次　2018年3月第1版第2次印刷

出　　版　吉林科学技术出版社
发　　行　吉林科学技术出版社
地　　址　长春市人民大街4646号
邮　　编　130021
发行部电话/传真　0431-85635177　85651759　85651628
　　　　　　　　　　85652585　85635176
储运部电话　0431-86059116
编辑部电话　0431-86037565
网　　址　www.jlstp.net
印　　刷　永清县晔盛亚胶印有限公司

书　　号　ISBN 978-7-5578-1833-3
定　　价　105.00元（全二册）

编 委 会

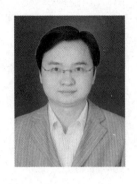

郑浩,副主任医师,硕士研究生,毕业于南京大学口腔医学院,获得卫生部和中华口腔医学会放射性粒子植入技术资格证书,获淮海科技奖2次,取得多项省市级新技术引进奖,在国内核心期刊发表论文数篇,MEDLINE收录2篇。擅长口腔颌面部复杂骨折、牙外伤的急救及治疗,恶性肿瘤的放射性粒子植入治疗,对三叉神经痛、颌面部血管瘤、脉管畸形、头面部肿瘤、涎腺肿瘤、恶性黑色素瘤、各种粘膜病(扁平苔藓、白斑)有丰富的诊疗经验。

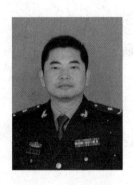

羊书勇,男,1974年生,成都军区总医院附属口腔医院主治医师,2005年第四军医大学口腔颌面外科博士毕业,长期从事口腔颌面外科临床与科研工作,擅长口腔颌面部缺损修复重建,完成省部级课题三项,发表论文二十余篇,主编和参编专著四部。

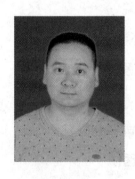

郭松,男,1981年7月12日出生,现就职于山东能源新汶矿业集团公司中心医院,主治医师,本科,毕业于湖北省咸宁学院。从事口腔专业十余年,多次参加国内疑难根管治疗,牙齿正畸,牙齿修复及口腔种植学术交流会议,山东省口腔医学会会员。擅长牙周病及多种口腔常见病的治疗,如各类牙齿拔除术,牙体牙髓病和口腔粘膜病的治疗,各类固定义齿,活动义齿,全口义齿及疑难病例的处理与修复治疗。对口腔种植,牙齿隐形矫正,牙齿美白修复,儿童牙齿规范治疗有一定研究。

前　　言

　　口腔颌面部疾病是人类的常见病、多发病。尽管大部分口腔疾病在初始阶段并不引起人们的十分关注，然而处理不当亦会引起较为严重的后果，一方面给患者本人造成额外的机体与精神痛苦，另一方面给后续治疗带来很大困难，也加重了短缺的口腔医疗卫生支援的占用。因此，对于此类疾病的早期防治非常重要。随着国家经济建设的迅速发展和人们生活水平的提高，人们对口腔保健的需求进一步增加，从而为口腔疾病的发展提供了机遇。同时，口腔医疗力能与发展的日新月异，也要求临床医生不断巩固和提高临床医疗水平。因此，特组织从事于口腔科一线的医务工作者编写了此书，旨在有助于广大临床医生了解和掌握目前口腔科常见疾病的最新临床诊疗经验和方法，以便更好地为广大患者服务。

　　本书共分为十八章，内容涵盖了临床常见口腔疾病的诊断与治疗，包括：口腔疾病的常见症状、龋病、牙体硬组织非龋性疾病、牙髓病和根尖周病、牙周组织病、儿童口腔病、口腔黏膜病、口腔局部麻醉与牙拔除术、唾液腺疾病、颞下颌关节疾病、口腔颌面部创伤、口腔颌面部感染、口腔颌面部神经疾病、先天性唇腭裂和面裂、口腔颌面部肿瘤、牙体修复、口腔种植以及口腔正畸。

　　针对书中涉及的口腔疾病，均进行了详细介绍，包括：疾病的病因病理、症状表现、检查诊断方法、鉴别诊断、内外科方法、相关手术操作技巧及预防等，强调了本书的临床价值及实用性，内容丰富，贴近临床实践，为口腔科的医务人员提供相关参考与帮助。

　　本书在编写过程中，借鉴了诸多口腔相关临床书籍与资料文献，在此表示衷心的感谢。由于本编委会人员均身负科一线临床工作，故编写时间仓促，难免有错误及不足之处，恳请广大读者见谅，并给予批评指正，以更好地总结经验，以起到共同进步、提高口腔科临床诊治水平的目的。

《实用临床口腔学》编委会

2017 年 3 月

目　　录

第一章　口腔疾病的常见症状

第一节　牙痛

牙痛是口腔科临床上最常见的症状,常是患者就医的主要原因。可由牙齿本身的疾病,牙周组织及颌骨的某些疾病,甚至神经疾患和某些全身疾病所引起。对以牙痛为主诉的患者,必须先仔细询问病史,如疼痛起始时间及可能的原因,病程长短及变化情况,既往治疗史及疗效等。必要时还应询问工作性质、饮食习惯、有无不良习惯(如夜磨牙和咬硬物等)、全身健康状况及家族史等。关于牙痛本身,应询问牙痛的部位、性质、程度和发作时间。疼痛是尖锐剧烈的还是钝痛、酸痛;是自发痛还是激发痛、咬合时痛;自发痛是阵发的或是持续不断;有无夜间痛;疼痛部位是局限的或放散的,能否明确指出痛牙等。根据症状可得出一至数种初步印象,便于做进一步检查。应记住,疼痛是一种主观症状,由于不同个体对疼痛的敏感性和耐受性有所不同,而且有些其他部位的疾病也可表现为牵涉性牙痛。因此,对患者的主观症状应与客观检查所见、全身情况及实验室和放射学检查等结果结合起来分析,以做出正确的诊断。

牙痛是口腔科临床上最常见的症状,常是患者就医的主要原因。引起牙痛的原因可由牙齿本身的疾病、牙周组织疾病、颌骨的某些疾病、某些神经系统疾患和某些全身性疾病等。

一、引起牙痛的原因

1.牙齿本身的疾病,如深龋,牙髓充血,各型急性牙髓炎、慢性牙髓炎,逆行性牙髓炎,由龋齿、外伤、化学药品等引起的急性根尖周炎、牙槽脓肿,微裂,牙根折裂,髓石,牙本质过敏,流电作用等。

2.牙周组织的疾病,如牙周脓肿、急性龈乳头炎、冠周炎、坏死性溃疡性龈炎、干槽症等。

3.牙齿附近组织的疾病所引起的牵涉痛,急性化脓性上颌窦炎和急性化脓性颌骨骨髓炎时,由于神经末梢受到炎症的侵犯,使该神经所支配的牙齿发生牵涉性痛。颌骨内或上颌窦内的肿物、埋伏牙等可压迫附近的牙根发生吸收,如有继发感染,可出现牙髓炎导致疼痛。急性化脓性中耳炎、咀嚼肌群的痉挛等均可出现牵涉性牙痛。

4.神经系统疾病,如三叉神经痛患者常以牙痛为主诉。颞下窝肿物在早期可出现三叉神经第三支分布区的疼痛,翼腭窝肿物的早期由于压迫蝶腭神经节,可出现三叉神经第二支分布区的疼痛。

5.有些全身疾患,如流感、癔症、神经衰弱、月经期和绝经期等可诉有牙痛。高空飞行时,牙髓内压力增高,可引起航空性牙痛。有的心绞痛患者可反射性地引起牙痛。

二、诊断步骤

(一)问清病史及症状特点

1.尖锐自发痛　最常见的为急性牙髓炎(浆液性、化脓性、坏疽性)、急性根尖周炎(浆液性、化脓性)。其他,如急性牙周脓肿、髓石、冠周炎、急性龈乳头炎、三叉神经痛、急性上颌窦炎等。

2.自发钝痛 常见为慢性龈乳头炎,创伤殆等。在机体抵抗力降低时,如疲劳、感冒、月经期等,可有轻度自发钝痛、胀痛。坏死性龈炎时牙齿可有撑离感和咬合痛。

3.激发痛 牙本质过敏和Ⅱ～Ⅲ龋齿或楔状缺损等,牙髓尚未受侵犯或仅有牙髓充血时,无自发痛,仅在敏感处或病损处遇到物理、化学刺激时才发生疼痛,刺激去除后疼痛即消失。慢性牙髓炎一般无自发痛而主要表现为激发痛,但当刺激去除后疼痛仍持续一至数分钟。咬合创伤引起牙髓充血时也可有对冷热刺激敏感。

4.咬合痛 牙隐裂和牙根纵裂时,常表现为某一牙尖受力而产生水平分力时引起尖锐的疼痛。牙外伤、急性根尖周炎、急性牙周脓肿等均有明显的咬合痛和叩痛、牙齿挺出感。口腔内不同金属修复体之间产生的流电作用也可使患牙在轻咬时疼痛,或与金属器械相接触时发生短暂的电击样刺痛。

以上疼痛除急性牙髓炎患者常不能自行明确定位外,一般都能明确指出痛牙。急性牙髓炎的疼痛常沿三叉神经向同侧对颌或同颌其他牙齿放散,但不会越过中线放散到对侧牙。

(二)根据问诊所得的初步印象,做进一步检查,以确定患牙

1.牙体疾病 最常见为龋齿。应注意邻面龋、潜在龋、隐蔽部位的龋齿、充填物下方的继发龋等。此外,如牙隐裂、牙根纵裂、畸形中央尖、楔状缺损、重度磨损、未垫底的深龋充填体、外伤露髓牙、牙冠变色或陈旧的牙冠折断等,均可为病源牙。

叩诊对识别患牙有一定帮助。急性根尖周炎和急性牙周脓肿时有明显叩痛,患牙松动。慢性牙髓炎、急性全部性牙髓炎和慢性根尖周炎、边缘性牙周膜炎、创伤性根周膜炎等,均可有轻至中度叩痛。在有多个可疑病源牙存在时,叩诊反应常能有助于确定患牙。

2.牙周及附近组织疾病 急性龈乳头炎时可见牙间乳头红肿、触痛,多有食物嵌塞、异物刺激等局部因素。冠周炎多见于下颌第三磨牙阻生,远中及颊舌侧龈瓣红肿,可溢脓。牙周脓肿和逆行性牙髓炎时可探到深牙周袋,后者袋深接近根尖,牙齿大多松动。干槽症可见拔牙窝内有污秽坏死物,骨面暴露,腐臭,触之疼痛。反复急性发作的慢性根尖周炎可在牙龈或面部发现窦道。

急性牙槽脓肿、牙周脓肿、冠周炎等,炎症范围扩大时,牙龈及龈颊沟处肿胀变平,可有波动。面部可出现副性水肿,局部淋巴结肿大,压痛。若治疗不及时,可发展为蜂窝织炎、颌骨骨髓炎等。上颌窦炎引起的牙痛,常伴有前壁的压痛和脓性鼻涕、头痛等。上颌窦肿瘤局部多有膨隆,可有血性鼻涕、多个牙齿松动等。

(三)辅助检查

1.牙髓活力测验 根据对冷、热温度的反应,以及刺激除去后疼痛持续的时间,可以帮助诊断和确定患牙。也可用电流强度测试来判断牙髓的活力和反应性。

2.X线检查 可帮助发现隐蔽部位的龋齿。髓石在没有揭开髓室顶之前,只能凭X线片发现。慢性根尖周炎可见根尖周围有不同类型和大小的透射区。颌骨内或上颌窦内肿物、埋伏牙、牙根纵裂等也需靠X线检查来确诊。

(刘杨)

第二节　口腔溃疡

口腔溃疡往往是局部疾病或全身疾病在口腔的表征,病种多,鉴别较为困难。来诊时应详细询问其病程、观察溃疡发生的部位、注意溃疡面的表现及与全身的关系。

一、复发性口疮

好发于唇颊黏膜、舌尖、舌缘。单个或多个溃疡面,上覆淡黄色假膜,周围红晕,局部灼热疼痛,病程尚有自限性。

二、单纯疱疹

多见于婴幼儿及儿童。好发于唇颊、舌背、舌缘等处黏膜。开始为散在或成簇针头大小的水疱,破溃后出现小圆形溃疡,溃疡融合呈多环形,浅在,多有体温升高和淋巴结肿大等全身症状,病程一般为10d左右。

三、坏死性龈炎

好发于牙龈乳头和牙龈边缘部。为凿状坏死性溃疡,覆灰黄色假膜,有组织坏死性臭味,激发和自发出血。淋巴结肿大。涂片检查可找到梭螺菌。

四、多形渗出红斑

好发于青壮年唇、颊、舌黏膜处,尤以下唇黏膜多见。溃疡面较大,常呈不规则多形性,自发出血,唇红部常见厚血痂,有时伴眼、生殖器及皮肤损害,全身反应明显。

五、创伤性溃疡

好发于局部刺激物存在的相应黏膜处。溃疡无定形,溃疡面处可找到残根、尖锐的釉质边缘或不良修复体等。去除刺激物后多能自行愈合。

六、结核性溃疡

好发于舌边缘或颊黏膜。溃疡边缘呈紫色,厚而不整齐,底部有微黄色及散在红色的肉芽组织,激发疼痛剧烈。患者多体虚,一般有结核病史。

七、恶性肿瘤

好发于舌边缘、唇、颊、腭、牙龈等处黏膜。溃疡边缘不整齐,创面突出外翻,增生如菜花状,底部较硬,周围有浸润块。相应淋巴结肿大,质硬,晚期粘连。多见于中年以后,病程发展快,活组织检查可明确诊断。

(刘杨)

第三节　面部疼痛

一、概述

面部疼痛是口腔科常见的症状,不少患者因此而就诊。有的诊断及治疗都较容易,有的相当困难。不论是何种疼痛,都必须查清引起的原因。由牙齿引起的疼痛,查出病因是较为容易的,已见前述;但牵涉性痛和投射性痛的原因,却很难发现。颞下颌关节紊乱病引起的疼痛也常导致诊断进入迷途,因为它们很类似一些其他问题引起的疼痛。

诊断困难的另一因素,是患者对疼痛的叙述。这种叙述常是不准确的,但又与诊断有关联。患者对疼痛的反应决定于两种因素,一是患者的痛阈;一是患者对疼痛的敏感性。两者在每一患者都不相同,例如后者就会因患者的全身健康状态的变化及其他暂时性因素而时时改变。

所谓的投射性痛,是指疼痛传导途径的某一部位受到刺激,疼痛可能在此神经的周缘分布区发生。颅内肿瘤引起的面部疼痛即是一例。这类病变可能压迫三叉神经传导的中枢部分而引起其周缘支分布区的疼痛。投射性痛必须与牵涉性痛鉴别。所谓的牵涉性痛是疼痛发生部位与致痛部位远离的疼痛。在口腔科领域内,牵涉性痛最常见的例子可能是下牙病变引起的上牙疼痛。疼痛的冲动发生于有病变的牙齿,如果用局部麻醉方法阻断其传导,牵涉性痛即不发生。即是说,阻断三叉神经的下颌支,可以解除三叉神经上颌支分布区的疼痛。这也是诊断疑有牵涉性痛的一种有效方法。投射性痛的发生机制是很清楚的,但牵涉性痛却仍不十分清楚。提出过从有病部位传导的冲动有"传导交叉"而引起中枢"误解"的看法,但争议仍大。

面部和口腔组织的感觉神经为三叉神经、舌咽神经和颈丛的分支。三叉神经的各分支分布明确,少有重叠现象。但三叉神经和颈丛皮肤支之间,常有重叠分布。三叉、面和舌咽神经,以及由自主神经系统而来的分支,特别是与血管有关的交感神经之间,有复杂的彼此交通。交感神经对传送深部的冲动有一定作用,并已证明刺激上颈交感神经节可以引起这一类疼痛。面深部结构的疼痛冲动也可由面神经的本体感受纤维传导。但对这些传导途径在临床上的意义,争论颇大。与口腔有关的结构非常复杂,其神经之间的联系也颇为复杂。口腔组织及其深部,绝大多数为三叉神经分布。虽然其表面分布相当明确而少重叠,但对其深部的情况了解甚少,故诊断错误是难免的。

可以把面部疼痛大致分为 4 种类型。

1.由口腔、面部及紧密相关部分的可查出病变引起的疼痛:例如牙痛、上颌窦炎引起的疼痛,颞下颌关节紊乱病引起的等。

2.原因不明的面部疼痛　包括三叉神经痛,所谓的非典型性面痛等。

3.由于感觉传导途径中的病变投射到面部的疼痛,即投射痛,例如,肿瘤压迫三叉神经而引起的继发性神经痛是一例子,尽管罕见。偏头痛也可列为此类,因其为颅内血管变化引起。

4.由身体其他部位引起的面部疼痛,即牵涉性痛,例如,心绞痛可引起左下颌部的疼痛。

这种分类法仅是为诊断方便而做的,实际上,严格区分有时是很困难的。

对疼痛的客观诊断是极为困难的,因为疼痛本身不能产生可查出的体征,需依靠患者的描述。而患者的描述又受患者的个人因素影响,如患者对疼痛的经验、敏感性、文化程度等。疼痛的程度无法用客观的方法检测,故对疼痛的反应是"正常的"或"异常的",也无法区别。对疼痛的诊断应分两步进行。首先应除外由于牙齿及其支持组织,以及与其紧密相关组织的病变所引起的疼痛,例如,由上颌窦或颞下颌关节紊乱病所引起的。如果全面而仔细的检查不能发现异常,才能考虑其他的可能性。诊断时,应注意仔细询问病史,包括起病快慢、发作持续时间、有无间歇期、疼痛部位、疼痛性质、疼痛发作时间、疼痛程度、伴随症状,诱发、加重及缓解因素,家族史等。应进行全面、仔细的体格检查及神经系统检查,并根据需要做实验室检查。

二、神经痛

可以将神经痛看做是局限于一个感觉神经分布区的疼痛,其性质是阵发性的和严重的。神经痛有不少分类,但最重要的是应将其分为原发性的和继发性的。原发性神经痛指的是有疼痛而查不到引起原因者,但并不意味没有病理性改变,也许是直到目前还未发现而已。这种神经痛中最常见的是三叉神经痛,舌咽神经痛也不少见。

（一）三叉神经痛

由于其疼痛的特殊性,三叉神经痛的研究已有多年历史,但至今对其本质仍不明了。虽然疼痛通常是一症状而非疾病,但由于缺乏其他有关症状及对病因的基础知识,现只能认为疼痛是疾病本身。

三叉神经痛多发生于中老年,女性较多。疼痛几乎都发生于一侧,限于三叉神经之一支,以后可能扩展至二支或全部三支。疼痛剧烈,刀刺样,开始持续时间很短,几秒钟即消失,以后逐渐增加,延续数分钟甚至数十分钟。有"扳机点"存在是此病的特点之一。在两次发作之间,可以无痛或仅有钝痛感觉。可有自然缓解期,数周或数月不等,然永久缓解极罕见。

在疾病的初发期,疼痛的特点不明显,此时患者常认为是牙痛,而所指出有疼痛的牙却为健康牙;有时常误诊而拔除该牙。拔除后疼痛依然存在,患者又指疼痛来源于邻牙而要求拔除。对此情况应加以注意,进行全面检查并考虑三叉神经痛的可能性。相反,其他问题,如未萌出的牙等,可以引起类似三叉神经痛的症状。检查如发现这一类可能性,应加以处理。此病多发生于 40 岁以后,如为 40 岁以下者,应做仔细的神经学检查,以除外其他的可能性,如多发性硬化等。有人主张,卡马西平(痛痉宁)本身不是止痛药,但对三叉神经痛有特异性疗效,可以用对此药的疗效反应作为诊断的方法之一。

（二）舌咽神经痛

舌咽神经痛的情况与三叉神经痛颇相似,但远较其少见。疼痛的性质相似,单侧,发生于口咽部,有时可放射至耳部。吞咽可引起疼痛发作。也可有"扳机点"存在。用表面麻醉喷于此区能解除疼痛发生。卡马西平亦可用以辅助诊断。

三、继发性神经痛

面部和头部疼痛可以是很多颅内和颅外病变的症状之一。面部疼痛可由于肿瘤压迫或浸润三叉神经节或其周缘支而产生。原发性或继发性颅内肿瘤、鼻咽部肿瘤、动脉瘤、脑上皮样囊肿等,是文献报道中最常引起面部疼痛的病变;颅脑损伤后所遗留的病变也是引起面部疼痛的原因之一;疼痛多不是仅有的症状,但可能最早发生。如有侵犯其他脑神经症状,以及有麻木或感觉异常的存在,应立即想到继发性神经痛的可能性。

畸形性骨炎(佩吉特病,Paget 病)如累及颅底,可使卵圆孔狭窄而压迫三叉神经,产生疼痛症状;疼痛也可由于整个颅骨的畸形,使三叉神经感觉根在越过岩部时受压而产生。疼痛常似三叉神经痛,但多有其他症状,如听神经受压而发生的耳聋、颈椎改变而引起的颈丛感觉神经分布区的疼痛等。上颌或颧骨骨折遗留的眶下孔周围的创伤后纤维化,也可压迫神经而发生疼痛。继发性神经痛在与原发性者鉴别时,关键在于可以查出引起的原因,故仔细而全面的检查是必需的。

四、带状疱疹后神经痛

面部带状疱疹发生前、中或后,均可有疼痛。开始时,可能为发病部位严重的烧灼样痛,以后出现水疱。带状疱疹的疼痛相当剧烈。病后,受累神经可出现瘢痕,引起神经痛样疼痛,持续时间长,严重,对治疗反应差。老年人患带状疱疹者特别易出现疱疹后神经痛,并有感觉过敏或感觉异常症状。

五、偏头痛

偏头痛或偏头痛样神经痛(丛集性头痛)有时也就诊于口腔门诊。偏头痛基本上发生于头部,但有时也影响面部,通常是上颌部,故在鉴别诊断时应注意其可能性。典型的偏头痛在发作前(先兆期或颅内动脉收缩期)可有幻觉(如见闪光或某种颜色),或眩晕、心烦意乱、感觉异常、颜面变色等,症状与脑缺血有关,历时 10～30min 或几小时。随即出现疼痛发作,由于动脉扩张引起搏动性头痛,常伴有恶心、呕吐、面色苍白、畏光等自主神经症状。疼痛持续 2～3min,患者入睡,醒后疼痛消失,故睡眠能缓解偏头痛。麦角胺能缓解发作。

还有一种类似偏头痛的所谓急性偏头痛性神经痛,其病因似偏头痛,患者多为更年期的男性。疼痛为阵发性,通常持续 30min,发作间歇时间不等。疼痛多位于眼后,扩延至上颌及颞部。患侧有流泪、结膜充血、鼻黏膜充血及流涕。常在夜间发作(三叉神经痛则少有在夜间发作者)。疼痛的发作为一连串的密集头痛发作,往往集中于一周内,随后有间歇期,达数周至数年,故又名丛集性头痛。少见的梅—罗综合征也可有偏头痛样疼痛。患者有唇部肿胀,有时伴有一过性或复发性面神经衰弱现象和颞部疼痛。有的患者舌有深裂,颊黏膜有肉芽肿样病变,似克罗恩病。以上诸病均对治疗偏头痛的药物反应良好。

六、非典型性面痛

非典型性面痛一词用以描述一种少见的疼痛情况,疼痛的分布无解剖规律可循,疼痛的性质不清,找不到与病理改变有关的证据。疼痛多为双侧,分布广泛,患者可描述疼痛从面部的某一部分放射至身体他部。疼痛多被描述为严重的连续性钝痛。有的患者有明显的精神性因素,对治疗的反应差,有的甚至越治情况越坏。

本病有多种类型,Mumford 将其分为三类。第一类为由于诊断技术问题而未完全了解的情况;第二类为将情况扩大的患者,这些患者对其面部和口腔有超过通常应有的特别注意。这些患者显得有些特殊并易被激惹,但仍属正常范围。他们常从一个医师转到另一个,以试图得到一个满意的诊断;第三类患者的症状,从生理学上或解剖学上都不能解释,但很易被认为有精神方面的因素。这类患者的疼痛部位常广泛,疼痛的主诉稀奇古怪。对这一类疾病,首先应做仔细而全面的检查,以除外可能引起疼痛的病变。

七、颞部疼痛

颞动脉炎和耳颞综合征可以引起颞部疼痛。两病虽少见,但也有就诊于口腔门诊者,应在诊断上注意。颞动脉炎属结缔组织性疾病,多见于 50 岁以上的女性。疼痛局限于颞部和额部,皆为颞浅动脉所分布的区域。早期有发热,颞动脉处红肿、热感及压痛,动脉可增厚甚至搏动消失。患者可伴有食欲不振、消化不良、体重减轻、出汗及肌痛等症状。疼痛为严重的钝痛,搏动性,偶为阵发性。平卧时增剧,头低位时更为强烈,仰头或压迫颈总动脉可缓解。在疼痛发作的间歇期,受累部对触痛非常敏感。有全身不适,弥散性肌肉和关节疼痛。也可有视力退化。基本病因为全身性动脉的炎症,早期可表现于颞浅动脉。疼痛亦可发生于牙、耳、下颌或颈部,故认为动脉炎还波及(如上颌动脉、面动脉等)其他分支。如不及时治疗,可能引起视神经的不可逆性损害。

诊断主要依靠临床检查,受累动脉扩大并疼痛。血沉明显加速。活组织检查常必要。耳颞综合征为耳颞神经因腮腺疾患受激惹而引起。腮腺疾患可为炎症、肿瘤或创伤(包括外科创伤)。疼痛发生于耳颞神经分布的部位,常为烧灼样痛。进食时伴有该部多汗及发红。间歇期受累部皮肤可有麻木或感觉异常。

八、牵涉性痛

此处所指为由远处而来在面部出现疼痛的情况,少见。冠状动脉血供不足时,疼痛可牵涉左侧下颌部,同时并有该病的其他症状。但也有报告左下颌部疼痛为患者的第一个主诉者,以后才发生了心肌梗死的其他症状。

九、由肌肉紊乱而引起的疼痛

疼痛由肌肉的病理性改变或功能紊乱引起,包括一组疾病,在文献中相当紊乱,但至少有六种:①肌炎。②肌痉挛。③肌筋膜疼痛综合征。④纤维肌痛。⑤肌挛缩。⑥由结缔组织病引起的肌痛。

肌痉挛是肌肉突然的不随意的收缩,伴随疼痛及运动障碍。疼痛常持续数分钟至数日,运动逐渐恢复,疼痛亦渐轻。引起的原因常为过去较弱的肌肉发生过度伸张或收缩,或正常肌肉的急性过度使用。由于姿势关系而产生的肌疲劳或衰弱、肌筋膜疼痛综合征、保护有关的创伤、慢性(长期)使用等,均是发病的诱因。当肌肉随意收缩时,如举重、进食、拔第三磨牙、打呵欠等,肌痉挛皆可发生。如成为慢性,可能产生纤维化或瘢痕,引起肌挛缩。

肌炎是整个肌肉的急性炎症,症状为疼痛、对压痛极敏感、肿胀、运动障碍并疼痛。如未治疗,可使肌肉产生骨化。血沉加快。表面皮肤可肿胀及充血。引起肌炎的原因为局部感染、创伤、蜂窝织炎、对肌肉本身或其邻近的激惹等。肌肉持续过度负荷也是引起原因之一。

肌痉挛时,以低浓度(0.5%)普鲁卡因注射于局部可以缓解;但在肌炎时,任何注射皆不能耐受,且无益,应注意。

纤维肌痛罕见,为一综合征,又名肌筋膜炎或肌纤维炎,特征与肌筋膜疼痛综合征基本相同。但本病可发生于身体各负重肌肉,而后者发生于局部,如颌骨、颈部或下腰部。故本病的压痛点在身体各部均有。

结缔组织病,如红斑狼疮、硬皮病、舍格伦(Siabgren)综合征、动脉炎、类风湿关节炎等,也可累及肌肉而产生疼痛。特征为肌肉或关节滑膜有慢性炎症、压痛及疼痛。通过临床及实验室检查,诊断应不困难。肌筋膜疼痛综合征(myofascial pain syndrome,MRS),又名肌筋膜痛、肌筋膜疼痛功能紊乱综合征等,是最常见的慢性肌痛,其诊断标准有以下几点。

1. 骨骼肌、肌腱或韧带有呈硬条状的压痛区,即扳机点。

2. 疼痛自扳机点牵涉至他处,发生牵涉痛的部位相当恒定,见表1—1。

表1—1 肌筋膜扳机点及面部疼痛部位

疼痛部位	扳机点位置	疼痛部位	扳机点位置
颞下颌关节	咬肌深部	颏部	胸锁乳突肌
	颞肌中部	牙龈	咬肌浅部
	颞肌深部		翼内肌
	颞肌外侧部	上切牙	颞肌前部
	翼内肌	上尖牙	颞肌中部
	二腹肌	上前磨牙	颞肌中部
耳部	咬肌深部		咬肌浅部
	翼外肌	上磨牙	颞肌后部
	胸锁乳突肌	下磨牙	斜方肌
颌骨部	咬肌浅部		胸锁乳突肌
	斜方肌	下切牙	咬肌浅部
	二腹肌	二腹肌前部	
	翼内肌	口腔、舌、硬腭	翼内肌
颊部	胸锁乳突肌		二腹肌
	咬肌浅部	上颌窦	翼外肌

3. 刺激活动的扳机点所产生的牵涉性痛可反复引出:所谓活动的扳机点是指该区对触诊高度敏感并引起牵涉性痛。潜在性扳机点一词则用以指该区亦敏感,但刺激时不产生牵涉性痛。

十、炎症性疼痛

包括窦腔炎症,牙髓炎,根尖炎,各种间隙感染等。其中上颌窦炎疼痛部位主要在上颌部。因分泌物于夜间积滞,故疼痛在晨起时较重。起床后分泌物排出,疼痛缓解。弯腰低头时由于压力改变,可加重疼痛;抬头时好转。上颌窦前壁处有压痛,有流涕、鼻塞等症状,上颌窦穿刺可吸出脓液。各种间隙感染和牙源性疼痛详见其他章节。

十一、颈椎病

颈椎病可以直接引起头及面部疼痛,但更常见的是引起肌肉的紊乱而产生直接的疼痛或牵涉性痛。

颈椎病包括椎间盘、椎体骨关节及韧带等的疾患。常可产生头痛,有时为其唯一表现。头痛多在枕颈部,有时扩散至额部及颞部,或影响两侧,或在一侧。多为钝痛。疲劳、紧张、看书、颈部活动等使之加重。肩臂部疼痛、麻木、活动受限、X线片所见等有助于诊断。

十二、颌骨疼痛

骨膜有丰富的感觉神经,对压力、张力等机械性刺激敏感,可产生相当剧烈的疼痛。颌骨疼痛与面部疼痛甚易混淆,在鉴别诊断时应注意。引起颌骨疼痛的原因很多,炎症,如急性化脓性骨髓炎、骨膜炎等,炎症章中已有叙述。颌骨的一些骨病在临床上亦有骨痛表现,其较常见者有甲状旁腺功能亢进、老年性骨质疏松、骨质软化、畸形性骨炎、骨髓瘤等。其他的骨病及骨肿瘤在压迫或浸润神经,或侵及骨膜时,也可引起疼痛。

十三、灼性神经痛

头颈部的灼性神经痛少见,引起烧灼样痛并有感觉过敏。病因为创伤,包括手术创伤,可能成为非典型性面部疼痛的原因之一。曾有文献报道发生于多种面部创伤之后,包括拔除阻生第三磨牙、枪弹伤及头部创伤。临床特征为烧灼样疼痛,部位弥散而不局限;该部皮肤在压迫或轻触时发生疼痛(感觉过敏),或有感觉异常;冷、热、运动及情绪激动可使疼痛产生或加剧;皮肤可有局部发热、红肿或发冷、发绀等表现,为血管舒缩障碍引起。活动、咀嚼、咬合关系失调、打呵欠等引起及加剧疼痛;松弛可缓解疼痛。在诊断上,以局部麻醉药封闭星状神经节如能解除疼痛,则诊断可以成立。

十四、癌性疼痛

癌症疼痛的全面流行病学调查尚少报道。Foley 等(1979 年)报道不同部位癌痛发生率,口腔癌占 80%,居全身癌痛发生率第二位。北京大学口腔医院调查了 208 例延误诊治的口腔癌患者,因忽视疼痛的占 27%,仅次于因溃疡延误的。其原理是癌浸润增长可压迫或累及面部的血管、淋巴管和神经,造成局部缺血、缺氧,物质代谢产物积蓄,相应组织内致痛物质增加,刺激感觉神经末梢而致疼痛,尤其舌根癌常常会牵涉到半侧头部剧烈疼痛。

(刘杨)

第四节　牙龈出血

牙龈出血是口腔中常见的症状,出血部位可以是全口牙龈或局限于部分牙齿。多数患者是在牙龈受到机械刺激(如刷牙、剔牙、食物嵌塞、进食硬物、吮吸等)时流血,一般能自行停止;另有一些情况,在无刺激时即自动流血,出血量多,且无自限性。

一、牙龈的慢性炎症和炎症性增生

这是牙龈出血的最常见原因,如慢性龈缘炎、牙周炎、牙间乳头炎和牙龈增生等。牙龈缘及龈乳头红肿、松软,甚至增生。一般在受局部机械刺激时引起出血,量不多,能自行停止。将局部刺激物(如牙石、牙垢、嵌塞的食物、不良修复体等)除去后,炎症很快消退,出血亦即停止。

二、妊娠期龈炎和妊娠瘤

常开始于妊娠的第 3~4 个月。牙龈红肿、松软、极易出血。分娩后,妊娠期龈炎多能消退到妊娠前水平,而妊娠瘤常需手术切除。有的人在慢性牙龈炎的基础上,于月经前或月经期可有牙龈出血,可能与牙龈毛细血管受性激素影响而扩张、脆性改变等有关。长期口服激素性避孕药者,也容易有牙龈出血和慢性炎症。

三、坏死性溃疡性牙龈炎

为梭形杆菌、口腔螺旋体和中间普氏菌等的混合感染。主要特征为牙间乳头顶端的坏死性溃疡,腐臭,牙龈流血和疼痛,夜间睡眠时亦可有牙龈流血,就诊时亦可见牙间隙处或口角处有少量血迹。本病的发生常与口腔卫生不良、精神紧张或过度疲劳、吸烟等因素有关。

四、血液病

在遇到牙龈有广泛的自动出血,量多或不易止住时,应考虑有无全身因素,并及时作血液学检查和到内科诊治。较常见引起牙龈和口腔黏膜出血的血液病,有急性白血病、血友病、血小板减少性紫癜、再生障碍性贫血、粒细胞减少症等。

五、肿瘤

有些生长在牙龈上的肿瘤,如血管瘤、血管瘤型牙龈瘤、早期牙龈癌等也较易出血。其他较少见的,如发生在牙龈上的网织细胞肉瘤,早期常以牙龈出血为主诉,临床上很容易误诊为牙龈炎。有些转移瘤,如绒毛膜上皮癌等,也可引起牙龈大出血。

六、某些全身疾病

如肝硬化、脾功能亢进、肾炎后期、系统性红斑狼疮等,由于凝血功能低下或严重贫血,均可能出现牙龈出血症状。伤寒的前驱症状有时有鼻出血和牙龈出血。在应用某些抗凝血药物或非甾体类抗炎药,如水杨酸、肝素等治疗冠心病和血栓时,易有出血倾向。苯中毒时也可有牙龈被动出血或自动出血。

(刘杨)

第五节　牙齿松动

正常情况下,牙齿只有极轻微的生理性动度。这种动度几乎不可觉察,且随不同牙位和一天内的不同时间而变动。一般在晨起时动度最大,这是因为夜间睡眠时,牙齿无颌接触,略从牙槽窝内挺出所致。醒后,由于咀嚼和吞咽时的殆接触将牙齿略压入牙槽窝内,致使牙齿的动度渐减小。这种 24h 内动度的变化,在牙周健康的牙齿不甚明显,而在有殆习惯,如磨牙症、紧咬牙者较明显。妇女在月经期和妊娠期内牙齿的生理动度也增加。牙根吸收接近替牙期的乳牙也表现牙齿松动。引起牙齿病理性松动的主要原因如下:

一、牙周炎

牙周炎是使牙齿松动乃至脱落的最主要疾病。牙周袋的形成以及长期存在的慢性炎症,使牙槽骨吸收,结缔组织附着不断丧失,继而使牙齿逐渐松动、移位,终致脱落。

二、殆创伤

牙周炎导致支持组织的破坏和牙齿移位,形成继发性殆创伤,使牙齿更加松动。单纯的(原发性)殆创伤,也可引起牙槽嵴顶的垂直吸收和牙周膜增宽,临床上出现牙齿松动。这种松动在殆创伤除去后,可以恢复正常。正畸治疗过程中,受力的牙槽骨发生吸收和改建,此时牙齿松动度明显增大,并发生移位;停止加力后,牙齿即可恢复稳固。

三、牙外伤

最多见于前牙。根据撞击力的大小,使牙齿发生松动或折断。折断发生在牙冠时,牙齿一般不松动;根部折断时,常出现松动,折断部位越近牙颈部,则牙齿松动越重,预后也差。有的医师企图用橡皮圈不恰当地消除初萌的上颌恒中切牙之间的间隙,常使橡皮圈渐渐滑入龈缘以下,造成深牙周袋和牙槽骨吸收,牙齿极度松动和疼痛。患儿和家长常误以为橡皮圈已脱落,实际它已深陷入牙龈内,应仔细搜寻并取出橡皮圈。此种病例疗效一般均差,常导致拔牙。

四、根尖周炎

急性根尖周炎时,牙齿突然松动,有伸长感,不敢对咬合,叩痛(＋＋)～(＋＋＋)。至牙槽脓肿阶段,根尖部和龈颊沟红肿、波动。这种主要由龋齿等引起的牙髓和根尖感染,在急性期过后,牙多能恢复稳固。

慢性根尖周炎,在根尖病变范围较小时,一般牙不太松动。当根尖病变较大或向根侧发展,破坏较多的牙周膜时,牙可出现松动。一般无明显自觉症状,仅有咬合不适感或反复肿胀史,有的根尖部可有瘘管。牙髓无活力。根尖病变的范围和性质可用 X 线检查来确诊。

五、颌骨骨髓炎

成人的颌骨骨髓炎多是继牙源性感染而发生,多见于下颌骨。急性期全身中毒症状明显,如高热、寒战、头痛,白细胞增至(10～20)×10³/L 等。局部表现为广泛的蜂窝织炎。患侧下唇麻木,多个牙齿迅速松动,且有叩痛。这是由于牙周膜及周围骨髓腔内的炎症浸润。一旦颌骨内的化脓病变经口腔黏膜或面部皮肤破溃,或经手术切开、拔牙而得到引流,则病程转入亚急性或慢性期。除病源牙必须拔除外,邻近的松动牙常能恢复稳固。

六、颌骨内肿物

颌骨内的良性肿物或囊肿由于缓慢生长,压迫牙齿移位或牙根吸收,致使牙齿逐渐松动。恶性肿瘤则使颌骨广泛破坏,在短时间内即可使多个牙齿松动、移位。较常见的,如上颌窦癌,多在早期出现上颌数个磨牙松动和疼痛。若此时轻易拔牙,则可见拔牙窝内有多量软组织,短期内肿瘤即由拔牙窝中长出,似菜花状。所以,在无牙周病且无明显炎症的情况下,若有一或数个牙齿异常松动者,应提高警惕,进行 X 线检查,以便早期发现颌骨中的肿物。

七、其他

有些牙龈疾病伴有轻度的边缘性牙周膜炎时,也可出现轻度的牙齿松动,如坏死性龈炎、维生素 C 缺乏、龈乳头炎等。但松动程度较轻,治愈后牙齿多能恢复稳固。发生于颌骨的组织细胞增生症,为原因不明的、累及单核—吞噬细胞系统的、以组织细胞增生为主要病理学表现的疾病。当发生于颌骨时,可沿牙槽突破坏骨质,牙龈呈不规则的肉芽样增生,牙齿松动并疼痛;拔牙后伤口往往愈合不良。X 线表现为溶骨性病变,牙槽骨破坏,病变区牙齿呈现"漂浮征"。本病多见于 10 岁以内的男童,好发于下颌骨。其他一些全身疾患,如 Down 综合征等的患儿,常有严重的牙周炎症和破坏,造成牙齿松动、脱落。牙周手术后的短期内,术区牙齿也会松动,数周内会恢复原来动度。

(刘杨)

第六节　开口困难

开口困难是指由于各种原因造成根本不能开口或开口甚小者。造成开口困难的原因很多,可分为感染性、瘢痕性、关节性、外伤性、肿瘤源性和精神、神经性等。

一、感染所致的开口困难

(一)下颌智齿冠周炎

下颌智齿冠周炎可以直接累及咬肌和翼内肌,引起肌肉痉挛,造成开口困难。

(二)颌面部深在间隙感染

颞下窝和翼下颌间隙感染刺激翼肌群痉挛造成开口困难。感染的来源常常是上、下磨牙感染扩散或在注射上颌结节、翼下颌传导麻醉时将感染带入。因感染在深部,早期在颜面部无明显红肿症状,不易发现。所以在有上、下磨牙感染或拔牙史,低热,开口困难,并在该间隙的相应部位(如上颌结节后方、翼下颌韧带处)有明显红肿和压痛者应考虑本病。

(三)化脓性下颌关节炎

多数在下颌关节附近有化脓性病灶,如中耳炎、外耳道炎等,继之引起下颌关节疼痛,开口困难。检查时可见关节区有红肿,压痛明显,尤其不能上下牙对咬,稍用力即可引起关节区剧痛。颞下颌关节侧位 X 线片可见关节间隙增宽。

(四)破伤风

由破伤风杆菌引起的一种以肌肉阵发性痉挛和紧张性收缩为特征的急性特异性感染,由于初期症状可表现为开口困难而来口腔科就诊。一般有外伤史。痉挛通常从咀嚼肌开始,先是咀嚼肌少许紧张,继之出现强直性痉挛呈开口困难状,同时还因表情肌的紧缩使面部表情很特殊,形成"苦笑面容"。当颈部、背部肌肉收缩,则形成背弓反张。其他,如咬肌下、下颌下、颊部蜂窝织炎、急性化脓性腮腺炎等,均可发生开口困难,体征表浅,容易诊断。

二、瘢痕所致的开口困难

(一)颌间瘢痕挛缩

常常由坏疽性口炎后在上下颌间形成大量瘢痕,将上下颌紧拉在一起而不能开口。一般有口腔颌面部溃烂史,颊侧口腔前庭处能触到索条状瘢痕区,有时还伴有唇颊组织的缺损。

(二)放射性瘢痕

鼻咽部、腮腺区、颞下窝等恶性肿物经大量放射治疗后,在关节周围有大量放射性瘢痕造成开口困难。开口困难的症状是逐渐发展起来的,以致到几乎完全不能开口。照射区皮肤均有慢性放射反应,如皮肤薄而透明,毛细血管扩张,并可见到深棕色的斑点状色素沉着。

(三)烧伤后瘢痕

由各种物理、化学因素所致口颊部深部烧伤后,逐渐形成大量增生的挛缩瘢痕造成开口困难。

三、颞下颌关节疾患所致的开口困难

(一)关节强直

一般由关节区化脓感染或外伤后关节腔内血肿机化逐渐形成关节融合。关节强直常发病于儿童,逐渐出现开口困难以致最后完全不能开口呈开口困难状。关节强直侧下颌骨发育短小,面部丰满呈圆形;而健侧下颌骨发育较长,面部反而显塌陷狭长。颞下颌关节侧位 X 线片可见患侧关节间隙消失,髁突和关节凹融合成致密团块。少数可由类风湿颞下颌关节炎造成,其特点为常累及两侧并伴有指关节或脊柱关节的类风湿关节炎,因此,同时可查到手指成梭形强直畸形或脊柱呈竹节样强直畸形。

(二)颞下颌关节盘脱出

急性脱臼后或长期颞下颌关节紊乱病后可使关节盘脱出,脱出的关节盘在髁突运动中成为机械障碍物,甚至可嵌顿在髁突和关节结节之间致不能开口,呈开口困难状。

四、外伤所致的开口困难

(一)颧弓、颧骨骨折

颧弓、颧骨为面侧部突出处,容易被伤及。最常见为呈"M"形颧弓双骨折,骨折片下陷妨碍喙突活动造成开口困难;颧骨体骨折后向下向后移位可使上颌骨和颧骨之间的间隙消失,妨碍下颌骨活动,造成开口困难。

(二)下颌髁突骨折

下颌髁突颈部是下颌骨结构中的薄弱区,当颏部和下颌体部受到外伤后容易在髁突颈部骨折而造成开口困难。此外,由于局部创伤引起的骨化性咬肌炎也可造成开口困难。新生儿开口困难除破伤风外应考虑由难产使用高位产钳损伤颞下颌关节所致。

五、肿瘤所致的开口困难

关节区深部肿物可以引起开口困难,因为肿物在深部不易被查出,常误诊为一般颞下颌关节紊乱病而进行理疗。因此,有开口困难而同时存在有脑神经症状者应考虑是否有以下部位的肿物。

(一)颞下窝综合征

为原发于颞下窝肿物引起的一种综合征。因肿物侵犯翼肌、颞肌,故常有开口困难。早期有三叉神经第三支分布区持续性疼痛,继之出现下唇麻木,口角皮肤、颊黏膜异常感或麻木感。肿瘤长大时可在上颌后部口腔前庭处触到。

(二)翼腭窝综合征

为原发于翼腭窝肿瘤引起的一种综合征,因肿瘤侵犯翼肌可引起开口困难外,最早出现三叉神经第二支分布区持续性疼痛和麻木,以后可影响眼眶累及视神经。

（三）上颌窦后部癌

肿瘤破坏上颌窦后壁，侵犯翼肌群，可以出现开口困难，并有三叉神经第二支分布区的持续性疼痛和麻木，鼻腔有脓血性分泌物，上颌侧位体层X线片见上颌窦后壁骨质破坏。

（四）鼻咽癌

鼻咽癌侵犯咽侧壁，破坏翼板，可影响翼肌群，出现开口困难，并常伴有剧烈头痛、鼻塞、鼻出血、耳鸣、听力障碍及颈部肿块等症状。

六、肌痉挛、神经精神疾患

（一）癔症性开口困难

癔症性开口困难如与全身其他肌痉挛或抽搐症状伴发，则诊断比较容易；但如只出现开口困难症状，则诊断比较困难。此病多发生于女性青年，既往有癔症史，有独特的性格特征。一般在发病前有精神因素，然后突然发生开口困难。用语言暗示或间接暗示（用其他治疗法结合语言暗示），常能解除症状。

（二）颞下颌关节紊乱

咀嚼肌群痉挛型一般由翼外肌痉挛经不适当的治疗，或在全身因素影响下（如过度疲劳、精神刺激）引起。主要临床表现为开口困难线片关节像正常。用肌肉松弛剂能立即开口，药物作用过后又开口困难。一般病期较长。

（三）咬肌挛缩

常因精神受刺激后突然发生开口困难，有时查不出诱因。一般发生在一侧咬肌，触时咬肌明显变硬，用钟式听诊器检查有嗡嗡的肌杂音。用2％普鲁卡因封闭肌肉和咬肌神经时，变硬的肌肉可恢复正常，肌杂音可消失或减轻，开口困难症状亦缓解。咬肌挛缩有时可伴有颞肌挛缩。

（刘杨）

第七节　口干

正常人一昼夜的唾液分泌量约为600～1500mL，使口腔黏膜保持湿润而不感口干。口干可由于各种原因所致的唾液分泌量减少而引起，但也有唾液分泌正常而自觉口干者。

一、唾液腺疾患

由于各种原因造成唾液腺破坏或萎缩均可引起口干症，如鼻咽部肿瘤经放射治疗后两侧腮腺萎缩，唾液分泌减少。干燥综合征是一种自身免疫性疾病，以眼干、口干为主，还伴有肝脾大、多发性关节炎、吞咽困难等症状。患者常有一项或多项自身抗体水平增高以及丙种球蛋白增高等。本病患者在无刺激时或用酸性药物、咀嚼石蜡等刺激时，均可见唾液分泌量明显减少。

二、神经、精神因素

由于情绪、精神因素的影响，有些神经衰弱患者常自觉口干，但多为暂时性的。检查患者口腔黏膜无明显的干燥，无刺激时唾液量减少，但用石蜡等刺激后唾液量并不减少。

三、更年期综合征

发生在女性更年期。除有一般症状外,常伴有口干、萎缩性舌炎,口腔黏膜糜烂、灼痛和刺痛等症状。

四、营养障碍

核黄素缺乏可出现口干、唇炎、口角炎、舌炎和阴囊炎等症状,有的还可出现咽部、鼻腔干燥,咽下困难等。

五、局部因素

由于腺样体增殖或前牙严重开颌等造成习惯性口呼吸者常有口干症状,尤以晨起时明显。检查唾液,无刺激时以及用酸性药物刺激后分泌量均正常。此外,口干症也可由其他系统病引起,如糖尿病、脱水、高热后,以及使用阿托品类药物后等。

(居来提·吐尔逊)

第八节　口臭

口臭是指口腔呼出气体中的令人不快的气味,是某些口腔、鼻咽部和全身性疾病的一个较常见症状,可以由多方面因素引起。

一、生理因素

晨起时常出现短时的口臭,刷牙后即可消除。可由某些食物(蒜、洋葱等)和饮料(酒精性)经过代谢后产生一些臭味物质经肺从口腔呼出所引起。某些全身应用的药物也可引起口臭,如亚硝酸戊脂、硝酸异山梨酯等。

二、病理因素

(一)口腔疾病

口腔呼出气体中的挥发性硫化物可导致口臭,其中90%的成分为甲基硫醇和硫化氢。临床上最常见的口臭原因是舌苔和牙周病变处的主要致病菌,如牙龈卟啉单胞菌、齿垢密螺旋体、福赛坦菌和中间普氏菌等的代谢产物。此外,牙周袋内的脓液和坏死组织、舌苔内潴留的食物残屑、脱落上皮细胞等也可引起口臭。在没有牙周炎的患者,舌苔则是口臭的主要来源,尤其与舌背的后1/3处舌苔的厚度和面积有关。用牙刷刷舌背或用刮舌板清除舌苔可显著减轻或消除口臭。

软垢,嵌塞于牙间隙和龋洞内的食物发酵腐败,也会引起口臭。有些坏死性病变,如坏死性溃疡性龈(口)炎、嗜伊红肉芽肿、恶性肉芽肿和癌瘤等,拔牙创的感染(干槽症)等,都有极显著的腐败性臭味。如果经过治疗彻底消除了口腔局部因素,口臭仍不消失,则应寻找其他部位的疾病。

(二)鼻咽部疾病

慢性咽(喉)炎、化脓性上颌窦炎、萎缩性鼻炎、小儿鼻内异物、滤泡性扁桃体炎等均能发出臭味。

（三）消化道、呼吸道及其他全身性疾病

如消化不良、肝硬化、支气管扩张继发肺部感染、肺脓肿、先天性气管食管瘘等。糖尿病患者口中可有烂苹果气味，严重肾衰竭者口中可有氨味或尿味。此外，某些金属（如铅、汞）和有机物中毒时，可有异常气味。

（四）神经和精神异常

有些患者自觉口臭而实际并没有口臭，是存在心理性疾患，如口臭恐惧症等，或者由于某些神经疾患导致嗅觉或味觉障碍而产生。用鼻闻法、仪器测量法（气相色谱仪等）可直接检测口臭程度和挥发性硫化物的水平。

（居来提·吐尔逊）

第九节　瘘管与窦道

瘘管是指连接体表与脏腔，或脏腔与脏腔之间的一种病理性管道，故有两个开口。管的内壁为肉芽组织并有上皮衬里。窦道是只有一个外口的病理性盲管，由深部组织通向皮肤或黏膜。窦道的内壁亦为肉芽组织，可有上皮衬里。

口腔颌面部皮肤及黏膜的窦道和瘘管多数是牙源性感染引起。窦道通常和病源牙接近，但有时也在较远处出现，例如下颌第三磨牙的感染可沿外斜线至第一磨牙处，在该处黏膜破溃，形成窦道。也有时在相当第一磨牙根尖的皮肤处形成窦道，在诊断上可被误认为由第一磨牙引起而将其拔除。由先天性疾患，如鳃裂囊肿，或肿瘤及囊肿，破溃而引起的瘘管或窦道也较常见。

诊断时，必须确定瘘管或窦道发生的原因，发现原发病灶。对发生在牙龈上者，确定其引起原因（原发病灶）比较容易；但对位于皮肤上者，则较难，应根据胚胎发育和解剖位置去寻找。可用银探针顺管道探入，检查其是否与原发病灶相通。亦可用生理盐水从外口注入，检查在口内流出的位置。或可用造影剂注入后拍摄X线片。窦道或瘘管排出物的性质和量对诊断也有帮助。化脓性感染者排出脓液；先天性瘘管或窦道则排出少量浆液或黏液；结核性窦道流出的为淡黄色或灰黄色稀薄液，有时混有干酪状碎屑；涎瘘的分泌物为唾液等。如需手术切除，应在术前注入染料如亚甲蓝，大量盐水冲洗，使整个管道染色而有利于切除，又避免了染料污染术野。

一、化脓性感染所致的窦道

（一）牙体牙周组织的炎症

牙体牙周组织引起的皮肤或黏膜瘘口最为多见。牙槽脓肿的瘘口，多数位于患牙的龈颊沟或颊侧牙龈处，有的也可在舌侧黏膜。少数可以出现在皮肤上，如下切牙根尖周围感染可在颏部皮肤上出现瘘口；上尖牙、前磨牙引起的瘘口可位于鼻唇沟处；下磨牙的瘘口可出现在下颌缘上部的皮肤上。牙周炎引起的瘘口多位于患牙的颊侧附着龈处，偶见位于舌侧者。此种瘘口有少量脓性分泌物和肉芽组织。

（二）慢性化脓性骨髓炎

此病最常见于下颌，瘘口可以发生在下颌任何部位的黏膜和皮肤上，也常发生于死骨形成的部位。瘘口排出的脓液较多并有多量肉芽组织,用探针从瘘口探入可触到粗糙的骨面。结合反复急性发作的病史和 X 线片显示的骨质破坏或死骨形成,不难做出诊断。

（三）腮腺炎

急性腮腺炎可穿破腮腺筋膜的薄弱处而在外耳道或颌后区破溃,形成窦道。未及时治疗转为慢性时,窦道可持续存在或封闭,在急性发作时又排脓。结合病史及临床特点可诊断。

（四）放射性骨坏死

上下颌骨经过大剂量放射治疗后如发生放射性骨坏死,可在相应的黏膜或皮肤上出现窦道。患者多有持续性剧痛,瘘口肉芽不多,脓亦不多,瘘口处常可见到暴露的骨面或可用探针触及粗糙的骨面。此种窦道多长期存在,对治疗反应差。

二、特异性感染引起的窦道

（一）淋巴结核

多发生在胸锁乳突肌前后缘,有时发生于下颌下、颏下、腮腺部。常为慢性,有多个瘘口或溃疡,分泌物为混有干酪样碎屑的稀薄脓液。可触到肿大的淋巴结或由淋巴结融合而形成的肿块,多有粘连。在窦道形成前有淋巴结肿大史,常无其他结核性症状。

（二）颌骨结核

上颌骨结核多发生在颧颌缝处,瘘口常位于眶下外侧缘。下颌骨结核好发于下颌角部及下颌体后部,瘘口多位于皮肤的相应部位。瘘口周围有时有潜掘性溃疡。X 线片可见颧颌缝处或下颌罹患处有骨质弥散性疏松灶,有时可见到小死骨。患者多有肺结核史或其他部位的结核。有时诊断较难,需做活组织检查。

（三）放线菌病

好发于腮腺咬肌部和上颈部,初起为慢性浸润性肿块,界限不清,硬如板状,皮肤发红或呈紫色。常破溃形成多个窦道,瘘口向下形成皮下隧道。晚期皮肤呈多数皱褶。窦道形成早期,即刚破溃时,脓液中可查到硫黄颗粒,有助于诊断。

三、先天性瘘管或窦道

（一）唇瘘

比较少见,一般认为系唇组织在胚胎发育过程中形成凹陷,唇上皮亦覆盖其底部而成,下唇瘘较上唇者多见。上唇瘘多在红唇部,常为单侧;下唇瘘亦多在红唇,多为双侧。瘘之深部常与黏液腺相通,故瘘口可有黏液样分泌物。唇瘘常伴有唇腭裂等先天性畸形。

（二）甲状腺舌瘘

为甲状腺舌管退化不全而发生的先天性疾患。瘘口位于颈正中线，大多数在舌骨下方并与舌骨粘连;如有内口,则直通舌盲孔。随吞咽可见外口上下移动,瘘口有少量黏液或脓液排出。

（三）第一鳃裂瘘

第一鳃裂瘘是第一鳃裂上皮退化不全发展而成,一般位于耳前或耳下,位于耳前的又称耳前瘘。瘘口均与外耳道或咽鼓管相通,有时有黏液排出。

（四）第二鳃裂瘘

第二鳃裂瘘是第二鳃裂上皮退化不全而形成。瘘管外口常位于胸锁乳突肌前缘近下颌角处,内口位于扁桃体窝上方咽腭弓黏膜上,瘘管可在颈内、外动脉间穿过;由于咽腭肌在内口而颈阔肌在外口,所以当吞咽动作时可出现外口内陷现象。

（五）颌瘘

为上颌突和下颌窦融合后残余的上皮组织所形成,瘘口位于颊部的口角到耳屏连线上。

此外,由颌面部胚胎上皮残余形成的正中囊肿、球状上颌囊肿等,在继发感染破溃后,可在腭部正中,侧切牙与单尖牙间的黏膜上,出现瘘口。

四、涎瘘

腮腺腺体或导管因外伤或化脓感染后与皮肤相通形成的瘘称为涎瘘,又可分为腺瘘及管瘘。瘘口位于颊部或腮腺区,有透明的唾液流出,尤其在进食咀嚼时,唾液流出明显增多。

五、损伤性窦道

在刺伤、裂伤、火器伤等之后,如伤内有异物(木屑、金属碎片等)存留,可造成经久不愈的流脓窦道。此种瘘口无一定位置,随外伤的情况而异。瘘口处多有感染的肉芽组织。

六、人工性瘘管

由于手术所造成。如拔除上第一磨牙或上颌大型囊肿手术后造成的口腔上颌窦瘘,瘘口多位于磨牙区;唇裂术后遗留下来的口腔鼻腔瘘,瘘口位于中切牙口腔前庭处;此外还有口底、下颌骨等肿瘤根治性切除后造成的口腔皮肤瘘等。此外,口腔软组织、骨组织等处的各种肿物继发感染造成口腔黏膜或皮肤窦道的也不少见。

(赵磊)

第十节　颜面不对称

因颜面不对称而就诊的患者为数不少。颜面轻微的不对称是正常现象,但明显的不对称就可能是一种病态。引起颜面不对称的原因很多,大致可以分为两类。一是由于发育的原因引起。使发育产生障碍可以是先天性的,如先天性颜面发育不对称;也可以是后天性的,如关节强直引起的发育障碍。这类疾患发展缓慢,常在畸形明显时才就诊;另一类则是由各种疾患引起的面部不对称,包括一切可以使面部发生肿胀的疾患,例如炎症、肿瘤等。本节主要讨论由发育原因引起的不对称。

一、一侧关节强直

如一侧关节在幼年时因感染或外伤发生关节强直,由于咀嚼功能的减弱和下颌的主要生长中心(髁突)被破坏,下颌的发育发生障碍,产生面部不对称畸形。主要表现为颜面两侧不对称,颏部偏向患侧。患侧的下颌支短小,下颌体亦发育不良,以至患侧的面部显得较为丰满。健侧下颌由于生长发育正常,面部反而显得扁平、狭长。临床上常易将患侧误为正常。这种畸形主要表现于面下部。

二、髁突发育不全

一侧髁突发育障碍时,所产生的畸形与一侧关节强直相同,仅缺少开口障碍。引起的原因为局部因素,如儿童时期的创伤、感染、放射治疗等,影响了髁突软骨的生长发育。

三、髁突发育过度

髁突发育过度也称髁突良性肥大症,原因不明,也许与局部或邻近部位的感染刺激(如中耳炎)或创伤有关,使髁突发育中心一侧比对侧活跃而产生畸形。也可伴随半侧面部肥大一同发生。特征为一侧髁突缓慢地变形和扩大,同时可伴有患侧下颌骨的进行性增大,面部明显不对称,尤其在面下部。颏部向对侧偏移,并有咬合关系错乱。由于患侧下颌骨向下过度生长,下颌牙齿位置降低,上颌牙齿则发生代偿性萌出及上颌牙槽骨向下生长,以维持咀嚼功能。如伴有相应的颞骨、颧骨和上颌骨变大,则面部不对称畸形更为明显,不仅面下部而且面中部均大于健侧。

一侧髁突发育过度需与关节内肿物,特别是髁突的骨瘤和软骨瘤鉴别,它们所引起的下颌偏斜畸形与面部不对称类似。在 X 线片上,过度发育的特点为基本上保持了正常髁突的形态,但明显变大、变长;而骨瘤及软骨瘤则髁突呈球形膨大。

四、一侧咬肌良性肥大

不对称畸形主要表现于腮腺咬肌区,但如同时伴有同侧下颌升支及下颌体的肥大,则畸形波及整个面下部。有的还可伴有颞肌肥大,则畸形更为明显。

五、一侧颜面萎缩症

为一侧颜面的皮肤、皮下组织、肌肉及骨骼均发生萎缩,形成颜面不对称。有时同侧肢体或对侧肢体亦有萎缩。在颜面者多发生于左侧,以青年多见,进行较慢,原因不明。初起时,常表现于眶之周围,以后发展至半侧颜面。萎缩区的皮肤变薄、脱毛,有色素变化。由于皮下组织及肌肉均萎缩,变薄的皮肤贴于骨上,形成特殊面容。由于皮肤附属器的萎缩,出汗功能停止。患侧的口腔及鼻腔黏膜亦可有萎缩,唾液分泌减少,但不停止。如眶内容物亦发生萎缩,则眼球可内陷并对视力产生一定影响。

六、一侧颜面肥大症

一侧颜面肥大症是一种一侧颜面组织和骨组织过度增生的疾患,可伴有同侧或对侧肢体肥大,与一侧颜面萎缩症相反,本病多发生于右侧颜面。肥大区皮肤毛细血管扩张,皮脂腺及汗腺有过度分泌,毛发变粗。上颌骨和颧骨也可明显增大。下颌骨、舌、扁桃体等均可有增大。患者还常伴有其他先天性畸形,如先天性心脏病、多指畸形、并指畸形、多生乳头等。

七、畸形引起的颜面不对称

在儿童期,由于严重错𬌗、锁𬌗或反𬌗,破坏了面部颌骨正常生长发育的动力平衡,可造成颜面不对称。如一侧牙齿有明显反𬌗,则颏部多偏向反𬌗侧,面下部明显不对称,至青春发育期则更为明显。早期进行正畸治疗可以矫正。

八、偏侧咀嚼习惯引起的不对称

偏侧咀嚼习惯可造成一侧颜面功能性肥大而产生颜面不对称。多发生于青少年,因一侧乳牙早失、龋病或关系不良,迫使使用另一侧咀嚼而成习惯。检查时可发现废用侧不良,有龋齿,有明显牙垢牙石堆积。

九、先天性斜颈

为先天性胸锁乳突肌短缩(纤维化、钙化引起)所致,一般于出生后或儿童期即发现。一侧颈短缩,头偏向患侧,此种不正常位置可造成颜面不对称,因可有继发性患侧面颌部发育障碍。患侧颜面显著瘦小,颏部偏向患侧。如能及早矫正,则面部不对称可随发育而逐渐消失,否则畸形可随年龄增加而日渐显著。

十、先天性颜面发育不对称

患者在幼年即显示两侧颜面不对称,随年龄增长而更明显,但多在到达一定年龄时即趋于稳定而不产生显著畸形。

十一、第一、二鳃弓综合征

第一、二鳃弓综合征为先天性发育畸形,可为单侧,亦可为双侧。发生于单侧时,患侧常表现为发育不良,比健侧明显为小。颏部偏向患侧。与颜面单侧萎缩不同之点在于本病无皮肤及皮下组织等的萎缩。此外,还可伴随其他畸形,伴随之多少视本病的轻重程度而异。轻者伴有面横裂、外耳畸形,或有从耳屏至口角的凹陷沟等;重者可有中耳畸形及听力障碍,同侧颌骨、颧骨及颞骨发育不良,甚至下颌升支缺失。伴有明显眼睑异常时,又被称为眼睑、颧骨、下颌发育不全综合征,或特-柯综合征。此外,由于各种外伤、炎症、肿瘤或手术等,均可造成颜面不对称,不再另述。

(赵磊)

第十一节　腮腺区肿大

引起腮腺区肿大的原因很多,可以是腮腺本身的疾病,也可以是全身性疾病的局部体征,也可以是非腮腺的组织(如咬肌)的疾病。腮腺区肿大相当常见,应对其做出准确诊断。

从病因上,可以将腮腺区肿大分为5种。

①炎症性腮腺肿大其中又可分为感染性及非感染性两类。

②腮腺区肿瘤及类肿瘤病变。

③症状性腮腺肿大。

④自身免疫病引起的腮腺肿大。

⑤其他原因引起的腮腺肿大。

诊断时,应根据完整的病史与临床特点,结合患者的具体情况进行各种检查,例如腮腺造影、唾液流量检查、唾液化学分析、放射性核素扫描、活组织检查、实验室检查、超声波检查等。

腮腺区肿大最常见的原因是腮腺的肿大,故首先应确定是否腮腺肿大。在正常情况下,腮腺区稍呈凹陷,因腮腺所处位置较深,在扣诊时不能触到腺体。腮腺肿大的早期表现,是腮腺区下颌升支后缘后方的凹陷变浅或消失,如再进一步肿大,则耳垂附近区向外隆起,位于咬肌浅层部的腮腺浅叶亦肿大。颜面浮肿的患者,在侧卧后,下垂位的面颊部肿胀,腮腺区亦肿起,应加以鉴别。此种患者在改变体位后,肿胀即发生改变或消失。以下分别简述鉴别诊断。

一、流行性腮腺炎

为病毒性感染,常流行于春季,4月及5月为高峰。以6～10岁儿童为主,2岁以前少见,有时亦发生于成人。病后终身免疫。患者有发热、乏力等全身症状。腮腺肿大先表现于一侧,4～5日后可累及对侧,约2/3患者有双侧腮腺肿大。有的患者可发生下颌下腺及舌下腺肿大。腮腺区饱满隆起,表面皮肤紧张发亮,但不潮红,有压痛。腮腺导管开口处稍有水肿及发红,挤压腮腺可见清亮的分泌液。血常规白细胞计数正常或偏低。病程约1周。

二、急性化脓性腮腺炎

常为金黄色葡萄球菌引起,常发生于腹部较大外科手术后;也可为伤寒、斑疹伤寒、猩红热等的并发症;也见于未得控制的糖尿病、脑血管意外、尿毒症等。主要诱因为机体抵抗力低下、口腔卫生不良、摄入过少而致涎液分泌不足等,细菌经导管口逆行感染腮腺。

主要症状为患侧耳前下突然发生剧烈疼痛,后即出现肿胀,局部皮肤发热、发红,并呈硬结性浸润,触痛明显。腮腺导管口显著红肿,早期无唾液或分泌物,当腮腺内有脓肿形成时,在管口有脓栓。患者有高热、白细胞计数升高。腮腺内脓肿有时可穿透腮腺筋膜,向外耳道、颌后凹等处破溃。

三、慢性化脓性腮腺炎

早期无明显症状,多因急性发作或反复发作肿胀而就诊。发作时腮腺肿胀并有轻微肿痛、触痛,导管口轻微红肿,压迫腺体有“雪花状”唾液流出,有时为脓性分泌物。造影表现为导管系统部分扩张、部分狭窄而似腊肠状;末梢部分扩张呈葡萄状。

四、腮腺区淋巴结炎

腮腺区淋巴结炎又称假性腮腺炎,是腮腺包膜下或腺实质内淋巴结的炎症。发病慢,病情轻,开始为局限性肿块,以后渐肿大,压痛。腮腺无分泌障碍,导管口无脓。

五、腮腺结核

一般为腮腺内淋巴结发生结核性感染,肿大破溃后累及腺实质。常见部位是耳屏前及耳垂后下,以肿块形式出现,多有清楚界限,活动。有的有时大时小的炎症发作史,有的肿块中心变软并有波动。如病变局限于淋巴结,腮腺造影表现为导管移位及占位性改变;如已累及腺实质,可见导管中断,出现碘油池,似恶性肿瘤。术前诊断有时困难,常需依赖活组织检查。

六、腮腺区放线菌病

常罹患部位为下颌角及升支部软组织以及附近颈部。肿块,极硬,与周围组织无清晰界限,无痛。晚期皮肤发红或暗紫色,脓肿形成后破溃,形成窦道,并此起彼伏,形成多个窦道。

脓液中可发现"硫黄颗粒"。如咬肌受侵则有开口困难。根据症状及活组织检查(有时需做多次)可确诊。腮腺本身罹患者极罕见。

七、过敏性腮腺炎

有腮腺反复肿胀史。发作突然,消失亦快。血常规检查有嗜酸性粒细胞增多。用抗过敏药或激素可缓解症状。患者常有其他过敏史。由于与一般炎症不同,也被称为过敏性腮腺肿大。药物(如含碘造影剂)可引起本病,多在造影侧发生。含汞药物,如胍乙啶、保泰松、长春新碱等,也可引起。腮腺及其他唾液腺可同时出现急性肿胀、疼痛与压痛。

八、腮腺区良性肿瘤

以腮腺多形性腺瘤最常见。多为生长多年的结节性中等硬度的肿块。造影表现为导管被推移位。此外,血管畸形(海绵状血管瘤)、神经纤维瘤、腺淋巴瘤等亦可见到。

九、腮腺区囊肿

腮腺本身的囊肿罕见。有时可见到第一鳃裂囊肿和第二鳃裂囊肿。前者位于腮腺区上部,与外耳道相接连;后者常位于腮腺区下部,下颌角和胸锁乳突肌之间。此等囊肿易破裂而形成窦道。

十、腮腺恶性肿瘤

腮腺本身的恶性肿瘤不少见,各有其特点,如遇生长较快的肿块,与皮肤及周围组织粘连,有局部神经症状,如疼痛、胀痛,或有面神经部分受侵症状;造影显示导管系统中断和缺损,或出现碘油池。均应考虑恶性肿瘤。全身性恶性肿瘤,如白血病、霍奇金病等,亦可引起腮腺肿大,但罕见。

十一、嗜酸性粒细胞增多性淋巴肉芽肿

为良性慢性腮腺区肿块,可时大时小。肿区皮肤瘙痒而粗糙,末期血象嗜酸性粒细胞增多,有时可伴有全身浅层淋巴结肿大。

十二、症状性腮腺肿大

多见于慢性消耗性疾病,如营养不良、肝硬化、慢性酒精中毒、糖尿病等,有时见于妊娠期及哺乳期。腮腺呈弥散性均匀肿大,质软,左右对称,一般无症状,唾液分泌正常。随全身情况的好转,肿大的腮腺可恢复正常。

十三、单纯性腮腺肿大

多发生在青春期男性,亦称青春期腮腺肿大。多为身体健康、营养良好者。可能为生长发育期间某种营养成分或内分泌的需要量增大造成营养相对缺乏,而引起腮腺代偿性肿大。肿大多为暂时的,少数则因肿大时间过久而不能消退。另外,肥胖者或肥胖病者因脂肪堆积,亦可形成腮腺肿大。

十四、舍格伦综合征

舍格伦综合征主要有三大症状，即口干、眼干及结缔组织病（最常为类风湿关节炎）。如无结缔组织病存在，则被称为干燥综合征。约有 1/3 的患者有腮腺肿大，或表现为弥散性肿大，或呈肿块样肿大。根据临床表现、腮腺流量检查、唇腺活检、腮腺造影、放射性核素扫描、实验室检查等的发现，诊断应无困难。

十五、咬肌良性肥大

可发生于单侧或双侧，原因不明。单侧咬肌肥大可能与偏侧咀嚼有关。无明显症状，患者主诉颜面不对称。检查时可发现整个咬肌增大，下颌角及升支（咬肌附着处）亦增大。患者咬紧牙齿时，咬肌明显可见，其下方部分突出，似一软组织肿块。

十六、咬肌下间隙感染

典型的咬肌下间隙感染常以下颌角稍上为肿胀中心，患者多有牙痛史，特别是阻生第三磨牙冠周炎史。有咬肌区的炎性浸润，严重的开口困难等。腮腺分泌正常。

十七、黑福特综合征

黑福特综合征或称眼色素层炎，是以眼色素层炎、腮腺肿胀、发热、脑神经（特别是面神经）麻痹为特点的一组症状。一般认为是结节病的一个类型。结节病是一种慢性肉芽肿型疾病，如急性发作，并同时在眼和腮腺发生，称之为黑福特综合征，其发生率约占结节病的 3%～5%。

多见于年轻人，约 65% 在 30 岁以下。眼部症状，如虹膜炎或眼色素层炎，常发生于腮腺肿大之前，单眼或双眼先后或同时发生并反复发作，久之可致失明。患者可有长期低热。有单侧或双侧腮腺肿大，较硬，结节状，无痛。肿胀病变从不形成化脓灶，可消散，亦可持续数年。可有严重口干。面神经麻痹多在眼病及腮腺症状后数日至 6 个月出现。其他神经，如喉返神经、舌咽神经、展神经等的麻痹症状，亦偶有发现。

（赵磊）

第十二节　牙本质过敏症

牙本质过敏症又称牙齿敏感症或牙齿感觉过敏症。其症状为牙齿受到外界各种刺激时，如机械性刺激（摩擦、咬硬物等）、温度刺激（冷、热）、化学刺激（酸、甜），所产生的尖锐的异常酸痛感觉。除去刺激物，酸痛感即消失。许多牙体病都可产生此症状，有时牙体组织无病变，全身状态异常时，牙齿也会出现敏感症状。

一、病史要点

1. 牙齿敏感症发生的部位。
2. 引起牙齿敏感的刺激因素。
3. 有无外伤史，咬硬物史。

4.有无牙体病治疗史和修复前的牙体预备史。

5.全身情况,是否在产褥期、月经期,头颈部是否做过放射治疗。

二、检查要点

1.患牙殆面、切端、牙颈部是否有牙本质暴露。

2.在牙本质暴露的部位或牙体硬组织被调磨处,以探针探划牙面是否可找到敏感点。

3.患牙有无咬颌创伤。

4.牙髓活力测验反应是否正常。

三、鉴别诊断

凡使牙本质暴露的各种牙体病、牙周病或牙体、牙周病治疗术后,均可产生牙本质过敏症。有些患者,牙本质未暴露,但全身处于应激性增高状态,神经末梢敏感性增强,如头颈部大剂量放疗后、产褥期等也可能出现牙齿敏感症。

(一)牙颈部楔状缺损、磨损(包括殆面或切端)

此两种牙体病,当硬组织丢失速度快于修复性牙本质形成速度时,则出现牙齿敏感症状。可采用脱敏治疗,暂时缓解症状,或避免冷热刺激,待修复性牙本质形成后,自行恢复。有些楔状缺损或磨损很深已近髓,有可能牙髓已有慢性炎症,应检测牙髓活力,注意与慢性牙髓炎鉴别。牙齿敏感症患牙牙髓活力正常,如活力异常,则为慢性牙髓炎,应进行相应的治疗。

(二)外伤牙折

当牙本质暴露时,即刻出现牙齿敏感症状,应仔细检查有无牙髓暴露,若无,先行护髓治疗,待修复性牙本质形成后,过敏症状消失。若护髓后出现自发痛,则已是牙髓炎,应行相应治疗。

(三)中龋

当龋坏达牙本质浅层即可出现牙齿敏感症。

(四)酸蚀症

发生在从事酸作业的人或长期反酸的胃病患者。由于酸的作用,牙面脱矿呈白垩状,或有黄褐色斑块,或有实质缺损,均产生牙齿敏感症状。

(五)牙隐裂

当隐裂的裂纹深达牙本质时,即可出现牙齿敏感症状。由于隐裂不易被察觉,常贻误治疗时机,发展成牙髓炎。故当牙面无明显磨耗,探划无过敏点时,应注意与早期隐裂鉴别。

(六)牙龈退缩,牙颈部暴露

各种原因所致牙龈退缩,只要使颈部牙本质暴露,均可产生牙齿敏感症状。应注意诊断导致牙龈退缩的疾病,并进行相应治疗。

(七)全身情况处于异常状态时

头颈部放疗患者,妇女月经期、产褥期等,亦会出现牙齿敏感症,均有相应的病史,不难诊断。

(郭松)

第十三节　舌痛

舌痛是多种病因引起的一种症状。

一、病史要点

1.病程长短、起病快慢、有无诱发因素、伴随症状特点。

2.疼痛程度、性质、部位、有无向其他部位放射、持续及间隔时间、有无扳机点。

3.营养状态，消化功能，有无消耗性疾病或其他疾病。

4.年龄、女性月经情况、情绪状态。

5.有无不良习惯。

二、检查要点

1.与疼痛对应部位有无刺激原。

2.舌黏膜充血、水肿、糜烂、溃疡情况，舌乳头充血、水肿、萎缩情况。

3.舌体质地、活动度、肿物有无增生。

4.有无扳机点。

5.实验室检查血红蛋白、维生素、微生物，以及病理检查。

三、鉴别要点

1.局部刺激所致舌痛　疼痛部位局限，有轻度不同充血区，疼痛附近能找到刺激原，去除刺激原疼痛消失。

(1)物理因素：牙石、残根残冠、不良修复体、放射线、舔牙、伸舌自检、吮吸动作。

(2)化学因素：药物、牙膏、辛辣食物。

2.感染所致舌痛　感染部位充血水肿疼痛，炎症仅局限于舌乳头时，被感染的丝状乳头或菌状乳头充血水肿疼痛或萎缩。叶状乳头发炎时舌根部疼痛，可伴有咽喉部炎症。

(1)病毒感染：发病急，多有上呼吸道感染等前驱症状，黏膜充血，可伴有粟粒大小水疱、溃疡或其他相应症状，如手足疱疹、沿神经分布的皮肤疱疹、牙龈红肿等。

(2)细菌感染：发病急，多伴上呼吸道感染症状，黏膜充血糜烂，纤维素样渗出。

(3)真菌感染：弥散性充血，黏膜萎缩，伴口干，涂片检查或培养检查阳性结果。

3.神经因素所致舌痛

(1)三叉神经痛、舌咽神经痛：疼痛单侧发生，有扳机点，刀剜针刺样剧烈疼痛，持续数秒或数分，有放射。

(2)帕金森综合征：肢体震颤，伸舌震颤。

4.肿瘤所致舌痛　肿瘤压迫神经出现疼痛或肿瘤破溃引起疼痛，根据肿物增生、质地、浸润情况及病理检查可诊断。

5.营养障碍所致舌痛

(1)维生素缺乏：舌乳头萎缩，舌黏膜充血，口角炎，严重者伴结膜炎、阴囊炎。

(2)贫血性舌炎：牙龈唇颊苍白，舌乳头萎缩外观如镜面，区域性或全舌黏膜充血、灼热，严重时伴杵状指、吞咽困难。

6. 内分泌功能紊乱所致舌痛　年龄 40 岁以上，女性多见，舌灼热麻痛，口干，客观检查无阳性体征。

7. 精神心理因素所致舌痛　疼痛呈游走性，有时有刺痒、蚁走等奇异感觉，伴失眠、焦虑，体格检查无阳性体征。

8. Costen 征所致舌痛　髁突后上移位，舌后部疼痛，伴耳鸣、耳内钝痛、耳前部压痛、咽痛。

9. 代谢功能障碍所致舌痛　糖尿病患者舌肿刺痛，舌色深红，浅裂，中心性舌乳头萎缩，菌状乳头肥大。血脂高亦可引起舌痛。

10. 其他因素所致舌痛　慢性肝炎、慢性酒精中毒、胃酸过多、硬皮病、舌淀粉样变均可引起舌痛，由病史及临床表现鉴别诊断。

（郭松）

第十四节　流涎症

流涎症是指唾液分泌过多。可由局部或全身因素引起。

一、局部

因某些化学刺激，如酸性、苦味物质；条件反射刺激（通过视觉、嗅觉）等也可产生。口腔黏膜的疾患，如坏死性龈口炎、疱疹性口炎以及大疱性损害时如多形性红斑等，唾液分泌亦可增多。

二、全身

如食道痉挛、食道溃疡和癌、胃溃疡、胰腺炎等均可经过反射而引起唾液分泌增加。

流涎症也常见于幼儿的萌牙期。这是由于牙齿萌出，开始咀嚼，刺激唾液分泌，而这时的幼儿口腔浅，不会调节口内过多的唾液，发生流涎，随着年龄的增长，可自然消失。

（郭松）

第十五节　口腔黏膜斑纹

一、口腔黏膜白色病损

正常的口腔黏膜呈粉红色是由于上皮本身白色微透明，其下方的结缔组织含有血管透过上皮使上皮呈粉红色。不同原因导致上皮增生、过度角化或发生水肿，或结缔组织发生纤维性变，血管减少或上皮下含有储存物，妨碍结缔组织中红色的显露而使黏膜呈白色。此外，有些疾病可在黏膜表面形成能够部分或全部被擦去的灰白色假膜。

（一）病史要点

1. 为急性或慢性病史。

2.有无家族遗传性疾病史。

3.有无特殊饮食嗜好,如吸烟、饮酒、嚼槟榔、进食过热、过烫食物的饮食习惯。

4.有无微生物感染史,如真菌、梅毒及艾滋病等。

5.有无明确的病因,如机械刺激等。

6.是否伴发皮肤损害等。

(二)检查要点

1.判断病损的部位、性质、范围,边界是否清楚,表面是否平坦,基底以及周缘有无浸润。

2.是否伴有其他损害,如充血、糜烂或结节形成。

3.白色病损可否擦去,不能擦掉的可能是上皮本身或上皮下的改变。

4.病损有无对称性。

5.是否有局部刺激因素,如残根残冠、不良修复体及不同金属的电流刺激等。

6.其他部位有无病损,如皮肤、生殖器等。

7.脱落细胞学检查、甲苯胺蓝染色、活体组织学检查等有助于诊断。

(三)鉴别诊断

1.白色水肿　黏膜表面呈淡白色半透明状,触之柔软,黏膜弹性正常,用口镜牵拉则黏膜颜色变浅或趋于正常。组织学表现为上皮细胞内水肿。与吸烟或咀嚼、摩擦等局部刺激有关。

2.白色角化症　有明确的刺激因素。表现为灰白色边界不清的斑块,表面平滑,基底柔软,多见于颊、舌等处。病理表现为上皮过度角化。去除刺激后白色病损逐渐消退。

3.白色海绵状斑痣　黏膜增厚发白呈珍珠样的白色或乳白色斑块,质软有弹性如海绵状,牵拉病损白色不减轻。无明显自觉症状。有家族遗传史。除口腔外,鼻、外阴、肛门以及直肠等部位也可有病变。病理表现为上皮增厚,上皮内水肿,结缔组织胶原纤维水肿、断裂。

4.皮脂腺异位　多为口腔黏膜表面散在的稍高于黏膜表面的粟粒大小黄色小丘疹,可丛集成斑片状,表面光滑,随年龄增大而日益明显。无任何自觉症状。组织学表现为固有层内嵌有正常皮脂腺。

5.念珠菌性白斑　好发于口角内侧的三角区,表现为致密的不规则的白色斑块,扪之较硬,有粗糙感。多伴有其他口腔念珠菌感染的征象,如口角炎或舌乳头萎缩及黏膜发红。真菌涂片或培养有助于诊断。组织病理学加 PAS 染色可见念珠菌菌丝侵入上皮浅层,并有微小脓肿形成。上皮可出现异常增生。

6.扁平苔藓　临床表现为灰白色丘疹、斑纹,呈网状、树枝状排列,严重者发生糜烂、溃疡,可伴有皮损。组织病理表现为基底细胞液化变性,固有层有带状淋巴细胞浸润。

7.白斑　好发于 40～60 岁男性吸烟者。表现为界限清楚的白色斑块,微高于黏膜表面,表面可有细小的裂纹或呈皱纸状、刺状或结节状突起,并可发生糜烂、溃疡。局限或广泛分布。组织病理表现为上皮单纯增生或有异常增生。

8.口腔黏膜下纤维性变　口腔黏膜下纤维性变为一种癌前状态。可侵犯口腔黏膜的各个部位。主要表现为黏膜苍白,弹性消失,黏膜下可扪及纤维性的条索,黏膜硬化呈木板状,致张口、吞咽困难等口腔功能障碍。病理表现为上皮萎缩或增生,并可出现异常增生,黏膜固有层及黏膜下层结缔组织纤维变性。

9.苔藓样病变　苔藓样病变是由于两种不同金属修复体产生的微电流刺激对局部黏膜

造成的白色损害。病变位于修复体附近的口腔黏膜,一般无自觉症状。去除或更换了金属修复体后病损可完全消失。此外药物可诱发苔藓样药疹。

10.慢性盘状红斑狼疮 慢性盘状红斑狼疮为自身免疫病,以皮肤黏膜损害为主。黏膜损害好发于唇红部,表现一个或数个暗红色的斑块,界限清楚,中央微凹陷,易发生糜烂,有黑色血痂或灰褐色脓痂被覆,糜烂面的周围可见短小的放射状白纹围绕。病变可向唇周皮肤蔓延,造成唇红缘界限不清。

11.乳头状瘤 乳头状瘤为乳头状瘤病毒所诱发。表现为外突性的病变,高出于黏膜表面,呈疣状。表面呈白色或粉红色,下方有蒂与正常黏膜相连。

12.毛状白斑 毛状白斑为艾滋病患者特征性的口腔表现。两侧舌缘出现白色或灰色的病变,不能擦去,表面可见垂直皱褶。病变可延续到舌腹及舌背部,病损平缓。病理表现有白色念珠菌菌丝侵入上皮。根据患者的临床表现、全身状况、组织病理学检查、血清学检查等做出诊断。

二、口腔黏膜红色病损

正常口腔黏膜为粉红色,其色泽的变化与上皮的厚薄、功能结构的改变有关。口腔红色病变的形成主要与上皮和结缔组织两方面的变化有关。上皮萎缩变薄,结缔组织血管扩张充血,临床表现为红色。

(一)病史要点

1.病损是一过性的,还是长期不愈,部位是否固定。

2.发病有无明显病因,是否为真菌感染或结核感染等。

3.是否伴有身体其他部位的损害,如皮肤、生殖器、眼等。

4.患者的全身状况,发病前或发病中是否患有系统性疾病,如贫血、自身免疫病等。有无营养缺乏或消化不良等情况。

5.了解患者的用药情况,有无长期广泛应用抗生素、免疫抑制剂或放疗、化疗等。

6.有无家族遗传史。

(二)检查要点

1.病损发生的部位、大小、边界、表面性质及基底情况。

2.局部抗感染治疗是否有效。

3.细菌或真菌学涂片检查有无感染证据。

4.用玻片压是否退色。

5.活体组织学检查有助于明确诊断。

(三)鉴别诊断

1.红斑 红斑为一种癌前病变。病变鲜红或红白间杂,表面可有红色颗粒,边界清楚,质地柔软,用玻片压红斑不退色,局部抗感染治疗不消退。无明显自觉症状。确诊须活检。

2.急性萎缩型白色念珠菌感染 有服用抗生素或糖皮质激素史,急性病程,表现黏膜萎缩呈鲜红色,疼痛明显。

3.义齿性口炎 与义齿基托材料刺激或白色念珠菌感染等因素有关。表现义齿承托区黏膜弥散性红斑,范围与义齿基托相符。病损区涂片或培养可呈现阳性,抗真菌治疗有效。

4.扁平苔藓 萎缩型扁平苔藓表现为充血红斑,可伴有糜烂,周围有白色角化斑纹。组织学特点有助于鉴别。

5. 慢性盘状红斑狼疮 病变好发于下唇,呈凹陷性的盘状红斑,可伴有糜烂,周围有放射状白色条纹围绕。面部皮肤有蝴蝶样红斑损害。组织病理表现为基底细胞液化变性,结缔组织血管周围有淋巴细胞浸润,呈"袖套状"。

6. 感染性口炎 多为急性病程,病程短,全身症状较明显。充血红斑多为早期表现,黏膜很快出现溃疡、糜烂。抗感染及对症处理可很快痊愈。

7. 浆细胞龈炎 牙龈上出现局限性边界清楚的红色病变,可伴有增生。组织病理检查可见大量的浆细胞。尿本周蛋白增高。

8. 地图舌 口腔黏膜出现椭圆形的红斑,伴有丝状乳头萎缩,边缘菌状乳头增生水肿呈黄白色的高起的边缘,形状不断变化,部位不固定,呈游走性。

9. 药疹 有服药史,多在第 2 次服药后 72h 内发病。口腔黏膜红斑、水肿,重者可发生水疱及大疱、糜烂或溃疡。发生在唇部者,易出血,形成厚血痂。皮肤表现水疱,外生殖器可出现红斑、水疱或糜烂。病损多局限在一起,又称固定药疹。

10. 多形渗出性红斑 发病急,有自限性,可复发。黏膜表现大面积的红斑和糜烂,唇红损害最为典型。颜面和四肢皮肤对称性虹膜状红斑,并有水疱。有明显症状及全身反应。重症患者常伴有多窍性损害。

11. 天疱疮 口腔表现大小不等的水疱,壁薄易破,破后成鲜红色的糜烂面,疼痛明显。有边缘扩展现象。皮肤也为疱性损害,尼氏征阳性。脱落细胞涂片及直接免疫荧光检查有助于本病的诊断。

12. 贫血性口炎 口腔黏膜发红,舌背呈火红样的斑块,伴乳头萎缩,舌灼痛明显,严重者可出现溃疡或继发真菌感染。化验铁或叶酸、维生素 B_{12} 低于正常。

13. 血小板减少性紫癜 口腔黏膜易摩擦的部位出现紫红色的斑点或斑块,常发生于唇、颊黏膜,严重者可出现黏膜下出血。实验室检查见血小板减少。

三、口腔黏膜假膜性病损

假膜是由于黏膜炎症时大量纤维蛋白原渗出夹有白细胞、坏死脱落的上皮细胞,以及微生物等而形成的一种灰白色膜状物。与角化型白色病变相比,假膜不是组织本身,故可擦掉,遗留易出血的裸露面。

(一)病史要点
了解发病的急缓,以及是否伴随有全身症状。

(二)检查要点
1. 病损分布的范围、部位、大小,假膜的厚薄,以及是否有其他病损存在。
2. 了解患者的全身状况。
3. 了解是否伴有皮肤损害。
4. 涂片或培养有助于诊断。

(三)鉴别诊断
1. 创伤性溃疡 溃疡底部有黄白色假膜,溃疡形态与刺激物吻合,去除刺激病变减轻。
2. 化脓性肉芽肿 由于多次的机械性损伤和表浅性的感染所致。表面有白色坏死物,用棉签或压舌板易于将其除去。

3.化学性烧伤　有腐蚀剂或伪劣化妆品接触史,或为口腔治疗药物接触黏膜所致。轻者黏膜仅有炎症,重者局部组织坏死脱落,表面为灰白色假膜。

4.急性坏死性龈炎　边缘龈与牙间乳头发生溃疡、坏死,表面覆盖灰白色假膜,重者破坏牙槽嵴。自觉症状、全身反应明显。

5.假膜性念珠菌病　充血发红黏膜的表面有凝乳状白色假膜,呈斑点、斑片状,基底为易出血的创面。实验室涂片检查可见菌丝和孢子,唾液培养可发现白色念珠菌。

6.球菌性口炎　起病急,病程短,黏膜溃疡、糜烂,上覆致密灰白膜,周围黏膜充血水肿明显。可有不同程度的全身反应。涂片可见大量的球菌。

7.多形红斑　口腔黏膜大片的糜烂面,有较厚的灰白膜,可伴有皮损。

8.糜烂性扁平苔藓　糜烂面表面有假膜,周围可见白色丘疹、网纹、斑块状病损。可有皮损。

（吴淑玲）

第二章 龋病

第一节 龋病的临床病理

龋病是一种细菌感染性疾病,与一般软组织感染性疾病明显不同。龋病产生的病变主要表现为牙体硬组织色、形、质的改变,即牙釉质和牙本质或牙骨质破坏,上述各种破坏到达一定程度时无法自愈,必须采用人工方法修复。

一、龋病病变过程及特点

龋病最初是牙体硬组织在菌斑内酸的作用下脱矿,酸性物质沿着牙釉质或牙骨质微细通道(沟裂、裂纹、釉板、釉梭等)向深部渗透,逐渐发展,过程极为缓慢。龋病在发生过程中由于全身或局部环境因素的改变,其病变速度可加快或减慢,甚至停止。

龋病发展到釉牙本质界(EDJ)或牙骨质—牙本质界(CDJ)时,由于该部位组织结构疏松,可能存在有微小间隙,龋坏易在此部位潜行发展。临床上常常表现为牙冠外表龋坏范围小,而釉质下方、釉牙本质交界处病情已相当严重的病损。

由于牙釉质、牙本质或牙骨质含有大量钙、磷及其他矿物质,而无血管和淋巴管等结构,因此,龋病一旦发生,几乎无修复能力。仅在牙釉质龋早期,局部环境因素改变(洁治,去除牙面菌斑和口腔卫生改善等)后可通过唾液内矿物质(主要为钙、磷和氟)沉积而再矿化。一旦牙面形成实质性缺损,就不能通过再矿化进行修复。龋病在发生发展过程中,相应部位的牙髓成牙本质细胞处于防御反应状态,细胞活性增加,形成修复性牙本质以抵抗外来刺激入侵。慢性龋修复性牙本质形成量多,急性龋成牙本质细胞来不及形成修复性牙本质而感染坏死。

二、龋病病理变化

龋病的主要病理变化是牙体硬组织脱矿,表面失去光泽,龋病部位混浊、质软,外来色素易于沉积而呈深褐色、黑褐色或墨绿色等。随牙齿脱矿,破坏加重,组织崩溃,进而出现色、形、质的改变。

(一)釉质龋

肉眼观察,釉质龋早期,表面呈现白垩色,无光泽。有色素沉着时则表现为褐色或黑褐色。光学显微镜下,龋坏釉质剖面由表面向深部可分为4层,即相对完整的表层、病损主体、暗层和透明层(图2—1)。

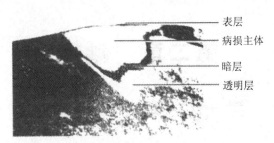

表层
病损主体
暗层
透明层

图 2-1 早期牙釉质龋,喹啉浸渍透射镜下影像

1.透明层(translucent zone) 位于病损前沿,与正常釉质相连,呈透明状,生长线、柱间质及釉柱横纹均不清楚,是龋损最早期的改变。透明层的形成是由于该处釉质的晶体开始有脱矿,使晶体间隙增大,光镜下呈透明状。

高分辨率扫描电镜观察该层羟磷灰石晶体直径比正常变小。用显微放射摄影观察时,该层也显示轻度脱矿。该层由于脱矿所形成的孔隙占容积的 1%,而正常釉质的孔隙容积仅占0.1%。化学分析结果显示,该层内镁和碳酸盐的含量较正常降低,提示镁和碳酸盐在龋损脱矿中首先被溶解。

2.暗层(dark zone) 紧接于透明层表面,呈现结构混浊、模糊不清,偏振光显微镜观察可见该层的孔隙增加,占釉质容积的 2%~4%。这些孔隙,有的较大,有的则较小。小的孔隙中,分子较大的树胶不能进入,而被空气占据,空气的折光系数(1.0)明显小于羟磷灰石的折光指数(1.62),所以此层呈混浊、不透明状。

3.病损主体(body of the lesion) 位于暗层的浅面,是病损区范围最大的一层。光镜下该层生长线、柱间质及釉柱横纹均很明显,又称为"纹理明显层",其发生机制不清。偏光镜观察此孔隙在边缘部较少,约占釉质容积的 5%,而在中心部则较多,约占 25%,而且孔隙较大,树胶分子可以进入。

4.表层(surface zone) 为早期釉质龋最外面的一层,光镜下表面较完整,釉质结构变化不大,放射线阻射较深层更明显。由于釉质表层的结构矿化程度高,含氟量高,镁含量较低,故抗酸能力强。此层形成可能是来自唾液和菌斑中的矿物离子,以及深部病损层脱出来的矿物离子在表层重新沉积所致。这也证实了在釉质龋早期,同时进行着脱矿与再矿化的过程。

上述各层次变化,并不是在每个病损中都同时出现,其中透明层出现率为 50%,暗层为85%~90%,表层为 90%。

(二)牙本质龋

牙釉质龋或牙骨质龋进一步发展侵入牙本质,使牙本质发生龋病。光学显微镜下,牙本质龋由表面向深部可分 4 层(图 2-2)。

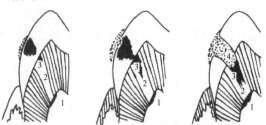

图 2-2 典型牙本质龋病理改变示意图

1.修复性牙本质;2.硬化反应或透明层;3.脱矿层;4.细菌侵入和破坏层

1. **透明层** 也称硬化层,为牙本质龋的最深层改变。光镜下,此层呈均质透明状,小管结构不明显。电镜下观察小管内有较多的计状和(或)多边形矿化晶体沉淀,随时间推移,沉积晶体数量逐渐增多,最后将小管堵塞,此乃再矿化所致。在透明层内侧可见一些牙本质小管在透射光下呈云雾状,这种改变有人认为是小管内成牙本质细胞突起变性所致,故曾称为脂肪变性层。现认为小管内矿化将成牙本质细胞突起埋于其中,而深部突起在此后发生变性,即成牙本质细胞突起变性是小管内晶体沉淀所致。

2. **脱矿层** 位于透明层表面,是细菌侵入前酸已扩散至该区域所引起的脱矿改变。光镜下此层较狭窄,色深暗。电镜下观察小管结构较完整,小管内无细菌存在,仅见管周和管间牙本质的羟磷灰石晶体数量减少,但胶原纤维结构基本完好。此外,部分管周有时可出现少量体积比正常为大的晶体,表明脱矿同时也有再矿化发生。此层因无细菌侵入在龋治疗中可加以保留。

3. **细菌侵入层** 位于脱矿层表面,细菌侵入小管并繁殖,有的小管被细菌充满。牙本质小管扩张,扩张的小管可排列成佛珠状。随小管壁和管间牙本质的进一步脱矿,胶原纤维可发生变性,接着有机物基质被蛋白分解酶分解,管周牙本质变薄破坏,小管互相融合形成大小不等的坏死灶。此层内已有细菌存在,在临床窝洞预备时应彻底清除,以免以后发生继发龋。

4. **坏死崩解层** 为牙本质龋的最表层,也是龋洞底部的表层。此层内牙本质完全崩解破坏,只是一些残留的坏死组织和细菌等。

上述各层改变的形成过程较复杂。早期釉质和(或)牙骨质病损前沿的牙本质脱矿(脱矿层)。脱出的钙、磷离子和成牙本质细胞突起输送的钙、磷离子,在脱矿区深部、pH值相对较高区域重新沉积,使小管发生矿化、闭塞(透明层)。釉质龋进一步发展,釉质崩解形成龋洞,洞内充满细菌,这些细菌很快侵入牙本质小管,使牙本质小管进一步脱矿,同时细菌产生的酶使有机物溶解,小管扩张、破坏、融合,形成坏死灶(细菌侵入层)。坏死灶继续扩大,组织崩解破坏(腐败崩解层)。

(三)牙骨质龋

牙骨质龋是指发生于牙颈部或牙根面牙骨质层的龋病。牙骨质位于牙根部表面,矿化程度较低,抗龋能力差。尤其是釉牙骨质界处相对薄弱,正常情况下,其表面有牙龈覆盖。当牙龈萎缩时,釉牙骨质界和牙根暴露,暴露的牙颈部牙骨质表面形成菌斑,菌斑下局部pH值持续降低,酸首先使局部牙骨质脱矿,然后酸和细菌代谢产物通过穿通纤维深入牙骨质深层,并沿牙骨质的板层状结构上下扩展,使牙骨质脱矿,有机物分解,形成牙骨质的潜行性龋。

在病理形态上,牙骨质龋早期,扫描电镜可见表面凹陷内有大量细菌和菌斑。显微放射摄影显示牙骨质表层下脱矿,而表层矿化相对增高。其形成机制与釉质龋表层的形成类似。由于牙骨质较薄,脱矿的牙骨质很容易崩裂、缺失,而使病变迅速累及牙本质。根部牙本质龋的组织学改变与冠部牙本质龋相似。但根部牙本质矿化程度随年龄的增加而增高,因此龋累及根部牙本质后,其进展较冠部龋缓慢。

(四)牙髓组织对患龋的反应

牙体和牙周健康的情况下,牙本质-牙髓为一复合体(dent-pulp complex)。它们是不同类型的组织,但其结构和功能上又是保持密切联系的一个整体。当龋病发生在牙釉质层,牙髓腔的成牙本质细胞会受到刺激,成牙本质细胞功能活跃。当龋病发展到牙本质层时,其刺激通过牙本质小管成牙本质细胞突或其他感受器传到牙髓组织。牙髓中未分化间叶细胞以及成纤维细胞活跃,加速修复性牙本质的形成。修复性牙本质形成的速度和量与龋病发展速度、龋病性质、龋损与牙髓距离以及刺激的性质有关。成牙本质细胞尚未形成足够的修复性牙本质时,发展迅速的急性龋和反复强烈刺激可致牙髓组织被感染,使成牙本质细胞丧失了形成修复性牙本质的功能。了解龋病发展中牙髓组织的修复功能非常重要,在龋病的诊断和治疗中有重要的临床意义。

(李娟)

第二节 龋病的分类和临床表现

一、按龋病的深度分类

(一)浅龋

浅龋(shallow caries)指龋坏限于牙釉质和牙骨质,一般无明显牙体缺损或仅有牙面局部色泽改变。

(二)中龋

中龋(middle caries)指龋病发展到牙本质浅层,一般可见龋洞形成。由于龋坏通常沿釉牙本质界发展,临床往往出现表面范围小,而实际内部龋损已很广泛的潜行性龋坏。

(三)深龋

深龋(deep caries)指龋病已发展到牙本质中层或深层,多有明显龋洞形成,龋洞内含有大量软化牙本质或食物残渣。

二、按龋病损害的解剖部位分类

(一)窝沟龋和平滑面龋

窝沟龋指发生于磨牙和前磨牙𬌗面窝沟或前牙舌面沟处的龋病,往往口小底大,表面呈黑色或墨浸状。平滑面龋包括邻面和近颈缘或近龈缘的牙面。

临床上根据窝沟形状(图2-3)分为如下几种情况。

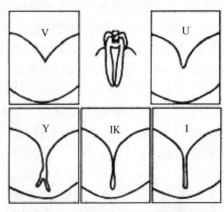

图2-3 咬合面常见的不同窝沟形态

1. V型,顶部较宽,底部渐窄,约占34%。
2. I型,呈一窄的裂缝,约占19%。

3.U 型,从顶部到底部几乎相同,约占 19%。

4.Y 型,约占 7%。

5.IK 型,底部带有宽的间隙,约占 19%。

窝沟形状与龋病发生发展速度有关,细而深的窝沟比平坦而浅的窝沟更容易潴留食物且不易清洁,易发生龋病。图 2-4 显示𬌗面窝沟龋不同发展阶段。

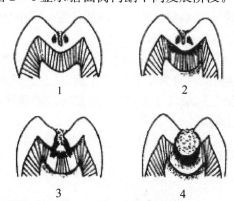

图 2-4 咬合面不同深度的窝沟龋与修复性牙本质形成示意图

1.早期窝沟釉质龋;2.龋坏累及釉牙本质界,髓腔面修复性牙本质形成;3.龋病沿釉牙本质层界发展,修复性牙本质形成增多;4.龋病发展到牙本质深层,牙髓感染

除窝沟外的牙面发生的龋损为平滑面龋。根据龋损部位又分为发生于近远中触点处的邻面龋和发生于牙颊或舌面釉牙骨质界处的颈部龋。

(二)线形釉质龋

线形釉质龋(linear enamel caries)指发生在上颌前牙唇面新生带处的龋损。新生线是出生前和出生后釉质的界限,上颌乳前牙龋损呈新月形。

(三)根面龋

根面龋(root caries)指发生于釉牙骨质界以下根面的龋坏。中老年人牙龈退缩,牙根暴露,患根面龋较多。根面牙骨质化学组成和结构完全不同于牙釉质和牙本质,推测致病菌和病理过程与釉质龋和牙本质龋不同。

(四)隐匿性龋

隐匿性龋指釉质下方脱矿形成龋洞,具有隐匿性。好发于磨牙沟裂下方和邻面,临床易于漏诊,仔细检查见病变区色泽较暗,X 射线检查易确诊。

三、按龋病的发展速度分类

(一)静止龋

静止龋(static caries)指龋病发展过程中,由于局部环境条件的改变,原来隐蔽的龋坏暴露于口腔,细菌和食物残渣易被进食、漱口或刷牙所去除,菌斑不能形成,失去了代谢产酸的条件,龋病发生停止。静止龋牙本质呈黑褐色、坚硬,多见于牙齿浅而平坦的𬌗面和邻面的龋损。典型的例子是第三磨牙拔除后,第二磨牙远中邻面浅龋或中龋往往停止发展而成为静止龋。

(二)慢性龋

慢性龋(chronic caries)发展速度缓慢,持续数年而不累及牙髓。慢性龋在一定条件下可以变成急性龋。龋坏组织呈棕褐色或棕黑色,较干燥,用挖匙不易剔除。髓腔内成牙本质细胞受到长期慢性刺激,修复牙本质形成量多。成人和老年人龋病多属此种。

（三）急性龋

急性龋(acute caries)发展速度快,数月可见组织缺损、龋洞形成。洞内龋坏湿润,呈浅黄色或灰白色,用挖器可以被大片挖出。急性龋多见于青少年恒牙或儿童乳牙。由于急性龋发展速度快,牙髓组织可在尚未形成修复性牙本质时就已发生感染、坏死。

（四）猖獗龋

猖獗龋(rampant caries)又称猛性龋,是急性龋的一种形式,表现为在短时间内全口多个牙发生较严重龋坏。猖獗龋龋损内有大量软化牙本质,呈浅黄或灰白色,多见于全身系统性疾病。如头颈部肿瘤放射治疗后,破坏了唾液腺,引起唾液的质和量的改变,患有口眼干燥、关节炎综合征的患者易患猖獗龋。

四、根据以往有无治疗分类

（一）原发性龋

原发性龋(primary caries)指初发并未经治疗的龋坏。该型龋坏依据不同病损程度,临床上有不同的表现。

（二）继发性龋

继发性龋(secondary caries)指以往治疗充填后因龋坏未去净或消毒不严,充填材料收缩,微渗漏形成而发生的龋坏。此种龋坏较隐蔽,有时难以发现。

（李娟）

第三节 龋病的诊断和鉴别诊断

一、诊断方法

（一）问诊

询问患者有无疼痛,疼痛的方式、诱因、位置,伴随身体的其他症状。龋病早期有患者无不适感觉,所以容易被忽视。

（二）视诊

观察牙齿有无色泽的变化,如黑褐色改变和失去光泽的白垩色斑点,有无腔洞形成。怀疑邻面龋时,观察邻面的边缘嵴有无变暗或白垩色斑晕。

（三）探诊

探查龋损部位有无粗糙、钩拉或插入的感觉。探测龋洞是否变软、酸痛,还可探查龋洞的位置、深度和范围、有无穿髓等。

（四）温度刺激测试

当龋洞深达牙本质时,患者可有冷、热、酸、甜刺激痛。医生通常采用冷、热诊法如氯乙烷、热牙胶检查患牙,也可用电子牙髓活力测试仪测试牙髓活力。

（五）拍X射线牙片

邻面龋和继发龋或隐匿龋肉眼难以观察和检查,可通过拍X射线片帮助诊断,并可以观察龋坏部位、深度等。

（六）透照

可采用光纤透照方法对前牙邻面龋洞进行检查。该法效果较好，可直接看到龋洞的部位、深浅、范围。

二、诊断标准

（一）浅龋

一般分为早期釉质龋和釉质龋。

1.早期釉质龋

（1）无自觉临床症状。

（2）去除牙菌斑并吹干牙面，可见病变区呈白垩色改变，牙面光泽消失。

（3）牙面外形完整，无实质性缺损，若对病区探诊，可感觉粗糙、质地松软。鉴于发生在光滑面的釉质早期龋可以通过再矿化的方法使其停止发展并重新变硬，一旦确诊该种龋病，不要对病损区进行过多的探诊。

2.釉质龋

（1）一般无自觉临床症状。

（2）牙齿表面呈白垩色或棕褐色，可见表面组织缺损。

（3）发生在釉质的浅龋，探诊时可以感觉到牙表面的完整性已经破坏，洞底位于牙釉质层，粗糙、质软。发生在窝沟的浅龋可能卡住探针，发生在暴露的牙根面的浅龋，呈棕色，探诊粗糙、质软，但缺损不明显。

（4）对不易确定的、发生在邻面的龋损，拍咬合翼X射线像片显示釉质层X射线透射区。

（二）中龋

中龋是指已发展到牙本质浅层的龋病。

1.临床上对冷热或甜酸刺激敏感，多为一过性的敏感症状，无持续性疼痛症状。

2.可见龋洞。发生在邻面或窝沟处的龋，可见相应部位（如边缘嵴和窝沟边缘）釉质呈墨浸样变。

3.探诊可及窝洞，洞底位于牙本质浅层，洞底质软，轻度敏感。

4.对不宜确诊的发生在邻面的龋，拍咬合翼X射线片可见釉质和牙本质浅层透影增加。

（三）深龋

龋病进展到牙本质深层，临床上可见明显的龋洞，易于探查。位于邻面和充填体下方的深龋以及有些隐匿性龋洞，洞口很小，外观仅有色泽改变，而病变进展很深，临床检查较难发现，应结合患者主观症状，仔细探查。必要时需在处理过程中除去无基釉质，然后再进行诊断。

1.临床上出现明显的冷热酸甜刺激敏感症状，或有食物嵌塞后的一过性疼痛，但无自发痛。

2.可见大龋洞。发生在深窝沟下的龋，有时洞口不大，但洞缘两侧呈墨浸色的范围较大，提示龋损的范围大。

3.探诊可及龋洞,洞底位于牙本质深层,探诊敏感,但去净腐质后不露髓。

4.冷热诊无明显异常。

5.咬合翼X射线片可反映龋损的范围,但一般小于实际病损范围。

对于诊断不清或不确定的病例,建议试补后随访观察,待确诊后再行永久充填。

三、龋病的鉴别诊断

1.正常窝沟与窝沟龋　正常窝沟色浅,表面光滑,无卡探针现象。窝沟龋呈黑色或棕黑色,表面可有粗糙感,探针尖可插入,回拉时有阻滞感。

2.光滑面龋与釉质发育不全和氟斑牙　光滑面龋探诊表面粗糙,质软,色素沉着呈灰黄色或黄褐色斑块。釉质发育不全是牙齿在发育过程中成釉细胞代谢障碍所致,表现为同一时期发育的牙齿受累,一般左右对称。釉质发育不全表面因色素沉着呈黄褐色或棕黄色,探诊表面粗糙不平,甚至有缺损,但质地坚硬,无卡探针现象。氟斑牙为地方性水氟含量过高,造成成釉细胞功能障碍所致。氟斑牙发病对称,同一时期发育的牙齿全部发病。氟斑牙冠部牙釉质呈黄褐色,表面光滑,严重时伴有牙体组织(多为釉质)缺损。

3.深龋与牙髓充血

(1)深龋常规冷测不敏感,冷水进洞可敏感;牙髓充血常规冷测可出现敏感症状。

(2)深龋对任何刺激不出现持续性或延缓性疼痛症状,而牙髓充血时在刺激去除后可有短暂的疼痛症状。

4.深龋与慢性闭锁性牙髓炎

(1)深龋无自发痛史;牙髓炎可有自发痛史,疼痛性质多为放射性。

(2)深龋无叩诊时的异常反应,牙髓炎可有叩诊异常。

(3)深龋常规温度测无疼痛,牙髓炎温度测尤其是热测时可诱发迟缓性疼痛。

(4)深龋时龋损不波及牙髓,牙髓炎时多数龋已波及牙髓。

5.深龋与死髓牙

(1)深龋无自发痛史,死髓牙可有自发痛史。

(2)深龋探诊敏感,死髓牙探诊无反应。

(3)深龋温度诊有反应,电活力测正常,死髓牙无反应。

(李娟)

第四节　龋病的治疗

龋病治疗的目的在于终止病变的发展,保护牙髓,恢复牙的形态、功能及外观,并维持与邻近软、硬组织的正常解剖和生理关系。临床中对不同程度的龋损要采用不同的治疗方法。

一、治疗原则

1.理想的龋齿治疗不仅仅是对个别牙窝洞的充填或修复,还应包括对患者进行龋的控制,预防继发龋和再发龋。

2.龋齿治疗应按下列顺序 终止病变发展,保护正常牙体组织和牙髓,有效修复龋损部分,恢复牙齿形态、外观和功能,防止继发龋和再发龋。

3.明确特定患者易患龋的因素,有针对性地进行防龋指导,如有效的牙齿保健方法、局部用氟和饮食控制等。

4.对多发性龋、急性龋、猖獗性龋患者,在对患牙治疗的同时,应给予适当预防措施,如局部用氟和窝沟封闭。

5.早期龋、牙根面浅龋,可通过防龋指导、局部涂氟和再矿化的方法予以治疗,并于半年到1年间定期复查,如有明显龋洞形成,则应行修复治疗。

6.已形成龋洞的牙齿必须通过去腐、备洞进行修复治疗。

7.修复治疗前,必须去除所有病变和感染的牙体组织。

8.单纯龋齿治疗不应损伤或破坏正常牙髓。

9.确定定期复查的频率。急性龋、猖獗龋患者应每3个月复查1次,儿童应每半年复查1次,一般患者应1年复查1次。

二、非手术治疗

龋病的非手术治疗是采用药物或再矿化等保守方法终止或消除龋病。

(一)药物治疗

1.适应证

(1)尚未形成龋洞的恒牙早期釉质龋,特别是龋坏位于易清洁的平滑面者。

(2)1年内将被恒牙替换的乳前牙邻面浅龋和乳磨牙𬌗面的广泛性浅龋。

(3)呈浅碟状的𬌗面点隙龋损。

(4)恒牙釉质发育不全并发𬌗面广泛浅龋,且备洞困难者。

2.氟化物治疗

(1)氟化物:常用的氟化物有75%氟化钠甘油糊剂、8%氟化亚锡溶液、单氟磷酸钠溶液及含氟凝胶等。氟化物对软组织无刺激性,不使牙变色,安全有效,前后牙均可使用。

氟化物可在釉质中形成氟磷灰石,增强釉质抗酸性,同时还影响牙菌斑微生物的代谢,抑制细菌产酸,氟化物还能促进早期龋损处的脱矿釉质再矿化,从而终止龋病的发展。

(2)操作要点

1)使用前,必须清洁牙面,用球钻除净龋损的腐质,暴露病变部位;调磨薄壁弱尖,避免牙折的发生及锐尖对软组织的刺激;消除食物滞留的环境。

2)使用时,必须隔湿、干燥患区牙面。

3)涂布药物。用浸有氟化物的小棉球反复涂擦患处3~5min即可。如用含氟涂料,可不必反复涂擦。视患区病情和效果可连续多次涂擦。

4)使用后不应让患者立即漱口,应保证氟与牙面尽可能长时间接触。

(3)注意事项

1)涂氟过程中要注意隔湿,注意将多余的药液吸出,不得让患者咽下。

2)涂氟治疗至少应在1个月内重复4次。

3)可以与自用低浓度氟化物(氟化物牙膏、氟漱口液)同时进行。

4)涂氟所用均为高浓度氟化物,必须由专业人员施行。

3.硝酸银治疗

(1)硝酸银:10%硝酸银或氨硝酸银。

(2)硝酸银治疗龋齿的机制:硝酸银具有强腐蚀性和抑菌(低浓度时)、杀菌(高浓度时)作用。由于硝酸银对软组织有强腐蚀性,涂布后可使牙齿变黑,现已被新型树脂材料替代,本书不再专门介绍。

(二)再矿化治疗

用人工的方法使已脱矿、变软的釉质或牙骨质再矿化,恢复其硬度,使早期龋损终止或消除的方法称再矿化治疗。

1.适应证

(1)光滑面上的早期龋。

(2)龋易感者的预防。

(3)控制广泛性龋。

2.再矿化液的组成　再矿化液有多种配方,主要成分是含有氟的磷酸钙溶液,钙、磷和氟的浓度和比例对龋损再矿化程度有明显影响。此外,为加强再矿化液的稳定性,常在再矿化液中加入适量的氯化钠。酸性环境可减弱矿化液对釉质的再矿化作用。再矿化液一般浓度为70g/L较宜。

3.再矿化液的使用方法

(1)湿敷:适用于个别牙齿的再矿化。清洁牙面,隔湿、干燥,用浸有再矿化液的棉球湿敷牙面的脱矿部位,每日1次,每次15min,连续15～20次为一疗程。可连续进行2～3个疗程。

(2)含漱:每次含漱5～10min,每日3次。

(三)窝沟封闭治疗

窝沟封闭治疗是预防窝沟龋的有效方法。封闭剂(一种高分子树脂材料)作为屏障,使窝沟与口腔环境隔绝,阻止细菌、食物残渣及其酸性产物等致龋因子进入窝沟,达到防龋的目的。

1.适应证

(1)主要用于可疑窝沟龋。

(2)𬌗面与充填窝沟相邻的无龋深沟裂,不需做预防性扩展,仅用封闭剂处理即可。

2.封闭剂　窝沟封闭剂主要由树脂、稀释剂、引发剂及一些辅助成分(如填料、氟化物、染料等)组成。树脂是封闭剂的主体材料,双酚A甲基丙烯酸缩水甘油酯(Bis-GMA)是目前常用的、性能良好的树脂。

3.操作步骤　临床操作步骤包括清洁牙面、隔湿、酸蚀、涂布及固化封闭剂。

(1)清洁牙面:用机用小毛刷或牙刷蘸不含氟的抛光膏或牙膏清洗牙面和窝沟,目的是去除表面和窝沟内的牙垢、菌斑和有机物。氟易与牙齿矿物质形成氟化钙,影响后面的酸蚀效果,故不用。

(2)隔湿和酸蚀:术野隔湿,理想条件下应使用橡皮障,也可用棉卷。隔湿的效果决定封闭效果。用 35% 磷酸液(或凝胶)对要封闭的部位进行酸蚀,恒牙 20～30s,由于乳牙釉质表层多为无釉柱层并含有较多有机物,对乳牙的酸蚀时间可延长 60s。酸蚀的范围应为接受封闭的范围,一般为牙尖斜面的 2/3。

(3)冲洗吹干:酸蚀后的表面要用清水彻底冲洗,不能遗留酸,然后以气枪吹干。冲洗吹干后的牙表面必须重新隔湿,不得再受唾液的污染;否则,应重新冲洗、酸蚀、干燥。

(4)涂布封闭剂:化学固化类的封闭剂需将两等份的液体混合,以小毛刷或小海绵将封闭剂直接涂于欲封闭的窝沟中,光固化不必调拌。

涂布方法:用涂刷蘸取封闭剂适量,沿窝沟从远中向近中逐渐涂布,同时毛刷上下微微抖动,使封闭剂渗入窝沟,排出空气,防止出现气泡。涂布范围应覆盖全部酸蚀面。在不影响咬合的前提下,应尽可能涂厚些。

(5)固化:自凝固化待其固化,一般需 1～2min。光固化类材料可照射 20s,或遵照材料说明书的要求进行光照。照射范围应大于涂布范围。

(6)检查:检查封闭的部位是否有气泡、封闭是否完整。应适当调整影响咬合的部分。封闭后应定期(3 个月、半年或 1 年)复查,观察封闭剂保留的情况。

三、窝洞充填修复治疗

除一些早期龋可以用非手术治疗外,一般来说,龋病都要用充填修复的方法来治疗。充填术是修复牙体缺损的临床常用技术,即用牙体外科手术方法去除龋坏组织,预备成一定洞形(窝洞),再选用适宜的修复材料修复缺损,恢复牙的形态和功能。

(一)牙体修复的原则及修复材料的选择

1.牙体修复的原则 恢复牙体形态与功能,恢复口颌生理健康。

(1)去除龋坏牙体组织,消除感染源,终止龋病,预防继发龋。

(2)尽可能保留健康的牙体组织,保护牙髓。

(3)窝洞预备符合生物学及机械力学的要求。

2.充填材料的选择 充填材料种类很多,可根据牙齿的部位、窝洞的位置、患者的要求和口腔状况正确选择修复材料。修复材料的正确选择和使用是牙体修复治疗成功的关键。

(1)物理和机械性能尽可能符合牙体生物学要求。

(2)生物学性能有较好的生物相容性,无毒、无害、安全,对牙髓、牙周组织无刺激。

(3)化学性能稳定,在口腔内不腐蚀、不溶解、不变色,固化收缩小等。

(二)窝洞的分类与结构

经手术的方法去除龋坏组织,并按要求预备成一定的洞形,以容纳和支持修复材料,这一步骤叫窝洞预备,简称备洞。

1.窝洞的分类 窝洞分类方法较多,临床上常用方法为 G. V. Black(1908 年)分类,即按龋损发生的部位,将窝洞分为 5 类(图 2-5)。这是目前国际上普遍采用的窝洞分类法。

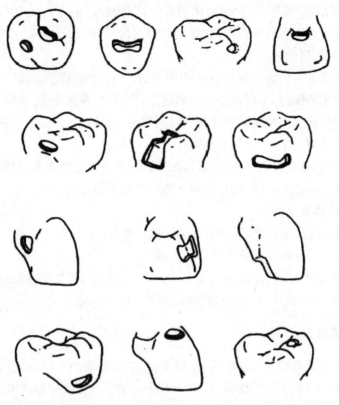

图 2—5 窝洞的分类

（1）Ⅰ类洞：指发生在所有牙面发育点隙裂沟的龋损所预备的窝洞，包括磨牙和前磨牙的
𬌗面洞、上前牙腭面洞、下磨牙颊面𬌗 2/3 的颊面洞和颊𬌗面洞、上磨牙腭面𬌗 2/3 的腭面
洞和腭𬌗面洞。

（2）Ⅱ类洞：指发生在后牙邻面的龋损所预备的窝洞，包括磨牙和前磨牙的邻面洞、邻𬌗
面洞、邻颊面洞、邻舌面洞和邻𬌗邻洞。

（3）Ⅲ类洞：指发生在前牙邻面未累及切角的龋损所预备的窝洞，包括切牙和尖牙的邻面
洞、邻舌面洞和邻唇面洞。

（4）Ⅳ类洞：指前牙邻面累及切角的龋损所预备的窝洞，包括切牙和尖牙的邻切洞。

（5）Ⅴ类洞：为所有牙的唇（颊）、舌面颈 1/3 处的龋损所预备的窝洞，包括前牙和后牙颊
舌面的颈 1/3 洞。

由于龋损多样化，Black 的分类法不能涵盖所有临床需要，临床把前牙切嵴或后牙牙尖发
生的龋损制成的窝洞称为Ⅵ类洞。

此外，也可按窝洞涉及的牙面数分类，即单面洞为只波及一个牙面，双面洞为波及两个牙
面，复杂洞为波及两个以上牙面。

2.窝洞的命名　以其所在牙面命名。如位于𬌗面的洞叫𬌗面洞，位于颊面的洞叫颊面
洞，位于邻面和𬌗面的复面洞叫邻𬌗面洞。为便于临床记录，常以各牙面英文第一个字母的
大写表示。如切缘 incisal 以 I 表示，唇面 labial 以 La 表示，舌面 lingual 以 L 表示，以此类推，
颊面 B、腭面 P、𬌗面 O、近中面 M、远中面 D。唇面和颊面又统一以 F（facial）表示。近中邻
𬌗面洞可记录为 MO。

3.窝洞的结构 窝洞由洞壁、洞角和洞缘组成(图2—6)。

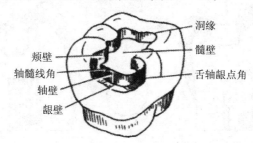

图2—6 窝洞的结构

(1)洞壁:分侧壁和髓壁。侧壁是与牙面垂直的洞壁。在冠部由釉质壁和牙本质壁组成,在根部由牙骨质壁和牙本质壁组成。侧壁以其所在牙面命名,如位于颊面者叫颊壁,靠近龈缘者叫龈壁。髓壁位于洞底,覆盖牙髓,与洞侧壁垂直。与牙长轴平行的髓壁又叫轴壁,以与殆面的髓壁相区别。

(2)洞角:洞壁相交形成洞角,两壁相交构成线角,三壁相交构成点角。洞角以构成它的各壁联合命名,如颊壁与髓壁相交构成的线角叫颊髓线角,颊、轴、龈三壁相交构成的点角叫颊轴龈点角。

(3)洞缘:窝洞侧壁与牙面相交构成洞的边缘,即洞缘,是由洞侧壁与牙面相交形成的线角,即洞缘角或洞面角。

(三)窝洞预备的基本原则

备洞时应遵守生物学原则和力学原则。

1.生物学原则

(1)彻底清创:即去净病变组织,以颜色、硬度为标准,必要时配合龋蚀检知液染色观察。对近髓较深的龋洞,如去腐质过程中预计可能露髓,可采取两次甚至多次去腐法。

(2)保护牙髓:熟练掌握牙髓腔的解剖形态及其增龄性的变化,备洞时注意避让髓角。备洞过程中尽可能减少操作对牙髓所造成的理化刺激,如:①切割器械应锐利,高速涡轮机应有冷却装置,慢手机钻磨时应保持术区干燥;②切割牙齿时应采用间断磨除法;③中深度龋损应注意垫底;④深龋备洞时,不向髓腔方向加压。

(3)尽量保存健康的牙体组织。

(4)无痛原则:牙体手术过程会造成疼痛反应,术前应做必要的解释工作,缓解患者的紧张情绪,对年老体弱者应注意全身变化,高血压和心脏病的患者最好在局部麻醉无痛下进行。

2.力学原则 充填术采用机械固位原理,备洞时兼顾抗力形与固位形。

(1)抗力形:抗力形是使充填体和余留牙体组织能够承受咬合力而不会破裂的特定形状。抗力形的设计应使应力均匀地分布于充填体和余留牙体组织,尽量减少应力的集中。设计原则如下。

1)洞缘外形线圆缓,转折处勿形成锐角,洞缘线应避开咬合接触区,尽量保留尖、嵴等抗力强大的部位。

2)窝洞的深度应达到釉牙本质界下0.2~0.5mm,以使充填体获得足够的厚度。

3)窝洞洞形应底平、壁直、点线角清晰而圆钝,以使内应力均匀分布,避免洞底及点线角处应力集中而致牙体折裂(图2—7)。

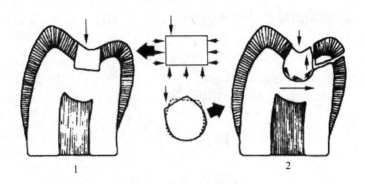

图 2-7　盒状洞形
1. 正确；2. 错误（洞底呈圆弧形）

4）鸠尾洞形的峡部宽度不宜过窄，并且不能使峡部与轴髓线角处于垂直连线上，以免造成充填体自峡部折断。

5）备洞时应去除无基釉，并避免在制洞过程中产生新的无基釉；脆弱的尖嵴适当降低。

（2）固位形：固位形是防止修复体在侧向或垂直方向力量作用下移位、脱落的形状。窝洞的固位形必须具有三维的固位作用方能保持修复体的稳定。此外，固位形的要求与窝洞涉及的牙面数有关。单面洞修复体只能从与洞底垂直的方向脱位，而双面洞则可从与洞底呈水平和垂直两个方向脱位，在设计固位形时应视不同情况而做不同的选择。基本固位形有以下几种形式。

1）侧壁固位：是各类洞形最基本的固位形，以洞侧壁与充填材料间密合而产生的摩擦力来固位，盒状洞形的侧壁应相互平行并具一定深度，使洞壁和充填体之间产生摩擦固位力。

2）倒凹固位：在侧壁髓线角区平洞底向侧壁做出的潜入小凹（图 2-8），一般应位于厚实坚固的牙尖下方。因牙尖下方正是髓角所在，制作时注意避让。

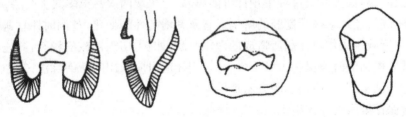

图 2-8　倒凹固位形

3）梯形固位：是复面洞的邻面部分所采用的固位形，龈侧大于𬌗侧的梯形，防止修复体从梯形底边呈垂直方向的脱位。

4）鸠尾固位：是复面洞的一种固位形（图 2-9），鸠尾峡部宽度一般为颊舌牙尖间距的 1/4～1/3，并注意整个鸠尾的比例协调性，峡部的位置应在轴髓线角的靠中线侧。

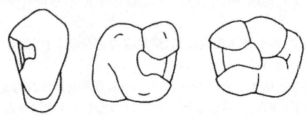

图 2-9　鸠尾固位形

5)辅助固位:固位沟、固位槽、固位钉。

3.备洞器械 备洞时所用的器械有两类:一类是机动器械,一类是手用器械。

(1)机动器械:目前临床上使用的有电动钻牙机和气涡轮机。前者借助电机转动,后者借助空气压缩机产生的高速气流推动钻牙机内的钻针转动。电动钻牙机由电动机、传动部分和机头组成。

1)机头:又称手机,有直、弯两种。备洞多用弯手机。

2)钻针:用于切割牙体组织,其样式和品种多样,临床根据备洞需要选择。工作时把钻针安装在手机上。①钢钻:有长柄、短柄两种。长柄钻用于直手机,短柄钻用于弯手机。长柄钻长约45mm,短柄钻长约22mm。钻针分头、颈、柄三部分。头即工作端,由8～12道刃口组成,颈是头和柄之间的狭窄部分,柄是上在机头上的部分。短钻针的末端有一小槽,而且还有与长柄平行的2.5mm的半截面。槽和半截面是供嵌在机头内用的,其工作头均可分为3类(图2—10)。裂钻的钻头有柱状和锥状,裂钻的刃口互相平行,平行的刃口有的和钻针方向一致,有的则倾斜,有的刃口呈锯齿状,工作头长4～5mm。裂钻常用于扩大洞形,修整洞壁。倒锥钻的钻头顶端直径大于柄端,侧面有刃达顶端,钻头较短,长0.5～1.5mm,常用于制作倒凹,磨平洞底,扩大洞形。球钻(又称圆钻)有倾斜单刃和锯齿刃两种。球钻常用于去除龋坏,开扩洞口,制作圆弧形倒凹。各种钢钻均有不同的大小和型号。②石尖:由人造石制成,通常是长柄,有各种形式和大小,可用其磨除边缘峭和牙釉质。③金刚石尖:用人造金刚石制成,也有不同式样和大小。硬度大,切割效率高,有球形、柱形、锥形等。

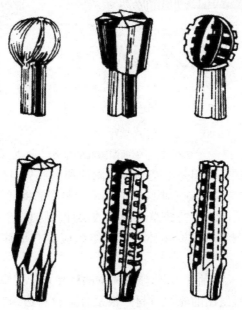

图2—10 钻针

气涡轮机又叫风动钻牙机,它的转速可达20万～50万r/min,切割效率高,震动轻,扭转力小,有喷水冷却装置,使用钨碳钢钻针。目前应用较普遍。

(2)手用器械

1)挖器:工作头呈形,边缘为刃口。一般是双头,调转工作头的方向则可以左右两个方向进行剔刮。深龋近髓时使用挖器,不易引起穿髓。

2)凿:凿有双面刃和单面刃。单面刃常用于去无基釉,修整邻面洞的龈壁和颊舌壁的锋锐边缘。临床应用少。

(四)窝洞预备基本步骤

1.窝洞预备

(1)开扩洞口及进入病变区域:一般病变区域较为隐蔽,为使视野清楚,查清病变的范围和程度,正确设计窝洞外形,便于操作,首先应开扩洞口,寻找便于进入窝洞的通道。咬合面龋常表现为潜行性损害,龋洞口小底大,需先去除洞口的无基釉,扩大洞口;而邻面龋开扩洞口应视具体情况采取不同方式进入。后牙邻面龋,如接触点已破坏,应磨除𬌗面相应边缘嵴,从𬌗面进入龋洞。如尚未累及接触点,仅局限于牙颈部,则可从颊或舌侧进入,以避免去除过多牙体组织。前牙邻面龋,为保持唇面的完整和美观,多从舌侧进入。如龋损近唇面,采用牙色材料修复,可从唇面进入,保持舌侧边缘嵴,利于承受咀嚼力。

(2)设计和预备窝洞外形:窝洞的洞缘构成了洞外形。外形的建立,应最大限度地保存牙体组织和减少继发龋的发生。其原则为:①以病变范围为基础设计洞形。②尽量避开牙尖和嵴等承受咬合力的部位。③沿点、隙、裂沟扩展,并进行适当预防性扩展。④外形曲线圆缓,以减少应力集中。⑤邻面洞的外形线应达自洁区,防止继发龋。龈缘与邻牙之间至少有0.5mm宽的间隙(图2—11),不必扩展到龈下。⑥不同部位进入牙本质深度不同,一般牙釉质界下深0.2~0.8mm,咬合面不超过0.2mm,平滑面0.5mm,牙根面0.8mm。

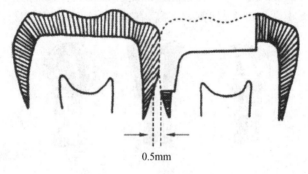

0.5mm

图2—11 邻面洞龈缘的位置

(3)预备抗力形和固位形:在洞外形基本形成侧壁和洞底后,经修整,预备具抗力形和固位形的盒形洞,并用球钻或裂钻预备清晰圆钝的线角和洞底的倒凹。

(4)预备修整洞缘:包括洞缘壁的修整和洞角的设计。防止充填体与牙体组织之间出现缝隙,产生微渗漏。同时,洞缘处的充填体和牙体组织应具有足够的强度,防止充填体边缘破裂。

洞缘预备时,要考虑牙面的釉柱方向,使釉质壁的釉柱止于健康的牙本质上,防止折裂。

洞面角的预备取决于所使用的充填材料。银汞合金材料边缘韧性差,易折裂,洞面角应制成90°;复合树脂材料韧性较好,洞缘可制成短斜面,以利于黏固修复。

(5)备洞的过程尽量采用无痛制洞:如选择锋利的器械,间断、带水操作;局部麻醉操作;步骤尽量合并完成,并可变更和省略。

2.术区的隔湿、消毒

(1)窝洞隔湿:窝洞预备好后需隔离口腔环境,即隔离唾液,防止唾液渗入,以避免细菌感染,影响消毒药物和充填材料的性能,从而保证洞壁的密合,保证视野清楚,便于充填。常用的隔湿方法包括以下几种。

1)棉卷隔湿：消毒棉卷隔湿简便而有效，临床最常用。将棉卷置患牙的唇(颊)前庭沟处和舌侧口底，吸除术区附近唾液。如同时将棉卷置于腮腺导管口处，隔湿效果更佳。术中要注意更换棉卷(图2－12)。

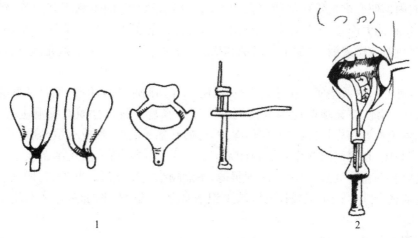

图2－12 棉卷隔湿
1. 器械；2. 操作

2)吸唾器：利用水流和抽气产生的负压，吸出口腔内的唾液。用时将吸唾管置于患者口底，注意勿紧贴黏膜。吸唾器与棉卷隔湿常配合使用。

3)橡皮障隔湿：橡皮障隔湿是用一块橡皮膜经打孔后套在牙上，利用橡皮的弹性紧箍牙颈部，使牙与口腔完全隔离开来。

橡皮障隔湿所需器械较多，包括橡皮障、橡皮障打孔器、橡皮障夹、橡皮障夹钳、橡皮障支架等。

该法一般需由助手协助进行，操作费时，但效果好，能使手术区视野清楚，防止损伤口腔黏膜及牙龈组织，防止小器械及切削的牙体组织碎屑吞入食管或气管，确保手术安全，减少交叉感染，防止乙肝和艾滋病的传播。

4)选择性辅助隔湿法：龈下和近龈缘的牙颈部龋可用退缩绳，防止术中龈沟液干扰，特别适用于复合树脂修复中。方法是将蘸有非腐蚀性收敛剂的退缩绳(图2－13)塞入龈沟内，绳的直径和长度可灵活选择，必要时用阿托品使唾液分泌减少。也可采用开口器，多用于后牙长时间牙体修复中，可维持恒定的张口度，减轻患者开口肌群的疲劳，同时也方便术者操作。

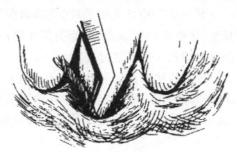

图2－13 退缩绳的使用

(2)窝洞的消毒：在窝洞预备完成之后充填之前，可选用适宜药物进行窝洞消毒。理想的窝洞消毒药应具有消毒力强、对牙髓刺激小和不使牙变色等特性。常用的消毒药有 25%～50%麝香草酚酒精溶液、樟脑酚溶液及 75%酒精等。

对窝洞的消毒一直存在争议。传统的观点认为,窝洞预备好后,洞壁牙本质小管中还残存有少量细菌,为了更好地消除残余感染,防止继发龋,充填前需进行窝洞消毒。另一种观点则认为,窝洞内即使有少量残存细菌也会因充填后环境的改变而不利于其生长,经一定时间后逐渐失去生存能力而死亡,故不必再行窝洞消毒。目前主张只彻底清洗窝洞,通过黏结剂封闭窝洞,尽量减少微渗漏,再加上洞衬剂和垫底材料的抑菌作用及含氟充填材料,进一步防止继发龋。

3.窝洞封闭、衬洞及垫底　由于窝洞深浅不一,深洞洞底往往不平,而且一些修复材料对牙髓有刺激性,因此,在充填前应根据窝洞的深度和修复材料的性质对窝洞进行适当处理。处理目的是隔绝外界和修复材料的刺激,保护牙髓,并垫平洞底,形成充填洞形。

(1)窝洞封闭:在窝洞洞壁涂一层封闭剂,以封闭牙本质小管,阻止细菌侵入。目的是隔绝来自修复材料的化学刺激,但因封闭剂很薄,不能隔绝温度刺激。此外,封闭剂能增加修复材料与洞壁的密合性,减小微渗漏,也可减少银汞合金中的金属离子渗入牙本质小管而防止牙变色。

封闭剂主要有以下几种。

1)洞漆:采用天然树脂(松香或岩树脂)或合成树脂(硝酸纤维或聚苯乙烯),呈清漆状。涂于釉质壁和牙本质壁上,有机溶剂挥发后留有一层树脂薄膜,一般涂 2 次,以增强充填材料与洞壁的密合性,减少微渗漏。

由于洞漆中的有机溶剂可与复合树脂中的树脂成分反应,影响树脂聚合,所以,树脂充填时忌用洞漆。

2)树脂黏结剂:黏结剂能有效地封闭牙本质小管,其减小微渗漏的作用优于洞漆。

(2)衬洞:在窝洞封闭之后,还要在洞底衬一层能隔绝化学和一定温度刺激且有治疗作用的洞衬剂,其厚度一般小于 0.5mm。常用的洞衬剂有氢氧化钙及其制剂、氧化锌丁香油酚黏固剂、玻璃离子黏固剂。

(3)垫底:在洞底(髓壁和轴壁)垫一层足够厚度(>0.5mm)的材料,隔绝外界和修复材料的温度、化学、电流及机械刺激,同时有垫平洞底,形成充填洞形,承受充填压力和咀嚼力的作用。

常用的垫底材料有氧化锌丁香油酚黏固剂、磷酸锌黏固剂、聚羧酸锌黏固剂及玻璃离子黏固剂。

1)垫底的适应证:①深龋近髓的窝洞应垫底护髓;②去龋后洞底不平者,应垫平;③洞不深,但充填材料对牙髓有刺激性,应垫底隔绝刺激;④经完善牙髓治疗后的无髓牙,应垫底使洞形符合要求,应力分布合理再充填永久性修复材料。

2)垫底的方法:有单层和双层垫底法两种。浅的窝洞不垫底;中等深度的窝洞,洞底距髓腔的牙本质厚度大于 1mm,可用磷酸锌黏固剂或聚羧酸锌黏固剂单层垫底;深的窝洞,洞底距髓腔很近,为了保护牙髓,需双层垫底,第一层垫氧化锌丁香油酚黏固剂或氢氧化钙,第二层垫磷酸锌黏固剂。

3)垫底的部位:只限于𬌗面髓壁和邻面轴壁,要求底平壁净,留出足够的深度(1.5～2.0mm),使修复体有足够的抗力和固位(图 2-14)。

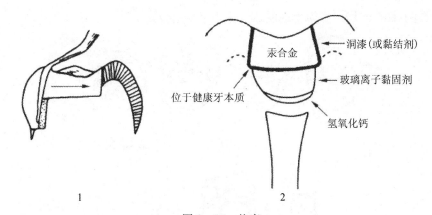

图 2-14　垫底
1.轴壁垫底；2.深窝洞的髓壁垫底

（五）银汞合金充填术

窝洞的充填是指用人工材料充填在牙体已预备好的窝洞上，恢复牙的形态和功能。

银汞合金作为传统充填材料，具有较大的抗压强度、硬度和耐磨性，对牙髓无刺激，且操作方便、价格低廉、性能稳定，目前仍是后牙的主要充填材料。

银汞合金的缺点是颜色与牙齿不匹配，与牙齿无黏结性，对窝洞要求较高，须牺牲部分健康牙体组织来获取良好的固位形和抗力形。此外，汞生产和使用环节可对环境造成污染。以上缺点限制了银汞合金的使用，前牙及部分要求美观的后牙龋损修复时所用充填材料已被牙色材料所取代。

1.适应证

（1）Ⅰ、Ⅱ类洞。

（2）后牙Ⅴ类洞，特别是可摘义齿的基牙修复。银汞合金耐磨，能抵抗卡环移动所致的磨损。

（3）对外观要求不高，患者的尖牙远中邻面洞，龋损未累及唇面者。偶尔也用于下前牙邻面洞。

（4）大面积龋损时配合附加固位钉的修复，以及冠修复前的牙体充填。

2.窝洞预备要求　银汞合金的性能决定了其窝洞预备原则。窝洞的预备除应符合备洞的总原则外，还具有以下特点。

（1）窝洞必须有一定的深度和宽度，使其有足够强度和固位。

（2）窝洞应预备为典型的盒状洞，增加辅助固位形，以便取得良好的固位形。

（3）洞面角应呈直角，不在釉质侧壁做短斜面（图 2-15）。

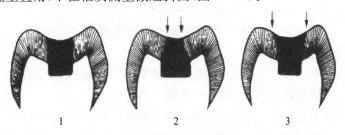

图 2-15　银汞合金充填术的洞面角
1.正确；2.无基釉；3.短斜面

3.各类窝洞的预备方法及要点

(1)Ⅰ类洞(图2-16):多为单面洞。

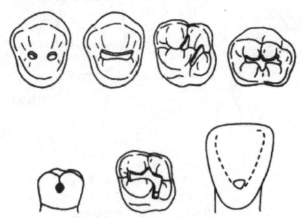

图2-16　Ⅰ类洞外形

1)常见Ⅰ类洞形预备要点

①扩大洞口:用涡轮裂钻自龋损部位钻入洞内,然后向侧方钻磨去除无基釉,将洞口扩大。

②去净腐质:棉球擦干窝洞,用适当大小的球钻小心除尽腐质。

③预备洞形:根据龋损范围用涡轮裂钻预备成底平壁直的盒状洞形。窝洞范围应包括与龋损相邻的深窝沟,窝洞深度达到釉牙本质界下0.2~0.5mm,洞深超过此限之处,应用垫底方法将洞底垫平,保护牙髓。

④修整洞形:用慢速手机裂钻对窝洞进行修整,使窝洞外形线圆缓流畅(图2-17);牙尖部位的侧壁略内倾,窝沟部位的侧壁略外敞,以与釉柱方向保持一致;洞缘角呈直角,切勿形成小斜面;点线角用小球钻修成钝角;大而浅的窝洞在牙尖的下方用倒锥钻预备倒凹固位形。

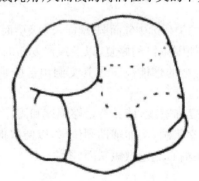

图2-17　洞外形呈圆缓曲线

(2)其他Ⅰ类洞形预备要点

1)𬌗面窝沟发生两个以上龋损时,在去净腐质后,若龋损之间距离≥1mm,则分别制洞,以最大限度地保存牙体组织,否则将龋损合并成一个窝洞。

2)上磨牙腭沟或下磨牙颊沟的龋损,如未累及𬌗面,则按单面洞预备。此部位承受咀嚼压力较小,制洞时主要考虑固位形,预备成盒状洞形。如制作倒凹固位形,倒凹应在𬌗壁或龈壁上。

3)颊舌面龋损累及𬌗面或𬌗面龋损在去净腐质后距边缘嵴<1mm时,则须制成复面洞,

制洞方法与Ⅱ类复面洞类似。

2.Ⅱ类洞(图2-18):根据病损范围可预备成单面洞或复面洞。如病变已累及接触区,应预备成邻𬌗洞。

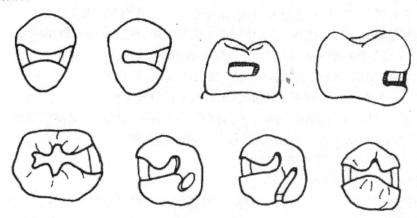

图2-18 Ⅱ类洞外形

(1)预备方法

1)寻开口,扩大洞口:用涡轮裂钻从𬌗面边缘嵴处钻入邻面,然后向颊舌方向扩展去除无基釉将洞口扩大。

2)去净腐质:同Ⅰ类洞。

3)预备洞形:邻面洞预备:用涡轮裂钻向颊舌方向扩展洞形,邻面窝洞应包括所有龋损并将颊舌壁扩展至外展隙(自洁区)。颊舌壁略外敞,外形呈向𬌗面略聚拢的梯形;龈壁位置视龋损涉及深度而定,首选龈上,其次齐龈,不得已时放在龈下,龈壁平直,宽度为1.0～1.5mm。

𬌗面洞预备:用涡轮裂钻自邻面在釉牙本质界下0.5mm处向𬌗面扩展,预备鸠尾固位形。𬌗面鸠尾榫做在窝沟处,鸠尾峡位于颊舌牙尖之间,在轴髓线角的靠中线侧。鸠尾峡部宽度一般为颊舌牙尖间距的1/4～1/3,与鸠尾形最宽部的比例为1∶2或2∶3。

近年来对邻面龋破坏范围小者主张不向𬌗面扩展做鸠尾固位形,不做阶梯,只需从边缘嵴进入邻面龋坏,预备邻面洞,在颊轴线角和舌轴线角制作两个相互对抗的固位沟,以加强固位。

如牙的近、远、中邻面都发生龋坏,且累及接触区,则应制成邻𬌗邻洞,即在𬌗面做成一个共同的鸠尾(图2-19)。

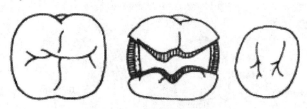

图2-19 后牙邻𬌗邻洞

4)修整洞形:用慢速手机裂钻修整轴壁,使其与牙邻面弧度一致;用倒锥钻去除龈壁无基釉,使洞缘的釉质壁向颈部倾斜,与釉柱保持一致;用倒锥钻或裂钻修整轴髓线角,使其圆钝。其他部位的修整同Ⅰ类洞。

(2)Ⅱ类单面洞形预备要点:接触点已破坏的邻面龋损必须预备成复面洞,只有在下列情况下才预备单面洞。

1)与患牙龋坏部位相邻的牙齿缺失且龋坏去净腐质后距𬌗面边缘嵴＞1mm,有足够的操作空间预备单面洞。窝洞的颊舌壁略外敞,𬌗壁和龈壁制作倒凹固位形。

2)患牙与相邻的牙齿有接触,邻面接触点尚未被破坏,根据龋坏部位选择入口,如龋洞偏颊,则用裂钻从颊侧邻面磨一水平方向的沟通向龋洞,使龋洞敞开。球钻去净腐质后用裂钻预备舌、𬌗、龈壁,用倒锥钻在𬌗、龈壁上制作倒凹固位形,并形成洞口的颊壁。

3.Ⅲ类洞　根据病变范围和邻牙情况,预备成单面洞或复面(邻舌)洞。先用小号球钻或裂钻邻面去腐,再根据邻面洞的大小,在舌腭面设计并预备鸠尾形。鸠尾峡宽度为邻面洞舌方宽度的1/3～1/2。必要时,可在龈轴线角和切轴线角做倒凹,以增强固位,线角应圆钝。邻牙缺失或牙间隙大者,可在邻面做单面洞。

Ⅲ类洞的预备要点如下。

(1)邻面单面洞可预备成与前牙邻面相似的底向根方的三角形盒状洞,在洞底3个点角处,预备倒凹固位。

(2)邻舌复面洞在邻面预备成唇侧大于舌侧的梯形,并在龈轴线角和切轴线角预备固位沟;在舌面预备扣锁形,并在龈髓线角和切髓线角作固位沟,不做预防性扩展。允许适当保留洞缘无基釉,并应修整光滑,与釉柱方向一致。龈壁应在龈缘的𬌗侧,使充填材料不接触牙龈,避免刺激牙龈(图2-20)。

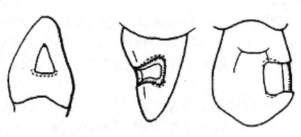

图2-20　Ⅲ类洞的外形与固位形

4.Ⅴ类洞　为单面洞,因不直接承受咬合力,制洞时以固位形和外形为重点。Ⅴ类洞多在颊面,不需扩大洞形。前磨牙和磨牙制成肾形,前牙制成半圆形。

(1)Ⅴ类洞的预备要点:以固位形为主。凸面向着牙颈部,凸缘距牙颈线1mm处;近远中壁与釉柱方向一致略向外敞开(图2-21);在𬌗轴线角与龈轴线角预备倒凹;洞深1.0～1.5mm;轴壁与相应牙面弧度一致。

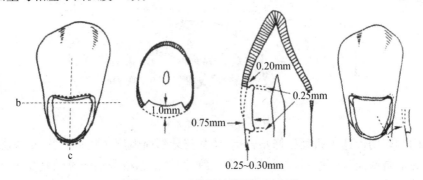

图2-21　Ⅴ类洞的外形与固位形

（2）调制：目前调制方法主要为电动研磨，有全自动封闭式和半自动两种调拌机。前者将汞与银合金粉分别装入调拌机内盛汞及银合金粉的瓶中，按不同合金粉调节汞与合金粉的量、研磨时间、速度，然后开动机器，即可自动调制。后者将配好的汞与合金粉装入调拌机的有盖小杯内，小杯置于固定夹上，调节其调拌时间，开机即振动调拌。如用银汞合金胶囊，将胶囊放入调拌机内振荡即可。电动研磨使用方便，调拌出的银汞合金质量好，时间少，且能减少汞污染。采用银汞合金电动调制器，调制时间为 40s 左右。由于污染原因，手工研磨已弃用。

（3）充填步骤：银汞合金从调制到充填完毕，应在 6～7min 内完成。如搁置时间太久，则银汞合金会变硬，可塑性降低，影响其与洞壁的密合。注意充填过程中要避免唾液、血液等污染，以免造成银汞合金的二次膨胀。

1）保护牙髓：银汞合金为电和热的良导体，在充填前，可用洞漆或树脂黏固剂进行窝洞封闭。若中等深度以上的窝洞，应垫底。

2）放置成形片和楔子：双面洞在充填前应安放成形片，作为人工假壁，以便加压充填材料，形成邻面生理外形及建立邻牙接触关系。

充填银汞合金用的成形片为不锈钢金属片，分前磨牙双面洞、磨牙双面洞和后牙三面洞 3 种规格。用时应根据牙的大小选择长、宽适宜的成形片，用成形片夹将其套在患牙上收紧、固定。其边缘应置于龈壁的洞缘稍下方，但勿损伤牙龈，𬌗方边缘要稍高于𬌗面以便于边缘嵴处成形。邻面龈间隙须放小楔子（图 2—22），从舌侧插入，以使成形片与牙颈密贴后再充填。若成形片未能与牙颈贴合，充填材料易形成悬突而损伤牙周组织。

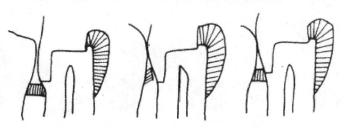

图 2—22 安放楔子

成形片夹有两种，分别是邻𬌗洞成形片夹和邻𬌗邻洞成形片夹（图 2—23）。

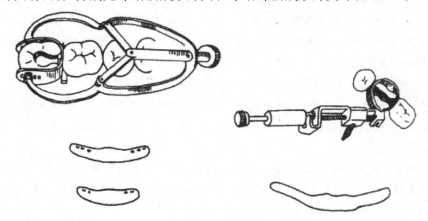

图 2—23 成形片及成形片夹

如没有邻𬌗洞成形片夹，可用不锈钢薄片自制 T 形成形片。用时将 T 形片头的两翼向内弯曲,然后将其尾部插入,套在牙上拉紧,最后将尾端反折过去压紧(图2－24)。

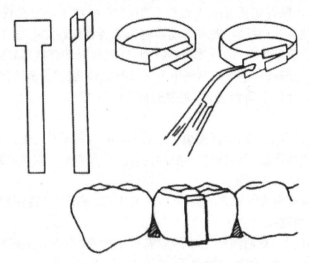

图2－24　T形成形片的制作与安装

3)充填材料:用银汞合金输送器将银汞合金少量多次送入窝洞内。先用小的充填器将点、线角及倒凹、固位沟处压紧,再换较大的充填器向洞底和侧壁层层加压,使银汞合金与洞壁密合,同时随时剔除余汞,使充填的银汞合金略高于洞缘,最后用较大的充填器与洞缘的釉质表面平行,进行最后加压,以保证洞缘银汞合金的强度(图2－25)。邻𬌗面洞应先填邻面,后填𬌗面,特别注意鸠尾峡部应填紧。

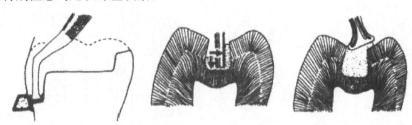

图2－25　银汞合金充填方法

4)雕刻成形:银汞合金调制后20min内可塑性最大,24h完全固化。临床上银汞合金充填后,须在20min内进行充填体雕刻成形。用银汞合金雕刻器先除去洞缘外和洞表面多余银汞合金充填物,再从邻面向中央窝雕刻外形。取出小楔子,用镊子或手将成形片紧贴邻牙,从一侧邻间隙向颊或舌向移动,缓慢取出,继续雕刻。

邻面洞、双面洞需用探针检查邻面有无悬突,如有悬突,要及时去除。

5)调整咬合:银汞合金外形雕刻完成后,𬌗面受力部位应调𬌗,使其有正常的咬合关系。如对颌牙有高陡的牙尖或边缘嵴,应先调磨,让患者作正中及侧方𬌗运动,检查有无咬合高点直至调磨合宜。

6)打磨抛光:术后24h,银汞合金完全固化后,选用形态适合的磨光钻,可进行抛光、打磨,进一步检查充填体,如有咬合高点、悬突,应一并磨除。最后用橡皮杯蘸浮石粉抛光表面。使充填体表面光滑,防止继发龋发生。

近年来有临床探讨将银汞合金充填的优良性能和黏固剂的有效边缘封闭相结合,以期减少充填体微渗漏,增加固位力,保存更多的健康牙体组织(图2－26)。

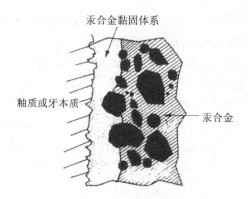

图 2—26　银汞合金黏固修复术

适应证:牙体大面积缺损又不做冠修复者或牙冠的龈距离短而不宜做冠修复者;龋坏至龈下,不宜做复合树脂修复者;银汞合金充填体部分脱落者。

临床操作:去净腐质及薄壁弱尖,牙体缺损大者需做固位形;酸蚀、冲洗、干燥;涂布 10～15μm 厚黏固剂;在黏固剂尚未聚合前,充填银汞合金,雕刻外形。

(六)黏固修复术

1.复合树脂黏固修复术　复合树脂是在丙烯酸酯基础上发展起来的一种新型修复材料,主要由树脂基质和无机填料组成,是目前较为理想的牙色修复材料。其优点是美观、窝洞预备简单,能更多保留牙体组织,现临床应用越来越广泛。商品化的复合树脂种类很多,黏固系统的发展更是日新月异,但操作方法却大同小异。现以最常用的釉质黏固系统和光固化复合树脂为例介绍复合树脂黏固修复术。

(1)原理:复合树脂黏固修复术是借助牙体表面处理技术和黏固技术使复合树脂与牙体硬组织牢固结合,修复牙体缺损或缺陷。因无须预备机械固位力形,所以最大限度地保护了健康牙体组织。

(2)适应证

1)前牙Ⅰ、Ⅲ、Ⅳ类洞修复。

2)前牙和后牙Ⅴ类洞的修复。

3)牙形态、色泽异常的美容修复。

4)前牙小间隙关闭。

5)后牙非𬌗面牙体组织缺损,商品标明适用后牙充填者也可用于𬌗(邻𬌗)面洞的充填。

6)制作桩核冠的桩核(树脂核)。

(3)术前准备

1)材料与器械

①切割及修整磨光器械:裂钻、球钻、系列金刚砂钻、系列磨光砂片或橡皮杯、磨光砂条。

②垫底材料:氢氧化钙垫底剂、磷酸锌黏固剂、玻璃离子黏固剂。

③黏固及充填材料:釉质黏固系统(37%磷酸、釉质粘合剂)、遮色剂、光固化复合树脂、小毛刷或小海绵块、比色板、可见光固化灯。

④充填及成形器械:赛璐珞条、薄不锈钢成型片、楔子、充填器(最好为非金属)。

2)消除牙龈炎症:牙龈炎患者应于术前1周进行洁治,牙龈增生影响术区者应进行牙龈切除术。

(4)复合树脂与牙体组织的黏固方式:窝洞洞壁由釉质壁和牙本质壁组成,釉质和牙本质的成分及结构不同,其黏固方式和机制也不同。

1)釉质黏固:主要采用酸蚀技术,即通过酸蚀釉质表层,获得树脂修复体的微机械固位,从而增强复合树脂与釉质的黏固强度。此法是 Buonocore 于 1955 年提出的。釉质酸蚀有 3 种模式:釉柱中心脱矿为主;釉柱周围脱矿为主;釉柱和釉柱周围均脱矿,釉质酸蚀后均增加黏固面积。酸蚀釉质常使用 30%～50%磷酸,酸蚀 1min。若同时酸蚀釉质和牙本质,采用全蚀刻体系,常用 10%磷酸、2.5%硝酸及一些有机酸,如 10%枸橼酸、10%马来酸等。酸蚀釉质对牙髓无损害,但酸蚀牙本质可刺激牙髓,并引起牙髓病变,因此,酸蚀活髓牙牙本质应慎重。

釉质黏固剂多为不含或少含无机填料的低黏度树脂。它作为修复树脂与蚀刻釉质的中间层,通过微机械固位和共聚作用而增强修复树脂与釉质的黏固强度。此外,釉质黏固剂的应用减少了釉质与树脂界面的孔隙,且其黏固强度能抵抗树脂聚合收缩所产生的拉应力,故釉质黏固剂能有效防止洞缘与修复体间的微渗漏。

2)牙本质黏固:牙本质黏固的主要机制是黏固体系与牙本质形成的微机械扣锁作用。为增进牙本质黏固,一般先用处理剂处理牙本质表面,去除玷污层,后涂布底胶,再涂布黏固剂。牙本质黏固体系一般由处理剂、底胶和黏固剂组成。常用的牙本质处理剂有 0.5mol/L 乙二胺四乙酸(EDTA)、10%磷酸、20%聚丙烯酸、10%马来酸。底胶是树脂的良好助渗剂,可促进疏水黏固树脂润湿牙本质,多与黏固剂合用,并能与黏固剂的树脂共聚。黏固剂的主要作用是稳定混合层和延伸至牙本质小管中形成树脂突。由于氧能抑制树脂聚合,故在黏固剂的表面形成氧阻聚层,它能提供足够的不饱和烯键,使黏固剂与修复树脂形成共聚物。黏固剂有化学和光固化两种,后者在充填复合树脂前先固化。黏固剂不宜太厚,太厚可降低黏固强度。

(5)操作步骤

1)选牙色:在自然光线下,用厂商提供的比色板或同种材料自制的比色板进行比色,选择相应型号树脂备用。参照物为患牙完整部位或邻牙,比色时牙面保持湿润。

2)开扩洞口、去净腐质:裂钻开扩洞口,球钻去净腐质,着色牙本质应一并去除。

3)预备窝洞:窝洞的点、线角应圆钝,倒凹呈圆弧状,以利于材料的填入和与窝洞的密合。不直接承受咬合力的地方可适当保留无基釉。窝洞小时,可不预备固位形。Ⅲ类洞尽量从舌面进入病变区,尽量保留唇面以维护牙体美观。

4)预备洞缘斜面:用球状或杵状金刚砂钻将洞缘釉质磨成凹形斜面,斜面宽度视缺损大小而定,原则上缺损面积应与预备的釉质面积相等。在咬合面,洞缘斜面的外形线应避开咬合接触点。缺损面积较大者,增加机械固位形(参考银汞合金充填术中Ⅱ类洞备洞方法)或辅以固位钉。前牙缺陷美容的直接贴面修复,牙体预备的方法是将唇面釉质平均磨除 0.2～0.5mm,切缘及近远中边缘宜磨除略深,但不能破坏邻面接触点。龈缘在不影响美观的前提下,最好放在龈上,其次齐龈,再次龈下 0.5mm 处。龈缘预备应清晰,以免使材料超填。

5)垫底:中、深度龋洞可用玻璃离子黏固剂单层垫底,近髓洞用氢氧化钙垫底剂和玻璃离子黏固剂双层垫底;牙髓治疗后的患牙,应以玻璃离子黏固剂或磷酸锌黏固剂垫底。

6)酸蚀牙面:在预备的洞缘斜面或磨过的唇面釉质上均匀涂布酸蚀剂。酸蚀剂滞留 1min(氟牙症酸蚀 2min)后,用高压水流冲洗 30s,洁净空气吹干。酸蚀过的牙面应呈白垩色,否则须重新酸蚀。

7)涂布釉质粘合剂:先用赛璐珞条将患牙与邻牙隔离,用小毛刷或小海绵块蘸取釉质粘合剂,均匀涂布于酸蚀过的牙面及整个洞壁,用洁净柔风吹匀,光照20s。

8)充填

①未贯穿舌面的唇面洞用选择好的复合树脂直接充填,未贯穿唇面的舌面洞用同型号深色复合树脂充填。

如贯穿唇舌面的邻面洞或切角、切端缺损,先用同型号深色复合树脂充填舌面,再用选择好的复合树脂充填唇面。

③直接贴面修复,牙颈1/3部用同型号深色复合树脂修复,切端2/3部用选择好的复合树脂修复,两部分结合处交叉重叠,色泽过度自然。如牙体着色较深,在充填复合树脂前,应先涂布遮色剂。

④洞深超过2mm时,应分层充填,最好采用斜向分层填入树脂,每层材料厚度不超过2~3mm,每层固化20~40s,这样可防止树脂由周围向中心收缩所致的微渗漏(图2-27)。面积大的贴面修复应分区固化。邻面用赛璐珞条成型(图2-28),牙顶部用薄不锈钢片成型。充填后的材料厚度应略高于牙面。

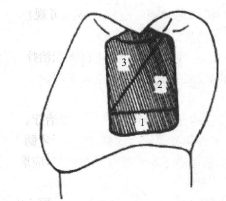

图2-27 斜向分层填入复合树脂
1、2、3示填入顺序

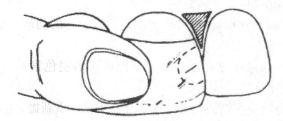

图2-28 前牙聚酯薄膜成形片的使用

9)修整和磨光

①调𬌗及初步成型:用火焰状较粗金刚砂钻从修复体向牙面进行修整,调磨咬合高点,使修复体大致成型。初步成型的修复体应略高于牙面。

②精修:用火焰状细金刚砂钻从修复体向牙面进行修整,去除修复体飞边,雕刻牙体形态,精修后的修复体与牙面平滑衔接。

③磨光:用系列磨光砂片由粗到细顺序磨光,或单用橡皮杯磨光,邻面用磨光砂条磨光。

（6）注意事项

1）术前1周洁治，消除牙龈炎症。

2）比色板应避光保存，未固化树脂不能用于比色；比色时应采用瞬间（小于5s）比色；比色时应去除周围色干扰（如擦掉口红等），贴面修复时，选牙色应照顾患者肤色。

3）去腐时应将着色牙本质一并除尽。

4）不宜用氧化锌丁香油酚黏固剂及含有酒精、氯仿、乙醚类等阻聚材料垫底，无黏固性的垫底材料不应过多地覆盖牙本质，更不得覆盖牙釉质。

5）酸蚀后的牙面严禁唾液、血液等污染，酸蚀过的牙面应呈白垩色，否则须重新酸蚀。

6）充填树脂时应遮挡强光，每层均应压实；充填器械保持干净，最好用非金属器械。

7）重度着色牙修复时，应正确选择使用遮色剂；修复体与牙体组织移行处的边缘牙体预备应足够，以免使修复体过薄透出底色。

8）可见光固化灯定期检测；固化灯工作端与修复体表面距离为2～3mm，切勿触及未固化的树脂表面；照射时间按材料注明时间而定；注意保护眼睛。

（7）并发症处理

1）冷热激发痛

①备洞、酸蚀及树脂材料的机械化学刺激所致。临床可观察1～2周，仍不好转者，应除去充填体，进行安抚治疗，待症状消失后再行充填。

②中深度洞未垫底或垫底不全。除去充填体，进行安抚治疗，待症状消失后再行充填。

③边缘不密合。如暴露牙本质或垫底材料，须重新充填。

2）自发痛

①理化刺激过重，造成不可逆的牙髓炎症，应进行牙髓治疗。

②误诊。将慢性牙髓炎或牙髓坏死误诊为深龋，应进行牙髓治疗。

3）牙龈炎：与牙龈接触的充填体边缘不光滑或存在悬突，应磨改充填体，消除悬突。

4）充填体脱落

①粘接面积不够。增加机械固位洞形或支架，缺损超过冠1/2者，考虑冠修复。

②操作不规范所致。如酸蚀刻未达到要求，酸蚀后的牙面污染，黏固剂涂布过厚等。

③充填体高点，咀嚼硬物。

④𬌗关系异常。术前注意检查，对刃𬌗或咬合关系过紧的切端缺损，通过调𬌗不能解除异常𬌗关系者不宜选择本方法。

5）边缘着色：可能由边缘不密合或材料超填形成飞边使色素滞留所致。修整抛光充填体，如边缘裂隙较大，则须重新充填。

6）表面着色：修复体表面粗糙或患者的饮食习惯所致。重新抛光修复体，做好卫生宣教。

7）继发龋：重新充填修复。修复时应注意将腐质彻底去除干净，边缘充填密合，洞缘线在自洁区，以免再发生继发龋坏。

2.玻璃离子水门汀修复术　传统的玻璃离子水门汀与复合树脂相比有其优点，它可释放氟离子，具有防龋能力；与牙齿有内在的黏固性，无须使用额外的黏固剂；与牙体组织有近似的热膨胀系数和低的固化收缩，能提供良好的边缘封闭，减少微渗漏，有较高的固位能力；具有良好的生物相容性，对牙髓刺激小。但在抗磨性、美观性、临床操作性及材料的稳定性等方面不如复合树脂，这在一定程度上限制了其临床应用的范围。随着玻璃离子水门汀材料性能的改进,新型玻璃离子水门汀材料,如光固化型玻璃离子水门汀和高强度玻璃离子水门汀,越来越多地应用于Ⅴ类洞、部分Ⅰ类洞和Ⅱ类洞的充填修复治疗,其疗效也明显提高。

(1)适应证:Ⅲ、Ⅴ类洞和后牙邻面不受咀嚼压力的洞及乳牙各类洞的充填;牙颈部楔状缺损的修复;衬洞和垫底材料;黏固固定修复体,正畸附件及固位桩钉;窝沟封闭;外伤牙折后暴露牙本质的覆盖,松动牙的固定及暂时性充填等。

(2)窝洞预备特点:前牙Ⅲ、Ⅴ类洞应有一定深度,对固位形的要求可放宽,只需去净腐质,不作扩展;仅在必要时,做附加固位形以增进固位;洞底可呈圆弧形,点、线、角应圆钝;洞面角呈直角,不必制成短斜面;非𬌗力区,不强调做固位形。

(3)调制:传统型玻璃离子和R-GC两型,均由粉、液组成。R-GC机械性能和黏固性优于传统型,故是临床上常用的类型。充填按粉液3:1重量比,用塑料调刀在涂塑调拌纸或玻璃板上调制,1min内完成。如用作黏固剂或封闭剂,则可减少粉剂用量,使其流动性增大。

(4)操作步骤

1)牙体预备:同复合树脂牙体预备。

2)牙面处理:先用橡皮杯蘸浮石粉将窝洞清理干净,根据所用产品的说明处理牙面。一般不需垫底,如洞底距牙髓不足0.5mm的深洞需用氢氧化钙衬洞。

3)涂布底胶和(或)黏固剂:R-GC型需涂布,自凝型不需涂布。

4)充填材料:采用塑料充填器充填材料,从洞侧壁填入洞内,水平移动加压使材料就位。

5)涂隔水剂:化学固化型完全固化需24h。为防固化反应受唾液干扰和固化脱水产生龟裂,充填后表面涂釉质黏固剂。R-GC型用光照促进固化,则不需涂隔水剂。

6)修整外形及打磨:化学固化型应在24h后进行,R-GC型在光固化后即可进行。方法同复合树脂修复术。

玻璃离子黏固剂和复合树脂联合修复牙本质缺损,称夹层修复术,即三明治修复术(图2-29),是指利用玻璃离子黏固剂和牙本质,复合树脂和牙釉质的良好黏固性,先将玻璃离子黏固剂垫于洞底与牙本质结合,固化后,酸蚀再充填复合树脂。这两种材料借助微机械嵌合而结合,明显减少洞壁的微渗漏,增强了固位效果。

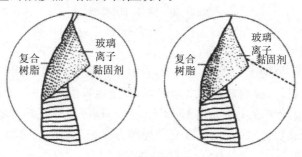

图2-29 夹层修复术

修复的主要步骤包括:牙体预备;玻璃离子黏固剂垫底;酸蚀黏固剂表面及洞壁釉质壁,冲洗,干燥;涂黏固剂;复合树脂充填窝洞。

四、大面积龋损的修复

大面积龋损的修复用常规牙体修复法不能获得足够抗力和固位,可采用附加固位法。

(一)附加固位钉(桩)的牙体修复

附加固位钉(桩)牙体修复指带固位钉(桩)的银汞合金和牙色材料修复。

1. 适应证

(1)大面积缺损,且承受较大殆力或固位困难,如后牙失去一个或几个牙尖;前牙失去切角;后牙邻面洞侧壁超过轴面角;V类洞近、远中壁超过轴面角等。

(2)牙尖脆弱需加横向连接固定,以避免牙齿咬合折裂。

(3)全冠修复的银汞合金钉固位核或树脂核。

2. 固位钉的作用

(1)固定、连接充填体到牙体组织上,防止松动、脱落。

(2)脆弱牙尖通过横向固位钉的固定、连接,防止受力后劈裂。

临床上应注意,使用固位钉的数目不要太多,直径也不要太粗。

3. 固位钉的类型　有黏固、摩擦和自攻螺纹 3 种钉。目前临床常用自攻自断螺纹钉。该钉颈部较狭窄,当旋至钉道底时,遇阻力即在颈部自断,其固位力强(为黏固钉的 5～6 倍);用于慢速手机,操作方便;造成牙裂的可能性较摩擦钉小(图 2—30)。

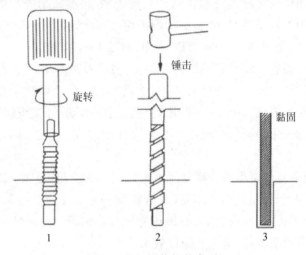

图 2—30　固位钉的类型
1. 自攻螺纹钉;2. 摩擦固位钉;3. 黏固钉

4. 固位钉的设计

(1)固位钉的选用:原则上钉数尽可能少,直径和深度尽可能小,以获最佳固位效果。一般缺一个牙尖用 1 个钉,边缘嵴缺损用 2 个钉,后牙全冠缺损用 4～5 个钉。前牙切角缺损可用 L 或 I 形固位钉,前牙切嵴缺损则用 U 形固位钉。颊舌径较宽的邻殆邻洞或仅剩颊尖或舌尖的牙,常在颊、舌轴壁做水平钉道,以交叉连锁方式修复(图 2—31)。前牙多选用小直径钉,后牙选用大直径钉。

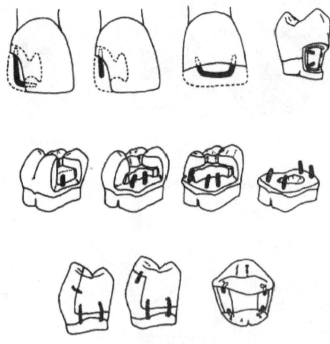

图2-31 固位钉的设计

（2）固位钉在牙本质和修复体中的深度：固位钉深入牙本质和修复体均为2.0mm（图2-32）。固位钉上面覆盖的修复材料厚度不得小于2.0mm，避免断裂。

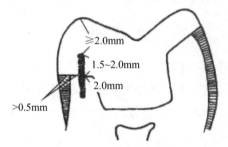

图2-32 固位钉的长度

5.钉道的定位 钉道的位置在釉牙本质界内1.0mm为宜；如在釉牙骨质界的根方制钉道，则钉道距牙表面的距离不得小于1.0mm；钉道最好在轴面角处制作，避让牙尖下的髓角和根分叉薄弱区；钉道位置不能太靠近洞侧壁，距洞壁至少0.5mm；若多钉应用时，大钉间距不得小于5.0mm，小的应大于3.0mm。

钉道方向应与牙面平行，以防侧壁穿通。多钉道应在牙的不同平面制作，以免同一平面力导致牙劈裂（图2-33,图2-34）。

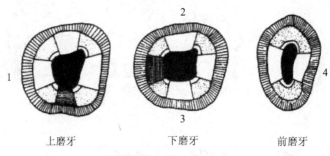

图 2—33　钉道的制作部位

1.远中面;2.颊面;3.舌面;4.近中面

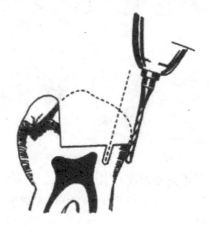

图 2—34　钉道制作的方向与牙面平行

6.操作程序

(1)牙体预备:遵循窝洞预备原则。

(2)钉道预备:选择好固位钉,确定数目和位置后,先用小球钻磨一小凹,换与钉配套的螺钻制作钉道(图 2—35)。操作中应注意:①慢速(300～500r/min)旋转;②支点稳而不晃动;③一次完成,勿上下提插和中途停钻。

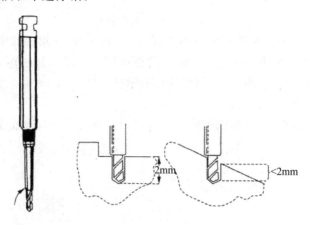

图 2—35　钉道的预备

(3)清洗、隔湿、干燥牙面和钉道。

(4)固位钉就位:根据固位钉的类型采用相应的方法。

1)黏固钉:在钉表面和钉道内分别涂少量黏固剂,后将钉送入钉道。黏固剂勿太稠、太多。

2)摩擦钉:轻敲钉就位,用力勿太大,且要顺钉道方向。

3)螺纹钉:用配套的手用扳手顺时针向将钉旋入钉道,或用慢速手机推钉至钉道,钉便自断(图2-36)。

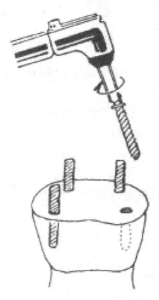

图2-36 自攻螺纹钉的就位方法

(二)沟槽固位与银汞合金钉技术

固位钉的存在会降低修复体的强度及产生牙本质微裂。20世纪80年代后,学者们提出用沟槽固位(图2-37)和银汞合金钉(图2-38)部分取代固位钉。二者可随需制作,操作简便,可单用,也可与固位钉合用。该技术要求有足够体积的牙本质,牙本质较薄区(如前牙切嵴和牙颈部)不宜采用。

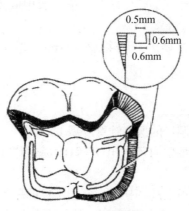

图2-37 沟槽固位

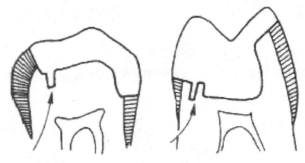

图 2-38　银汞合金钉(箭头示钉的位置)

(三)嵌体修复术

嵌体是一种嵌入牙体窝洞内部,可以恢复牙齿形态和功能的冠内修复体。嵌体按照所用材料可分为金属嵌体、烤瓷嵌体和树脂嵌体。比较一般的充填材料,嵌体具有机械性能良好、边缘性良好并可高度抛光等特点。

1. 适应证

(1)牙体缺损较大,一般充填材料难以获得良好固位。

(2)𬌗力过大的后牙牙体缺损。

(3)后牙牙尖、边缘嵴缺损。

(4)后牙接触点的恢复。

(5)用高嵌体恢复牙冠高度及外形。

(6)支持可摘局部义齿的支托。

(7)牙体缺损至龈下,一般充填材料难以获得良好的边缘性。

2. 基本要求

(1)嵌体窝洞不能有倒凹,洞壁可稍外展,一般 2°~5°,不超过 6°。

(2)嵌体窝洞边缘要预备 45°洞斜面,保护洞缘薄弱的釉质,增加边缘密合度。𬌗面的洞斜面应深及釉质的全长。

(3)剩余牙体组织较薄弱,特别是后牙近中—𬌗—远中嵌体,嵌体要覆盖整个𬌗面,称作高嵌体。

(4)嵌体窝洞的𬌗面洞缘线要离开𬌗接触区 1mm,邻面洞缘线要离开接触点位于自洁区。

3. 牙体预备

(1)去净腐质,行预防性扩展。

(2)窝洞无倒凹,嵌体箱洞洞形的所有轴壁外展 2°~5°。

(3)预备洞缘斜面,在洞缘釉质内预备出 45°斜面,斜面宽度 1.5mm,一般起于釉质厚度的 1/2 处。

(4)斜面片切形:对邻面缺损表浅、突度小、邻接不良的患牙,要预备做邻面片切形(图 2-39),目的是使恢复缺损区邻接,改善邻面突度。片切面的颊舌边缘应达到自洁区,可在片切面做固位形或小肩台。

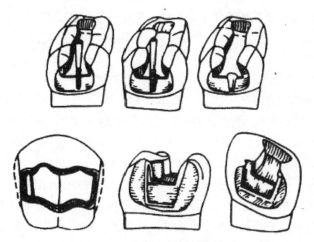

图2—39　邻面片切及各种固位形

（5）辅助固位形：根据需要做固位沟、钉洞等固位形。

五、深龋的治疗

龋病发展到牙本质深层，牙髓很容易被外界因素刺激，如温度、物理、化学和龋坏的牙本质细菌及其代谢产物所激惹，牙髓常有一定的炎症反应。如能去除刺激，牙髓可恢复正常。因此，深龋治疗有其特点。

（一）治疗原则

1.停止龋病发展，促进牙髓的防御性反应　去净腐质，消除感染源是停止龋病发展的关键步骤。原则上应去净腐质，而尽量不穿髓。由于深龋接近牙髓，去腐质时应特别小心，必须根据不同年龄的髓腔解剖特点，结合洞底的颜色、硬度和患者的反应等具体情况而作处理。如年轻人的髓腔大、髓角高，急性龋的软化牙本质多、着色浅、硬化牙本质少，去腐时易穿髓。临床最好使用龋蚀检知液染色，以准确地去除感染的牙本质，保留质软但无感染的牙本质。操作时应采取两次甚至多次去腐法，利用药物（如氢氧化钙、羟磷灰石等）促进脱矿的牙本质再矿化。

2.保护牙髓　术中必须保护牙髓，减少对牙髓的刺激。去腐时，可用较大的球钻间断、慢速钻磨，切勿向髓腔方向加压。随时用温水冲洗窝洞，棉球拭干，保护视野清楚。一般需双层垫底，以隔绝来自充填材料和外界的刺激。

3.正确判断牙髓状况　深龋时，牙髓受外界刺激而发生病变的可能性较大。故治疗深龋时，首先要对牙髓状况作出正确判断，才能制订出正确的治疗方案。

研究表明，牙髓反应与牙本质厚度和钙化程度、牙髓细胞和微循环、病变进程、细菌种类、数量和致病性及患者年龄等因素有关。临床应详细询问病史，了解患牙有无自发痛和激发痛，结合临床检查（如视、探、叩诊等）作出诊断。必要时进行温度、电活力牙髓测试及 X 射线检查。该病主要与慢性牙髓炎相鉴别，切勿将牙髓炎误诊为深龋。

（二）治疗方法

1.垫底充填术　用于龋坏能完全去净而牙髓正常的患牙，多可一次完成。洞备好后，直接垫底后用适宜的永久材料充填。

（1）适应证：无自发痛，激发痛轻微，无延缓痛，能去净腐质，无穿髓孔。

（2）操作要点：去除洞缘无基釉和龋坏组织，进入龋洞，去除龋坏组织预备洞形，用挖匙或慢速球钻去除深部腐质，按要求把洞壁磨直，洞底不要磨平，以免穿髓。用垫底材料垫平后，做固位形。

（3）充填治疗：为保护牙髓，一般采用双垫底后再充填。先垫氢氧化钙或丁香油氧化锌黏固粉，再垫磷酸锌黏固粉，最后选用适宜的充填材料充填。

2. 安抚治疗　将具有安抚、消炎、镇痛作用的药物封入窝洞，使牙髓充血恢复正常，消除临床症状。

（1）适应证：适用于无自发痛但激发痛明显、备洞极敏感的患者。

（2）操作方法：多用丁香油酚小棉球放入备好的窝洞内，用氧化锌丁香油酚黏固剂暂封，观察1～2周。复诊时，如无症状，电牙髓活力测试正常，无叩痛，则取出棉球，做双层垫底后永久充填或做间接盖髓术。如复诊时仍有症状，可试做二次安抚术。如安抚过程中出现自发痛，示意诊断有误，应立即去除暂封物，则行牙髓治疗。

3. 间接盖髓术　用具有消炎和促牙髓—牙本质修复反应的制剂覆盖洞底，从而保存活髓的方法叫间接盖髓术。

（1）适应证：适用于牙髓—牙本质反应力正常\软化牙本质不能一次去净，髓壁有少许腐质的患牙。

（2）操作方法：治疗分两次。首次在备好的洞底均匀放置一层氢氧化钙盖髓剂，再用氧化锌丁香油酚黏固剂暂封，观察1～3个月。复诊时若患牙无症状，牙髓活力好，X射线片正常，则可去除大部分暂封体，垫底，进行永久充填。

（四）深龋的治疗方案

深龋治疗方法的选择主要根据患者的主观症状和洞底软龋是否去净综合考虑（表2—1）。

表2—1　深龋的治疗方案

龋病类型	软龋能否去净	牙髓状况	最佳治疗方案
急性龋、慢性龋	能	正常	垫底充填
急性龋、慢性龋	能	充血	安抚→垫底充填
急性龋	不能	正常	间接盖髓→垫底充填
急性龋	不能	充血	安抚→间接盖髓→垫底充填
急性龋	不能	正常	间接盖髓→去净软龋→间接盖髓→垫底充填
急性龋	不能	充血	安抚→去净软龋→间接盖髓→垫底充填

六、龋病治疗失误的预防及处理

充填术是治疗龋病的有效方法。在龋病治疗过程中，根据患牙龋损的具体情况，做出正确诊断和制订相应的治疗方案，按照正规程序进行治疗，一般不会出现失误。如果诊断不正确，特别是对牙髓状况判断失误或操作不当，极可能造成治疗失败。因此，充分认识可能出现的失误，分析治疗失败的原因，并做妥善处理是十分必要的。

（一）意外穿髓

1. 常见原因

（1）对髓腔解剖不熟悉：髓腔大小、髓角高低与患者年龄和龋病类型有关，乳牙、年轻恒牙髓腔相对较大、髓角高，急性龋修复性牙本质薄，操作中对髓腔解剖不熟悉，则易造成意外穿髓。

(2)髓腔解剖结构的变异:有些牙齿的髓角特别高(如下颌第一前磨牙的颊侧髓角,上颌第一磨牙的近中颊侧髓角等),故在预备窝洞前,最好能拍摄 X 射线片以协助了解牙髓腔的情况,备洞时注意避让这些高陡髓角。

(3)髓腔的形态会随着年龄的增长而不断发生变化:年轻恒牙的髓腔较大、牙体硬组织较薄,备洞时应注意窝洞的深度。老年人由于继发牙本质的形成,髓室顶底距离缩小,髓角也相对较高,且在穿通髓角时由于不敏感、不出血而未被发现,造成术后疼痛,故在备洞完成后应仔细探查,确认有无穿髓点。

(4)操作不当:窝洞预备的每个环节都应细致操作,稍有疏忽就有可能造成牙髓穿孔。在去腐时,最好使用慢速手机或手用器械(如挖匙),先去除外围腐质,再去除近髓处的腐质,近髓处的操作应小心谨慎,忌用高速涡轮机;急性龋的软化牙本质多,修复性的牙本质薄,可采取两次甚至多次去腐法,一次去腐极易穿髓。深的窝洞洞底应该用材料垫平而非磨平。牙本质钉置入时,应注意钉道位置及方向。

2.处理　发生意外穿髓时,可根据患牙的牙髓生活状态、穿髓孔大小选择直接盖髓术或进行根管治疗。

(1)穿髓直径≤0.5mm 的恒牙,行直接盖髓术。

(2)穿髓直径>1.0mm 的恒牙,行根管治疗术。

(3)穿髓直径>1.0mm 的年轻恒牙,根尖未形成,行活髓切断术或根尖诱导成形术。

(二)充填后疼痛

1.牙髓性疼痛　与温度密切相关的充填后近期疼痛,应考虑牙髓性疼痛,包括激发痛、与对𬌗牙接触时痛和自发痛。

(1)激发痛:充填后出现冷热刺激痛,但无明显延缓痛或仅有短暂延缓痛。

1)常见原因:备洞时过冷的水冲洗窝洞、连续钻磨产热及钻牙的负压激惹牙髓。深龋未垫底或垫底材料选择不当,导致银汞合金传导温度至牙髓。复合树脂直接充填修复或深龋直接用磷酸锌黏固粉垫底可刺激牙髓。

2)处理:症状轻者,可观察。如症状逐渐缓解,可予不处理。如症状未缓解,应去除充填物,安抚治疗后重新充填。

(2)与对颌牙接触时痛

1)常见原因:口腔内两种不同金属的修复体,本身存在着电动势差,咀嚼时由于唾液的作用可产生微弱的电流而刺激牙髓(流电作用)。

2)处理:对流电作用牙,应更换成一种金属,如去除银汞合金充填体,用复合树脂充填或改行同类金属的嵌体修复。

(3)自发痛:充填后出现阵发性自发痛,不能定位,温度刺激可加剧,尤以夜间发作明显,应考虑牙髓炎。

1)常见原因

①近期出现的原因对牙髓状况判断错误,未发现的小穿髓孔,上述引起激发痛的各种因素严重或持续作用,未及时消除。

②远期出现的原因充填材料对牙髓有慢性刺激。急慢性龋的深窝洞腐质未除净,致病变发展而累及牙髓。

2)处理首先去除充填物,开髓引流,待急性症状缓解后,行牙髓治疗。

2.牙周性疼痛

(1)咬合痛:充填物过高,咬合时出现早接触所致。检查确定早接触部位,磨除高点,症状即可消除。

(2)持续性自发钝痛:可定位,与温度刺激无关,咀嚼时加重。

1)常见原因

①牙龈损伤:术中器械伤及牙龈,甚至伤及牙周膜,或酸蚀剂溢出至牙龈而引起牙龈炎。

②充填体悬突:压迫牙龈,引起牙龈炎、牙龈萎缩及牙槽骨吸收。

③食物嵌塞:邻面接触点恢复不良,造成食物嵌塞,并引起牙龈炎、牙龈萎缩及牙槽骨吸收。

2)处理:轻度牙龈炎者,局部冲洗,涂碘甘油;去除充填体悬突,去除局部刺激物;接触点恢复不良者应重新充填,或酌情进行嵌体或冠等固定修复。

(三)充填物折断及脱落的原因

1.常见原因

(1)深龋备洞不当

1)备洞深度或垫底不良:致充填体太薄,不能承担咀嚼力。

2)承担𬌗力区预备不良:邻𬌗面洞鸠尾峡过窄,轴髓线角过锐,洞底不平,龈壁深度不够。

3)充填体固位不良:如洞口大于洞底未成盒状,邻𬌗面洞无鸠尾固位形,无邻面梯形及其他附加固位形,充填体易脱落。

(2)充填材料调制不当:充填材料的比例不当,材料被唾液或血液污染及调制时间过长等使性能下降。

(3)充填方法不当:未严格隔湿,充填压力不够,材料未填入倒凹或有气泡等。

(4)过早咬合:材料未完全固化前,其机械强度差,如过早咬合,易折裂。

2.处理 去除残存充填体,修整洞形,按正规操作调制材料和完成窝洞充填。认真交代医嘱。

(四)牙折裂

1.常见原因

(1)窝洞预备时未去除无基釉,未降低承受咬合力大的脆弱的牙尖的咬合。

(2)磨除过多牙体组织,削弱了牙体组织的抗力。

(3)窝洞的点、线、角不圆钝和外形曲线不圆缓,导致应力集中。

(4)充填体过高、修复后牙尖过陡,引起𬌗创伤。

(5)充填材料膨胀,如银汞合金在固化过程中与唾液、血液等接触造成的迟缓性膨胀。

2.处理 折裂可去除小裂片,修整洞形后重新充填。如固位和抗力不够,可用附加固位钉或黏固修复。完全折裂至髓底者应拔除。

(五)继发龋

充填后,在洞缘、洞底或邻面牙颈部等处再出现龋坏。

1.常见原因

(1)备洞时未去净腐质,致充填后龋继续发展。

(2)洞缘在滞留区内或深窝沟处。

（3）无基釉未去净或备洞时又产生，受力折裂出现边缘裂隙，易滞留食物和沉积菌斑。

（4）充填体与洞壁界面间有微渗漏，其原因为：材料性能不良或调制不当；充填手法不当，使材料产生羽毛状边缘，受力后出现折裂，产生边缘裂隙；操作不当，充填材料未压紧或未与洞缘密贴而出现裂隙；垫底不当，粘于洞缘侧壁的垫底材料被唾液溶解而出现裂隙。

2.处理 一经诊断继发龋，应去除全部充填体，并将腐质清除干净，修整洞形，重新充填。洞漆和黏固剂的使用可增加充填材料与洞壁间的密合度，降低微渗漏的发生率。

（李娟）

第三章　牙体硬组织非龋性疾病

牙体硬组织非龋性疾病是指发生在牙体硬组织上的由非龋蚀造成的牙体硬组织色、形、质的改变，包括牙发育异常、牙体损伤和牙本质过敏症等疾病。

牙在生长发育期间，由于受到某些全身或局部不利因素的影响，在结构、形态、数目和萌出方面出现异常，且常同时伴有牙的色泽改变，影响美观。非龋性疾病还包括各种由物理或化学原因所致的牙体缺损和牙的损伤。

牙本质过敏症虽非一种独立疾病，但它常与磨损、楔状缺损等非龋性牙体疾病并存，因此也列入本章。

第一节　牙发育异常

人类牙齿发育是一个自胚胎 6 个月就开始的、长期而复杂的过程。机体内外各种不利因素作用于牙齿发育的不同阶段可以造成不同类型的发育异常，如牙齿萌出异常、数目异常、形态异常和结构异常，其中多数发育异常有遗传倾向。该类疾病发生时间多在胚胎和儿童牙齿发育期内，在牙齿萌出后才能被发现，临床上多为对症治疗。

一、牙萌出异常

牙的萌出遵循一定的生理规律，具有顺序性、对称性和时间性。如果因某种干扰因素致使牙未能按规律正常萌出，则称为牙萌出异常，通常表现为早萌、迟萌及错位萌出等现象。

（一）早萌

早萌指牙萌出过早。乳牙早萌多见于初生婴儿乳下切牙。乳下中切牙应在出生后 6 个月左右萌出，如果新生儿即见乳下中切牙已萌出（"诞生牙"）或婴儿出生后不久见乳下中切牙萌出（"新生儿牙"），则为早萌。不论是正常乳牙还是额外牙，早萌乳牙的牙根和牙周组织均发育不健全，常很松动，难以久留，还会影响哺乳，甚至引起龈创伤或溃疡，可酌情拔除。

个别恒牙早萌，多由乳牙早脱所致。多数或全部恒牙早萌极为罕见，在脑垂体、甲状腺及生殖腺功能亢进的患者，可出现恒牙早萌。

（二）迟萌

乳牙迟萌常由全身性因素，如维生素 D 缺乏、甲状腺功能不足、遗传性因素，或局部牙龈黏膜肥厚、外伤、局部感染等因素导致。前者表现为多数牙迟萌，后者为个别牙迟萌。

全部恒牙迟萌可由全身性疾病如营养障碍、内分泌功能紊乱等引起，但发病率较低。个别恒牙迟萌在临床上很常见，往往因乳牙滞留，占据恒牙位置，或乳牙过早脱落，局部牙龈因咀嚼作用而增厚，使恒牙不易穿破或因乳牙早脱致全部牙移位，使恒牙萌出间隙不够，从而阻生或错位萌出导致迟萌，常见于上颌中切牙。

处理：拍摄 X 射线片了解牙胚情况，如为全身因素引起者可对症治疗，但当发现乳牙迟萌出现时，常已为时过晚。牙龈肥厚者，择期切龈助萌。

（三）错位萌出

牙齿不在正常牙位上萌出为错位萌出。恒牙错位萌出常见于上下前磨牙舌侧错位、下前牙拥挤重叠。

1. 原因

（1）颌骨发育不足造成牙弓过小，乳牙过早丧失或滞留，使恒牙的萌出失去正常的引导作用。

（2）乳牙过早缺失致邻牙移位，间隙不足而错位。

2. 处理　恒牙在萌出过程中出现的轻度排列不齐或错位，大都可以自行调整，不必处理，自行调整有困难者，应进行正畸治疗；乳牙滞留引起的恒牙错位萌出则应及时拔除滞留乳牙。如乳磨牙早脱，可借助导萌器或间隙保持器，使萌出恒牙具有充足的位置。

二、牙数目异常

牙数目异常包括额外牙（supernumerary tooth）和先天性缺牙（congenital anodontia）等。正常情况下乳牙为 20 个，恒牙为 28～32 个。超出这些数目的牙即为额外牙，低于这些数目即为先天缺牙。

（一）额外牙

额外牙又称多生牙，可能由过多的牙蕾或恒牙胚直接分裂而成。额外牙可发生在颌骨的任何部位，有的萌出于口腔中，有的埋伏于颌骨中，后者可通过照片而偶然发现。额外牙可发生于乳牙列，也可发生于恒牙列，但恒牙列发生率多于乳牙列。额外牙经常在上颌出现，上下颌出现比例为 10：1；可单个或多个、单侧或双侧出现；形态可与正常牙相同，也可为畸形牙、过小牙。

额外牙最常发生的位置在上中切牙之间，称之为"正中牙"。其次是上颌磨牙区，称为上颌第四磨牙，位于第三磨牙远中，很少萌出口腔，常通过 X 射线片发现。有时也可在下颌、上颌前磨牙区或上颌侧切牙区。

处理：已萌出的额外牙可引起邻牙拥挤、牙错位或使正常牙无法萌出，因此额外牙应尽早拔除。未萌出的额外牙一般也应拔除，因在额外牙冠周围可能会发生囊肿。若未出现病症，可以保留，但也应定期观察。

（二）先天缺牙

先天缺牙可分为个别缺牙、多数缺牙和全部缺牙三种情况。个别缺牙多见于恒牙列，且常表现出对称性，最多见为缺失第三磨牙，其次为上颌侧切牙或下颌第二前磨牙。先天缺牙也可为非对称性，如下颌切牙区缺单个牙。在乳牙列，最多见上颌乳侧切牙缺失。

多数缺牙或全部缺牙称为无牙畸形。全部缺牙者常为全身性发育畸形的口腔表现，常伴有外胚叶组织发育异常，如缺少汗腺、毛发、指甲、皮脂腺、毛囊等，有家族遗传史。个别缺牙的原因尚不清楚，但一般认为有家族遗传倾向。

处理：缺失牙要进行修复治疗，因长期缺失可导致咬𬌗关系障碍。

三、牙形态异常

（一）畸形中央尖

畸形中央尖（abnormal central cusp）是由于在牙发育期，牙釉上皮向外突起及增生而产生,多见于黄种人,发生率约为 2%,发病原因不明。

畸形中央尖多位于下颌前磨牙,尤以第二前磨牙最多见,偶见于上颌前磨牙,常对称发生。一般出现在颊舌牙尖之间的𬌗面正中央,偶尔出现于近中凹、远中凹或颊舌嵴,其形态呈圆锥形、圆柱形或半球形等,高度为 1~3mm,其内有髓角伸入(图 3-1,图 3-2)。

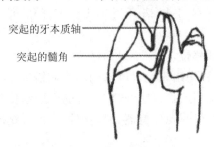

突起的牙本质轴

突起的髓角

图 3-1 畸形中央尖

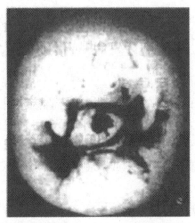

图 3-2 畸形中央尖折断或磨损后

畸形中央尖患牙萌出时,由于高耸的中央尖位于咬合面,随着牙冠不断萌出,当与对𬌗牙产生咬合接触时,尖细形的中央尖极易断裂,从而暴露尖内的牙髓,引起牙髓炎症。临床表现为阵发性剧痛,夜间加重。若不及时处理,牙髓可能坏死,进一步发展为根尖周炎。牙髓的感染坏死,使尚未发育完成的牙根停止发育,临床表现有患牙根尖区牙龈反复肿胀流脓。检查见𬌗面中央有圆形或椭圆形黑环,环内为浅黄色或褐色的牙本质轴,在轴中央有时可见黑色小点,此点为髓角,但即使细的探针也不能探入。牙龈常有一瘘管,X 射线片检查牙根未发育完全,根尖孔呈喇叭状,根尖区有暗影。

处理:畸形中央尖若圆钝而对咬合无妨碍,可不进行处理;新萌出牙的高陡而尖锐的畸形中央尖,应多次少量调磨,降低咬合,促进修复性牙本质形成而避免因中央尖折断所引起的牙髓暴露。中央尖因磨损或折断导致牙髓炎,若为牙根尚未发育完成的年轻恒牙,则必须进行相应的保髓治疗;若牙髓已坏死且并发根尖周炎,则采用根尖诱导成形术。

(二)牙内陷

牙内陷(dens invaginatus)是牙齿在发育时期,上颌切牙的成釉器形态分化异常,舌侧过度卷叠、内陷或过度增殖所形成的畸形牙齿。牙釉内陷包括畸形舌侧窝、畸形舌侧沟、畸形舌侧尖和牙中牙。该病发病原因不明,似有遗传因素,多见于上颌侧切牙,上颌中切牙偶见。常为双侧发生,也有发生在单侧者,发生率为 2.0%~5.1%。

1.类型

（1）畸形舌侧窝：畸形舌侧窝是牙釉内陷中最轻而较常见的一种畸形。舌侧窝出现深浅不等的囊状凹陷，与口腔相通。窝壁为发育异常的釉质，有时缺乏釉质，仅为一薄层牙本质。窝内易滞留食物残渣和菌斑，不易清洁，故较易患龋，并导致牙髓感染、坏死，甚至根尖周病变（图3－3）。

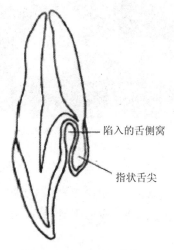

陷入的舌侧窝

指状舌尖

图3－3 畸形舌侧窝剖面

（2）畸形舌侧沟：牙釉内陷在牙舌侧，有时呈沟状内卷，越过舌隆突延至根面。有时这种沟达根尖，将一牙根分裂为二。这类牙易患牙龈炎和牙周炎（图3－4）。

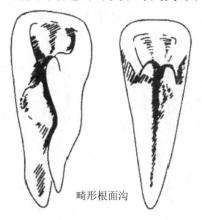

畸形根面沟

图3－4 畸形根面沟

（3）畸形舌侧尖：畸形牙有时除舌侧窝内陷外，还伴有舌隆突，呈圆锥形突起，形成畸形舌侧尖，其中可有纤细的髓角突入。当牙齿有咬合接触后，舌侧尖可能会有折断，直接引起牙髓感染。

（4）牙中牙：牙中牙是牙内陷最严重的一种。有时舌侧窝内叠卷入较深，牙齿呈圆锥形，在X射线片上表现为一个小牙包于大牙中的影像，髓腔和根管的影像不清楚（图3－5）。

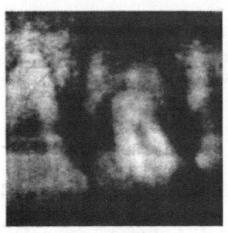

图 3—5 牙中牙磨片

2.治疗原则

(1)浅窝、短沟无症状者,不必处理。

(2)畸形舌侧窝略深或已并发龋齿者,间接盖髓后充填治疗。

(3)患牙已继发牙髓炎或根尖周炎者,应做根管治疗。如根管畸形不能做根管治疗,可做根尖切除手术后倒充填。

(4)深沟引起牙周炎时,须行牙周治疗。

(三)融合牙、结合牙、双生牙

1.融合牙(fused tooth) 是指两个或两个以上的正常牙胚融合而成,牙齿可以完全融合,也可以仅为冠融合或根融合,但牙本质是相连通的,根管可合为一或分为二。此情况乳、恒牙均能见到,有的融合牙有遗传倾向。有融合牙的牙列中,牙齿数目相应减少(图 3—6)。

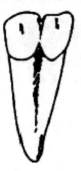
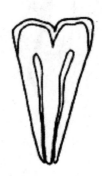

图 3—6 融合牙

2.结合牙(concrescence of tooth) 为两个牙齿的牙根仅借牙骨质相连而结合,可能是牙根形成过程中牙胚的拥挤或位置混乱所致,偶见于上颌第二和第三磨牙区。另一种结合牙由牙骨质增生而形成(图 3—7),偶见于中老年人。

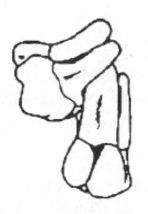
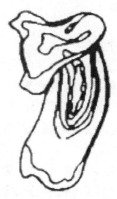

图 3—7　结合牙

3. 双生牙(geminated tooth)　是牙齿发生期中由一个牙胚分裂为二而形成的畸形,有分开的髓室和共同的根管。常见于下颌乳切牙。有的双生牙有遗传倾向。有双生牙的牙列中,牙齿数目不减少(图 3—8)。

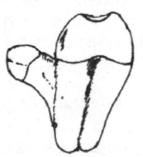
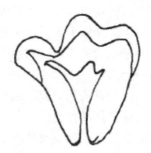

图 3—8　双生牙

乳牙列的融合牙或双生牙有时不能辨别,均有可能延缓牙根的生理吸收,阻碍其继承恒牙的萌出,故应定期观察,及时拔除。发生在恒牙前牙区的融合牙、双生牙,牙齿大且在联合处有深沟,影响面容美观,可用磨改术和复合树脂修改牙冠形态,以改善外观并消除菌斑滞留区。还可适当调磨,改善外形。

(四)过小牙、过大牙

牙的大小若与面部的比例失调,与牙体解剖测量平均值相比,偏离了正常值的范围,且明显与其他牙不相称时,就可以认为是异常。单个过小牙常见于上颌侧切牙、第三磨牙和额外牙。过小牙(microdontia)、额外牙若呈圆锥形,叫锥形牙(conic shaped teeth),即牙的切端比颈部狭窄。有时上颌中切牙牙冠过大,而牙根并不长,称过大牙(macrodontia)。

全口牙都呈过大或过小的情形极少,这种情况可能与遗传和内分泌有关。全口性过小牙可发生于外胚层发育不良、Down(唐氏)综合征、先天性脑垂体功能减退的患者。单侧牙过大,可见于颜面偏侧肥大者。

处理:过小牙在前牙区常影响美观,可用复合树脂修复外形。如有足够长度的牙根,可考虑固定修复,以改善外观。阻生的过小牙应拔除,以阻止囊肿的形成。过大牙一般情况下不进行处理,如冠过大而根小导致菌斑聚集和牙周组织病发生,又影响美观,可考虑拔牙后行牙列修复。

四、牙结构异常

(一)釉质发育不全

釉质发育不全是指在牙发育期间,由于全身疾病、营养障碍或严重的乳牙根尖周感染导致的釉质结构异常。根据致病因素累及的时间,将牙釉质结构异常分为釉质发育不良型、釉质矿化不良型。釉质缺损的程度取决于三个方面:①致病因子的强度;②致病因子攻击持续的时间;③致病因子攻击时牙冠所处的发育阶段。

1.病因

(1)严重营养障碍:维生素 A、维生素 C、维生素 D、钙和磷缺乏,全身发热性疾病如麻疹、水痘、猩红热等均可影响成釉细胞分泌釉基质和矿化。营养障碍的严重程度和持续时间不同导致牙釉质呈点状、沟状或带状缺损。

(2)内分泌失调:甲状旁腺与机体的钙磷代谢密切相关。甲状旁腺功能降低时,血钙含量降低,导致釉质基质矿化不良。

(3)婴儿或母体疾病的影响:先天性代谢疾病,如苯丙酮尿症;新生儿疾病,如低钙血症、溶血性贫血、肾病综合征、胃肠道疾病以及肝脏疾病;母体孕期患风疹、毒血症等。

(4)局部因素:常见于乳牙根尖周反复胀肿或乳牙外伤累及乳牙根下方恒牙的成釉器,导致继承恒牙牙冠颜色改变或釉质点状、不规则缺损。这种情况往往仅累及单一牙,前磨牙居多,称之为特纳(Turner)牙。

(5)遗传因素:近期有研究表明,釉质发育不全是一类影响釉质发育的遗传性疾病,无性别差异。遗传方式为常染色体显性遗传。

2.临床表现　临床上常根据釉质发育不全病损程度的不同将该病分为三类。

(1)轻度:釉质表面基本完整,仅有色泽改变,形成不透明的白垩色斑块,无实质性缺损,一般无自觉症状。

(2)中度:釉质表面除色泽改变外,存在形状、大小、数量不定的点状、窝状或带沟状缺损,缺损部位常有色素沉积。

(3)重度:釉质缺损严重,呈蜂窝状。前牙切缘变薄,后牙牙尖缺损或消失。

局部因素仅累及单一牙,全身因素累及所有正在发育的恒牙,故受累牙常呈对称分布。一般发生在出生后 6 岁以前,在这期间,除第三全磨牙外,所有恒牙冠都处在发育期。牙釉质缺损的部位常常对应于发育异常的时间,由此可根据釉质发育不全的部位,推断发生障碍的时期(图 3-9)。例如乳牙发生釉质发育不全,表明障碍发生在胎儿期。恒中切牙、第一磨牙发生釉质发育不全,则障碍发生在 1 岁以内。

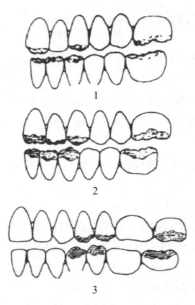

图 3—9　不同年龄釉质发育不全的罹患牙位

1.出生后第 1 年罹患牙位;2.出生后第 1、2 年罹患牙位;3.出生后第 3 年罹患牙位

3.预防与治疗　釉质发育不全系牙在发育矿化过程中受损造成的,并非牙萌出后机体健康情况的反映,因此应加强母婴疾病的预防,阻止由后天因素所引起的釉质发育不全的发生。对于遗传性釉质发育不全或已经发生釉质发育不全者,由于结构或形态发生缺损,患牙极易磨损,因而需要修复治疗以改善牙的外观和功能并保护下面的牙结构,可采用复合树脂、成品塑料牙面或烤瓷贴面覆盖,也有采用烤瓷全冠修复者。

(二)氟牙症

氟牙症(dental fluorosis)又称氟斑牙或斑釉牙(mottled enamel),是地区性慢性氟中毒的一种突出症状,是一种地方病。这种结构异常是牙齿发育时期人体摄入氟量过高所引起的特殊型牙齿釉质发育不全。在我国,氟牙症多分布在西北、华北等高氟地区。

正常人体每日需氟量仅为 0.5～1.5mg。氟的摄入量过高引起氟牙症,严重的氟牙症可合并全身性氟骨症。氟的致死量,体重 70kg 的成年人为 2.5～5.0g,小儿仅为 0.5g。服用致死量的氟化物后,2～4h 内可发生死亡。

1.病因　人体对氟的摄入量受许多因素的影响。

(1)氟进入人体的时期:氟主要侵害釉质发育期间牙胚的成釉细胞,过多的氟只有在釉质发育矿化期进入体内,才能引起氟牙症。

(2)饮水中含氟量过高:高含氟水是人体摄入氟过多的主要来源。综合国内外氟斑牙发病的调查报告,牙齿发育期间饮水中含氟高于 1mg/L 即可发生氟斑牙,且该病的发生及其严重程度随该地区饮水中含氟量的增高而增加。饮水中含氟量与龋齿发病率的关系综合分析结果表明,饮水中含氟量为 1mg/L 时,既有防龋作用,又不至于产生氟牙症。

(3)饮食种类:不同地区居民的生活习惯和食物种类不一样,各种食物的含氟量也不相同。饮食中的氟含量又随当地土壤、水和施用肥料中的氟含量以及食物加工方式的不同而变化。如茶叶的含氟量可有 5～100mg/L 的差别。有些地区饮水中含氟量低于 1mg/L,但当地居民的主食和蔬菜中含氟量高,也能影响牙齿的发育,发生氟牙症。

含钙磷和维生素比例高的食物可以保护人体少受氟的毒害。动物实验证明,高钙磷食物饲养的鼠牙对氟的敏感性最低。

(4)温度:高温地区,人体饮水量大,对氟的摄入量也相应增加。

(5)个体差异:个体的全身情况及生活习惯不同,对氟化物的敏感性也不一样。文献报道,胸腺和促甲状腺激素对氟化物的毒性有协同作用,这两种激素分泌的变化均可引起个体对氟中毒敏感性的差异。个体差异可用以解释生活在同一高氟地区的人,不一定都患氟斑牙或严重程度不一样的现象。

(6)其他因素:如使用含氟量高的燃料(如石煤),空气中的氟化物通过呼吸进入人体,可影响氟的总摄入量。

2.临床表现

(1)氟牙症临床表现的特点是,在同一时期萌出的釉质上有白垩色到黑褐色的斑块,严重者有釉质的点窝状实质缺损。临床上按其严重程度分为轻度(白垩型)、中度(着色型)和重度(缺损型)3个类型。

1)轻度:少数牙釉质表面有白垩状斑块,但仍保持牙面硬而有光泽。

2)中度:多数牙表面有由白垩到黄褐或暗棕色的斑块,以上颌前牙最为明显,但仍保持牙面的光滑坚硬,牙形态无变化,无实质缺损。

3)重度:多数或全口牙均出现黄褐或暗棕色斑块,同时有点、线或窝状凹陷,牙面失去光泽,凹陷内均有较深着色。

(2)多见于恒牙,以上前牙多见,其次为尖牙和第一磨牙,也常累及所有恒牙。因胎盘对氟有一定的屏障作用,因此乳牙发生氟牙症甚少,且程度较轻;但若摄入氟过多,超过胎盘屏障筛除功能的限度时,也能不规则地表现在乳牙上。

(3)氟牙症一般对龋病和酸蚀具有一定的抵抗力。

(4)严重的慢性氟中毒患者,可有骨骼的增殖性变化,骨膜、韧带等均可钙化,而产生腰、腿和全身关节症状。初期为关节持续性酸痛,但无炎症表现,且不受季节、气候变化影响。后期则出现关节活动受限、强直、变形以至佝偻病。急性中毒症状为恶心、呕吐、腹泻等。由于血钙与氟结合,形成不溶性的氟化钙,引起肌痉挛、虚脱和呼吸困难,以至死亡。

根据表面染色、光泽度及缺损程度,Dean 指将氟斑牙分为正常、可疑、极轻、轻度、中度、重度几种类型(表 3—1)。

表 3—1 氟牙症的 Dean 分类法

级别	临床特征	记分
正常	釉质表面光滑,有光泽,通常呈浅乳白色	0.0
可疑	釉质半透明度有轻度改变,可从少数白纹斑到偶见白色斑点,临床不能诊断为极轻型,而又不完全正常的情况	0.5
极轻	小的似纸一样白色的不透明区不规则地分布在牙齿上,但不超过唇面的 25%	1.0
轻度	牙釉质的白色不透明区更广泛,但不超过牙面的 50%	2.0
中度	牙齿的釉质表面有明显磨损,棕染,常很难看	3.0
重度	釉质表面严重受累,发育不全明显,以致可能影响牙齿的整体外形。有几块缺损或磨损区,棕染广泛。牙齿常有侵蚀现象	4.0

根据上述分类和计分方法,计算出氟牙症指数,用于反映一个地区的人群中氟牙症的流

行情况和严重程度。氟牙症指数大于 0.4 时,表示有氟中毒现象;指数大于 0.6 时,应高度重视。

$$氟牙症指数=\frac{0.6\times可以人数+1\times极轻人数+2\times轻度人数+3\times中度人数+4\times重度人数}{受检人数}$$

3.诊断　氟牙症是一种地区流行病,应详细询问患者在 6 岁前是否居住在高氟地区。氟牙症患牙表面呈白垩色、黄褐色、棕褐色斑块或条纹,以上颌前牙唇面最明显,具有对称性。探查表面坚硬,有光泽。重症者釉质可出现窝状缺损,染色明显,无光泽。

4.鉴别诊断　氟牙症主要需与釉质发育不全相鉴别。

(1)釉质发育不全白垩色斑的周界比较清楚,其纹线与釉质的生长发育线平行吻合;氟牙症为长期性的损伤,白垩色斑块呈散在的云雾状,周界不清楚,并与生长发育线不相吻合。

(2)釉质发育不全可发生在单个牙或一组牙;而氟牙症发生在多数牙,尤以上颌前牙为多见。

(3)氟牙症患者可有在高氟区的生活史,尤其在儿童时期。

5.预防与治疗　最有效的预防方法是改良水源,饮用含适量氟的水(1mg/L 以内)。对已形成氟牙症者,根据病损程度不同,选用不同方法处理。轻度氟牙症,只有颜色改变,而无实质性缺损,可采用酸蚀漂白法改善牙外观;中度氟牙症,伴有釉质点窝状缺损者,可采用酸蚀刻复合树脂黏固技术;重度氟牙症,牙体着色较深,伴有釉质蜂窝状缺损者,或使用以上方法效果不理想者,可采用烤瓷全冠修复。

(三)四环素牙

在牙齿发育、矿化期间,由于使用四环素类药物使牙齿的颜色和结构发生改变的疾病称为四环素牙(tetracycline stained teeth)。该病最先报道于 1956 年,因青年患者由于牙齿变色影响外观、社交活动而有心理压力,常全身着黑色服装而称为"黑色综合征"。以后,陆续有人进行调查研究,国内不同地区报道的发病率自 4.9%~31.3%不等。20 世纪 80 年代以后,医务界对孕妇和儿童基本不使用四环素类药物,因而该类疾病的发生大为减少。

1.病因　服用正常量四环素就可以发生四环素牙。四环素牙的色泽深浅、明暗程度和严重程度与药物种类、服药时期、剂量、浓度、持续时间有关。四环素类药物中,四环素和去甲基金霉素引起的牙齿变色较金霉素和土霉素明显。妇女妊娠 4 个月以后,服用的四环素类药物可通过胎盘屏障与胎儿发育中的牙齿矿物质结合,使乳牙变色和牙齿发育障碍。婴幼儿越早期服用,牙本质的变色带越靠近釉牙本质界,临床变色越明显。一次剂量的四环素足以造成四环素牙。服药疗程与变色程度成正比,但用药的总剂量比使用期限对发病更有重要意义。在服用一定量四环素类药物后,不但能引起四环素牙,还可伴发程度不同的釉质发育不全。

2.临床表现　在我国四环素牙多见于 20 世纪 60~70 年代出生者的恒牙。

患牙刚萌出时呈黄色,在紫外光下泛荧光,随着牙本质内四环素被氧化而逐渐失去荧光性质,牙颜色由黄色变为棕褐色或深灰色。其着色的程度、范围与以下因素有关。

(1)四环素类药物的种类及其本身的颜色,如金霉素呈灰棕色,土霉素呈淡黄色。

(2)四环素氧化产物的色泽。

(3)服药时婴幼患者的年龄。在婴幼儿早期形成外层牙本质时用药影响最大,因着色带越靠近釉牙本质界,越易显色。

(4)与釉质本身的结构有关。釉质严重缺损,牙本质暴露,则颜色较深;轻度轴质矿化不良,釉质丧失透明度而呈白垩色时,由于牙釉质折光率的改变而掩饰着色的牙本质,使牙色看起来接近正常。

四环素主要分布在牙本质,因此 Jordan 和 Boksman 根据牙本质着色的情况将四环素牙分成三类。

第一类:牙面呈均匀的淡黄色、淡灰色。

第二类:牙面呈均匀的由浅至深的黄色、灰色。

第三类:牙面呈均匀的由浅至深的灰黑色、灰褐色,且牙面有明显的条带。

3.预防与治疗　四环素能穿过胎盘,在妊娠 29 周以后的整个妊娠期,母体服用四环素均可引起乳牙着色。在出生后到 6～7 岁间服用,恒牙可能受累。因此,为防止四环素牙的发生,妊娠和哺乳的妇女,以及 8 岁以下的儿童不宜使用四环素类药物。

四环素牙的治疗参照氟牙症的处理方法。第一类和第二类四环素牙可以使用漂白法,若失败再进行进一步治疗;第三类四环素牙则不宜使用漂白法,而进行树脂充填和烤瓷贴面修复等。

(四)先天性梅毒牙

梅毒是由梅毒螺旋体引起的具有传染性的疾病。先天性梅毒是指胎儿在妊娠期由感染的母体直接传播而感染梅毒,但因胎盘的屏障作用仍然幸存者。被梅毒螺旋体感染的儿童常伴有牙形态发育异常和间质性角膜炎,甚至失明,还可伴中耳炎、耳聋等。梅毒对组织的损害在新生儿期很严重,因此,感染常累及发育中的恒切牙和第一磨牙(图 3－10)。

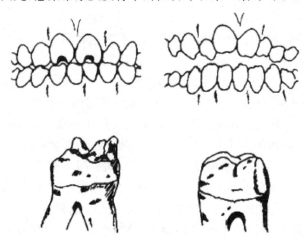

图 3－10　先天性梅毒牙

1.病因　在牙胚形态发生期,由于炎症细胞浸润,特别在成釉期中有炎症渗出,只是成釉细胞受害,部分釉质的沉积停止。又由于牙本质的矿化障碍,前期牙本质明显增多,因而牙本质塌陷,形成半月形损害。

2.临床表现　先天性梅毒牙主要发生在上颌中切牙、第一磨牙和下颌切牙、第一磨牙,其表现有以下几种情况。

(1)半月形切牙:上中切牙及下中切牙切缘较牙冠中部窄,中央部有切迹,两切角圆钝,有如新月形,又称为哈钦森牙(Hutchinson teeth)。牙齿形态变化使前牙列牙间隙增大。

(2)桑葚状磨牙(imilberry molar):第一恒磨牙咬合面缩小,牙尖萎缩,呈发育不良的结节压挤在一起,釉质呈小颗粒状,似桑葚样。牙冠短小,牙尖向中央聚拢而颈部周径大,牙齿呈暗褐色。

(3)蕾状磨牙:也有些第一磨牙,牙尖向中央聚合,𬌗面收缩,牙横径在牙颈部最大,状如花蕾,称之为蕾状磨牙,也是先天性梅毒牙的特征之一。

通过先天性梅毒牙有发现和推断先天梅毒的可能性,但不能单凭牙的特征来诊断,因为其他疾病如结核、佝偻病也可引起类似的形态和结构异常。确诊先天性梅毒最有力的证据应是血清学检查,即梅毒螺旋体的检出。

3.预防与治疗 妊娠早期治疗梅毒,是预防先天性梅毒的有效方法。妊娠 4 个月内用抗生素治疗梅毒,95%的婴儿可以避免罹患先天性梅毒,从而防止梅毒牙的发生。

治疗先天性梅毒牙可采用光固化复合树脂或全冠修复,恢复牙冠形态,改善外观,恢复咀嚼功能。

(李娟)

第二节 牙体慢性损伤

牙齿是人类赖以生存的咀嚼器官的重要组成部分,在行使咀嚼、吞咽和表情等功能的过程中不断接受物理和化学因素的作用。适度的作用是维系牙体功能的必要条件,但不利因素或过度作用的长期积累,则会损伤牙齿硬组织,表现为牙体硬组织的渐进性丧失、劈裂、折断,并可继发牙髓和根尖周组织的疾病。

一、磨损

磨损主要是指由机械摩擦作用造成的牙体硬组织渐进性丧失的疾病。在正常生理咀嚼过程中,随年龄的增长,牙齿咬合面和邻面由于咀嚼作用而发生的均衡的生理性的硬组织丧失,称为生理性磨耗。正常生理性磨耗约为每年 $29\mu m(20\sim38\mu m)$。牙齿组织生理性磨耗的程度与年龄是相关的,垂直向的牙齿磨耗可通过根尖牙骨质增生和被动萌出来代偿。临床上,常由某种因素引起个别牙或一组牙,甚至全口牙的磨损不均或过度磨损,即病理性磨损。

(一)病因

1.牙体硬组织结构不完善 发育和矿化不良的釉质与牙本质易出现磨损。

2.咬合关系不良,𬌗力负担过重 无𬌗关系的牙齿不发生磨损,甚至没有磨耗;深覆𬌗、对刀𬌗或有𬌗干扰的牙齿磨损重。缺失牙过多或牙齿排列紊乱可造成个别牙或一组牙负担过重而发生磨损。

3.硬食习惯 多吃粗糙、坚硬食物的人,如古代人、少数民族,全口牙齿磨损较重。

4.不良习惯 工作时咬紧牙、不良习惯或以牙咬物等,可以造成局部或全口牙齿的严重磨损或牙齿特定部位的过度磨损。

5.全身性疾病 胃肠功能紊乱、神经官能症或内分泌紊乱等导致的咀嚼功能失调,造成牙齿磨损过度。涎液减少或涎液内蛋白含量减少,降低了其对牙齿的润滑作用而使牙齿磨损增加。

(二)临床表现

磨损常发生在牙与牙接触的地方。牙的磨耗速度比较恒定,对𬌗牙之间𬌗面或切缘磨损量基本相同。功能尖嵴,如前牙切缘、后牙𬌗面(图 3-11)、上颌牙的腭尖、下颌牙的颊尖以及邻面接触点区域易出现磨耗。然而,有些病例的病理性和生理性磨损间无明显界限,开始是在牙的尖或嵴上出现光滑的小平面,随着年龄增加而逐渐加大、加深,牙本质暴露,周围釉质被磨损成刀刃状的边缘,殆面正常尖窝沟裂形态消失,呈杯状凹陷,邻面正常触点消失,可引起各种并发症。

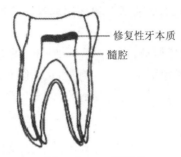

图 3—11 殆面磨损

1.牙本质过敏症 通常出现在暴露的釉牙本质界和与对殆牙尖咬合位置相对应的磨损面上。这种酸痛症状可在几个月内逐渐减轻甚至消失,有时可能持续更长的时间而不见好转。敏感程度因人而异,一般来说,磨损速度越快,暴露面积越大,酸痛就越明显。

2.食物嵌塞 邻面触点因磨损接触面积增大,殆方楔状间隙因磨损而消失,导致在行使咀嚼功能时食物嵌塞,促使牙周组织病和邻面龋的发生。

3.牙髓和根尖周疾病 过度磨损导致髓腔暴露。

4.颞下颌关节紊乱病 严重的殆面磨损可导致颌间垂直距离过短,迫使髁突位置后移,导致颞下颌关节受损。

5.创伤性殆 不均匀磨损遗留高陡牙尖,如上颌牙的颊侧尖和下颌牙的舌侧尖,从而造成创伤性殆。

6.创伤性溃疡 不均匀磨损遗留的过锐牙尖和边缘能刺激颊、舌黏膜,引起局部溃疡。

(三)治疗

1.去除病因 如改变不良习惯、调殆、修复缺失牙、治疗引起牙齿磨损的全身疾病等。

2.对症治疗 磨损引起的牙本质过敏症可行脱敏治疗。个别牙齿重度磨损,与对殆牙之间有空隙的、深的小凹用充填法治疗,已引起牙髓和根尖周疾病者做相应的牙髓治疗。牙齿组织缺损严重者,可在牙髓治疗后用高嵌体或全冠修复;多个牙齿重度磨损,可用殆垫适当抬高颌间距离。

二、磨牙症

睡眠时有习惯性磨牙或清醒时有无意识的磨牙习惯者称为磨牙症(bruxism),又称为夜磨牙。磨牙症是咀嚼系统的一种功能异常运动,上下颌牙接触时间长,用力大,对牙体、牙周、颞下颌关节、咀嚼肌等组织均可引起损害。

(一)病因

磨牙症的病因虽然至今尚未明确,但与下列因素有关。

1.心理因素 情绪不安是磨牙症最常见的发病因素。恐惧、愤怒、抵触、紧张以及其他各种不良情绪使患者难以及时发泄时,便被隐藏在人的潜意识中,但能通过各种方式周期性地表现出来,磨牙症状是这种表现方式之一。

2.全身因素　与寄生虫病、血压改变、缺钙、胃肠道功能紊乱等因素有关。

3.咬合关系不协调　在正中关系与正中𬌗之间的早接触是最常见的磨牙症的诱导因素,平衡侧接触可能也是一个诱导因素。有时调磨改正这两种咬合关系,恢复正常后可以治愈磨牙症。

4.职业因素　要求精力高度集中的工作和紧张强度大的职业,如高强度项目运动员、高精密度要求的操作工,常发生磨牙病。

(二)临床表现

磨牙症可分三型:①磨牙型:在夜间入睡之后上下颌紧咬,移动摩擦牙,又称夜磨牙,常发出刺耳的声音,被别人听见而告之,患者本人多不知晓。②紧咬型:在白天工作中注意力集中时不自觉地将牙咬紧,但没有磨动的现象。③混合型:兼有夜磨牙和白昼紧咬牙的现象。三型中以夜磨牙常受到患者重视,因其磨牙动作可伴有嘎嘎响声,常影响他人。睡眠时患者有典型的磨牙或紧咬牙动作,加重𬌗面牙体的磨损。当磨损超出生理运动范围时,全口牙牙面磨损严重,前牙更明显。牙冠变短,常引起颞下颌关节功能紊乱,严重的𬌗面磨损,也可导致多数牙的牙髓病、根尖周病,或者咬合创伤,以及食物嵌塞、牙松动等牙周疾病。

(三)治疗

1.除去致病因素　心理治疗、调整咬合、治疗与磨牙症发病有关的全身疾病等。

2.对症治疗　治疗因磨损引起的各类并发症。

3.其他　对顽固性病例应制作𬌗垫,定期复查。

三、楔状缺损

楔状缺损是指牙齿颈部的硬组织在某些因素长期作用下逐渐丧失,形成由两个光滑斜面组成的楔状缺损。本病患病率随年龄的增长而增高,多见于成年人的前磨牙和尖牙,乳牙及年轻恒牙几乎不发生。

(一)病因

1.不正确的刷牙　方法不正确的刷牙是楔状缺损发生的主要原因。调查发现,不刷牙的人很少发生典型的楔状缺损,而刷牙的人,特别是用力横刷的人,常有典型和严重的楔状缺损。唇向错位的牙楔状缺损比较严重,牙弓转弯处即横刷牙着力点最强的地方楔状缺损发生严重,在牙的舌面却极少发现。然而,临床上也有见到楔状缺损发生在唇、颊龈缘的根方,这是不正确刷牙所不能解释的现象。

2.牙颈部的组织结构　牙颈部是釉质与牙骨质交界处,釉质与牙骨质刚好接触,或牙骨质覆盖釉质,甚至釉质与牙骨质未接触而使牙本质裸露,导致结构较薄弱,易被磨去,缺损得以发生。

3.酸的作用　龈沟内的酸性分泌物、酸性食物、胃酸反流物等酸性物质在牙龈缘颈部存留,可能使牙颈部硬组织脱矿溶解。长期大量饮用酸性饮料,如果汁、葡萄酒、碳酸饮料,都可能引发楔状缺损。这也能解释龈缘根发生缺损的原因。

4.牙体硬组织疲劳　牙的外形从牙冠到达牙颈部时突然缩窄,同时牙颈部是三种不同生物硬组织－牙本质、牙骨质和牙釉质相交处,这为𬌗力传导至牙颈部产生应力集中提供了形态学和组织材料学基础。长期咀嚼𬌗力集中,导致牙体材料疲劳,从而导致楔状缺损的发生。

在此过程中,机械摩擦和酸蚀起协同作用。

5.细菌作用　牙颈部为牙垢的滞留区之一,细菌容易在此处定植堆积形成牙菌斑。细菌在牙菌斑厌氧环境中利用糖类进行无氧发酵产生酸性产物,酸在牙菌斑内贮留,持续作用于牙颈部硬组织使其脱矿、强度降低,从而在外力(如不正确刷牙)作用下加速楔状缺损的产生和发展。

另一方面,龈沟内是天然的厌氧环境。临床流行病学调查表明,龈沟内定居着大量的厌氧菌,其中包括一些产酸性牙周可疑致病菌。这些细菌的酸性代谢产物滞留在龈沟内,牙颈部硬组织浸泡在酸性环境中从而导致牙脱矿。临床常见严重的楔状缺损伴随着牙龈萎缩、牙根暴露,即楔状缺损常常与牙周疾病相伴随,但两者的相互因果关系仍不十分清楚。

牙颈部四周的结构、组成、所处的环境基本一致,楔状缺损只发生在牙唇颊侧的颈部,说明外力的直接作用(如刷牙)是楔状缺损不可缺少的因素。楔状缺损的发生是上述因素综合作用的结果。

(二)临床表现

1.典型楔状缺损是由两个平面相交的 V 字楔形(图 3—12)。临床流行病学调查表明,楔状缺损的损害形态分为 4 型。

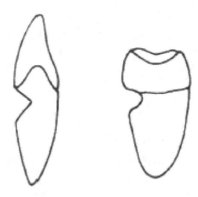

图 3—12　楔状缺损(侧面观)

(1)月形:缺损的殆壁、颈壁与轴壁相交呈半圆形曲面,交角大于 90°。

(2)碟形:缺损的殆壁和颈壁中有一壁为半圆形曲面,另一壁为斜形平面,与轴壁的交角小于 90°。此型缺损发生率最高,约占楔状缺损的 50%。

(3)三角形:缺损的殆壁、颈壁均为斜形平面,与轴壁的交角小于 90°。

(4)不规则形:不能纳入以上三型者。以上各型缺损边缘均整齐,边缘的牙釉质和缺损的牙本质表面坚硬而光滑,色泽正常。

2.根据缺损的深度将其分为浅、中、深三型。浅型指缺损深度在 0.1~0.5mm 者,中型指缺损深度在 0.6mm 以上但未穿髓者,深型指缺损近髓或已穿髓者。临床上可出现对冷热酸甜敏感的牙本质暴露过敏症状,累及牙髓可出现牙髓炎性疼痛甚至根尖病,严重者可出现牙颈部折断。必须指出,深度与临床症状不一定成正比关系,关键是修复性牙本质的形成状况,这与个体差异以及缺损速度和患者年龄有关。一般情况是病损速度越慢、年龄越大,症状越不明显。临床常见楔状缺损非常深,可见接近牙髓甚至到呈深黑色的钙化根管影像,但患者无明显症状,检查对冷热刺激及机械刺激反应不明显甚至无反应。需要指出的是,该种情况常常出现在年龄较大的患者,在做出诊断和治疗前可采用牙髓活力测试和照片方法判明牙髓和根尖周状态。

3.好发于尖牙和前磨牙,尤其是第一前磨牙。

4.随着年龄增加,楔状缺损发生率有升高的趋势,同时年龄愈大,楔状缺损愈严重。50～60岁是楔状缺损的好发年龄。

(三)治疗

首先应改正刷牙方式,避免横刷,并选用较软的牙刷和磨料较细的牙膏。

浅中型无症状者可不进行特别处理,但需注意清洁卫生,预防发生龋病。对牙本质过敏者,可进行脱敏疗法。对脱敏无效或缺损严重者可行充填治疗。如已出现牙髓根尖周疾病,应行相应的处理。

四、酸蚀症

酸蚀症(erosion)是牙齿受酸侵蚀,硬组织发生进行性丧失的一种疾病。以前,酸蚀症主要指长期与酸雾或酸酐接触的工作人员的一种职业病。随着社会进步和劳动条件的改善,这种职业病明显减少。近年来,饮食习惯导致的酸蚀症上升,年轻人患病率增高已引起了人们的重视。长期反酸的胃病患者,牙齿也可发生类似损害。

(一)病因

主要由无机酸,如盐酸、硝酸等导致,其中以盐酸的危害最大。硫酸由于沸点较高,不易挥发,一般很少引起酸蚀。严重胃酸上逆的患者,也可发生酸蚀,但极少见。

(二)临床表现

最初往往仅有感觉过敏,以后逐渐产生实质缺损。

不同原因引起的酸蚀部位不同。食物中的酸引起上前牙唇面表面光滑的大而浅的凹陷,由胃酸所致者常引起上前牙腭侧及下颌后牙的𬌗面和颊面酸蚀。同时,侵蚀的形式因酸而异:由盐酸所致者常表现为自切缘向唇面形成刀削状的光滑面,硬而无变色,因切端变薄而易折断;由硝酸所致者,主要发生在牙颈部或口唇与牙面接触易于形成滞留的地方,表现为白垩状,或染成黄褐或灰色的脱矿斑块,质地松软,易崩碎而逐渐形成实质缺损;由硫酸所致者,不易引起牙体酸蚀,通常只使口腔有酸涩感。

(三)预防与治疗

1.调整饮食结构,减少酸性食物摄入量。

2.改善劳动条件,消除和减少空气中的酸雾,是预防酸蚀症的根本方法。戴防酸口罩和定时用弱碱性液如2%苏打水漱口,对预防酸蚀症有一定作用。

3.过敏牙可进行脱敏治疗。

4.牙体缺损严重可行充填或修复治疗。

五、牙隐裂

牙隐裂(cracked tooth)又称不完全牙折或牙微裂,是指牙冠表面由于承受异常𬌗力而产生的非生理性细小裂纹,常不易被发现,但裂纹深达牙本质后会引起过敏症状,一旦裂纹接近或到达牙髓腔就会出现典型的牙髓炎症状。由于裂纹的隐蔽性,该病常常被缺乏经验的医师所忽略,从而被误诊。故临床医师在分析引起急性牙痛的原因时应考虑到牙隐裂,因本病症在临床上并不少见。

（一）病因

1. 牙齿结构的薄弱环节　正常人牙齿结构中的窝沟和釉板均为牙齿发育遗留的缺陷区，不仅本身的抗裂强度最低，而且是牙齿承受正常咬合力时应力集中的部位，因此是牙隐裂发生的内在条件。

2. 牙尖斜面　牙齿在正常情况下，受到拉应力值最小的轴向力时，由于牙尖斜面的存在，在窝沟底部同时受到两个方向相反的水平分力作用，即劈裂力的作用。牙尖斜度愈大，所产生的水平分力愈大。因此，承受咬合力部位的牙尖斜面是隐裂发生的易感因素。

3. 创伤性𬌗力　随着年龄的增长，可由于牙齿磨损不均，出现高陡牙尖，正常的咀嚼力则变为创伤性𬌗力。原来就存在的窝沟底部劈裂力量明显增大，致使窝沟底部的釉板可向牙本质方向加深加宽，这是隐裂纹的开始。在𬌗力的继续作用下，裂纹逐渐向牙髓方向加深。创伤性𬌗力是牙隐裂发生的重要致裂因素。

4. 温度作用　有研究证明，由于釉质和牙本质的膨胀系数不同，在长期的冷热温度循环作用下（0～50℃），釉质可出现裂纹。在与咬合力关系较小的唇、颊侧牙面上发生的隐裂与此因素有关。

（二）临床表现

1. 好发于磨牙，特别是上颌第一磨牙近中腭尖，其次为下颌磨牙和上颌前磨牙。

2. 表浅隐裂无明显症状，当累及牙本质时出现冷热刺激敏感，随着裂纹加深，可出现咀嚼时突发性定点咬合剧痛，持续短暂，最后可出现典型牙髓炎症状。

3. 检查可见隐裂顺发育沟越过边缘嵴到达邻面。由于发育沟裂绝不会越过边缘嵴，因而这是一项诊断要点，𬌗面颊舌沟的隐裂可重叠于牙𬌗面颊舌沟并延伸向颊面的颊沟和舌面的舌沟，并与之重叠（图3-13），从而给诊断带来困难。甲紫或碘酊染色，染料可渗入隐裂线而更使之清晰。咬诊试验，将棉签置于隐裂线可疑处，用力试咬合，可出现短暂的撕裂样疼痛。

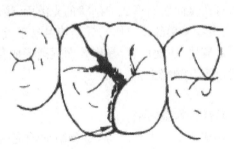

图3-13　上颌第一磨牙隐裂

（三）诊断

1. 病史和早期症状　较长期的咬合不适和咬在某一特殊部位时剧烈疼痛。

2. 叩诊　分别对各个牙尖进行各个方向的叩诊，可以帮助定位患处，叩痛显著处即为隐裂所在位置。

3. 温度试验　当患牙对冷敏感时，以隐裂纹处最明显。

4. 裂纹的染色检查　2.5%碘酊或其他染料类药物可使有的裂纹清晰可见。

5. 咬楔法　将韧性物如棉签或小橡皮轮放在可疑隐裂处做咀嚼运动时，可以引起疼痛。

（四）治疗

隐裂的治疗可根据裂纹的深度和位置采用不同的方法。

1. 调𬌗 无症状或轻微咬合不适者,裂纹仅限于釉质内,可调磨高陡牙尖,降低咬合力,定期观察,并建议纠正吃硬物等不良习惯。在治疗更严重的隐裂牙时也应采取以上措施。

2. 充填治疗 这是对有症状而未累及牙髓时治疗隐裂牙的一种保守治疗方法。当牙隐裂的裂纹位于牙本质浅层时,沿着隐裂线按牙体充填术的要求预备洞形,洞深以隐裂线消失为准,然后根据充填术原则,选用具有粘接功能的牙色材料,充填洞形。

3. 牙髓治疗 当牙隐裂已累及牙髓时,则需进行牙髓治疗。

开髓后,如隐裂线已累及髓室底但未完全裂开,在减低咬合后,用粘接剂封闭隐裂线,用暂冠或牙圈保护牙尖,直至根管治疗和充填治疗完成。在根管治疗过程中,如果疼痛症状未减轻,预后情况差,建议患牙拔除。如果牙折不完全裂开,牙折片不被楔力所分开,牙折线未累及牙根面,则用粘接剂封闭隐裂线,根管治疗后用酸蚀刻牙本质,粘接树脂充填窝洞。在充填过程中,应避免内源性楔力的产生。在完成牙髓治疗和充填治疗后,应立即嘱全冠修复。

开髓后,若髓室底完全裂开,应根据不同情况酌情处理。牙折片及残存牙松动,则拔除。上颌磨牙若牙折线为近远中向,下颌磨牙若牙隐裂线为颊舌向,可顺牙隐裂线行牙半切除术,保存牙冠的一半或两半以及牙根,治疗结束后进行全冠修复。在采取以上治疗措施时,由于对牙隐裂的程度、性质很难准确诊断,预后不能肯定,包括治疗后的可能结果、治疗期间的不可预测性、牙隐裂可能继续发展而导致牙完全裂开,这些在治疗前必须向患者交代清楚。

(姜书成)

第三节 牙体急性损伤

牙体急性损伤指牙受到各种急剧的机械力作用所发生的损伤,常见于上前牙,包括牙周膜的损伤、牙体硬组织的损伤、牙脱位和牙折等。这些损伤可单独发生,亦可同时出现。对这类患者,应注意检查有无颌骨和(或)身体其他部位的损伤。

一、牙震荡

牙震荡(concussion)是牙周膜的轻度损伤,不伴牙体组织缺损,牙齿无错位现象。多由较重的咀嚼外力,如进食时骤然咀嚼硬物所致。患牙常有伸长不适感,轻微松动和叩痛,龈缘还可有少量出血。牙髓活力测试反应不一,有些患牙受伤后牙髓活力测试无反应,而在数周或数月后反应开始恢复。一般情况下,伤后牙髓活力测试有反应的患牙,牙髓多能保持其活力,若3个月后牙髓仍有活力,则可基本肯定牙髓能继续保持活力。

牙震荡的处理主要是适当调磨患牙以降低咬合,减轻患牙负担,松动牙应固定,嘱1~2周内患牙休息,并于伤后1、3、6、12个月定期进行牙髓活力检测。若患牙伤后刚开始牙髓有活力,后期复查却无反应,则表明牙髓已坏死,必须进行根管治疗。年轻恒牙的活力可在受伤1年后才丧失。

二、牙脱位

牙脱位(displacement)是由于骤然的外力使牙根偏离牙槽窝中正常位置,常伴牙釉质不全折断、牙槽骨骨折及牙髓损伤。

（一）病因

牙脱位最常见的原因是碰撞，医源性因素也可引起，如拔牙时使用器械不当。

（二）临床表现

由于受力方向不同，临床常可见以下三种类型的牙脱位。

1.侧向脱位　患牙向唇、舌或近、远中方向移位，常伴有牙槽骨侧壁的折断和牙龈撕裂。X射线片上可见移位侧牙周间隙变窄或消失。

2.殆向脱位（脱出）　患牙向冠方部分脱出牙槽窝，临床常有疼痛、松动和侧向移位表现，同时由于患牙伸长可出现咬合障碍。X射线片示牙根尖与牙槽窝的间隙明显增宽。若整个牙冠完全脱出牙槽窝，称完全脱位。

3.嵌入性脱位　患牙嵌入牙槽窝中，临床可见牙冠变短，其殆面或切缘低于正常。有时患牙嵌入较深，易误认为冠折或牙齿已缺失。X射线片上可见牙周间隙变窄或消失。严重的上前牙嵌入性脱位，牙齿可穿入鼻腔底，甚至出现于鼻孔处。

（三）并发症

牙脱位后，常发生各种并发症，如牙髓坏死、髓腔钙化、根吸收以及边缘性牙槽突吸收等。

1.牙髓坏死　52％的脱位牙可发生牙髓坏死，而在嵌入性脱位牙发生率则为96％。发育成熟的牙齿与未发育完全的年轻恒牙相比，前者更易发生牙髓坏死。

2.髓腔钙化　发生率占牙移位的20％～25％。通常与轻度牙脱位伴发，严重的牙脱位更多导致牙髓坏死。牙根未发育完全的牙外伤后常有活力，但随后较易发生髓腔钙化。嵌入性脱位牙，牙髓坏死发生率很高，故很少出现髓腔闭塞。

3.根吸收　最常发生于嵌入性脱位的牙齿，其次是殆向移位牙。由于嵌入性脱位牙齿多并发牙髓坏死，故有学者认为是牙髓坏死的存在导致牙根吸收。另外，用夹板长期固定患牙也可能发生根吸收。牙根吸收最早可于伤后2个月检查出，有的则需几个月才可被发现。

4.边缘性牙槽突吸收　严重的嵌入性脱位或殆向脱位牙特别容易丧失边缘性牙槽突。若牙齿复位不及时，则会增加对牙齿支持组织的损伤。

（四）治疗

脱位牙均应在局麻下复位固定1～2周。复位应争取在伤后90min内进行，以防止牙根发生吸收和丧失牙周组织。有牙槽突骨折时，固定时间应延长到4周。

轻度脱位牙复位固定后，应于伤后第1、3、6、12个月进行复查。对于牙根尚未发育完全的年轻恒牙，复位固定后牙髓常能继续生存，且保存活髓有利于牙根继续发育完成，因此不应贸然做牙髓拔除，但应密切观察牙髓活力情况，因为年轻恒牙牙髓坏死后发生炎症性牙根吸收也较迅速。若发现牙髓坏死，如出现牙齿叩诊敏感、牙冠变色、牙髓温度和电活力测试不敏感以及X射线片上有异常表现时，应及时行根管治疗术。

对于嵌入性脱位或牙脱位范围在5mm以上的成熟恒牙，由于这些牙齿常伴有牙髓坏死，并且很容易发生牙根吸收，因此应于2周内行根管治疗。

对嵌入性脱位的年轻恒牙，不可强行拉出复位，以免造成更大的创伤，诱发牙根和边缘性牙槽突吸收，而应对症处理，继续观察，任其自然萌出是最可取的办法。一般在半年内患牙能萌出至原来的位置。

对完全脱位牙的处理原则是立即做牙再植术，再植时间越早，患牙预后越好。脱位半小时内再植牙，90％的牙根可免于被吸收；而在口外停留2h以上的患牙，95％的病例发生牙根吸收。因此,牙脱位后,应立即将牙齿放入原位。如牙齿已落地污染,则应就近用干净的凉水或生理盐水冲洗患牙,以去除牙根表面的碎屑及异物,但应注意避免擦拭患牙,以免损害牙根的神经和纤维,然后将患牙放入牙槽窝内,使患牙位于正常或接近正常位置。如果无条件即刻复位,应将患牙放于牛奶、生理盐水、唾液或自来水中,防止脱位牙干燥,并尽快到医院就诊。对于脱位牙再植后牙髓治疗的时机,应根据牙齿离体时间的长短、牙根发育情况等因素分别对待。

三、牙折

牙折(tooth fractures)常由于外力直接撞击而发生,也可因咀嚼时咬到砂石等硬物而造成,多见于上颌前牙,后牙少见。由于外力的大小和方向不同,牙折断的部位和范围也不相同。按解剖部位,牙折可分为冠折、根折和冠根折三类。

(一)冠折

冠折(crown fractures)包括下述几种类型(图3—14)。

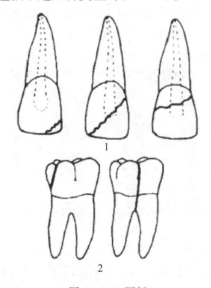

图3—14 冠折
1. 前牙冠折;2. 后牙冠折

1. 釉质不全折裂(enamel infraction) 是在牙釉质发生裂纹,无硬组织缺损,牙折线不超过釉牙本质界。釉质不全折裂一般不需要行临床治疗,有牙齿过敏症状者可给予脱敏处理。需要注意的是,由于外力可能传到牙周膜或牙髓,因此必须定期做牙髓活力测试以判断有无牙髓坏死。

2. 釉质折断(crown fracture involving enamel only) 多见于前牙近、远中切角或切嵴中份。临床应定期复查以判断牙髓活力情况,并应对锐利的折断边缘进行调磨,以免刺伤唇、舌等软组织,用复合树脂修复外形。

3. 累及牙本质的冠折(crown fracture involving dentin) 牙齿折裂部位累及牙釉质、牙本质,但牙髓未暴露。这类冠折是临床较常见的牙外伤之一,约占牙外伤总数的1/3。临床表现为前牙切角、切嵴边缘、舌侧凿形折裂,后牙的牙尖缺损等。通过探针、口镜视诊检查可见冠折、牙髓未露等。

由于牙折裂部位牙本质小管暴露,细菌和其他刺激物易进入牙髓,导致牙髓污染或炎症,甚至牙髓坏死。因此,累及牙本质的冠折处理主要是封闭牙本质小管,以保护牙髓。有效的方法是应用氢氧化钙糊剂垫底,然后用复合树脂修复牙缺损部位。

该病预后的好坏常与下列因素有关:冠折与牙髓的距离、牙本质暴露的多少、就诊时间以及患者年龄等。因此,应定期检查患者牙髓状况,若患牙经过一段时间后发展为牙髓坏死,则应及时行根管治疗。

4.累及牙髓的冠折(crown fracture exposing the pulp) 冠折累及牙釉质、牙本质和牙髓,其发生率较未累及牙髓的冠折发病率低。牙髓暴露的程度可从针尖大小到全部冠髓暴露。根据牙髓暴露的程度,酌情采用盖髓术和活髓切断术,待根尖形成后再行根管治疗。做过盖髓术及活髓切断术的牙齿应定期进行临床检查、牙髓活力测定以及 X 射线检查。

(二)根折

1.临床表现 根折(root fracture)多由于受外力直接打击或面部着地时撞击而发生,比冠折少见,多见于牙根完全形成的成人牙齿。按其析断部位可分为颈侧 1/3、根中 1/3 和根尖 1/3 折断,最常见者为根尖 1/3。按折裂方向可分为横折、纵折和斜折(图 3—15)。按是否与口腔相通分为与口腔相通的根折和与口腔不通的根折。根折多数为单发性,有时也表现为多发性。

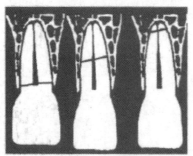

图 3—15 根折

根折时,可有牙齿松动、叩痛,根尖部黏膜压痛,龈沟出血,甚至根折牙冠段移位等。牙髓活力测定常呈正常反应。由于根折处能为水肿牙髓提供排除液压的通道并由此从牙周膜建立侧支循环,因此根折牙多能保存活髓。根折后是否发生牙髓坏死,主要取决于所受创伤的严重程度、断端的错位情况和冠侧段的动度等因素。有的根折早期无明显症状,数日或数周后才逐渐出现症状,这是水肿和咬合使根折断端分离所致。

根折断端是否与口腔相通,决定了根折的愈合方式和治疗方法完全不同。与口腔不相通的根折,多为根尖 1/3 或根中 1/3 折断。一般认为,根折越靠近根尖,其预后越好。与口腔相通的根折,包括牙颈部横向根折和纵向根折,牙周组织破坏较严重,断端松动度大,且牙髓受口腔微生物污染,常发生牙髓坏死。

2.根折的治疗 根折治疗的原则是尽量保存牙髓的活力,促进其自然愈合。因此首先必须对患牙进行复位固定,以免损伤牙髓及牙周组织,并尽量避免唾液及其他污染物进入髓腔。

(1)与口腔不相通的根折:处理这类根折的基本原则是立即复位和固定,而不应进行预防性牙髓治疗。因为多数这类根折牙的牙髓均有保存活髓的可能,且根折后立即进行根管治疗术常常有可能把根管糊剂压入断端之间,影响其修复。

固定时间的长短可根据患牙的松动度和根折的部位而定,一般为 1 周至 3 个月或更长时间。对于根尖部折断但未松动的牙,也可不必固定。复位固定后,每个月应复查 1 次,检查夹板是否松脱,必要时可更换夹板。若固定 4～6 个月后牙齿仍有松动,且不能从龈沟探及根折部位,则应将患牙永久固定于邻牙上。

根折固定后,还应定期进行临床检查,进行牙髓活力测试以及 X 射线检查,了解牙髓状况,当发现牙髓坏死时应行根管治疗术。

(2)与口腔相通的根折:颈 1/3 折断并与龈沟相交通时,将不会出现自行修复。如折断线在龈下 1～4mm,断根与同名牙冠长度比不小于 1∶1,牙周情况良好,可去除牙冠,行根管治疗后,用切龈术、正畸牵引法(图 3-16)或骨修整术等手段暴露牙根,以便修复。

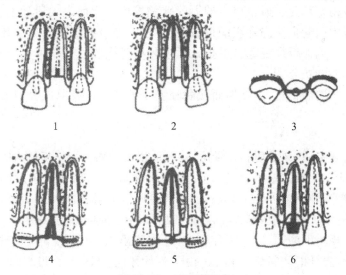

图 3-16　正畸牵引术

1.颈侧 1/3 根折;2.根管治疗后,4～8 周根管内置桩钩;3.唇弓预备;4.弹力牵引;5.固定结扎 2～3 个月;6.桩冠修复

牙根纵折往往需拔牙,也可试行根管治疗后,进行牙体半切术或截根术。

3.根折的愈合　根折复位固定后,可有以下四种愈合方式(图 3-17)。

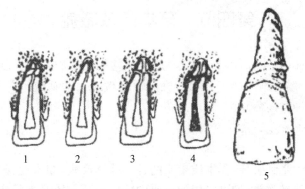

图 3-17　根折的愈合

1.钙化性愈合;2.结缔组织性愈合;3.骨、结缔组织联合愈合;4.断端被慢性炎性组织分开;5.钙化性愈合(离体牙)

(1)钙化性愈合:若牙根断端紧密相连几乎无活动,且患牙根管粗大,则可在根折处的牙根表面和髓腔内形成钙化痂,根折线内仍可遗留薄层纤维结缔组织,X 射线片上显示一条横

行细小根折线。牙髓有活力,但敏感性降低,牙不松动。

(2)结缔组织性愈合:若牙根断端进一步分离或断端活动,钙化痂就不能形成,而在牙根断端之间形成类似牙周膜的纤维附着。折断的牙本质表面可被牙骨质所覆盖,其锐边由于表面吸收而变圆钝,X射线片上可见明显的根折线。牙髓活力测试基本正常,牙松动。

(3)骨和结缔组织联合性愈合:若断端进一步分离,局部活动度增加,在断片间便可有骨质长入,折断面为牙骨质所覆盖,而在新骨和牙骨质之间形成稠密纤维。临床上牙髓活力测试阳性,牙齿稳固。

(4)接合不全和肉芽组织形成:当根折严重移位,根管缩窄或牙髓组织被唾液污染时,牙髓可能严重损伤或发生坏死。通常根尖的冠段牙髓发生坏死而根尖段牙髓仍保存活力。坏死牙髓能在根折线内引起炎性肉芽组织形成,炎症还能波及根折线附近的牙槽骨,使其发生吸收。X射线片上可见根折线变宽和根折处附近牙槽骨吸收。临床可见牙松动,叩诊敏感,牙冠变色且牙体稍向殆方浮出。

根折牙常常发生髓腔钙化,因外伤而使髓腔变小的牙髓以胶原成分增加为特征,同时伴有细胞数目的减少。

(三)冠根折

冠根折常损害牙釉质、牙本质和牙骨质,一般可累及牙髓。冠根折线有时呈垂直向,称为纵行冠根折,但临床以斜行冠根折多见。前牙的冠根折多由直接外伤引起,此类牙外伤常造成牙凿形折断,折断端位于牙舌侧下方,有的牙碎片附着在牙周支持组织上。如果牙本质折裂较多,则使牙髓受到损伤。根管治疗的前牙或后牙均可发生纵行冠根折。

冠根折临床表现为叩痛明显,牙折片移位,牙周膜出血。牙髓常堆积于折裂线处。如果牙髓已暴露,应检查患牙的牙髓活力情况。由于患牙牙齿松动,叩诊很难确定根尖周情况,X射线检查有助于诊断。

凡可行根管治疗,又具备桩核冠修复适应证的后牙冠根折,均应尽可能保留。对前牙冠根折,可参考与口腔相通的牙颈部根折的治疗原则处理。

(李娟)

第四节　牙本质敏感症

牙本质敏感症(dentine hypersensitivity)是指暴露的牙本质对外界刺激产生短而尖锐的疼痛,典型的刺激包括温度刺激、吹气刺激、机械性刺激或化学刺激。它不是独立的疾病,而是多种牙体疾病的一种共同症状。

一、病因

凡能使釉质完整性受到破坏,牙本质暴露的各种牙体疾病,如磨耗、楔状缺损、牙折、龋病以及牙周萎缩致牙颈部暴露等,均可发生牙本质敏感症。牙本质暴露是牙本质敏感症发生的必要条件。但不是所有牙本质暴露的牙都出现症状,通常和牙本质暴露的时间及修复性牙本质的形成速度有密切关系。

全身应激性增高也是发生牙本质敏感症的一个因素。当患者身体处于特殊状况时,如神经官能症患者、妇女的月经期和妊娠后期或抵抗力降低时,神经末梢的敏感性增高,使原来一些不足以引起疼痛的刺激也会引起牙本质敏感症;当身体情况恢复正常之后,敏感症状消失。

二、临床表现

对刷牙、冷、热、酸、甜等刺激主要表现为酸痛,吃硬物咀嚼时患牙酸软乏力,但刺激去除后,症状可立即消失。这种疼痛性质尖锐,持续短暂,定位准确。临床用锐探针检查可发现暴露的牙本质,或用三用气枪在距牙面2cm处吹气,可引起患牙酸痛不适。其敏感程度可分为:0级,无不适;1级,轻度不适;2级,中度不适;3级,重度不适;4级,不能容忍的不适。用尖锐的探针在牙面上轻轻滑动探测,以准确定位敏感区。

三、诊断

牙本质敏感属于排除性诊断,因此它的鉴别诊断就显得尤为重要。患者有牙折裂、充填体边缘微渗漏与折裂、牙体缺损、浅龋等疾病时,症状和牙本质敏感类似。

四、治疗

1.局部治疗　在局部封闭牙本质小管,减少或避免牙本质内的液体流动。

临床上绝大多数采用局部治疗原则,即封闭牙本质小管,阻断外界刺激,其具体的治疗方法有四点。

(1)局部药物治疗

1)氟化物:氟离子能减少牙本质小管的直径,降低液体流动量。常用的制剂包括75%氟化钠甘油糊剂、0.7%酸性单氟磷酸钠凝胶以及2%氟化钠溶液、氟化亚锡液、38%氟化铵银、10%氟钼酸铵。含氟制剂在临床上应用历史长,脱敏效果肯定。操作步骤为:①隔湿患牙,干燥敏感区;②75%酒精棉球擦拭患处,清洁牙面并吹干;③涂布药物,反复摩擦患处1~2min,也可以配合局部药物加热处理。

2)氯化锶:锶对钙化组织有强大吸附力,通过锶磷灰石堵塞牙本质小管而达到阻断外界刺激的目的。目前常用的制剂包括10%氯化锶牙膏、75%氯化锶甘油糊剂和25%氯化锶溶液。

3)硝酸银:硝酸银为强氧化剂,可使牙体硬组织内蛋白质凝固变性形成保护层,同时与还原剂如氯化铵、碘酊、丁香油等发生氧化还原反应,生成还原银及卤化银沉淀,沉积于牙本质小管内,阻断外界刺激。由于硝酸银对软组织的强烈蛋白凝固和腐蚀作用,应用时应特别注意保护口内软组织,一般不用于牙颈部敏感区。

临床上也有医师用4%硫酸镁液、5%硝酸钾液、30%草酸钾液、麝香草酚液以及氢氧化钙制剂等治疗牙本质敏感症。

(2)物理治疗

1)电凝法:电凝时高温使甲醛溶液释放甲醛,甲醛良好的扩散作用可使牙本质内有机物凝固变性,从而达到治疗目的。方法为10%甲醛溶液擦拭敏感区,球形电极电凝1s,间隔5s,反复进行10~15次。

2)激光法:激光接触牙本质产生瞬间高温,使牙本质熔融封闭牙本质小管,达到阻断外界刺激的目的。方法为YAG激光15W,照射敏感区0.5s,10~20次为1个疗程。

(3)牙本质黏固剂:近期已有专门用于脱敏的牙本质黏固剂的商品出现,其目的在于封闭牙本质小管,阻断外界刺激。可先局部药物去敏,再用牙本质黏固剂封闭患区,效果更好。对于骀面磨损的敏感区,因黏固剂易被磨除,常需多次反复使用。

(4)充填治疗:对反复药物脱敏无效,骀面敏感区局限于小凹陷者,可考虑备洞用口腔科充填材料复合树脂、玻璃离子复合体等充填治疗。对严重磨损接近牙髓而症状严重者,在首选保守治疗无效后,必要时可采取牙髓失活治疗。

2.全身治疗　全身给药,降低牙髓组织内神经末梢的机械感受器的敏感性,从而达到治疗牙本质敏感的目的。

目前治疗牙本质敏感症的方法较多,临床常根据患牙敏感范围的大小、部位、严重程度和累及牙的数目来制订治疗计划。若只吸冷气或刷牙时敏感,可让患者使用脱敏牙膏刷牙脱敏,并自行进行日常维持。

(姜书成)

第四章 牙髓病和根尖周病

第一节 牙髓组织和根尖周组织的应用解剖和生理

一、牙髓组织解剖生理学特点

牙髓是牙体组织中唯一的软组织,由细胞与细胞间成分构成。牙髓作为一种特殊的疏松结缔组织,其对环境变化的反应与其他疏松结缔组织的反应基本一样,但牙髓还有自身的特点:①被无让性的牙本质包围,一旦出现炎症易产生剧烈疼痛且不易引流;②基质富含胶原纤维与纤维束,使之具有黏性;③缺乏有效的侧支血液循环,一旦发生炎症,牙髓极易坏死。

(一)形态学特点

一般情况下牙髓不能被直视,位于由牙本质围成的牙髓腔内,外由坚硬、缺乏弹性的牙本质壁包围,仅借一个或数个狭小的根尖孔与根尖周组织相连。通过 X 射线能观察到它的大致外形,但如果发生外伤等一些偶然的情况时,牙髓也可以暴露于口腔,其为一团红色的具有黏性的软组织。临床上用拔髓针可将有活力的牙髓从髓腔内完整地拔出,检查时发现牙髓是一个坚实、有黏性的和具有弹性的实体。

(二)组织学特点

牙髓的结构成分基本上与机体其他疏松结缔组织一样,由牙髓细胞、细胞间成分组成。

1.牙髓细胞 牙髓细胞包括成牙本质细胞、成纤维细胞、防御细胞和储备细胞。

(1)成牙本质细胞:成牙本质细胞是一种特殊的牙髓结缔组织细胞,具有形成牙本质的作用,是牙髓牙本质复合体的特征性细胞,细胞突可贯穿整个牙本质层,到达釉质牙本质界或牙本质牙骨质界。

(2)成纤维细胞:成纤维细胞是牙髓中的主体细胞,又称为牙髓细胞。它们分布于整个牙髓,其健康状态可以反映牙髓的年龄和活力以及牙髓抵御外界刺激的潜力。

(3)防御细胞:牙髓组织中具有防御作用的细胞,包括巨噬细胞、树突状细胞、淋巴细胞、肥大细胞等,均可存在于正常牙髓中。在炎症时,上述细胞的数目可明显增多。

(4)储备细胞:储备细胞是指原始的、未分化的间质细胞。它们是牙髓细胞的储备库,可根据需要分化成不同类型的细胞。

2.细胞间成分 细胞间成分包括胶原纤维、不定形基质和细胞间组织液,它们在维持牙髓结构的完整性和牙髓的生理功能方面具有重要意义。如:牙髓中由成牙本质细胞和成纤维细胞合成和分泌的胶原纤维,它们交织成松散和不规则的网状,以支持牙髓组织中的其他结构成分。不定形基质是血管与细胞之间传递营养物质和废料的重要介质。

(三)牙髓的功能

牙髓具有 4 种基本功能:形成功能、营养功能、感觉功能以及防御功能。

1.形成功能 牙髓在牙的整个生命过程中有不断形成牙本质的功能,但形成牙本质的速率和形式有所不同。初期形成的牙本质为原发性牙本质,牙本质呈管状且排列有规律;当原发性牙本质形成之后,牙髓会继续形成牙本质,即形成继发性牙本质。龋病、磨损、酸蚀症和备洞等外界刺激可诱发牙髓形成修复性牙本质,也称为修复性牙本质。

2.营养功能　牙髓通过向成牙本质细胞和细胞突提供氧、营养物质以及牙本质液来保持牙本质的活力。牙髓中丰富的周边毛细血管网是牙髓行使营养功能的基础。牙髓无有效的侧支血液循环且血管壁薄,一旦受到外界有害刺激时易导致扩张、充血和渗出。

3.感觉功能　牙髓的神经分布丰富,是其行使感觉功能的基础。由于牙髓感觉神经末梢为游离的神经末梢,仅有疼痛感受器而无本体感受器,当它们受到外界任何有害刺激如机械、温度或化学刺激时,机体只感受到痛觉,且无定位能力。在临床上牙髓炎所导致的疼痛常表现为自发性剧痛,患者不能对患牙进行定位。

4.防御功能　牙髓在受到一定的外界刺激或损伤时,其内的神经、血管以及牙髓牙本质复合体会出现相应的反应,发挥防御功能。牙髓的防御功能包括疼痛、修复性牙本质形成和炎症反应。

一般情况下,修复性牙本质形成的量或范围与牙本质破坏的量或范围成正相关关系,与龋病等损伤发展的速度呈反相关关系,即牙本质破坏越多,修复性牙本质形成相对越多,龋病进展速度越快,修复性牙本质形成相对越少。

(四)增龄性变化

增龄性变化是指随着年龄的增长,牙髓在体积、结构和功能上所发生的一些生理性变化。值得注意的是,各种不良刺激均可加速牙髓的这些变化。

1.体积变化　成牙本质细胞具有不断形成继发性牙本质的功能,所以随着年龄的增长,髓腔周围的牙本质会不断积累增多,牙髓腔不断变小,牙髓体积就会不断缩小,甚至完全闭塞。具体表现在髓腔的大小,髓角的形态,根管的粗细、走向,根尖孔等都会发生相应的改变(图4-1)。因此,在临床进行牙髓治疗时,需要拍患牙X射线片以了解髓腔的大小和位置以及根管的情况后再进行操作,以避免造成髓腔底或髓腔侧壁的穿孔。

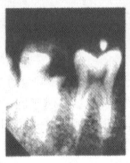 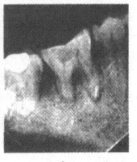

1　　　　　　2

图4-1　牙髓增龄性变化

1.年轻患者牙髓腔;2.年老患者牙髓腔

2.结构变化　牙髓内的疏松结缔组织结构随着年龄的增加也随之发生变化。表现为成纤维细胞的大小和数目逐渐减少;牙髓基质逐渐失去水分而变得更黏稠;胶原纤维在牙髓内的堆积区可使牙髓出现纤维变性;牙髓因神经、血管的数目发生变化而明显减少,导致牙髓组织发生营养不良性钙化,甚至出现钙化性闭塞,增加其根管治疗的难度。

3.功能变化　随着牙髓中细胞成分、血管数目及神经纤维数目的减少,牙髓的各种功能会逐渐降低,使牙髓的防御和修复功能逐渐丧失,对外界刺激的敏感性也逐渐降低。

牙髓组织与髓腔的增龄性变化情况见表4-1。

表 4-1　牙髓组织与髓腔的增龄性变化

	年轻人	老年人
髓腔	髓腔大,髓角高,根尖孔大,牙本质小管粗	髓腔小,髓角低,根尖孔小,牙本质小管细小
牙髓	牙髓细胞多,血管丰富,神经多,纤维少	牙髓细胞少,血管不丰富,神经少,纤维多
牙髓修复力	强	弱
治疗方法	保留患牙,尽可能保活髓	保留患牙

二、根尖周组织生理学特点

根尖周组织是指位于根尖孔区和根尖孔周围的牙周组织,包括根尖部牙周膜、牙骨质和牙槽骨。其组织生理学特点与牙髓有着明显的区别。

(一)根尖部牙周膜

根尖部牙周膜由成束的胶原纤维和其间的疏松结缔组织构成,含有成纤维细胞、组织细胞和未分化的间质细胞,它位于牙骨质与牙槽骨的间隙中,通过根尖孔与牙髓相接,具有悬吊和支持牙的作用。在胶原纤维束之间的疏松结缔组织中含有神经、血管和各种细胞成分,它们可发挥不同的生理功能。

1. 根尖部牙周膜内分布有触(压)觉感受器和疼痛感受器,前者可传导压力和轻微接触牙体的外部刺激,发挥本体感受功能;而后者可传导痛觉,参与防御反应。当根尖周组织发生炎症时,由于炎症介质的释放、血管的扩张和局部组织压力的增加,患者既可感受到痛觉,又能明确指出患牙所在。

2. 根尖部牙周膜的血液循环较为丰富,其血供有 3 个来源:

(1)牙槽动脉在进入根尖孔前的分支;

(2)牙槽的血管通过筛状孔进入牙周膜;

(3)牙龈血管分支至牙周膜。

这些血管在牙周膜内形成网状吻合的血管网,牙周膜丰富的血液供应除有营养牙骨质的功能外,也能较好地清除炎性产物,提高病变区的修复能力,使病变在接受合理治疗后易痊愈。根尖周管及淋巴也较丰富,因此在根尖周发生炎症时,相应淋巴结会出现肿大和扪压痛。

3. 根尖部牙周膜内含有丰富的成纤维细胞、组织细胞和未分化的间质细胞,可形成和重建根尖部牙骨质和牙槽骨。在炎症过程中未分化的间质细胞可分化成各种细胞,如成牙骨质细胞、成骨细胞或破骨细胞等。根尖部周牙周膜内还含有来源于赫特维希上皮根鞘的外胚叶细胞索,即牙周上皮剩余,它在受到炎症刺激时可增殖,形成根尖周囊肿的上皮衬里。

(二)根尖部牙骨质

牙根冠方 2/3 的牙骨质为薄的板层状结构,而根尖 1/3 的牙骨质为较厚的不规则的板层状,多为细胞性芽骨质。牙骨质的基本功能是将牙周膜的主纤维附着于根面上,此外,在正常情况下,根尖 1/3 不断有细胞性牙骨质的沉积,以补偿牙冠的磨耗,使牙根长度不断增加和使根尖孔逐渐缩小。虽然牙根的长度在不断增加,但如果以牙本质牙骨质界为测量标准,根管工作长度实际却在不断减少。在临床进行根管治疗操作中,根管预备的深度应止于牙本质牙骨质界,牙本质牙骨质界是根管最狭窄处,是牙髓与牙周组织的分界,通常距根尖孔约 1mm,在老年患牙该值可大于 1mm。牙骨质亦可修复因炎症导致的牙根病理性吸收,以及修复因牙移位导致的牙根生理性吸收,在对后者的修复过程中,可使根尖孔开口更偏向侧方。另外,在根尖诱导形成术后,牙骨质在根端硬组织屏障形成中亦具有重要作用。

（三）根尖部牙槽骨

根尖部牙槽骨由固有牙槽骨和支持骨组成。固有牙槽骨为薄层致密骨,构成牙槽窝的内壁,它在X射线片上呈围绕牙根的连续阻射白线,又称为硬骨板。固有牙槽骨上分布有许多小孔,这些小孔使固有牙槽骨呈筛状外观,它们是血管、神经进出的通道,因此,它又被称为筛状板。固有牙槽骨的筛状特点,使牙周膜不至于与牙髓一样处在一个低顺从无让性的环境中。所以,由根尖周炎引发的疼痛远没有牙髓炎疼痛那么剧烈。另外,根尖周发生持续性炎症时可导致根尖周硬骨板的吸收,在X射线片上可表现为阻射白线的模糊、中断甚至消失。

（刘丽梅）

第二节　牙髓病与根尖周病的病因及发病机制

引起牙髓病和根尖周病的原因很多,主要有细菌感染、物理和化学刺激以及免疫反应等。导致牙髓病和根尖周病的主要因素为细菌感染。

一、细菌因素

（一）致病细菌

牙髓病和根尖周病的常见类型均由细菌感染所致。目前,根管和根尖周的感染是以厌氧菌为主的混合感染,厌氧菌在牙髓病和根尖周病的发生和发展中具有重要作用。

1.牙髓炎症　牙髓炎症中的细菌无明显特异性,细菌的种类与牙髓的感染途径和髓腔开放与否有关。导致牙髓炎症的细菌主要是兼性厌氧球菌和厌氧杆菌,如链球菌、放线菌、乳杆菌和革兰氏阴性杆菌等。一般而言,牙髓的炎症程度与感染细菌的数量和作用时间呈正相关。

2.感染根管　厌氧菌特别是专性厌氧菌是感染根管内组织的主要细菌。较常见的优势菌有卟啉单胞菌、普氏菌、梭形杆菌、消化链球菌、放线菌、真杆菌、韦荣球菌等。卟啉单胞菌和普氏菌是感染根管内最常见的优势菌。卟啉单胞菌和普氏菌、消化链球菌、真杆菌等与根尖部出现疼痛、肿胀、叩痛和窦道形成有关,其中产黑色素普氏菌、牙髓卟啉单胞菌和牙龈卟啉单胞菌与急性根尖周炎症和根管内恶臭关系最密切。顽固性根尖周病变和窦道经久不愈可能与放线菌感染有关。

3.根尖周组织　目前人们对根管感染之后根尖周组织内菌群的认识尚显不足。有学者认为,根尖周肉芽肿中通常是一个无菌的环境;肉芽肿不是细菌生存的地方,而是细菌被杀灭的场所。

（二）感染途径

正常情况下牙本质和牙髓受到轴质和牙骨质的保护,当龋病、牙体损伤、牙体畸形及医源性因素等破坏了牙釉质或牙骨质的完整性时,牙本质甚至牙髓暴露于口腔而导致牙髓感染。引发牙髓感染的途径主要包括暴露的牙本质小管、牙髓暴露、牙周袋和血源性感染,而根尖周的感染主要是继发于牙髓感染。

1.暴露的牙本质小管　牙本质中含有大量的牙本质小管,当牙釉质或牙骨质丧失后,牙本质小管就会暴露于口腔菌群,细菌就可能侵入牙本质小管,一些细菌毒素和牙本质分解产物侵入牙髓,导致牙髓被感染。如果不及时进行相关处理,就会引起牙髓炎,并可继续发展而导致根尖周的感染。龋病是引起牙髓感染最常见的原因,一些牙体硬组织的非龋性疾病,如创伤、楔状缺损、牙重度磨损、牙隐裂等也可造成釉质或牙体的缺损,使牙本质小管暴露而引发牙髓感染。窝洞充填前未去尽腐质,腐质中的细菌或从充填物与窝洞之间因微漏而侵入的细菌,都可通过牙本质小管感染牙髓。

2.牙髓暴露　由于种种原因导致牙体硬组织的缺损,引起牙髓直接暴露于口腔环境,使细菌直接感染牙髓,引起根尖周病变。

3.牙周袋　患有牙周组织病时,深牙周袋中的细菌可以通过根尖孔或侧支根管进入牙髓,引起牙髓感染。这种由牙周途径导致的感染先感染根髓,后波及冠髓。此种牙髓感染称为逆行性感染,所引起的牙髓炎称为逆行性牙髓炎。

4.血源性感染　菌血症或脓毒血症时,细菌有可能随血运进入牙髓,引起牙髓感染。这在临床上极为少见,常发生于有过损伤的牙髓,受过损伤或病变的组织能将血流中的细菌吸收到自身所在的部位,这种现象称为引菌作用。牙髓的血源性感染途径即归于引菌作用。

(三)致病机制

进入牙髓或根尖周组织中的细菌可产生多种有害物质,它们可直接毒害组织细胞,也可通过引发炎症和免疫反应间接导致组织损伤。这些致病物质主要包括内毒素、酶和代谢产物等。

内毒素是革兰氏阴性细菌的胞壁脂多糖,通常在红细胞死亡崩解时释放出来。内毒素是很强的致炎因子,可诱发炎症反应,导致局部组织肿胀、疼痛以及骨吸收。它对细胞有直接毒害作用,还可激活 T 细胞、B 细胞,调动免疫反应,加重组织损伤。内毒素的含量与临床症状和骨质破坏的范围呈正相关。

细菌可产生和释放多种酶,导致组织的破坏和感染的扩散。一些厌氧菌,如真杆菌、普氏菌、消化球菌和卟啉单胞菌,可产生胶原酶、硫酸软骨素酶和透明质酸酶,使组织基质崩解,有利于细菌的扩散。细菌产生的蛋白酶和核酸酶还可降解蛋白质和 DNA,直接损伤牙髓和根尖周组织内的细胞。

细菌生长过程中释放的代谢产物,如氨、硫化氢、吲哚和有机酸等,能直接毒害细胞,导致组织损伤。

此外,菌体的许多成分具有抗原性,通过诱发机体免疫反应,可直接造成组织损伤。

(四)牙髓组织和根尖周组织对细菌的反应

细菌侵入牙髓和根尖周组织后,是否引起组织的病变以及导致组织损伤的程度,除了与细菌的毒力和数量有关外,还与宿主的防御能力相关。针对细菌侵入,局部组织可发生非特异性的炎症反应和特异性的免疫反应,其目的是杀灭和清除细菌及其毒性产物。但在防御过程中,不可避免地会造成组织的损伤和破坏,这对牙髓病和根尖周病的发生、发展具有重要的作用。

二、物理因素

(一)温度

牙髓对温度刺激有一定的耐受范围。口腔黏膜能耐受的温度,不会引起牙髓的病变,但过高与过低的温度刺激或温度骤然改变,都可能造成牙髓的刺激,尤其是严重磨耗的牙齿,便会引起牙髓充血,甚至转化为牙髓炎。临床上异常的温度刺激主要为高速或持续钻磨牙齿且缺乏降温措施和充填材料(金属)修复未采取保护措施,钻磨牙体组织所产生的热量与施力的大小、是否用冷却剂、钻针的种类、转速及钻磨持续的时间相关。用银汞合金材料充填深洞时,若未采取垫底、隔离等保护性措施,或垫底不当,外界温度刺激会反复、长期地刺激牙髓,导致牙髓的损伤。

(二)电流

临床上所见电流刺激牙髓,多发生在相邻或对𬌗牙上使用了两种不同的金属修复体,咬合时两种金属接触可产生电位差,通过唾液的导电作用,产生微弱的电流,称之为流电作用。长时间的流电作用可引起牙髓病变。另外,在使用牙髓活力电测试或使用离子导入法治疗牙本质敏感症时,操作不当,使用过大的电流,也会刺激牙髓。行电外科手术时,若不慎接触了银汞合金充填体,也可能导致牙髓坏死。

(三)创伤

创伤对牙髓组织和根尖周组织的影响主要取决于创伤的程度、持续的时间等。偶然的轻微创伤不至于引起组织的病变或仅造成一过性的影响。牙所受创伤可分为3类。

1.急性牙外伤 常见的交通事故、运动竞技、暴力斗殴、异物撞击、摔伤或咀嚼时突然咬到硬物等均可导致急性牙外伤。轻者可使牙周膜损伤导致急性创伤性牙周炎,重者甚至引起根尖血管的挫伤或断裂,使牙髓血供受阻,引起牙髓退变、炎症或坏死。牙的急性创伤不仅可引起牙髓病变,还可损伤根尖周组织,导致炎症反应。

2.医源性损伤 由于医疗工作中的意外事故而引起的牙髓损伤称为医源性牙髓炎。如牙正畸治疗时收缩间隙过快、加力过大,拔牙时误伤邻牙,牙周治疗进行龈下洁治术、翻瓣术刮治深牙周袋时累及根尖部血管,根管治疗过程中器械超出根尖孔或根充物出根尖孔等,均可以引起牙髓及根尖周的炎症或感染。

3.慢性创伤 牙齿重度磨损、创伤性咬合、磨牙症、窝洞充填物、冠修复体过高等都可引起慢性的咬合创伤,影响牙髓的血供,导致牙髓病变。

(四)其他物理因素

除上述物理因素外,头颈部恶性肿瘤患者的放射治疗、气压的急剧变化、激光的应用等因素都可导致牙髓病变。

三、化学因素

(一)垫底与充填材料

窝洞充填治疗中,需要考虑材料对牙髓组织的化学刺激性及绝缘性能,一般应进行垫底处理。直接用磷酸锌黏固剂行窝洞充填,其凝固前可释放出游离酸,引起牙髓炎症或充填后即刻疼痛。用一些可塑性材料如自凝塑料和复合树脂充填窝洞时,若未采取垫底等保护措施,这些材料中的有毒物质可穿过牙本质小管,引起牙髓的变性或坏死。

(二)失活、消毒药物

在牙髓病或根尖周病治疗或进行牙体修复过程中,如果选用消毒药物不当,药物会成为一种化学刺激,可以造成对牙髓组织的严重损伤,引发根尖周炎,此称为药物性或化学性根尖周炎。如在露髓处封亚砷酸时间过长,或亚砷酸用于年轻恒牙,砷就有可能扩散到根尖孔以外,引起药物性根尖周炎。又如在牙根管内放置酚类和醛类制剂等腐蚀性药物过多,特别是在治疗根尖孔较大的患牙时,药物也可能溢出根尖孔而引起药物性根尖周炎。

（三）酸蚀剂、黏固剂

黏固技术的应用越来越广泛,酸蚀剂的使用不当也可对牙髓组织造成严重损伤。使用酸蚀剂要注意酸的强度、酸蚀时间和剩余牙本质厚度等相关因素。绝大多数黏固剂中含有树脂成分,可以刺激牙髓。因此黏固剂成分应不断改进,以减少它们的细胞毒性作用。

四、其他因素

侵入牙髓和根尖周组织的抗原物质可诱发机体的特异性免疫反应,导致牙髓和根尖周的损伤。在根管治疗过程中,长期反复使用某些药物效果不佳,甚至加重根尖周病变,或在封入某种药物后即刻出现疼痛,均可能提示药物的半抗原作用。

某些全身性疾病,如糖尿病、白血病等可导致牙髓退变与牙髓炎,某些特异性因素可引起患牙牙髓的内吸收与外吸收,某些病毒感染牙髓可导致牙髓病变等。

（刘丽梅）

第三节　牙髓病的分类、临床表现、诊断和鉴别诊断

一、牙髓病的分类

按临床表现与治疗预后将牙髓病分为:①可复性牙髓炎;②不可复性牙髓炎;③牙髓坏死;④牙髓钙化;⑤牙内吸收。其中不可复性牙髓炎又分为急性牙髓炎、慢性牙髓炎、逆行性牙髓炎、残髓炎,牙髓钙化又分为髓石和弥漫性钙化。

二、各型牙髓病的临床表现、诊断和鉴别诊断

准确的诊断是牙髓病治疗成功的关键,临床上对牙髓病的诊断无法采用活体组织检查,主要是依据临床表现出的症状及体征来进行判断。在牙髓病的临床诊断中,确定患牙是关键,也是难点。牙髓炎诊断可按三步骤来进行,即了解主诉症状、寻找患牙、确定患牙及牙髓情况。力求不发生误诊,最终制订正确的治疗方案。

（一）可复性牙髓炎

可复性牙髓炎(reversible pulpitis)是牙髓组织以血管扩张、充血为主要病理变化的初期炎症表现,是牙髓炎症的早期阶段,相当于牙髓病组织病理学分类中的"牙髓充血"。此时,若能彻底去除作用于患牙上的病源刺激因素,同时给予患牙适当的治疗,患牙的牙髓炎症可以得到控制,牙髓是可以恢复到正常状态的。若外界刺激持续存在,牙髓的炎症则会继续发展,患牙会转成不可复性牙髓炎。

1.临床表现

（1）临床症状:当患牙受到冷热温度刺激或甜酸化学刺激时,立即出现瞬间的疼痛反应,尤其对冷刺激更敏感,刺激去除后疼痛随即消失。没有自发性疼痛。

（2）体征及辅助检查

1）检查患牙:常见有深龋、深楔状缺损等接近髓腔的牙体硬组织病损,或可查及患牙有深牙周袋、咬合创伤或过大的正畸外力等。

2)患牙对温度测验:尤其对冷测表现为一过性敏感,且反应迅速,当刺激去除后,症状仅持续数秒即消失。

3)叩诊反应:与正常对照牙无差异。

2.诊断

(1)了解主诉症状:对温度刺激一过性敏感,有刺激痛但无自发痛的病史。

(2)寻找患牙:可发现有深龋、深楔状缺损、深牙周袋、咬合创伤或过大的正畸外力等的患牙。

(3)确定患牙及牙髓情况:患牙对冷测试表现为一过性敏感,且反应迅速。刺激去除后,症状仅持续数秒即消失。

(4)探诊:敏感,但无穿髓孔。

3.鉴别诊断

(1)深龋:患有深龋的牙对温度刺激也敏感,但只有当冷热刺激进入深龋洞内时才出现疼痛反应,而刺激去除后症状立即消失并不持续。冷测深龋患牙的正常牙面,其反应与对照牙一样,只有当冰水滴入龋洞内方可引起疼痛。而可复性牙髓炎患牙在冷测牙面时即出现一过性敏感,刺激去除后,症状持续数秒才缓解。

(2)不可复性牙髓炎:二者区别的关键在于可复性牙髓炎绝无自发痛病史,而不可复性牙髓炎一般有自发痛史;可复性牙髓炎患牙对温度测验表现为一过性敏感,而不可复性牙髓炎患牙对由温度刺激引起的疼痛反应剧烈,持续时间较长,有时还可出现轻度叩痛。

(3)牙本质过敏症:患牙本质过敏症的牙对探、触等机械刺激和酸甜等化学刺激更敏感,而可复性牙髓炎主要是对冷热温度刺激一过性敏感。

(二)不可复性牙髓炎

不可复性牙髓炎(irreversible pulpitis)是一类病变较为严重的牙髓炎症,可发生于牙髓的局部,也可涉及全部牙髓,甚至在炎症的中心部位都可发生不同程度的化脓或坏死。此类牙髓炎症发展的最终结局均为全部牙髓坏死,几乎没有恢复健康的可能,因此统称为不可复性牙髓炎。在临床治疗上只能选择摘除牙髓以去除病变的方法。但按其临床发病和病程特点,又可将其分为急性牙髓炎(包括慢性牙髓炎急性发作)、慢性牙髓炎、残髓炎和逆行性牙髓炎。

1.急性牙髓炎 急性牙髓炎(acute pulpitis)的临床特点是发病急骤,疼痛剧烈。临床上绝大多数属于慢性牙髓炎急性发作的表现,特别是龋源性者尤为显著。无慢性过程的急性牙髓炎多发生在牙髓近期进行牙体手术或意外创伤等急性的物理损伤、化学刺激以及感染等情况下,如在牙体备洞时手术切割牙体组织量多或过度产热,窝洞消毒使用刺激性较强的消毒药物、充填龋洞未做垫底或充填材料的化学刺激较大等。

(1)临床表现

1)临床症状:急性牙髓炎的主要临床症状是发病急骤、牙痛剧烈,疼痛的性质具有下列特点。

①自发性、阵发性痛:在未受到任何外界刺激的情况下,突然发生剧烈的自发性尖锐疼痛,疼痛呈阵发性,可分为持续过程和缓解过程,即所谓的阵发性发作或阵发性加重。在炎症的早期,疼痛持续的时间较短,每次持续数分钟,而缓解的时间较长。炎症晚期,疼痛的持续时间长,而缓解时间短,可没有间歇期。牙髓出现化脓时,患者主诉有搏动性跳痛。

②夜间加重：疼痛常在夜间体位改变时发作，或夜间疼痛较白天剧烈。患者常因牙痛而无法入眠。

③温度刺激加剧疼痛：冷热刺激可激惹或加剧患牙的剧烈疼痛。特别是患牙处于疼痛发作期内，温度刺激可使疼痛更为加剧。一般来说，牙髓炎早期对冷刺激较敏感，晚期则对热刺激较敏感，但若牙髓已有化脓，或部分坏死，患牙则表现为"热痛冷缓解"。这可能是因为牙髓的病变产物中有气体出现，受热膨胀后髓腔内压力进一步增高，产生剧痛，遇冷则可缓解。临床上常可见到患者携带凉水瓶就诊，随时含漱冷水以缓解疼痛。

④疼痛不能定位：疼痛发作时，患者多不能明确指出患牙所在，疼痛呈放射性或牵涉性，常沿三叉神经第二支或第三支分布区域放射至患牙同侧的上下牙或头、颞、面部，不会牵涉到对侧区域。

2）体征与辅助检查

①患牙可查及接近髓腔的深龋或其他牙体硬组织疾病，牙冠有充填体存在，或可查到有深牙周袋。

②探诊可引起剧烈疼痛。有时可探及微小穿髓孔，并可见有少许脓血由穿髓孔流出。

③温度测验时，患牙的反应极其敏感或为激发痛。刺激去除后，疼痛持续一段时间，也可表现为热测激发痛，冷测则缓解。

④牙髓处于早期炎症阶段时，叩诊无明显不适；而处于晚期炎症的患牙，可出现垂直方向的轻度叩痛。

（2）诊断：由于患者不能明确指出患牙部位，对患牙的定位是诊断急性牙髓炎的关键。

1）了解主诉症状：有典型的疼痛症状。

2）寻找患牙：可找到引起牙髓病变的牙体损害或其他病因的患牙。

3）确定患牙及牙髓情况：牙髓温度测验与叩诊可帮助定位患牙，必要时可采用局部麻醉的方法来帮助确定患牙位置。

（3）鉴别诊断：急性牙髓炎的主要症状表现为剧烈的疼痛，在临床上应注意与下列可引起牙痛症状的疾病进行鉴别。

1）三叉神经痛：三叉神经痛在夜间不易发作；冷热温度刺激不会引发疼痛；发作时间短暂；一般有疼痛"扳机点"，患者每触及该点即诱发疼痛。

2）龈乳头炎：龈乳头炎也可出现剧烈的自发性疼痛，疼痛性质为持续性胀痛；对冷热刺激也敏感，但一般不会出现激发痛；患者对疼痛可定位；有食物嵌塞史；检查时没有可引起牙髓炎的牙体硬组织损害及其他疾病，在患者所指示的部位可见龈乳头充血、水肿现象，触痛明显。

3）急性上颌窦炎：患有急性上颌窦炎时，患侧的上颌后牙可出现类似牙髓炎的疼痛症状，疼痛也可放射至头面部而易被误诊。但急性上颌窦炎所出现的疼痛为持续性胀痛，除患侧的上颌前磨牙和磨牙可出现叩痛外，不能查及可引起牙髓炎的牙体组织疾患，温度测验不引起疼痛。但检查上颌窦前壁时出现压痛，同时，患者还可能伴有头痛、鼻塞、脓涕等上呼吸道感染的症状。

2.慢性牙髓炎　慢性牙髓炎（chronic pulpitis）是牙髓炎中最为常见的一种，多为龋病感染所致，也可由急性牙髓炎转变而来。重度磨损、楔状缺损、隐裂、牙折、牙周组织病也可引起慢性牙髓炎。有时临床症状很不典型，容易被忽视或误诊而延误治疗。

(1)临床表现:慢性牙髓炎一般没有剧烈的自发性疼痛,但有时可出现不甚明显的阵发性隐痛或者钝痛。慢性牙髓炎的病程较长,可有长期的冷热刺激痛痛史,病变程度由轻到重,病变范围由部分到全部牙髓,是一个逐渐发展的过程。因此,炎症容易波及全部牙髓及根尖部的牙周膜,致使患牙常表现有咬合不适或轻度的叩痛。患者一般可定位患牙。

临床上根据是否露髓而将慢性牙髓炎分为两类:牙髓尚未暴露者称为慢性闭锁性牙髓炎,牙髓已暴露者称为慢性开放性牙髓炎。由于牙髓的血液供应等条件的不同,髓腔呈暴露状的牙髓所表现出来的组织反应也不同,因而又将慢性开放性牙髓炎分为慢性溃疡性牙髓炎与慢性增生性牙髓炎。在临床上,这三型慢性牙髓炎除了具有慢性牙髓炎共同的表现之外,无论是患者主诉的症状还是临床检查的体征又各具特点。

1)慢性闭锁性牙髓炎

①临床症状:慢性闭锁性牙髓炎(chronic closed pulpitis),无明显的自发痛,但有过急性发作的病例或由急性牙髓炎转化而来的病例都有过剧烈自发痛的病史,也有从无自发痛症状者。所有患者都有冷热刺激痛病史。

②体征与辅助检查:可查及患牙有深龋洞、冠部充填体或其他近髓的牙体硬组织疾患;洞底有大量软化牙本质,探诊反应迟钝,去净腐质后无露髓孔;患牙对温度测验的反应为迟缓性钝痛;一般有轻度叩痛(+)或叩诊不适感(±)。

2)慢性溃疡性牙髓炎

①临床症状:慢性溃疡性牙髓炎(chronic ulcerative pulitis)多无自发痛,常有钝痛或咬合痛,但食物嵌入龋洞内或冷热刺激都能引起剧烈的疼痛。

②体征与辅助检查:可查及深龋洞或其他近髓的牙体损害;由于怕痛而出现长期废用患牙,患牙堆积大量软垢、牙石,龋洞内常嵌有食物残渣;去除腐质,可见到穿髓孔,用尖锐探针探及穿髓孔时,疼痛明显且易出血;温度测验表现为敏感;一般无叩痛或仅有轻度叩诊不适。

3)慢性增生性牙髓炎:慢性增生性牙髓炎(chronic hyperplastic pulpitis)多发生于青少年患者。由于患牙根尖孔较大,血运丰富,牙髓抵抗力强以及穿髓孔较大,其暴露的牙髓长期受到温度或化学等刺激,炎症牙髓增生呈息肉状并自穿髓孔处向龋洞内突出。

①临床症状:一般无自发痛,有进食时疼痛或进食出血现象。

②体征与辅助检查:可查及大而深的龋洞,洞内充满柔软的红色或暗红色呈"蘑菇"形状的肉芽组织,又称"牙髓息肉",探痛不明显但极易出血;温度测试迟钝;由于长期不用患侧咀嚼,常可见患侧牙石堆积。

③鉴别诊断:慢性增生性牙髓炎龋洞内发现有息肉时,在临床上要注意与牙龈息肉和牙周膜息肉相鉴别(图4-2)。

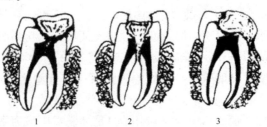

图4-2 三种息肉的来源示意图

1.牙髓息肉;2.牙周膜息肉;3.牙龈息肉

a.牙龈息肉:多在患牙出现邻牙𬌗面龋洞时,由于食物长期嵌塞及患牙龋损处粗糙边缘的反复刺激,牙龈乳头增生而进入邻牙𬌗面龋洞内,形成息肉样肉芽组织。

b.牙周膜息肉:多根牙的龋损穿通髓腔后进而破坏髓腔底,根分叉处的牙周组织受到外界的刺激而出现反应性增生,肉芽组织通过髓底穿孔处长入连通髓腔的龋损内,洞口外观与牙髓息肉极其相似。临床上进行鉴别时,可用探针拨动息肉的蒂部,以探查判断息肉的来源。必要时可将息肉自蒂部切除,根据蒂部的位置或拍照 X 射线片后再进行判断。

(2)诊断

1)了解病史:既往有自发痛史或长期冷热刺激痛、咀嚼食物痛史。

2)寻找患牙:可查到引起牙髓炎的牙体硬组织疾患或其他病因,如深龋洞、深牙周袋等。

3)确定患牙及牙髓情况:与对照牙相比,患牙对温度测验表现异常反应,患牙一般表现迟钝,测试后片刻出现反应,感觉为一阵性剧烈疼痛,即迟缓反应性痛。有叩诊不适或轻度叩痛。

(3)鉴别诊断

1)深龋:无典型自发痛症状的慢性牙髓炎有时与深龋不易鉴别。可参考以下 3 点进行判断。①患有深龋的牙对温度刺激不敏感,只有当冷热刺激进入深龋洞内才出现疼痛反应,而刺激去除后症状立即消失并不持续。慢性牙髓炎对温度刺激引起的疼痛反应会持续较长时间。②慢性牙髓炎可出现轻叩痛,而深龋患牙对叩诊的反应与正常对照牙相同。③深龋无穿髓点,而慢性牙髓炎除闭锁型外,可查出穿髓点。需要注意的是,当无典型临床表现的深龋患牙,在去净腐质时发现有穿髓点,甚至在去腐未净时已经露髓,亦应诊断为"慢性牙髓炎"。

2)干槽症:同侧近期有拔牙史,疼痛性质为持续性剧痛,夜间痛不明显。检查可发现有病变的拔牙创,可见牙槽窝空虚,骨面暴露,有臭味。拔牙窝邻牙虽可有冷热刺激敏感及叩痛,但无明确的牙髓疾病指征。

3.残髓炎　残髓炎(residual pulpitis)是指发生在已经做过牙髓治疗的患牙,由于残留了少量炎症根髓或多根牙遗漏了未处理的根管,残留的牙髓组织发生炎症反应而出现了慢性牙髓炎的症状。也有人认为该型属于慢性牙髓炎。

(1)临床表现

1)临床症状:有牙髓治疗的病史。疼痛特点与慢性牙髓炎相似,常表现为自发性钝痛、放射性痛、温度刺激痛。患牙多有咬合不适感或轻微咬合痛。

2)体征与辅助检查:患牙牙冠见有做过牙髓治疗的充填体或暂封材料。温度测验对强的冷热刺激可为迟缓性痛。叩诊不适或轻度叩痛。去除患牙充填物,探查根管深部时有感觉或疼痛。

(2)诊断

1)了解主诉症状:有慢性牙髓炎疼痛特点及牙髓病治疗史。

2)寻找患牙:可查出有充填体或暂封材料的患牙。

3)确定患牙及牙髓情况:强温度刺激时患牙有迟缓性痛以及叩诊不适或疼痛,探查根管深部有疼痛感觉即可确诊。

4.逆行性牙髓炎　逆行性牙髓炎(retrograde pulpitis)是指牙周组织病患牙的牙周组织破坏后,牙周袋内的细菌及毒素通过根尖孔或侧支根尖孔进入牙髓引起的牙髓炎症。它的感染来源于患牙的深牙周,与一般牙髓炎的感染途径相反,故名为逆行性牙髓炎。

(1)临床表现

1)临床症状:可同时具有牙髓炎、根尖周炎及牙周炎的多种特征,表现为典型的急性牙髓炎症状,即自发痛、阵发痛、冷热刺激痛等;也可呈现为慢性牙髓炎的表现,即冷热刺激敏感或激发痛,以及纯痛或胀痛;可有长时间口臭、牙松动、咬合无力或咬合疼痛等牙周炎的临床症状。

2)体征与辅助检查:患牙有深达根尖部的牙周袋或较为严重的根分叉病变;无明显的深龋或其他牙体硬组织疾病;牙有不同程度的松动;牙龈出现水肿、充血,牙周袋溢脓;有叩痛;X射线拍片显示有广泛的牙周组织破坏或根分叉病变。

(2)诊断

1)了解主诉症状:患者有长期的牙周炎病史,近期出现牙髓炎症状。

2)寻找患牙:有严重的牙周炎症状,无引发牙髓炎症的牙体硬组织疾病。

3)确定患牙及牙髓情况:温度测验可为激发痛、钝痛或无反应,有叩痛,X射线片显示患牙有广泛的牙周组织破坏或根分叉病变。

(三)牙髓坏死

牙髓组织的急性或慢性炎症或创伤导致血液循环突然停滞,造成牙髓的血供不足,最终可发展为牙髓坏死(pulp necrosis)。该病又称为渐进性坏死,以老年人多见,常由各型牙髓炎发展而来,也可因外伤打击,正畸矫治所施加的过度创伤力、牙体组织进行预备时的过度手术切割产热,以及使用某些有化学刺激的修复材料或微渗漏引起。如不及时进行治疗,病变可向根尖周组织发展,导致根尖周炎。

1.临床表现

(1)临床症状:患牙一般无自觉症状,多以牙冠变色为主诉前来就诊。可追问出自发痛史、外伤史、正畸治疗史或充填修复史等。

(2)体征与辅助检查:患牙可存在深龋洞或其他牙体硬组织疾患,或是有充填体、深牙周袋等,也有牙冠完整者;牙冠呈暗红色或灰黄色,失去光泽;牙髓活力测验无反应;叩诊无反应或不适感;开放髓腔可有恶臭;X射线片显示患牙根尖周影像无明显异常。

2.诊断

(1)了解主诉症状:无自觉症状,牙冠变色,有外伤史。

(2)寻找患牙:牙冠呈暗红色或灰黄色,失去光泽。

(3)确定患牙及牙髓情况:牙髓活力测验无反应,X射线片患牙根尖周无明显异常。

3.鉴别诊断 该病主要与慢性根尖周炎相鉴别。患有慢性根尖周炎的病牙也可无明显的临床自觉症状,但常有叩痛。有窦型的慢性根尖周炎可发现牙龈上有由患牙根尖来源的窦道口。拍摄X射线片,慢性根尖周炎有根尖周骨质影像密度减低或根周膜影像模糊、增宽,而牙髓坏死患牙X射线片根尖周无明显异常。

(四)牙髓钙化

牙髓的血液循环发生障碍是牙髓钙化(pulp calcification)的始动因素,循环障碍造成牙髓组织营养不良,引起细胞发生变性,导致钙盐沉积在变性的组织上,形成大小不一的钙化物质。牙髓钙化有两种形式:一种是结节性钙化,又称髓石,髓石可以附着在髓腔壁上或是游离于牙髓组织中;另一种是弥漫性钙化,甚至可造成整个髓腔闭锁,多发生于外伤后的牙,也可见于经氢氧化钙盖髓治疗或活髓切断术后的患牙。

1.临床表现

(1)临床症状:一般无临床症状。个别出现与体位有关的自发痛,与三叉神经痛相似,也可沿三叉神经分布区域放射,但无"扳机点",与温度刺激无关。

(2)体征与辅助检查:患牙对牙髓活力测验可表现为迟钝或敏感。X射线片显示髓腔内有阻射的钙化物,或使原髓腔处的透射区消失,呈弥漫性阻射影像,该征象是牙髓钙化的重要诊断依据。

2.诊断

(1)了解主诉症状:一般无临床症状,可出现与体位有关的自发痛,或经氢氧化钙盖髓治疗或活髓切断术治疗病史。

(2)确定患牙及牙髓情况:排除引起自发性放射痛的其他病因,且经过牙髓治疗后疼痛症状得以消除,方能确诊。

(3)X射线检查:发现髓腔内髓石可作为重要的诊断依据。

当临床检查结果表明患牙是以其他可引起较严重临床症状的牙髓疾病(如牙髓炎、根尖周炎等)为主,同时合并有牙髓钙化性病变时,则以引起牙髓症状的牙髓疾病作为临床诊断。

3.鉴别诊断 该病主要与三叉神经痛相鉴别。髓石引起的疼痛虽然也可沿三叉神经分布区域放射,但无"扳机点",主要与体位有关。X射线检查的结果可作为鉴别诊断的参考。

(五)牙内吸收

牙内吸收(internal resorption)又称特发性吸收,是指正常的牙髓组织肉芽性变,牙髓中未分化的间质细胞被激活,分化出破牙本质细胞,破牙本质细胞从髓腔内部吸收牙体硬组织,致髓腔壁变薄,严重者可造成病理性牙折。临床上牙内吸收多发生于乳牙、受过外伤的牙、再植牙及做过活髓切断术或盖髓术的牙。

1.临床表现

(1)临床症状:一般无自觉症状,多在X射线片检查时偶然发现。少数病例也可出现与牙髓炎相似的症状,如自发性阵发痛、放射痛和温度刺激痛等。

(2)体征与辅助检查:牙内吸收发生在髓腔时,吸收部位已接近牙冠表面,牙冠呈现粉红色,有时也有牙冠出现一定范围的小棕色或暗黑色区域。牙内吸收发生在根管内时,牙冠的颜色没有改变。牙患牙对牙髓测验的反应可正常,或迟钝。牙叩诊检查无不适或出现轻微不适感。牙X射线片显示髓腔或根管有局限性不规则的膨大透射区,严重者可见内吸收处的髓腔壁被穿通,甚至引起牙根折。

2.诊断

(1)患牙为受过外伤、牙再植及做过活髓切断术或盖髓术的牙,一般没有临床症状。

(2)可见牙冠呈现为粉红色,有时也可见牙冠出现一定范围的小棕色或暗黑色区域等病理改变。

(3)牙髓测验可正常或迟钝,叩诊检查无不适或出现轻微不适感,X射线片显示髓腔或根管有膨大透射区。X射线片的表现为主要诊断依据。

(刘丽梅)

第四节　根尖周病的分类、临床表现及诊断

根尖周病是根管内的感染通过根尖孔作用于根尖周组织引起炎症。当根管内的感染刺激物毒力强,机体抵抗能力弱时,表现为急性根尖周炎;当根管内的感染刺激物毒力弱,机体抵抗能力强时,表现为慢性根尖周炎。此外,牙齿受到急剧的外力撞击时,根尖周组织受到创伤可造成创伤性根尖周炎。

一、根尖周病的分类

按临床表现和病理过程将根尖周病分为急性根尖周炎和慢性根尖周炎。

1.急性根尖周炎　该型又可分为急性浆液性根尖周炎和急性化脓性根尖周炎。

2.慢性根尖周炎　该型又可分为慢性根尖周肉芽肿、慢性根尖周囊肿、慢性根尖脓肿和慢性根尖周致密性骨炎。

二、根尖周病的临床表现、诊断和鉴别诊断

（一）急性根尖周炎

急性根尖周炎(acute apical periodontitis,AAP)是从根尖周组织出现装液性炎症发展为化脓性炎症的一系列反应过程,是根尖周病变由轻到重的发展过程,严重时将发展为颌骨骨髓炎。

1.急性浆液性根尖周炎

(1)临床病理:根管内的感染刺激物通过根尖孔,感染根尖周组织,主要病理表现为根尖部牙周膜血管扩张、充血、渗出,渗出物以浆液性渗出为主,局部组织出现水肿,炎细胞浸润。此过程经过较短。如果根管内的感染刺激物毒力强,机体抵抗能力弱,局部引流不畅,很快发展为化脓性炎症;如果根管内的感染刺激物毒力弱,机体抵抗能力较强,炎性渗出物得以引流,则可转为慢性根尖周炎。

(2)临床表现

1)症状:初期患牙有伸长、浮起感,此时一般无自发痛。炎症继续发展,牙周间隙内压力升高,患牙出现自发性、持续性疼痛,咬合痛。患者不能咀嚼,影响进食。患者能够明确指出患牙。

早期,因渗出物较少,当咬合时渗出物被压入牙周膜间隙内,使局部压力降低,患者主诉咬紧患牙稍感舒服。随着病变加重,根尖周膜内渗出物淤积,牙周膜内压力升高,患牙浮起感和伸长感加重,咬紧患牙不但不能使疼痛减轻,反而引起更为剧烈的疼痛。

2)检查

①患牙可见龋坏、充填体或其他牙体硬组织疾病,有时可查到深牙周袋。

②牙冠变色。牙髓活力测试无反应。

③患牙叩诊疼痛(＋)～(＋＋),触诊患牙根尖部有不适或疼痛感。

④患牙可有Ⅰ°松动,根尖部扪诊疼痛。X射线牙片示根尖周无明显异常表现。

(3)诊断

1)患牙有自发性、持续性疼痛和咬合痛。患者能够指明患牙。

2)叩诊疼痛(十)～(十十),根尖部扣诊疼痛。

3)牙髓活力测试无反应。

4)X 射线牙片示根尖周无明显异常表现。

2.急性化脓性根尖周炎

(1)临床病理:急性化脓性根尖周炎多由急性浆液性根尖周炎发展而来,随着根尖周炎症的进一步发展,多形核白细胞浸润增多,组织溶解、液化,形成脓液。初期脓液聚积在根尖孔附近的牙周膜内,炎症主要局限在根尖孔附近的牙槽骨骨髓腔中,临床称根尖周脓肿。若脓液不能及时引流,则脓液常沿阻力小的部位排出,并从组织结构较薄弱处突破。聚集在根尖附近的脓液可有以下 3 种排脓途径。

1)脓液经薄弱的牙槽骨突破骨膜、黏膜或皮肤向外排脓:是最常见的排脓途径。临床可有 4 种排脓途径(图 4－3)。

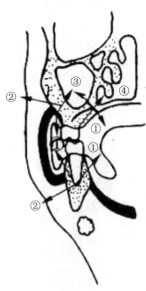

图 4－3 急性化脓性根尖周炎突破骨膜、黏膜向外排脓的 4 条途径
①穿破骨壁突破黏膜;②穿通骨壁突破皮肤;③突破上颌窦壁;④突破鼻底黏膜

①脓液通过颊(唇)侧或舌(腭)侧牙槽骨突破黏膜排脓大部分牙齿唇颊侧牙槽骨骨质薄,脓液穿透唇颊侧骨板,在前庭沟形成骨膜下脓肿,临床称骨膜下脓肿阶段。脓液穿透骨至黏膜下形成黏膜下脓肿,临床称黏膜下脓肿阶段,破溃后形成龈瘘管。上颌磨牙腭侧根靠近腭侧骨壁,脓液常穿破腭侧骨壁,达腭侧龈黏膜形成龈瘘管。临床最常见。

②脓液穿通骨壁突破皮肤排脓:少数情况下根尖部的脓液没有排在口腔内,而是穿透骨壁后绕过前庭沟从皮肤排出,破溃后形成皮瘘。如上颌尖牙的牙根很长,根尖位置高,其根尖脓肿的脓液可通过尖牙窝的疏松结缔组织在眶下部形成皮瘘管。

③脓液突破上颌窦壁向上颌窦排脓:上颌磨牙牙根距上颌窦窦底位置较近,尤其上颌第一磨牙,当上颌磨牙发生根尖周炎时,脓液穿透薄层的上颌窦壁向上颌窦内排脓,引起牙源性上颌窦炎。

④脓液突破鼻底黏膜向鼻腔排脓:偶然见于上中切牙。

2)脓液通过根尖孔经根管从龋洞排脓:此种排脓途径需具备的条件:龋洞较大,髓腔开放,根管通畅,脓液自龋洞排出。此排脓途径对根尖周组织破坏最小,是理想的排脓 2 径,但急性根尖周炎的患者很少有上述排脓情况。在临床治疗中,对于急性根尖周炎患者,应尽早开通髓腔,使脓液经此途径排出,以减少对根尖周的破坏(图4—4)。

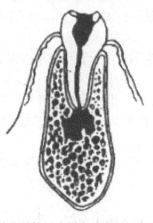

图4—4　急性化脓性根尖周炎脓液经根尖孔向冠方排脓

3)脓液经牙周间隙从龈沟或牙周袋排脓:患牙有较严重的牙周组织病,牙周袋较深,根尖部的脓液接近牙周袋底,脓液从薄弱的牙周膜处向牙周袋内排脓,形成牙周窦道,此种排脓途径使牙周膜纤维遭到严重的破坏,加重了牙周组织病变,常导致牙松动脱落,是预后最差的排脓途径(图4—5)。

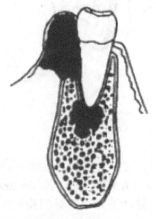

图4—5　急性化脓性根尖周炎脓液经牙周膜从龈沟或牙周袋排脓

(2)临床表现:病变早期,由于炎性渗出,局部压力增高,患牙有浮出感和早接触,咀嚼疼痛。随着脓肿的逐渐形成,疼痛加剧,表现为自发性、持续性、搏动性跳痛,但这种牙痛不受温度变化的影响,且患者能准确定位患牙。根据急性化脓性根尖周炎的病理过程,当脓液聚集在不同部位时,可出现不同的临床呈现,表现各具特征的3个阶段,即根尖周脓肿阶段、骨膜下脓肿阶段、黏膜下脓肿阶段(图4—6),各阶段临床表现如下。

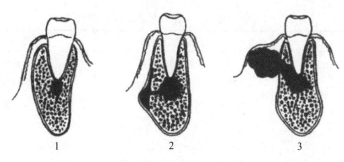

图4-6　急性化脓性根尖周炎发展的三个阶段
1.根尖周脓肿阶段;2.骨膜下脓肿阶段;3.黏膜下脓肿阶段

1)根尖周脓肿

①症状:患牙出现自发性、剧烈、持续跳痛,伸长感加重,患者因而不敢咬合。

②体征:患牙深龋或变色,牙髓坏死,患牙叩痛(＋＋)~(＋＋＋),松动Ⅱ°~Ⅲ°,根尖部潮红,但没有明显肿胀,触诊根尖部疼痛较轻。颌下及颏下淋巴结肿大有压痛。

2)骨膜下脓肿

①症状:此阶段脓液集聚在骨膜下,由于骨膜致密坚韧,张力大,疼痛达最高峰,患牙持续性、搏动性跳痛更加剧烈,患者感到极度痛苦。患牙肿胀、松动,轻触患牙即感觉疼痛难忍。此时常伴有全身不适、发热等全身症状,影响睡眠和进食。

②体征及辅助检查:患者表情痛苦,体温常在38℃左右,患牙叩痛(＋＋＋),松动Ⅲ°,牙龈红肿,前庭沟肿胀变平,触诊疼痛明显,有深部波动感,颌下及颏下淋巴结肿大有压痛。

③实验室检查:血常规检查,白细胞总数增高,分类中性粒细胞增多。

3)黏膜下脓肿

①症状:患牙自发性胀痛及咬合痛减轻,全身症状缓解。

②检查:患牙叩痛(＋)~(＋＋),松动Ⅰ°,根尖区黏膜的肿胀已局限,呈半球形隆起,触诊波动感明显,脓肿较表浅、易破溃。

(3)诊断

1)有持续性的自发痛,患牙伸长、咬合痛,与温度刺激无关,能准确定位。

2)检查患牙常有明确的病因,牙髓多已经坏死,有明显松动、叩痛、触痛。

3)X射线检查,急性根尖周炎的根尖部改变不明显或仅有牙周间隙增宽,围绕根尖周的骨硬板没有正常清楚。若为慢性根尖周炎急性发作,则可见根尖部牙槽骨破坏的透射影像。

急性根尖周炎较易明确诊断,但从浆液期到化脓期的3个阶段是一个移行过渡的连续发展过程,虽然不能截然分开,但在临床上根据症状及检查做出各阶段的诊断也是很有必要的,因为各阶段的应急处理不同。根尖周脓肿阶段持续性的跳痛可与急性浆液性根尖周炎鉴别。骨膜下脓肿阶段疼痛极为剧烈,根尖部红肿明显,伴有全身症状。发展到黏膜下脓肿时,疼痛减轻,局部肿胀明显而局限。

(4)鉴别诊断

1)急性牙髓炎:临床上急性牙髓炎和急性根尖周炎患牙均有剧烈疼痛,但二者疼痛特征不同,鉴别见表4-2。

表4-2 急性牙髓炎与急性根尖周炎的鉴别要点

鉴别要点	急性牙髓炎	急性根尖周炎
自发痛	阵发性放射痛	持续性痛
疼痛部位	不能定位,沿神经分布区放射	明确指出患牙
叩痛	晚期可有轻度叩痛	叩痛明显
触痛	无	有
咬合	不影响咬合	不敢咬合、牙有伸浮起感
牙松动	无	逐渐明显
牙髓活力	敏感	无反应
根尖牙龈	一般正常	水肿、按压疼痛
X射线片	正常	多数根尖有稀疏区
应急处理	安抚止痛、开髓减压	根管开放,脓肿切开、抗炎

2)急性牙周脓肿:急性化脓性根尖周炎发展到黏膜下脓肿阶段时,根尖区黏膜明显肿胀,呈半球形隆起,触诊波动感明显,临床易与急性牙周脓肿混淆,应注意二者的鉴别诊断(表4-3)。

表4-3 急性根尖周脓肿与急性牙周脓肿的鉴别要点

鉴别点	急性根尖周脓肿	急性牙周脓肿
感染来源	来自牙髓的感染	来自牙周的感染
病史	有牙体硬组织病病史	有牙周组织病病史
牙髓活力	无反应	正常
牙体情况	有牙体硬组织疾病	正常
牙周情况	正常	有牙周袋
叩痛	明显	较轻
牙松动度	轻	明显
脓肿部位	靠近根尖部	靠近牙龈缘
疼痛程度	重	轻
X射线片	若为慢性根尖周炎急性发作,根尖骨质有透射影像牙槽骨有吸收	

(二)慢性根尖周炎

慢性根尖周炎(chronic periapical periodontitis,CAP)是指根管内由于长期有感染及病原刺激物存在,根尖周围组织呈现出慢性炎症反应,表现为炎症肉芽组织的形成和牙槽骨的破坏。这种破坏在彻底去除根管内感染及病原刺激物的前提下,可以修复和重建。在感染及病原刺激物存在及机体抵抗能力低下时,慢性根尖周炎可转化为急性根尖周炎,因此,慢性根尖周炎常有反复疼痛、肿胀的病史。慢性根尖周炎患牙一般没有明显的疼痛症状,病变类型可分为根尖周肉芽肿、慢性根尖周脓肿、根尖周囊肿和慢性致密性骨炎4种类型(图4-7)。

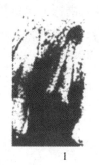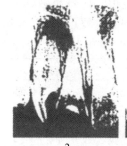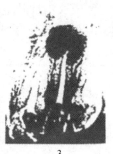

1　　　　　　　2　　　　　　　3

图4-7　慢性根尖周病变的鉴别

1.根尖周肉芽肿；2.根尖周脓肿；3.根尖周囊肿

1.临床病理　慢性根尖周炎的病理特征是根尖周组织增殖性炎症变化,即纤维组织增生和肉芽组织的形成,以及牙周膜间隙的形态学改变。

(1)根尖周肉芽肿(periapicalgranuloma)：是慢性根尖周病中最常见的一型。根尖周病变区有破骨细胞,骨组织破坏,被肉芽组织所替代。肉芽组织中有淋巴细胞、浆细胞和少量嗜中性白细胞浸润,并有纤维细胞和毛细血管增生。肉芽组织的周围常有纤维性被膜及呈条索状或网状上皮增殖。根尖周肉芽肿大小和形式不一,拔牙时往往连同牙根尖一同拔出,根尖肉芽肿可维持较长时间相对稳定。

(2)慢性根尖周脓肿(chronicperiapicalabscess)：随着病程的进展,炎症性肉芽组织的体积不断增大,病变中央的组织细胞发生坏死、液化,形成脓液并潴留于根尖部的脓腔内。根尖周脓肿可穿过牙槽骨及黏膜形成牙龈窦道,或穿通皮肤形成皮肤窦道。

(3)根尖周囊肿(periapicalcyst)：根尖部的炎症肉芽组织内有发育期间遗留的牙周上皮剩余,在慢性炎症的长期刺激下,其增殖为上皮团块,或上皮条索发生退行性变,甚至坏死、液化,形成小囊腔,囊腔逐渐扩大形成根尖周囊肿。

根尖周肉芽肿、慢性根尖周脓肿和根尖周囊肿三者之间联系密切,可相互转变,有着移行的关系。

(4)致密性骨炎(condenseosteitis)：是根尖周组织受到轻微、缓和、长时间慢性刺激后产生的骨质增生性反应。

2.临床表现

(1)症状：一般无明显的自觉症状,有的患牙咀嚼时有不适感。由于慢性根尖周炎常常是继牙髓病而来,有些病例又曾有过急性发作,或者有些病例本为急性根尖周炎未治疗彻底而迁延下来,在临床上多可追问出患牙有牙髓病史、反复肿痛史或牙髓治疗史。

(2)口腔检查及辅助检查

1)患牙可查及深龋洞或充填体,以及其他牙体硬组织疾患,牙冠变色。

2)牙髓活力测试无反应。

3)叩诊无明显异常或仅有不适感,一般不松动。

4)有窦型慢性根尖周炎者可查及位于患牙根尖部的唇、颊侧牙龈表面的窦道开口,挤压时可有脓液溢出。

5)较大囊肿可见患牙根尖部的牙龈处呈半球状隆起,触诊有乒乓球感,富有弹性,并可造成邻牙移位或使邻牙牙根吸收。

6)X射线检查:患牙X射线片上根尖区骨质破坏的影像是确诊的关键依据,各型慢性根尖周炎X射线影像不同,是区分各型的主要点,各型X射线表现(表4-4)如下。

表4-4 慢性根尖周炎X射线投射影像表现

	根尖周肉芽肿	慢性根尖周脓肿	根尖周囊肿
形状	圆形	不规则	圆形
界限	清晰	不清	清晰
大小	不超过1cm	不定	可大、可小
周围骨质	正常	疏松	有一圈致密骨阻射白线

①根尖周肉芽肿:根尖部有圆形的透射影像,边界清楚,直径一般小于1cm,周围骨质正常或稍致密。

②慢性根尖周脓肿:边界不清,形状不规则,周围骨质疏松呈云雾状。

③根尖周囊肿:根尖圆形透射区,边界清楚,直径一般大于1cm,有一圈由致密骨组成的阻射白线围绕。

④慢性致密性骨炎:根尖部骨质呈致密性阻射像,无透射区,一般不需治疗,是机体的一种防御性反应。

3.诊断

(1)患牙无明显自觉症状,叩诊和咬合有不适感。

(2)有反复肿痛史和治疗史。

(3)牙冠变色,失去光泽。

(4)窦型慢性根尖周炎时根尖部牙龈表面可见有时好时坏的瘘管形成。

(5)牙髓活力测定无反应。

(6)X射线示根尖部有骨质破坏影像,此是该病的主要诊断依据。

(刘丽梅)

第五节 牙髓病和根尖周病的治疗

一、治疗原则

牙髓病和根尖周病的治疗原则是保存具有正常生理功能的牙髓或保存患牙。

(一)保存活髓

1.意义 牙髓具有营养、防御、形成和感觉功能,因此,在牙髓病和根尖周病的治疗中,保留活髓具有重要意义,尤其是年轻恒牙,髓腔大,牙根发育尚未完成,根尖呈喇叭口状,牙髓血液循环丰富,修复能力强,在这类牙牙髓病变早期时,尽量考虑保留活髓。

2.适应证

(1)可复性牙髓炎。

(2)意外穿髓。

(3)年轻恒牙根尖孔未形成的早期牙髓炎。

3.治疗方法 可采用盖髓术、活髓切断术、安抚治疗。

（二）保留患牙

1.意义　当牙髓病和根尖周病不能保存活髓时,应当去除病变,尽量使患牙健康无害地保存下来,此对维持牙列的完整、维护牙的正常生理功能具有重要意义。牙髓组织富含神经、血管、淋巴管和疏松结缔组织,修复能力较强。因牙髓处于四壁坚硬而缺乏弹性的牙髓腔中,血液循环是通过细小的根尖孔的终支循环,缺乏有效的侧支循环,因此,牙髓炎时炎症渗出物不易引流,髓腔压力较易增高,同时牙髓组织松软,感染很快会扩散至整个牙髓。牙髓炎症可造成牙髓血管扩张和血流缓慢,故易形成血管栓塞而造成牙髓坏死,保留活髓较难,但大多数情况虽然不能保留活髓却能够保留患牙,保留患牙的前提是彻底去除根管内感染刺激物。

2.适应证

（1）不可复性牙髓炎。

（2）根尖周炎。

（3）外伤性牙髓感染。

3.治疗方法　根据病情可采用根管治疗术、牙髓塑化术、干髓术。

二、治疗计划

牙髓病和根尖周病治疗计划的制订取决于多方面。首先应根据患牙的病变程度、位置、与其他结构的关系;其次是患者的全身健康情况、态度和可治疗时间;再次,医护人员的经验、医疗设备和器械等方面也应综合考虑。治疗时应综合以上情况,制订切实可行的方案。

（一）治疗程序

牙髓病和根尖周病的治疗首先是缓解疼痛并去除感染物质,一旦患牙的急性症状得到控制,则应该对患者进行全面检查和常规治疗。常规治疗程序:

1.控制急性疼痛,进行完善的口腔内科治疗。

2.拔除无保留价值的患牙。

3.治疗其他龋患牙。

4.治疗龋患的牙髓病牙。

5.牙周治疗。

6.充填或修复治疗。

（二）医患沟通

对于患牙治疗的方法、过程、预后和其他相关情况,在治疗前要告知患者。医生和患者之间良好而有效的交流非常重要,让患者对病情及治疗过程有所了解,可以避免患者治疗中的紧张或不合作等不良情绪,积极配合医护人员的治疗。

三、感染控制

在牙髓治疗过程中,患者的血液、唾液及飞沫等会造成感染扩散,病原微生物可以通过不同途径引起感染。因此,使用物理、化学等方法杀灭或清除存在于治疗环境和器械上的病原微生物,对于切断传播途径、防止交叉感染具有重要意义。

（一）医患隔离

1.医护人员的个人防护　医护人员在治疗时必须穿防护工作服、戴口罩、帽子,并及时更换清洗。患者的手要剪短指甲,洗刷双手,操作时戴好手套,必要时戴防护镜和防护面罩,防止血液、冲洗液、唾液飞溅至面部或眼睛。

2.患者的防护 在对患者进行口腔检查时,使用一次性器械盒,不是一次性器械的,使用后要彻底清洗,经过消毒、灭菌才可再次使用。治疗操作前嘱患者用漱口剂漱口,减少口腔内微生物的数量。

3.工作环境的防护 工作环境要通风好,用消毒剂及时消毒工作台面和地面,定期进行空气消毒。

(二)术区隔离

1.选用棉卷隔离术区 将消毒的干棉球或棉卷置于患牙两侧,以保持术区干燥。这种方法比较简便,但儿童及唾液分泌较多的患者效果差。

2.用橡皮障隔离术区 具体器材包括橡皮障、打孔器、橡皮障夹、橡皮障夹钳和橡皮障架(图4-8)。此法优点多,能将术区与口腔完全隔离,保持术区干燥,防止误伤和器械吸入气道。这些器具使用效果较好,但麻烦,临床可根据需要选用。

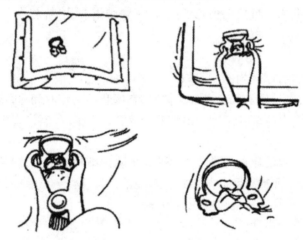

图4-8 橡皮障工具

(三)治疗器械的消毒

治疗器械主要包括手机、车针、拔髓针、根管扩大针、充填器等器械。

1.手机的消毒 首先清洗手机,注油,用75%酒精消毒手机外表面,干燥后包装,预真空压力蒸汽灭菌。

2.其他牙髓治疗器械 先用消毒液浸泡,手工彻底清洗或用超声波清洗、消毒干燥机干燥、预真空压力蒸汽灭菌。

四、疼痛的控制

牙髓病和根尖周病患者就诊时,往往患牙疼痛明显,在治疗过程中,采用无痛技术,减轻或消除患者疼痛,更易获得患者的合作和信任。

(一)牙髓失活法

牙髓失活法是用化学药物制剂封于牙髓创面上,引起牙髓血运障碍而使牙髓组织失去活力的方法。使牙髓失活的药物称作失活剂,常用失活剂有亚砷酸、金属砷、多聚甲醛等。牙髓失活的操作步骤如下。

1.封失活剂前,应向患者说明封药的目的、药物具有的毒性及封药的时间。

2. 清除龋洞内食物残渣和软化牙本质,在近髓处以挖器或锐利球钻使牙髓暴露。

3. 隔湿,擦干龋洞,置适量失活剂于穿髓孔处,不可加压,可在失活剂上面放一小棉球,可缓解渗出引起的压力增高而导致的疼痛,调拌氧化锌丁香油黏固剂暂封窝洞。

注意事项:洞壁要封闭严密,切勿外漏,以免造成牙龈甚至牙槽骨的损伤;叮嘱患者按时复诊,登记患者联系方式,便于联系患者。

(二)局部麻醉法

局部麻醉法是通过局部注射麻醉药物达到牙髓治疗无痛的方法。牙髓病和根尖周病治疗主要是在开髓时保证患者无痛,只需要麻醉治疗牙的牙髓神经即可。一般上颌前牙、前磨牙开髓采用局部浸润麻醉,上颌磨牙和下颌牙开髓多采用神经阻滞麻醉,麻醉的具体方法及注意事项参见口腔颌面外科学内容。

五、应急处理

应急处理是指针对牙髓病和根尖周病最初治疗中需解决的问题的处理。对牙髓和根尖部急性炎症的处置,是一种应急临时性措施,主要是缓解疼痛及消除肿胀,待转为慢性炎症后再进行常规治疗。应急治疗是指依据病变发展阶段及病变程度,采取相应的处理方法。

(一)急性牙髓炎的应急处理

急性牙髓炎时患者有剧烈的牙痛,原因是炎症渗出物形成髓腔高压,因此急性牙髓炎应急处理的关键是开髓引流,减缓髓腔高压,减轻疼痛。

方法是在局部麻醉下,从髓角处打开髓腔,减轻髓腔内的压力,即可缓解疼痛。开髓处放置丁香油小棉球,开髓引流 2d。

(二)急性根尖周炎的应急处理

1. 髓腔开放引流　急性根尖周炎无论是浆液期或是化脓期,主要矛盾集中在根尖渗出物或脓液的积聚与扩散,理想的引流方式是打通髓腔引流通道,打通根尖孔,使渗出液或脓液通过根管得以引流,以缓解根尖部压力,解除疼痛。开放髓腔 2～3d 后复诊,开髓时固定患牙,尽量减少震动。

2. 切开排脓　急性化脓性根尖周炎发展到骨膜下或黏膜下脓肿时,应在根管开放的同时进行切开排脓。

3. 安抚治疗　对外伤、封药化学性刺激及根管不良充填引起的急性根尖周炎,可考虑去除根管内容物,封消炎镇痛药物安抚数日,待急性期过后再常规治疗,以避免外界污染或再感染。

4. 调𬌗磨改　创伤引起的急性根尖周炎,对活髓的患牙处理应慎重。一般通过调𬌗磨改以消除创伤性𬌗,减轻咬合压力使患牙得以休息,促进愈合。

5. 消炎止痛　口服或注射抗生素或止痛药物。

6. 急性期拔牙　无保留价值或重要病灶牙可以果断拔除患牙,通过牙槽窝引流。但复杂性拔牙易引起炎症扩散,应先保守治疗后再拔牙。

六、保存活髓治疗方法

(一)盖髓术

盖髓术是一种保存活髓的治疗方法,是在接近牙髓表面或已暴露的牙髓表面覆盖使牙髓病变恢复的药物,以保护牙髓,消除病变。盖髓术包括间接盖髓术和直接盖髓术。覆盖牙髓表面使牙髓病变恢复的药物称盖髓剂,理想的盖髓剂应具备的性能有:①能促进牙髓组织修复再生;②与牙髓组织有良好的生物相容性;③有较强的杀菌或抑菌性及渗透性;④药效稳定、持久;⑤便于操作。临床常用的盖髓剂有氢氧化钙类制剂及氧化锌丁香油类制剂。

氢氧化钙类制剂是最具疗效的盖髓剂之一,呈碱性,能中和炎症产生的酸性产物,具有消炎、止痛作用;能激活成牙本质细胞碱性磷酸酶,促进牙齿硬组织的形成。新型的含钙聚合体(MTA)盖髓剂主要成分有硅酸三钙、硅酸二钙、铝酸三钙、铝酸四钙等,具有良好的密闭性、生物相容性和诱导成骨性,也有与氢氧化钙一样的强碱性及抑菌功能。

氧化锌丁香油类制剂用于间接盖髓。这类制剂具有安抚、镇痛作用,也具有抑菌作用。

1. 间接盖髓术　是将盖髓剂覆盖在接近牙髓的洞底上,以消炎、止痛,促进修复性牙本质形成,保存牙髓活力的治疗方法(图 4-9A)。

(1)适应证

1)深龋、外伤近髓患牙。

2)可复性牙髓炎。

3)诊断性治疗,无法确定慢性牙髓炎或可复性牙髓炎。

(2)操作步骤

1)去龋:在局麻下用球钻低速去除龋坏组织,用挖匙去除近髓牙本质上的软龋,尽量去除干净。为避免穿髓近髓角处少量的软龋,可以保留。

2)冲洗隔湿:用温生理盐水冲洗窝洞,擦拭吹干窝洞。隔湿患牙。

3)放置盖髓剂:用氢氧化钙糊剂或其他盖髓剂放置于近髓处,调拌氧化锌丁香油黏固剂暂封窝洞。

4)充填:暂封后观察 1~2 周,如果患者没有自觉症状,且牙髓活力正常,保留部分暂封的氧化锌丁香油黏固剂做第一层垫底,磷酸锌黏固剂第二层垫底,进行永久充填。对于少量软龋不能去净的患牙,暂封后观察 6~8 周,复诊时去除暂封的氧化锌丁香油黏固剂及盖髓剂,去净软龋。如果患牙去龋时酸痛感不明显,牙髓活力正常,可去净软龋,重新垫底,永久充填;如果患牙去龋时酸痛感很明显,更换盖髓剂后暂封,直到症状完全消失再做永久充填。

2. 直接盖髓术　是用盖髓剂直接覆盖在较小的意外穿髓孔处,以保存牙髓活力的一种方法(图 4-9B)。

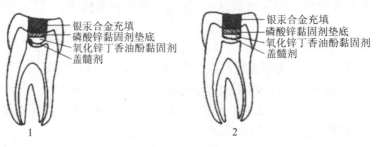

银汞合金充填
磷酸锌黏固剂垫底
氧化锌丁香油酚黏固剂
盖髓剂

银汞合金充填
磷酸锌黏固剂垫底
氧化锌丁香油酚黏固剂
盖髓剂

1　　　　　　　　2

图 4-9　盖髓术

1.间接盖髓术;2.直接盖髓术

(1)适应证

1)根尖孔尚未形成,因机械性、外伤性意外露髓(穿髓孔直径<1mm)的年轻恒牙。

2)根尖孔发育完善,因机械性、外伤性露髓(穿髓孔直径<0.5mm)的恒牙。

(2)操作步骤

1)预备洞形,去净龋坏组织:无论是机械性露髓还是外伤性露髓的患牙,去龋时应在局麻下进行,动作准确,尽可能直视下操作,避开穿髓孔,及时清理洞内软组织碎屑,保护牙髓。

2)放置盖髓剂:首先用温生理盐水轻轻冲洗,严密隔湿,拭干窝洞。将氢氧化钙盖髓剂直接覆盖在穿髓点处,动作轻柔,避免加压,用氧化锌丁香油黏固剂暂封窝洞。

3)永久充填:暂封后观察1~2周,如果患者没有自觉症状,且牙髓活力正常,保留部分暂封的氧化锌丁香油黏固剂做第一层垫底,磷酸锌黏固剂第二层垫底,进行永久充填。暂封后观察1~2周,如果患牙对温度刺激比较敏感,可更换盖髓剂暂封1~2周,症状完全消失再进行永久充填。如果暂封后患牙出现自发痛、夜间痛等症状,根据情况选择根管治疗。

(3)预后:直接盖髓术预后取决于患者的年龄及牙髓暴露的类型、范围、时间等因素。年轻恒牙血液循环好,预后较成熟恒牙好;牙髓暴露时间短、范围小,预后较好。另外还与术中、术后的感染及全身的健康状况有关。

(4)转归:直接盖髓术后,露髓处形成血凝块,然后血凝块机化,形成修复性牙本质,2个月后封闭穿髓孔,为治疗成功。如果直接盖髓术后,患牙出现自发性疼痛,或者出现牙髓钙化、牙内吸收,为治疗失败。直接盖髓术后,应半年复诊一次,追踪2年,根据X射线检查及牙髓活力测试判断治疗是否成功。

(二)牙髓切断术

牙髓切断术是指切断炎症的冠部牙髓组织,将盖髓剂覆盖于根髓的牙髓断面上,保留部分活髓的治疗方法。

1.原理　彻底切除髓室内有炎症反应的牙髓,将盖髓剂覆盖于健康的牙髓组织断面上,维持部分牙髓正常的状态和功能(图4-10)。

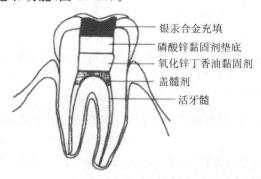

银汞合金充填
磷酸锌黏固剂垫底
氧化锌丁香油黏固剂
盖髓剂
活牙髓

图4-10　活髓切断术

2.适应证　牙髓切断术仅适用于病变局限于冠髓的根尖未发育完善的年轻恒牙,外伤性、龋源性或者机械性意外露髓,且范围较大,直径超过1mm者可行牙髓切断术,以保存活的根髓,直到牙根发育完成。

3.操作步骤

(1)术前准备:手术前准备常规治疗器械,严格消毒。拍摄X射线片了解根尖周组织及牙根吸收情况,牙根吸收1/2时不宜做活髓切断术。

(2)局部麻醉:患牙采用神经阻滞麻醉。

(3)去净龋坏组织:先用温水清洗窝洞,去除表面的食物残渣及表层的软龋,再用小号球钻去除干净洞内的软化牙本质,用温生理盐水冲洗。

(4)隔湿,严格消毒:术区要严密隔湿,彻底消毒,整个过程要遵循严格的无菌操作。

(5)揭髓顶:按照髓腔侧壁的延长线在牙齿表面的投影线,揭净髓室顶。

(6)切除冠髓:冲洗窝洞内残屑,用锐利挖匙或中号球钻去除全部髓室内的牙髓组织,从根管口处切断,去净髓室内的牙髓组织纤维,在根管口处形成整齐的断面。

(7)止血:生理盐水冲洗,用消毒棉球轻压止血。如果牙髓断面出血较多,可用小棉球蘸0.1%肾上腺素放置根管口处轻压止血。

(8)盖髓:牙髓组织断面止血后,将新鲜调制的氢氧化钙糊剂盖于断面,厚度约 1mm,轻压与根髓密合,用氧化锌丁香油黏固剂暂封窝洞。

(9)充填:暂封后观察 1～2 周,如果患者没有自觉症状,且牙髓活力正常,保留部分暂封的氧化锌丁香油黏固剂做第一层垫底,磷酸锌黏固剂第二层垫底,进行永久充填。

4.预后和转归 牙髓切断术成功与否,与患者的年龄、病变的程度、盖髓剂的选择及术中预防感染的措施等均有关系,预后常有 3 种情况。

(1)牙髓断面出现牙本质桥,封闭根管口,根髓保持正常活力。

(2)牙髓断面形成不规则钙化物,形成不规则牙本质。

(3)根髓已形成慢性炎症,或发生内吸收,导致治疗失败。

牙髓切断术后要定期复查,根管钙化、牙内吸收和牙髓坏死常是牙髓切断术的潜在并发症。该手术适用于根尖未发育完善的年轻恒牙,保留活的根髓,目的是让牙根发育完善,牙根一旦发育完成,患牙应再行牙髓摘除术。

5.并发症及处理 牙髓切断术后的并发症主要是根髓感染,原因多是在操作过程中,未执行严格的无菌操作,造成根髓感染,也可能因为患牙病变程度较重而引起感染。根髓感染预防的关键是术中一定要遵循严格的无菌操作,也要选择好适应证。

七、安抚治疗

安抚治疗是将具有安抚、镇痛、消炎作用的药物封入窝洞,消除可复性牙髓炎临床症状的一种治疗方法。

(一)适应证

患牙深龋无明显自发痛,但有明显激发痛,在洞形预备时极其敏感。

(二)治疗方法

尽量去除龋洞内软化的牙本质,但要注意防止穿髓,冲洗窝洞,隔湿,洞内放置蘸丁香油液的小棉球,安抚牙髓,用氧化锌丁香油黏固剂暂封窝洞,观察 1～2 周。复诊如果没有症状,牙髓活力正常者,去除暂封剂,取出丁香油小棉球,氧化锌丁香油黏固剂做第一层垫底,磷酸锌黏固剂第二层垫底,进行永久充填。若有症状,可采用间接盖髓,若有自发痛,应进行牙髓治疗。

八、根管治疗术

根管治疗术是治疗牙髓病和根尖周病常用和最有效的治疗方法,其核心是"去除感染,杜绝再感染"。20 世纪 40 年代,Gyossmar 在总结以前牙髓病治疗实践的基础上提出该方法,80 年代后有了迅速的发展。根管治疗术的发展始终紧紧围绕"去除感染,杜绝再感染"这一核心,保证了临床疗效的恒定,在全球范围得到了广泛应用。

(一)原理

根管治疗术是通过机械或化学的方法预备根管,将存在于根管内的感染刺激物全部清除,以消除感染并使根管清洁成形,再经过药物消毒和严密的根管充填,达到治疗牙髓病和根尖周病的目的。根管治疗包括三大步骤:根管预备、根管消毒、根管充填。

(二)适应证

1.牙髓病 晚期牙髓炎、牙髓坏死、坏疽、牙内吸收。

2.各型根尖周炎 急性根尖周炎需应急处理后。

3.外伤牙 冠折或根折可以保留进行修复的牙。

4.其他 牙周-牙髓联合病变。

(三)恒牙髓腔的解剖特点和开髓

1.上颌前牙 髓腔近远中径在切端最宽,唇舌径在颈部最宽,髓室与根管无明显的界限,舌隆突的上方靠近颈1/3处,舌面窝中央呈圆三角形形状。

2.上颌尖牙 髓腔形态与相应的牙体外形相似,髓腔在颈部最大,髓室与根管无明显的界限(图4-11)。

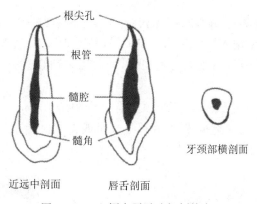

图4-11 上颌尖牙髓腔解剖特点

上颌前牙髓腔的特点是髓腔大,根管粗,都是单根管牙,根尖孔多在根尖顶。

(1)开髓部位:在舌侧窝进行,其形状和大小应与髓室在舌面的投影位置、大小相适应,洞口的外形呈三角形,角较圆钝,三角形的尖朝向根方,但不伤及舌隆突,底端与切缘平行(图4-12)。

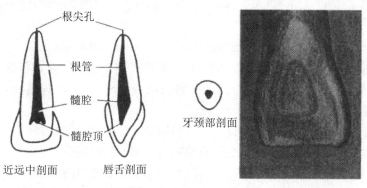

图4-12 上颌切牙髓腔的解剖特点及开髓的洞口外形

（2）开髓方法：应根据髓腔在舌面投影的位置选择入口。起初钻针应与舌面垂直，磨至牙本质时阻力明显减小，此时应调整钻针方向，使之逐渐与牙长轴平行，穿通髓腔时有明显落空感，保证钻针方向大洞口，修整洞壁。当髓腔充分暴露以后，更换球钻将其磨成直线的通道，注意避免形成台阶或造成唇侧侧穿。

3.上颌前磨牙　髓腔呈长立方体形，颊舌径大于近远中径。髓腔顶形凹，最凹处约与颈缘平齐。第一前磨牙双根或单根，多为双根管，第二前磨牙多为单根。颊侧髓角位置高，根分叉位于根中部。

（1）开髓部位：在𬌗面中央窝偏腭侧进行，呈长卵圆形（图4－13）。

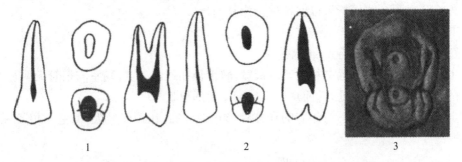

图4－13　上颌前磨牙髓腔解剖特点及上颌前磨牙开髓洞口外形

（2）开髓方法：以裂钻钻入后向颊舌方向扩展，并逐渐深入，从颊侧进入髓腔，更换球钻以提拉动作揭净髓腔顶。注意，不要损伤髓腔壁，最后用裂钻修整洞形。注意防止形成台阶或侧穿。

4.上颌磨牙　髓腔呈四方体形，髓腔顶上有4个髓角与相应的牙尖对应，颊侧髓角高于舌侧髓角，近中髓角高于远中髓角，髓腔底可见3个或4个根管口。为多根管牙，腭侧根呈扁平状，根管比较粗大（图4－14）。

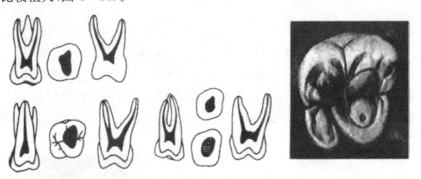

图4－14　上颌磨牙髓腔解剖特点及上颌磨牙开髓洞口外形

（1）开髓部位：开髓部位在上颌磨牙𬌗面，依据髓腔顶在𬌗面投影的位置开髓。髓腔顶在𬌗面投影的位置呈三角形，略偏近中，三角形的底向着颊侧，尖朝向腭侧，颊舌径略宽于近远中径，远中不过斜嵴。

（2）开髓方法：开髓时根据投影的形状，用裂钻磨一深洞，沿腭根方向进入，到达髓腔可有落空感。穿通各髓角，按各髓角的连线揭净髓腔顶，充分暴露颊腭根管口。

5.下颌前牙　体积最小，唇舌径大于近远中径，90%根管为窄而扁的单根管，10%分为唇、舌两个根管。根尖孔多位于根尖顶。

(1)开髓部位:舌面窝正中,呈椭圆形(图4—15)。

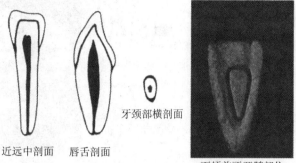

近远中剖面　　唇舌剖面

牙颈部横剖面

下颌前牙开髓部位

图4—15 下颌前牙髓腔解剖形态及开髓洞口外形

(2)开髓方法:具体开髓方法与上颌切牙相同。

6.下颌前磨牙 下颌前磨牙髓腔虽然具备单根管牙的特点,髓腔与根管直接相连,但与前牙髓腔不同,表现在髓腔体积明显增大,形态略呈立方体形,颊舌径较宽,近远中径相近较窄,髓腔顶有颊、舌两个髓角,髓腔向下与单根管相通。颊尖大于舌尖,向舌侧偏斜,颊侧髓角高(图4—16)。

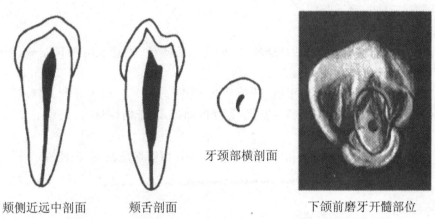

颊侧近远中剖面　　颊舌剖面

牙颈部横剖面

下颌前磨牙开髓部位

图4—16 下颌前磨牙髓腔解剖及下颌前磨牙开髓洞口外形

(1)开髓部位:在𬌗面偏颊尖进行,呈椭圆形。

(2)开髓方法:用裂钻从𬌗面中央窝偏颊侧钻入,穿髓后换球钻以提拉动作揭净髓腔顶,用裂钻修整洞壁,使窝洞与根管呈直线关系。

7.下颌磨牙 髓腔呈矮立方形,近远中径大于颊舌径大于髓腔高度;髓腔顶最凹处与颈缘平齐,近舌髓角与远舌髓角接近牙冠中1/3,髓腔底可见2~4个根管口,87%的近中根管为双根管,40%远中根管为双根管,咬合面中央偏颊侧,近中边稍长,远中边稍短(图4—17)。

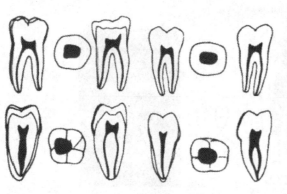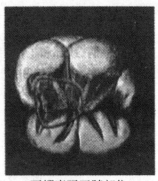

下颌磨牙开髓部位

图 4-17　下颌磨牙髓腔解剖及下颌磨牙开髓洞口外形

（1）开髓部位：开髓部位在下颌磨牙𬌗面，依据髓腔顶在𬌗面投影的位置开髓。髓腔顶在𬌗面的投影的位置也呈三角形，略偏近中，略靠颊侧。三角形的底位于近中，尖朝向远中，较为圆钝，近远中径长于颊舌径。

（2）开髓方法：开髓时根据投影的形状，用裂钻磨一深洞，以斜向远中的方向进入髓腔，暴露远中根管口后即向近中方向扩展，揭去髓室顶。注意，下颌第一磨牙因髓腔顶与髓腔底相距较近，开髓时应防止穿通髓腔底。

（四）根管治疗的器械

根管治疗器械很多，主要包括开髓器械、根管预备器械、根管长度测量器械、根管冲洗器械、根管充填器械等。

1.开髓器械　包括高速涡轮手机、低速手机、裂钻、球钻等。用于开髓、揭髓腔顶，充分暴露髓腔和根管口位置，形成进入根管的近似直线的通道，利于器械进入（器械的使用方法见实训指导）。

2.根管预备器械有光滑髓针和拔髓针（图 4-18）、根管切削器械等（图 4-19）。

1

图 4-18　根管预备器械
1.光滑髓针；2.倒钩髓针

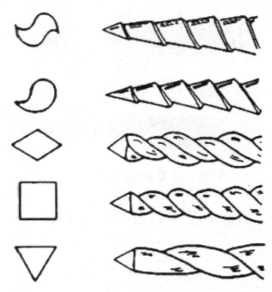

图4-19 各种螺纹根管锉

根管锉由手柄、颈部和工作端三部分组成,每一个器械在颈部有一个硅橡胶标记片,用以标记工作长度。根管锉和扩大针的锥度、长度、编号、颜色均有 ISO 规定的标准规格和尺寸(图4-20),所有扩大针和锉的工作端切割刃长为16mm,长度从尖端到手柄的末端有21、25、28、31mm 四种规格,锥度一致为0.02,器械号码为15#、20#、25#、30#、35#、40#。

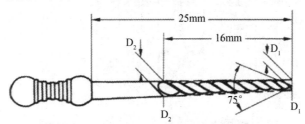

图4-20 根管预备器械标准

机用器械包括回旋手机(图4-21)、G 型钻和 P 型钻(图4-22)。

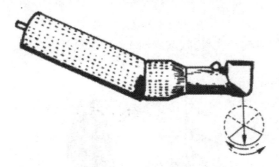

图4-21 回旋手机

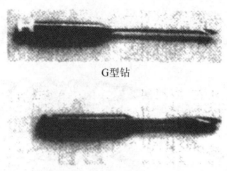

G型钻

P型钻

图4-22 机用扩孔钻

3.根管长度测量器械 目前常用的有 ProPex 根尖定位仪(图4-23)和 RayPex5 根尖定位仪。

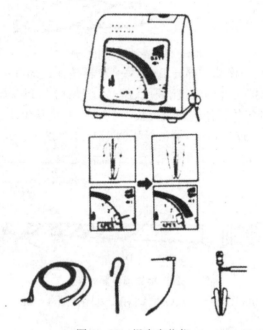

图4-23 根尖定位仪

4.根管冲洗器械 如冲洗用注射器(图4-24),超声根管治疗仪。用于根管冲洗、根管预备和去除根管内异物。

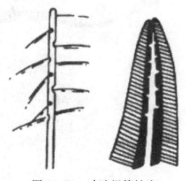

图4-24 冲洗根管针头

5.根管充填器械　输送糊剂的器械主要是螺旋充填器(图4-25)。充填牙胶的器械主要有侧向加压器、垂直充填器等(图4-26)。

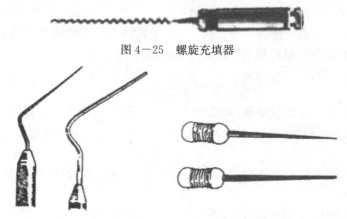

图4-25　螺旋充填器

图4-26　根管牙胶尖充填器

(五)根管治疗步骤

根管治疗包括根管预备、根管消毒和根管充填三大步骤。

1.根管预备　根管预备是根管治疗术的关键步骤,根管治疗术的成功很大程度上取决于根管预备的成功。

(1)开髓:以无痛技术开髓,揭尽髓腔顶,将洞壁修整光滑,使根管器械尽可能循直线方向进入根管口。用光滑髓针或小号根管扩大针探根管口(图4-27)。

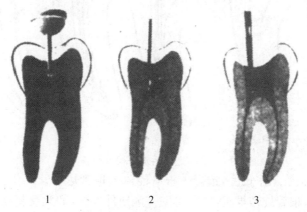

图4-27　开髓步骤

1.开髓;2.揭髓顶;3.确立直线通路

(2)拔髓:根管扩大前,根管内有牙髓组织,另外还有细菌及代谢产物附着于根管壁上,因此首先选择合适的器械予以去除,成形的牙髓可用拔髓针插入根管达根尖1/3,缓慢旋转将牙髓拔出;不成形坏死或坏疽的牙髓,先向髓腔内滴入2%氯亚明,用根管锉在根管内轻轻捣动,然后冲洗。

(3)根管工作长度的测定:根管工作长度是指从切缘或牙尖到根尖止点的距离。比实际牙根短0.5~1.0mm,因为临床预备只需达到根尖部牙本质-牙骨质界,距根尖0.5~1.0mm。测量方法有如下几种。

1)指感法:是根据术者的手感和患者的痛感来确定器械是否到达根尖孔的一种方法。此法简便,但需操作者有丰富的临床经验,不适合根尖孔敞开的患者。我国人恒牙牙根长20mm 左右。按照参考长度将小号根管扩大针插入根管内,手感有阻力,再稍用力,有落空感或患者有轻痛感,阻力处即为根管的工作长度。

2)X 射线照射法:将根管锉插入根管内,利用 X 射线直接观察其是否到达牙本质-牙骨质界;也可根据牙片来测量根管的工作长度,用以下公式来计算:

$$根管工作长度 = \frac{器械在牙内的长度 \times 牙在 X 射线上的长度}{器械在 X 射线上的长度}$$

3)电测法:利用根尖定位仪测量,此法准确、迅速、简便,但需先预备髓腔。

(4)根管扩大:是根管预备的关键步骤。根管扩大的方法有手用器械扩大法、超声扩大法和化学扩大法。

1)手用器械扩大法:是最基本的根管扩大的方法,该法有常规法、逐步后退法、弯曲根管扩大法几种。

常规法也称标准法,适用于直根管,不宜在弯曲根管中使用。

开髓后清理髓腔,测定根管工作长度,然后选择根管扩大器械,从小号到大号逐号依次使用,要求每号在根管内完全达到根管工作长度。

逐步后退法用于直根管或轻、中度弯曲的根管(图 4-28)。

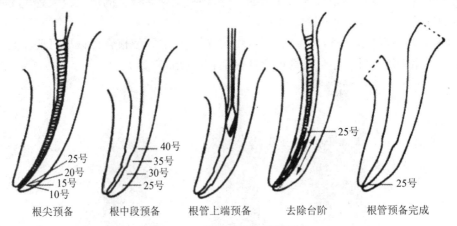

图 4-28 逐步后退法根管预备

开髓后首先测定根管工作长度,选择一根既能深入根管达根管工作长度,又稍有摩擦感的根管锉为初锉,插入根管旋转推进,紧贴管壁一侧向外提拉,如此反复处理各壁直到标记的工作长度。当进、根管无阻力时,更换大一号的根管锉,直到比初锉大 3 个型号为止。从大于初锉第四十型号开始,器械进入根管的深度较前一型号递减 1mm,再连续扩大 3~4 个型号,使根管形成圆锥状。优点:器械不易损伤根尖周组织,充填时不易超填。

弯曲根管扩大法适用于弯曲根管,扩大较难。最新的方法用 SW 器械,它是由 Senia 和 Wildey 设计制造的一种韧性器械。将其插入根管内拍摄 X 射线片,明确根管弯曲的方向,然后进行扩大。

2)超声扩大法:使用超声根管治疗仪,将电能转化为机械能,同时冲洗,具有高效冲洗及清理效果。该法省时省力,常与手用器械联合使用。

3)化学扩大法:是机械预备的一种辅助方法,用于根管狭窄、钙化或有异物的根管。化学物质具有杀菌、溶解、润滑等作用,常用 EDTA。近年来常用的化学药物配方为:15%EDTA、

10％过氧化脲、75％聚乙二醇。EDTA 对牙本质有溶解作用，溶解根管壁的牙本质，可节省机械预备的时间，也可协助扩大狭窄的根管；过氧化脲有杀菌作用；聚乙二醇起润滑作用。该处方是根管预备时有效的润滑剂、清洁剂和溶解剂。

(5)根管冲洗：根管冲洗贯穿于根管扩大的过程中，根管冲洗与根管扩大交替进行，反复多次。

1)冲洗的目的：消毒灭菌，溶解坏死组织；润滑根管壁，减少器械折断概率；软化牙本质，利于根管预备。

2)冲洗药物：常用 $2.00％\sim5.25％$ 次氯酸钠和 $3％$ 过氧化氢溶液，二者交替使用，溶解和发泡作用相结合，增强冲洗效果。$2％$ 氯亚明也具有较好的溶解和杀菌作用。

3)冲洗方法：常用注射器冲洗，针头侧孔最好，避免冲洗液直接对准根尖冲洗。

2. 根管消毒　根管消毒的目的：①清除细菌毒素，控制微生物；②缓解疼痛；③减少根尖周组织的炎性渗出。根管消毒的方法有药物消毒、电解消毒、超声消毒、微波消毒、激光消毒等，临床常用药物消毒。

(1)常用根管消毒药物及使用方法

1)氢氧化钙制剂：是目前较为理想的根管消毒剂，包括氢氧化钙甘油糊剂和氢氧化钙水糊剂。临床使用时，将其调成糊状，用螺旋充填器送入根管内，上面放置一小棉球，暂封，封药时间为 7d。

2)樟脑氯酚薄荷合剂：杀菌力强，对根尖周组织有轻度刺激性，用于感染较轻的根管消毒。临床使用时，用棉捻蘸少许药物置于根管内，封药 $5\sim7d$。

3)甲醛甲酚(FC)：杀菌力强，对根尖周刺激较大，用于感染较重的根管消毒，临床使用时，用棉捻蘸少许药物置于根管内，封药 $5\sim7d$。

4)木馏油：用于中度感染的根管消毒，封药 $5\sim7d$。

5)抗生素：洗必泰根管控释药物系统，是一种新型的根管消毒药物，作用时间长，一般封药 7d，效果较为理想。

(2)电解消毒、微波消毒、激光消毒和超声消毒：因其设备和耗材昂贵，临床应用较少。

3. 根管充填　根管充填是根管治疗术的最后一步，也是直接关系到根管治疗成功与否的关键步骤。其最终的目标是以生物相容性良好的材料严密充填根管，消除死腔，封闭根尖孔，为防止根尖周病变的发生和促使根尖周病变的愈合创造一个有利的生物学环境。

(1)根管充填的目的和作用：封闭根管系统，防止细菌侵入。

(2)根管充填的时机：无自觉症状，无明显叩痛，无严重气味，无大量渗出，无急性根尖周炎症状。具备以上条件即可进行充填根管。

(3)根管充填材料的性能要求：根管充填后有持续消毒作用；与根管壁能密合；能促进根尖周病变愈合；根管充填后不收缩；易于消毒、使用和去除；不使牙变色；对机体无害；X 射线阻射，便于检查。

(4)临床常用的根管充填材料

1)固体类：有牙胶尖、银尖、塑料尖等。牙胶尖有压缩性，可填压较紧，X 射线阻射，有一定的组织亲和力，必要时易于取出，临床最常用。银尖不收缩，对根尖周组织无刺激性，X 射线阻射，但充填后难以取出。塑料尖有弹性，对根尖周组织无刺激性，使用方便，但 X 射线不阻射。

2)糊剂类:糊剂类充填材料很多,有粉、液组成,有氧化锌糊剂、丁香油氧化锌碘仿糊剂、氢氧化钙糊剂、碘仿糊剂等。

(5)根管充填方法:根管充填的方法包括侧方加压充填法、垂直加压充填法及热压充填法等。

1)牙胶和糊剂混合侧方加压充填法:是临床常用的根管充填方法(图4-29)。①充填前首先要进行试尖,即按根管工作长度和所预备的根管大小选择一合适的主牙胶尖;②用螺旋形根管充填器将糊剂送入根管内;③将已选好消毒的主牙胶尖蘸上糊剂插入根管,直至应到达的长度;④再加用一根或数根副牙胶尖,在原来的牙胶尖旁侧插入并压紧,拍X射线片检查;⑤用热器械将髓腔内的牙胶尖末端切去,并去净多余的糊剂;⑥永久充填。

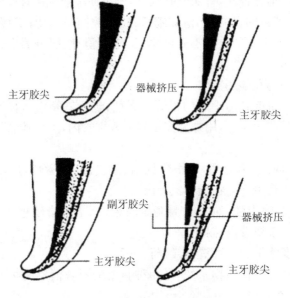

图4-29 侧压法牙胶尖根管充填

2)垂直加压充填法:此种方法操作较困难,费时,不适应细小的根管,在临床应用较少,适合于充分预备的根管(图4-30)。操作时将一根牙胶尖的尖端剪去3~4mm,插入根管内,用加热器将根管内牙胶软化,垂直充填器加压使根尖1/3根管完全密合,再加入牙胶段,加热,直到完成。

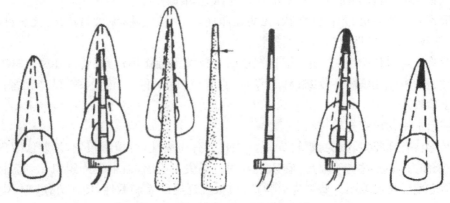

图4-30 垂直加压法牙胶尖充填

(六)疗效及评定

根管治疗后疗效评定的内容包括患者的症状、临床检查及 X 射线表现等方面。

1.患者的症状　根管治疗后患牙无自发痛和咬合痛,咀嚼功能良好。

2.临床检查　患牙无叩痛,有瘘型根尖周病治疗后瘘管消失,软组织颜色及结构正常。

3.X 射线表现　根管充填严密,无欠填和超填,无根管侧穿及器械折断。

根管治疗后疗效评估的观察时间应为术后的两年,术后两年内随访,患牙无症状及体征,咬合关系正常,X 射线片显示根尖周透射区缩小或消失,硬骨板完整,以上征象表示治疗后成功。如果根管治疗后 1~3 个月,瘘管仍然没有封闭,或又出现新的瘘管,X 射线片显示根尖透射区扩大,表示治疗失败。

(七)并发症及处理

1.急性炎症反应　根管治疗过程中或治疗后,患者出现局部肿胀、咬合痛、自发痛等症状,为根管治疗急性炎症反应。

(1)原因:①患牙未确定好工作长度,操作时器械穿出根尖孔;②根管预备方法不当;③用 3% 过氧化氢根管冲洗时向根炎孔施加压力,超出根尖孔;④根管充填时机不当或方法不当,超填过多。

(2)治疗:一旦发生要仔细检查,确定原因后,针对原因进行处理。轻微疼痛可先给予消炎止痛药物,观察 1~3d,适当调整咬合,利于患牙休息。如果 3d 后仍然疼痛明显,考虑去除根管内充填物或封的药物,引流后重新进行根管治疗。

2.器械折断于根管内

(1)原因:多由以下原因引起:①器械多次使用,金属疲劳;②操作方法不当,用力过大、旋转角度不合适、遇到阻力强行用力等。

(2)预防:使用前要检查器械有无损坏,避免长期反复使用;使用时不要盲目施力,遇到阻力不要强行用力,器械旋转角度不超过 $180°$。

(3)治疗:一旦出现器械折断于根管内的情况,应尽量将其取出,取出的方法步骤如下:拍摄 X 射线片,断端在根管口,可用小球钻将根管口扩大,用镊子取出,也可用超声取出法。如果折断物在根管中部,可将其推至根尖部,塑化治疗;如果折断物在根尖部,应考虑做根尖切除手术。

3.髓腔穿孔　髓腔穿孔易发生在髓腔狭窄部分和根管弯曲处。

(1)原因:不熟悉髓腔解剖,未掌握好开髓和根管扩大的方法;开髓时医生责任心差,思想上麻痹大意。

髓腔穿孔的部位上前牙多见于唇面,下前牙多见于牙颈部侧穿,前磨牙多见于牙颈部邻面侧穿。

(2)治疗:一旦出现髓腔侧壁或髓腔底穿孔,应探查部位,可在充分止血后用氢氧化钙糊剂或氧化锌丁香油糊剂覆盖穿髓孔处。

(3)预防:开髓时一定要注意力高度集中,熟悉每一颗牙的解剖特点,操作规范,合理使用器械,尽量避免这类事故的发生。

4.器械落入消化道及呼吸道　此并发症虽然极为少见,但也极为严重。

(1)原因:客观原因是操作中未安置橡皮障,未使用安全链等防护措施。主观原因是医生操作时注意力不集中,手指握持器械不牢或用器械夹持力量不当,加之患者体位过于后仰,落入口内的器械引起患者吞咽或呼吸引起。

(2)治疗:一旦出现此并发症,一定要针对具体情况冷静处理。

1)器械落入消化道:立即做 X 射线检查,明确器械所在位置,要让患者住院观察,吃纤维素丰富的食物,卧床休息,直至从大便中排出器械为止。落入胃内的器械,也可通过纤维胃镜取出。

2)器械误入呼吸道:患者出现剧烈呛咳、憋气,立即让患者平卧,请耳鼻咽喉科和呼吸科医生会诊,拍 X 射线片明确部位,争取用纤维气管镜取出。

(3)预防:操作时尽量用橡皮障隔湿,医生要注意力集中,手指握紧器械,保持正确的体位和头位。如果器械落入口腔内,让患者赶快低头。

5.牙折　进行牙髓治疗后的患牙,因无牙髓供给营养,牙齿脆性较大,加之治疗操作中磨除了一定的牙体组织,牙折在临床上时有发生,因此,做过牙髓治疗的患牙,均应做好预防。

(1)治疗:尽量保存患牙,根据牙折的类型,选择不同的处理方法。

(2)预防:开髓或根管预备时应尽量少切割牙体组织;治疗后对患牙适当降低咬合,减少咬合压力;对缺损较大的患牙,可做预防性冠修复。

九、牙髓塑化治疗术

牙髓塑化治疗术(resinifying thempy)是 20 世纪 50 年代末,根据我国的国情,由王满恩等学者提出的,其操作简便、有效,易于掌握。目前牙髓塑化治疗术存在一些问题,现不作为牙髓病和根尖周病的首选治疗方法。

(一)原理

牙髓塑化治疗术是将未聚合的塑化液注入已拔除大部分牙髓的根管内,塑化剂聚合前能够渗入侧支根管、牙本质小管及感染坏死组织中,当塑化剂聚合时,能将上述物质包埋、塑化成为一个整体,并保持长期的无菌状态,从而达到彻底清除病原刺激物、治疗牙髓病和根尖周病的目的。

(二)塑化剂的组成及性能

1.组成　塑化剂的主要成分是甲醛、甲酚和间苯二酚。

2.性能　塑化剂可通过其塑化作用、渗透作用和抑菌作用而达到消除感染刺激物、堵塞根管的目的。

(1)塑化作用:塑化剂对活组织、坏死组织及组织液均有塑化作用,能够将其塑化为一个整体。使用时要注意塑化剂的体积必须大于被塑化物的体积才能塑化。

(2)渗透作用:塑化剂未聚合前具有较强的渗透性,能够渗入侧支根管、牙本质小管及坏死组织中。

(3)抑菌作用:塑化剂聚合前对常见感染病源菌有强抑菌作用,对口腔致病菌厌氧菌和感染根管的优势菌也有抑菌作用和杀菌作用。

(4)体积改变:酚醛树脂聚合后,当其暴露空气中,有体积收缩,但在密闭环境中无体积改变。因此,塑化治疗后必须将塑化剂严密的封闭在根管内。

(5)刺激作用:塑化剂聚合前对组织有刺激性,操作时忌超出根尖孔及接触口腔软组织。

(6)生物相容性:聚合后的酚醛树脂液不具溶血活性,不会引起系统免疫反应。

(7)毒理学性能:聚合后的酚醛树脂无急性细胞毒反应。

（三）适应证

1. 晚期牙髓炎。

2. 牙髓坏死、坏疽。

3. 慢性根尖周病，除外根尖周囊肿和根尖周病变过大的患牙；急性根尖周炎应急治疗后。

4. 根管形态复杂、细小、弯曲，及存在异物的根管。

5. 根管治疗器械折断于根管内，无法取出，又没有超出根尖孔的患牙。

（四）禁忌证

根尖孔粗大的根管，易致塑化液的流失。前牙、乳牙及年轻恒牙不能做牙髓塑化治疗术；因塑化剂聚合后极难自根管中取出，需做桩冠修复的患牙不适应做塑化治疗术。

（五）操作方法

1. 根管准备 以无痛技术开髓，揭尽髓腔顶，暴露根管口，使根管器械能顺利找到根管口。吹干窝洞，先向髓腔内滴入2%氯亚明，选择合适拔髓针，插入根管应尽量接近根尖部，但忌超出根尖孔，无须根管扩大。

2. 配置塑化剂 严格按照比例将塑化剂置于较浅的塑料瓶盖内，调拌均匀至液体黏稠、发热。按照比例配置的塑化剂在外聚合时间为5～15min，便于临床操作。

3. 塑化 用注射器抽取新鲜配制的塑化液滴入髓腔内，将小号根管扩大针插入根管旋转并上下捣动以利根管内的空气排出及塑化剂进入。重复上述操作3～4次。用同样的方法进行其他根管的操作，避免遗漏根管。取适量氧化锌丁香油黏固剂置于髓腔内根管口处，用蘸有塑化剂的小棉球将其轻轻推压，完全覆盖于根管口表面，使塑化剂严密封闭在根管内。

4. 充填窝洞 7d后无异常，磷酸锌黏固剂垫底后，银汞合金永久充填（图4-31）。

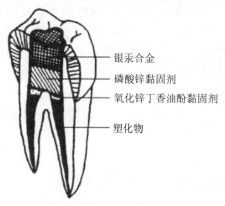

图4-31 牙髓塑化治疗

（六）注意事项

1. 根尖部可以保留少量残髓，可以防止塑化剂流出根尖孔，但残留的组织不能太多，必须将塑化剂导入该处，使残髓得以包埋、固定。

2. 塑化时患牙要严格隔湿，随时警惕塑化剂流出从而导致口腔软组织的损伤。

3. 操作时器械与根尖孔保持约1mm距离，切忌超出根尖孔。

（七）并发症及处理

1. 塑化剂烧伤 塑化剂聚合前有刺激性，操作时不小心，将塑化剂接触口腔软组织，可导致塑化剂烧伤，局部可出现颜色改变、充血、水肿，局部有麻木涩胀感，严重者局部可出现糜烂、溃疡,有烧灼样疼痛。

(1)预防:在操作时,只要注意操作方法,本并发症完全可以预防。

(2)治疗措施:一旦发现塑化剂流出接触软组织,立即用棉球擦去,或用生理盐水冲洗干净,局部涂 3%碘甘油。

2.化学性根尖周炎 由于操作不规范或适应证选择不当,塑化剂超出根尖孔,对根尖周组织造成化学性刺激,引起化学性根尖周炎。临床多在治疗后近期,患牙出现持续性咬合痛,检查患牙可有叩痛。

(1)预防:选择好适应证,对于前牙、乳牙及年轻患牙不能选择此种方法;操作时器械与根尖孔保持约 1mm 距离,切忌超出根尖孔。

(2)治疗:调整咬合,观察,一般可以自行缓解。如患牙疼痛较重,可口服消炎止痛药物。

十、失活干髓术

失活干髓术(pulp mummification)是除去感染的冠髓,保留干尸化的根髓,保存患牙的一种治疗方法。因该种治疗方法适应范围小且远期效果差,因此,现已经较少采用。

(一)适应证

1.牙髓病变早期,不能行保存活髓治疗的成年恒磨牙。

2.换牙期的乳磨牙,早期牙髓炎。

(二)失活剂

1.多聚甲醛 作用缓和,使用安全,封药时间 2 周左右。

2.亚砷酸 剧毒,0.8mg 可使牙髓失活,临床已少用。因亚砷酸剧毒,对血管、神经、细胞都有强毒性,使用亚砷酸失活时一定要严格掌握封药的剂量及时间。封药时间不能超过 48h。因亚砷酸失活牙髓无自限性,时间过长可对深部组织造成破坏,为防止对周围组织造成损害,一定要将药物严密地封入窝洞内。乳牙、年轻恒牙不宜使用亚砷酸失活。

3.金属砷 作用缓慢而温和,常用于乳牙失活。一般封药时间 5~7d。

(三)干髓剂

能对根髓或残髓产生防腐作用,并使之凝固、干化,长期无害固定于根管中。临床最常用的干髓剂是多聚甲醛。

(四)操作步骤

失活干髓术(图 4-32)包括牙髓失活和干髓两大步骤。

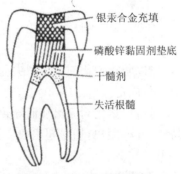

银汞合金充填

磷酸锌黏固剂垫底

干髓剂

失活根髓

图 4-32 失活干髓术

1.牙髓失活(第一次就诊) 急性牙髓炎应紧急处理,开髓引流 2d 后,可直接在穿髓点处封失活剂;慢性牙髓炎,先穿通髓角,再封入失活剂。取 5 号球钻大小的亚砷酸失活剂用棉絮包好后,放置于穿髓点处,贴紧而不能有压力,上面放置小棉球,调拌氧化锌丁香油黏固剂暂封。

2.干髓(第二次就诊) 首先询问病史,患牙无疼痛,检查患牙无叩痛,局部消毒,去除暂封材料,将失活剂完全取出,冲洗窝洞,轻探穿髓点,无疼痛即可揭净髓腔顶,并预备洞形。用锐利挖匙自根管口下 1mm 处切断冠部牙髓,用温生理盐水冲洗窝洞,吹干,隔湿,将蘸有甲醛甲酚的小棉球放置于根髓断面上,行"甲醛甲酚浴",取出小棉球,吹干窝洞,将干髓糊剂放置于根髓断面,以盖满根管口为宜,垫底,充填窝洞。

(五)预后及转归

失活干髓术后,已经失活的根髓在干髓剂的作用下,保持无菌干化,牙骨质逐渐沉积,1～2 年封闭根尖孔治疗成功。如果根髓在干髓剂的作用下,未完全无菌干化,可引起根尖周炎,治疗失败。

(六)失活干髓术的失误及处理

1.封失活剂后疼痛 封失活剂数小时后,患牙可出现轻微疼痛,属正常现象,治疗前告诉患者,如果出现剧烈疼痛,应及时复诊处理。

(1)原因:多因封失活剂时压迫过紧,髓腔压力高或者急性牙髓炎未引流,直接封失活剂引起。

(2)治疗:立即清除暂封物,温生理盐水冲洗窝洞,放置丁香油小棉球,引流 1～2d,重新封失活剂。如果患者仍然疼痛严重,可在局麻下拔除根髓,做牙髓摘除术。

2.根尖周炎 治疗后,患牙出现自发性咬合痛,患牙叩痛。

(1)原因:①患者未按时复诊,失活剂继续作用,引起化学性根尖周炎。②病例选择不当。由于判断冠髓病变程度非常困难,有些感染的根髓可能留在根管内,成为感染源。③干髓术时牙髓是有炎症的活髓,经失活后牙髓坏死,干髓剂的药力在尚未杀死细菌固定组织之前,近根部的牙髓分解,其分解的产物可引起慢性根尖周炎。④干髓剂渗透性强,可能作为抗原,引起根尖周组织免疫反应导致慢性根尖炎。

(2)治疗:针对不同原因,采用不同的治疗方法。封失活剂时间长,引起化学性根尖周炎,应立即拔净牙髓,用生理盐水反复冲洗根管,封入碘仿糊剂,2～3 周后复诊,行根管治疗术。其他原因引起的根尖周炎,应拔除根髓,做根管治疗术。

3.残髓炎 治疗后,患牙出现冷热刺激痛、自发痛,引起了残髓炎。

(1)原因:①失活不彻底;②干髓剂过稀,置干髓剂后黏固剂垫底,易使干髓剂移位;③放置干髓剂量太少,未盖满根管口;④放置的干髓剂配制时间长,药效降低。

(2)治疗:患牙重新放置失活剂,失活牙髓后再行干髓术或直接行根管治疗术或牙髓塑化治疗术。

4.牙折

(1)原因:①干髓术后牙本质失去来自牙髓的营养,不可能形成修复性牙本质,致使牙脆性明显增加;②干髓术后未降低咬𬌗,加上患者咬过硬食物,从而造成牙折。

(2)治疗:部分冠折根尖无病变,可用充填材料恢复牙体外形后全冠修复。冠折面积大,可保留牙根者,经根管治疗后行核全冠修复或做覆盖义齿。冠折面积大,不可保留牙根者,可拔除患牙。

5.牙周组织坏死　邻面窝洞封闭不严或取出失活剂时未去干净,可导致牙龈乳头及深部组织坏死,重者可见牙龈呈灰白色,牙槽骨坏死,局部牙髓炎。

十一、根尖诱导成形术

当年轻恒牙牙根尚未发育完成,而大部分牙髓已感染、坏死分解,没有办法保留活髓时,应保护牙乳头的活力,使其根尖继续发育完成。因此,这种患牙可采用根尖诱导成形术。

(一)原理

1.控制根管感染和消除根尖周炎,保护和保留未发育完全的、开放的根尖部牙髓和根尖周组织。

2.使用根尖诱导剂,促进根尖的形成和封闭。

(二)适应证

根尖诱导成形术适用于年轻恒牙下列几种情况。

1.由中央尖折断或外伤冠折后,引起的牙髓坏死。

2.因龋病导致的牙髓坏死或坏疽。

3.外伤脱位,再植后的牙髓处理。

(三)治疗方法

同根管治疗的三大步骤:根管预备、根管消毒、根管充填。每一步操作又要注意以下几点。

1.术前准备　术前拍 X 射线片,以便了解牙根发育的长度和根端有无病变及病变的范围。

2.根管预备　去除根管内感染牙髓和坏死组织,依据 X 射线片上根管的长度,控制拔髓针进入的深度,尽量不损伤牙乳头。稍微扩锉根管,冲洗、干燥根管。

3.根管消毒　选择刺激性小的药物放置根管口处。

4.根管充填　只用糊剂充填,可选氢氧化钙糊剂,其诱导根尖形成效果好。

5.定期复查　术后定期复查,待 X 射线片显示牙根发育完善后,再进行常规的根管充填。

十二、根管外科手术

在牙髓病和根尖周病的治疗中,有些患牙仅用根管治疗难以治愈,必须辅助根管外科手术才能使患牙得以保留。临床上将根管治疗术和根管外科手术结合起来治疗牙髓病和根尖周病,扩大了保存患牙的范围,提高了疗效。根管外科手术包括根尖切除术、根尖倒充填术和根尖刮治术。

(一)根尖切除术

根尖切除术(apicetomy)是通过刮除根尖周的病变组织,并切除感染的根尖,以促进根尖周病变愈合的一种手术方法。

1.适应证　慢性根尖周炎,经完善的根管治疗或者塑化治疗后,根尖周病变久不愈合或病变扩大的患牙;外伤致牙根尖1/3处折断并继发慢性根尖周炎的患牙。

2.术前准备

(1)了解患者的全身健康状况,详细询问病史,排除手术禁忌的全身性疾病。

(2)做好常规的术前检查。

（3）女性须避开月经期。

（4）患牙进行完善的根管治疗并拍X射线片，了解患牙牙根的形态、大小、位置、与邻近组织的关系及根管治疗的情况。

（5）进行口腔卫生宣教，治疗牙龈炎和牙周炎。

（6）术前讨论手术方案并向患者进行必要的说明。

（7）术前半小时给予术前用药。

3.手术步骤　如图4-33所示。

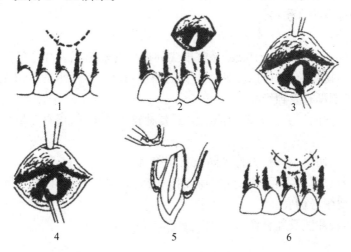

图4-33　根尖切除术

1.切口位置；2.显露根尖；3.去骨；4.截根；5.切除根尖后；6.缝合

（1）消毒、铺巾：常规消毒、麻醉、铺无菌巾。

（2）切口：在患牙根尖部做弧形切口，切口的设计以能充分显露病变部位为准，切口必须保证龈瓣复位后有足够的血液供应和足够的临近组织，下方应有健康的骨组织支持，切开时应深达骨面，切口整齐，避开牙龈乳头和唇颊系带。

（3）翻瓣、去骨：用骨膜分离器翻起粘骨膜瓣，长期慢性根尖周炎的，根尖可有骨质缺损，容易暴露根尖；如果根尖骨质完整，确定患牙根尖位置，用骨凿除去根尖骨质，暴露根尖。

（4）刮治：显露根尖后，用挖匙彻底刮净根尖周的肉芽组织及病变。

（5）根尖切除：用裂钻或凿切断除去根尖约2mm，成一个斜向唇侧的断面，并将牙根断面锉磨平滑。为了牙齿的稳固，至少要保留牙根的2/3。

（6）根管充填：在根尖切除的断面处预备洞形，充填根管。

（7）检查、冲洗及缝合：用温生理盐水将创面彻底清洗干净，粘骨膜瓣复位、缝合。

（8）医嘱：告诉患者注意事项，术后注意保护创口，不用患侧咀嚼食物，用漱口剂保持口腔卫生。

（9）拆线：5～7d拆除缝线。

（二）根尖倒充填术

根尖倒充填术（retrograde filling）是由于根管钙化不通，不能进行常规的根管治疗术，且需要保留患牙，在根尖部开窗后，充填根管末端的治疗技术。此法常与根尖切除术同时进行。

1.适应证　髓腔钙化不通并患有根尖周病变的患牙；牙根发育不全根尖孔呈喇叭口形的

患牙;根管治疗器械折断超出根尖孔的患牙。

2.手术步骤

(1)消毒、麻醉、切口、翻瓣、去骨等步骤同根尖切除术。

(2)根尖切除用裂钻或凿切断除去根尖约2mm,使成一个斜向唇侧的断面。

(3)根尖倒充填用5号球钻,从根管末端钻入,向四周扩大,使之形成烧瓶状洞形,冲洗隔湿干燥后,调拌充填材料将窝洞严密充填,充填材料以玻璃离子黏固剂较为理想,因为玻璃离子黏固剂具有良好的边缘封闭性和生物相容性,且凝固后无细胞毒性。

(4)检查、冲洗及缝合伤口。

(三)根尖刮治术

根尖刮治术(periapicai curettage)是将根尖周病变的软组织和坏死组织及感染的牙骨质彻底刮除干净而不切除根尖,可以保证根尖孔的严密封闭。本手术的优点是保留了牙根的长度,牙齿的稳定程度没有受到影响。

1.适应证　广泛的根尖骨质破坏或根尖周囊肿较大的患牙;根管充填超填的患牙。

2.手术步骤

(1)消毒、麻醉、切口、翻瓣、去骨等同根尖切除术。

(2)根尖刮治:显露根尖后,用挖匙彻底刮净根尖周病变的软组织、坏死组织及感染的牙骨质。刮治一定要耐心彻底。

(3)缝合:检查、冲洗及缝合伤口。

(刘丽梅)

第五章　牙周组织病

第一节　概述

牙周组织病(periodontal diseases)是指发生在牙周支持组织(牙龈、牙周膜、牙槽骨和牙骨质)的疾病,包括牙龈病和牙周炎两大类。牙龈病是指只发生在牙龈组织的疾病,而牙周炎则是累及4种牙周支持组织的炎症性、破坏性疾病。

牙周组织病是人类口腔最常见的疾病之一,为中老年人失牙的主要原因,在世界范围内均有较高的患病率。调查资料显示,儿童和青少年牙龈炎的患病率可达70%～90%,到青春期达高峰;而牙周炎一般从35岁开始发生,随着年龄的增加,其患病率升高,病情逐渐加重,40～50岁时达高峰。随着我国进入老龄化社会,牙周组织病更将成为突出的口腔保健问题。WHO(1989)提出健康人的十大标准之一是"牙齿清洁,无龋齿,不疼痛,牙颜色正常,无出血现象。"要达到此标准,我国还有较大的差距。现有的研究表明,牙周组织病可以通过有效地控制菌斑预防,而且早期治疗效果也较好。因此口腔医务工作者应以此为目标,运用各种牙周组织病的防治知识对人们进行健康教育,重视早诊断、早治疗,使牙周组织病得到有效的预防和控制。

一、牙周组织的应用解剖生理

(一)牙龈

牙龈(gingiva)是指覆盖于牙槽突表面和牙颈部周围的口腔黏膜上皮及其下方的结缔组织。它由游离龈、附着龈和龈乳头三部分组成(图5—1)。

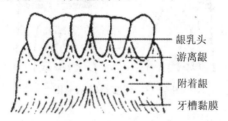

图5—1　牙龈的表面解剖

1.游离龈(free gingiva)　又称边缘龈,呈粉红色,菲薄而紧贴牙面,呈领圈状包绕牙颈部。游离龈与牙面之间的间隙,称为龈沟。健康牙龈龈沟的组织学深度平均为1.8mm,正常探诊深度不超过3mm。

2.附着龈(attached gingiva)　与游离龈相连续,在牙龈表面以一条微向牙面凹陷的龈沟与游离龈为分界,由于均为角化上皮,有时将附着龈和游离龈合称角化龈。附着龈缺乏黏膜下层,固有层直接紧附于牙槽骨表面骨膜上,血管少,因此呈粉红色,坚韧,不能移动。此外,附着龈表面还有橘皮样的点状凹陷,称为点彩,在牙龈表面干燥时较明显易见。点彩的多少因人、因部位而异,唇颊面多于舌面,部分人可以没有点彩。牙龈炎症时,点彩消失;牙龈恢复健康时,点彩又可重新出现。

附着龈的根方为牙槽黏膜,两者之间有明显的界限,称膜龈联合。膜龈联合的位置在人的一生中基本是恒定的。牙槽黏膜的上皮无角化,上皮薄,无钉突,其下方的结缔组织较为疏松,且血管丰富,因而牙槽黏膜颜色深红,移动度大。牵动唇、颊并观察黏膜的移动度,即可确定膜龈联合的位置,从而测量从膜龈联合至正常龈沟底的距离,即附着龈的宽度。

3.龈乳头(gingival papilla) 又称牙间乳头,呈锥形,充满相邻两牙接触区根方的楔状隙。每个牙的颊、舌侧乳头在邻面接触区下方汇合处略凹下,称龈谷。该处上皮无角化、无钉突,对局部刺激物的抵抗力较低,牙周组织病易发生于此处(图5—2)。

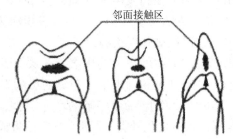

图5—2 龈谷与牙形态的关系

牙龈组织是由上皮和结缔组织构成,无黏膜下层。牙龈结缔组织中含丰富的胶原纤维,向各方向排列成束。根据胶原纤维的排列,牙龈的纤维分龈牙纤维(dentogingival fibers,DGF)、牙骨膜纤维(dentoperiosteal fibers,DPF)、环行纤维(circular fiders,CF)和越隔纤维(transseptal fiders,TF)四组(图5—3)。

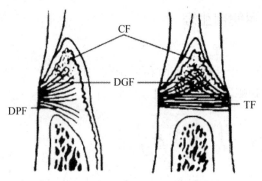

图5—3 牙龈纤维示意图

(二)牙周膜

牙周膜,又称牙周韧带(periodontal ligament),是围绕牙根并连接牙根和牙槽骨的致密结缔组织。

牙周膜由许多成束状的胶原纤维构成。这些胶原纤维一端埋入牙骨质,另一端埋入牙槽骨,将牙齿悬吊、固定于牙槽窝内。根据牙周膜纤维位置和排列方向分为五组(图5—4)。

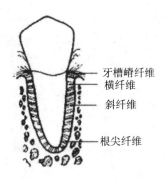

牙槽嵴纤维
横纤维
斜纤维
根尖纤维

图 5—4 牙周膜主纤维

1. 牙槽嵴纤维(alveolar crest fiber) 起自结合上皮根方的牙骨质,斜行进入牙槽嵴,其功能是将牙向牙槽窝内牵引,并对抗侧方殆力。

2. 横纤维(horizontal fibers) 又称水平纤维,位于牙槽嵴纤维的根方,呈水平方向环绕整个牙齿、一端埋入牙骨质,另一端埋入牙槽骨中。其功能是对抗侧方殆力,防止牙齿侧方移位。

3. 斜纤维(oblique fibers) 是牙周膜中数量最多、力量最强的一组纤维。它起于牙骨质,斜行向冠方进入牙槽嵴。其功能是承受咀嚼力,并将该力转变为牵引力,均匀地传递到牙槽骨上。

4. 根尖纤维(apical fibers) 位于根尖区,自牙骨质呈放射状进入牙槽窝底部。其功能是固定根尖,保护进出根尖孔的血管和神经。

5. 根间纤维(interxadicular fibers) 此纤维仅存在于多根牙的各根之间,起自多根牙的牙根间隔,呈放射状止于根分叉处的牙骨质,防止多根牙向冠方移动。

牙周膜的宽度(厚度)随年龄和功能状态而异,一般为 0.15～0.38mm,以牙根中部支点附近最窄,牙槽嵴顶和根尖孔附近较宽。

牙周膜中有四类细胞:结缔组织细胞,Malassez 上皮剩余细胞,防御细胞(巨噬细胞、肥大细胞和嗜酸性粒细胞)及与神经、血管相关的细胞。

(三)牙骨质

牙骨质(cementum)覆盖于牙根表面,硬度与骨相似。其中含 45%～50%的无机物,50%～55%的有机物和水。虽然牙骨质是牙体组织的一部分,但它参与了稳固牙齿于牙槽窝内、承受和传递殆力的生理功能,还参与了牙周组织病变的发生和修复。牙骨质的新生来源于牙周膜,故也将其视为牙周组织的一部分。

牙骨质近牙颈部最薄,向根尖方向逐渐增厚。牙颈部的牙釉质与牙骨质交界处即釉牙骨质界,其有三种形式(图 5—5):60%～65%为牙骨质覆盖牙釉质;约 30%为二者端端相接;5%～10%为二者互不相接,其间牙本质暴露。牙釉质和牙骨质不相接,当牙龈退缩而牙颈部暴露后,易发生牙本质过敏。

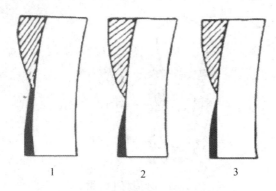

图 5-5　釉牙骨质界的三种形式

1.牙骨质覆盖牙釉质;2.牙骨质和釉质端端相接;3.牙骨质和釉质不相接

牙骨质在一生中不断形成、增厚,主要在根尖区和根分叉区,以代偿牙的𬌗面磨耗和继续萌出。它的新生有赖于牙周膜中的细胞分化出成牙骨质细胞,在原有的牙根表面成层地沉积,形成新的牙骨质。同时新形成的牙周膜纤维也埋入新牙骨质中,重新在新形成的牙骨质中建立功能性关系。牙骨质新生在活髓牙和死髓牙上均可发生,在牙周炎病变的愈合过程中,这种生理功能是形成牙周新附着所必需的。

(四)牙槽骨

牙槽骨(alveolar bone)也称牙槽突,是上下颌骨包围和支持牙根的部分,其中容纳牙根的窝称牙槽窝。牙槽窝的内壁称固有牙槽骨,又称筛状板,是一层多孔的骨组织。牙槽骨的主要功能是支持牙齿,使之固定于牙槽窝内,行使咬合功能。牙槽骨内壁在 X 射线片上呈围绕牙根的致密白线,又称硬骨板。硬骨板是检查牙周组织的重要标志,当牙槽骨因炎症或𬌗创伤出现吸收时,硬骨板模糊、中断或消失。

牙槽窝在冠方的游离端称牙槽嵴,两牙之间的牙槽突称牙槽间隔。牙槽骨的冠方,即邻近牙颈部处称牙槽嵴顶。一般认为牙槽嵴顶和釉牙骨质界的距离<2mm 均为正常。

牙槽骨是全身骨骼系统中代谢和改建最活跃的部分,牙槽骨的改建影响着其高度、外形和密度。牙和牙槽骨承受𬌗力,在受压侧牙槽骨发生吸收,受牵引侧有骨新生。生理范围内的𬌗力使吸收和新生保持平衡,牙槽骨的形态和高度保持相对稳定。

(五)牙周组织的血液供应及神经支配

牙周组织的血供非常丰富。牙龈有双重血供,分别来源于牙槽间隔的血管、牙槽骨骨膜表面的血管以及牙周膜的血管。牙周膜内丰富的神经纤维多与血管伴行。牙周膜通过三叉神经传递触、压、痛、温觉,感受和判断加于牙体的压力大小、位置和方向。故当牙周膜发生急性炎症或临床叩诊检查时,患者能确定患牙的位置。

二、牙周组织病的流行病学

(一)牙周组织病的流行情况

牙周组织病是人类最古老、最普遍的疾病之一。在世界各地原始人的颅骨上均可见到牙槽骨吸收以及牙缺失。1982—1984 年,我国对 29 个省、直辖市、自治区的 7、9、12、15、17 岁五个年龄组的 131340 名中小学生进行了牙周组织病流行病学的抽样调查,结果表明:五个年龄组中牙龈炎患病率为 66.80%,其中 15 岁年龄组为 80.46%,牙周炎的患病率为 0.87%。

1995—1997年,第二次全国口腔健康流行病学调查结果表明:牙龈探诊出血阳性率随年龄增长而减少,牙周炎的患病率随年龄增加而增高。2005—2007年,第三次全国口腔健康流行病学调查显示:牙龈出血检出率以35～44岁年龄组最高,达77.3%;牙周探诊深度和牙周附着丧失随年龄的增加而增加。

牙龈炎在儿童和青少年中较普遍,患病率为70%～90%。青春期后,牙龈炎的患病率随年龄的增长而缓慢下降。牙周炎主要发生在成年以后,随着年龄增长,牙周炎的患病率逐渐增高,35岁以后患病率明显增高,50～60岁时患病率达高峰,以后则有所下降。

(二)牙周组织病的危险因素

1.口腔卫生情况　牙菌斑、牙石量与牙周组织病有极其明显的正相关关系。

2.年龄　老年人的牙周附着丧失重于年轻人,单纯的牙龈炎多见于年轻人和儿童。

3.性别　牙周组织病的患病率和严重程度均为男高于女。

4.种族　青少年牙周炎有较明显的种族倾向,黑种人患病率较高。

5.社会经济状况　高收入和受教育程度高者患病率较低。

6.其他　吸烟者的病情重。某些全身性疾病如糖尿病患者易患牙周组织病。某些微生物,如牙龈卟啉单胞菌、伴放线放线杆菌、福赛坦菌、中间普氏菌的感染等,也易致牙周组织病。过去有牙周炎的病史,且不能定期接受治疗者;某些基因背景,如白细胞介素-1基因多态性等,也是导致牙周组织病的因素。

(三)好发部位

牙周组织病的病损具有部位特异性,同一患者的口腔内,各个牙的患病率是不一样的,一个牙的各个牙面罹患率也不一致。各牙患病频率的顺序:最易受累的为下颌切牙和上颌磨牙,其次是下颌磨牙、尖牙和上颌切牙、前磨牙,最少受累的为上颌尖牙和下颌前磨牙。

(四)牙周组织病和龋病的关系

龋病和牙周组织病虽然都以牙菌斑为共同病因,但其菌斑中细菌组成却不同,发病机制和临床表现也迥异。关于牙周组织病和龋病发生之间的关系尚无定论,临床上常发现有些患牙周炎的人,少有龋齿,或不发生龋。

(董洪宇)

第二节　牙周组织病的分类

一、1999年前分类的原则

以往人们对牙周组织病的分类方法可归纳为以下几类。

(一)按病因分类

如细菌感染性、功能性、创伤性、药物性、特发性等。

(二)按病理分类

如炎症、退行性变、萎缩、创伤、增生等。

(三)按临床表现分类

如急性、慢性、快速进展性;单纯性、复合性、复杂性;局限型、弥漫型等。

也有些学者将病因与临床表现结合,或将病因与病理结合等。

二、1999年后新分类的简介

1999年,在美国牙周组织病学会组织召开的牙周组织病分类法国际研讨会上,各国专家根据最新资料和概念达成共识,提出新的分类法并对某些疾病/状况的定义及说明进行了补充。下面重点介绍该研讨会提出的牙周组织病新分类。

(一)新分类法

新分类法与1989分类法相比,主要变动如下。

1.增加了牙龈病的分类,分为菌斑性牙龈病和非菌斑性牙龈病两大类。

2.用慢性牙周炎取代成人牙周炎。

3.用侵袭性牙周炎取代早发性牙周炎和快速进展性牙周炎。

4.顽固性牙周炎缺乏明确的定义,它难以与因治疗不彻底而未能控制病情者,或治疗后又复发的病例区分,故不能算独立疾病。

5.将坏死溃疡性牙龈炎与坏死溃疡性牙周炎合并,称坏死性牙周组织病。此改动是因为目前的科学资料尚不能确定两者为同一疾病的不同阶段,或是两种疾病。

6.将牙周脓肿、牙周—牙髓联合病变、软硬组织的先天或后天形态异常等单独列出。

(二)1999年新分类法的大纲

1.牙龈病(gingival disease)

(1)菌斑性牙龈病;

(2)非菌斑性牙龈病。

2.慢性牙周炎(chronic periodontitis)

(1)局限型;

(2)广泛型。

3.侵袭性牙周炎(aggressive periodontitis)　①局限型;②广泛型。

4.反映全身疾病的牙周炎(periodontitis as a manifestation of systemic diseases)　①血液疾病;②遗传性疾病。

5.坏死性牙周组织病(necrotizing periodontal diseases)。

6.牙周脓肿(abscesses of the periodontium)。

7.伴牙髓病变的牙周炎(periodontitis associated with endodontic lesions)。

8.发育性或后天性(获得性)异常(developmental or acquired deformities and conditions)性牙周组织病。

(董洪宇)

第三节　牙周组织病的病因学

牙周组织病的病因复杂,由多种因素协同作用所致。一般分局部因素和全身因素两方面。局部因素指存在于口腔环境中的各种刺激因素,是引起牙周组织病的主要因素。在局部因素中,菌斑微生物及其产物是牙周组织病的最主要病因,是引起牙周组织病的始动因子;口腔卫生不良、牙石、食物嵌塞、创伤性𬌗等,能促进菌斑的积聚,增强细菌毒力,造成牙周组织损伤,为局部促进因子。全身因素指人体的全身健康状况和对局部刺激因素的免疫反应和防御能力。一些全身疾病与牙周组织病关系密切,如内分泌失调、免疫缺陷、营养不良等,可导致机体抵抗力降低,牙周组织感染的机会增加,从而促进牙周组织病的发生和发展,将其称为全身促进因子。局部因素和全身因素之间紧密联系,互相影响、互相制约。Pge 和 Kormn-man 归纳提出的牙周炎致病因子的相互作用如图 5—6 所示。

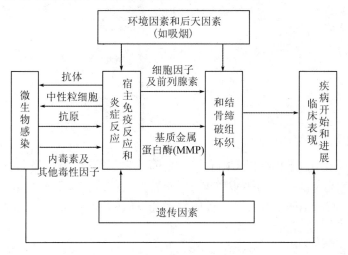

图 5—6　牙周炎的致病机制

一、局部因素

(一)细菌

口腔内温度、湿度和营养均适合细菌的生长,是细菌生长的最佳场所。在健康的牙龈沟内细菌少,菌斑内主要是革兰氏阳性球菌和杆菌;牙龈炎时革兰氏阴性菌数量有所增高;慢性牙周炎时主要是革兰氏阴性厌氧杆菌、丝状菌及螺旋体等;侵袭性牙周炎则主要为伴放线放线杆菌。可见,从健康牙龈到牙龈炎、再到慢性牙周炎,菌斑内细菌的变化规律是:从革兰氏阳性球菌、需氧菌为主,到革兰氏阴性杆菌、厌氧菌为主。

目前认为与牙周组织病有关的致病菌主要是:伴放线杆菌、牙龈卟啉单胞菌、福赛坦菌、具核梭杆菌、中间普氏菌、黏放线菌和齿垢密螺旋体等。各种牙周组织病患牙菌斑内细菌的数量、组成和比例均会发生变化,细菌数量可高于健康部位 10~20 倍。

(二)牙菌斑

牙菌斑是一种细菌性生物膜,由基质包裹互相黏附,黏附于牙面、牙间及修复体表面的软而未矿化的细菌性群体,不能被水冲去或漱掉。

根据牙菌斑形成部位,可分为龈上菌斑和龈下菌斑。

1.龈上菌斑(supragingival plaque)　指位于龈缘以上的牙菌斑,主要分布在窝沟、裂隙、邻接面、龋洞表面等部位。革兰氏阳性需氧菌及兼性厌氧菌占优势,与龋病的发生、龈上牙石的形成有关。龈缘附近的龈上菌斑还会危害牙周组织。

2.龈下菌斑(subgingival plaque)　指位于龈缘以下的牙菌斑,分布在龈沟或牙周袋内,可分为附着性龈下菌斑和非附着性龈下菌斑(图 5—7)。

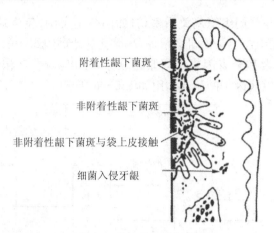

附着性龈下菌斑

非附着性龈下菌斑

非附着性龈下菌斑与袋上皮接触

细菌入侵牙龈

图5-7　龈下菌斑的示意图

(1)附着性龈下菌斑:指龈缘以下附着于牙根面的龈下菌斑,它由龈上菌斑延伸到牙周袋内。健康的牙龈因龈沟较浅,龈下菌斑少,当牙龈有炎症使龈沟加深或形成牙周袋后,龈下菌斑随之增加。这种菌斑中微生物以革兰氏阳性球菌、杆菌及丝状菌为主,它与龈下牙石形成、根面龋、根面吸收及牙周组织病有关。

(2)非附着性龈下菌斑(unattached subgingival plaque):指龈缘以下位于附着性龈下菌斑的表面或直接与龈沟上皮、袋内上皮接触的龈下菌斑,为结构较松散的菌群,主要为革兰氏阴性厌氧菌及能动菌和螺旋体。其与牙周炎的发生和发展密切相关,在牙周炎快速发展时,非附着性龈下菌斑明显增多,毒力增强,与牙槽骨的快速破坏有关,被认为是牙周炎的"进展前沿"。

3.牙菌斑的致病机制

(1)直接作用:与牙周组织病相关的微生物主要为革兰氏阴性兼性厌氧菌和专性厌氧菌。微生物的直接致病作用主要包括以下几方面。

1)牙周定植、存活和繁殖:牙周致病菌须先选择性地黏附、定植于适当的宿主部位,如牙齿、牙周组织和已附着的菌斑团块表面,并在营养环境中生长繁殖,才能引起宿主组织破坏。

2)入侵宿主组织:细菌能侵入牙周组织,是牙周炎的一个重要致病机制。在牙龈炎、慢性牙周炎及侵袭性牙周炎等的牙周组织中发现入侵的细菌,包括球菌、短杆菌、梭杆菌、螺旋体和真菌等。

3)抑制或逃避宿主防御功能。

4)损害宿主牙周组织:细菌表面的抗原成分、各种酶、毒素及代谢产物,可直接破坏牙周组织,或引起牙周组织局部的免疫和炎症反应,造成组织损伤。

(2)间接作用:宿主的免疫炎症反应在牙周组织病进展中的作用已得到充分认定,牙周组织病的大多数损害不是感染微生物直接引起的,而是宿主对感染微生物及其毒性产物的应答间接引起的。一般而言,宿主的炎症免疫反应是保护性的,可防止局部感染的发展,但是宿主组织的局部变化和破坏也会造成牙周组织的免疫病理性损害。

(三)牙垢和牙石

1.牙垢(dental debris)　是牙面上软而黏的沉积物,呈白或黄色,由食物碎屑、口腔脱落上皮细胞、白细胞、微生物、唾液蛋白和脂类混合而成。一般沉积在牙冠的龈1/3区和不易清洁的区域,肉眼可见,较松软,可通过刷牙、剔牙等机械方法去除。牙垢中的微生物及其代谢产物可以刺激牙龈,引起牙龈炎症、出血、口臭等。

2.牙石(dental calculus) 指沉积于牙面或修复体表面的已钙化或正在钙化的菌斑及牙垢。牙石形成后不能用刷牙方法去除。根据沉积的部位,以龈缘为界,将牙石分为龈上牙石和龈下牙石两种。

(1)龈上牙石:指沉积在龈缘以上的牙面上,肉眼可直接看到的牙石,呈黄或白色,也可因烟、茶、食物等着色而呈深色。其矿物质主要来自于唾液,一般体积较大,尤其是在唾液腺导管开口相应处的牙面上沉积更多,如上颌第一磨牙颊面和下颌前牙的舌面。

(2)龈下牙石:指沉积在龈缘以下的牙面上,肉眼看不到,需探针才能查到的牙石,有时在X射线片也能看到。龈下牙石呈褐色或黑色,较龈上牙石体积小而硬,能更牢固地附着于牙面。其矿物质主要来自于龈沟液和血液。

3.牙石的形成 包括三个基本步骤,即获得性薄膜的形成、菌斑成熟和矿物化,前两个步骤实际上是菌斑的形成过程。牙石形成的速度因人而异,这与机体代谢、唾液成分、龈沟液成分、菌斑量、食物性质等有关。此外,牙石形成还与牙齿排列不齐、牙面或修复牙表面粗糙、口腔卫生差等有关。

4.牙石的成分 牙石中含$70\%\sim80\%$无机盐,主要成分为钙、磷,主要以羟磷灰石等结晶形式存在,其余为有机物和水。有机成分为蛋白质和糖类,脂肪甚少。龈上牙石和龈下牙石的化学成分类似。

5.致病作用 牙石与牙周组织病的关系非常密切。流行病学研究表明:牙石量与牙周炎的发生呈正相关。牙石也是牙龈出血、牙周袋加深、牙槽骨吸收和牙周组织病发展的一个主要因素。因此,去除牙石是牙周组织病治疗的基本原则。

(四)𬌗创伤

不正常的𬌗接触关系或过大的𬌗力,造成咀嚼系统各部位的病理性损害或适应性变化,称为𬌗创伤(trauma occlusion)。凡能造成牙周创伤的𬌗关系称为创伤性𬌗。如咬合时牙齿的过早接触、过高的修复体、牙尖干扰、夜磨牙等,正畸治疗时加力不当也可造成牙周创伤。

从𬌗力与牙周组织两方面考虑,𬌗创伤又可分为如下几种。

1.原发性𬌗创伤 异常的𬌗力作用于牙周组织。

2.继发性𬌗创伤 𬌗力作用于病变的牙周组织,或虽经治疗但支持力已减少的牙齿。由于支持组织的减少,对原来可以耐受的咬合力已变成超负荷,超过了剩余牙周组织所能耐受的程度,因而导致继发性𬌗创伤。

3.原发性和继发性𬌗创伤并存 临床上原发性和继发性𬌗创伤多共同存在,二者常难以区分。

目前关于𬌗创伤对牙周组织作用的认识如下。①单纯、短期的𬌗创伤不会引起牙周袋,也不会引起或加重牙龈的炎症;②𬌗创伤会增加牙的动度,但动度增加不一定是诊断𬌗创伤的唯一指征,因为牙周膜增宽或牙松动可能是以往𬌗创伤的结果;③长期的𬌗创伤伴随严重的牙周炎或明显的局部刺激因素,会加重牙周袋和牙槽骨吸收,这种加重作用的真正机制尚不明了;④自限性牙松动在没有牙龈炎症的情况下,不造成牙周组织的破坏。在牙周炎的治疗中,应将消除炎症放在首位,在正畸治疗前必须先治疗已有的牙龈炎症。

(五)食物嵌塞

在咀嚼过程中,食物被咬合压力楔入相邻牙的牙间隙内,称为食物嵌塞(food impaction)。食物嵌塞是导致局部牙周组织炎症和破坏的常见原因之一。嵌塞物的机械作用和细菌的定植,除引起牙周组织的炎症外,还可引起牙龈退缩、龈乳头炎、邻面龋、牙槽骨吸收和口臭等。根据食物嵌塞的方式,分为两大类:垂直型食物嵌塞和水平型食物嵌塞食物。

1. 垂直型食物嵌塞　食物从𬌗面垂直方向嵌入牙间隙内,由于食物嵌入较紧,不易剔除。垂直型食物嵌塞的原因有以下几种。

(1)两邻牙失去正常接触关系:其原因有:①邻面龋破坏了接触区和边缘嵴;②充填体或全冠等修复体未恢复接触区;③牙错位或扭转等,使接触区的大小和位置异常;④缺失牙未及时修复,邻牙向缺牙间隙倾斜,使相邻牙失去接触;⑤牙周组织病致牙松动,接触不佳。

(2)来自对颌牙的楔力或异常的𬌗力(图5-8):①牙形态异常,某个牙尖过高或位置异常,致使对颌牙接触点发生瞬间分离,能将食物挤入牙间隙的楔形牙尖,称为充填式牙尖;②不均匀的磨耗所形成的尖锐牙尖或边缘嵴可将食物压入对颌两牙之间;③不均匀的磨耗或牙齿倾斜,使相邻两牙的边缘嵴高度不一致而引起食物嵌塞。

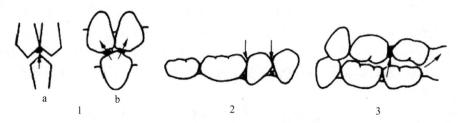

图5-8　垂直性嵌塞来自对颌牙的楔力或异常𬌗力
1. 充填式牙尖:a.调磨前;b.调磨后;2.邻牙边缘嵴高度不一致;3.咬合力时的水平推力

(3)邻面和𬌗面的磨损使食物外溢道消失,致使食物挤入牙间隙。

2. 水平型食物嵌塞　牙周炎患者的牙间乳头退缩或支持组织高度降低,使龈外展隙增大,进食时,唇、颊和舌的运动可将食物压入牙间隙,造成水平型食物嵌塞(图5-9)。

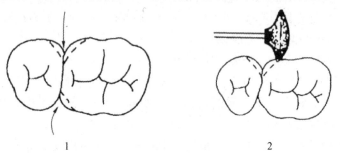

图5-9　外展隙增大,引起食物嵌塞
1.调磨前;2.调磨后

(六)其他因素

1. 解剖因素　根分叉、根面凹陷、颈部釉突、釉珠、腭侧沟、牙根形态、冠根比例、骨开裂或骨开窗、牙龈和牙槽黏膜的宽度和形态等发育异常或解剖缺陷,常成为牙周疾病发生的有利条件,或加快牙周组织病的进程。

2. 牙位异常、拥挤和错𬌗畸形　牙齿的错位、扭转、过长或萌出不足等均可使相邻牙接触点位置改变,利于菌斑堆积、食物嵌塞和咬合创伤,促使牙周炎发生或加重。

3. 不良习惯　口呼吸、吐舌习惯、牙刷创伤、咬唇(颊)、吮指、咬指甲或咬铅笔、夜磨牙或紧咬牙等,均可对唇、颊、牙周膜及骨、牙体及殆关系造成一定影响。

4.**不良修复体** 充填体悬突、修复体外形未恢复或恢复不当,如金属冠边缘过长或不贴合,修复邻、殆面外展隙过小,活动义齿和矫治器的基托、卡环设计或制作不当,正畸治疗力过大等,均可直接损伤牙龈,导致菌斑和牙石的堆积,引起牙周组织的病变。

5.**牙面着色** 牙面色素通常与食物、化学物质、烟草及色素细菌有关。大而厚的色斑沉积物能提供菌斑积聚和刺激牙龈的粗糙表面,继而造成牙周组织炎症。

二、全身因素

研究结果表明,没有任何一种全身疾病会单独引起牙周组织病,但全身因素作为牙周组织病的危险因素,可降低或改变牙周组织对外来致病因素的抵抗力,增进宿主对细菌及其产物致病的易感性,促进牙周组织病的发生和发展。牙周组织病的发生与以下全身因素关系密切。

（一）遗传因素

单纯遗传因素不会引起牙周疾病,但某些遗传因素可增加宿主对牙周组织病的易感性,能影响和改变宿主对微生物的反应,可能是侵袭性牙周炎或重度牙周炎发病的主要决定因素之一。掌跖角化综合征,其牙周组织的严重破坏可能与中性粒细胞的趋化功能抑制有关。Down 综合征,其牙周破坏可能与细胞介导和体液免疫缺陷以及吞噬系统缺陷有关。

（二）内分泌因素

内分泌功能紊乱对牙周组织病发生和发展的影响至关重要。牙龈是一些性激素的靶器官'性激素及其代谢物存在于牙龈组织中,炎症时其浓度增加。青春期牙龈炎、妊娠期牙龈炎及服用激素类避孕药时,菌斑指数不增加,但牙龈炎症的发生率和严重性却增加了,其原因可能与血液和龈沟液中激素浓度增高有利于菌斑内的中间普氏菌繁殖有关。此外,内分泌功能紊乱时,牙周临床指数如牙龈探诊深度、出血指数和龈沟液量均增加。

（三）系统病

1.**糖尿病** 是目前公认的牙周组织病的危险因素之一。糖尿病引起牙周组织病的病理机制可能是白细胞趋化和吞噬功能缺陷、血管基底膜的改变、胶原合成减少、骨基质形成减少以及免疫调节能力下降等,这些使患者抗感染能力下降、伤口愈合障碍,易使原有的牙周组织病加重,牙龈出血、肿胀,反复出现牙周龈肿和牙齿松动。据报道,在菌斑计分相同的情况下,糖尿病患儿较无糖尿病儿童的牙龈炎症要重。

2.**艾滋病** 是人类免疫缺陷病毒（HIV）感染所致。由于患者全身免疫功能的低下,容易发生口腔内的机会性感染。HIV 感染或艾滋病患者发生的牙周感染性病损包括线形龈红斑、坏死性溃疡性牙龈炎和牙周炎。发生在 HIV 阳性患者的慢性牙周炎进程要比未感染者快。

3.**血液病** 白血病、再生障碍性贫血等都可使机体抗感染能力降低,易患牙周组织疾病。

4.**骨质疏松症** 骨质疏松症的特点是骨量的减少和骨组织的微细结构受损,使骨的脆性增加,易发生骨折。

（四）其他因素

1.**吸烟** 吸烟是牙周组织病尤其是重度牙周炎的高危因素,吸烟者较非吸烟者牙周炎的患病率高、病情重,失牙率和无牙率均高。吸烟增加了附着丧失和骨丧失的危险性,使牙周组织的破坏加重,因而吸烟状况可作为评估个体牙周危险因素的一个重要指标。

2. 精神压力 精神压力增加了激素及免疫介质的释放,从而影响宿主防御系统的功能。精神压力与附着丧失和牙槽骨破坏的关系最明显,是慢性牙周炎的明显危险指征。

3. 药物因素 主要由长期服用某些药物,如抗癫痫药、免疫抑制剂和钙拮抗剂等引起,服药者易发生牙龈纤维性增生。

此外,老龄、种族、男性、饮酒、有牙周炎既往史、口腔卫生不良、牙科保健条件不够等均是牙周组织病的危险因素。

(董洪宇)

第四节 牙周组织病的主要临床症状和临床病理

牙周组织病是细菌感染性疾病,菌斑微生物及其产物长期作用于牙龈,引起机体的免疫应答反应,首先导致牙龈的炎症反应。炎症扩延到深部牙周组织,引起牙龈及牙周膜胶原纤维溶解破坏,以及牙槽骨吸收,导致牙周袋的形成,此时即为牙周炎。牙龈炎为牙周炎的前期阶段,但并非所有牙龈炎均会发展成牙周炎。两者在牙龈组织中的病理和临床表现十分相似,均为慢性非特异性炎症,只是炎症的范围和程度有所不同。牙周组织病的主要病理变化有牙龈的炎症和出血、牙周袋形成、牙槽骨吸收、牙松动和移位。

一、牙龈的炎症和出血

(一)临床病理

牙龈炎症的病理变化是与牙颈缘及龈沟内牙菌斑中的微生物相联系的。这些微生物及其毒性产物长期作用于牙龈,一方面直接破坏牙周组织的上皮和结缔组织,另一方面又可刺激局部免疫系统,引起免疫应答反应,导致牙龈的炎症反应。根据牙龈炎的发生、发展过程将其分为 4 期,但它们之间并无明显界限,而是移行过程(图 5−10)。

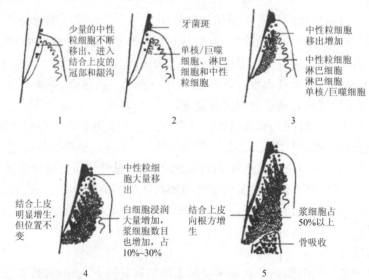

图 5−10 正常龈向牙周炎发展的四个阶段

1.正常龈;2.初期龈炎病损;3.早期龈炎病损;4.确立期龈炎病损;5.晚期病损(牙周炎)

1.初期病损 指龈炎的初期,此期一般发生在菌斑堆积后 2～4d。临床上无明显症状,仅表现为龈沟液增多。病理上有轻度急性渗出性炎症及免疫反应。组织学可见结合上皮在龈沟上皮下方的结缔组织内毛细血管扩张、充血,组织水肿,浆液渗出,形成龈沟液。中性粒细胞在血管壁黏附,白细胞穿过结缔组织到达结合上皮和龈沟内积聚。此期的炎症细胞浸润区约占结缔组织的 5%。

2.早期病损 指龈炎的早期,在菌斑堆积后 4～7d。临床上可见炎症表现,牙龈发红,探诊出血。组织学可见血管扩张、数目增多,淋巴细胞和中性粒细胞是此期的主要浸润细胞,浆细胞很少见。炎细胞浸润约占结缔组织体积的 15%,同时,浸润区的胶原纤维破坏达 70%。结合上皮和沟内上皮的基底细胞增生,出现上皮钉突,反映机体加强了对菌斑的防御屏障。

3.确立期损害 指龈炎已确实发生,在菌斑堆积后 2～4 周可形成,临床上已有明显的炎症和水肿,牙龈色暗红,龈沟加深,牙龈不再与牙面紧贴。此期也可视为慢性炎症病损。

在典型的确立期病损中,大量的浆细胞主要位于近冠方的结缔组织中,随着炎症不断扩展至结缔组织深处及根方的血管周围和胶原纤维束之间,胶原纤维破坏明显,甚至消失,沟内上皮和结合上皮继续增殖,形成上皮钉突,但上皮附着的位置不变。沟内上皮有大量白细胞浸润,中性粒细胞穿过上皮向龈沟移出,并可能出现暂时的溃疡。

病损确立期可能有两种转归:一种是病情稳定长达数月或数年;另一种则发展为活动期,称为进行性破坏性病损。

(二)临床表现

1.牙龈出血 牙龈炎症的临床最初表现是龈沟液量的增多和龈沟探诊出血。探诊后牙龈出血常为牙周组织病患者的主诉症状,多在刷牙或咬硬食物时发生,偶也可有自发出血,它是诊断牙龈有无炎症的重要指标之一,对判断牙周炎的活动性也有很重要的意义。

2.牙龈颜色变化 色泽变化是牙龈炎和牙周炎的重要临床体征之一。正常牙龈呈粉红色,患牙龈炎时游离龈和龈乳头呈鲜红或暗红色,重症龈炎和牙周炎患者的炎症充血范围可波及附着龈,当血管减少、纤维增生或上皮角化增加时,牙龈颜色变浅或苍白。

3.牙龈外形改变 正常的龈缘菲薄而紧贴牙面,附着龈有点彩。牙龈有炎症时组织肿胀,使龈缘变厚,牙间乳头圆钝,与牙面不再紧贴,点彩可因组织水肿而消失,表面光亮。也有的正常牙龈根本无点彩,故不能单以点彩的有无来判断牙龈有无炎症。在以炎症和渗出为主要病变者,牙龈松软肥大,表面光亮,龈缘有时糜烂渗出;在以纤维增殖为主的病例,牙龈坚韧肥大,有时可呈结节状并盖过部分牙面。

4.牙龈质地改变 由于结缔组织内炎症浸润及胶原纤维消失,原来质地致密坚韧的牙龈变得软脆弱,缺乏弹性。有些慢性炎症,牙龈上皮增生变厚,胶原纤维增生,使牙龈表面看来坚硬肥厚,而龈沟和牙周袋的内侧壁仍有炎症,探诊仍有出血。

5.探诊深度及附着水平 健康牙龈的龈沟深度不超过 3mm。当牙龈炎时,由于牙龈肿胀或增生,龈沟探诊可超过 3mm(图 5—11),但此时结合上皮仅开始向根方增殖,尚未与牙面分离形成牙周袋,也就是说,上皮附着水平仍位于正常的釉牙骨质界处,没有发生结缔组织附着的降低,故又称为龈袋或假牙周袋,这是区别牙龈炎和牙周炎的一个重要标志。当有牙周袋形成时,探诊深度大于 3mm,袋底位于釉牙骨质界根方的牙面上,也就是说发生了附着丧失。附着丧失是牙周支持组织破坏的结果(图 5—12)。

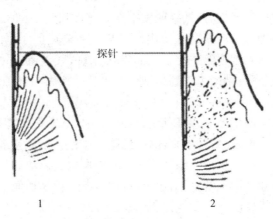

图 5-11 探针深度与炎症的关系
1.健康牙龈;2.炎症牙龈

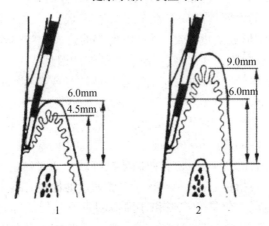

图 5-12 探针深度和附着水平

1.牙龈退缩,探针深度 4.5mm,附着丧失 6.0mm;2.牙龈增生,探针深度 9.0mm,附着丧失 6.0mm

6.龈沟液 龈沟液渗出增多是牙龈炎症的重要指征之一,因此测量龈沟液的量可作为炎症程度的一个较敏感的客观指标。

除以上各种表现外,龈缘还可有糜烂或肉芽增生,龈沟或牙周袋也可溢脓。

二、牙周袋形成

牙周袋是病理性加深的龈沟,是牙周炎最重要的病理改变之一,也是诊断牙周炎的重要依据。当患牙龈炎时,龈沟的加深是由于牙龈的肿胀或增生使龈缘位置向牙冠方向移动,而结合上皮的位置并未向根方迁移所致,此为假性牙周袋,或称龈袋。而患牙周炎时,结合上皮向根方增殖,其冠方部分与牙面分离形成牙周袋,即为真性牙周袋。

牙周袋的加深及牙龈炎症肿胀的加剧,更利于牙菌斑的堆积和滞留,使炎症进一步加重,牙周袋进一步加深,进而形成一个进行性破坏的恶性循环。

(一)牙周袋的病理

1.软组织壁 牙周袋一旦形成,袋上皮是细菌生物膜和结缔组织之间的唯一屏障。牙周袋的内壁上皮显著增生,上皮钉突呈网状伸入结缔组织内并向根方延伸。这些上皮突起及内壁上皮水肿、变性,部分糜烂或形成溃疡。袋底的结合上皮不规则地向根方及结缔组织内增殖,细胞间隙增宽,炎细胞浸润,深层为血管丰富的炎性肉芽组织。

牙周袋是慢性炎症病损,牙周袋软组织壁的状况是组织被破坏和修复相互作用的结果(表5-1)。

表5-1 牙周袋的临床表现与组织病理学改变

临床表现	组织病理学改变
1.牙龈呈暗红色	1.慢性炎症期,局部血循环阻碍
2.牙龈质地松软	2.结缔组织和血管周围的胶原纤维破坏
3.牙龈表面光亮,点彩消失	3.牙龈表面上皮萎缩,组织水肿
4.有时龈色粉红且致密	4.袋的外侧壁有明显的纤维修复,但袋内壁仍存在炎性改变
5.探诊后出血及有时疼痛	5.袋内壁上皮变形、变薄或有溃疡。上皮下方毛细血管增生、充血。探痛是由于袋壁有溃疡
6.有时袋内溢脓	6.袋内壁有化脓性炎症

2.根面壁 根面壁是指暴露于牙周袋内的牙根面,此壁可见牙石沉积,其上覆有龈下菌斑。牙石下方的根面牙骨质可发生结构、化学性质和细胞毒性等方面的改变。

(1)结构改变

1)牙骨质表面脱矿:由于菌斑内细菌产酸,以及蛋白溶解酶的破坏作用,导致牙骨质脱矿、软化,进而发生根面龋。在探诊或刮治时,软化的牙骨质易被刮除,引起根面敏感。

2)牙骨质高度矿化:当牙龈退缩、牙根暴露于口腔时,脱矿的牙根面可发生唾液源的再矿化,主要含羟磷酸灰石,有阻止结缔组织新附着的作用。

(2)化学性质改变:袋内根面的牙骨质脱矿,钙、磷含量降低,而暴露于口腔中的牙根面钙、磷、镁、氟等均可增多,抗龋作用增强。

(3)细胞毒性改变:牙骨质中也可渗入有害物质,如细菌及内毒素均可进入牙骨质,深达牙骨质牙本质界。

3.袋内容物 牙周袋内含有细菌、菌斑、软垢、食物残渣、龈沟液、唾液黏蛋白、脱落上皮和白细胞等,白细胞坏死后形成脓液。袋壁软组织因受龈下牙石的刺激,易引起袋内出血。袋内容物具有较大的毒性,能引起局部脓肿的形成。

(二)牙周袋的类型

1.根据其形态以及袋底位置与相邻组织的关系分类分为两类(图5-13)。

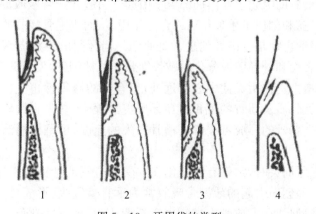

图5-13 牙周袋的类型
1.龈袋;2.假牙周袋;3.骨上袋;4.骨下袋

（1）骨上袋：是牙周支持组织破坏后所形成的真性牙周袋，袋底位于釉牙骨质界的根方、牙槽嵴顶的冠方，牙槽骨一般呈水平吸收。

（2）骨下袋：此种真性牙周袋的袋底位于牙槽嵴的根方，袋壁软组织位于牙根面和牙槽骨之间，也就是说，牙槽骨构成了牙周袋壁的一部分。

2. 根据其累及牙面的情况分类　分三种类型（图5-14）。

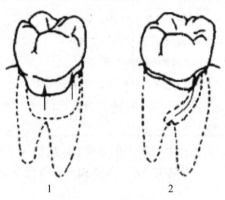

图5-14　牙周袋的不同形状
1. 复合袋；2. 复杂袋

（1）单面袋：只累及一个牙面。

（2）复合袋：累及两个及以上牙面。

（3）复杂袋：是一种螺旋形袋，起源于一个牙面，但扭曲回旋于一个以上牙面或根分叉处。复杂袋与复合袋在检查中较易被遗漏，应予注意。

三、牙槽骨吸收

牙槽骨吸收是牙周炎的另一个主要病理变化。由于牙槽骨的吸收，牙齿的支持组织丧失，牙齿逐渐松动，最终脱落或被拔除。牙槽骨是人体骨骼系统中代谢和改建最活跃的部分。在生理情况下，牙槽骨的吸收和新生是平衡的，因此，牙槽骨的高度保持不变，当骨吸收增加或骨新生减少，或二者并存时，牙槽骨密度或高度将降低，即发生骨丧失。

（一）临床病理

患牙周炎时，牙槽骨的吸收主要由局部因素引起。引起牙槽骨吸收的局部因素是指慢性炎症和咬合创伤。炎症和创伤可单独作用或合并作用，从而决定骨吸收的程度和类型。

1. 慢性炎症　慢性炎症是骨破坏的最常见原因。当牙龈的炎症向深部牙周组织扩展达到牙槽骨附近时，骨表面和骨髓腔内分化出破骨细胞和单核细胞，发生陷窝状骨吸收，使骨小梁吸收变细，骨髓腔增大。在距炎症中心较远处，可有骨的修复性再生。在被吸收的骨小梁的另一侧，也可见有类骨质及新骨的沉积。在牙周炎过程中，骨吸收和修复性再生常在不同时期、不同部位出现。新骨的形成可缓解牙槽骨丧失的速度，也是牙周治疗后骨质修复的生物学基础。

2. 咬合创伤　患牙周炎时，常伴有咬合创伤。受压迫侧的牙槽骨发生吸收，受牵引侧则发生骨新生。一般认为创伤引起的牙槽骨吸收常为垂直型吸收，形成骨下袋；而炎症引起的牙槽骨吸收多为水平型吸收，形成骨上袋。也有学者认为，垂直性骨吸收也可发生于无咬合创伤但有菌斑及慢性牙周炎的牙齿。

(二)牙槽骨破坏的形式

牙槽骨的破坏形式可表现为如下几种。

1.水平型吸收　为最常见的骨破坏形式。牙槽间隔、唇颊侧或舌侧的骨嵴边缘呈水平吸收,而使牙槽嵴高度降低,常形成骨上袋。

2.垂直型吸收　也称角形吸收,是指牙槽骨发生垂直方向或斜行方向的吸收,与牙根面之间形成一定角度的骨缺损,牙槽嵴高度轻度降低,而牙根周围的骨吸收较多。垂直吸收大多形成骨下袋。

骨下袋根据骨质破坏后剩余的骨壁数目,可分为下列几种(图 5－15)。

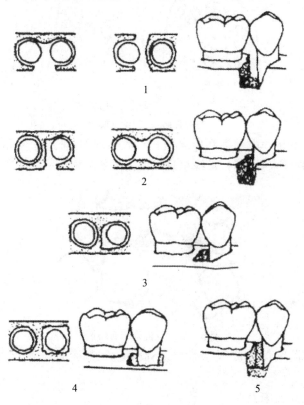

图 5－15　骨下袋的类型

1.一壁骨袋;2.二壁骨袋;3.三壁骨袋;4.四壁骨袋;5.混合骨袋

(1)一壁骨袋:牙槽骨破坏严重,仅存一侧骨壁,多见于邻面骨间隔区,颊、舌侧和患牙的邻面骨壁均被破坏,仅有邻牙一侧骨壁残留。

(2)二壁骨袋:即骨袋仅剩留两个骨壁,最多见于相邻两牙的骨间隔破坏而仅剩颊、舌两个骨壁。

(3)三壁骨袋:袋的一个壁是牙根面,其他三个壁均为骨质,即邻、颊、舌侧皆有骨壁,常见于最后一个磨牙的远中面。

(4)四壁骨袋:牙根四周均为垂直吸收所形成的骨下袋,颊、舌、近中、远中四面似乎均有骨壁,牙根孤立地位于骨下袋中央,而骨壁与牙根不相贴合。此种虽为四壁袋,实际上相当于四面均为一壁袋,治疗效果较差。

(5)混合骨壁:垂直吸收各个骨壁的高度不同,常可见骨下袋在近根尖部分的骨壁数目多于近冠端的骨壁数。如颊侧骨板吸收较多,则可在根方为颊、舌、远中的三壁袋,而在冠端则为仅有舌、邻的二壁袋,称为混合壁袋。

3.凹坑状吸收 指牙槽间隔的骨嵴顶吸收,其中央与龈谷相应的部分破坏迅速,而颊舌侧骨质仍保留,形成弹坑或火山口状骨缺损(图5—16)。

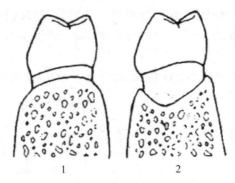

图5—16 凹坑状骨吸收

1.正常骨嵴;2.凹坑状吸收

4.其他形式的骨变化 由于各部位牙槽骨吸收不均匀,骨边缘参差不齐,当牙间骨骼破坏而下凹,而颊舌面骨嵴未吸收时,骨缘呈现反波浪形的缺损(图5—17)。

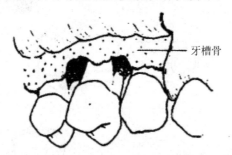

图5—17 反波浪形骨吸收

由于外生骨疣或附壁骨形成、适应性修复等而使唇、颊面的骨增生,牙槽嵴呈"唇"形或骨架状增厚。

(三)牙槽骨吸收的临床表现

牙槽骨吸收的方式和程度,可以通过X射线片来观察,但X射线片主要显示牙近远中的骨质情况,而颊舌侧骨板因牙与骨组织重叠而显示不清晰。牙周炎的骨吸收最初表现为牙槽嵴顶的硬骨板消失,或嵴顶模糊呈虫蚀状。嵴顶的少量吸收使前牙的牙槽间隔由尖变平或凹陷,在后牙则使嵴顶由宽平变为凹陷,随后牙槽骨高度降低。正常情况下,牙槽嵴顶到釉牙骨质界的距离为1～2mm,若超过2mm则可视为有牙槽骨吸收,牙槽骨量减少30%以上时,才能在X射线片上看到高度的降低。骨吸收的程度一般按吸收区占牙根长度的比例来描述。如吸收为根长的1/3、1/2、2/3等。邻面的垂直吸收在X射线片上很容易发现,大多数垂直吸收都形成骨下袋,但在X射线片上难以确定是几壁骨袋,只有在手术翻开牙龈后才能确定。凹坑状吸收也难以在X射线片上显示。应该指出,良好的X射线片投照条件及正确的投照角度是正确诊断的保证。

四、牙松动和移位

（一）牙松动

在生理情况下，牙有一定范围的动度，主要是水平方向，一般不超过 0.02mm，在病理情况下牙松动会超过生理范围，这是牙周炎的主要临床表现之一。引起牙松动的主要原因如下。

1. 牙槽骨的吸收　牙槽骨的吸收使牙周支持组织减少，此是牙松动最主要的原因。由于牙周炎病程进展缓慢，早期牙齿并不松动。一般在牙槽骨吸收达根长的 1/2 以上时，特别是牙齿各个面的牙槽骨均有吸收时，临床冠根比例失调，牙松动度逐渐增大。

2. 𬌗创伤　有咬合创伤时可使牙槽骨发生垂直吸收，牙周间隙呈楔形增宽，牙齿松动。但单纯的𬌗创伤不会引起牙周袋的形成，消除咬合创伤因素，牙槽骨可自行修复，牙齿动度恢复正常。若患有牙周炎的牙齿同时伴有𬌗创伤，则可使松动度明显加重。临床上见到牙槽骨吸收不重而牙周膜增宽，且牙齿较明显松动时，应考虑𬌗创伤存在的可能性。

3. 牙周膜的急性炎症　如急性根尖周炎或牙周脓肿等，由于牙周膜充血水肿及渗出，可使牙明显松动，急性炎症消退后，牙齿可恢复稳定。

4. 牙周膜翻瓣手术后　由于手术的创伤及部分骨质的去除，组织水肿，牙齿有暂时性动度增加。一般数周后牙齿即能逐渐恢复稳固。

5. 女性激素水平变化　妊娠期、月经期及长期口服激素类避孕药的妇女可有牙齿动度增加。

（二）牙移位

引起牙齿病理性移位的主要因素有以下几方面。

1. 牙周支持组织的破坏　牙周炎时，牙槽骨吸收，支持组织减少，易发生继发性𬌗创伤，使牙齿向受力方向发生移位。牙周肉芽组织也会使患牙向𬌗方挺出或移位。

2. 𬌗力的改变　是指施加于牙齿上的各种力的改变。正常的接触区、良好的牙的形态及牙尖斜度、牙列的完整性、𬌗力与唇颊舌肌力的平衡等都是保持牙齿正常位置的重要因素。如以上因素发生异常，则可对牙周组织产生侧向的异常力，使牙齿发生移位。邻牙缺失后长期得不到修复也会使牙齿向缺牙间隙倾斜，以及对颌牙齿伸长。

病理性移位一般向𬌗力方向移位，常伴有牙齿扭转，好发于前牙，也可发生于后牙。发生在前牙为扇形移位，发生在后牙易致食物嵌塞。

（董洪宇）

第五节　牙周组织病的检查和诊断

对牙周组织病患者进行认真、细致、全面的检查，并将检查结果以文字及表格的形式进行详细记录，有利于医生对牙周组织病进行综合分析，给出正确诊断和制订合理的治疗方案，也是观察治疗效果的可靠依据。

一、病史采集

（一）系统病史

询问患者的全身健康情况，尤其是与牙周组织病有关的系统性疾病，如血液病、心血管病、糖尿病、其他内分泌疾病及免疫功能缺陷等。

（二）口腔病史

询问牙周组织以外的口腔疾病情况，如根尖周病可在牙龈出现窦道，颌骨外伤可直接造成牙松动，一些肿瘤因压迫和破坏骨质而使牙松动、移位。另外，对有正畸治疗史的年轻患者应考虑牙周组织病是否与不合理的正畸有关。

（三）牙周组织病史

详细询问并记载患者发病的时间、主要症状、可能的诱因及疾病的发展过程、治疗经过及疗效，同时，还应了解患者所采取的口腔卫生措施。怀疑有遗传倾向的疾病时，应问家族史。

（四）家族史

询问父母、兄弟姐妹或其他直系亲属的牙周健康状况，尤其是一些与遗传有关的牙周组织病，如侵袭性牙周炎、牙龈纤维瘤病等。

二、牙周组织检查

牙周组织的常规检查器械有口镜、镊子和探针。

（一）口腔卫生状况

对于初诊患者，首先要进行口腔卫生检查。用菌斑显示剂、探针、牙线等检查菌斑、牙垢及牙石的堆积量及部位，并按菌斑指数或简化口腔卫生指数来评价口腔卫生水平的状况。

（二）牙龈状况

1.牙龈炎症状况　牙龈炎时，牙龈呈鲜红或暗红色，质地松软而失去弹性，牙龈肿胀，边缘厚钝，甚至肥大增生，促使菌斑积聚。探诊检查，牙龈易出血。临床上常用牙龈指数、出血指数、龈沟出血指数和探诊出血等指标比较准确而客观地判断牙龈炎症程度。

2.牙龈缘的位置　牙龈缘的位置受生理和病理改变的影响。生理情况下，随着年龄的增加，结合上皮位置逐渐向根方迁移，牙龈缘的位置也发生相应的改变。病理情况下，牙龈炎时，牙龈肿胀、增生，使龈缘向冠方延伸，结合上皮的位置不变，没有附着丧失；牙周炎时，结合上皮移向根方，导致附着丧失，但龈缘仍可位于牙冠上，这就需要牙周探诊来确定附着丧失的程度。

3.牙龈色泽的变化　除了局部炎症或全身因素可引起牙龈的充血发红或苍白外，还有其他一些原因可使牙龈色泽改变，如吸烟、重金属着色、牙龈黑色素沉着和白色病损等。

4.牙龈的剥脱性病损　主要表现为牙龈乳头、龈缘和附着龈的上皮剥脱并出现炎症，过去称之为剥脱性龈炎。牙龈剥脱也可以是糜烂型扁平苔藓、寻常型天疱疮或良性黏膜类天疱疮在牙龈上的一种表现，均可出现上皮浅层的剥脱、糜烂和炎症。临床上发现牙龈有剥脱性损害时，应首先排除上述三种口腔黏膜病。

（三）牙周探诊

牙周探诊是牙周炎诊断中最重要的检查方法。临床上用牙周探针或电子探针了解有无牙周袋或附着丧失，并探测牙周袋的深度和附着水平。

牙周刻度探针有扁形和圆柱形两种，刻度以"mm"计算。探诊时应注意以下几点。

1.支点应稳，尽可能贴近牙面探测。

2.探测力应恰当，以既能发现病变，又不会引起疼痛和损伤为好，一般使用20～25g的探诊压力。训练这种感觉力量的方法是将探针轻轻插入甲沟内，以不引起疼痛和不适为度。

3.牙周探测要能反映牙周袋在牙面的位置及形态,常在牙齿的颊(唇)、舌侧牙颈部的远中、中央和近中六点测量并记录各位点的探诊深度。

4.牙周探测 一般从右上后牙开始,依次完成第一个象限后,继续按第 2、3、4 象限顺序完成探诊,以免遗漏检查。探测时应使探针尖始终紧贴牙面,探针与牙长轴方向平行,但邻面探测时,可允许探针紧靠接触点并向邻面中央略微倾斜,这样便可探得邻面袋的最深处。

(四)牙的松动度

正常情况下,牙均有生理性松动度。牙周炎时,由于牙槽骨吸收、咬合创伤、急性炎症及其他牙周支持结构的破坏,牙松动度超过了生理范围,而出现病理性牙松动。

检查牙松动度时,前牙用牙科镊夹住切缘做唇舌方向摇动;在后牙,闭合镊子,用镊子尖端抵住𬌗面窝,向颊舌或近远中向摇动。牙的松动度常分为三度记录。

1.Ⅰ度松动 松动超过生理松动度,幅度在 1mm 以内。

2.Ⅱ度松动 松动幅度在 1～2mm。

3.Ⅲ度松动 松动幅度在 2mm 以上。

临床实际也可根据松动方向确定松动度:颊(唇)舌方向松动者为Ⅰ度,颊(唇)舌和近远中方向均松动者为Ⅱ度,颊(唇)舌、近远中和垂直方向均松动者为Ⅲ度。

牙的松动度还可用牙松动度测量仪来测定。

三、𬌗与咬合功能的检查

(一)𬌗的检查

下颌在行使各种运动时,上下颌牙的接触现象称为𬌗或咬合,这种接触关系称为𬌗关系或咬合关系。牙周组织病患者的𬌗检查主要包括以下几种情况。

1.正中𬌗 检查时观察下颌位置是否在正中位,上下颌牙是否达到最广泛且密切接触的𬌗关系,属于何种𬌗类型;上下前牙的中线是否一致,牙排列是否正常,有无拥挤或牙错位、扭转等错𬌗;覆𬌗及覆盖是否正常,有无深覆𬌗、深覆盖或反𬌗、对刃𬌗、锁𬌗等。

2.检查磨耗程度是否均匀。

3.检查有无牙松动或移位、牙缺失或牙倾斜等。

(二)早接触的检查

当下颌从休息位置到上下牙发生接触时,如果只有少数牙甚至个别牙接触,而不是广泛的密切接触,这种个别牙的接触,称为早接触。检查咬合有无异常时,首先要检查有无早接触以及早接触的位置。

(三)𬌗干扰的检查

在前伸咬合达到前牙切缘相对时,后牙应无接触;侧向𬌗时,工作侧的牙有接触,非工作侧的牙应无接触。若以上无接触的部位出现了𬌗接触,则称为𬌗干扰。

当下颌前伸运动时,可用牙线或用镊子夹玻璃纸条放在后牙区,若后牙能咬住牙线或玻璃纸,则说明后牙有𬌗干扰。当下颌侧向运动时,按上述方法将牙线或玻璃纸放在非工作侧,若非工作侧能咬住牙线或玻璃纸,说明非工作侧有𬌗干扰。

(四)𬌗检查的方法步骤

首先应教会患者做各种咬合运动,如正中𬌗、侧方𬌗和前伸𬌗运动,再进行以下检查。具体步骤如下。

1. 视诊　牙合关系、早接触或牙合干扰等均可先用视诊初步确定,再用其他方法进一步确定准确位置。

2. 扣诊　医生将示指指腹放在上颌牙的唇(颊)面,嘱患者连续做咬合运动(先做正中咬合运动,再做非正中咬合运动),了解各种咬合运动中牙的松动度,如手指下的患牙与邻牙相比,前者有较大松动度或震动感,可能有早接触的存在。

3. 咬合纸法　正中牙合与非正中牙合检查时,可分别使用蓝、红两色咬合纸。擦干牙面后,将蓝色咬台纸放于牙牙合面上,让患者做正中咬合,如果牙合面蓝色印迹比较均匀为正常,如个别处蓝点深,甚至将纸咬穿,该处即为早接触。重复检查时应先将蓝点擦去,以免印迹过多不易辨别。

4. 蜡片法　取厚度均匀的薄型蜡片,烤软后放在被检查牙的牙合面,让患者做正中咬合,待蜡片冷却后取出,然后对光透照检查蜡片上的咬合印迹。若有菲薄透亮甚至穿孔区,即为早接触点。

5. 牙线　主要用于检查有无牙合干扰存在。确定有牙合干扰的牙位后,进一步用其他方法确定该牙上的牙合干扰部位。

6. 研究模型　对难以确定的创伤性牙合,可预备研究模型,将牙合关系转移到模型上,进行模型分析。

四、其他检查方法

(一)X射线片检查

拍X射线片是一种重要而常用的检查方法,对牙周炎的诊断和疗效的评价有重要意义。但X射线片的可靠性受多种因素的影响,观察的结果必须结合临床检查,进行综合的分析判断,不能单凭X射线片就给出诊断或治疗计划。观察牙周组织病损以平行投照的根尖片为主,也可拍摄曲面断层片观察全口牙及牙周组织的概况。患牙周炎时,由于牙槽骨的破坏,硬骨板常不完整或消失,而牙周膜间隙也相应显示增宽或明显增宽,牙槽嵴的高度和形态也可发生改变。在标准根尖片上,当牙槽嵴顶到釉牙骨质界的距离超过2mm时,可认为牙槽骨有吸收。牙周组织病时,牙槽骨吸收类型主要表现为水平吸收和垂直吸收。根据吸收程度分为三度。

1. Ⅰ度　牙槽骨吸收在牙根的颈1/3以内。

2. Ⅱ度　牙槽骨吸收超过根长1/3,但在根长2/3以内。

3. Ⅲ度　牙槽骨吸收占根长2/3以上。

有时在X射线片上看到牙槽嵴的高度虽然已经降低,但吸收的边缘整齐,骨嵴顶端有致密的硬骨板,骨小梁致密且排列整齐,表明牙槽骨的破坏已经停止或有修复。

(二)细菌学检查

牙周炎是以厌氧菌为主的感染性疾病,不同类型的牙周炎,其菌斑微生物的组成不同。一些重症患者,或对常规治疗反应不佳者,或怀疑患牙处于疾病活动期者,可以先检测牙周袋内的优势菌,然后选择敏感的药物进行治疗,或者在某种治疗前后进行微生物检测以评价或监测疗效。

(三)龈沟液检查

龈沟液是来自牙龈组织的渗出液,其成分来源于血清和局部牙龈结缔组织。正常龈沟液很少,牙龈炎和牙周炎时液量增加,而且成分也发生变化。龈沟液内含多种可作为诊断指标的成分,将龈沟液的成分和量进行检测,对牙周炎的诊断、疗效观察和预测发展有重要的意义。

（四）血液检查

根据患者病情进行血液检查。牙龈出血者,如局部炎症不明显,应排除血液病,可检查白细胞计数与分类、血小板计数、毛细血管脆性试验及出凝血时间等。

五、牙周组织病的病历书写要求

病历是检查、诊断和治疗的全面记录,也是总结经验、评价医疗质量和进行科学研究的重要依据和原始资料。此外,它还是法律裁定的正式依据。因此,病历的书写应规范,内容应准确,项目应齐全,书写应清楚,不得随意涂改。病历主要内容应围绕牙周疾病的演变和治疗过程以及与口腔其他疾病的关系进行记录,与牙周组织病相关的全身疾病也需要记录。

（一）病史内容

问诊应以牙周组织病史为主,同时还应包括与牙周组织病相关的口腔病史及系统病史。

1. 主诉　包括主要症状、患病部位、发病时间。

2. 现病史　是对主诉的进一步陈述,包括从发病到就诊时的病情演变过程,着重记录现阶段的情况以及患者自认为可能的病因及诱发因素,曾做过何种治疗及其疗效等。

3. 既往史、家族史　有选择地记录与主诉及牙周组织病有关的既往史、家族史及系统病史。

（二）检查内容

除牙周组织外,还包括口腔黏膜、牙及其咬合关系、颞下颌关节和必要的全身检查及辅助检查。

（三）病例书写

病例书写需突出牙周组织病的特点。

（董洪宇）

第六节　几种常见牙周组织病

一、牙龈病

牙龈病（gingival diseases）是指一组发生于牙龈组织的病变,包括牙龈组织的炎症及全身疾病在牙龈的表现,病损仅侵犯牙龈而未侵犯深层牙周组织。该病分为菌斑引起的牙龈病和非菌斑引起的牙龈病,多为炎症,也可为增生、坏死及瘤样病变。

（一）慢性龈炎

慢性龈炎（chronic gingivitis）　又称边缘性龈炎或单纯性龈炎,是牙龈病中最常见的疾病。病损主要位于游离龈和龈乳头,是最常见的牙龈病。

1. 病因　龈缘附近牙面上堆积的牙菌斑是引起慢性龈炎的主要原因。此外,软垢、牙石、食物嵌塞、不良修复体及牙错位拥挤等可促进菌斑的积聚,促使龈炎的发生和发展。

2. 临床表现　牙龈的炎症一般局限于游离龈和龈乳头,严重时也可波及附着龈,以前牙区为主,尤其是下前牙区最为显著,也可波及全口牙。

(1)自觉症状:慢性龈炎的患者常在刷牙或咬硬物时牙龈出血,这也是患者就诊的主要原因。一般无自发性出血,可伴牙龈发痒、发胀、不适及口臭等症状。

(2)局部检查

1)牙龈色泽:游离龈和龈乳头变为鲜红色或暗红色(图5-18)。

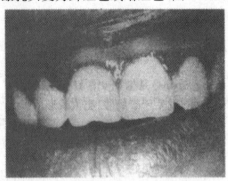

图5-18 慢性龈炎的牙龈颜色改变

2)牙龈外形:牙龈肿胀,光滑发亮,点彩消失,龈缘变钝,不再紧贴牙面,龈乳头变得圆钝肥大。

3)牙龈质地:松软脆弱,缺乏弹性,重者可有龈缘糜烂、肉芽增生。

4)龈沟深度:龈沟可因龈缘水肿或增生而加深,形成假性牙周袋,探诊深度可达3mm以上。

5)龈沟探诊出血:用牙周钝头探针轻探龈沟即可引起出血,即探诊后出血,可帮助诊断早期龈炎。

6)龈沟液量增多:炎细胞也明显增多,可出现龈沟溢脓。龈沟液量的增加可作为评估牙龈炎症的一个客观指标。

3.诊断与鉴别诊断

(1)诊断:根据主诉、临床表现及龈缘附近牙面有明显的菌斑、牙石堆积等刺激因素即可诊断。

(2)鉴别诊断

1)与早期牙周炎鉴别:出现附着丧失和牙槽骨的吸收,X射线片可以确定诊断。

2)血液病引起的牙龈出血:白血病、血小板减少性紫癜、血友病、再生障碍性贫血等血液系统疾病均可引起牙龈出血,血液学检查可以协助诊断。

3)坏死性溃疡性龈炎:牙龈自发性出血,龈乳头和边缘龈坏死,疼痛明显。

4)艾滋病相关性龈炎:是艾滋病感染者较早出现的口腔症状之一。游离龈呈明显的火红线状充血带,称牙龈线形红斑,血清学检测有助于确诊。

4.治疗

(1)去除病因:消除局部刺激因素,龈上洁治术可彻底清除菌斑和牙石,消除造成菌斑滞留和刺激牙龈的画素,牙龈炎症可在数日内消退。牙龈炎症较重者,可配合局部药物治疗,常用的局部药物有1%过氧化氢溶液、0.12%~0.20%氯己定(洗必泰)及碘制剂。

(2)手术治疗:对于少数牙龈纤维增生明显,炎症消退后仍不能恢复正常牙龈形态的患者,可施行牙龈成形术,以恢复牙龈的生理外形。

（3）防止复发：积极开展口腔卫生宣教，指导患者学会控制菌斑的方法，保持良好的口腔卫生状况，定期（每半年到一年）进行复查和预防性洁治。

（二）妊娠期龈炎

妊娠期龈炎（pregnancy gingivitis）是指妇女在妊娠期间，由于体内雌激素水平的变化，使原有的牙龈慢性炎症加重，发生牙龈肿胀、肥大或形成龈瘤样病变，分娩后病损可自行减退或消失。

1.病因

（1）局部因素：菌斑及局部刺激物是妊娠期龈炎的直接原因。口腔卫生良好者本病发生率低，反之则增高。

（2）全身因素：妊娠本身不是引起牙龈炎的直接原因，如果没有菌斑及局部刺激物的存在，妊娠不会引起牙龈炎的过程，妊娠只是加重原有牙龈炎的一个因素。妊娠时性激素（主要是黄体酮）水平增高，使牙龈毛细血管扩张、瘀血，炎细胞和渗出液增多，牙龈对局部刺激的反应增强，使原有的慢性牙龈炎症反应加重或改变了特性。妊娠期龈炎患者的牙菌斑中，中间普氏菌数量明显增多，成为优势菌，随妊娠月份增加及黄体酮水平增高该菌数量增多，临床症状加重。

2.临床表现

（1）龈炎：患者在妊娠前即有不同程度的牙龈炎，从妊娠2～3个月后出现明显症状，至8个月达到高峰，分娩后龈炎可减轻至妊娠前水平。病损可发生于少数牙龈或全口牙龈，以前牙为重，牙间乳头最明显。牙龈呈鲜红或暗红色，质地松软，表面光滑，触之极易出血。一般无疼痛，严重者龈缘出现溃疡和假膜时，可有轻度疼痛。

（2）妊娠瘤：又称妊娠期龈瘤或孕瘤，发生于单个牙的牙间乳头，尤其是下前牙唇侧乳头较多见。通常开始于妊娠第3个月，直径一般不超过2cm，色鲜红光亮或呈暗紫色，表面光滑，质地松软，极易出血，有蒂或无蒂。一般无症状，瘤体过大可妨碍进食。妊娠瘤非真性肿瘤，分娩后能逐渐自行缩小。

3.诊断　育龄妇女牙龈出现鲜红色，高度水肿肥大，明显出血倾向，若已怀孕，便可诊断。妇女长期服用激素类避孕药也可出现类似症状。

4.治疗　同慢性龈炎，尽量避免使用抗生素等全身药物治疗，以免影响胎儿发育。

（1）去除一切局部刺激因素：去除菌斑、牙石、不良修复体等。操作时应认真仔细，动作轻柔，尽量减少出血。

（2）口腔卫生宣教：严格控制菌斑。

（3）局部药物治疗：病情严重的患者，如龈袋溢脓，可用1%过氧化氢液和生理盐水冲洗，可使用1%过氧化氢液等刺激性小、不含抗菌药的含漱液。

（4）手术治疗：妊娠瘤体积较大妨碍进食者，在彻底清除局部刺激因素后，可于妊娠期的第4至第6个月之间手术切除。

（三）青春期龈炎

青春期龈炎（puberty gingivitis）指发生在青春期少年的慢性非特异性牙龈炎。该病与内分泌变化有关，男女均可患病，但女性稍多。

1.病因

（1）局部因素：菌斑和软垢是主要致病因素，牙齿不易清洁，口腔卫生差，易造成菌斑滞留。

(2)全身因素:青春期少年体内性激素水平的变化也易导致牙龈炎。牙龈是性激素的靶器官,由于内分泌的改变,牙龈对致炎物质的易感性增加,会加重牙龈对菌斑等局部刺激的反应,引起牙龈炎或使原有的慢性龈炎加重。

2.临床表现 青春期发病,好发于前牙唇侧的龈乳头和龈缘,患者主诉症状常为刷牙或咬硬物出血、口臭等。检查见牙龈呈鲜红或暗红色,肿胀明显,龈乳头呈球状突起,色泽光亮,质地松软,探诊易出血。牙龈有龈袋形成,但附着水平无变化,无牙槽骨吸收。

3.诊断

(1)年龄:该病多为青春期发病。

(2)炎症情况:牙龈组织的炎症反应较强,即牙龈的炎症反应超过了局部刺激物所能引起的程度。

4.治疗

(1)去除局部刺激因素:通过龈上洁治术去除菌斑、软垢及牙石等,此是治疗青春期龈炎的关键,必要时配合局部药物治疗。

(2)口腔卫生宣教:养成良好的口腔卫生习惯,正确控制菌斑。

(3)手术治疗:病程长、牙龈过度肥大增生者,青春期后需手术切除增生的牙龈。

(四)白血病的牙龈病损

白血病的牙龈病损(leukemia—associated gingival lesion)指发生在白血病患者牙龈的病损。白血病是一种造血系统的恶性肿瘤,血液中大量不成熟的异常白细胞浸润在身体各脏器和部位,包括牙龈。不少白血病患者以牙龈肿胀和牙龈出血为首发症状而就诊于口腔科,口腔科医师应全面考虑和检查,做出正确诊断,以免延误病情。

1.病因 白血病患者末梢血中的幼稚、无功能白细胞在牙龈组织内大量浸润积聚,致使牙龈肿大,甚至出血。患者口腔自洁作用差,使菌斑大量堆积,又加重了牙龈的炎症。

2.临床表现

(1)全身情况:儿童及青年多见,起病急,全身乏力、发热、贫血等。

(2)口腔情况:牙龈肿大,常为全口性,可波及边缘龈、龈乳头和附着龈,外形不规则,呈结节状,重者可覆盖部分牙面。牙龈发绀呈暗红或苍白色,组织松软脆弱,龈缘处组织可有坏死、溃疡和假膜覆盖。牙龈有明显的出血倾向,龈缘常有渗血,且不易止血,牙龈和口腔黏膜可见瘀点或瘀斑(图5—19)。可伴有疼痛、口臭、局部淋巴结肿大等。

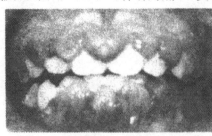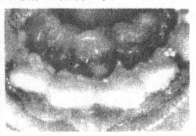

图5—19 白血病的牙龈病损

(3)实验室检查:血象和骨髓检查异常。

3.诊断 临床表现及骨髓检查可明确诊断。

4.治疗

(1)全身治疗：及时与内科医师配合进行全身系统治疗。

(2)口腔治疗：保守为主，切忌手术或活组织检查，以免发生出血不止或感染、坏死。出血不止时，可采用局部压迫或局部及全身药物止血，必要时可放牙周塞治剂。无出血时，可用3％过氧化氢液轻轻清洗再敷抗菌药或碘制剂，用0.12％～0.20％氯己定溶液含漱有助于减少菌斑、消除炎症。全身条件允许时，可行简易洁治，加强口腔护理并保持口腔卫生。

（五）药物性牙龈增生

药物性牙龈增生（drug－induced gingival hyperplasia）是指长期服用某些药物而引起牙龈的纤维性增生和体积肥大。

1.病因

(1)药物因素：是本病发生的主要原因。长期服用某些药物，如抗癫痫药（苯妥英钠）、钙拮抗剂（硝苯地平）、免疫抑制剂（环孢菌素A）可使牙龈发生纤维性增生。

(2)局部刺激：此不是药物性牙龈增生的原发因素，但菌斑、牙石、食物嵌塞等引起的牙龈炎症能加速和加重药物性牙龈增生的发展。

2.临床表现　常发生于全口牙龈，以上下前牙区较重，且只发生于有牙区，拔牙后增生的牙龈组织可自行消退。增生起始于唇、颊侧或舌、腭侧龈乳头，呈小球状突起于牙龈表面，病变继续发展，和龈缘连在一起，严重时波及附着龈。增生的牙龈呈淡粉红色，质地坚韧，略有弹性，一般不易出血，表面呈桑葚状或分叶状，基底与正常牙龈之间可有明显的沟状界线。牙龈增生严重者，可覆盖部分或全部牙冠，妨碍进食，也影响美观和口腔卫生。增生的牙龈还可将牙齿挤压移位，多见于上前牙。多数患者无自觉症状，无疼痛，合并牙龈炎症时牙龈呈深红或暗红色，质地松软，易出血。停药后增生的牙龈组织可逐渐消退。

3.诊断与鉴别诊断

(1)诊断：据牙龈实质性增生的特点及长期服用相关药物史较易诊断，但应仔细询问全身病史。

(2)鉴别诊断

1)白血病引起的牙龈肥大：常为全口性牙龈肿大，且易出血，骨髓检查可明确诊断。

2)遗传性牙龈纤维瘤病：此病无长期相关服药史，可有家族史，牙龈增生范围广、程度重。

3)以牙龈增生为主要表现的慢性龈炎：无长期相关服药史，炎症一般较明显，好发于前牙唇侧牙龈和龈乳头，增生程度较轻，覆盖牙冠一般不超过1/3，有明显局部刺激因素。

4.治疗

(1)停用或更换引起牙龈增生的药物是最主要、最根本的治疗。

(2)局部治疗：去除局部刺激因素，牙龈有明显炎症的患者，可用3％过氧化氢液冲洗龈袋，并在袋内置入抗菌消炎药。

(3)手术治疗：牙龈增生明显的患者，虽经上述治疗，增生的牙龈仍不能完全消退，在全身病情稳定后行牙龈成形术。

（六）遗传性牙龈纤维瘤病

遗传性牙龈纤维瘤病（hereditary gingival fibromatosis）又名家族性或特发性牙龈纤维瘤病，为牙龈组织的弥漫性纤维结缔组织增生。该病较为罕见。

1.病因　病因不明，可能为常染色体显性或隐性遗传，但也可无家族史。

2.临床表现　牙龈广泛增生，可累及全口的边缘龈、龈乳头和附着龈，甚至达膜龈联合处,以上颌磨牙腭侧最严重。增生的牙龈常覆盖牙冠2/3以上,重者可覆盖整个牙冠(图5-20),妨碍咀嚼,影响恒牙萌出,牙可因增生的牙龈挤压移位。增生的牙龈颜色正常,质地坚韧,表面光滑,有时也呈颗粒或结节状,点彩明显,不易出血。

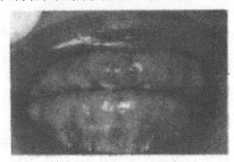

图5-20 牙龈纤维瘤病

3.诊断与鉴别诊断

(1)诊断:据典型临床表现或有家族史,可给出诊断。

(2)鉴别诊断

1)药物性牙龈增生有相关服药史,无家族史。牙龈增生主要累及龈缘和龈乳头,一般不波及附着龈,增生牙龈一般覆盖牙冠1/3左右,伴发慢性龈炎者较多。

2)以牙龈增生为主要表现的慢性龈炎:局部刺激因素明显,多伴有炎症,主要侵犯前牙的龈乳头和龈缘,牙龈增生程度较轻,覆盖牙冠一般不超过1/3。无家族史和相关服药史。

4.治疗

(1)手术治疗:以牙龈成形术为主,恢复牙龈原有的外形和生理功能,但术后易复发,与口腔卫生有关。

(2)局部治疗:龈上洁治术配合药物治疗,控制菌斑。

(七)急性龈乳头炎

急性龈乳头炎(acutelocalized papillary gingivitis)是指病损局限于个别牙龈乳头的急性非特异性炎症,是一种较为常见的牙龈急性病损。

1.病因 牙龈乳头受到理化刺激为直接原因。

(1)食物嵌塞造成牙龈乳头的压迫及食物发酵产物的刺激。

(2)不恰当地使用牙签或其他剔牙工具,过硬、过锐的食物刺伤。

(3)修复体的不良边缘或不良修复体刺激龈乳头。

2.临床表现 牙龈乳头发红肿胀,探触和吸吮时易出血,有自发性胀痛和明显探触痛。疼痛有时可表现为明显的自发痛和中等度的冷热刺激痛,牙可有轻度叩痛。

3.诊断 据临床表现和病史可给出诊断。

4.治疗

(1)彻底去除病因:去除局部刺激因素,如食物嵌塞、充填物悬突等。

(2)消除急性炎症:局部使用抗菌消炎药,如1%~3%过氧化氢液、碘制剂等。

(八)急性坏死性溃疡性龈炎

急性坏死性溃疡性龈炎(acute necrotizing ulcerative gingivitis,ANUG)是指发生于龈缘和龈乳头的急性坏死性炎症。1898年Vincent首次报道此病,故又称Vincent(文森)龈炎。因在患处发现大量梭形杆菌和螺旋体,故又称为梭杆菌螺旋体性龈炎。

1.病因

(1)基础病变:已存在的慢性龈炎或牙周炎是本病发生的重要条件。深牙周袋内或冠周炎的牙龈适合螺旋体和厌氧菌的繁殖,当存在某些局部组织的创伤或全身因素时,细菌大量繁殖,并侵入牙龈组织,导致发病。

(2)微生物的作用:19世纪末,Vincent 和 Plaut 提出本病是由梭形杆菌和螺旋体引起的特殊感染,随后研究发现,中间普氏菌也是此病的优势菌。目前普遍认为坏死性溃疡性龈炎是一种由多种微生物引起的机会性感染,有局部抵抗力降低的组织和宿主,才能使这些微生物的毒力造成损害。

(3)吸烟的影响:绝大多数患者有大量吸烟史。吸烟可使牙龈小血管收缩,影响牙龈局部的血液循环,使口腔内白细胞的趋化功能和吞噬功能有所降低,这些因素会加重牙龈的病变,易发生此病。

(4)身心因素:身心因素与本病的发生密切相关,如精神紧张、过度疲劳、睡眠不足者常易发生本病。在上述各种因素的作用下,通过增强皮质激素的分泌和自主神经系统的影响,改变了牙龈的血液循环、组织代谢等,使局部组织抵抗力降低而引发本病。精神压力又可能使患者疏忽口腔卫生、吸烟增多等。

(5)其他因素:如营养不良,特别是缺乏维生素 C;某些全身性消耗性疾病,包括恶性肿瘤、血液病、严重的消化道疾病及艾滋病等,这些疾病可使机体免疫功能降低,从而易诱发此病。

2.临床表现

(1)好发人群:多见于青壮年男性吸烟者,多发生在经济不发达或贫困区。

(2)病程:发病急,病程短,常为数天至 2 周。

(3)症状

1)出血:患处牙龈极易出血,甚至有自发性出血。

2)疼痛:牙龈自发痛,且疼痛感明显,或有牙齿撑开感或胀痛感。

3)口臭:由于组织坏死,常有特殊的腐败性口臭。

4)全身不适:轻者无明显的全身症状,重症患者可有低热、疲乏、淋巴结肿大等全身症状。

(4)特征性损害:以龈乳头和边缘龈坏死为其特征性损害,以下前牙多见。初期龈乳头充血水肿,在个别牙龈乳头的顶端发生坏死性溃疡,上覆有灰白色污秽的坏死物,去除坏死物后可见牙龈乳头的颊、舌侧尚存,而中央凹下如火山口状。病变迅速沿牙龈边缘向邻牙扩展,使龈缘如虫蚀状,坏死区出现灰褐色假膜,易于擦去。去除坏死组织后,其下为出血创面,龈乳头被破坏后与龈缘呈一直线,如刀切状。病损一般不波及附着龈,在坏死区与正常牙龈间常有一窄"红边"为界(图 5-21)。

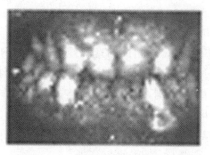

图 5-21 急性坏死性溃疡性龈炎

（5）并发症

1）坏死性龈口炎：急性期如未能及时治疗且患者抵抗力低时，坏死还可波及与牙龈病损相对应的唇、颊侧黏膜，而成为坏死性龈口炎。

2）走马牙疳：机体抵抗力极度低下者还可合并感染产气荚膜杆菌，使面颊部组织迅速坏死，甚至穿孔，称为走马牙疳，此时患者有全身中毒症状，甚至可导致死亡。

3）慢性坏死性龈炎：由急性期治疗不彻底或反复发作所致。临床表现为牙龈乳头严重破坏，甚至消失，乳头处的龈高度低于龈缘高度，呈反波浪形，牙龈乳头处颊舌侧牙龈分离，甚至可从牙面翻开，其下的牙面上有牙石和软垢，牙龈一般无坏死物。

4）坏死性溃疡性牙周炎：若治疗不及时，或某些免疫缺陷的患者，病损可波及深层牙周组织，引起牙槽骨吸收、牙周袋形成和牙齿松动。

3. 诊断与鉴别诊断

（1）诊断：根据该病临床表现，包括起病急、牙龈疼痛、自发性出血、腐败性口臭及龈乳头和龈缘坏死，诊断较易。病变区的细菌学涂片检查如见大量梭形杆菌和螺旋体与坏死组织及其他细菌混杂，有助于诊断本病。慢性期的诊断主要根据反复发作的牙龈坏死、疼痛和出血、龈乳头消失、腐败性口臭等。

（2）鉴别诊断

1）慢性龈炎：该病慢性过程，病程长，虽有龈乳头和边缘龈的红肿，探诊易出血和轻度口臭，但无自发痛，无自发性出血，牙龈无坏死，无特殊的腐败性口臭。

2）疱疹性龈（口）炎：为单纯疱疹病毒感染所致，好发于 6 岁以下儿童。该病起病急，开始有 1～2d 发热的前驱期。牙龈充血水肿波及全部牙龈而不局限于边缘龈和龈乳头。典型的病变表现为牙龈和口腔黏膜发生成簇状小水疱，溃破后形成多个小溃疡或溃疡相互融合。假膜不易擦去，无组织坏死，无腐败性口臭。病损可波及唇和口周皮肤。

3）急性白血病：该病的牙龈组织中有大量不成熟的白细胞浸润，使牙龈广泛明显肿胀、疼痛，可伴有坏死。有自发性出血和口臭，全身有贫血及衰竭表现。血象检查白细胞计数明显升高并有幼稚白细胞，是诊断该病的重要依据。

4）艾滋病：由于患者细胞免疫和体液免疫功能低下，常由各种细菌引起机会性感染，可合并坏死性溃疡性龈炎和坏死性溃疡性牙周炎。

4. 治疗

（1）局部治疗

1）去除坏死组织：去除牙间乳头及龈缘的坏死组织，并初步去除大块龈上牙石。

2）局部使用氧化剂和抗菌剂：用 1%～3% 过氧化氢液局部擦拭、冲洗和反复含漱，放置甲硝唑药膜。

（2）全身治疗

1）支持治疗：给予大量维生素 C、易消化的蛋白质等全身支持疗法，充分休息。

2）药物治疗：重症患者可口服或肌内注射甲硝唑、替硝唑等抗厌氧菌药物 2～3d。

（3）口腔卫生指导：立即更换牙刷，保持口腔清洁，养成良好的口腔卫生习惯。

（4）对因治疗：对全身性因素进行矫正和治疗，劝其戒烟等。

（5）急性期缓解后的治疗：急性期过后，对原已存在的慢性牙龈炎或牙周炎应及时治疗。

二、牙周炎

牙周炎(periodontitis)是由牙菌斑中的微生物所引起的牙周支持组织(牙龈、牙周膜、牙槽骨和牙骨质)的慢性感染性疾病。其包括牙龈炎症、出血,牙周袋形成,进行性附着丧失和牙槽骨吸收及牙齿松动。它是导致牙齿丧失、破坏咀嚼器官的主要疾病,也是我国成年人失牙的首要原因。

(一)慢性牙周炎

慢性牙周炎(chronic periodontitis)原称成人牙周炎或单纯性牙周炎,更改名称是因为此类牙周炎虽最常见于成年人,但也可发生于儿童和青少年。大部分慢性牙周炎呈缓慢加重,但也可出现间歇性的活动期,此时牙周组织的破坏加速,随后又可转入静止期。慢性牙周炎是最常见的一类牙周炎,其病程长,进展慢,发病率高,约占牙周炎患者的95%。

1.病因 牙周炎为多因素疾病。

(1)始动因素:牙菌斑及其微生物是引发牙周炎的始动因子。堆积在龈牙结合部牙面和龈沟内的牙菌斑中的微生物及其产物引发牙龈的炎症和肿胀,使局部微生态环境更有利于一些革兰氏阴性牙周厌氧致病菌滋生,使牙龈的炎症反应加重,范围扩大到深部牙周组织,导致牙周袋形成、附着丧失和牙槽骨吸收,成为牙周炎。

(2)局部促进因素:凡是能加重菌斑滞留的因素,如牙石、食物嵌塞、咬合创伤、不良修复体、牙排列不齐及牙解剖形态异常等,均可加重和加速牙周炎的进展。

(3)全身影响因素:全身性疾病如糖尿病、免疫缺陷、营养不良等,也会对牙周炎有负面影响。此外,某些环境、行为因素如精神压力、吸烟等,也是其危险因素。

2.临床表现

(1)发病特点:此病多见于成年人,但也可见于儿童和青少年。该病起病缓慢,早期主要表现为牙龈的慢性炎症,呈缓慢或中等速度进展,也可有快速进展期。病程长者,可达10年以上,随着年龄增长,发病率上升,其严重程度也有增加。

(2)发病部位:本病一般同时侵犯全口多数牙齿,且有一定的对称性,也可仅发生于一组牙(如前牙)或少数牙。磨牙和下前牙区以及邻面因菌斑易堆积,较易发病,且病情较重。

(3)临床特征:牙龈炎症,牙周袋形成、附着丧失,牙槽骨吸收,最后牙齿松动、脱落,丧失咀嚼功能。

1)牙龈炎症:患处牙龈呈现不同程度的慢性炎症,表现为牙龈颜色暗红或鲜红色,质地松软,点彩消失,边缘圆钝且不与牙面贴附,探诊易出血(图5-22)。少数患者病程较长或治疗不彻底,牙龈有部分纤维性增生、变厚,表面炎症不明显。

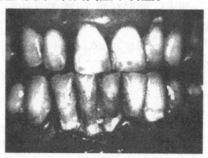

图 5-22 慢性牙周炎

2)牙周袋形成:牙龈炎病变向牙周深部组织发展,牙龈结缔组织中的胶原纤维减少和破坏,结合上皮向牙根方增殖形成牙周袋。牙周探诊后,袋内壁有出血、溢脓。

3)附着丧失:能探到釉牙骨质界即有附着丧失,一般牙周袋探诊深度超过3mm,但如有牙龈退缩,探诊深度可能在正常范围也有附着丧失,因此附着丧失能更准确地反映牙周支持组织的破坏程度。

4)牙槽骨吸收:牙槽骨高度和密度降低,即发生牙槽骨吸收,水平或垂直吸收至一定程度,可致牙齿松动、脱落。

(4)临床分型:根据附着丧失和骨吸收波及的患牙数(范围),可将慢性牙周炎分为局限型和广泛型。全口牙中有附着丧失和骨吸收的位点数≤30%者为局限型,若>30%的位点受累则为广泛型。

(5)临床分度:据牙周袋深度、结缔组织附着丧失和牙槽骨吸收的程度,将牙周炎分为轻、中、重度。上述指标中以附着丧失为重点,它与炎症的程度大多一致。

1)轻度:牙周袋≤4mm,附着丧失1~2mm,X射线片显示牙槽骨吸收不超过根长的1/3。牙龈有炎症和探诊出血,牙齿一般不松动,可有或无口臭。

2)中度:4mm<牙周袋≤6mm,附着丧失3~4mm,X射线片显示牙槽骨水平型或角型吸收超过根长的1/3,但不超过根长的1/2。牙龈有炎症和探诊出血,也可有脓,牙齿可能有轻度松动,多根牙的根分叉区可能有轻度病变。

3)重度:牙周袋>6mm,附着丧失≥5mm,X射线片显示牙槽骨吸收超过根长的1/2,甚至达根长的2/3,牙齿有明显松动,牙龈炎症较明显,可发生牙周脓肿。

(6)其他伴发病变和症状:慢性牙周炎患者除有上述四大特征(牙龈炎症、牙周袋形成、附着丧失、牙槽骨吸收和牙齿松动)外,晚期常可出现如下伴发病变和症状。

1)牙齿移位:由牙松动和牙槽骨吸收引起。

2)食物嵌塞:由牙松动、移位和龈乳头退缩所致。

3)继发性𬌗创伤:由于牙周支持组织减少,牙松动移位,牙不均匀磨耗等引起。

4)急性牙周脓肿:深牙周袋内脓液引流不畅或抵抗力低下时可出现。

5)牙敏感及根面龋:牙龈退缩使牙根暴露,牙自洁作用差等引起牙对温度刺激敏感,甚至根面龋。

6)口臭:由牙周袋溢脓和牙间隙内食物嵌塞引起。

7)逆行性牙髓炎:深牙周袋接近根尖时可引起牙髓逆行感染。

3.诊断与鉴别诊断　牙周炎诊断依据四大特征,即牙龈炎症、牙周袋形成、附着丢失、牙槽骨吸收和牙松动移位。中度以上的牙周炎诊断并不困难,但早期牙周炎应与牙龈炎相鉴别(表5-2)。牙周炎的早期诊断和治疗特别有意义,须通过仔细检查而及时诊断,以免贻误治疗。牙周脓肿还应与根尖周脓肿相鉴别。

表5-2　牙龈炎和早期牙周炎的区别

	牙龈炎	早期牙周炎
牙龈炎症	有	有
牙周袋	假性牙周袋	真性牙周袋
附着丧失	无	有,能探到釉牙骨质界
牙槽骨吸收	无	嵴顶吸收或硬骨板消失
治疗结果	病变可逆,组织恢复正常	炎症消退,病变静止,但已破坏的支持组织难以完全恢复正常

4. 治疗　慢性牙周炎的治疗目标应是彻底清除菌斑、牙石等病原刺激物,消除牙龈的炎症,使牙周袋变浅和改善牙周附着水平,并争取适当的牙周组织再生,而且要使这些疗效能长期稳定地保持。牙周组织病治疗的目的是长期保持牙齿的功能、舒适和美观,而不仅着眼于治疗期间能保留的牙数。为达到上述目标,需要采取一系列的综合治疗。在治疗过程中,还需要根据患者的反应及时对治疗计划进行调整和补充。

(1)局部治疗

1)控制菌斑:菌斑在牙面上不断快速地形成,在清洁过的牙面上数秒内即可有新的细菌黏附,因此不能单靠医生的治疗,必须向患者讲明菌斑的危害及坚持不懈地清除菌斑的重要性,指导其掌握发现并清除菌斑的方法。患者每次就诊时,医生应检查和记录其菌斑控制的程度,并反馈给患者,尽量使有菌斑的牙面只占全部牙面的20%以下。

2)彻底清除牙石,平整根面:牙周炎患者不论其类型、病情轻重、有无全身疾病和宿主背景,均须彻底清除牙面的牙菌斑和牙石,这是控制牙周感染的第一步,也是目前最有效的基础治疗手段。

3)牙周袋及根面的局部药物治疗:大多数患者在根面平整后,组织能顺利愈合,不需药物处理。对一些炎症严重、肉芽组织增生的深牙周袋,在刮治后必要时可用复方碘液处理袋壁。复方碘液有较强的消炎、收敛作用,治疗时应注意避免烧灼邻近的黏膜。

牙周袋内局部放置抗菌药物,可选用的药物有甲硝唑、四环素及其同族药物,如米诺环素、多西环素及氯己定等。牙周袋内的药物治疗只能作为机械清除牙石的辅助治疗,一般只在龈下刮治后视需要才使用,绝不能取代除石治疗。

4)牙周手术:基础治疗6~8周时,应复查疗效,若仍有5mm以上的牙周袋,且探诊仍有出血或牙石难以彻底清除,则可视情况决定再次刮治或进行牙周手术。

5)建立平衡的𬌗关系:可通过松动牙的结扎固定、各种夹板、调𬌗等治疗,使患牙消除继发性或原发性咬合创伤而减少松动度,改善咀嚼功能。夹板的设计和制作必须不妨碍菌斑控制。

6)拔除患牙:对于有深牙周袋、过于松动的严重患牙,如确已无保留价值,应尽早拔除。

(2)全身治疗:大多数轻中度慢性牙周炎患者对洁治和刮治有较好的反应,除非是重症患者或出现急性症状,一般不需使用抗菌药物。但对一些炎症较重的患者,可以在龈上洁治后,先全身给予抗菌药物,对患有糖尿病、消化道疾病、心血管疾病等的慢性牙周炎患者,应积极治疗并控制全身疾病,以利牙周组织愈合。

吸烟者对牙周治疗的反应较差,应劝其戒烟。在戒烟的初期,牙龈的炎症可能有一过性的"加重",探诊后出血有所增加。这是由于吸烟使小血管收缩,致牙龈角化加重的作用被消除。经过戒烟和彻底的牙周治疗,将出现良好的疗效。

(3)维护治疗:大多数慢性牙周炎患者在经过恰当的治疗后,炎症消退,病情得到控制。但若不坚持维护期治疗,病情很容易复发或加重。复查内容包括口腔卫生情况、牙龈炎症及探诊后出血情况、牙周袋深度、根分叉病变、牙槽骨情况、修复体情况等。

(二)侵袭性牙周炎

侵袭性牙周炎(aggressive periodontitis)在临床表现和实验室检查方面均与慢性牙周炎有明显区别,其特点是牙周结缔组织附着和牙槽骨的迅速丧失,牙周卫生较好,但病变进展迅速。该病发生于全身健康者,具有家族聚集性。它包含了旧分类中的三个类型,即青少年牙周炎、快速进展性牙周炎和青春前期牙周炎。旧的命名过分强调发病年龄及疾病进展速度。这类牙周炎虽多发于年轻人,但也可见于成年人。本病一般来说发展较迅猛,但也可出现间歇性的静止期,且临床上对进展速度也不易判断,因此在1999年的国际研讨会上更名为侵袭性牙周炎。

1.病因　该病病因不明,但某些特定微生物的感染以及机体防御能力的缺陷可能是引起本病的两个主要因素。

(1)微生物感染:伴放线杆菌是主要致病菌,从患者的龈下菌斑中可分离出此菌,且阳性率为90%～100%。该菌对牙周组织有毒性和破坏作用,通过产生白细胞毒素杀伤人体白细胞,抑制中性多形核白细胞的趋化功能,产生内毒素及胶原酶等破坏结缔组织和骨的胶原纤维,阻止胶原纤维合成和促进骨吸收。

(2)免疫功能缺陷:研究表明:本病患者有周缘血的中性粒细胞和(或)单核细胞的趋化功能降低,有的学者报道吞噬功能也有障碍。这种缺陷带有家族性,患者的同胞中有的也可患局限型侵袭性牙周炎,或虽未患牙周炎,却也有白细胞功能缺陷。此外,本病可能有遗传背景及种族易感性的差异。

(3)其他:吸烟的量和时间及口腔卫生的好坏也对此病有一定影响。

2.临床表现　据患牙的分布情况,将侵袭性牙周炎分为局限型和广泛型,局限型病变局限于第一磨牙和切牙,广泛型波及全口多数牙。

(1)局限型侵袭性牙周炎:是指牙周组织病变局限于切牙和第一恒磨牙,至少两颗恒牙有邻面附着丧失,其中一颗是第一恒磨牙,非第一恒磨牙和切牙不超过两颗。该病有以下临床特点。

1)年龄与性别:本病发病年龄一般较小,可始于青春期前后,因早期无明显症状,患者就诊时常已20岁左右,但也可发生于成年人。女性多于男性。

2)口腔卫生情况:较好。本病一个突出的表现是早期患者的菌斑、牙石量很少,牙龈表面的炎症轻微,但却已有深牙周袋,牙周组织破坏程度与局部刺激物的量不成比例。

3)好发牙位:典型的患牙病损局限于第一恒磨牙和上下切牙,多为左右对称,但早期的患者不一定波及所有的切牙和第一磨牙(图5-23)。1999年新分类法规定,本病的特征是:局限于第一恒磨牙和切牙附着丧失,至少波及两颗恒牙,其中一颗为第一磨牙,其他患牙'(非第一磨牙和切牙)不超过两个。

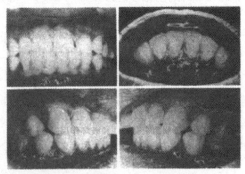

图5-23　局限型侵袭性牙周炎

4)X射线片所见:第一磨牙的邻面有垂直型骨吸收,若近远中均有垂直型骨吸收,则形成典型的"弧形吸收",在切牙区多为水平型骨吸收(图5-24)。

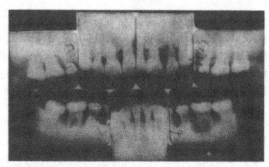

图 5-24　局限型侵袭性牙周炎的 X 射线片(与图 5-23 为同一患者)

5)病程进展快:本病进展很快,牙周组织破坏速度估计比慢性牙周炎快 3~4 倍,在 4~5 年内,牙周附着破坏可达 50%~70%,患者常在 20 岁左右即已需拔牙或牙已自行脱落。

6)早期出现牙齿松动和移位:在炎症不明显的情况下,切牙和第一恒磨牙可出现松动,自觉咀嚼无力。切牙可向唇侧远中移位,出现牙间隙,多见于上切牙,由于殆力的影响致其呈扇形散开排列。后牙移位较少见,可出现不同程度的食物嵌塞。

7)家族聚集性:家族中常有多人患此病,患者的同胞有 50%患病机会。其遗传背景可能与白细胞功能缺陷有关。

(2)广泛型侵袭性牙周炎:其特征为受累患牙广泛,广泛的邻面附着丧失,侵犯第一磨牙和切牙以外的牙数在 3 颗以上。其临床特点如下。

1)年龄:相对于局限型侵袭性牙周炎,本病发病年龄相对较大,通常发生于 30 岁以下者,也可见年龄更大者。

2)发病部位:广泛的邻面附着丧失,累及除切牙和第一磨牙以外的至少 3 颗恒牙。

3)病变程度:有严重而快速的附着丧失和牙槽骨破坏,呈明显的阵发性。在活动期,牙龈有明显的炎症,呈鲜红色,并可伴有龈缘区肉芽性增殖,易出血,可有溢脓(图 5-25,5-26)。

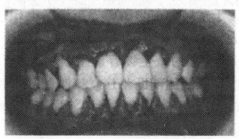

图 5-25　广泛型侵袭性牙周炎

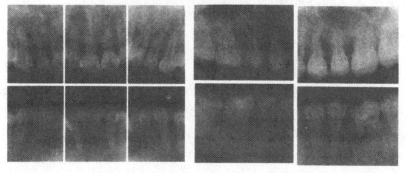

图 5-26　广泛型侵袭性牙周炎的 X 射线片

4)局部刺激物:菌斑、牙石的沉积量因人而异,多数患者有大量的菌斑和牙石,也可很少。

5)白细胞功能缺陷:部分患者具有中性粒细胞及(或)单核细胞的功能缺陷。

6)全身症状:患者有时伴有全身症状,包括体重减轻、抑郁及全身不适等。

7)治疗敏感性:一般患者对常规治疗(如刮治和全身药物治疗)有明显的疗效,但也有少数患者经任何治疗效果都不佳,病情迅速加重直至牙齿丧失。

3.诊断　因本病初起时无明显症状,待就诊时多已为晚期,所以早期诊断及治疗对保留患牙极为重要。如果年轻患者的局部刺激因子与病变程度不一致,如牙石、菌斑等刺激物不多,炎症不明显,但发现有少数牙松动、移位或邻面深袋等,应引起重视。重点检查切牙及第一磨牙邻面,并拍摄X射线片或(殆)翼片有助于发现早期病变。微生物学检查如发现伴放线杆菌或检查中性粒细胞有趋化和吞噬功能的异常,有助于诊断本病。对于侵袭性牙周炎患者时同胞进行牙周检查,有助于早期发现其他病例。

4.治疗

(1)早期治疗,防止复发:治疗基本同慢性牙周炎,洁治、刮治和根面平整等基础治疗必不可少。本病较易复发,应定期复查和坚持后续治疗。复查的间隔期,开始时每1~2个月一次,半年后若病情稳定可逐渐延长。

(2)抗菌药物的应用:由于本病存在与菌斑堆积情况不相符的牙周破坏,病原微生物的控制不只是减少菌斑的数量,更重要的是改变龈下菌斑的组成。单纯用刮治术不能消除入侵牙龈中的伴放线杆菌,残存的微生物容易重新在牙面定植,使病变复发。因此主张全身服用抗生素作为洁治和刮治的辅助治疗。口服四环素或多西环素治疗有效,甲硝唑和阿莫西林(羟氨苄青霉素)两者合用效果尚佳。局部配合使用抗厌氧菌类抗生素治疗,如甲硝唑、米诺环素、氯己定等也有良好疗效。

(3)调整机体防御功能:通过调节机体的免疫和炎症反应过程来减轻或治疗牙周炎。如服用六味地黄丸为基础的固齿丸(膏)数月后,可明显降低复发率,患者的白细胞趋化和吞噬功能及免疫功能也有所改善。吸烟者劝其戒烟。

(4)其他治疗

1)牙移位的矫正治疗:病情不太重而有牙移位的患者,可在炎症控制后,用正畸方法将移位的牙复位排齐,但正畸过程中务必加强菌斑控制和牙周组织病情的监控,加力也宜轻缓。

2)疗效维护:在牙周炎症控制后,长期疗效由患者的依从性和维护治疗的措施所决定。采用各种必要的手段积极控制菌斑尤为重要。

三、伴有全身疾病的牙周炎

(一)艾滋病

约有30%的艾滋病(acquired immunodeficiency syndrome,AIDS)患者首先在口腔出现症状,其中不少症状位于牙周组织。

1.病因　HIV感染者由于全身免疫功能的降低,容易发生口腔内的机会性感染,包括真菌、病毒、细菌感染等。对本病患者的牙周炎使用抗生素和龈下刮治有效。

2.临床表现　与艾滋病有关的牙周组织病损有以下几种。

(1)牙龈线形红斑(lineargingival erythema,LGE):在牙龈缘处有明显鲜红的、宽2~3mm的红边,在附着龈上可呈瘀斑状,极易出血。对常规治疗反应不佳;一般无牙槽骨吸收。

（2）坏死性溃疡性牙龈炎：临床表现与非 HIV 感染者十分相似，但发病迅速、病势较凶、病情严重。

（3）坏死性溃疡性牙周炎：它是由于患者抵抗力极度低下，由坏死性溃疡性牙龈炎或慢性牙周炎迅速发展而成的。在 HIV 感染者中，坏死性溃疡性牙周炎的发生率达 4％～10％，此病早期病变为牙龈乳头坏死、溃疡、疼痛和出血，有严重骨吸收和牙周附着丧失，甚至死骨形成。严重者还可发展为坏死性溃疡性口炎，此种患者的短期死亡率较高。

（4）其他：艾滋病在口腔中的表现还有毛状白斑、白色念珠菌感染、复发性口腔溃疡等，晚期可发生 Kaposi 肉瘤，其中约有一半发生在牙龈上，需做病理检查证实。

3. 治疗

（1）局部治疗：清除牙石和菌斑，可用 0.12％～0.20％氯己定含漱剂含漱。

（2）全身治疗：首选甲硝唑，它不容易引起继发的真菌感染。

坏死性溃疡性牙龈炎和坏死性溃疡性牙周炎按常规进行牙周治疗后，疼痛常可在 24～36h 内消失，但牙龈线形红斑对常规牙周治疗反应较差，难以消失，常需全身使用抗生素。

（二）糖尿病

糖尿病（diabetes mellitus）与牙周组织病有着密切的关系，研究结果表明，糖尿病本身不引起牙周炎，而牙周炎是糖尿病的并发症。

1. 病因　糖尿病的基本病理变化可使牙周组织对局部致病因子的抵抗力下降，破坏加重、加速，使牙槽骨吸收加速，组织愈合缓慢，出现牙周脓肿。牙周组织破坏程度与糖尿病病情有关。

2. 临床表现

（1）致病菌：以二氧化碳噬纤维菌、厌氧弧菌和放线菌为主，可区别于慢性牙周炎和侵袭性牙周炎。

（2）病变情况：以切牙和第一磨牙较重，年龄增大后，病情可扩展至其他部位。病情不稳定的糖尿病患者，牙周组织炎症较重，牙龈红肿，易出血，牙周溢脓，牙槽骨破坏迅速，导致深袋和牙明显松动（图 5—27）。血糖控制后，牙周炎的情况会有所好转。

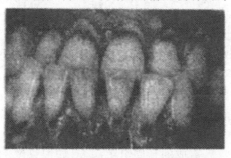

图 5—27　伴糖尿病的牙周炎（牙周袋溢脓）

3. 治疗

（1）全身治疗：针对血糖过高，进行全身系统治疗，控制糖尿病病情。

（2）局部治疗：进行彻底有效的局部治疗，去除局部刺激因素。待血糖稳定、病情控制后，再行复杂的牙周治疗。

四、牙周炎的伴发病变

牙周炎的伴发病变并非独立疾病(冠周炎除外),可发生于任何类型牙周炎患者。

(一)牙周—牙髓联合病变

牙周—牙髓联合病变(periodontal—endodontic combined lesions)是指同一个牙并存着牙周组织病变和牙髓病变,且互相融合连通。感染可源于牙髓,也可源于牙周,或二者独立发生,然而病灶是相通的。牙周炎和牙髓根尖周病的发病因素和病理过程虽不完全相同,但牙周袋内和感染的牙髓内都存在以厌氧菌为主的混合感染,它们所引起的炎症和免疫反应有许多相似之处。因此,二者的感染和病变可以互相影响和扩散,导致联合病变的发生。

1.临床类型

(1)牙髓根尖周病引起牙周组织病:坏死牙髓中的细菌毒素及代谢产物可通过根尖孔或根管侧支引起根尖周病变或根分叉病变,并进而形成牙周—牙髓联合病变。

1)根尖周感染的急性发作形成牙槽脓肿,脓液可沿阻力较小的途径向牙周组织排出(图5—28)。①脓液沿牙周膜间隙向龈沟(袋)排脓,迅速形成单一的、窄而深达根尖的牙周袋。多根牙也可在根分叉处形成窄而深的牙周袋。②脓液由根尖周组织穿透附近的密质骨到达骨膜下,向颊侧龈沟排出,形成较宽而深的牙周袋,但不能探到根尖。

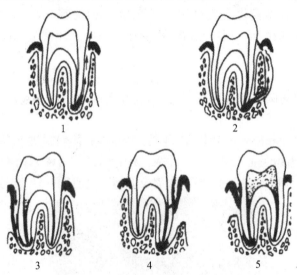

图5—28　牙周—牙髓联合病变的类型

1.根尖病变通过牙周膜向龈沟排脓;2.根尖病变通过骨膜下向龈沟排脓;3.逆行性牙髓炎;4.牙周组织病变通过根管侧支影响牙髓和根尖周组织;5.牙周组织病变与牙髓病变独立并存

2)牙髓治疗过程中或治疗后造成的牙周组织病变,如根管壁侧穿或髓腔底穿通、髓腔或根管内封入烈性药(砷制剂、塑化液、干髓剂等)均可通过根分叉区或根管侧支伤及牙周组织。

3)牙根纵裂的牙齿也可伴发局限的深牙周袋和牙槽骨吸收。

本类型的共同特点是:①牙髓无活力或活力异常;②牙周袋和根分叉区病变局限于个别牙或牙的局限部位,邻牙的牙周基本正常或轻微病变;③X射线片显示与根尖病变相连的牙周骨质破坏,呈烧瓶形(图5—29)。

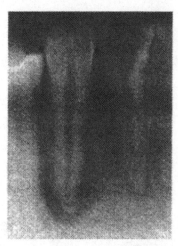

图5—29　牙周骨质破坏形成"烧瓶形"病变

（2）牙周组织病变引起牙髓病变

1）逆行性牙髓炎：由于深牙周袋内的细菌、毒素通过根尖孔或根尖1/3处的根管侧支进入牙髓，先引起根尖区的牙髓充血和炎症，日久后，局限的慢性牙髓炎可急性发作，表现为典型的急性牙髓炎。检查时见患牙有深达根尖区的牙周袋或牙龈退缩，牙松动明显。

2）长期存在的牙周组织病变，牙周袋内的毒素可通过牙本质小管或根管侧支对牙髓造成慢性、小量的刺激，轻者引起修复性牙本质形成，重者或持久后可引起牙髓的慢性炎症、变性、钙化或坏死。

3）牙周治疗也可影响牙髓。根面刮治和平整时，将牙根表面的牙骨质刮去，常使牙本质暴露，造成根面敏感和牙髓的反应性改变。牙周袋内或牙根面的用药（如复方碘液、碘酚、枸橼酸等）均可通过根管侧支或牙本质小管刺激牙髓。

（3）牙周组织病变与牙髓病变并存：指发生于同一个牙齿上各自独立的牙髓和牙周组织病变。当病变发展到严重阶段时，二者可互相融合和影响。

2.治疗　判断患牙是否有保留价值，并应尽量找出原发病变，积极处理牙周、牙髓两方面的病灶，彻底消除感染源。

（1）由牙髓根尖周病变引起牙周组织病的患牙：牙髓多已坏死，应尽早进行根管治疗。若病程长久，牙周袋已存在多时，应尽快开始常规的牙周治疗。本型预后一般较好。

（2）由牙周组织病变引起牙髓病变的患牙：逆行性牙髓炎的患牙能否保留主要取决于该牙牙周组织病变的程度和牙周治疗的预后。如果牙周组织病变能得到控制，可先做牙髓治疗，同时开始牙周治疗，保留患牙；如牙周组织病变已十分严重，不易彻底控制炎症或患牙过于松动，可直接拔牙止痛。

（3）牙周组织病变与牙髓病变并存的患牙：应同时进行彻底的牙髓治疗和牙周治疗。

（4）不能确定病源的患牙：若牙髓活力较差或为死髓牙，可先进行牙髓治疗；若牙髓活力好，则先做系统的牙周治疗和调𬌗。

（二）根分叉病变

根分叉病变（furcation involvement）是指牙周炎的病变波及多根牙的根分叉区，可发生于任何类型的牙周炎。本病下颌第一磨牙发生率最高，上颌前磨牙最低，发生率随年龄增长而上升。

1.病因

(1)菌斑:是本病的主要致病因素。由于根分叉区一旦暴露,该处的菌斑控制和牙石清除就十分困难,使病变加速或加重发展,根分叉病变就是牙周炎向深部发展的一个阶段。

(2)𬌗创伤:是本病的一个促进因素。因为根分叉区是𬌗力敏感区,一旦牙周炎症波及该区,组织破坏会加速进行,常造成凹坑状或垂直型骨吸收,尤其是病变局限于一颗牙或单一牙根时更应考虑此因素。

2.临床表现 正常根分叉区充满着牙槽骨间隔,从龈沟内是探不到的,一旦牙周破坏波及根分叉区,便可从临床上探查到。主要根据探诊和 X 射线片来判断病变的程度。

(1)Glickman 分度:Glickman 将其分为Ⅰ、Ⅱ、Ⅲ、Ⅳ等四度(图 5－30)。此分类法有利于指导治疗和判断预后。

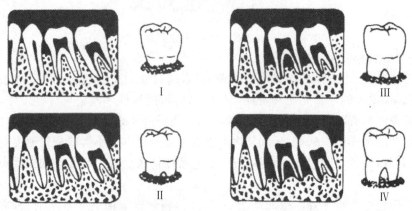

图 5－30 根分叉病变的分度(Glickman)

1)Ⅰ度根分叉病变:属于病变早期。从牙周袋内能探到根分叉的外形,但不能水平探入分叉内,牙周袋属于骨上袋。根分叉区骨质吸收轻微,X 射线片上看不到改变。

2)Ⅱ度根分叉病变:根分叉区有骨质吸收,仅限于颊和(或)舌侧,但尚未与对侧相通。探针可水平探入分叉内,但不能穿过。X 射线片仅显示根分叉区的牙周膜增宽,或骨密度降低。

3)Ⅲ度根分叉病变:根分叉区的牙槽骨全部吸收,形成贯通性病变,探针能水平穿过,但它仍被牙周袋软组织覆盖而未直接暴露于口腔。X 射线片显示该区骨质消失呈透射区。

4)Ⅳ度根分叉病变:病变波及整个根分叉区,根间牙槽间隔完全破坏,牙龈退缩,使病变的根分叉区完全暴露于口腔。X 射线片所示与Ⅲ度病变相似(图 5－31)。

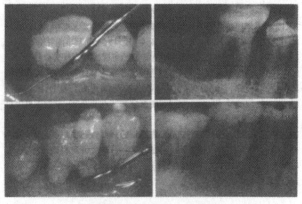

图 5－31 根分叉病变

(2)Hamp分度:另一种分度法是Hamp等提出的,它根据水平探诊根分叉区骨破坏的程度来分度(图5-32)。

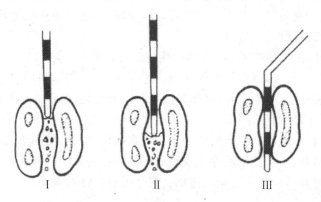

图5-32 根分叉病变的分度(Hamp分度)

1)Ⅰ度:用探针能水平探入根分叉区,探入深度未超过牙齿宽度的1/3。

2)Ⅱ度:根分叉区骨质的水平破坏已超过牙宽度的1/3,但尚未与对侧贯通。

3)Ⅲ度:根分叉区骨质已有"贯通性"的破坏,探针已能畅通。

此外,因根分叉区易于存积菌斑,该处牙周袋有明显炎症或溢脓,探诊后出血,引流不畅易发生急性牙周脓肿。当病变使牙根暴露时,患牙可出现温度敏感、自发痛、根面龋等。晚期患牙可出现咀嚼痛、松动等。

3.治疗

(1)Ⅰ度根分叉病变:牙周袋浅,根分叉相应处牙槽骨的外形较好,仅做龈下刮治术。若袋较深,且牙槽骨形态不佳,不符合生理外形,易造成局部菌斑堆积者,应在基础治疗后,行翻瓣术以消除牙周袋和修整骨外形,以便于患者自我控制菌斑。

(2)Ⅱ度根分叉病变:①对骨质破坏不太多,根柱较长,牙龈能充分覆盖根分叉开口处的患牙,可在翻瓣术清除根面牙石及病变肉芽组织后,以自体骨或人工骨等生物制品填入分叉区,将龈瓣复位至原高度,完全覆盖根分叉开口处,严密缝合,以获得根分叉处的牙周组织再生形成新附着的目的;②对骨质破坏较多,牙龈有退缩,术后难以覆盖根分叉区者,可做根向复位瓣手术和骨成形术,使根分叉区充分暴露,有利于患者自我控制菌斑,防止病变复发。

(3)Ⅲ度和Ⅳ度根分叉病变:因根分叉病变相通,可行颊侧根向复瓣术和舌侧牙周袋切除术来充分暴露根分叉区,以利菌斑控制。对患牙各根病变程度不一者,可在完善的根管治疗后行截根术、分根术或半牙切除术,使根分叉区暴露,保存患牙。除以上治疗外还应调𬌗,减轻其咬合负担。

(三)牙周脓肿

牙周脓肿(periodontal abscess)是指位于牙周袋壁或深部牙周组织中的局限性化脓性炎症,可导致牙周膜和牙槽骨的破坏。牙周脓肿并非独立的疾病,而是牙周炎发展到晚期,出现深牙周袋后的一个常见的伴发症状,一般为急性过程,也可有慢性牙周脓肿。

1.病因

(1)脓液引流不畅:复杂型牙周袋,特别是累及根分叉区时,脓性渗出物不能顺利引流。深牙周袋内壁的化脓性炎症向深部结缔组织扩展,脓液不能向袋内排出。

(2)牙周组织损伤:牙周治疗时,损伤牙周组织,或将牙石推入牙周袋深部组织。

（3）治疗不彻底：深牙周袋的刮治术不彻底，袋底处的炎症仍然存在，且得不到引流。

（4）机体抵抗力下降：有严重全身疾患（如糖尿病）或机体抵抗力降低时易发生。

2.临床表现　牙周脓肿一般为急性过程，并可自行破溃排脓和消退，但若不积极治疗，或反复发作，可成为慢性牙周脓肿。

（1）急性牙周脓肿：发病突然，剧烈搏动性疼痛。在患牙的唇（颊）、舌（腭）侧牙龈形成椭圆形或半球状突起，伴有牙龈红肿，表面光亮。患牙有"浮起感"，叩痛，松动明显。脓肿后期，脓液局限，可扪及波动感，疼痛减轻，轻压牙龈可有脓液自袋内流出，或脓肿自行从表面破溃，肿胀消退。X射线片显示有牙周袋形成及牙槽骨吸收。脓肿可发生在单颗牙，也可同时发生于多个颗或此起彼伏。患者一般无明显的全身症状，或有发热、局部淋巴结肿大等。

（2）慢性牙周脓肿：由急性期治疗不及时或反复发作所致。一般无明显症状，可见牙龈表面有窦道形成，压时开口处有少许脓液流出。患牙可有咬合不适感，叩痛不明显。

3.诊断与鉴别诊断

（1）诊断：牙周脓肿的诊断应联系病史和临床表现，并参考X射线片。

（2）鉴别诊断

1）牙龈脓肿：局限于龈乳头或龈缘的化脓性感染，呈局限性肿胀，无牙周炎病史，无牙周袋，X射线片无牙槽骨吸收。一般有异物刺入牙龈等明显的刺激因素，在除去异物、排脓引流后不需其他处理。

2）冠周脓肿：发生在不全萌出的牙冠周围组织内的局限性化脓性感染，常见于下颌第三磨牙萌出不全者，临床检查可明确诊断。

3）牙槽脓肿：与牙周脓肿的感染来源和炎症扩散途径不同，因此临床表现也不同（表5—3）。

表5—3　牙周脓肿与牙槽脓肿的鉴别

症状与体征	牙周脓肿	牙槽脓肿
感染来源	牙周袋	牙髓病或根尖周病变
牙周袋	有	一般无
牙体情况	一般无龋	有龋、修复体或非龋疾患
牙髓活力	有	一般无
脓肿部位	局限于牙周袋壁，近龈缘	范围弥漫，中心位于根尖部
疼痛程度	相对较轻	较重
牙松动度	明显，消肿后仍松动	较轻，治愈后牙齿逐渐恢复稳固
叩痛	相对较轻	很重
X射线	牙槽骨嵴有破坏，可有骨下袋	根尖周有骨质破坏，也可无
病程	相对较短，一般3～4d	相对较长，5～6d

4.治疗

（1）急性牙周脓肿：治疗原则是止痛、防止感染扩散及脓液引流。

1）脓肿初期，脓液未形成前：清除大块牙石，冲洗牙周袋并将防腐抗菌药如碘合剂放入袋内，必要时全身给以抗生素或支持疗法。

2）脓液形成且局限，出现波动时：据脓肿的部位，选择性进行牙龈表面或牙周袋内引流。切开后应彻底冲洗脓腔，然后涂防腐抗菌药物如碘合剂，禁用过氧化氢液冲洗脓腔，以免因新生氧的气泡进入组织而引起剧痛。切开引流后的数日内,嘱患者用盐水或氯己定等含漱。对于患牙挺出而咬合接触疼痛者,可将明显的早接触点调磨。

(2)慢性牙周脓肿:可在洁治的基础上进行牙周手术,如脓肿切除术或翻瓣术。

(四)牙龈退缩

牙龈退缩(gingival recession)是指牙龈缘向釉牙骨质界的根方退缩致使牙根暴露,在严重的牙龈退缩处可发生牙槽骨吸收。

1.病因

(1)解剖因素:牙齿的唇(颊)向错位使唇侧牙槽骨变薄,在受到𬌗创伤或正畸力时,骨质易吸收,并发生牙龈退缩。附着龈过窄或唇、颊系带的高位附着也与牙龈退缩有关。

(2)局部刺激因素不正确的刷牙方法(拉锯式横刷)、使用过硬的牙刷、牙膏中摩擦剂的颗粒太粗等都可刺激牙龈。特别是牙弓弯曲处的牙齿,易因机械摩擦而发生牙龈退缩和牙槽骨吸收。不良修复体(如低位卡环、基托边缘)的压迫或发生食物嵌塞,也可刺激龈缘。不良用牙习惯如咬硬物等也与牙龈退缩有关。

(3)正畸力与𬌗力:当牙受到过度咬合力或正畸治疗时,使牙向唇、颊向移动,常发生牙龈退缩。这与唇、颊侧骨板和牙龈组织较薄有关。

(4)牙周炎症治疗后:患牙周炎时有牙周袋壁的炎症、牙槽骨吸收和附着丧失,经过治疗后,炎症消退,牙周袋壁退缩或牙周手术切除牙周袋,致使牙根暴露。

2.临床表现

(1)影响美观:轻者无症状,但当牙根暴露、龈缘高低不齐时,影响美观。

(2)牙根敏感:在牙周刮治后,牙本质直接暴露于口腔内,当受到温度、机械或化学性刺激时,可引起牙激发性疼痛。

(3)食物嵌塞和根面龋:当伴有牙龈乳头退缩时,牙间隙增大,常致食物嵌塞,如未进行邻面菌斑控制,则易发生根面龋(图5-33)。

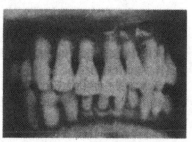

图5-33　牙龈退缩

3.治疗　无论有无明确的原因,一旦发生牙龈退缩,很难使牙龈组织再生和恢复原有的高度和形态,治疗主要是防止其加重。

(1)去除致病因素,消除局部炎症。如采用正确刷牙方法、纠正不良口腔卫生习惯、改正不良修复体、去除食物嵌塞、调整咬合力或正畸力等,并进行叩齿和牙龈按摩以增进牙周组织健康。

(2)轻度、均匀的牙龈退缩一般无症状,不需处理。对于个别牙或前牙的牙龈退缩,牙根暴露影响美观者,可制作树脂义龈,以改善外观。

(董洪宇)

第七节　牙周组织病的治疗

牙周组织病可能影响全身健康或引发与加重其他疾病,全身状况或系统性疾病也能影响牙周组织健康及牙周组织病的发展与转归。因此,牙周组织病一经明确诊断后,就应根据患者的全身状况、易感性及局部情况尽早制订完善的治疗计划。

一、治疗目标和计划

(一)牙周组织病治疗的总体目标

1. 控制菌斑、去除刺激和消除病变　菌斑是牙周组织病发生的始动因子,细菌及其毒性产物可引起牙龈的炎症,进一步发展使牙周组织破坏成为牙周炎。

2. 恢复牙周组织的生理形态　有利于菌斑控制及维持牙周组织的健康。

3. 恢复牙周组织的功能　及时修复缺失牙、纠正不良口腔卫生习惯、调整咬合关系,以恢复正常的咬合功能。

4. 维持长期疗效,防止复发　对患者须进行反复细致、有针对性的口腔卫生指导,使其坚持严格的自我菌斑控制。定期复查、复治并劝其戒烟等使疗效得以巩固,以求长期保存牙齿。

(二)牙周组织病的治疗计划

牙周组织病具有个体特异性和牙位特异性,每位患者的病情表现和进展情况不同,各个牙的病变程度不同,局部的条件也不同,所需治疗的难度和疗效也不同。因此,牙周治疗应强调综合治疗,对每位患者要针对其具体病情制订相应的治疗计划,应有明确的针对性,治疗应多样化、个性化。治疗还应有一定的次序,必须按计划分先后次序有步骤地进行系统治疗。治疗程序一般分4个阶段。

1. 基础治疗　本阶段的目的是运用牙周组织病常规的治疗方法消除致病因素,控制牙龈炎症。

(1)指导患者自我控制菌斑,如正确刷牙、使用牙线和间隙刷等辅助工具保持口腔卫生。

(2)施行龈上洁治术、龈下刮治术、根面平整术,以消除龈上和龈下的牙石、菌斑。

(3)消除菌斑滞留因素及其他局部刺激因素,如充填龋洞、改正不良修复体、纠正食物嵌塞、纠正口呼吸习惯及进行必要的牙髓治疗等。

(4)拔除无保留价值的患牙,对不利于将来修复治疗的患牙也应拔除。

(5)在炎症控制后进行必要的咬合调整,建立平衡的咬合关系,必要时可做暂时性的松牙固定。

(6)有明显急性炎症及某些重症患者,可辅以药物治疗。

(7)发现和尽可能纠正全身性因素或环境因素,如全身疾患的控制、用药情况、吸烟等。

在第一阶段治疗结束后的4～6周,应复诊再评估前一阶段疗效,一是观察患者对治疗的反应,二是了解依从性,三是看下一步还需何种治疗。还应进一步了解患者全身情况、自我控制菌斑情况及糖尿病等疾病的控制效果等,据此决定下一阶段治疗计划。

2. 牙周手术治疗　在基础治疗后1～3个月时对牙周情况(袋深度、菌斑牙石控制情况、牙槽骨形态、牙松动度等)进行全面再评估。如仍存在5mm以上的牙周袋,牙周组织结构和形态异常、膜龈关系不正常时,需进行手术治疗。其目的是消除患牙牙周袋、清除感染的病变组织、修补骨缺损、恢复牙周组织的正常形态和功能。手术方法包括牙龈切除术、翻瓣术、植骨术、截根术、膜龈手术、引导性组织再生术、牙种植术。

3. 修复治疗 一般在牙周手术后 2~3 个月进行,包括缺失牙修复、食物嵌塞矫治,固定松动牙及正畸治疗等。

4. 牙周支持治疗 也称牙周维护治疗,一般 3~6 个月复查一次。1 年左右摄 X 射线片,监测和比较牙槽骨的情况。复查内容:患者菌斑控制情况及软垢、牙石量,牙龈炎症及牙周袋深度、附着水平,牙槽骨高度、密度及形态,咬合情况及功能,牙松动度,危险因素的控制情况等。据复查发现的问题制订治疗计划并进行治疗。

以上 4 个阶段的治疗计划视每位患者的具体情况而定,第一和第四两个阶段对每位患者都是必需的,而第二和第三阶段的内容可酌情选择。

二、牙周组织病的基础治疗

牙周组织病的基础治疗(initial therapy)是每位牙周组织病患者都适用的最基本的治疗,目的是消除致病因素,使炎症减轻到最低程度,并为下一阶段的治疗做准备。

(一)菌斑控制

菌斑控制(plaque control)是用物理或化学的方法消除或阻止菌斑的形成,控制牙周的炎症,从而恢复牙周的健康和维持牙周治疗的效果。菌斑控制是治疗和预防牙周组织病的必需措施,是牙周组织病基础治疗的重点。菌斑控制的方法包括机械和化学的方法,以机械方法清除菌斑效果较好。

1. 刷牙 是自我清除菌斑的主要手段,一般主张每天早晚各刷一次,清除菌斑的重点为龈沟附近和邻间隙。刷牙方法有很多,以水平颤动法和竖转动法较常用(图 5—34)。

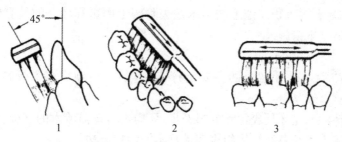

图 5—34 水平颤动法刷牙

1. 刷毛以 45°角指向根方,按压在龈—牙交界区,使部分刷毛进入龈沟和邻间隙;2. 用轻柔的压力,将牙刷头做近、远中方向短距离的颤动 4~5 次;3. 殆面略施力,使毛尖达到点隙窝沟,做前后方向颤动 4~5 次

2. 邻面清洁措施 用于清除牙面邻面余留的菌斑。

(1)牙线:对清除牙邻面的菌斑很有效,尤其对牙间乳头无明显退缩的牙间隙最为适用。

(2)牙签:在牙周治疗后牙间乳头退缩或牙间隙增大的情况下,可用牙签来清洁邻面菌斑和根分叉区。对于无牙龈乳头退缩者,不宜使用牙签。

(3)牙间隙刷:专刷牙间隙牙(根)面的菌斑,适用于牙龈退缩、根分叉贯通性病变及牙邻面外形不规则或有凹面的患牙(图 5—35,5—36)。

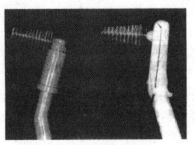

图 5—35　牙间隙刷

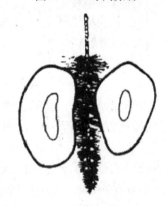

图 5—36　牙间隙刷清除邻面菌斑

3.化学药物控制菌斑　用有效的化学药物来抑制菌斑的形成或杀灭菌斑中的细菌。

(二)龈上洁治术

龈上洁治术(supragingival scaling)是指用洁治器械去除龈上菌斑、牙石和色渍并磨光牙面,以延迟菌斑和牙石再沉积。龈上洁治术是去除龈上菌斑和牙石的最有效方法,是治疗牙龈炎和牙周炎的最基本措施。

1.适应证

(1)牙龈炎:洁治术是牙龈炎的主要治疗方法,洁治后绝大多数慢性牙龈炎患者可以治愈。

(2)牙周炎:洁治术是牙周炎治疗的第一步,牙周炎是在洁治术的基础上再做龈下刮治术及其他治疗的。洁治术是各型牙周组织病最基本的治疗方法。

(3)预防性洁治:定期(半年至一年)做洁治以除去未曾清除干净的菌斑、牙石,是维持牙周健康、预防龈炎和牙周炎发生或复发的重要措施。

(4)口腔内其他治疗前的准备:如修复缺失牙,在取印模前先做洁治,印模更准确,义齿更合适。正畸前或期间做洁治可消除原有的牙龈炎,并预防正畸过程中发生龈炎。目前,用于龈上洁治的器械有手用洁治器和超声洁治器。

2.手用器械洁治术　手用洁治器需依靠手腕的力量来刮除菌斑、牙石,比较费时费力,手工洁治是基本的方法,是牙周专业医师的基本功。

(1)洁治器:基本结构分为工作端、颈部、柄部。有以下几种类型(图 5—37)。

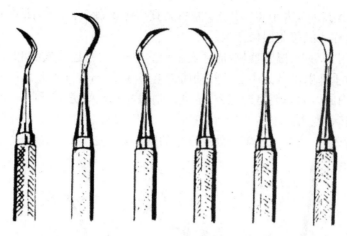

图 5-37 洁治器

1)镰形洁治器:工作端的外形如镰刀,刀口的横断面为等腰三角形,使用的有效刀刃是镰刀前端的两侧刃口。适宜刮除牙齿各个面的菌斑、牙石,较细的尖端可伸进牙周袋内,刮除浅在的龈下牙石。前、后牙各两件,前牙镰形器的工作头呈直角形或大弯形,工作端与柄呈直线。后牙镰形器在颈部呈现两个角度,似牛角形,左右成对,方向相反。

2)锄形洁治器:工作端外形如锄,左右成对,为线形单侧刃,呈锐角,使用时锐角置于牙石下方的龈沟内,主要用于去除光滑面上的菌斑、牙石、色渍等。

3)磨光器:有橡皮杯、杯状刷、细砂纸片等,可将洁治后的牙面打磨光滑。

(2)基本方法

1)器械执握方法(图 5-38):改良握笔式握持洁治器,将洁治器的颈部紧贴中指腹(而不是中指的侧面),示指弯曲位于中指上方,握持器械柄部,拇指腹紧贴柄的另一侧,并位于中指和示指指端之间约 1/2 处。这样拇指、示指、中指三指构成一个三角形力点,有利于稳固地握持器械,并能灵活转动器械的角度。

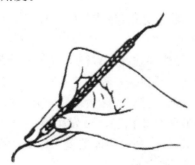

图 5-38 改良握笔法及支点

2)支点:以中指与无名指贴紧一起共同为支点,或以中指为支点。将指腹放在邻近牙齿上,支点位置应尽量靠近被洁治的牙齿,并随洁治部位的变动而移动。除此之外,口内支点还有同颌对侧支点、对颌牙支点、指—指支点。指—指支点是将左手的示指或拇指深入口内,供右手中指和无名指作支点。还可采用口外支点,此时,应尽量采用多个手指的指腹或指背靠在面部,以增加稳定性。

3)器械的放置和角度:将洁治器尖端 1~2mm 的工作刃紧贴牙面,放入牙石的根方,洁治器面与牙面角应小于90°,大于45°,以80°左右为宜。注意,紧贴牙面的是工作刃尖端,而不是工作刃的中部,这样才能避免损伤牙龈。

4)除牙石的用力动作:握紧器械,向牙面施加侧向压力,再通过前臂和腕部的上下移动或转动发力,力通过手部以支点为中心的转动而传至器械,从而将牙石整体向冠方刮除,避免层层刮削牙石。用力的方向一般是向冠方,也可以是斜向或水平方向(图5-39)。用力方式主要是前臂-腕部转动发力。单纯用指力来拉动工作刃,动作比较精细,易于控制,但易使指部肌肉疲劳,不能持久,一般只用于轴角处或窄根的唇舌面。必要时可辅助使用推力。

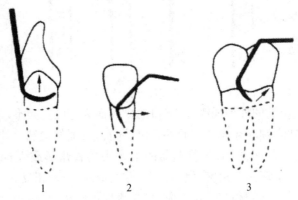

图5-39 洁治、刮治的不同用力方向
1.向冠方用力;2.水平向用力;3.斜向用力

5)器械的移动:完成一次洁治动作后,移动器械至下一个洁治部位,部位之间要有连续性,即每一次动作应与上一次动作部位有所重叠。当洁治工作从颊(或舌)面移向邻面时,应靠拇指推或拉的动作来转动洁治器柄,使工作端的尖端始终接触牙面,避免刺伤牙龈。

6)分区进行:将全口牙分为上下颌的前牙及后牙左右侧六个区段,逐区进行洁治。

7)检查:用探针仔细检查龈沟、邻面,有无残留牙石、牙龈有无损伤和渗血,如有则进行相应的处理。

8)磨光:全口牙洁治完毕后,将磨光器(橡皮杯轮或杯状刷)安置在低速手机上,邻面以细纸砂片,蘸磨光砂或磨光膏等磨光牙面。

9)冲洗、上药:3%过氧化氢溶液冲洗、漱口,擦干后上2%碘甘油于龈沟或牙周袋内。

3.超声器械洁治术 超声波洁牙机是一种高效去除牙石的设备,超声波洁治已广泛应用于临床。该法省时、省力且效果好,尤其对去除大块龈上牙石效果较好。

(1)主要构造及原理:超声波洁牙机由超声波发生器(主机)与换能器(手机)组成。工作原理是将高频电能转换成超声振动能,通过换能器上工作头的高频振荡去除菌斑和牙石。每台超声波洁牙机配有多种工作头,如扁平形、尖圆形、细线形等,可依据牙石的部位和大小来选择更换。其喷水装置能减少工作头产热、冲洗牙面。

(2)操作方法

1)手机及工作头的消毒:一人一机,防止交叉感染。

2)排水、冲洗:每次使用前拆下手机,打开水阀流水冲洗2min以上,以排除管中积水的大量细菌,防止空气污染。

3)调整椅位、光源并进行口内消毒:上颌𬌗平面与地面呈45°~60°,下颌𬌗平面与地面平行。让患者用3%过氧化氢或0.2%洗必泰溶液含漱1min,然后用清水漱口,并在洁治区涂布

1%碘酊。

4)开机及调节功率:术者踩动开关,检查手机是否有喷水、工作头是否振动而使喷水呈雾状,若无喷雾则不能工作。根据牙石多少适当调节输出功率,过大功率可造成牙面损伤,过小则效率低。

5)开始工作:洁治时以握笔式将手机工作头前部侧缘对着牙面,与牙面平行或呈<15°角,轻触牙石下方,且有支点,来回移动,利用工作头顶端的超声振动击碎并震落牙石。按一定顺序去除全口牙的牙石,避免遗漏。

6)漱口并检查:嘱患者漱口,将牙石漱去。探针仔细检查,必要时用手用洁治器去除遗漏的菌斑、牙石。

7)洁治后处理:牙面抛光、冲洗、上药。

(3)注意事项

1)超声洁治术禁用于放置心脏起搏器的患者。

2)不宜用于传染性疾病患者,如肝炎、肺结核、艾滋病等。

3)工作时工作头只能震击在牙石或烟斑上,不宜在牙釉质或牙骨质表面反复操作,不要施过大压力。要不断地移动工作头,不能将工作头停留在某一点,也不能将工作头垂直放于牙面。

4)医护人员应有一定防护措施,如戴口罩、帽子、眼罩、手套等。

5)消毒所使用的器械,避免交叉感染。

(三)龈下刮治术及根面平整术

龈下刮治术(subgingival scaling)是用比较精细的龈下刮治器刮除位于牙周袋内牙根面上的菌斑和牙石。在做龈下刮治时,必须同时刮除牙根表面感染的病变牙骨质及嵌入其内的牙石,使刮治后的牙根面光滑平整(此即根面平整术),以利于牙周新附着形成。龈下刮治术也有超声波刮治和手工刮治两种方法。超声刮治法基本同超声龈上洁治术,只是术前要先探明牙周袋深度与形态、根面及根分叉情况、牙石部位与多少,选用龈下工作头操作时应使工作头与根面平行,以中低档功率做水平向有重叠的迂回运动,从根方逐渐移向冠方。以下主要介绍手用器械及操作方法。

1.器械及用途

(1)尖探针:探查龈下牙石的数量、位置。

(2)牙周探针:有刻度、钝头,可探测牙周袋位置及深浅。

(3)刮治器(图5-40):常用匙形刮治器,工作端为匙形,工作刃位于工作端的一侧或两侧,顶端为圆形。断面为半圆形或新月形,底部呈圆滑的凸面,底部侧边与工作面相交形成工作刃。刮治器的弯曲设计使工作端能抱住根面,适应牙根面的外形,因而能进入深牙周袋,并对软组织的损伤很小。锄形刮治器前、后牙各1对,共4件,用于刮除牙根各面的龈下牙石和菌斑。根面锉前、后牙各1对,分别用于近远中面和颊舌面,将牙根面锉平、锉光。

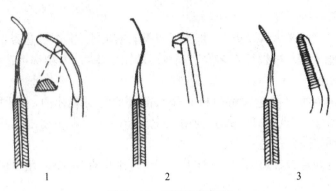

图 5—40　龈下刮治器械
1.匙形刮治器;2.锄形刮治器;3.根面锉

其分通用型和 Gracey 型两种(图 5—41,表 5—4)。

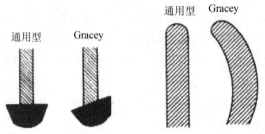

图 5—41　通用型和 Gracey 刮治器

表 5—4　Gracey 型刮治器和通用刮治器的比较

	Gracey 型刮治器	通用型刮治器
应用区域	7 对 14 支,有区域特异性,适用于不同牙面	仅 1 对 2 支,适用于各区各牙面
切刃角度	偏位刃缘,刃与器械颈部呈 60°～70°	非偏位刃缘,刃与器械颈部呈 90°
切刃缘应用	仅用单侧切刃缘,长而凸的外侧切刃缘为工作缘	两侧切刃缘皆为工作缘

1)通用型刮治器:共四件,有两个工作刃均可使用,每一个刃缘可用于多数区域的根面。工作端只在一个方向弯曲,即从顶端至工作起始处有弯曲,不向侧方弯曲。工作面与后方的颈部呈 90°角,即从顶端方向观看,工作面与颈部呈 90°角。刮治器工作端的大小及颈部的角度和长度可有不同,以适应不同的区域,其可分为如下几种:①适用于前牙的刮治器:颈部弯曲度较小,利于进入前牙的牙周袋。②适用于前磨牙的刮治器:颈部有一定的弯度。③适用于磨牙的刮治器:颈部的弯度更大,呈半圆形。

2)Gracey 型刮治器:以设计者 Gracey 的名字命名,有 14 种型号,共 7 对,最常用是其中的 4 对,有如下特点。①区域专用,每支刮治器只适用于一个或数个特定的部位和牙面,Cracey5/6 号用于前牙,7/8 号用于后牙的颊舌面,11/12 号用于后牙近中面,13/14 号用于后牙远中面;②工作面与颈部呈偏斜角度,即从顶端方向观看,工作面与颈部呈 60°～70°角,这种角度使得工作端进入龈下刮治时,如颈部与牙长轴平行,工作面即与牙面呈最佳的角度,能有效地刮除牙石;③工作端有两个方向弯曲,即从起始部向顶部的弯曲,以及向一侧方的弯曲,使工作端与牙面贴合得更好;④工作端只有一个刃是工作刃,虽工作端由两个刃组成,但只有较长的且弯曲较大的一个刃才是工作刃,即靠外侧、远离柄的一个刃是工作刃。

2.方法与步骤

(1)常规消毒和探查:术区1%碘酊消毒,并用探针探查龈下牙石的形状、大小和部位,同时了解牙周袋的深度、位置、形状等。深牙周袋刮治前应行局部浸润麻醉或阻滞麻醉。

(2)操作方法:改良执笔法握持刮治器。以中指与无名指紧贴在一起作为支点,或中指作为支点,指腹放在邻近牙齿上,支点要稳固。根据所刮治牙位区域的不同,正确地选择刮治器械。将刮治器工作面与根面平行,缓缓放入袋底牙石基部,然后改变刮治器角度,使工作面与牙根面呈45°～90°角,以80°为最佳(图5—42)。如角度小于45°,刮治器的刃不能"咬住"牙石,会从牙石表面滑过;如角度大于90°,则与牙面接触的是刮治器的侧面,而不是刮治器的刃。工作端前1/3向根面施加压力,借助前臂—腕的转动,产生爆发力,将牙石去除。也可运用指力,但只是个别牙部位使用。每一下刮治的范围不要过长、过大,为2～4mm,在刮治过程中由袋底向冠方移动,工作端不要超出龈缘。以冠向为主,在牙周袋较宽时,可斜向或水平向运动。刮治器应放在牙石与牙面结合部,整体刮除,避免层层刮削牙石。每一动作的刮除范围,要与前次有部分重叠,连续不间断,呈叠瓦式,并有一定次序,不要遗漏。刮除龈下牙石的同时,工作端另一侧刃可将袋内壁炎症肉芽组织及残存的袋内上皮刮掉。注意不要遗漏残存的肉芽组织,否则易造成术后出血。刮除牙石后,要继续刮除腐败软化的牙骨质层,将根面平整,直到根面光滑坚硬为止。但也应注意不要过多刮除根面,以免刮治之后敏感。

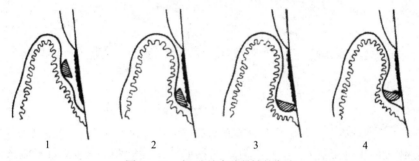

图5—42 龈下刮治时器械的角度

1.刮治器以0°角放入牙周袋;2.刮治器进入袋底,牙石的根方;3.改变角度,与根面呈80°角;4.向冠方用力,刮除龈下牙石

(3)检查、冲洗、上药:刮治完后用探针检查,以确定龈下牙石是否已去净、根面是否光滑坚硬。检查后用3%过氧化氢液冲洗牙周袋,清除袋内牙石残渣、炎性肉芽组织等。上碘甘油或抗生素类缓释剂,并压迫牙龈,使之与根面贴合。刮治术后6～8周不探查牙周袋。

(四)食物嵌塞的治疗

食物嵌塞(food impaction)的原因有很多,要消除食物嵌塞,首先要找出原因,针对原因进行处理。食物嵌塞有两类,即水平型和垂直型,前者常需修复法矫治,后者可用以下方法处理。

1.选磨法 通过磨改牙齿的外形来消除食物嵌塞,此法适合于一部分垂直型食物嵌塞,如𬌗面的过度磨损、边缘嵴或溢出沟已磨平、外展隙变窄或有充填式牙尖存在,但邻面接触关系基本正常者。可间断、多次、少量磨改,并同时进行脱敏治疗。

(1)重建或调整边缘嵴:𬌗面过度磨损和边缘嵴高低不平是食物嵌塞的常见原因,可选合适的磨削工具,调整锐利边缘或过高一端的边缘嵴,恢复其原有外形和高度。

(2)重建食物溢出沟:后牙𬌗面磨损严重时可使原有的食物溢出沟变浅甚至消失,食物易嵌入邻面间隙中。此时可用适当工具加宽、加深颊舌侧发育沟或磨出发育沟形态,有利于咀嚼食物从沟内溢出(图5—43)。

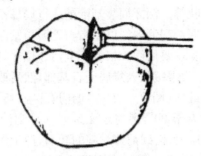

图5—43　用刃状石磨溢出沟

(3)加大外展隙:相邻牙邻面的过度磨损会使接触区变宽形成面接触,颊舌侧外展隙缩小,使食物易嵌入邻面而不易排出。此时可将邻面和轴面角磨改以加大外展隙,缩小过宽的邻面接触区,以利食物溢出(图5—44)。

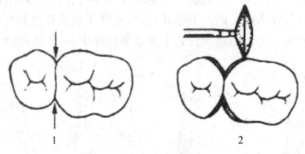

图5—44　恢复外展隙

1.磨改前;2.磨改示意

(4)恢复牙尖的生理形态:磨牙不均匀磨损易形成高陡锐利的牙尖,即充填式牙尖,在咀嚼时易将食物挤入对颌牙邻间隙。此时应将牙尖磨低,并尽可能恢复到正常生理外形,以消除充填式力量(图5—45,5—46)。

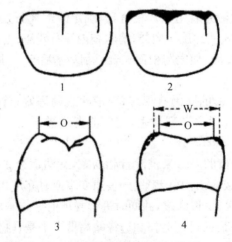

图5—45　恢复牙尖的生理外形

1.𬌗面磨耗,边缘嵴消失;2.黑色区为磨除部分;恢复牙尖,牙尖高度不减;3.正常未磨耗牙的𬌗面宽度(O);4.磨耗后𬌗面变宽(W),选磨后恢复𬌗面正常宽度(O)

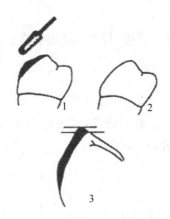

图 5－46　恢复牙面的球状外形

1.磨改磨耗小平面；2.磨改后，牙面呈圆滑的球面；3.不恰当地磨改使牙尖高度降低

2.充填体或冠修复　邻接区不紧密时，食物易于进入邻面而造成食物嵌塞，可用充填术或冠修复来消除。

3.拔牙　拔除无功能牙或对咬合功能影响不大的牙，如无对颌的第三磨牙等。

4.正畸矫治　青少年牙排列不齐或先天性牙列稀疏等造成食物嵌塞者，正畸矫治较理想。

5.修复缺失牙　缺牙后应及时修复，防止食物嵌塞。

（五）𬌗治疗

牙周炎发展到一定程度，会出现牙松动和移位，从而导致𬌗创伤，而𬌗创伤又会加快牙周炎的破坏进程。𬌗治疗（occlusal therapy）是指通过多种治疗手段达到建立起平衡的功能性咬合关系，以利于牙周组织的修复和健康。因此，在牙周炎治疗早期就应纠正𬌗创伤。𬌗治疗方法包括磨改牙齿外形、牙体和牙列修复、正畸矫治、正颌外科手术、牙周夹板治疗等，本书仅简单介绍调𬌗法（选磨法）。

1.调𬌗的适应证、禁忌证和时机

（1）适应证

1）原发性和继发性𬌗创伤。

2）咬合关系异常使咀嚼功能障碍或效率降低。

（2）禁忌证

1）无𬌗创伤的预防性调𬌗。

2）未做菌斑控制等基础治疗者。

3）严重松动、移位、无保留价值的牙。

4）未获患者同意、理解和配合。

（3）时机牙周手术前和牙周炎症控制后。

2.调𬌗的意义和目的

（1）意义

1）减少咬合对牙周组织的损伤。

2）促进牙周组织的愈合和修复。

3）提高咀嚼效率。

(2)目的

1)增加咬合的稳定性,降低牙松动度,促进牙周组织重建。

2)消除食物嵌塞。

3)增加患者的舒适感。

3.调𬌗的选磨原则

(1)指导患者做正中𬌗和非正中𬌗位咬合,通过视诊、扣诊、咬合纸、蜡片、牙线等检查,找出早接触或𬌗干扰点,确定需选磨的牙和部位。

(2)早接触点的选磨原则(图5－47)

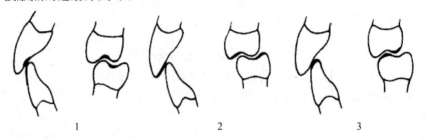

图5－47　选磨点的确定

1.正中𬌗有早接触,非正中𬌗正常;2.正中𬌗正常,非正中𬌗不协调;3.正中𬌗有早接触,非正中𬌗不协调

1)正中𬌗有早接触而非正中𬌗正常:应磨改牙尖对应的窝,即上前牙的舌面窝或磨牙的𬌗面窝。

2)正中𬌗正常而非正中𬌗有早接触:应磨改与牙尖对应的斜面,即上前牙的舌面窝至切缘或牙尖间的斜面,上颌磨牙颊尖的舌侧面或下颌磨牙舌尖的颊侧面。

3)正中𬌗与非正中𬌗均有早接触:应磨改有早接触的牙尖或下前牙的切缘。

(3)𬌗干扰的选磨原则

1)前伸𬌗时,多个前牙保持接触,后牙应无接触,若有接触,可磨改上颌磨牙腭尖的远中斜面与下颌磨牙颊尖的近中斜面上的𬌗干扰点。

2)侧向𬌗时,工作侧有多个牙接触,非工作侧一般无接触,若有接触,可调磨上牙腭尖或下牙颊尖𬌗斜面的干扰点。

3)𬌗干扰的选磨部位均在磨牙的功能性牙尖上,因此磨改时应避免降低牙尖高度和影响正常𬌗。

4.选磨方法

(1)选择大小、形状合适的磨削工具,在有水冷却下进行中速、间断磨改,避免刺激牙髓。

(2)先磨改正中𬌗位的早接触点,尽量保留功能牙尖高度,边查边磨,少量多次,避免过度磨削。

(3)磨改松动牙时,应以左手手指固定松动患牙,减少磨改对牙周的创伤。

(4)调𬌗的牙位多,应分次进行,以免患者肌疲劳后咬合运动失调,影响诊断。

(5)磨改结束后应抛光牙面,以减轻患者不适感及减少菌斑聚集。

(6)对敏感部位及暴露的牙本质进行脱敏治疗。

(六)松牙固定术

松牙固定术是通过牙周夹板将松动的患牙连接,并固定到稳固的健康牙上,形成一个新的咀嚼单位,分散松动牙的𬌗力,减轻松动牙的负担,有利于恢复牙周组织健康。

1.适应证

(1)外伤致牙松动、移位,经复位固定能保留者。

(2)牙周炎常规治疗炎症控制后,患牙仍松动,牙槽骨吸收不足根长1/3者。

(3)牙周手术前后,为防患牙松动、移位加重或出现错位愈合者。

(4)重度牙周组织病,患牙需经根管治疗行骨内固定者。

2.夹板的种类

(1)暂时性牙周夹板:主要利用细不锈钢结扎丝将患牙结扎在一起,并固定于健康的邻牙上,使松动牙暂时固定,也可与复合树脂联合应用。使用期限多为1～3个月,甚至长达1年以上。该法优点是操作简便,色泽较为美观,价格便宜,且可随时修补或拆除,比较方便;缺点是牙面上有附加物,如结扎丝或复合树脂,患者需要一段时向适应,并增加了菌斑控制的难度。

1)不锈钢丝夹板(图5-48):先在基牙远中轴角中1/3处预备0.2～0.3mm深的沟槽,以防钢丝下滑。一般使用直径为0.25mm的不锈钢丝,长度比拟结扎牙总长度的2倍再多5cm,结扎牙至少应包括2个健康牙。注意勿压迫牙龈。

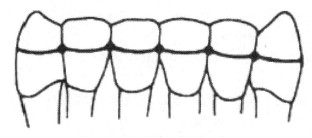

图5-48 不锈钢丝"8"字结扎法

2)树脂夹板:用光固化树脂做夹板,不需要牙体预备,也不损伤牙龈,美观易行。常规清洗拟黏固的牙邻面,预处理后用树脂充填于接触点周围或邻面冠中1/3处,应保留龈乳头上方部分牙间隙以利清洁。

3)不锈钢丝加树脂联合夹板(图5-49):用不锈钢丝加树脂黏结的方法做成联合夹板,美观,易抛光,使用舒适。

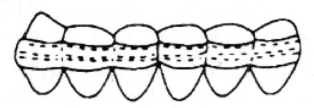

图5-49 光敏树脂加固结扎丝夹板

(2)永久性牙周夹板:是通过固定式或可摘式修复体制成的夹板,其特点是耐用,能长期保持。固定式平板唇颊侧多采用铸造式连续长环,舌腭侧多采用高基板,患者可自行摘戴,易清洁,同时可修复缺失牙。可摘式夹板多利用连续全冠或联合嵌体将松动牙与基牙连成一整体,形成新的咀嚼单位。如单个牙松动,也可经根管的骨内种植体固定,但种植体种入初期,还需夹板固定一段时间。

3.注意事项

(1)应保持患牙原本正常的位置,不可因扭转牵拉使之移位。

（2）结扎固定后应注意夹板维护，不咬过硬食物或反复频繁磨牙，定期复查，折断或损坏应及时修复。

（3）加强口腔卫生，防止菌斑堆积。

（七）牙周组织病的药物治疗

药物治疗是指用药物控制和辅助治疗牙周组织病、抑制牙菌斑形成，包括针对病原微生物的抗菌疗法、阻断牙周组织破坏过程的阻断疗法和中医中药治疗。

1. 药物治疗的目的和原则

（1）药物治疗的种类及目的

1）针对病原微生物的药物治疗：是最为理想的治疗方法，从病原因子的层面阻断疾病的发生和发展。菌斑微生物是牙周组织病的始动因子，清除牙菌斑，防止或减缓菌斑的再聚集是治疗牙周组织病、防止其复发的主要途径。

2）调节宿主防御功能的药物治疗：牙周组织病的发生不仅与致病微生物有关，也与宿主对微生物的免疫反应和防御功能有关。通过药物的使用，调节宿主的防御功能，阻断疾病的发展，达到治疗牙周组织病的目的。可以从以下环节对宿主的防御功能进行调节：①宿主的免疫和炎症反应；②基质金属蛋白酶的产生；③花生四烯酸的代谢产物；④牙槽骨的吸收。

（2）牙周组织病药物治疗的原则

1）遵照循证医学的原则，合理用药：以当前最佳的科学证据为基础，考虑是否使用药物治疗及选择适当的药物。

2）用药前应清除菌斑、牙石：进行抗菌药物治疗前或同时，必须尽量清除菌斑、牙石，搅乱生物膜结构，以利于药物作用于残余的细菌，达到辅助治疗的目的。

3）尽量做细菌学检查及药敏试验：以便有针对性地选择抗菌药物，减少对口腔微生态环境的干扰。

4）尽量采用局部给药途径：抗菌类药物，尽量采用局部给药方式，以避免和减少耐药菌株的产生和毒副作用。

2. 牙周炎的全身药物治疗　包括抗菌药物、非甾体类抗炎药及中药等，口服给药较常用。

（1）抗菌药物的全身应用

1）优点：①药物作用可达深牙周袋底及根分叉等刮治器械难以达到的区域，有助于清除这些部位的致病菌；②可深达牙周组织内，如杀灭侵入牙周袋壁的微生物；③可清除口腔中牙周生态系以外的病原微生物，如舌背、扁桃体等，防止病原菌在牙周袋内再定植。

2）缺点：①牙周组织内局部药物浓度相对较低；②易诱导耐药菌株的产生；③易产生副作用，如胃肠道反应等；④大剂量、长时间全身使用抗菌药物，易造成菌群失调，引起叠加感染，如白色念珠菌感染等；⑤疗效受患者依从性影响。

3）常用的抗菌药物及用法：硝基咪唑类药物是常用的治疗厌氧菌感染的药物。第一代产品是甲硝唑，又名灭滴灵，能有效杀灭厌氧菌，对牙龈卟啉单胞菌、中间普氏菌、具核梭杆菌、螺旋体及消化链球菌等均有较强杀菌作用，是目前治疗厌氧菌感染的首选药。该药主要副作用有恶心、胃肠道不适等，停药后能消失，严重肝、肾、血液疾病者慎用。替硝唑是第二代产品，作用及副作用似甲硝唑，但疗效更佳、半衰期更长、疗程更短。奥硝唑是第三代产品，抗菌谱与前两代产品相似，不良反应少且轻微。

四环素族类药物为广谱抗生素，该类药在体内分布广泛，对骨组织亲和力强，并可抑制胶原酶活性,在龈沟液中的浓度为血药浓度的 2～10 倍,非常有利于牙周组织病的治疗。常用的有四环素、多西环素(强力霉素)、米诺环素(二甲胺四环素)。该类药副作用有胃肠道反应、肝肾功能损害、牙齿着色等,长期服用会产生耐药菌株或致菌群失调,造成叠加感染。肝肾功能不全者、孕妇及 7 岁以下儿童禁用。

青霉素类药物最常用的是羟氨苄青霉素,又名阿莫西林,是半合成的广谱青霉素,对革兰氏阳性菌及部分革兰氏阴性菌有强力杀菌作用。该药与甲硝唑联合使用治疗侵袭性牙周炎,可增强疗效。本药副作用少,偶有胃肠道反应、皮疹和过敏。对青霉素过敏者禁用。

大环内酯类药物有螺旋霉素、红霉素、罗红霉素等,常用药为螺旋霉素,对革兰氏阳性菌抑制力强,对革兰氏阴性菌有一定的抑制作用。服药后,龈沟液内药物浓度是血药浓度的 10 倍,且药效维持时间长,与甲硝唑合用疗效好。本药毒副作用小,偶有胃肠道不适。

(2)非甾体类抗炎药的全身应用牙周炎有一些炎症因子参与,如前列腺素是牙槽骨吸收最有力的刺激因子,牙槽骨吸收又是牙周炎的重要病理改变。吲哚美辛(消炎痛)等非甾体类抗炎药能抑制前列腺素的合成,阻止牙周炎时牙槽骨的吸收,主要副作用为胃肠道刺激症状。

(3)中医药的全身应用:中医理论认为肾虚则齿衰,肾固则齿坚。用于治疗牙周组织病的中药主要由补肾、滋阴、凉血等成分组成,如以六味地黄丸为基础的固齿丸、固齿膏等,可减缓牙槽骨的吸收,延迟复发。

3.牙周炎的局部药物治疗 为牙周组织病药物治疗的首选方法,主要是作为牙周组织病的辅助治疗。其用药剂量小,局部药物浓度高,效果可靠,毒副作用小。

(1)牙周冲洗药:牙周冲洗是使用水或抗菌药液对牙龈缘或牙周袋内进行冲洗,以清洁牙周,改善局部微生态环境,是牙周组织病治疗的常用辅助方法。它具有一定的机械清洁作用,但药物停留时间短、浓度低。

1)3％过氧化氢(双氧水)液:与组织、血液或脓液中的过氧化氢酶接触后能产生大量气泡和新生氧,有清创、止血、灭菌、除臭等作用,并可改变牙周袋内的厌氧环境,形成有氧环境,抑制和减少厌氧菌的生长繁殖。其用于治疗急性牙周感染,如其对急性坏死性溃疡性龈炎有较好疗效,洁治术和刮治术后用此液冲洗有助于清除袋内残余的牙石及肉芽组织。

2)0.12％～0.20％氯己定(洗必泰)溶液:氯己定是双胍类高效、广谱抗菌药,能较快吸附于细菌表面,通过改变细胞膜渗透性而杀菌。对革兰氏阳性和阴性菌及真菌都有很强的杀菌作用,是较常用的牙周冲洗药。

3)10％四环素溶液:牙周冲洗后,四环素可吸附于牙根面并在牙周袋内溶解,从而抑菌。

(2)含漱药:能减少口腔内细菌的数量,消除或减少牙面、舌背、颊黏膜等处的微生物,并能抑制龈上菌斑的堆积,阻止致病菌重新在牙面和牙周袋内定植,减少菌斑附着,防止牙龈炎症的复发。含漱药在口腔内停留时间短,很难进入牙周袋深处,故对牙周袋深部细菌无效。

1)0.12％～0.20％氯己定溶液:0.20％氯己定每日含漱 2 次,每次 10ml,含漱 1min,能明显减少菌斑的形成,抑制牙龈的浅表炎症。该药副作用小,主要为味苦、牙齿黏膜着色等。

2)复方氯己定含漱液:临床常用,内含少量甲硝唑。

3)1％过氧化氢液:是一种氧化剂,对厌氧菌有良好的抑制作用。

4)复方硼砂溶液:又称朵贝液,有抑菌、收敛作用,临床常用。

(3)牙周缓释、控释药:缓释、控释药指活性药物能缓慢、有控制地从制剂中释放出来,直接作用于病变组织,使病变局部能较长时间维持有效药物浓度的特定药物剂型。缓释药和控释药均通过载体发挥作用,前者施药后 2~3d 即释药 80%~90%,后者恒速释药,维持药物有效浓度时间长,效果较好。常用的有米诺环素凝胶、甲硝唑凝胶等。

(4)涂布收敛药:这类药消毒防腐作用强,可凝固蛋白质,腐蚀袋壁坏死组织,有灭菌、排脓、止痛、收敛作用,但刺激性太强,易使组织产生瘢痕愈合,故已少用。

1)碘甘油:含碘化钾、碘、甘油等,有一定的抑菌、消炎、收敛作用,刺激性小,患者可自用。

2)碘酚:腐蚀性较强,含碘和酚,有腐蚀坏死组织、消除溢脓、减少炎性渗出等作用。使用时应注意避免灼伤周围正常组织。

三、牙周组织病的手术治疗

牙周炎发展到较严重阶段后,单靠基础治疗不能解决全部问题,需要通过手术的方法对牙周软、硬组织进行处理,才能获得良好的疗效,从而保持牙周组织健康,延长患牙寿命,维持牙列的完整性。手术治疗主要目的是彻底消除感染,恢复牙周的健康与功能。手术必须在牙周基础治疗后进行,应据病变情况和全身状况综合考虑。

(一)袋壁刮治术

袋壁刮治术(pocket wall scaling)是用手术的方法清除牙周袋壁的感染病变组织,并尽可能保留牙龈组织、减轻创伤程度,促进牙周新附着形成。

1.适应证

(1)牙周袋深 4~5mm,不需行骨修整或骨成形者。

(2)牙周袋涉及牙面少者。

2.手术步骤

(1)将刮匙伸入牙周袋底,以一侧刃缘紧贴袋内壁,由袋底向冠方刮除袋壁的感染肉芽组织。

(2)术中用另一手指抵紧牙周袋壁外的牙龈组织面,作为支撑和保护,既利于刮治操作,又可通过指感掌握刮治的深浅、厚度,以避免刮穿牙龈,造成损伤。

(3)对刮至袋壁冠方但仍与牙龈相连的感染肉芽组织,可用眼科小弯剪伸入袋内少许,进行修剪。

(4)用生理盐水反复冲洗,去除袋内刮下的细小肉芽组织,减少出血,清洁术野。

(5)压迫牙龈,使刮除后的袋内壁与牙根面紧贴,外敷牙周塞治剂,保护创面。

3.术后处理　术后 1 周内勿用术区牙齿咀嚼食物,使用含漱剂,保持口腔卫生。术后 1 周复诊,拆除牙周塞治剂,加强自我口腔保健,定期复查。

(二)牙龈切除术

牙龈切除术(gingivectomy)是用手术方法切除增生、肥大的牙龈组织或浅牙周袋,重建牙龈的正常生理外形和龈沟,以利于菌斑控制。

1.适应证

(1)牙龈增生、肥大,有龈袋形成,经基础治疗未能消除者。

(2)后牙区浅或中等深度的骨上袋,袋底不超过膜龈联合,附着龈宽度足够者。

(3)冠周龈片覆盖在位置基本正常的阻生牙𬌗面上,可切除龈片以利牙萌出。

(4)牙龈瘤和妨碍进食的妊娠瘤,在全身状况允许的情况下可手术切除。

2.非适应证

(1)未进行牙周基础治疗，牙周炎症未消除者。

(2)深牙周袋，袋底超过膜龈联合者。

(3)牙槽骨形态不佳及缺损，需行骨手术者。

(4)前牙的牙周袋，牙龈切除术会导致牙根暴露，影响美观者。

3.手术方法和步骤

(1)常规麻醉、消毒、铺巾。

(2)测定牙周袋的深度，并在牙龈表面做标记(图5—50)。

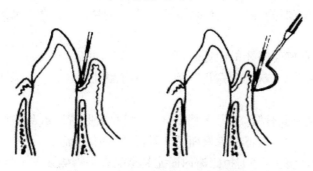

图5—50　牙周探针测量及标记龈袋

(3)用切龈刀在距标记线 2~3mm 的根方牙龈处切开，与牙长轴呈 45°角斜形切至龈袋底，并切断龈乳头，完整去除切断的牙龈组织，刮除残留的肉芽组织和牙石，修整龈缘接近正常生理外形(图5—51)。

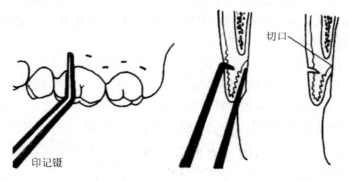

图5—51　牙龈切除术的定点

(4)冲洗，压迫止血，置牙周塞治剂。

4.术后处理　24h 内手术区不刷牙，可进软食。可用 0.12% 氯己定含漱，以控制菌斑。一般不用内服抗菌药，5~7d 复诊，除去牙周塞治剂。若创面较大，尚未愈合，必要时可再敷牙周塞治剂 1 周。

(三)翻瓣术

翻瓣术(flap surgery)是用手术方法切除部分牙周袋及袋内壁，并翻起牙龈的黏骨膜瓣，在直视下刮净龈下牙石和肉芽组织，必要时可修整牙槽骨，再将牙龈瓣复位、缝合，达到消除牙周袋或使牙周袋变浅，促进新附着形成的目的。在基础治疗后 1~2 个月复查，确定是否需要做翻瓣术。

1.适应证

(1)深牙周袋或复杂性牙周袋，经基础治疗后牙周袋仍在 5mm 以上，且探诊出血者。

(2)牙周袋底超过膜龈联合界,不宜做牙周袋切除者。

(3)有骨下袋形成,需行骨修整或行植骨术者。

(4)根分叉病变伴深牙周袋或牙周-牙髓联合病变患者,需直视下平整根面,并暴露根分叉,或需截根者。

2.手术步骤

(1)常规麻醉、消毒、铺巾。

(2)切口:应根据手术目的、需暴露牙面和骨面的程度、复瓣水平来设计。

1)水平切口:指沿龈缘及龈沟底所做的近远中向的切口,一般需包括术区患牙加左右各一颗健康牙。

2)纵形切口:为更好暴露牙根和骨面,常在水平切口的近中端或两端做纵形切口,切口应位于邻牙轴角处的附着龈或超过膜龈联合。一般将龈乳头包括在龈瓣内,以利术后缝合及愈合。

(3)翻瓣:翻起全厚黏骨膜瓣,暴露病变区,用宽的镰形洁治器刮除已被分离的领圈状袋内壁和肉芽组织,然后在直视下刮除根面的牙石,仔细平整根面。

(4)修整软组织并复位:修剪掉龈瓣内面尤其是龈乳头内侧残留的肉芽组织和上皮,生理盐水冲洗创口,将龈瓣复位。

(5)缝合与塞治:龈乳头用间断缝合或悬吊缝合法缝合,纵形切口多采用间断缝合,缝合后创面以牙周塞治剂覆盖。

3.术后处理 术后可用冰袋置术区6h,以减轻术后水肿。刷牙勿刷手术区,可含漱,适当应用抗生素。1周后除去塞治剂并拆线,术后6周内勿探测牙周袋,以免破坏新附着形成。

(四)引导性组织再生术

引导性组织再生术(guided tissue regeneration,GTR)是在牙周手术中利用生物膜性材料作为屏障,覆盖根方的牙槽骨缺损嵴顶与冠方暴露的根面,以机械性阻止牙龈结缔组织、上皮与根面接触并形成一个牙周组织修复的空间,引导具有形成新附着能力的牙周膜细胞优先占领根面,从而在原已暴露于牙周袋内的根面上形成新的牙骨质,并有牙周膜纤维埋入,形成牙周组织的再生,即形成新附着性愈合(图5-52)。用于手术的膜性材料分为可吸收性膜和不可吸收性膜两类。

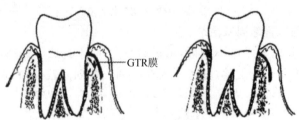

图5-52 引导性组织再生术

1.适应证

(1)牙周组织病的垂直型骨吸收,骨内袋尤其是二壁或三壁骨下袋。

(2)Ⅱ度和Ⅲ度早期根分叉病变而牙龈高度足够者。

(3)仅涉及唇面的牙龈退缩,邻面无牙槽骨吸收且龈乳头完好者。

符合上述适应证者,需经过牙周基础治疗,包括口腔卫生指导、洁治、刮治和根面平整、调殆等,将牙周感染控制之后,才能进行手术。患者吸烟会影响术后愈合。

2.手术步骤

(1)常规麻醉、消毒、铺巾。

(2)切口:应尽量保留牙龈组织,内斜切口切入的位置应在龈缘处,必要时做保留龈乳头切口。水平切口应向患牙的近远中方向延伸 1～2 颗牙,以充分暴露骨病损。在需要增加瓣移动性时,可在颊侧做垂直松弛切口,切口应超过膜龈联合。

(3)翻瓣:翻开黏骨膜瓣,以充分暴露骨缺损及邻近骨质 3～4mm。

(4)清创和根面平整:去除袋内肉芽组织,彻底刮净根面牙石等刺激物,平整根面。清除牙骨质内的内毒素对于新附着的形成至关重要。

(5)膜的放置和固定:依缺损形态修整膜,使膜与牙颈部根面良好贴合,覆盖缺损区和牙槽骨边缘至少 3mm,悬吊缝合,固定。

(6)瓣的复位和缝合:黏骨膜瓣盖过膜 2～3mm 缝合,上牙周塞治剂。术后 10～14d 拆线,使用不可吸收膜者,术后 6～8 周应将膜取出。

3.术后处理

(1)术后 1～2 周内预防性全身使用抗生素,并用 0.12％氯己定含漱 4～12 周,控制菌斑,防止感染。二次取膜手术后,用 0.12％氯己定含漱 2～3 周。

(2)术后 8 周内每 1～2 周复查一次,简单洁治,清除菌斑。

(3)术前教会患者使用软毛牙刷刷牙,术后 2～3 周后可恢复刷牙和牙间清洁措施。定期复诊并进行常规的牙周维护。

(五)根分叉病变的手术治疗

由于根分叉区的特殊解剖结构,洁治和刮治术均较难彻底清除根分叉区的牙石、菌斑,也难以进行长期有效的菌斑控制,因此常需要进行手术治疗。手术治疗的目标是去除根分叉区的炎症组织与坏死牙槽骨、牙骨质,促使根分叉病变愈合,建立牙周新附着。不同程度的根分叉病变应选用不同的手术方法。

1.根分叉病变治疗方法的选择

(1)Ⅰ度根分叉病变:可用洁治、刮治、根面平整治疗。如果根分叉区有深牙周袋或有骨外形不良,在刮治和根面平整后还可采用翻瓣术和骨成形术,使牙周袋变浅,并通过骨外形的修整以形成良好的牙龈外形,利于菌斑控制,从而达到长期保持牙周健康的目的。

(2)Ⅱ度根分叉病变:下颌磨牙的Ⅱ度根分叉病变可考虑植骨术或骨替代品植入术、引导性组织再生术或两者联合治疗,以期获得新附着。难以获得新附着性愈合的深Ⅱ度根分叉病变可采用根向复位瓣术等,以消除牙周袋,充分暴露根分叉区,建立便于进行自我菌斑控制的良好解剖结构。

(3)Ⅲ度根分叉病变:常用截根术、半牙切除术、分根术治疗或拔牙。

2.截根术(root amputation,或 root resection)　是指将患根分叉病变的多根牙中破坏最严重的一个或两个牙根截除,消灭分叉区病变,同时保留牙冠和其余的牙根,继续行使功能(图 5-53)。常用于磨牙的Ⅲ度和Ⅳ度根分叉病变。

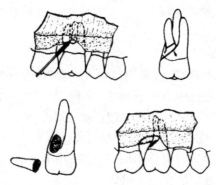

图 5-53 截根术

(1)适应证

1)多根牙的一个或两个根的牙槽骨破坏严重,且有Ⅲ度或Ⅳ度根分叉病变,而其余牙根病情较轻,牙齿松动不明显者。

2)磨牙的一个根发生纵裂或横折,而其他根完好者。

3)磨牙的一个根有严重的根尖病变,根管不通或有器械折断于根管内不能取出,影响治疗效果者。

4)牙周一牙髓联合病变,有一根明显受累,患牙可以进行彻底的根管治疗者。

(2)手术方法

1)翻瓣:常规局麻下翻瓣,暴露根分叉区,彻底刮治、清创,根面平整。

2)截根:用消毒高速涡轮手机配裂钻,在根分叉处将患根截断并取出。修整截根面的外形,形成流线形斜面,以利于日后保持口腔卫生。

3)密封根管口:在根断面根管口处备洞,用银汞合金或树脂严密充填。

4)清创:将根分叉深部及拔牙窝内的病变组织刮净,修整不规则的骨嵴外形。

5)缝合与塞治:清洗创面后,将龈瓣尽量覆盖截根区的创面,复位缝合。上塞治剂。

(3)术后处理:适当调低牙尖以减轻咬合力,嘱患者尽量不用患牙咀嚼,必要时可用树脂夹板固定患牙3~4周,以利牙周组织愈合。

(4)并发症:最可能发生的是余留牙根的牙周破坏加重或根折。

3.分根术(root separation) 是指将下颌磨牙连冠带根从正中沿颊舌方向截开,使其分离为近、远中两半,形成两个独立的类似单根牙的牙体。这样能较彻底地清除根分叉区深在的病变组织,消除该处的牙周袋,同时也能消除原有的根分叉病变,有利于菌斑控制和自洁(图5-54)。被切割后暴露的牙本质和牙骨质部分,可用全冠修复体覆盖,以减少患龋的可能。

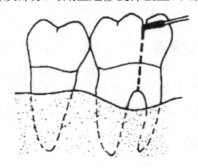

图 5-54 分根术

（1）适应证

1）下颌磨牙根分叉区Ⅲ度或Ⅳ度根分叉病变，局部的深牙周袋不能消除者。

2）患牙的两个根周围有充分的支持骨，牙无明显松动者。

（2）手术方法

1）根管治疗：术前常规根管治疗，髓腔内用银汞合金充填。

2）切开：内斜切口，尽量保留龈缘组织尤其是根分叉处，以利于术后形成两个"单根牙"间的龈乳头。必要时可在近、远中做垂直切口。

3）翻瓣：翻开黏骨膜瓣，充分暴露根分叉区，彻底刮除病变组织。

4）分根：用高速金刚砂钻，从正对根分叉部位沿患牙牙冠的颊舌向发育沟切开，将患牙分为近、远中两半，形成两个独立的单根牙，修整近、远中两半牙体的外形。

5）缝合与塞治：彻底清创并刮除深部的病变组织，冲洗、止血，龈瓣复位、缝合，放置牙周塞治剂。

6）制作临时冠：伤口愈合期间应制作临时冠，以利形成牙间乳头。可在6～8周后再行永久冠修复。

4. 牙半切除术（tooth hemisection） 又称半切除术，是指将下颌磨牙的牙周组织破坏较严重的一个牙根连同该半侧牙冠一起切除，保留病变较轻或正常的另一半，使患牙成为一个"单根牙"，从而消除根分叉病变（图5－55）。

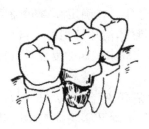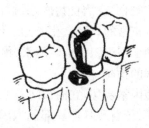

图5－55 牙半切除术

（1）适应证

1）下颌磨牙根分叉病变，其中一牙根周围牙槽骨吸收严重，另一牙根周围组织较健康，患牙尚不松动且能进行根管治疗者。

2）需留作基牙的患牙，尤其当患牙为牙列最远端的牙时，保留半个牙可作为修复体的基牙，避免做单端修复体。

（2）手术方法

1）术前常规根管治疗，髓腔内用银汞合金充填。

2）切口、翻瓣同截根术。如根分叉已完全暴露，也可不翻瓣。

3）用高速金刚砂钻，将患牙从牙冠向根分叉部位分为近、远中两部分，切割的位置可略偏向患根侧，以多保留健侧的冠根。

4）拔除患侧冠根，刮净拔牙窝及原根分叉区的病变组织，必要时做骨修整。

5）修整保留侧的断面边缘，形成良好的牙体外形。

6）龈瓣复位缝合。

7）伤口完全愈合后，进行牙体或牙列修复。

四、牙周组织病的修复治疗

牙周组织病的修复治疗包括松牙拔除后的永久义齿修复和牙周夹板固定,详见口腔修复学相关内容。

五、牙周组织病的疗效维护与预防

(一)牙周组织病的疗效维护

牙周组织病的治疗不是一劳永逸的,在积极治疗结束后,应立即进入维护阶段,需要定期复查和进行必要的补充治疗,以确保疗效的巩固。牙周组织病的疗效维护包括自我维护及定期复查和维护治疗两方面。

1.自我维护 指导患者掌握口腔基本保健方法,如正确刷牙、使用牙线、适当进行牙龈按摩和叩齿等控制菌斑和促进牙周健康的方法。

2.定期复查 牙周治疗后 3～6 个月应复查一次,牙周检查内容包括口腔卫生状况、牙龈炎症程度、有无牙周探诊出血倾向、牙周袋深度、附着水平及牙松动度等,检查结果应详细记录。必要时检查牙龈指数、菌斑指数、牙周指数等。根据病情半年至一年摄 X 射线片观察牙槽骨、牙周膜等的变化。

3.维护治疗 根据检查所见,进行相应的治疗。实施必要的龈上洁治术、龈下刮治术、根面平整术、脱敏、调整咬合、矫治食物嵌塞、拔出患牙等。确定复查间隔期及治疗时间。定期维护治疗有助于保持正常的口腔微生态,是牙周整体治疗计划必不可少的重要环节,它对于有效控制菌斑和各种牙周组织病危险因素、预防牙周组织病的复发具有极其重要的作用。

(二)牙周组织病的预防

牙周组织病是多因素疾病,它的预防需考虑菌斑、咬合创伤、宿主反应、环境因素、遗传等综合因素。消除菌斑、牙石及其他局部刺激因素,消除牙龈炎症是预防牙周炎最根本且行之有效的手段。

(居来提·吐尔逊)

第八节 口腔病灶感染

一、病灶、病灶感染和口腔病灶

1.病灶 指局限性被感染的组织和器官,常表现为慢性炎症。

2.病灶感染 病灶内致病微生物、毒素或代谢产物通过血液循环或淋巴等途径,引起远隔器官、组织发生疾病或症状。

3.口腔病灶 口腔内的一些慢性炎症性疾病,如牙周组织病、慢性根尖周炎、牙髓坏死后的感染根管、冠周炎、拔牙后感染、骨髓炎及口炎都可成为病灶感染。因牙周组织病可波及多数牙,感染面积大,致病微生物多,血液循环丰富,咀嚼压力易于细菌及毒素扩散等使牙周组织感染,其成为最重要的口腔病灶。

二、口腔病灶感染的机制

1.通过血液循环或淋巴扩散　口腔治疗措施,如拔牙术、洁治术、牙周手术及外伤等均可使局限性病变活跃,致病微生物进入血液循环或淋巴循环,当机体抵抗力低下或原有损害存在时则可引起疾病。

2.机体的变态反应　病灶内致病微生物、毒素及代谢产物的蛋白质成分可作为抗原,使某些组织致敏,对病灶感染产生变态反应而致病。

三、口腔病灶感染的临床意义

口腔病灶感染最常见的细菌是链球菌和厌氧菌等,口腔疾病能引起和加重许多全身疾病,包括神经系统疾病、心血管疾病、眼部疾病、胃肠道疾病、肾脏疾病及皮肤病等,最常见的有如下几种。

1.亚急性细菌性心内膜炎　是口腔病灶在机体内可能引起的最严重的一种疾病,10%~30%的亚急性细菌性心内膜炎与拔牙、牙周洁治或牙周感染有关。

2.关节炎　风湿性关节炎和类风湿性关节炎与口腔病灶感染关系密切,有的病例在去除口腔病灶后,症状可出现明显缓解。

3.眼部炎症　葡萄膜炎、视网膜炎、球后视神经炎等与牙源性慢性感染有关。

4.其他　多形红斑、荨麻疹、慢性肾小球肾炎、溃疡病、神经炎等,可能与口腔疾病有关。

四、口腔病灶感染的诊断、治疗和预防

(一)诊断

应对牙体、牙周、口腔黏膜行详细检查及 X 射线片检查,找出可疑病灶后,适当地予以消除,观察继发性感染的病情变化后,来证明诊断是否正确。

(二)治疗

消除病灶,彻底治疗患牙,如进行根管治疗、牙周治疗和拔牙术等。也应考虑其他部位的病灶存在,如扁桃体炎、上颌窦炎、胆囊炎等。消除了原发病灶,继发病变也不一定痊愈,可能口腔病灶感染已造成组织器官的器质性变化。

(三)预防

口腔治疗或操作应尽量减少创伤,避免急性炎症期拔牙。对可疑病灶感染者,应在拔牙术前及术后 3d 内选择抗生素控制感染,拔牙前对手术区域应行严格消毒。一次拔牙不要过多,以防止感染扩散,减少拔牙术后并发症。

积极预防口腔病灶感染,尽早治疗口腔病症,开展预防保健工作,建立良好的口腔卫生习惯,定期检查,早期诊断口腔疾病是必要的。

(刘杨)

第六章 儿童口腔病

儿童口腔医学是口腔科学的重要组成内容,其诊疗对象是正在生长发育的儿童和青少年。儿童口腔疾病的临床表现、诊断和治疗等方面,均有不同于成人的特点,因此将该部分内容独立成章。

第一节 牙发育异常

牙齿发育异常是一组种类繁多的疾病,本诊疗常规仅包括以下几种常见的需要临床进行处理的情况。

一、牙数目异常

(一)牙数目不足

1.个别牙或部分牙先天缺失

(1)临床表现

①口腔检查发现个别牙或部分牙齿缺失。

②详细询问病史,排除因外伤、拔牙等因素导致的牙齿丧失。

③还应询问有无家族史,有无孕期有害物质接触史,有无皮肤、毛发等异常,帮助明确诊断和治疗设计。

(2)辅助检查:建议拍摄全口曲面体层 X 线片,帮助确诊为牙齿缺失,排除牙齿阻生、异位或迟萌等情况。

(3)治疗原则

1)需根据先天缺牙的数目、位置、咬合关系(如牙量—骨量协调关系)等因素,并结合患者意愿,综合考虑并制定治疗计划。对部分牙齿缺失患者常需联合修复、正畸等学科进行综合诊治。

2)前磨牙先天缺失没有牙列拥挤的患者,应尽量保留乳牙,待乳牙脱落后再行修复治疗。对于牙列拥挤、间隙不足的患者,可以考虑早期拔除相应乳牙后,正畸治疗封闭间隙。

3)上颌侧切牙先天缺失根据咬合情况,可选择保持间隙或采用正畸方法将恒尖牙近中移动到侧切牙的位置,并酌情将尖牙牙冠改形为上颌侧切牙形态。

2.先天性无牙症(外胚叶发育不全综合征)

(1)临床表现

①大部分乳牙和恒牙缺失。

②面部表现为额部突出,面部较小,鞍状鼻,面下 1/3 高度降低,小颌,小颧骨,唇突出等特征。

③皮肤干燥,少汗,毛发缺失或稀疏。

(2)辅助检查:全口曲面体层。

(3)治疗原则:对症治疗,尽可能在乳牙期以全口或局部义齿帮助患者恢复部分咀嚼功能并促进颌骨发育,待成年后由修复、种植牙体等专业进行联合治疗。

（二）牙数目过多

牙齿数目过多又称为额外牙。

1.临床表现

（1）口腔检查发现正常牙齿数目以外的牙齿。额外牙多见于上前牙区,可以萌出或阻生。已萌出额外牙可见为正常牙齿数目之外多余的牙齿,形态可以为锥形牙、过小牙或与正常牙齿相似。

（2）当临床检查发现牙间隙、牙齿扭转或移位,恒牙迟萌或阻生时,应考虑额外牙的可能性,拍摄X线片辅助诊断。

（3）如出现多个额外牙,需排除颅骨－锁骨发育不良综合征。

2.辅助检查　X线片是明确额外牙诊断的必备手段,推荐使用全口曲面体层片。

3.治疗原则

（1）已萌出的额外牙及时拔除。

（2）未萌出的额外牙

①不影响相邻牙齿发育、萌出和排列,并未形成含牙囊肿等继发疾病者:观察。

②影响相邻牙齿发育、萌出和排列时:手术拔除。对于与恒牙牙根相邻紧密的埋伏额外牙,尽量延迟到恒牙牙根基本发育完成后再行手术,以避免拔牙过程中可能对恒牙根发育的影响。

（3）对因额外牙造成的恒牙萌出、排列异常者常需酌情辅以正畸治疗。

（4）如额外牙牙冠形态正常、根长足够,而相邻牙齿牙根吸收或畸形时,可考虑保留额外牙,拔除相邻的牙齿。

二、牙形态异常

畸形牙尖与畸形窝

1.畸形舌尖和畸形舌窝

（1）临床表现

①畸形舌窝一般见于恒牙,上颌侧切牙多见,其次是上颌中切牙。多数牙齿形态为正常的铲形,但舌窝处釉质内陷,形成深窝。还有一些牙呈圆筒状,中间凹陷。有些牙釉质内陷形成的沟从冠部延伸到根部,称为"畸形舌沟";个别牙畸形舌沟甚至达根尖,根据其在X线片上的表现称为"牙中牙"。畸形舌窝、舌沟处常有菌斑集聚和食物残渣存留,易致龋。舌沟部位易形成牙周袋。

②畸形舌尖在乳恒牙均可发生,乳牙多为上颌中切牙,恒牙多为上颌侧切牙。畸形舌尖有时与畸形舌窝相伴存在。部分畸形舌尖尖细,有髓角突入尖内,易于磨损或折断,导致牙髓感染;另一部分舌尖粗大,易出现牙齿整体唇向移位,也可能因咬合创伤导致牙髓及根尖周炎症。

（2）辅助检查:温度测试及电感觉测试有助于判断牙髓活力状况,年轻恒牙不建议使用电感觉测试。牙齿根尖片是最常使用的X线检查手段,有些复杂的牙齿内陷畸形,可锥体束CT（CBCT）检查,以了解髓腔形态和根周病变范围。

（3）治疗原则

1)畸形舌窝无龋坏时应进行窝沟封闭,龋坏局限时可做复合树脂预防性充填。若已经出现龋坏,需及时进行充填治疗。如果发生了牙髓及根尖周炎症,在牙髓摘除后,需特别强调根管的清洗、消毒,然后视牙根发育程度选择根尖诱导成形术或根管治疗术。对畸形舌窝牙釉质内陷形成的沟从冠部延伸到根部,形成"畸形舌沟"并造成牙周组织病变者,结合病情进行牙周治疗,必要时行牙周-牙髓联合治疗或拔除。

2)畸形舌尖如果较圆钝且不妨碍咬合可不做处理;圆钝而干扰咬合的舌尖可行分次调磨;高尖的舌尖建议磨除畸形尖后,根据牙髓情况选择行间接盖髓术、直接盖髓术或部分冠髓切断术。如果发生牙髓及根尖周炎症,需视牙根发育程度选择根尖诱导成形术或根管治疗术。

2.畸形中央尖

(1)临床表现

①畸形中央尖是前磨牙牙合面中央窝处或接近中央窝的颊尖三角嵴上发生的圆锥形牙尖,其形态可能细而高,也可能圆钝。

②临床应注意检查中央尖是否已经折断,折断后其基底部可见直径约2mm的折断痕迹,外为环状釉质,中有偏黄的牙本质轴,少数有深色的露髓点。

③畸形中央尖可以是一颗或多颗双尖牙受累,常见左右同名牙对称出现。

(2)辅助检查:X线片可以帮助发现尚未萌出牙的畸形尖。已经萌出的畸形中央尖患牙,拍摄根尖片观察畸形尖内是否有髓角突入;中央尖已经折断的患牙,需观察牙根发育的程度、根尖周病变是否存在以及病变范围等。

(3)治疗原则

1)对早期发现畸形中央尖完整且尚未建牙合的牙齿,可使用预防性树脂充填的方法加固中央尖,使其随建牙合自然磨耗,逐渐形成修复性牙本质,预防因畸形尖折断可能导致的牙髓感染。

2)对于已经发生折断的患牙,需认真判断牙髓状况,结合患者的年龄、患牙的X线片表现,选择相应的方法(观察、光固化复合树脂间接盖髓充填、牙髓治疗等),预防或及时治疗牙髓炎症,使牙根正常发育。

3)对形态圆钝低平没有折断风险的畸形中央尖可观察不做处理。

三、牙结构异常

(一)釉质发育不全

1.临床表现

(1)轻症:釉质形态基本完整,仅有色泽和透明度的改变,釉质呈现白垩或黄褐色,牙齿表面可光滑或粗糙;无自觉症状,叩诊无异常。

(2)重症:牙面有实质性缺损,釉质表面可出现带状或窝状的凹陷。重者可无釉质覆盖。单纯的釉质发育不全患者一般没有症状,有釉质缺损时可能有牙齿敏感症的症状,若伴发龋齿或继发牙髓、根尖周病者,可出现相应的表现。

2.病因

(1)局部因素:个别牙齿釉质发育不全往往因乳牙根尖周病感染或外伤所致,又称特纳牙。应详细询问乳牙牙髓根尖病变情况及外伤史。

（2）遗传因素:遗传性釉质发育不良或矿化不良病变累及多个牙齿,可出现在一个家族中的几代成员中。应详细询问家族史及生活地区特征等情况。

（3）全身因素:凡能引起釉基质分泌和成熟障碍的因素如早产低体重儿、婴幼儿期的高热疾病,严重消化不良和营养障碍,母亲在妊娠期内的感染性疾病等,都有可能造成牙齿釉质发育不全,所累及的牙齿为同一时期发育的牙齿。应详细询问孕育史,生产史,出生后1~3岁儿童身体健康状况,营养状况等。

3.辅助检查　X线片可以帮助判断牙齿发育程度、釉质厚度等情况,帮助确定治疗方案。

4.治疗原则

（1）对轻症的釉质发育不全可以不做临床治疗,但应对患者进行有针对性的口腔卫生宣教并定期复查。

（2）对重症的患者采取对症治疗,可用复合树脂充填或用树脂贴面修复达到消除症状改善美观的目的。后牙可以应用预成冠保持垂直高度,预防龋齿的发生。

（二）牙本质发育不全

这是一种常染色体显性遗传疾病。临床表现为牙釉质基本正常,牙本质颜色由棕红色到灰色不等,釉质易剥脱碎裂,牙本质暴露为半透明状,牙齿磨耗严重。

1.临床表现

（1）Ⅰ型:除牙本质发育不全外还伴有全身骨骼发育不全。

（2）Ⅱ型:单纯的牙本质发育不全,没有全身骨骼发育异常,又称遗传性乳光牙本质。

（3）Ⅲ型:又称"壳状牙"。患牙正常牙本质层薄,仅局限在釉质和牙骨质的内侧面。

2.辅助检查　X线片显示患牙牙根纤细而短,牙冠呈球状,髓腔变小,甚至完全闭锁,根管细小呈丝带状。

3.治疗原则

（1）为防止牙齿大量磨耗,乳磨牙可放置预成冠,恒磨牙使用铸造金属全冠,前磨牙和前牙可以用金属烤瓷冠。

（2）对出现牙髓根尖病变的患牙对症处理。

四、牙齿萌出异常

（一）牙齿萌出过早

1.乳牙早萌　小儿出生时就已萌出的牙齿称为诞生牙,在出生后30天内萌出的牙齿为新生牙。

（1）临床表现:多见于下颌乳中切牙,少数为额外牙。

（2）辅助检查:尽管X线片可检查其牙根发育情况及其与邻牙的关系,但对于临床检查已能基本明确诊断的婴幼儿不建议拍摄X线片。

（3）治疗原则

1）尽量保留患牙。

2）对极度松动,有可能脱落造成误吸危险的应拔除患牙。

2.恒牙早萌

（1）临床表现

①恒牙未按正常萌出顺序提前萌出,萌出时牙根发育不足根长的1/2。多见于其上方乳

牙有严重根尖病变导致骨质大范围破坏的患者。

②因恒牙牙根较短,临床可出现不同程度的松动。

(2)辅助检查:X线片见恒牙牙根发育不足二分之一。

(3)治疗原则

1)松动不明显的早萌恒牙一般不需特殊治疗。

2)有明显松动或对颌牙缺失者应行阻萌治疗并避免咬硬物。

3)对患者进行有针对性的口腔卫生宣教,必要时进行窝沟封闭,以防止早萌恒牙出现龋坏及继发疾病。

4)牙根过短的早萌恒牙应注意牙周逆行感染。

(二)牙齿萌出障碍

1.乳牙萌出障碍

(1)临床表现

①临床检查发现患牙未萌出到口腔中,而对侧同名牙或在萌出顺序上应该在患牙之后萌出的牙齿已经萌出到口腔中。

②患牙萌出所需的间隙基本正常或不足。

③全口多数乳牙迟萌时,可能为全身系统疾患的口腔表现,如严重的早产低体重儿,严重的佝偻病等。

(2)辅助检查:X线片可见患牙位于颌骨内,牙根发育基本完成,埋伏牙冠方有骨质覆盖,常伴有牙齿-颌骨粘连的表现。

(3)治疗原则:乳牙的埋伏阻生治疗时需要考虑的因素包括:患者的年龄,牙龄,埋伏阻生的牙位,间隙情况,有无继承恒牙,继承恒牙的发育情况和预计萌出时间,咬合关系等。一般说来多需要通过手术将埋伏阻生乳牙摘除,此前需评估患者具体情况以决定是否需要进行间隙保持。有全身疾病者,应查明病因,治疗全身疾病。

2.恒牙埋伏阻生

(1)临床表现

1)恒牙未按时按序萌出到口腔中,而对侧同名牙或在萌出顺序上应该在患牙之后萌出的牙齿已经萌出到口腔中。

2)其上方的乳牙滞留或早失。

(2)辅助检查:X线片可见患牙位于颌骨内,冠方可有骨质覆盖,但常伴有位置或形态异常;牙根发育超过3/4,甚至发育完成。有时可发现局部阻萌因素,如牙瘤、多生牙或囊肿。

(3)治疗原则:恒牙埋伏阻生在制定治疗计划时需要考虑因素有:患者的年龄,牙龄,埋伏阻生的牙位,牙根发育情况,间隙情况,上方乳牙牙根情况,覆盖骨质的厚度,咬合关系等。治疗方法可根据阻生的情况和原因,选择切开牙龈助萌、去骨助萌、手术摘除牙瘤、多生牙或囊肿;复杂病例需与口腔外科,正畸科联合治疗。与全身疾病相关者,应查明原因,针对全身疾病治疗。

(三)牙齿异位萌出

1.第一恒磨牙异位萌出

(1)临床表现:临床检查可见第一恒磨牙近中边缘嵴阻生于第二乳磨牙远中牙颈部以下,牙冠近中倾斜。严重病例可表现为第一恒磨牙埋伏阻生,或第二乳磨牙早失且间隙大部分丧失或完全丧失。

(2)辅助检查:X线片可见第一恒磨牙近中边缘嵴阻生在第二乳磨牙远中牙颈部以下,并导致第二乳磨牙远中根吸收。

(3)治疗原则

1)对判断为可逆性异位萌出的牙齿,可观察其自行萌出,若至牙根发育Ⅱ期以后(或患儿8岁后)还不能顺利萌出,应重新评价其可逆性。

2)一旦确定为不可逆性萌出,应尽可能在第二乳磨牙间牙弓长度丧失之前进行干预治疗,治疗目的是诱导第一恒磨牙正常萌出,避免牙弓长度丧失,尽可能保留第二乳磨牙。对已导致第二乳磨牙早失、间隙严重丧失的病例,治疗应以获得丧失的牙弓长度及获得良好的咬合关系为主;常需借助正畸治疗手段。

2.恒尖牙异位萌出

(1)临床表现:恒尖牙未在侧切牙和第一前磨牙间萌出,而在其他位置萌出,最常见的是上颌尖牙的唇侧异位萌出。

(2)辅助检查:全口曲面体层片有助于发现该区域各牙牙根排列情况和有无牙根吸收等情况。

(3)治疗原则:恒尖牙的异位萌出需尽早发现,根据患者具体情况评估是否能将尖牙通过正畸手段恢复到正常位置,对难于恢复到正常位置的病例可考虑将尖牙改形以改善美观。

(四)低位乳牙

1.临床表现

(1)患牙低于正常合平面,生理动度消失,叩诊高调清音。

(2)多见于乳磨牙,下颌较上颌多见。

2.辅助检查 X线见患牙牙周膜间隙消失,牙根面和牙槽骨融为一体。

3.治疗原则

(1)对轻度的低位乳牙可定期观察。

(2)对可能导致邻牙倾斜包括未萌出恒牙倾斜的低位乳牙需恢复其咬合高度。

(3)对可能导致继承恒牙萌出困难或异位萌出的低位乳牙需择期将其拔除,以利于继承恒牙能顺利萌出。

(五)乳牙滞留

1.诊断标准

(1)继承恒牙已经萌出而乳牙未脱落,或恒牙未萌出,保留在恒牙列中的乳牙。

(2)X线检查发现:继承恒牙牙根发育超过三分之二,而其上方的乳牙根仅少量吸收或未吸收。

2.治疗原则

(1)恒牙异位萌出,乳牙未脱落者应及时拔除滞留乳牙。

(2)无继承恒牙胚者,根据牙量、骨量关系酌情拔除或保留乳牙。

(王毅)

第二节　龋病

一、乳牙龋病

(一)乳牙龋病的特点

1.乳牙患龋的易感因素包括　乳牙较恒牙钙化程度低,儿童清洁口腔能力有限,口腔自洁作用差,进食间隔短,食物含糖量高,低龄儿童易发婴幼儿龋病。

2.乳牙牙颈部缩窄明显,邻面为面接触,不易清洁,所以邻面龋较多。

3.患龋率高,发病早。

4.急性龋多见。表现为牙釉质表层脱钙,大片剥脱,常呈环形破坏。

5.龋蚀多发,范围广,常见多个牙齿、多个牙面龋坏。以侵犯𬌗面和邻面最多见。

6.自觉症状不明显,不易与慢性牙髓炎鉴别。

7.修复性牙本质形成活跃。

8.下切牙龋蚀多发生在对龋易感的儿童,或口腔清洁情况很差的儿童。

9.乳牙浅、中龋时患者多没有不适感觉,深龋时可能出现一过性酸甜食物刺激痛,冷刺激痛,食物嵌塞痛等表现,此时要与牙髓炎和牙间龈乳头炎相鉴别。单纯龋齿应没有自发性疼痛或夜间痛等症状。

(二)治疗

1.一般原则　乳牙龋病的治疗应该是充填与预防并重,在对龋洞进行充填的同时应该对家长和患儿进行有针对性的口腔卫生宣教,帮助他们树立良好的口腔卫生习惯。为此应做到以下几项。

(1)龋齿治疗时应做到如下要点:终止病变发展,保护正常牙体组织和牙髓,有效修复龋损部分,恢复牙齿形态、外观和功能,维持乳牙列完整性,利于颌骨发育和牙齿替换。

(2)乳牙龋齿治疗不仅要充填或修复龋洞,在洞型设计时还要考虑到预防继发龋和再发龋。

(3)对多发性龋、急性龋、猖獗性龋患者,应通过详细的问诊明确患者易患龋的因素,进行有针对性的口腔卫生宣教,包括有效的牙齿保健方法、饮食管理等。在治疗患牙的同时,应给予适当预防措施,如局部用氟和窝沟封闭。

(4)对接近替换期没有症状的乳牙龋坏可观察。

(5)对已形成龋洞但难以获得良好固位的龋坏,如其已能形成良好的自洁且没有症状可观察。

(6)确定定期复查的频率:急性龋、猖獗龋患者应每3个月复查一次,其他儿童患者应每半年复查一次。

2.药物治疗

(1)氟化物治疗:局部使用氟化物能起到抑制龋坏发展,促进釉质的再矿化,增强釉质抗脱矿的能力,降低菌斑中的酸性产物等作用。主要适用于白垩状改变浅龋或剥脱状的环状浅龋。

(2)常用药物:包括 2%氟化钠溶液、8%氟化亚锡溶液、酸性氟磷酸盐溶液、10%氟化钼酸铵溶液。

基本操作:修整外形、清洁牙面、干燥防湿、涂布药物。

(3)其他:含氟银制剂如硝酸银,氟化双氨银等也被用来治疗乳牙龋坏,但这些制剂的共通缺点是使用后会导致牙齿表面变色,有碍美观,因此目前在临床中已经很少使用。

3. 修复治疗 由于玻璃离子水门汀具有稳定的释氟性和氟库作用,可有效预防继发龋和相邻牙面新龋,在乳牙固位良好的牙面(𬌗面、颊唇舌面等)是首选的充填材料。各类可释氟的光固化复合树脂(复合体)也是很好的选择。金属预成冠是乳磨牙多面和大面积缺损的最佳修复手段。

(1)玻璃离子水门汀充填术操作要点如下:

①必要时局部麻醉,建议橡皮障隔湿操作。

②去除腐质,制备必要的固位形和抗力形,清洁窝洞,隔湿。

③洞深极近髓处应间接盖髓处理。

④充填材料:按说明书要求完成 GIC 调拌,工作时间内完成充填操作和基本修型,涂布凡士林类隔离剂。

⑤修型调𬌗抛光:原则上充填体调𬌗抛光应在 24 小时后进行,如果临床需要调𬌗修型则可在干燥情况下进行,之后再涂布隔离剂。

(2)光固化复合树脂充填操作要点如下:

①前步操作同 GIC,隔湿。

②对深层牙本质暴露处应行洞衬或垫底,对极近髓处需做间接盖髓处理。

③牙面处理和粘接。

全酸蚀粘接系统:从釉质到牙本质涂布 35%磷酸酸蚀 15～20 秒,若干燥隔湿欠佳时应适当延长酸蚀时间,用水彻底冲洗,棉球擦干牙面,轻吹使牙齿湿润而又无过多水分(湿粘接),用小毛刷均匀涂布粘接剂,吹薄后光照 10～20 秒。

自酸蚀粘接系统(双组份,Clearfil SE bond):清洁隔湿窝洞后,涂布 1 液 20 秒,中等气流彻底吹干,再涂布 2 液,中等气流吹匀,光固化 10～20 秒。

自酸蚀粘接系统(单组份,Clearfil SE bond):清洁隔湿窝洞后,涂布 20 秒,用中强气流使粘结面彻底干燥 5 秒,光固化 10～20 秒。

④充填树脂:将材料分次填入窝洞,分层固化。光照时间依据产品说明书。

⑤修型,调𬌗,抛光:用咬合纸检查咬合情况,调磨高点,依次由粗到细打磨。

(3)乳磨牙金属预成冠操作要点如下:

①必要时局部麻醉,建议橡皮障隔湿操作。

②咬合面预备,根据牙齿外形及咬合,𬌗面预备 1～1.5mm,近远中面预备 0.5mm 形成刃状肩台,除非有明显的凸起可能干扰预成冠就位时颊舌侧不需预备。

③根据近远中径选择合适的预成冠,修正冠的长度,使冠边缘在龈下 0.5～1mm。

④检查咬合,修整边缘,收紧边缘以获得良好固位。

⑤粘冠。

二、年轻恒牙龋病

(一)年轻恒牙龋病

年轻恒牙是指恒牙虽已萌出,但未达𬌗平面,在形态、结构上尚未完全形成和成熟的恒牙。年轻恒牙自萌出至牙根发育完成,前牙需要 2～3 年;后牙需要 3～5 年。在临床龋病治疗中不同于发育已完成的恒牙。

(二)治疗

1.间接牙髓治疗(二次去腐)

(1)适应证:年轻恒牙深龋近髓但无牙髓炎根尖周炎症状和体征,一次完全去尽腐质会导致露髓的年轻恒牙。

(2)禁忌证:不能排除牙髓或根尖周感染的患牙,无保留意义的患牙。

(3)操作方法

1)局部麻醉,建议使用橡皮障隔湿。

2)去腐:去净洞壁腐质,去除洞底湿软牙本质,注意保护髓角,对可能露髓处可保留少量软化牙本质,选用低速手机大号球钻去腐,如使用挖匙去腐时应避免大片去腐而造成露髓,操作中注意冷却,避免用高压气枪强力吹干窝洞。

3)间接盖髓和垫底。将调匀的速硬氢氧化钙盖髓剂(如 Dycal)置于近髓处,玻璃离子水门汀垫底。

4)光固化复合树脂或者耐磨性玻璃离子材料充填,修复牙体外形。

5)调合抛光。

6)术后 3 个月、6 个月、12 个月应拍摄根尖片,通过 X 线片观察修复性牙本质形成和牙根继续发育的情况。当根尖片上可观察到连续的有一定厚度的修复性牙本质形成时,可打开窝洞进行 2 次去腐,此常在前次治疗后 6 个月进行。

7)2 次去净腐后,再次进行间接盖髓和垫底,在上方选用适当的材料进行永久充填。

2.预防性树脂充填

(1)适应证:磨牙窝沟点隙的局限性龋坏,其余窝沟深,有患龋倾向者。

(2)禁忌证:对树脂、粘结剂等材料过敏者。

(3)操作方法

1)建议在橡皮障隔湿下操作,清洁牙面,去除窝沟内的菌斑、软垢。

2)根据龋洞范围选择合适钻针,去尽腐质,但不做预防性扩展,必要时在局麻下进行。

3)酸蚀牙面 15～20 秒(不能用探针探酸蚀过的牙面),高压水冲洗牙面。

4)隔湿下擦干牙面,去除多余的水分,轻吹 2～3 秒,窝洞内涂布粘接剂,轻吹匀,光固化 10 秒。

5)窝洞宽度小于 1.5mm 时(可用 2 号球钻,IOS# 010 为参照),使用流动树脂充填(注意要用探针引导出流动树脂中的气泡),窝洞宽度大于 1.5mm 时应使用光固化复合树脂充填窝洞,光固化 20 秒。

6)再次吹干窝沟至呈白垩色,未充填窝沟涂布封闭剂,光固化 20 秒。

7)调合,磨光。

(王毅)

第三节　牙髓病与根尖周病

一、乳牙牙髓病和根尖周病

（一）乳牙牙髓病

乳牙牙髓炎病理诊断可分为：急性浆液性牙髓炎、急性化脓性牙髓炎、慢性弥漫性牙髓炎、牙髓坏死、牙髓变性等，但在临床工作中，乳牙慢性牙髓炎是最常见的疾病，急性牙髓炎症状的病例也多是由慢性炎症急性发作所致，故在此仅就慢性牙髓炎进行论述。

1.病史采集　乳牙慢性牙髓炎早期症状不明显，疼痛史的有无不能作为乳牙牙髓炎的绝对诊断标准。一旦出现自发痛，可说明牙髓有广泛的炎症，甚至牙髓坏死；无自发痛史不能说明牙髓无炎症存在。当没有明显龋坏时，应注意询问外伤史。

2.临床检查

（1）视诊：可见深大龋洞或牙体组织缺损，甚至有牙髓暴露或增生。对因咬合创伤或外伤所致牙髓炎的病例，牙体组织可无缺损，可能会有牙冠颜色改变。无牙龈充血肿胀和瘘管。

（2）探诊：洞深腐质多，且多湿软。可有探痛，此时应避免探查露髓点。

（3）叩诊：牙髓炎症时患牙可有叩诊不适。

（4）松动度：无明显松动。

3.辅助检查

（1）咬合检查：检查患牙与对殆牙的咬合情况，是否存在咬合不平衡或早接触。

（2）温度测试：可引发冷和（或）热刺激性疼痛，刺激去除后疼痛不能很快消失。在乳牙牙髓炎检查中，此项为非必须检查。

（3）X线检查：多可以看到深大龋洞与髓腔相通或接近髓腔，患牙牙周膜连续清晰，周围骨质没有破坏。

4.治疗原则　去除感染牙髓组织，严密封闭根管并充填恢复牙齿外形和咀嚼功能，使乳牙能正常替换。常用的治疗方法有冠髓切断术和牙髓摘除术；直接盖髓术仅用于无菌性穿髓，不能用于各种乳牙牙髓炎；由于使用醛类药物的疗效差，不建议使用干髓术治疗乳牙牙髓炎。

（1）冠髓切断术

1）适应证

①龋齿治疗时意外露髓。

②早期牙髓炎（冠髓炎），判断指征为：无自发痛史；临床检查无松动、叩痛、牙龈无红肿和瘘管；深龋去净腐质露髓或去净腐质极近髓；X线片无异常。

2）禁忌证：牙髓感染不仅限于冠髓，已侵犯根髓，形成慢性弥漫性炎症，甚至侵犯牙根周围组织或牙根吸收超过 1/2。

3）操作要点（以氢氧化钙冠髓切断术为例，除此之外还可以采用 MTA，硫酸铁等）

①局部麻醉，后牙区应在橡皮障隔湿下操作，前牙区可在棉卷严密隔湿下进行。

②去净洞壁和大部分洞底腐质，准备进入髓腔前术者换手套，更换新的无菌机头，开启灭菌专用手术器械包。

③用"揭盖法"揭去髓顶,锐利挖匙挖去或球钻磨去冠髓,大量生理盐水充分冲洗髓室,去除牙本质碎屑和牙髓残片等碎屑,小棉球轻压充分止血。

④将氢氧化钙制剂覆盖于根管口牙髓断面,盖髓剂厚度约1mm,轻压使之与根髓贴合紧密,上方放置新制备的氧化锌丁香油(ZOE),玻璃离子水门汀垫底。

⑤玻璃离子水门汀、光固化复合树脂或金属预成冠修复。

4)操作注意事项

①手术过程中注意无菌操作,要做到有效隔唾,保证试剂及器械均为无菌。

②打开髓室后直视观察冠髓状况,再次确认牙髓的炎症范围,以作出正确的诊断,如果去净冠髓后出血量大,且不易止血,说明根髓已受累,不再是牙髓切断术的适应证,应改为牙髓摘除术。

③去除冠髓时器械要锋利,动作要轻柔,避免损伤剩余牙髓及牵拉根髓。

④术中不能用高压气枪进行强力吹干,一方面减少对牙髓的刺激,一方面杜绝高压气枪管道来源的感染。

⑤止血后在牙髓断面未形成血凝块之前立即覆盖盖髓剂,轻压盖髓剂的动作要轻柔使之与根髓断面表面紧密贴合,而不要将盖髓剂加压渗入根髓内。

⑥良好的冠方封闭是冠髓切断术成功的重要保障,金属预成冠是乳磨牙最佳修复方法。

(2)乳牙牙髓摘除术(根管治疗术):乳牙牙髓摘除术是乳牙牙髓治疗的重要方法,也是保留牙齿的最后治疗手段。

1)禁忌证

①剩余牙体组织过少无法修复。

②髓室底穿孔。

③乳牙牙根吸收大于1/3,多根乳牙1个以上牙根吸收大于1/3。

④根尖病变累及恒牙胚(恒牙胚上方硬骨板破坏)。

⑤根尖囊肿、根尖肉芽肿等。

2)操作要点

①局部麻醉,建议在橡皮障隔湿下操作。

②去净腐质,揭净髓室顶,去除牙髓。

③根管预备和消毒:根据X线片(根尖上方2mm为参考点)及手感确定工作长度,配合根管冲洗药物(2%氯胺T,1%~2% NaClO等),机械预备至35#~40#,灭菌棉捻擦干根管,封入根管消毒药物(建议使用氢氧化钙制剂),棉球上放置ZOE暂封剂。

④根管充填:复诊对已消毒的根管再次药物冲洗,擦干根管,导入根管充填糊剂(ZOE制剂或复合氢氧化钙制剂)。

⑤一般应拍摄X线片观察充填质量。

⑥严禁使用不可吸收的药物(如牙胶尖)、含有酚醛类药物进行乳牙根管充填。

⑦玻璃离子水门汀垫底,玻璃离子水门汀、光固化复合树脂或金属预成冠修复修复。

3)操作注意事项

①由于现有牙髓失活剂含有醛类或金属砷,对儿童健康存在潜在危险,不建议用于乳牙髓失活。

②乳牙根管治疗的疗程可根据牙髓感染情况和患儿合作程度分1~3次完成。牙髓感染

轻者(诊断为慢性牙髓炎且拔髓成形易止血)可1次完成;根管感染严重的慢性牙髓炎和根尖周炎应2次完成,即:根管消毒7~14天,(由于CP药力弱,根管封药时间不宜长于7天);对急性根尖周炎和急性牙槽脓肿者,应分3次完成,可在拔髓和根管初预备后开放3~5天左右,根管消毒(氢氧化钙制剂等)7~14天后,充填根管。

③乳牙根管系统复杂,下颌第一乳磨牙近中双根管,上颌乳磨牙MB2都是比较常见的。应给予注意,避免遗漏根管。

④根管冲洗过程中注意保护口腔黏膜。

⑤慎用机用旋转扩根器和扩孔钻。

⑥根管治疗的牙齿通常牙体组织破坏严重,建议使用金属预成冠修复(特别是第二乳磨牙)。

(二)乳牙根尖周病

1.病史采集　乳牙根尖周炎与牙髓炎相似,患儿可能没有明显自觉症状,或仅以牙龈脓肿为主诉就诊。在炎症急性期患者会有明显的咬合痛,甚至出现软组织肿痛等。仔细追问病史该患牙可能曾经出现过自发痛等牙髓炎症状。

2.临床检查

(1)视诊:可见深大龋洞或牙体组织缺损,甚至有牙髓暴露或增生。对因咬合创伤或外伤所致牙髓炎的病例,牙体组织可无缺损,可能会有牙冠颜色改变。可伴有牙龈充血、肿胀或瘘管。

(2)探诊:洞深腐质多,且多湿软,可以是活髓。

(3)叩诊:可有叩诊不适或不同程度的叩痛。

(4)松动度:可有不同程度的松动。

3.辅助检查

(1)咬合检查:检查患牙与对𬌗牙的咬合情况,是否存在咬合不平衡或早接触。

(2)温度测试:乳牙不建议使用,低龄儿童和非合作儿童禁用热牙胶测。

(3)X线检查:多可见深大龋洞与髓腔相通或接近髓腔,牙周膜欠连续,可伴有不同程度的牙槽骨骨质破坏和牙根内外吸收,尤其应注意病变是否波及继承恒牙胚及恒牙发育情况。单根牙根尖病变一般出现在根尖区,乳磨牙的骨质破坏多出现在根分歧处。

4.治疗原则

(1)乳牙根尖周病的主要治疗方法是根管治疗术。

(2)对于乳牙根尖周病变大,或病变波及恒牙胚;髓底较大的穿孔;根吸收1/3以上或根管弯曲不通;牙源性囊肿和滤泡囊肿的存在者,应及时拔除,酌情使用行间隙保持器。

①乳牙急性根尖周炎的应急处理。乳牙急性根尖周炎一般是由慢性根尖周炎急性发作所致,单纯的急性根尖周炎很少见。患者在急性根尖周炎时表现为牙齿松动、牙龈充血、肿胀,并有明显的咬合痛、叩痛,患者体质较差时还可表现出发热等全身症状,严重时甚至会导致间隙感染。

在炎症急性期的治疗原则是:去除病源,通畅引流,全身支持。具体而言需要将感染的牙髓从根管内去除,通过髓腔,龈沟或切开粘骨膜使根尖炎症渗出能顺利引流,并服用抗生素全身抗炎,全身症状严重者应辅以全身支持治疗。

②乳牙牙髓摘除术(根管治疗术)。见乳牙牙髓炎。

二、年轻恒牙牙髓病和根尖周病

年轻恒牙牙髓病和根尖周病的临床特点:从病生理学,病理生化学,细菌学,免疫生理学等角度来说年轻恒牙牙髓炎、根尖周炎与成熟恒牙牙髓炎之间并没有本质不同。但是因为年轻恒牙在结构以及理化性质方面有一些特点,所以在临床上表现出一些特殊性:①年轻恒牙根尖部的牙髓牙周组织血运丰富牙髓活力强,有较强的修复能力;②根尖周组织疏松,炎症急性期肿痛等症状较成人轻,很多患者根尖周炎是在常规口腔检查时发现的;③年轻恒牙根管壁薄,牙根较短,一旦出现牙髓或根尖周病变时,如何促进牙根的继续发育就是治疗的中心所在。

(一)年轻恒牙牙髓炎

1.病史采集 年轻恒牙牙髓炎症时患儿一般都有明显的自觉症状或曾经有过自觉症状,包括:明确的自发痛史,或冷热刺激性疼痛且刺激去除后疼痛不能很快缓解。对没有明显龋坏的儿童,应注意询问外伤史。

2.临床检查

(1)视诊:因龋所致牙髓炎时可见深大龋洞,甚至有牙髓暴露、牙髓增生。前磨牙区无龋但有牙髓炎症状时,应首先考虑畸形中央尖折断;前牙区还应检查有无牙釉质内陷、牙冠颜色改变和咬合创伤等。有无牙龈充血肿胀和瘘管。

(2)探诊:洞深腐质多,且多湿软。牙髓可有活力。

(3)叩诊:牙髓炎症时患牙可有叩诊不适。

(4)松动度:无明显松动。

3.辅助检查

(1)咬合检查:检查患牙与对殆牙的咬合情况,是否存在咬合不平衡或早接触的情况。

(2)温度检测:温度检测是判断年轻恒牙牙髓状态的有效手段,可引发冷和(或)热刺激性疼痛,刺激去除后疼痛不能很快消失。

(二)年轻恒牙根尖周炎

1.病史采集 炎症初期多无明显症状,患儿多以急性肿痛或根尖区脓肿为主诉就诊。在炎症急性期患者会有明显的咬合痛,牙浮出感,甚至出现软组织肿痛等。仔细追问病史该患牙可能曾经出现过自发痛等牙髓炎症状。

2.临床检查

(1)视诊:牙齿表现与年轻恒牙牙髓炎时相近,但牙龈常有充血、肿胀或瘘管。对于无龋患牙,应注意观察有否牙齿发育畸形。

(2)探诊:可有深大龋洞,可有或无露髓点,可以是活髓牙。

(3)叩诊:根据炎症进程和范围不同可能出现叩诊不适和不同程度的叩痛。

(4)松动度:患牙是否松动决定于根尖炎症破坏牙周组织的范围,因此对根尖周炎的患牙需要进行松动度的检查。

3.辅助检查

(1)咬合检查:检查患牙与对颌牙的咬合情况,是否存在咬合不平衡或早接触。

(2)温度试测:温度测试有助于判断是否存在活髓。

(3)X线检查:建议使用平行投照X线片。多可见深大龋洞与髓腔相通或接近髓腔,根周膜欠连续,可并伴有不同程度的牙槽骨骨质破坏。对畸形中央尖折断所致的前磨牙根尖周炎病例有时可见髓角突入畸形中央尖。此外,还应观察牙根发育程度。在年轻恒牙,致密性骨炎较常见,表现为根尖周局部骨质增生,骨小梁的分布比周围的骨组织致密些,有时硬化骨与正常骨组织之间无明显分界。

(三)年轻恒牙牙髓病和根尖周病的治疗

尽可能保存活髓,尤其是根尖部的活髓,对牙髓弥漫性感染者则通过治疗促进牙根继续发育。治疗方法有:部分冠髓切断术、冠髓切断术、部分根髓切断术、根尖诱导成形术。年轻恒牙根尖周炎的主要治疗方法是根尖诱导成形术。

1.冠髓切断术　见乳牙冠髓切断术。临床常用盖髓剂为氢氧化钙制剂。

2.根尖诱导成形术

(1)适应证

①牙髓感染波及根髓,不能保留牙髓的年轻恒牙。

②出现牙髓坏死或者根尖周病变的年轻恒牙。

(2)操作要点

①对于冠髓已坏死且部分根髓也坏死的牙齿,可先行探查根管,确定残留活髓位置;必要时再注射局部麻醉剂;建议在橡皮障隔湿下操作。

②去净腐质,揭净髓室顶,根据残留活髓位置和 X 线片(根尖上方 2～3mm 为参考点),确定工作长度。

③拔髓,配合根管冲洗药物(建议使用 5.25％NaClO),预备根管。

④灭菌棉抢擦干根管,封入根管消毒药物(建议使用三联抗生素糊剂或氢氧化钙制剂)、棉球上放置氧化锌暂封剂。

⑤对已消毒的根管再次药物冲洗,擦干根管,导入根尖诱导成形药物(建议使用氢氧化钙制剂),拍摄 X 线片观察充填质量。

⑥氧化锌暂封材封闭根管口,玻璃离子水门汀垫底,玻璃离子水门汀或光固化复合树脂修复。

(3)注意事项

①根尖诱导成形术的第一疗程根据牙髓感染情况分次完成。诊断为慢性牙髓炎和慢性根尖周炎的患牙分 2 次完成。对急性根尖周炎和急性牙槽脓肿者分 3 次完成。可在拔髓和根管初步预备后开放引流 2～3 天左右,必要时全身使用抗生素。根管消毒 7～14 天后,充填根管。对于严重感染者,推荐超声洗涤根管,可根据患者情况,增加 1～2 次根管消毒。

②第一疗程后的根管换药。根管充入的药物与组织炎性渗出物和细菌产物接触,使接触面上的药物变性,效价降低,X 线片上即使原有充物没有明显吸收也要定期更换;更换时去除根管内原有充填物,推荐超声洗涤根管;探查根管是否有生活组织和新生硬组织屏障形成,根据 X 线片上原有根尖病变是否愈合,决定是否保留新生硬组织屏障;根据根尖生活组织位置和新生硬组织屏障情况重新确定工作长度,再次充填根管。

③如果 X 线片上原有根尖病变愈合,根管内可探到明确有新生硬组织屏障形成,可更换永久性根充材料,封闭牙根,完成根尖诱导成形术。

(4)术后医嘱

①当次术后医嘱:局部麻醉注射后的注意事项、可能出现的术后反应和咬合不适,嘱如果

出现严重咬合痛和自发痛,应及时就诊。口腔卫生宣教和复查时间。

②复查医嘱:完整根尖诱导成形术的疗程依据患牙的发育程度和残留根尖牙髓、牙乳头的。健康程度不同复查时间不同。一般来说,术前牙髓感染越重,首次复查间隔的时间应越短,应每3~6个月进行复查。复查时除了常规临床检查外,应拍摄X线片,观察根尖病变,根管内充填药物是否被吸收,牙根是否继续发育,是否有牙本质桥形成。

(王毅)

第四节　儿童牙外伤

一、牙外伤的临床检查

1.病史采集

(1)一般情况。

(2)外伤时间、地点、如何发生、诊疗经过,如有脱落牙齿,其保存方法、自觉症状,既往史包括全身病史和牙外伤史。

2.临床检查

(1)全身情况:对患儿的一般精神状况、全身健康状态作出初步判断。是否出现过意识丧失、定向障碍、头痛、呕吐、活动性出血等症状。怀疑有中枢神经系统、全身脏器及肢体损伤应及时转诊,救治生命。

(2)颌面部检查

口外:检查有否颅颌面部骨折;软组织撕裂伤、擦伤、挫伤、感染;异物。

口内:①有否牙槽骨骨折、唇、舌、口内黏膜伤。

②咬合关系、开口度、开口型。

③外伤牙:牙体、牙髓、牙周损伤情况;是否有移位。

④邻牙、对颌牙。

(3)影像学检查:根尖片、全口曲面断层片。

二、牙震荡

牙外伤主要影响牙周组织,牙体组织完整或仅表现牙釉质裂纹,没有硬组织缺损及牙齿脱位时,称为牙齿震荡。

1.临床表现

(1)有外伤史。

(2)牙齿酸痛、咬合不适、触痛。

(3)临床检查牙龈沟可有渗血,叩诊不适或叩痛,外伤牙无明显松动。

(4)牙体硬组织可出现釉质裂纹。

(5)牙冠可出现轻重不等的粉红色病变。

(6)乳牙的牙震荡常因症状不明显而延迟就诊,继发牙髓牙周感染。

2.辅助检查

(1)影像学检查:X线片近期可显示根尖周无异常或牙周间隙稍增宽,远期可发现牙髓钙化和牙根吸收、创伤性囊肿、牙根发育异常。

(2)牙髓活力测试:外伤当时患牙可能对活力测验无反应,呈假阴性。经过一段时间,患者复诊时再进行测试,牙髓活力可恢复正常。年轻恒牙和乳牙推荐使用温度测试。

3. 治疗原则

(1)消除咬合创伤:患牙有早接触时,应调𬌗,必要时调低对𬌗牙;如患者松动较明显,或调𬌗不能解除咬合创伤,应戴全牙列𬌗垫。可通过调磨或制作全牙列𬌗垫,使患牙短期内脱离咬合接触,消除咬合创伤。

(2)减少或避免对患牙的不良刺激:应避免进食太凉太热的食物;临床做冷热测试时间不应太长;2周内不用患牙咬硬物。

(3)预防伤口感染:保持口腔卫生。

(4)保护釉质裂纹:牙面可涂布无刺激性的保护涂料或复合树脂粘接剂加以保护。

(5)定期追踪复查:嘱咐患者应定期复查,如发现牙髓或根尖周感染,及时治疗。

三、牙齿折断

外伤引起牙体硬组织折断,可以发生在牙釉质、牙本质或牙骨质。按折断部位临床主要分为:牙冠折断、牙根折断和冠根折断三种类型。

(一)牙冠折断

1. 临床表现　牙冠折断是牙齿折断最常见的类型,好发于上颌中切牙的切角或切缘,牙冠损伤程度分三类:釉质折断,釉质牙本质折断,釉质、牙本质折断牙髓暴露(复杂冠折)。

(1)釉质折断

①多由硬物直接打击牙冠造成切角或切缘处釉质折断,未暴露牙本质。可伴釉质裂纹。

②一般无自觉症状,有时锐利断面会磨破唇舌黏膜。临床检查时应注意有无釉质裂纹,有时裂纹微细,可呈水平方向或垂直方向;也可是粉碎性裂纹,可借助光束垂直于釉质裂纹投照时,出现的光线强弱变化观察到釉质裂纹。

(2)釉质折断暴露牙本质

①牙体硬组织缺损,牙本质暴露。

②常出现断面触疼或冷热刺激痛,其疼痛程度与牙本质暴露的面积、折断的深度和牙齿发育程度有关。牙本质缺损少的症状不明显,患儿可能延迟就医。

(3)牙冠折断露髓

①牙体硬组织缺损,牙髓暴露。

②患牙有冷热刺激痛并触疼明显。

③陈旧性外伤牙髓可感染、坏死。年轻恒牙也有出现牙髓组织增生的病例。

2. 辅助检查

(1)影像学检查:X线片主要了解冠折线距髓腔的距离以及牙根、牙周的情况。牙周间隙、牙根有无异常,是否伴有牙移位。

(2)牙髓活力测试:外伤当时患牙可能对活力测验无反应,呈假阴性。经过一段时间,患者复诊时再进行测试,牙髓活力可恢复正常。

3. 治疗原则

(1)年轻恒牙冠折

1)釉质折断

①小面积釉质折断：一般可不作处理，或将锐利牙釉质边缘调磨，防止舌或口唇划伤，操作时应尽量减少震动患牙。但修复与否可根据家长的意愿而定。

②大面积釉质折断：可随诊观察待牙齿损伤急性期过后，修复缺损。也可外伤当时即刻进行修复。

2)釉质折断暴露牙本质

①对于外伤牙本质暴露后近期来就诊的患者，不论面积大小，应行间接盖髓术保护牙髓，可直接用复合树脂材料修复牙冠。

②如牙震荡症状明显或牙齿松动，应行间接盖髓术后，先用光固化玻璃离子粘固剂或复合体暂时覆盖断面，待松动恢复后，再去除暂时修复体，然后根据缺损大小和条件选择修复牙冠缺损方法，可用复合树脂修复牙冠。

③注意调整牙齿咬合创伤，如无法解除创伤或牙齿松动明显，应用松牙固定术固定牙齿，全牙列殆垫效果较好。

④治疗后2周、6周、12周定期复查，术后6～8周再次作X线影像检查。复查内容包括：临床检查、X线检查、牙髓活力实验，观察年轻恒牙牙根发育情况。

3)牙冠折断露髓

①应尽可能保存生活牙髓，使牙根继续发育达到生理闭合。

②临床应依据：a. 牙髓活力；b. 露髓时间，露髓孔大小；c. 牙根发育程度；d. 可修复性等，来分别选择治疗方法：a. 直接盖髓；b. 活髓切断术；c. 根尖诱导成形术；d. 根管治疗。

年轻恒牙若露髓孔不大，外伤时间短，原则上可行直接盖髓治疗。但临床证据表明，年轻恒牙直接盖髓不易成功，反可导致整个牙髓的感染，因此冠折露髓时应首选部分活髓切断术或活髓切断术。如外伤时间较长，有牙髓炎症甚至有牙髓坏死症状时，可选做根尖形成术或根尖诱导成形术。若根尖已经发育完成，可作根管治疗。

(2)乳牙冠折

1)乳牙冠折未露髓时，如小面积单纯釉质折断，可调磨锐利断缘。如冠折暴露牙本质，可行间接盖髓术，修复牙冠；不宜做盖髓术者，可考虑去髓术后树脂修复。

2)乳牙冠折露髓，可行根管治疗术或拔除术。根管充填完成后，用树脂进行牙体外形恢复。如患儿年龄太小，依从性差，无法完成牙髓治疗时，可以考虑拔牙。

(二)牙根折断

1.临床表现

(1)年轻恒牙牙根折断的发生明显少于冠折，多见于牙根基本发育完成的牙齿。根折在乳牙列中也较少见。

(2)有牙外伤史。

(3)按根折部位临床上分为根尖1/3、根中1/3和近冠1/3。

(4)根折的主要症状可有牙齿松动、牙冠稍显伸长，咬合疼痛，叩诊疼痛，可伴有牙移位。症状轻重与根折部位有关，越近冠方的根折，症状越明显；近根尖1/3部位的根折，症状较轻或不明显。

2.辅助检查　影像学检查X线检查可见根折线，确定根折的损伤程度和类型。X线片是诊断的主要依据，但有些病例初诊时拍片不易发现，在日后的复查中，可清楚显示根折线，因此,对于疑似根折的患牙,最好拍摄外伤区域的咬合片和2～3张分角度投射根尖片,以水平和垂直偏移的角度拍摄,以显示根折的部位和程度。必要时拍摄牙科CT。

3.治疗原则

(1)断端复位:断面的严密复位,利于牙髓和硬组织的愈合。可在局麻下,采用手法复位使断端尽可能密合复位。

(2)固定患牙:可以根据外伤的具体情况和诊疗条件选择固定方法,原则上应采用弹性固定或半刚性固定技术,达到功能性固定。根折牙一般需固定4周,近冠部1/3根折,固定时间适当延长,可达4个月,以利于断根愈合。涉及多个邻牙固定时,固定时间应考虑维持邻牙的生理动度,酌情选择固定时间。

(3)消除咬合创伤:咬合创伤较轻时可适量调整对殆牙。建议戴用全牙列殆垫,消除创伤,固定患牙。

4.治疗方法

(1)年轻恒牙根折

1)近冠1/3根折:参考外伤牙所留牙根的长度,考虑可否做桩冠修复。

①局部麻醉下将冠部断端取下,探查断端的深度。

②牙根发育未完成的牙齿,余留牙根的牙髓有活力,未被感染可行高位活髓切断术或牙根成形术,以使牙根继续发育完成。也可行根尖诱导成形术;术后做功能性保持器,保持间隙,防止邻牙移位,待牙根完全形成后,做根管治疗。

③牙根已完全形成,可直接做根管治疗。

④注意口腔卫生,伤后2周左右进软食。

⑤之后视余留牙根的情况做"根管－正畸疗法"或冠延长术,修复牙冠。

⑥近冠1/3根折感染机会较多,临床愈后较差。

2)根中1/3根折

①局麻下手法复位。

②采用固定术将患牙固定。

③注意口腔卫生,伤后2周左右进软食。

④定期复诊作X线片检查断端愈合情况,并检查牙髓活力恢复情况。当临床和影像学检查表明有牙髓坏死或牙根吸收时,可行牙髓治疗。

3)根尖部1/3根折

①如患牙松动度小,又无明显咬合创伤时,嘱患儿4周内不要用患牙咀嚼,可以不用固定,进行定期追踪复查。

②如有明显松动并伴有咬合创伤时,建议使用全牙列殆垫固定伤牙,解除咬合创伤。

③定期复查,观察牙髓、牙周组织状态和断面愈合情况。当临床和影像学检查表明有牙髓坏死或牙根炎性吸收时,可作冠方断端根管治疗,必要时行根尖切除术和根尖倒充填术。

④一般愈后较好。

(2)乳牙根折

1)根折常发生于根中1/3或根尖1/3处,牙可稍松动,叩痛明显,如冠方断片松动或移位,则拔除冠方断牙,观察断根情况,如无牙周感染,不必急于拔出断根,以免损伤恒牙胚。可待其自行吸收或排出。

2)乳牙根折一般不行松牙固定术,可定期观察,如出现牙周、牙髓感染,则拔除患牙。

(3)根折愈合的判断:根折的愈合结果分以下三类。

1)硬组织愈合:根折断面有牙本质和牙骨质沉积,临床牙松动度正常,牙髓有活力,X线片根折线影像变浅,冠方根管影像清楚。年轻恒牙较为常见。

2)结缔组织愈合:牙周膜组织封闭断端,临床牙松动,牙髓有活力,X线根折线清晰,冠方根管闭锁,影像不清晰。

3)肉芽组织长入:肉芽组织在断端形成,牙较之前松动,牙髓无活力,X线片显示断端间隙增宽或有骨和牙根吸收。

(三)冠根折断

1.临床表现

(1)牙冠、牙根部硬组织折断,未累及牙髓腔称简单冠根折,累及牙髓腔称复杂冠根折。

(2)折裂线由冠部达牙根,多可见牙冠唇面横折线,断面斜行向舌(腭)侧根方;也可见冠根纵折;或多条折裂线,呈粉碎性折裂;伤及或不伤及髓腔。

(3)牙冠部稍松动或已松动下垂,而舌侧仍与根面或牙龈相连,触痛明显。

(4)牙冠活动时,疼痛、牙龈出血,有时与对𬌗牙发生咬合干扰。

(5)牙冠刚萌出的牙齿,多表现为简单冠根折断,露髓情况较少见。完全萌出的牙齿多伴有露髓。

2.辅助检查　影像学检查:X线片可确诊。由于冠根折断线多为斜线,特别是折断线在唇侧牙冠部为近远中向斜向舌侧牙根方向的冠根折断,X线牙片往往显示不清楚,常需改变角度投照,并结合临床症状进行诊断。

3.治疗原则　冠根折断由于其波及牙釉质、牙本质、牙骨质和牙周组织,甚至波及牙髓组织。损伤类型复杂,治疗和愈后有不确定性,治疗原则应考虑断裂的程度、类型、牙髓感染的程度、牙根发育情况及伤牙的修复问题,综合判断患牙的保留与否。

(1)去除牙冠断片后的修复

①未累及牙髓的患牙,先行护髓后充填材料暂时覆盖,急性期过后(约2~3周)可行复合树脂冠修复。

②已累及牙髓,应先做牙髓治疗,后行复合树脂冠修复;如伴牙脱位性损伤时,固定患牙,再行冠修复。

(2)断冠树脂粘接术修复牙冠:对伤牙行急性期处理或根管治疗后,将断端粘回原处。

(3)在牙根发育完成和根尖闭合后,辅以龈切除术和牙冠延长术后修复牙冠。

(4)根管-正畸联合疗法:对根折断面深达龈下较深或龈上牙体组织很少的牙齿,牙根发育完成,牙根长度足够者,可采用根管治疗和正畸牵引的方法,将牙根拉出2~3mm,之后行牙体修复。

(5)纵向冠根折,以往列入拔牙适应证,近年来由于粘接技术的发展,可以进行粘接处理,保留患牙。

(6)多条折裂线深达牙槽窝、牙根未完全形成的患牙治疗和愈合不好或无法行牙体修复的,应考虑拔除。

(7)乳牙冠根折去除断片近髓或露髓,可行活髓切断术或根管治疗术后牙体修复;如折断深达牙槽窝者应拔除。

四、牙移位

牙齿遭受外力脱离其正常位置,称牙移位。可分为牙挫入、牙侧向移位、牙部分脱出和牙完全脱出。

(一)牙挫入

牙沿长轴向根方牙槽骨中移动。

1.临床表现

(1)有牙外伤史。

(2)患牙比相邻牙短,不松动,龈沟渗血。在混合牙列,挫入的牙齿易被误认为是正在萌出的牙齿,应仔细检查。挫入严重的牙齿,临床完全见不到牙冠,需要与完全脱出的牙区别。可根据病史、临床症状、检查和X线牙片进行鉴别诊断。

①挫入患牙叩诊呈高调金属音;正在萌出的牙齿叩诊呈低沉的音调。

②影像学表现。

(3)乳牙挫入伤需判断对继承恒牙的影响。

①患牙牙冠唇(颊)侧移位,则牙根偏向舌(腭)侧,X线影像显示患牙牙根较正常的对侧同名牙长,接近恒牙胚。

②患牙牙冠偏向舌(腭)侧,则牙根偏向唇(颊)侧,X线影像显示患牙牙根较正常的对侧同名牙短。远离恒牙胚。

2.辅助检查

(1)X线牙片表现为牙根与牙槽骨之间的正常牙周间隙和硬骨板影像消失。

(2)乳牙挫入,应判断乳牙根挫入位置对恒牙胚的影响。

3.治疗原则

(1)年轻恒牙挫入:治疗原则应根据牙根发育阶段来决定。

1)牙根未发育完成的牙齿:观察数月时间待自发"再萌出",不宜将牙拉出复位。"再萌出"过程中,应定期观察牙髓状况。发现有根尖透影或炎症性牙根吸收时,应立即拔除感染牙髓,并用氢氧化钙糊剂充填根管。

2)牙根完全形成的患牙:无自发"再萌出"可能的牙,应进行正畸牵引,用轻力使其复位。牙根发育完成的牙齿挫入后牙髓坏死发生率几乎是100%,故应在外伤后2~3周内拔髓进行根管治疗,以预防炎症性牙根吸收。

3)无论牙根发育处于何种阶段,牙髓坏死是挫入后较常见的结果。

(2)乳牙挫入

1)应首先判断对恒牙胚的影响,年龄小的患儿乳牙挫入对恒牙胚可能产生的影响大。

2)如果牙冠偏向腭侧,牙根偏向唇侧,判断乳牙移位远离恒牙胚,应待其自行萌出。乳牙再萌出一般在伤后2~3周开始,也可迟至6个月后。如不能萌出,说明牙根可能与牙槽骨粘连,确诊后需拔除乳牙。

3)如果牙冠偏向唇侧,牙根偏向腭侧,判断乳牙移位靠近恒牙胚,为保护恒牙胚应立即拔除。

4)乳牙挫入伤较少发生牙髓坏死。

（二）牙齿侧向移位和部分脱出

1.临床表现

（1）侧方移位时牙齿发生唇舌向或近远中向错位，伴有牙槽骨的损伤。

（2）牙齿部分脱出表现为牙齿部分脱出牙槽窝，明显伸长，与对殆牙常有咬合创伤。

（3）牙齿移位方向和脱出程度不同，牙齿松动的程度不一。牙龈沟出血。

2.辅助检查

（1）影像学检查：X线片可见牙根移位侧牙周间隙消失，而相对侧牙周间隙增宽，有时伴有牙槽骨壁折裂线。

（2）牙髓电活力检查：当时牙髓活力测验常无反应，需复查。一般观察半年甚至1年以上。根尖开放的年轻恒牙，数月后牙髓测验可出现阳性反应。

3.治疗原则

（1）恒牙侧向移位和部分脱出

1）应在局部麻醉下将牙齿复位。先用手指触及到移位的根尖，以稳定的压力推移牙根，使其解脱与唇腭侧骨的锁结，复位至牙槽窝。

2）牙齿复位后，可用全牙列殆垫、树脂夹板法或正畸托槽将牙齿固位2～3周，伴牙槽骨骨折时应固定3～8周。拆除固位装置前，应拍X线片确定骨和牙周的愈合情况。

3）应嘱患者保持良好的口腔卫生，避免咬合创伤。

4）根尖未闭合的牙齿，复诊时出现牙髓坏死指证时，方可行牙髓治疗。

5）复查拍X线片如显示牙根炎症性外吸收，即刻行牙髓摘除术。牙根已发育完成的牙齿，用氢氧化钙制剂充填根管控制炎症，再行永久性根管充填治疗；牙根未完全形成的牙齿，一般用氢氧化钙制剂根充，诱导牙根继续发育，再行永久性根管充填治疗。

（2）乳牙侧向移位和部分脱出

1）腭侧向轻度移位又不影响咬合时，常可不必进行复位固定。

2）造成咬合紊乱的乳牙，可在局麻下行复位术，松牙固定术。

3）严重移位伴唇侧骨板骨折，复位后牙极松动或自行下垂，应该拔除。

4）可能累及恒牙胚的患牙应及时拔除。

（三）牙齿完全脱位

1.临床表现

（1）常见于单个年轻恒牙。

（2）牙齿完全脱出牙槽窝。

（3）可伴有牙槽窝骨壁骨折，软组织撕裂伤。

2.辅助检查　影像学检查：X线片显示牙槽窝空虚，读片时注意观察是否存在牙槽骨骨折线。

3.治疗原则

（1）牙齿完全脱出后应立刻做再植术、固定、定期复查：牙齿的离体时间直接影响再植的效果。牙齿脱出牙槽窝时间越短，成功率越高，一般认为15～30分钟之内再植成功率较高。

（2）牙齿储存：牙齿完全脱出后储存条件和储存时间的长短对于成功的愈合是非常重要的。推荐储存液体包括生理盐水、血液、组织培养液、牛奶和唾液。

（3）牙再植术操作要点

1)清洁患牙:用流动生理盐水清洁脱出牙,污染较重时,用沾有生理盐水的纱布轻拭,切不可刮损根面的牙周组织。患牙不可干燥,拭净后置于生理盐水中备用。

2)牙槽窝准备:检查牙槽窝有无骨折、异物及污物,可用插入平头器械(如直牙挺)复位并修整牙槽窝形态,去除骨碎片;用生理盐水冲洗牙槽窝,清除异物及污物。

3)植入患牙:将伤牙轻轻植入牙槽窝,不要对牙槽骨壁造成压力。

4)固定患牙:根据诊疗条件和患者口腔条件选择松牙固定术。在急诊条件下,可用牙线、钢丝或釉质粘结材料暂时固定。年轻恒牙建议使用弹性固定,如全牙列𬌗垫或弹性材料的牙弓夹板固定技术。固定的时间2～3周。

(4)抗生素应用:给予抗生素治疗,至少1周。

(5)接种疫苗:视伤口或患牙污染程度和患儿接受免疫的情况给予注射破伤风疫苗。

(6)再植牙的牙髓处理

1)牙根发育完成的牙齿,包括根尖孔直径小于1.0mm,应在再植后7～10天内行拔髓术,用氢氧化钙制剂根管充填,预防牙根吸收。

2)牙根未发育完成,外伤后第1个月内每周复查有无牙髓感染和炎症吸收的早期症状,直至临床或影像学证据证实牙髓坏死,再行牙髓摘除术,充入氢氧化钙制剂,诱导根尖闭合。

(7)定期复查:对再植牙应进行长期观察,一般第1个月内每周复查,半年内应每月复查,半年后应每3～6个月根据情况进行复查。复查内容包括:拍X线牙片和临床检查,以及时诊断和治疗牙周牙髓并发症。

(8)乳牙再植:乳牙全脱位一般不再植。应注意检查局部有无软组织损伤或骨折片等。医嘱注意口腔卫生,预防感染。乳前牙缺失一般对乳牙列的发育影响不大,如考虑美观和发音,可用间隙保持器维持间隙。

五、牙槽突骨折

1.临床表现

(1)外伤区一个或多个牙齿轴向或侧方移位,通常有合干扰。

(2)检查发现整个区牙齿段松动度,扣诊可有台阶感,叩诊钝音。常见牙龈撕裂、出血、疼痛。

2.辅助检查　影像学检查常见牙槽突折断线,可累及牙槽窝。需与根折鉴别诊断。移动中央光束的角度不会改变牙根表面折断线的位置,而在牙槽突骨折中,折断线会随光束的角度变化而上下移动。

3.治疗原则

(1)采用局部浸润或阻滞麻醉将骨断片复位。固定3～4周。

(2)定期复查术后4周、8周、26周和1年后定期观察牙髓和牙周膜的愈合情况。

(王毅)

第五节　咬合诱导

一、乳牙早失

1. 诊断标准

(1)乳牙早期缺失,患儿年龄距替牙期尚远。

(2)缺失牙的间隙可减小,以乳磨牙早失多见。

(3)X线片见继承恒牙胚牙根发育不足 1/2。

2. 乳牙早失的常见原因

(1)因龋病、牙髓病及根尖周病变而被拔除。

(2)恒牙异位萌出,乳牙根过早吸收脱落。

(3)牙齿因外伤脱落。

(4)先天性牙齿缺失。

3. 治疗原则　综合考虑间隙保持、功能、语言和美观的问题。

乳前牙缺失对乳牙列的发育影响不大,患儿掌握发音技巧的语言学习影响不也大,因而,乳牙列阶段重要的是乳磨牙早失的治疗。

可选择间隙保持器管理早失牙的间隙。

(1)远中导板间隙保持器适应证:适于第二乳磨牙早失、第一恒磨牙尚未萌出或萌出中。

操作要点:

①用第一乳磨牙作基牙,戴入预成的或自制的合金带环或全冠。

②采印、灌注石膏模型。

③制作远中导板,参考 X 线片标定基牙到第一恒磨牙近中面外形高点下 1mm 处的距离,作为远中导板的长度,用宽约 3.8mm,厚 1.3mm 的合金片,弯成适度角度,高以不影响对𬌗牙为宜;将其与基牙的带环或冠的远中端焊接。戴入,将远中导板插入牙槽窝内,贴合于未萌出的第一恒磨牙的近中面;粘固。

(2)带环丝圈式间隙保持器:适应证:适用于单侧第一乳磨牙早期丧失;第一恒磨牙萌出后,第二乳磨牙单侧早期丧失的病例;拆除远中导板式间隙保持器后,也要换上此装置;恒切牙萌出之前双侧乳磨牙早失,用其他间隙保持器装置困难的病例。

操作要点:

①取模,灌制石膏模型。

②在石膏模型基牙上设计制作带环,用直径 0.9mm 的金属丝弯制丝圈,使其不与牙龈接触,离牙槽嵴丝圈的颊舌颈要比继承恒牙的冠部颊舌颈稍宽,一端与邻牙有良好的接触,在颊舌角部与带环焊接,调磨抛光。

③在临床上试戴,检查丝圈与基牙及黏膜的接触情况,合适后用粘固剂粘于牙上。也可作全冠丝圈式间隙保持器。

(3)充填式间隙保持器:适应证:单个乳磨牙早失,间隙前端的牙齿有远中邻面龋,或后端的牙齿有近中邻面龋,龋坏均波及牙髓需作根管治疗者。

操作要点:

①基牙完成根管治疗。

②选取合适长度钢丝进行弯制，调节合适后将钢丝的一端埋在充填体里，另一端弯成弧形接触缺失牙另一邻牙的邻面。

③粘固钢丝于髓腔中，充填。

（4）舌弓式间隙保持器：应用于下颌。

适应证：①两侧乳磨牙早失，第二乳磨牙或第一恒磨牙存在；近期内继承恒牙可能萌出者。②两侧多个牙齿早失，使用活动式间隙保持器患儿不合作配戴者。

操作程序及方法：

①采印，灌制模型。

②以第二乳磨牙或第一恒磨牙为基牙，试戴带环。

③在石膏模型上设计舌弓，用直径0.9mm的金属丝，从一侧基牙到另一侧，沿牙弓舌侧弯制舌弓，并在间隙部的近中设计阻挡丝，与带环焊接，调磨抛光。

④临床上试戴合适后，用粘固剂粘固保持器。注意舌弓式间隙保持器戴用期间，应不影响下颌恒牙的萌出。

（5）Nance腭弓式间隙保持器适应证：同舌弓式间隙保持器，但应用于上颌。操作要点：设计弓丝由两侧基牙至腭皱处，在此处的金属丝上做树脂托抵住，腭盖顶部，以防止上颌磨牙的近中移动，有利于固位。

（6）可摘式功能性保持器适应证：同一象限乳磨牙缺失两个，或两侧磨牙缺失，或伴有前牙缺失。

操作要点：

①取模型，做合记录，按要求上𬌗架。

②保持器设计：唇颊侧不用基托或尽可能小，以免影响牙槽骨宽度生长。若基托的远中有牙存在时，基托的舌侧远中端应延伸至远中邻牙的中央部，利用倒凹增加基托的固位。如有近期将萌出的恒切牙，基托舌面应设计离开切牙舌面，避免阻挡恒切牙的正常萌出。

③固位装置：可设计唇弓、卡环、箭头卡环等固位装置，不用𬌗支托，以免妨碍牙槽骨高度的发育。

二、口腔不良习惯

口腔不良习惯指儿童时期，在一段时间内，习惯性重复的口腔某一特定动作，可是有意识或无意识的，多发生在3～6岁的儿童。

（一）吮吸习惯

分营养性和非营养性的，前者多指3岁以前的小儿的吮吸动作；后者持续到3岁以后，视为口腔不良习惯，常见有吮指，吮奶嘴、玩具等物品。

1.诊断标准

（1）吮拇指或食指。

（2）上前牙唇侧移位，下前牙舌侧移位，形成前牙深覆盖开𬌗。

（3）有的患儿下颌前伸，呈对刃或反𬌗。

（4）继发产生不良的舌习惯。

2.治疗原则

（1）营养性吮吸是生理现象，应观察并预防形成不良习惯。

（2）如并没有产生明显畸形，5岁前应予以纠正。

（3）提醒治疗医师辅导看护人提醒患儿改正不良习惯。

（4）戴用手套或在手指涂布苦味剂。

（5）已有明显畸形，需戴用矫治器破除吮指习惯，如唇挡丝、腭网矫正器。

（二）吐舌习惯

1.诊断标准

（1）吐舌习惯多发生在替牙期，如儿童会用舌尖去舔松动的乳前牙、刚萌出的恒牙或龋齿，日久会形成吐舌习惯。

（2）常继发于其他不良习惯（吮指、口呼吸、异常吞咽习惯等）。

（3）口腔在息止状态时或发音、吞咽时，身体常向前伸出，位于上下牙列之间或顶着上下前牙。

（4）吐舌习惯由于舌尖伸在上下牙齿之间，前牙呈舌形态状的开𬌗。

2.治疗原则

（1）去除病因，治疗龋齿；检查是否因患有慢性咽喉炎、鼻炎、腺样体肥大等引起的异常吞咽。

（2）戴用舌习惯矫治器和肌功能训练来治疗吐舌习惯，如有伸舌吞咽习惯的儿童，应进行吞咽训练。

（三）异常唇习惯

1.诊断标准

（1）唇习惯包括咬下唇、吮吸下唇、下唇覆盖上唇等，以咬下唇多见。女孩较男孩多见。

（2）上前牙唇向移动，可出现间隙；下前牙舌向倾斜。

（3）唇部可见齿痕，易发炎。

2.治疗原则

（1）行为学的方法提醒、奖励使患儿改正不良习惯。

（2）指导儿童做唇肌训练，如练习吹口哨或学习吹笛或吹箫，以增加唇肌力量，改变不良习惯。

（3）对年龄较小儿童可在唇部涂以适度异味食物。

（4）戴用唇挡矫治器进行治疗。

（四）口呼吸

1.诊断标准

（1）患儿常由于过敏性鼻炎、鼻咽结构异常、扁桃体肥大或上呼吸道感染等气道不通畅原因，而用口呼吸。

（2）患者平静呼吸时，上下唇分开。

（3）严重者可出现腭盖高拱，牙弓狭窄，上前牙前突，开唇露齿。

（4）检查患儿闭口深呼吸，用力吸气时有时会收缩外鼻孔。

2.治疗原则

（1）应首先去除病因，检查呼吸道是否畅通。

（2）已形成开𬌗的患儿，可用口腔前庭盾配合唇肌功能训练。

(3)对于牙弓狭窄的患儿可用扩弓法扩弓。

(4)训练患儿鼻呼吸。

(五)夜磨牙习惯

1.诊断标准

(1)多发生在睡觉时,是一种非功能性的咬牙或磨牙。

(2)儿童和青少年都可发生。

(3)发病的因素与咬合干扰、寄生虫、亚健康及精神心理因素相关。

(4)长时间的夜磨牙,可导致乳恒牙的磨损,牙齿高度变短,形成深覆𬌗。

2.治疗原则

(1)口腔检查发现咬合干扰,应调𬌗或矫治。

(2)治疗系统性疾病,排除心理因素。

(3)制作全牙列𬌗垫,磨平咬合面,以避免𬌗干扰,在夜间睡眠时戴用,防止继续磨损和矫治夜磨牙习惯。

(六)偏侧咀嚼习惯

1.诊断标准

(1)牙弓一侧有严重的龋病、根尖炎的患牙。

(2)废用侧的牙齿牙石、牙垢堆积。

(3)长期偏侧咀嚼习惯的患者,面部出现两侧不对称。

2.治疗原则

(1)去除病因。

(2)教患儿加强废用侧的使用,解除偏侧咀嚼习惯。

三、常用不良习惯矫治器的制作要点

1.上、下颌唇挡矫治器

适用于吮咬不良习惯,如吮指、咬唇、咬物等。

(1)上颌唇挡矫治器:在上颌活动矫治器的唇弓上方焊接 2 根较长的不锈钢丝,伸达下颌前牙的唇侧,注意不能刺伤软组织。

(2)下颌唇挡矫治器:推移下唇离开下颌切牙,使上颌切牙无法咬到下唇。按要求用直径 1.0mm 的不锈钢丝弯制唇挡,可套上合适的预成塑料管,在下颌前牙的唇侧龈方,至前庭沟,用自凝塑料包埋唇挡。注意应远离下颌牙齿唇面和牙龈 2～3mm,对咬合无干扰。

2.活动舌刺矫治器 适用于吮吸不良习惯,异常吞咽习惯和吐舌习惯。

在上颌活动矫治器设计箭头卡环固位,在其腭侧前牙区基托,埋入 4～5 根直径 1～1.2mm 的不锈钢丝,钢丝末端圆钝,距上前牙腭侧 5mm,弯向口底。注意不要影响舌活动。

3.腭栏 适用于吮吸不良习惯。

在第一恒磨牙或第二乳磨牙上制作金属带环,用直径 0.9mm 钢丝弯制成上腭弓形状,焊接到带环腭侧,在腭弓上加焊横竖金属丝形成网栏,以阻挡手指进入口内。

4.前庭盾 前庭盾适用于口呼吸、咬唇等不良习惯。

(1)取全口印模,上𬌗架。

(2)设计前庭盾边缘伸展的范围,取得良好的封闭和支持作用。前庭盾前板与前突的上

切牙接触；侧板和后牙颊面相隔 2～3mm，以减轻颊肌的张力；侧板后缘延伸至最后一颗磨牙的远中邻面。

（3）在标记范围覆盖 2～3mm 厚的基托蜡，将蜡表面修整圆钝、光滑，并使两侧对称。在蜡形外表面用自凝塑料将弯制好的钢丝固定，然后浇注一薄层自凝塑料，加厚到 2～2.5mm，形成前庭盾。

（王毅）

第七章 口腔黏膜病

第一节 概述

一、口腔黏膜和口腔黏膜病

黏膜(mucosa)是指与外界相通的体腔表面衬覆的组织。口腔黏膜(oral mucosa)覆盖于口腔表面,前借唇红与唇部皮肤相连,后与咽部黏膜相延续,在结构和功能上具有皮肤和消化道黏膜的一些特点。与皮肤不同的是,由于唾液腺开口于黏膜表面,所以口腔黏膜表面经常保持湿润。另外,口腔黏膜颜色粉红,除皮脂腺外无其他皮肤附件。

口腔黏膜病是指发生于口腔黏膜及软组织的类型各异、种类众多的疾病总称。主要包括口腔黏膜感染性疾病、口腔黏膜变态反应性疾病、口腔黏膜溃疡类疾病、口腔黏膜大疱类疾病、口腔黏膜斑纹类疾病、唇舌疾病、性传播疾病、系统疾病的口腔表征以及肉芽肿性疾病等。

二、口腔黏膜的结构和功能

(一)口腔黏膜的结构

口腔黏膜均由上皮层与其下的结缔组织构成。口腔黏膜上皮是复层鳞状上皮,结缔组织分为固有层与黏膜下层。上皮和固有层借基底膜相连,黏膜下层存在于部分口腔黏膜深部,还有一部分口腔黏膜无黏膜下层,其固有层直接与深部的骨组织或肌肉直接相连。

1.口腔黏膜的基本组织结构

(1)上皮层:根据上皮细胞是否参与角化被分为角质形成细胞和非角质形成细胞。前者组成复层鳞状上皮,后者游离分布于上皮层内。

1)角质形成细胞:口腔黏膜上皮为复层鳞状上皮,复层鳞状上皮又可分为角化、不全角化和无角化型等几类。

2)非角质形成细胞:非角质形成细胞不参与上皮细胞的增生和分化,包括黑色素细胞、郎格罕斯细胞、迈克尔细胞。

黑色素细胞位于黏膜上皮的基底层,内含黑色素颗粒,因此临床上,牙龈、硬腭、颊舌等处常可见色素沉着斑。这些部位也是黑色素性病变的好发部位。

朗格罕斯细胞主要位于棘层,也可见于基底层。该细胞与黏膜的免疫功能有关。

迈克尔细胞位于上皮基底层,成群分布,是一种压力或触觉感受器。

(2)固有层:由致密的结缔组织构成,分为乳头层和网状层。其中伸入上皮部分的乳头称为乳头层,其余部分称为网状层。

(3)基底膜:上皮与固有层紧密结合,两者之间的交界面并不是一条直线,而是固有层结缔组织形成许多乳头状突起,光镜下可见上皮和固有层之间有一膜状结构,此结构称基底膜(basement membrane)。电镜下,基底膜由透明板、密板、网板三部分构成。类天疱疮患者的上皮和固有层在透明板处分离,因此形成上皮下疱。

(4)黏膜下层:黏膜下层由疏松结缔组织构成,内含小涎腺、血管、淋巴管、神经及脂肪组织,为固有层提供营养和支持。

2.口腔黏膜的分类及其结构特点　口腔黏膜覆盖在口腔表面,在解剖学上可分为牙龈黏膜、颊黏膜、唇黏膜、舌黏膜、硬腭黏膜、软腭黏膜和口底黏膜等部分。因其结构和功能的差异,通常将口腔黏膜分为以下3类。

(1)咀嚼黏膜(masticatory mucosa):咀嚼黏膜包括牙龈和硬腭黏膜。在咀嚼时受到的摩擦力较大,上皮角化程度高,与深层组织附着牢固,不能移动。腭黏膜由前2/3的硬腭和后1/3的软腭组成。硬腭前方正中切牙乳头的上皮下为致密的结缔组织,内含退化的鼻腭管,其内壁衬有假复层柱状上皮。硬腭前方侧部有黏膜皱襞,称腭皱襞,其隆起部分由固有层致密的结缔组织组成。

(2)被覆黏膜(lining mucosa):被覆黏膜指除咀嚼黏膜和特殊黏膜外,被覆于口腔表面、起一般性保护作用的口腔黏膜。如唇、颊、软腭、口底等处的黏膜均为被覆黏膜。

颊黏膜上皮无角化,固有层组织致密,黏膜下层内有颊腺,与前方唇腺、后方磨牙后腺相邻。在颊黏膜咬合线区有时出现成簇粟粒状淡黄色异位皮脂腺。

口底黏膜较薄,附着松弛,在舌下皱襞处有舌下腺。

软腭黏膜颜色较硬腭黏膜深,黏膜下层含黏液腺。

(3)特殊黏膜(specialized mucosa):也叫舌背黏膜,功能上属于咀嚼黏膜,但同时又具有被覆黏膜的特征,又因其具有含味蕾的舌乳头,因此称为特殊黏膜。

(二)口腔黏膜的功能

1.屏障保护功能

(1)唾液屏障:唾液对口腔黏膜的机械冲洗不仅可以去除有毒物质,而且可使细菌和微生物不能黏附于口腔黏膜表面。此外,唾液中的黏蛋白在黏膜表面形成一层保护膜,起到滋润抗干燥以及阻止外源性酸和降解酶进入黏膜的作用;乳铁蛋白与细菌生长所必需的铁结合,起到了抗菌的作用;唾液中的溶菌酶对细菌也有抑制作用。

(2)上皮屏障:完整的口腔黏膜上皮是阻止异物和微生物进入深层组织的天然生理屏障,并在口腔咀嚼运动中承受压力、牵拉力和摩擦力。

(3)免疫细胞屏障:上皮内的淋巴细胞受到抗原刺激后发生增殖反应,产生淋巴因子;朗格罕斯细胞提呈抗原使T淋巴细胞活化,发挥免疫功能。

(4)免疫球蛋白屏障:免疫球蛋白中的SIgA能保留在上皮细胞或细菌表面,具有很强的抗菌作用和消化水解酶的蛋白降解作用。

2.感觉功能

(1)口腔黏膜对触觉、痛觉和温度觉非常敏感。

(2)口腔黏膜有特有的味觉感受功能。

3.其他功能　口腔黏膜还具有温度调节和分泌的功能。

三、口腔黏膜病基本病损特点

(一)斑

斑(macule)是指局限性黏膜颜色异常,不高出于黏膜表面,形状、面积大小不等,颜色通常比周围黏膜深,可呈红色、棕红色或棕黑色。

红斑为固有层血管扩张、增生和充血。如果加压褪色,为出血,见于坏血病或血小板减少性紫癜。

黑斑是由于上皮基底层有黑色素沉着,如阿狄森病,或黏膜固有层有陈旧性出血的含铁血黄素存在,使表面发黑。黏膜内有金属颗粒沉积时也可形成黑斑。

白斑实为黏膜角化斑,有的平伏,有的高于黏膜表面。如口腔白色角化病、口腔白斑病,其他疾病如口腔扁平苔藓临床上亦可有白色斑块表现。

(二)丘疹

丘疹(papule)是黏膜上一种小的实体性突起,直径从针头大小到 5mm 不等。颜色为灰白色或红色,表面可以是圆形、尖形、扁平形或多角形。光镜下可见上皮增厚,浆液渗出,炎性细胞浸润,消退后不留痕迹。扁平苔藓在口内的表现为典型的丘疹,呈带状、斑块和环状排列。

(三)丘斑

丘斑(patch)是一种界限清楚、大小不等、稍隆起而坚实的病损,为白色或灰白色,表面比较平滑或粗糙,可见沟裂。口腔黏膜白斑、癌及慢性盘状红斑狼疮均可出现这类病损。

(四)疱

黏膜内贮存液体而成疱(vesicle),圆形,突出于黏膜表面,可以是单发的,也可堆集成簇,破溃后形成糜烂或溃疡。

根据内容物不同将疱分为水疱、脓疱和血疱。内有浆液为水疱,天疱疮、类天疱疮初始多见水疱;有血液为血疱,如创伤、白血病所致的黏膜血疱;有脓液为脓疱,如脓疱疮,或水疱继发感染所致的脓疱。

按照疱的大小可将疱分为小疱和大疱。小疱直径一般为 1~5mm,如疱疹性口炎;直径大于 5mm 的疱则称为大疱,见于天疱疮或类天疱疮。

如果疱的部位在皮内,称为上皮内疱,如天疱疮。疱疹性口炎没有棘细胞层松解。如果疱的部位在皮下,称上皮下疱,如大疱性类天疱疮的水疱病损。

(五)糜烂

糜烂(erosion)为黏膜的浅表性缺损,是上皮的部分损伤,呈红色,不损及基底层,下方结缔组织内血管明显可见,可有痛感。大小形状不定,边界不清,表面光滑。一般由机械刺激或药物烧伤引起。

(六)溃疡

溃疡(ulcer)是口腔黏膜上皮的完整性出现持续性缺损或破坏。溃疡表面凹陷,有渗出物形成的假膜,多为圆形,也可出现狭长带状溃疡,尤其见于机械性或化学性损伤的反应。溃疡边缘可能呈潜掘形(如结核性溃疡),或突起硬化(如恶性肿瘤)。溃疡常引起疼痛。

(七)皲裂

皲裂(rhagades)表现为黏膜或皮肤的线状裂口,是某些疾病或炎症浸润,使局部组织失去弹性变脆而成,如核黄素缺乏引起的口角皲裂。浅层皲裂仅限于上皮内,愈合后不留瘢痕;深达黏膜下层的皲裂可引起出血、灼痛,愈合后可留瘢痕。

(八)假膜

假膜(pseudomembrane)为灰白色或黄白色膜,由炎性渗出的纤维素、坏死脱落的上皮细胞和炎性细胞组成,不是组织本身,故可以擦掉或撕脱。溃疡表面常有假膜形成。

（九）结节

结节（nodule）是一种突起于口腔表面的实体病损，其实质是结缔组织团块迫使其表面上皮向外突起，形成浅表损害。结节大小不等，直径一般为 0.5～2.0cm，触之坚实。颜色从粉红到深紫色，如纤维瘤或痣。

（十）肿瘤

口腔黏膜的肿瘤是一种起自黏膜而向外突起的实体性生长物，大小及形状不等，可分为真性肿瘤和瘤样病变。

（十一）萎缩

萎缩（atrophy）可呈鲜红色的病变，表面上皮变薄，一些特有的上皮结构消失，被一薄层上皮所取代，如舌乳头萎缩，可使舌面光滑而发红。

（十二）坏死和坏疽

体内局部细胞的病理性死亡，称为坏死（necrosis），如坏死性龈口炎；体内局部细胞较大范围的坏死，继发腐败菌感染，称为坏疽（gangrene），如坏死性口炎。

（十三）痂

在黏膜或皮肤表面病损的渗出物变干而形成痂（crust），为凝固的组织和血浆。

四、口腔黏膜病的检查和诊断

（一）病史

黏膜病的种类繁多，并多与全身性疾病或皮肤病有关，所以口腔黏膜病的病史应更为详尽，一般基本同住院志，包括完整主诉、现病史、既往史、家族史、系统情况及治疗史。

（二）一般检查

1. 全身情况　口腔黏膜病的临床检查以视诊及触诊为主。除局部检查外，对罹患全身疾病有口腔表征的患者要注意是否有皮肤症状及体征。

2. 口腔情况　重点检查口腔黏膜病损的部位、大小、颜色、表面及基底的情况。

（1）唇红：注意唇线的对称性，唇的张力及形态，唇红的色泽，有无脱屑皲裂及痂壳，上下唇的闭合情况，口角区有无糜烂或渗出。

（2）唇、颊黏膜：注意唇、颊系带的位置及唇前庭部位的黏膜形态。

（3）口底及舌腹：口底和舌腹黏膜菲薄，舌系带位于口底中分，舌下腺导管和颌下腺导管开口扪诊时可见唾液流出。

（4）舌：伸舌检查注意其对称性，有无偏斜及震颤；舌背乳头有无增生或萎缩；舌苔的形态及颜色。

（5）腭：硬腭前份有腭皱襞，软硬腭交界处有腭凹。注意软腭的活动度及悬雍垂的形态。

（6）咽：咽部常见充血，扁桃体肿大，常同时并发舌根部淋巴滤泡炎症。

（7）牙龈：注意牙龈的形态、色泽，有无起疱及上皮剥脱、白色斑纹分布等。

3. 特殊检查

（1）活体组织检查：即从病损区取下病变组织做成切片，用显微镜观察组织的变化，然后进行病理学诊断。目的是确定诊断及排除恶变，常用于持续 2～3 周不愈的溃疡和一些癌前病变的检查。

（2）口腔真菌检查：主要用于白色念珠菌病的检查，常用涂片检查或培养。

（3）血液检查:除血常规外,还可考虑凝血功能检查,血清铁、叶酸等测定,红细胞沉降率和血糖的测定。

（4）免疫学检查:可包括血清免疫球蛋白含量测定、淋巴细胞转化试验、抗核抗体、类风湿因子试验、T细胞及其亚群测定、B细胞测定等。

（5）脱落细胞检查:了解上皮细胞的种类及性质,病毒性疾病及天疱疮的辅助诊断。

（6）分子生物学技术:用于某些黏膜病病因及发病机制的研究。

（居来提·吐尔逊）

第二节 口腔黏膜感染性疾病

一、口腔单纯疱疹

口腔单纯疱疹(recurrent herpetic stomatitis)是由单纯疱疹病毒(herpes simples virus, HSV)等所致的皮肤黏膜病的口腔表现。临床上以出现簇性小水疱为特征,有自限性,易复发,可传染。

（一）病因

人单纯疱疹病毒可分为Ⅰ型和Ⅱ型,口腔单纯疱疹由Ⅰ型单纯疱疹病毒引起。病变大多局限于皮肤黏膜表层。新生儿、严重营养不良或有其他感染的儿童、免疫缺陷和应用免疫抑制剂者,感染病毒后可发生血行播散。原发性感染多为隐性,仅有10%的患者出现临床症状。原发感染发生后,病毒可持续潜伏在体内。当机体抗病力减弱时体内潜伏的病毒即活跃而引起发病。

（二）发病机制

口腔单纯疱疹病毒感染的患者及无症状的带病毒者为传染源,主要通过飞沫、唾液及疱疹液直接接触传播,也可以通过食具和衣物间接传染。

单纯疱疹病毒初次进入人体,造成原发感染,大多无临床症状或呈亚临床感染。此后病毒可沿感觉神经干周围的神经迁移而感染神经节,如口面部的三叉神经节,也可潜伏于泪腺及唾液腺内。机体遇到激发因素如紫外线、创伤、感染、胃肠功能紊乱、妊娠、劳累及情绪、环境等改变,可使体内潜伏的病毒活化,疱疹复发。有学者认为,人类单纯疱疹病毒Ⅰ型与唇癌有关。

（三）病理

上皮细胞出现棘层气球变性和网状变性,细胞彼此分离,形成水疱。气球变性的上皮细胞多在水疱底部。细胞核内有嗜酸性病毒小体(包涵体)。

（四）临床表现

1.原发性疱疹性口炎(primary herpetic stomatitis) 原发性疱疹性口炎是最常见的由Ⅰ型单纯疱疹病毒引起的口腔病损,又称急性疱疹性龈口炎。该病以6岁以下儿童较多见,成人也可罹患,6个月至2岁幼儿更易发生。

原发性疱疹性口炎的病程大致分为以下几个阶段。

（1）前驱期:常有接触史。潜伏期为4～7d,以后患儿流涎、拒食、烦躁不安,出现发热、头痛、疲乏不适、全身肌肉疼痛,甚至咽喉肿痛等急性症状,颌下和颈上淋巴结肿大、触痛。经过

1～2d 后,口腔黏膜广泛充血水肿,附着龈和龈缘也常出现急性炎症。

(2)水疱期:口腔黏膜任何部位皆可发生似针头大小的成簇小水疱,特别是邻近乳磨牙或前磨牙的上腭和龈缘处更明显。水疱直径约 2mm,圆形,水疱疱壁薄、透明,溃破后形成浅表溃疡。

(3)糜烂期:水疱溃破后可引起大面积糜烂,并能造成继发感染,上覆黄色假膜。除口腔内的损害外,唇和口周皮肤也有类似病损,疱破溃后形成痂壳。

(4)愈合期:糜烂面逐渐愈合,整个病程需 7～10d。

血液中抗病毒抗体在发病的 14～21d 最高,虽可保持终生,但不能防止复发。

2.复发型疱疹性口炎(recurrent herpetic stomatitis) 有 30%～50% 的原发性疱疹感染愈合后可能发生复发性损害,多见于成人。一般复发感染的部位在口唇或接近口唇处,故又称复发性唇疱疹。复发的口唇损害有 3 个特征。

(1)损害总是以起疱开始,常为多个成簇的疱。

(2)损害复发时,总是在原先发作过的位置,或邻近原先发作过的位置。

(3)复发的前驱阶段,患部有烧灼痒感,随即出现红斑及簇集性红色小丘疹,疱液澄清,水疱破裂后呈现糜烂面,数日后干燥结痂。该病病程约 10d,但继发感染常有延缓愈合的过程,并使病损处出现小脓疱,愈合后不留瘢痕,但可有色素沉着。

(五)诊断

依照临床表现即可诊断。

(六)鉴别诊断

1.带状疱疹 三叉神经带状疱疹是由水痘带状疱疹病毒引起的颜面皮肤和口腔黏膜的病损。水疱较大,沿三叉神经的分支排列成带状,但不超过中线。疼痛剧烈,甚至损害愈合后在一段时期内仍有疼痛。本病任何年龄都可发生,愈合后多不再复发。

2.手足口病 手足口病是因感染柯萨奇病毒和肠道病毒 71 型所引起的皮肤黏膜病。该病好发于 3 岁以下儿童,夏秋季更多见,起病突然,然后在口腔黏膜、手掌、足底出现散在水疱、丘疹与斑疹。

3.疱疹样口疮 疱疹样口疮损害为单个小溃疡,散在分布,病程反复,无发疱期;溃疡数量较多,主要分布于口腔内角化程度较差的黏膜处,不涉及牙龈,无皮肤损害,儿童少见。

4.疱疹性咽峡炎 疱疹性咽峡炎是由柯萨奇病毒所引起的口腔疱疹损害,临床表现较似急性疱疹性龈口炎,但前驱期症状和全身反应都较轻,病损的分布只限于口腔后部,很少发于口腔前部,牙龈不受损害,病程大约 7d。

5.疱疹样阿弗他溃疡 疱疹样阿弗他溃疡好发于女性,青壮年多见。病损一般不累及咀嚼黏膜,散在分布,不聚集成簇,反复发作,无皮肤损害,局部症状以疼痛为主。

(七)治疗

1.全身用药

(1)核苷类抗病毒药:目前认为核苷类药物是抗 HSV 最有效的药物。此类药主要有阿昔洛韦、伐昔洛韦、泛昔洛韦等。

(2)免疫增强剂:若患者免疫功能低下,可应用胸腺素肠溶片,也可选匹多莫德、转移因子、左旋咪唑等。

2.局部治疗

（1）0.1％～0.2％葡萄糖酸氯己定溶液、复方硼酸溶液、0.1％依沙吖啶溶液漱口。此类药物皆有消毒杀菌作用。

（2）3％阿昔洛韦软膏或酞丁安软膏局部涂擦，可用于治疗唇疱疹。

二、带状疱疹

带状疱疹（herpes zoster）是由水痘－带状疱疹病毒（herpes varicella－zoster virus，VZV）所引起的疾病，以沿单侧周围神经分布的簇集性小水疱为特征，常伴有明显的神经痛。

（一）病因

本病的致病病原体为水痘－带状疱疹病毒，侵犯儿童引起水痘，侵犯成年人及老年人则引起带状疱疹。机体患水痘后为不全免疫，患带状疱疹后为完全免疫，很少复发。

（二）病理

带状疱疹的疱底可见气球样变性上皮细胞，细胞核内有嗜酸性包涵体，可见显著的细胞间及细胞内水肿，血管扩张及多核白细胞、淋巴细胞浸润。

（三）临床表现

1. 本病好发于夏秋季，常有低热、乏力等前驱症状，将发疹部位有疼痛、烧灼感，三叉神经带状疱疹可出现牙痛。本病最常见为胸腹或腰部带状疱疹，约占整个病变的70％；其次为三叉神经带状疱疹，约占20％，损害沿三叉神经的三支分布。60岁以上的老年人三叉神经较脊神经更易罹患该病。

2. 疱疹初起时颜面部皮肤呈不规则或椭圆形红斑，数小时后在红斑上发生水疱，逐渐增多并能融合为大疱，严重者可为血疱，有继发感染则为脓疱。数日后，疱浆混浊而吸收，终呈痂壳，1～2周脱痂，遗留的色素也逐渐消退，一般不留瘢痕，损害不超越中线。老年人的病程常为4～6周，也有超过8周者。

3. 口腔黏膜的病损区疱疹密集，溃疡面较大，病损仅限于单侧。三叉神经第一支除侵袭额部外，也可累及眼角黏膜，甚至引起失明；第二支累及唇、腭及颞下部、颧部、眶下皮肤；第三支累及舌、下唇、颊及颏部皮肤。此外，病毒入侵膝状神经节可出现外耳道或鼓膜疱疹，膝状神经节受累同时侵犯面神经的运动和感觉神经纤维时，表现为面瘫、耳痛及外耳道疱疹三联征，称为Ramsay－Hunt综合征。

4. 带状疱疹常伴有神经痛，剧烈疼痛为本病特征之一，但多在皮肤黏膜病损完全消退后1个月内消失。少数患者可持续1个月以上，称为带状疱疹后遗神经痛，常见于老年患者，可能存在半年以上。

（四）诊断

根据特征性的单侧皮肤－黏膜疱疹，沿神经支分布及剧烈的疼痛，一般易于诊断。

（五）治疗

1. 全身治疗　全身给予抗病毒、增强免疫、止痛及神经营养药物。慎用糖皮质激素，病情严重者早期可考虑给予糖皮质激素，以消炎止痛、防止脑神经及眼部损害。继发感染者可使用抗生素。

2. 局部治疗　局部注意消毒、防腐，控制继发感染。

（1）口内黏膜病损：若有糜烂溃疡，可用2.0％～2.5％四环素液、0.1％～0.2％氯己定或0.1％高锰酸钾液含漱，5％金霉素甘油糊剂局部涂擦。

（2）口周和颌面部皮肤病损：疱疹或溃破有渗出者，用纱布浸消毒防腐药水湿敷，可减少渗出，促进炎症消退，待无渗出并结痂后可用少量3‰阿昔洛韦软膏或酞丁安软膏局部涂擦。

三、手足口病

手足口病（Hand—mouth—foot disease）是一种发疹性传染病，主要是由多种肠道病毒引起，以手、足皮肤和口腔黏膜疱疹或破溃后形成溃疡为主要临床特征。

（一）病因

肠道病毒71型与柯萨奇病毒A16是手足口病的主要病原体，前者常侵犯较大儿童及成年人，而后者多在婴幼儿中流行。

（二）临床表现

1. 潜伏期3～4d，大多数患儿是突然发病，首先表现为1～3d的持续低热，同时伴有头痛、咳嗽、流涕、口腔和咽喉部疼痛等症状。

2. 发热的同时或发热1～2d后，出现皮疹，呈离心状分布，多见于手指、足趾背面及指甲周围，手掌、足底、会阴及臀部也可见。初起为玫红色斑丘疹，1d后形成半透明小水疱，若不破溃感染，2～4d可吸收干燥成深褐色薄痂，愈后无瘢痕。

3. 颊黏膜、软腭及舌缘可见散在红斑及小疱疹，疱疹破溃后会形成溃疡，周围黏膜红肿，疼痛感较重，患儿常表现出烦躁、哭闹、流口水、拒食等。

4. 病程7d左右，可自愈，绝大部分患儿预后较好，少数重症患儿可合并心肌炎、脑炎。

（二）诊断

诊断要点为夏秋季幼托单位群体发病，3岁以下幼儿多见，手足口部位突发性疱疹，皮肤上水疱不易破溃，全身症状轻，可自愈。

发病初期在唾液、疱液及粪便中可分离出病毒，疱液中分离病毒最准确。

（三）鉴别诊断

该病应注意与疱疹性咽峡炎、水痘鉴别。

1. 疱疹性咽峡炎　疱疹性咽峡炎为柯萨奇A4病毒引起，好发于软腭及咽周，且无手足的病变。

2. 水痘　水痘由带状疱疹病毒引起，病程更长，为2～3周。皮疹最密集的部位则是前后胸、腹背部等躯体部位，不呈离心性分布。可接种疫苗进行预防。

（五）治疗

手足口病属国家丙类法定传染病，口腔医师一旦发现手足口病患者，应严格按照《中华人民共和国传染病防治法》和《传染病信息报告管理规范》的有关规定进行报告。

1. 全身治疗

（1）可口服病毒唑。

（2）对症治疗：病情轻微者，可对症治疗，选用具有抗病毒作用的中成药，如口炎颗粒、小儿咽扁冲剂。

2. 局部用药　针对口腔溃疡，可用各种糊剂及含片。

3. 隔离观察　发病开始隔离7～10d，饮食宜清淡、无刺激性，忌食辛辣及鱼、虾、肉类等易使病情加重的食物。饮食温度不宜过高，食用过热的食物可以刺激破溃处引起疼痛，不利于病变愈合。可口服维生素类药物以促进溃疡愈合。

四、口腔念珠菌病

口腔念珠菌病(oral candidosis)是念珠菌属感染所引起的急性、亚急性或慢性口腔黏膜疾病。

（一）病因

本病由念珠菌且主要是白色念珠菌感染引起。念珠菌为条件致病菌，可存在于正常人的口腔、咽、肠道、阴道和皮肤等处。正常人口腔带菌者为30%～50%，当全身或局部抵抗力下降时，念珠菌由非致病性转化为致病性细菌。

白色念珠菌和热带念珠菌致病力最强，也是念珠菌中最常见的病原菌。

（二）病理

本病的病理特征是在棘细胞层上方，白色念珠菌菌丝侵入增厚的不全角化上皮，形成上皮斑，PAS染色可见菌丝垂直侵入角化层，其基底处炎细胞聚集，并形成微脓肿。棘细胞层常有增生，固有层慢性炎细胞浸润。

（三）临床表现

口腔念珠菌病根据其发病情况可分为急性假膜型念珠菌病、急性萎缩型念珠菌病、慢性萎缩型念珠菌病和慢性增殖型念珠菌病。

1.急性假膜型念珠菌病

(1)又叫鹅口疮、雪口病，可发生于任何年龄的人，但多见于新生儿、小婴儿。

(2)可发生于口腔的任何部位，以舌、颊、软腭、口底等处多见。

(3)病程为急性或亚急性。

(4)新生儿鹅口疮多在出生后2～8d内发生，好发部位为颊、舌、软腭及唇。损害区首先有黏膜充血、水肿，口内有灼热、干燥、刺激等症状。经过1～2d，黏膜上出现散在白色斑点，状如凝乳，呈半黏附性，略微高起。随后小点逐渐融合扩大，成为形状不同的白色或蓝白色丝绒状斑片，并可继续扩大蔓延至扁桃体、咽部、牙龈。早期黏膜充血较明显，故呈鲜红色与雪白的对比。经过数日，白色斑块的色泽转为微黄，日久则可变成黄褐色。白色斑片与黏膜粘连，不易剥离，若强行撕脱，则暴露出血创面，但不久又被新生的斑片所覆盖。

(5)患者有口干、烧灼感及轻微疼痛。患儿烦躁拒食、啼哭不安，全身反应较轻。部分患者可有体温升高。少数病例可能蔓延至食管和支气管，引起念珠菌性食管炎或肺念珠菌病。少数患者还可并发幼儿泛发性皮肤念珠菌病、慢性黏膜皮肤念珠菌病。

2.急性萎缩型念珠菌病

(1)又称急性红斑型念珠菌病、抗生素性口炎，多见于成年人。

(2)患者多有服用大量抗生素和激素史，且大多数患者患有消耗性疾病，如白血病、营养不良、内分泌紊乱、肿瘤化疗后等。某些皮肤病如系统性红斑狼疮、银屑病、天疱疮等，在大量应用青霉素、链霉素的过程中，也可发生念珠菌性口炎。

(3)以舌黏膜多见，两颊、上腭、口角、唇等部位亦可发生。舌部好发于舌背中线处。

(4)口腔黏膜充血，形成广泛的红色斑块，边缘不整齐，局部丝状乳头呈团块萎缩，周围舌苔增厚。患者常有味觉异常或味觉丧失，口腔干燥。病变双侧的丝状乳头增生与病变区形成明显的界线，严重时在萎缩的病变区可形成小的溃疡面，相对应的腭黏膜可出现充血的红斑区、疼痛并有明显的烧灼感。

3.慢性萎缩型念珠菌病

(1)又称慢性红斑型念珠菌病、义齿性口炎。

(2)好发于戴上颌义齿和正畸矫正器的患者,也可发生于一般患者。损害部位常在上颌义齿侧面接触之腭、龈黏膜,多见于女性患者。

(3)临床表现为义齿承托区黏膜广泛发红,形成鲜红色弥散红斑,在红斑表面可有颗粒增生。舌背乳头可萎缩,舌质红,可有轻度口干和烧灼感,常伴有口角炎。该病呈慢性病程,可持续数月至数年,可复发。

4.慢性增殖型念珠菌病

(1)又称慢性肥厚型念珠菌病。

(2)常发生于吸烟或口腔卫生差的患者。有些患者发病与全身疾病有关,如血清铁低下、内分泌失调等。可见于颊黏膜、舌背及腭部。

(3)由于菌丝深入黏膜或皮肤的内部,引起角化不全、棘层肥厚、上皮增生、微脓肿形成以及固有层乳头的炎细胞浸润,而表层的假膜与上皮层附着紧密,不易剥脱。组织学检查,可见到轻度到中度的上皮不典型增生。高龄患者应提高警惕,争取早期活检,以明确诊断。

(4)本型的颊黏膜病损,常对称地位于口角内侧三角区,呈结节状或颗粒状增生,或为固着紧密的白色角化斑块,类似一般黏膜白斑。腭部病损可由义齿性口炎发展而来,黏膜呈乳头状或结节状增生;舌背病损,可表现为丝状乳头增殖。肥厚型念珠菌口炎可作为慢性黏膜皮肤念珠菌疾病症状的一个组成部分,也可见于免疫不全综合征和内分泌功能低下的患者。

(四)诊断

根据各型临床表现,配合念珠菌涂片、培养和鉴定,一般比较容易诊断。

(五)鉴别诊断

急性假膜型念珠菌口炎,应与急性球菌性口炎、梅毒黏膜斑及口腔白斑相鉴别。

1.急性球菌性口炎 由金黄色葡萄球菌、溶血性链球菌、肺炎双球菌等球菌感染引起,儿童和老年人易罹患,可发生于口腔黏膜任何部位。病损区充血水肿明显,大量纤维蛋白原从血管内渗出,凝结成灰白色或灰黄色假膜,表面光滑致密,略高出于黏膜面。假膜易被拭去,遗留糜烂面而有渗血。区域淋巴肿大,可伴有全身反应。涂片检查或细菌培养可确定主要的病原菌。

2.梅毒黏膜斑 由梅毒螺旋体感染引起。灰白色微隆斑片,不能拭去,抗生素治疗有效。

3.口腔白斑 该病呈慢性病程,病因不明。苍白色粗糙斑块,不能拭去。

(六)治疗

1.全身治疗 用药原则以局部抗真菌为主,对病情严重者联合全身使用抗真菌药。用药疗程应足够长,即使症状消失后,仍需坚持用药7～14d,以避免复发。婴幼儿患者应母婴同治。禁用糖皮质激素。

2.局部治疗

(1)去除局部刺激因素。

(2)2%～4%碳酸氢钠溶液用于哺乳前后洗涤口腔,以消除能分解产酸的残留凝乳或糖类,使口腔成为碱性环境,可阻止白色念珠菌的生长和繁殖。轻症患儿一般不用其他药物,病变在2～3d内即可消失,但仍需继续用药数日,以预防复发。也可用本药在哺乳前后洗净乳头,以免交叉感染或重复感染。

患慢性消耗性疾病者及确需长期服用抗生素或免疫抑制剂者可预防性使用。

成人可用碱性漱口液含漱,每日 3~4 次。疼痛者饭前可用 2%普鲁卡因含漱。较重的患者可用 10 万 U 霉菌素甘油液涂擦。

(3)甲紫水溶液:口腔黏膜以用 0.5%浓度为宜,每日涂擦 3 次,以治疗婴幼儿鹅口疮和口角炎。

(4)抗真菌药物:①制霉菌素:局部可用 5 万~10 万 U/ml 的水混悬液涂布,每 2~3h 一次,涂布后可咽下。也可用含漱剂漱口,或制成含片、乳剂等。②咪康唑:散剂可用于口腔黏膜,霜剂适用于舌炎及口角炎,疗程一般为 10d。咪康唑凝胶涂口腔患处与义齿组织面,每天 4 次,治疗义齿性口炎疗效显著。0.5%酮康唑溶液涂擦,每日 3 次,或用 2%酮康唑霜剂局部涂擦,每日 1~2 次,效果良好。1%~5%克霉唑霜涂擦,可治疗念珠菌口角炎及念珠菌唇炎。

五、口腔结核

口腔结核是由结核杆菌通过黏膜或皮肤的创伤而引起的口腔慢性特异性的病损,以顽固性浅表溃疡或肉芽肿为其特点,包括口腔黏膜结核初疮、口腔结核性溃疡、口腔寻常狼疮等。其中以结核性溃疡最常见。

(一)病因

病原菌为结核杆菌,口腔病损多由痰中和消化道的结核菌引起。

(二)病理

病变组织中可见结核结节,结节的中心为干酪样坏死,其外环绕着多层上皮样细胞和朗格汉斯巨细胞(多核巨细胞)。最外层有密集的淋巴细胞浸润。

(三)临床表现

1.结核初疮(原发性综合征)

(1)临床上不常见,多发于儿童,成人也可见。

(2)发生在口腔的典型损害,常位于口咽和舌部。

(3)结核菌素试验阴性者,口腔黏膜可能为结核杆菌首先入侵部位。入侵处可出现小结,进一步发展为顽固性溃疡,周围有溃疡称结核初疮。一般无痛感,局部淋巴结疼痛。

2.结核性溃疡

(1)口腔中最常见的继发性结核损害。

(2)结核性溃疡常见于舌部。

(3)病损区表现为慢性持久性溃疡,边界清楚或呈线形,表现为浅表、微凹而平坦的溃疡,其底部覆有少许脓性渗出物,除去渗出物后,可见暗红色的桑葚样肉芽肿。溃疡边缘微隆,呈鼠啮状,并向中央卷曲,形成潜掘状边缘。溃疡基底的质地可能与周围正常黏膜组织近似。仔细观察溃疡表面,有时在边缘处可看到黄褐色粟粒状小结节。患者疼痛程度不等,以舌部溃疡疼痛较明显。

2.寻常狼疮

(1)临床较少见。一般见于无结核病灶且免疫功能较好的青少年或儿童。

(2)早期损害为一个或数个绿豆大小的发红的小结节,质稍软,略高出皮肤表面,边界清楚。若以透明玻璃片进行压诊检查,可见结节中央呈圆形的苹果酱色,周围正常皮肤呈苍白色。若继发感染,则可发生坏死,形成大块组织缺损,似狼噬状,故称狼疮。疼痛明显。

(3)寻常狼疮的口腔损害也可能表现为硬化性肉芽肿。

（四）诊断

根据临床特点，特别对于无复发史而又长期不愈的浅表溃疡，应怀疑为此种损害。此外，结核史、结核菌素试验、胸部透视或 X 射线片检查、周围血红细胞沉降率、抗酸染色、浓缩集菌培养等，均有诊断价值。颌骨 X 射线摄影，有助于结核性骨髓炎的诊断。口腔结核损害的确诊，主要取决于活体的组织病理学检查。

（五）鉴别诊断

1.创伤性溃疡　溃疡的形态常与慢性机械损伤因子基本契合，除去创伤因子后，损害可逐渐好转。

2.梅毒　有不洁性接触史，典型表现为硬下疳或黏膜白斑，有溃疡或穿孔的梅毒瘤性浸润，常类似结核性病变。鉴别诊断应通过梅毒血清试验、结核菌素试验。

3.深部霉菌感染　如孢子丝菌病、芽生菌病和球孢子虫病，都可有类似结核溃疡和肉芽肿的表现。可采用真菌培养、活体组织检查等鉴别。

4.腺周口疮　有口腔溃疡反复发作史，溃疡深大，常伴有小溃疡，有自限性，愈后有瘢痕形成。

5.癌性溃疡　溃疡深大，病变进展迅速，基底有细颗粒状突起，溃疡呈菜花状，基底和边缘较结核溃疡更硬，触淋巴结坚硬粘连。

（六）治疗

1.全身治疗　全身抗结核治疗，根据情况选用抗结核药物，如异烟肼、利福平、对氨水杨酸钠及链霉素等，至少用药 6 个月。

2.局部治疗　除注意控制继发感染及对症治疗外，还可于病损处用抗结核药物。比如用链霉素 0.5g，隔日 1 次，于病损处局部注射。

六、球菌性口炎

球菌性口炎(coccigenic stomatitis)是由致病性球菌引起的急性球菌性感染性口炎，临床上以形成均匀致密的假膜性损害为特征，故又称伪膜性口炎(membranous stomatitis)

（一）病因

主要致病菌有金黄色葡萄球菌、草绿色链球菌、溶血性链球菌、肺炎双球菌等。通常金黄色葡萄球菌感染以牙龈多见，肺炎双球菌好发于硬腭、舌腹、口底及颊黏膜，而链球菌感染多见于唇、颊、软腭、口底等部位黏膜。

（二）临床表现

可发生于口腔黏膜任何部位，口腔黏膜充血，局部形成边界清楚的糜烂或溃疡。在溃疡或糜烂的表面覆盖着一层假膜，假膜特点是较厚而微突出黏膜表面，致密而光滑，呈黄色或灰黄色，界限清楚。假膜不易被擦去，如用力擦去后，下方可见出血的创面。患者疼痛明显，口臭，淋巴结肿大，压痛，常伴有全身不适、体温升高等。

（三）诊断

急性发病，结合临床表现及涂片镜检、细菌培养等实验室检查可辅助诊断。

（四）鉴别诊断

1.鹅口疮（急性假膜型念珠菌病）　在口腔黏膜充血的基础上可见白色凝乳状斑点或斑

片,涂片或培养可见霉菌菌丝和孢子。

2.坏死性龈口炎 受累黏膜可见坏死性溃疡,自发性出血,疼痛明显,典型的腐败性口臭,灰黄色或灰黑色无光泽假膜,坏死区涂片可见到大量梭状杆菌和螺旋体。

(五)治疗

1.全身治疗

(1)抗炎,控制感染,可给予抗生素和磺胺类药物。

(2)多休息、多饮水,适当补充维生素 C 及 B 族维生素。

2.局部治疗

(1)口腔局部止痛用 1‰普鲁卡因饭前含漱,或涂擦含有麻药的溃疡膏。

(2)控制感染可用 0.1‰雷夫奴尔、0.05‰洗必泰漱口液含漱。

(刘杨)

第三节 口腔黏膜变态反应性疾病

一、概述

变态反应(allergy)也叫超敏反应,是指机体对某些抗原初次应答后,再次接受相同抗原刺激时发生的一种以机体生理功能紊乱或组织细胞损伤为主的特异性免疫应答。人们日常遇到的皮肤过敏,皮肤瘙痒、红肿,就是一种变态反应。

变态反应可分为四型:Ⅰ型为速发型,Ⅱ型为细胞毒型/细胞溶解型,Ⅲ型为免疫复合物型,以上 3 型均由抗体所介导,而Ⅳ型为迟发型或细胞介导型,由细胞因子所介导。

二、药物过敏性口炎

药物过敏性口炎(allergic stomatitis)是药物通过口服、注射或局部涂擦、含漱等不同途径进入机体内,使过敏体质者发生变态反应而引起的黏膜及皮肤的变态反应性疾病。常表现为单个或几个大小不等的水疱,水疱破溃后形成糜烂或溃疡,表面有黄白色渗出物,疼痛明显。

(一)病因

由于过敏体质者使用药物引起变态反应而发病。引起过敏的药物一般以抗原性较强的化学药物居多,常见的有抗生素类,如青霉素、链霉素、四环素等;解热镇痛药,如阿司匹林等;催眠与抗癫痫药,如苯巴比妥、苯妥英钠和卡马西平等。中成药也有引起药物过敏性口炎的,但发生率远较西药低。引起药物过敏性口炎的药物仅少数是全抗原,如人免疫球蛋白、破伤风抗毒素和某些疫苗等。大多数药物和其代谢分解产物为半抗原,需与机体内大分子的载体蛋白结合后才能成为全抗原。

(二)病理

本病在病理上为急性炎症表现。上皮细胞内及细胞间水肿或水疱形成,结缔组织水肿,炎细胞浸润,血管扩张明显。

(三)临床表现

1.病损可单发于口腔,也可伴有皮肤损害。

2.口腔病损好发于唇、颊、舌和上腭,前部多见。常见病损为单个或几个大小不等的水疱,水疱破溃后形成糜烂或溃疡,表面有黄白色渗出物,病变易出血,唇部形成黑紫色血痂,张口受限,疼痛明显。唾液增多,可混有血液。局部淋巴结肿大、压痛。

3.皮肤病损好发于口唇周围、颜面部、四肢下部、手足的掌背两面以及躯干等部位。最常见的病损为圆形红斑,典型的圆形红斑呈同心圆似的环形,状似虹膜,又称为虹膜状红斑或靶形红斑。有时在红斑的基础上出现水疱,称疱性红斑。皮肤有瘙痒不适感,疼痛不明显。病损在同一部位反复以同一形式发生者称固定药疹,常见于口唇及唇部周围皮肤,多有色素沉着。发病时呈暗红色,边缘比较齐,圆形或椭圆形。

4.重型的药物过敏常为急性发病,全身症状较重。除口腔和皮肤发生病损外,身体其他腔孔如眼、鼻腔、阴道、尿道、肛门等均可发生炎症及糜烂。全身皮肤广泛水肿,红斑性水疱及大疱可融合,破溃后呈糜烂面,疼痛剧烈,皮肤表皮松解,尼氏征阳性,甚至气管、食管黏膜均可糜烂脱落,亦可累及内脏器官,出现电解质紊乱症状,称为中毒性表皮坏死松解症。

(四)诊断

1.有明确的用药史或曾有药物过敏史。

2.突然发生的急性炎症,口腔黏膜起疱,疱破溃形成糜烂面,边缘多比较整齐。皮肤有红斑、疱疹及丘疹等病变。

3.停用可疑致敏药物后,病损很快愈合。

(五)治疗

1.全身治疗

(1)立即停用一切可疑致敏药物以及与其结构相似的药物。

(2)应用维生素C、10%葡萄糖酸钙,增加血管的致密性,减少渗出,减轻炎症反应。

(3)应用抗过敏药物,内服抗组胺类药物,如氯苯那敏、赛庚啶、苯海拉明。

(4)面积广泛、糜烂和渗出严重者,可给予皮质类固醇激素。

(5)如有感染存在,选用抗生素时应注意避免使用易过敏药物,可结合细菌学检查结果选用过敏反应发生较少的抗生素(如红霉素、林可霉素等)。如抗生素治疗效果不佳,应注意有无真菌感染的可能,如确诊应尽快加用抗真菌药物。

2.局部治疗　用0.05%复方氯己定含漱剂含漱或湿敷。外用养阴生肌散、冰硼散等,以利清热消肿、收敛生肌。

三、接触性过敏性口炎

接触性过敏性口炎(allergic contactedstomatitis)是过敏体质者局部接触药物后发生变态反应而引发的一种炎症性疾病。常见的致敏物质包括义齿、银汞合金充填物、唇膏、牙膏、口香糖、某些食物和局部药物制剂等。

(一)病因

接触性过敏性口炎多为Ⅳ型变态反应,或是以Ⅳ型为主的混合型变态反应。接触物多为半抗原,这些半抗原物质可使T细胞致敏。当再次接触相应抗原(过敏原)时,致敏T细胞分化增殖,直接杀伤靶细胞,或释放淋巴因子,引起以单核细胞浸润和细胞变性坏死为主的局部变态反应性炎症。该变态反应一般经48～72h才发生,故称迟发型变态反应。

(二)临床表现

1.接触过敏原后2～3d出现口腔局部黏膜充血水肿,或形成红斑,重者发生水疱、糜烂或溃疡,甚至组织坏死,表面渗出形成假膜覆盖。

2.病变除接触部位外,也可向邻近部位扩展。

3.口腔临床常见自凝塑料等修复材料引起的接触性过敏性口炎,患者有灼热刺痛感,与义齿基托相接触部位的黏膜充血、发红、肿胀,甚至形成水疱、糜烂或溃疡。摘掉义齿,病变可于1～2周内好转。

4.临床上亦可见银汞合金充填或金属冠的牙齿在相应部位的黏膜和牙龈上出现发红或有白色条纹状病变,患者有不适烧灼感或刺痛感,少见糜烂或溃疡,称为苔藓样变。除过敏因素外,有人认为,不同金属充填物的电势不同,所形成口腔中的微小流电也与病变的发生有关。

5.因口腔黏膜局部用抗生素软膏、止痛剂、含漱剂或化妆唇膏等引发的过敏反应,可在接触部位有瘙痒不适或烧灼痛,亦可出现红肿、糜烂、出血,与药物性口炎的临床表现相似。

(三)诊断

根据临床表现和过敏病史,去除局部过敏原后病变明显好转和消失。

(四)鉴别诊断

1.义齿性口炎 义齿性口炎为真菌感染性疾病,而非变态反应性疾病,慢性病程。该病多发于上腭及牙龈,而非与义齿接触的黏膜,黏膜表现为萎缩发红。

2.创伤性溃疡 创伤性溃疡是由局部创伤因素引起的溃疡性损害,是由义齿不合适导致的创伤性溃疡,在调改义齿后可不复发。

(五)治疗

1.首先除去过敏因素,如改换义齿修复材料或牙体充填材料,停用可疑的过敏药物或化妆品。

2.药物治疗以局部用药为主,严重者辅以全身用药。用药力求简单且无刺激性,防止诱发新的变态反应。具体用药同药物过敏性口炎。

四、血管神经性水肿

血管神经性水肿(angioneurotic edema)是一种发生于皮下疏松组织或黏膜的局限性水肿,其特点是突然发作局限性水肿,但消退亦较迅速。

(一)病因

本病为Ⅰ型变态反应性疾病,往往不能找到确切原因。常见过敏原有食物、药物、感染、物理因素、动物皮毛及植物花粉等。

(二)病理

深层结缔组织内毛细血管扩张充血,少量炎细胞浸润。

(三)临床表现

1.突然急性发病,症状持续数小时或数天后消失。

2.好发于头面部疏松区,唇、眼睑、舌、口底和颌下。唇部损害可单独累及上唇或下唇,也可同时累及双唇。

3.患处皮肤或黏膜瘙痒、灼痛、肿胀,肿胀区界限不明显,按之较韧而有弹性。肿胀呈淡红色或无色泽改变,无压痛。水肿以口唇最为多见,可表现为上唇肥厚翘突。

4.可在同一部位反复发作。

5.如肿胀发生在舌部可导致巨舌,波及软腭可引起口腔功能障碍。若肿胀发生在会厌处则影响呼吸,甚至窒息,如不立即施行气管切开,可造成死亡。

6.肿胀持续数小时或数日消退,不留痕迹,但可能复发。

(四)诊断

突发性局限性短暂的皮肤或黏膜无凹陷性水肿,局部无压痛,色泽正常或光亮潮红,或有复发史,常可追溯食物或药物史等。

(五)治疗

1.尽量寻找过敏原并加以隔离。

2.肿胀局限、轻微者可不给予全身用药,肿胀严重者全身进行抗过敏、抗感染治疗,局部对症治疗。具体用药参见药物过敏性口炎。

3.当出现喉头水肿、呼吸困难时应密切观察,必要时要进行气管切开。

五、多形性红斑

多形性红斑又称渗出性多形红斑,是一种病因复杂的急性炎症性皮肤病。皮疹具有多形性,如红斑、丘疹、疱疹、糜烂及结节,常伴黏膜损害,其特征性皮损为高出皮肤的靶形或虹膜样红斑,常对称分布。

(一)病因

多形性红斑的病因尚未完全明确,一般认为和过敏体质有关。目前一般认为是外来抗原激发了机体的特异性细胞毒反应而引起表皮细胞损伤。

(二)病理

镜下可见皮肤的表皮和真皮、黏膜的上皮及结缔组织均有细胞间及细胞内水肿,上皮下疱形成,炎细胞浸润,血管扩张,内皮细胞肿胀变性,血管周围炎细胞浸润。

(三)临床表现

患者发病前常有倦怠、发热、头痛、咽喉痛、关节痛、咳嗽等前驱症状。按临床表现可将本病分为两型。

1.轻型多形红斑

(1)好发于青壮年,多见于春秋两季。

(2)皮肤损害对称分布于手背、足背、前臂及小腿伸面及颈两侧,表现为红斑、丘疹、水疱、大疱或血疱等。皮疹中央形成水疱,周围绕以暗红色晕,称虹膜样红斑。多见于腕部、踝部及手背。有瘙痒感,无明显疼痛。

(3)口腔黏膜病损早期多在口腔前部,黏膜水肿充血、起大水疱,疱破形成糜烂溃疡面,表面覆盖假膜。唇部损害尤为严重,糜烂水肿,易出血,常形成黑紫色血痂,常合并痂下感染,疼痛明显,影响进食。

(4)部分患者可有眼或外阴等其他黏膜病变,但均较轻。

(5)一般持续3~4周完全消退,但可复发。大疱或血疱愈后可留色素沉着,偶尔留有瘢痕。

2.重型多形红斑 亦称为多窍糜烂外胚叶病或斯—约(Steven—Johnson)综合征。

(1)发病急剧,迅速出现水肿或大疱。

(2)口腔黏膜损害可在疾病早期发生,如唇、颊、咽、喉黏膜肿胀,出现水疱、糜烂、出血或形成浅在溃疡。口唇糜烂,常形成褐红色厚痂,自觉疼痛,影响张口及进食。

（3）外阴、尿道口及肛门处黏膜损害出现可略迟,损害为红斑、水疱、糜烂或浅溃疡,导致排便、排尿均感疼痛。

（4）眼部损害多较严重,表现为结膜炎、角膜炎、角膜溃疡或巩膜炎。患结膜炎时由于上下眼睑皮肤糜烂,分泌物较多,常使上下眼睑粘连。眼部护理不善者可发生角膜溃疡。

（5）发病过程中中毒症状显著,可有高热、全身无力、肌肉关节痛等。

（四）诊断

1.突然发生的急性炎症,春秋季常见,可有复发史。

2.典型的病损为虹膜状红斑或靶形红斑。口腔黏膜病损是全口黏膜广泛糜烂,唇部糜烂并形成血痂。

3.无皮肤损害者不诊断为该病。

（五）鉴别诊断

1.疱疹性口炎　临床表现为口腔黏膜上成簇性水疱,病理变化为上皮内疱,上皮内有气球样细胞。细胞核内可见嗜酸性病毒包涵体。

2.寻常性天疱疮　皮肤黏膜的疱疹逐渐发生,疱疹长期此消彼长,病理变化为上皮内疱,棘层松解。

（六）治疗

全身注意抗感染、抗过敏及支持治疗;局部对症治疗,止痛、促愈合、防止继发感染;用药应慎重。

1.追查病因,进行特异性和针对性的治疗,防止再次用致敏药物。

2.皮肤损害,水疱大时应将疱液抽出,对渗出性损害可用生理盐水液湿敷,渗出水肿消退后外用氧化锌油,硼锌糊包扎。

3.口腔黏膜损害,可用1‰～2‰双氧水清洗局部或含漱,每天3～5次。口唇糜烂溃疡时可用0.1％利凡诺液湿敷,然后外用0.05％肤轻松凝胶。出现白色念珠菌感染时可外用1％龙胆紫液或制霉菌素甘油液(含制霉菌素5万～10万 U/ml)。

4.眼部损害,治疗需极小心,要有眼科医师参加治疗,包括湿敷、冲洗、解离粘连、局部应用皮质类固醇等治疗。

5.支持疗法,补充营养及维生素。

6.重型多形红斑,应及时转入皮肤专科医院和科室住院治疗,尽早使用激素和抗生素以控制损伤。

(刘杨)

第四节　口腔黏膜溃疡类疾病

一、复发性阿弗他溃疡

复发性阿弗他溃疡又名复发性阿弗他口炎、复发性口腔溃疡、复发性口疮等。患病率为10％～30％,是最常见的溃疡性损害,居口腔黏膜病的首位。本病周期性复发但又有自限性,为孤立的、圆形或椭圆形的浅表性溃疡,痛感明显,以女性多见。

（一）病因

该病病因不清，现认为与下列因素有关。

1.免疫因素　复发性口腔溃疡可能和免疫功能低下或免疫缺陷有关，也有人认为体液免疫和自身免疫反应是复发性口腔溃疡的病因之一。

2.遗传因素　对复发性口腔溃疡的单基因遗传、多基因遗传、遗传标记物等的研究表明，复发性口腔溃疡的发病有遗传倾向。

3.系统性疾病　胃溃疡、十二指肠溃疡、肝炎、肝硬化、胆管疾病及内分泌紊乱的患者，患复发性口腔溃疡的概率显著增加。

4.其他因素　细菌和病毒感染、微量元素缺乏、局部创伤、黏膜角化程度等因素都与复发性口腔溃疡的发生有关。

（二）病理

组织病理学表现为非特异性炎症。早期呈急性炎症，上皮层细胞水肿变性，继而局限性坏死形成溃疡，其表面有纤维素性渗出，下方有少量坏死组织。固有层有大量炎症细胞浸润，胶原纤维可水肿、玻璃样变或断裂消失。腺周口疮的病变与以上基本变化相同，但范围大而深，且唾液腺腺泡破坏，腺管扩张，腺管上皮增生。

（三）临床表现

临床根据溃疡的大小和数目分为轻型阿弗他溃疡、疱疹样阿弗他溃疡和重型阿弗他溃疡。

1.轻型阿弗他溃疡

（1）溃疡周期性反复发作，有自限性，好发于黏膜上皮角化较差的区域。

（2）溃疡直径多为 2～5mm，边缘整齐，病变有"红、黄、凹、痛"的特点，即溃疡中心稍凹陷，基底不硬，周围有 1mm 的充血红晕，表面有黄白色假膜覆盖，灼痛明显。

（3）分为发作期、愈合期和间歇期。发作期又细分为前驱期和溃疡期。前驱期有黏膜局部不适、触痛或灼痛感；约 24h 后出现白色或红色丘疹状小点；2～3d 后上皮破损，进入溃疡期；再经 4～5d 后红晕消失，溃疡愈合，不留瘢痕。

（4）一般溃疡 7～10d 可自愈，愈合后不留瘢痕。

（5）间歇期长短不一，一般初发时间歇期长，以后间歇期越来越短。

2.疱疹样阿弗他溃疡　又称阿弗他口炎。

（1）溃疡直径小于 2mm，但数目多，可达 10～30 个或更多。

（2）溃疡散在分布于口腔内，可发生于口腔黏膜任何部位，病变不成簇，似满天星，溃疡周围黏膜充血。唾液增多，疼痛明显，相应局部淋巴结肿大，有时伴有头痛、发热等症状。

（3）愈后不留瘢痕。

3.重型阿弗他溃疡　又称复发性坏死性黏膜腺周围炎、腺周口疮。

（1）溃疡数目少，多为单发，2～3 个以上少见，周围可有轻型口疮。溃疡直径大于 5mm，可达 1～2cm 以上，周围黏膜水肿，边缘隆起，溃疡底部坏死，中央凹陷，呈弹坑状，疼痛剧烈，有时伴有相应部位淋巴结肿大。

（2）起初病变好发于口角，逐渐向口腔后部移行。

（3）病损持续时间长，可达 3 个月到半年，也有自限性。

（4）溃疡波及黏膜下层及腺体，愈合后留有瘢痕，甚至造成舌尖、腭垂的缺损。

（四）诊断

根据临床表现和自限性、复发性的规律即可诊断。

1.口腔溃疡呈周期性复发。

2.口腔黏膜出现"红、黄、凹、痛"的圆形或椭圆形溃疡。

3.溃疡具有自愈性。

4.全身情况一般良好。

（五）鉴别诊断

1.白塞病 白塞病是一种全身多系统受损的疾病，反复发作的口腔溃疡是其基本症状之一。

白塞病还有以下临床表现：

(1)外阴部反复发作溃疡；

(2)皮肤病变可出现结节性红斑、针刺反应阳性等；

(3)眼睛病变可出现角膜结膜炎、虹膜睫状体炎和前房积脓等三个基本症状。

特殊症状有关节疼痛及消化系统、心血管系统、神经系统、呼吸系统、泌尿系统等全身损害。

2.褥疮性溃疡 主要有如下特点：

(1)有创伤因素，最常见为口腔内持久的机械刺激（如残根、残冠等）和不良习惯；

(2)溃疡外形与刺激物形状相吻合，溃疡边缘轻微隆起，周围发白水肿，可有炎性浸润；

(3)疼痛多不明显；

(4)去除刺激因素后溃疡1～2周多可愈合，愈合后一般不留瘢痕。

3.癌性溃疡 口腔恶性肿瘤中的95%为鳞状细胞癌，鳞癌多表现为溃疡形式。癌性溃疡有如下特点：

(1)中年以后多发；

(2)口腔内无创伤刺激因素；

(3)溃疡深大，边缘高起，表面不平，有颗粒样增生，周围及基底浸润发硬，溃疡持久不愈；

(4)早期无明显症状，一般疼痛不明显；

(5)病变进展迅速，无自限性；

(6)早期淋巴结无明显改变，很快相应部位淋巴结肿大、发硬，甚至与周围组织粘连；

(7)病理组织检查有癌症表现。

4.结核性溃疡 溃疡周边有轻度炎症浸润，呈鼠噬状，有时在溃疡边缘可看到黄褐色粟粒状小结，溃疡底部有肉芽组织。无自发性，无自限性。X射线片可见肺部结核灶。

（六）治疗

1.全身治疗 以去除可能的致病因素、减少复发、促进溃疡愈合为原则。

(1)治疗相关疾病，如积极治疗胃、十二指肠溃疡及活动性肝炎等。

(2)适当补充维生素和微量元素。

(3)免疫增强剂治疗，如转移因子口服液、左旋咪唑等。

2.局部治疗 主要是消炎、止痛、促进溃疡愈合。

(1)消炎治疗：药膜可保护溃疡面，延长药物作用效果。如醋酸地塞米松双层粘贴片，华素片0.5mg含化。

(2)止痛:1%地卡因、0.5%盐酸达可罗宁液表面涂布麻醉,0.5%~1%普鲁卡因含漱。

(3)促进溃疡愈合:溃疡膜、溃疡散、养阴生肌散、西瓜霜喷剂等局部涂抹,一天数次。

(4)皮质激素局部封闭:深大的腺周口疮经久不愈,可用2.5%醋酸强的松龙混悬液0.5~1.0ml,加入2%普鲁卡因0.3~0.5ml在溃疡基底部注射,每周一次。

(七)预后及预防

该病预后良好,但常因反复发作、疼痛明显而影响患者的日常生活。平时应注意从以下几点进行预防。

1.饮食宜清淡,营养均衡,进餐规律,少食烧烤、腌制品及辛辣、海鲜等食物。

2.保证充足睡眠。

3.养成每日定时排便习惯。若有便秘,可多食含纤维丰富的食物。

4.保持口腔卫生。

5.注意保护口腔黏膜,例如防止咬伤、硬性食物对黏膜的创伤等。

二、白塞病

白塞病(Behcet's disease,BD)是一种全身性、慢性、血管炎性疾病。临床上以口腔溃疡、生殖器溃疡、眼炎及皮肤损害为突出表现,又称为口-眼-生殖器综合征(白塞综合征、贝赫切特综合征)。

(一)病因及发病机制

确切病因及发病机制尚不明确。

1.感染 研究认为该病的发生与慢性病毒感染有关,如扁桃体炎、咽炎和牙周炎等,因此认为这些疾病的病灶与白塞病之间存在一定的关系。

2.微量元素 细胞中发现多种微量元素超过正常值,主要是有机磷和铜离子。

3.遗传因素 本病有明显的地区和种族差别,家族发病史也常有报道。

4.免疫异常 一般倾向认为细胞免疫异常与本病发生的关系更为密切。

(二)临床表现

本病以先后出现多系统多脏器病损且反复发作为特点。大多数病例症状轻微或偶感乏力不适,有的可出现关节疼痛、头痛头晕、食欲缺乏和体重减轻,发病有急性和慢性两型。急性少见,但症状较显著,有的可伴有发热,以低热多见。

1.口腔溃疡

(1)在急性期,复发性口腔溃疡每年发作至少3次,溃疡此起彼伏。本症状见于98%以上的患者,且是本病的首发症状和必发症状。

(2)颊黏膜、舌缘、唇、软腭、口底等角化程度较差处可见到溃疡形成,溃疡直径一般为2~3mm。表面覆有黄色假膜,周围有充血红晕,微凹,灼痛明显,7~14d后自行消退,不留瘢痕。

2.生殖器溃疡

(1)男性多见于阴囊、阴茎和龟头,症状轻;女性主要见于大小阴唇,其次为阴道,也可以出现在会阴或肛门周围,疼痛症状比较明显。约80%的患者有此症状。

(2)生殖器溃疡间歇期远长于口腔溃疡,溃疡直径可达5mm。易受感染和摩擦,愈合较慢,但有自愈倾向,可遗有瘢痕。

3.皮肤损害

（1）皮肤病变呈结节性红斑、面部毛囊炎、痤疮样皮疹、浅表栓塞性静脉炎及皮肤针刺反应等不同的表现。其中以结节性红斑最为常见且具有特异性。

（2）结节性红斑多见于下肢的小腿部位，对称性，直径 1～2cm，表面呈红色的浸润性皮下结节，有压痛，分批出现，逐渐扩大，7～14d 后其表面色泽转为暗红，有的可自行消退，仅在皮面留有色素沉着。可反复发作。

（3）带脓头或不带脓头的毛囊炎多见于颌面部，这种皮疹和痤疮样皮疹很难与正常人青春期或服用糖皮质激素后出现的痤疮鉴别，故易被忽视。

（4）皮肤针刺反应，指皮肤接受肌内注射后，出现红疹和小脓点，静脉注射后出现血栓性静脉炎。此是末梢血管对非特异性刺激的超敏反应，有诊断意义。

4.眼部损害，初发症状为明显的眶周疼痛和畏光、发作性的结膜炎，也有因视网膜血管炎而形成的视网膜炎。眼炎的反复发作可造成严重的视力障碍甚至失明。

5.关节痛。30%～50%的患者可出现单个关节或少数关节的痛、肿，甚至活动受限，其中以膝关节受累最为多见。

6.消化道症状、神经系统症状、肺部症状、泌尿系统症状偶有。

7.心血管病变，大中动脉炎和大中静脉炎，心脏受累不多，可出现心肌炎、心包病变、心肌梗死、心瓣膜脱垂等。

（三）诊断

临床症状和体征是主要诊断依据。

1.反复性口腔溃疡 包括轻型小溃疡、较重型大溃疡或疱疹样型溃疡，1 年内至少反复发作 3 次，并有下述 4 项症状中的任何 2 项相继或同时出现者。

2.复发性生殖器溃疡或瘢痕 必须经医师观察到或由患者本人提供并被确认为是可靠的。

3.眼损害 包括前葡萄膜炎和后葡萄膜炎，裂隙灯检查时发现玻璃体混浊或视网膜血管炎。

4.皮肤损害 包括结节性红斑、假性毛囊炎及脓性丘疹，未用过糖皮质激素、非青春期者而出现的痤疮样结节。

5.针刺反应阳性 试验后经 24～48h 后由医师判定的阳性反应。

（四）治疗

全身以免疫抑制治疗为主，尽量减少损害的复发，延长间歇期。局部抗炎止痛、促进损害愈合。若同时伴有皮肤、眼部、生殖器、关节等其他系统器官损害，应及时转入相关专科正规治疗。

1.全身用药

（1）糖皮质激素：糖皮质激素是治疗本病的首选药，尤其是有以下情况出现时：①严重的眼部病变；②伴有中枢神经病变急性发作；③全身中毒症状严重、高热；④大动脉炎；⑤严重口腔、外阴溃疡，出现关节症状。

1）短期疗法：适用于急性发作或较严重病例。泼尼松片，口服，首剂量 30～60mg/d，1 周后减至每天 20～30mg，然后每隔 3～4d 减少 5mg，至每天 5～10mg 维持量或停药。

2）长期疗法：适用于反复迁延、较顽固病例。泼尼松片，口服，首剂量每天 30～40mg，病情控制后每 7d 减少 5～10mg 至维持量。

小剂量的糖皮质激素宜于每晨 7:00～8:00 一次性给予一日药量,或隔日晨 7:00～8:00 一次性给予两日药量。

(2)免疫抑制剂:糖皮质激素禁忌证或反应差者可用免疫抑制剂,注意定期监测使用药物所致的毒副作用。

2.局部用药

(1)口腔溃疡:龙胆紫或锡类散等,如四环素 250mg(1 片)溶于水中,含漱 2min 后咽下;0.02%～0.2%洗必泰液、1%硼酸液含漱。

(2)阴部溃疡:抗生素软膏,如 0.1%醋酸氟羟泼尼松软膏、四环素软膏局部涂药;1/5000 高锰酸钾溶液坐浴。

(3)眼结合膜炎:皮质类固醇激素软膏,如 0.5%醋酸氢化可的松滴眼液滴眼。

(五)预后及预防

该病大部分预后良好,但有眼病者,其视力可严重下降,甚至失明。

1.养成良好的生活习惯,不要熬夜,按时起居,保证充足的休息和睡眠。

2.避免大喜大悲或者强烈的精神刺激。

3.饮食上少吃辛辣刺激性食物或者温燥性食品,避免过多高脂肪食物,饮食以清淡和易消化为主,多吃一些新鲜蔬菜和水果,补充身体所需维生素。

4.养成良好的卫生习惯,加强对自身健康的关注。

三、创伤性溃疡

创伤性溃疡是由长期慢性机械性、化学性或物理性刺激而产生的口腔软组织损害,其特点是慢性、深大的溃疡,周围有炎症增生反应,黏膜水肿明显。

(一)病因

1.机械性刺激 经常下意识地咬唇、咬颊,残冠残根对黏膜的刺激等。较硬食物摩擦咽颊部黏膜也易造成损害。

2.化学性刺激 常见于口腔治疗操作不当,导致刺激性药物(硝酸银、失活剂等)损伤黏膜,造成溃疡。

3.放射性损伤 ⁶⁰钴放射治疗颈部癌瘤,当照射量过大时,患者可能发生急性放射性综合征第三期,即体重减轻、脱发、胃肠道功能紊乱、口腔黏膜广泛充血、糜烂或浅溃疡,甚至骨坏死、肌肉痉挛等。

(二)临床表现

1.溃疡发生在邻近或接触刺激因子的部位,其形态常常能与刺激因子相契合。

2.多为慢性溃疡。溃疡的大小、部位、深浅不一,周围有炎症性增生反应,黏膜发白。多数无溃疡复发史,若除去刺激因素能很快愈合。

3.残根、残冠的尖锐边缘,不良修复物、尖锐牙尖等可使相对应的黏膜形成溃疡或糜烂面,开始时可能仅有轻微疼痛或肿胀,病情的严重程度与刺激物存在时间、患者的身体状况有关。继发感染时则疼痛加重,区域性淋巴结肿大、压痛,并出现功能障碍。修复体的尖锐边缘或过长的基托压迫前庭沟黏膜可形成溃疡。常见基托的边缘处不但有溃疡而且可见有组织增生,称为褥疮性溃疡。

4.Bednar 溃疡 由于婴儿吮吸拇指或过硬的橡胶奶头而造成,固定地发生于硬腭、双侧翼钩处黏膜,双侧对称分布,溃疡表浅。

5. Rida－Fede 溃疡　发生于婴儿舌腹的溃疡。舌系带过短和过锐的新萌出的中切牙长期摩擦,使舌系带处充血、肿胀、溃疡。

（三）诊断

根据溃疡发生在邻近或接触刺激因子的部位,病损的形态与刺激物相契合即可诊断。该病最主要的是首先去除局部因素而不是活检,在局部若能找到相对部位的刺激物则应去除之,即使病损严重,去除刺激物后也能迅速好转。若去除后仍不愈合,则应及时活检以明确诊断。

（四）鉴别诊断

1. 腺周口疮　溃疡深大,常伴发小溃疡,有反复发作史,无创伤史,无引起溃疡的刺激物。

2. 癌性溃疡　溃疡深大,底部有菜花状细小颗粒突起,边缘隆起、翻卷,基底硬结,疼痛反而不明显。

3. 重型复发性阿弗他溃疡　病因不明,无明显局部创伤因素,溃疡可复发。

（五）治疗

以局部抗炎、止痛、促进溃疡愈合为主。年老体弱者全身给予支持及抗感染治疗。

1. 尽快去除刺激因素,如拔除残根、残冠,磨改过陡的牙尖,拆除不良修复体,磨钝婴儿乳切牙嵴,溃疡未愈合时可用汤匙喂养。化学性灼伤应去除病原刺激物,冲洗干净,辅以药物促进上皮愈合。

2. 婴幼儿注意更换橡皮奶嘴。

3. 局部用抗炎止痛药防止感染和止痛,如 2% 甲紫、2.5% 金霉素甘油、各种抗生素药膜等局部涂或敷贴,还可用达克罗宁液、普鲁卡因液含漱剂及养阴生肌散、锡类散等中药粉外敷。

4. 放疗前患者必须拆去不良金属修复物,刮去牙面结石,保持口腔卫生,以减少牙龈炎、牙周炎的发生。

5. 若除去病因仍不愈合,则应做病理检查,以排除癌变及结核性溃疡。

（居来提·吐尔逊）

第五节　口腔黏膜斑纹类疾病

一、口腔白色角化病

口腔白色角化病(leukokeratosis)又称良性角化病、前白斑。

（一）病因

口腔黏膜长期受到明显的机械或化学刺激而引起白色角化斑块,常见刺激因素包括吸烟、残冠(根)、不良修复体等。

（二）病理表现

上皮过角化或不完全角化,上皮层可有轻度增厚,棘层增厚,上皮钉突增长,固有层无炎细胞浸润或有轻度炎细胞浸润,包括淋巴细胞和浆细胞。

（三）临床表现

吸烟男性多发,好发于硬腭、颊黏膜、舌背及唇红。损害为灰白色斑块或斑片,边界不清,中间可有多条红纹分割,病损平滑、无结节,基底柔软。去除刺激因素后,病损可于2周内变薄并逐渐消退。

(四)诊断

根据刺激因素存在,结合临床表现及刺激去除后1~2周消退可做出诊断。

(五)鉴别诊断

1.口腔白斑 好发年龄在50岁以上,病损色白,较厚或稍突出表面,表面粗糙。多呈现皱纸状、颗粒状或疣状斑块,可粗糙如皮革,也可出现皲裂和溃疡。好发于舌腹、口底、颊口角内侧区、前庭沟、腭咽结合部。常与吸烟有关,与念珠菌感染、维生素缺乏、内分泌紊乱可能有关。可有不同程度的上皮异常增生,固有层慢性弥漫性炎细胞浸润。

2.白色水肿 多见于颊黏膜,咬合线区尤为多见,且多对称发生。水肿突起,呈半透明状,但界限不清。

(六)治疗

用药原则:刺激去除后2周内病损减轻或自行消退者可不予用药,病损较重或持久不能消退者以局部用药为主。

1.全身用药

(1)β-胡萝卜素胶囊,口服,6mg/次,每日1~2次。

(2)维生素E胶丸,口服,0.1g/次,每日1次。

2.局部用药

(1)2%~4%碳酸氢钠溶液含漱,每日3次。

(2)病损表面粗糙者,局部涂维A酸乳膏,每日3次。

(七)预后

该病预后较好,可长期处于稳定少变的状态,局部刺激因素去除后病损可自行消退。

二、口腔白斑

口腔白斑(oral leukoplakia)是口腔黏膜病中最常见的一种斑纹类疾病,是癌前病变。临床表现以白色斑块为特点,但是并非口腔黏膜上出现的所有白色斑块均可诊断为白斑。WHO将其定义为"口腔白斑是口腔黏膜上以白色为主的病损,不具有其他任何可定义的损害特征;一部分口腔白斑可转化为癌"。

从病因描述角度来看,口腔白斑可分为两类:不明原因的白斑(特发性口腔白斑)和与烟草相关的白斑。有明确病因的白色损害不属于白斑的范畴,而应以病因描述,如摩擦性损害、咬颊性损害、牙科修复体相关的损害、吹玻璃性损害等。从临床描述角度来看,白斑可分为临时性和肯定性两个阶段。在黏膜的白色损害不能诊断为其他疾病时即可下临时性诊断;如该白色病损被怀疑与某种因素有关,但去除该因素后,经过2~4周,损害仍持续存在,即可肯定临床诊断,并取活检。如活检仍然排除可定义的损害,即可下组织学诊断。

(一)病因

1.吸烟 吸烟与白斑的发生有密切的关系。白斑的发生率与抽烟的时间长短及吸烟量呈正比关系。我国流行病学调查显示,吸旱烟、纸烟、水烟者,白斑发病率顺序为:吸旱烟>吸纸烟>吸水烟。

2.局部刺激 Ash研究认为,在口腔癌或癌前病变有关的发病因素中,吸烟与局部刺激并列首位。此外,长期的饮酒、烫食、酸辣、嚼槟榔等,都与白斑的发生有关系。

3.白色念珠菌感染 国内学者调查我国的白斑病患者中,白色念珠菌的阳性率高达34％,白色念珠菌可以造成白斑动物模型。除白色念珠菌外,星状念珠菌和热带念珠菌可能与白斑的发生有密切关系。

4.病毒感染 研究发现,口腔白斑病的发生发展与人类乳头状瘤病毒(HPV)的感染有密切关系。预防 HPV 的感染,对预防口腔白斑病的发生和癌变有重要意义。

5.全身因素 微量元素、维生素的缺乏,微循环改变,遗传的易感性等都与白斑病的发生有关。

(二)发病机制

目前该病病因尚不明确。吸烟、咀嚼槟榔、来自残根残冠和不良修复体的机械刺激等局部因素与白斑发生的关系都得到一些流行病学数据支持。遗传因素以及念珠菌感染、HPV、人类免疫缺陷病毒(HIV)等微生物感染也可能与白斑的发生有关。

(三)病理

1.上皮增生,过度正角化或过度不全角化,粒层明显,棘层增厚,上皮钉突伸长。结缔组织中炎细胞浸润。

2.上皮层内个别细胞的变化称非典型改变;上皮层普遍紊乱称为异常增生,可表现为基底细胞极性消失,有一层以上的上皮细胞出现基底细胞样改变(基底细胞复层化),核浆比例增大,上皮钉突呈水滴状,上皮分层不规则,细胞有丝分裂增加且有少量异常分裂,上皮外层1/2出现有丝分裂,细胞出现多形性,核染色加深,核仁增大,细胞间的连接减弱,棘细胞中有单个或多个细胞群发生角化(又称错角化或角化不良,这种现象多在高度增生上皮钉突中出现)。

白斑病的组织病理学诊断应常规写明是否存在上皮异常增生及其程度。

(四)临床表现

1.斑块型

(1)好发于舌背和双颊。

(2)病损多呈白色或灰白色均质较硬斑块,平于或稍高出黏膜表面,无或略有粗糙感。

(3)基底柔软,患者多无自觉症状或仅有轻度不适感觉。

(4)斑块有时呈乳白色,表面隆起,呈结节状、乳头状或颗粒状,粗糙或有龟裂。扪之较硬,有不适感。

2.颗粒型

(1)又称颗粒-结节状白斑,好发于口底、舌腹及口角区黏膜。

(2)病损区可见在充血的黏膜上,白色损害呈颗粒状突起,表面不平,可有点状或小片状糜烂,刺激痛。

(3)本型白斑大多可查到白色念珠菌感染。

3.皱纹纸型

(1)好发于前庭沟、颊黏膜口角区、舌腹、口底黏膜。

(2)病损呈白色或灰白色,稍高于正常黏膜,表面粗糙,边界清楚。

(3)患者有粗糙不适感,起初多无自觉症状,也可有刺激痛。

(4)位于口底的病损多对称发生,以 40 岁以上吸烟女性多见,又称口底蝶状角化病。

4.疣状型

(1)多发生于牙龈、唇、上腭、口底。

(2)病损呈乳白色,较厚,突出于黏膜表面。

(3)表面呈刺状或绒毛状突起,粗糙,质稍硬,易发生皲裂和溃疡。

(4)少数疣型白斑损害较大,如菌状,上带刺毛状物。

5.溃疡型

(1)以上各型在发生糜烂或溃疡时都可归入此型。

(2)在增厚的白斑上出现糜烂和溃疡,可有或无局部刺激因素。

(3)可有反复发作史,疼痛明显。

口腔白斑的好发区域依次是颊、唇、舌、口角区、前庭沟、腭、牙龈,其中双颊的白斑多位于咬合线处,宽约 1cm,有的延及口角。在口角 1cm 处为唇联合区,该区白斑恶变率较高,尤其是伴念珠菌感染者。唇部的白斑一般位于患者习惯性的衔烟部位,上下唇均可见,下唇更明显。

(五)诊断

根据临床表现,结合组织病理学检查、脱落细胞学检查、甲苯胺蓝检查可以明确诊断。脱落细胞检查,即刮取病变区表面细胞,经过巴氏染色,可见早期癌变的脱落细胞。甲苯胺蓝检查,即擦干病损表面,以棉签蘸甲苯胺蓝涂于病损区,0.5min 后以 1% 醋酸洗去,着深蓝色的部位为可疑恶变的部位,可选择此部位活检。

(六)鉴别诊断

1.白色角化病 白色角化病是由长期机械或化学刺激引起的白色角化斑块或斑片,界限不清,平滑柔软。去除刺激后病损可完全消退。

2.白色水肿 白色水肿呈透明光滑的灰白色,晚期表面粗糙有皱纹。

3.白色海绵状斑痣 该病为常染色体显性遗传病,表现为灰白色、水波样皱褶或沟纹,表面有形似海绵的小滤泡,触之柔软,有弹性。白色皱褶可刮去或揭去。

4.扁平苔藓 位于舌背的扁平苔藓可以是白色斑块状,需要与白斑鉴别,通常依赖组织病理学诊断。

(七)治疗

去除刺激因素,全身和局部联合应用抗角化药物,预防和控制白色念珠菌感染。用药期间定期随访,预防癌变。原位癌变者需立即手术切除,无异常增生或中度以下异常增生者需要 1~3 个月不等的定期随访,以观察病情进展。

1.全身用药

(1)免疫增强剂,如胸腺肽、转移因子、左旋咪唑。

(2)维 A 酸类,如维 A 酸、异维 A 酸、维胺酯、依曲替酯等。

(3)维生素类,如 β-胡萝卜素、维生素 A、维生素 E 等。

(4)抗真菌药,如伊曲康唑、氟康唑等。

2.局部用药

(1)2%~4%碳酸氢钠溶液,含漱,每日 3 次。

(2)复方氯己定含漱液,含漱,每日 3 次。

(3)维 A 酸糊剂,局部涂擦,每日 3 次。

（八）预后

1.大部分病例可长期处于稳定状态。

2.部分病例可发生癌变,当有以下情况时,癌变率增高:①长期吸烟者;②不吸烟的年轻女性;③颗粒性、疣型、溃疡性病变;④发生于舌腹、口底、口角内侧黏膜的病变;⑤伴有白色念珠菌感染;⑥保守治疗1个月以上无效;⑦病情出现进展,如糜烂、硬结。

三、口腔扁平苔藓

扁平苔藓(lichen Planus,LP)是一种病因不明的非感染性疾病,可同时累及皮肤和黏膜。口腔扁平苔藓(oral lichen planus,OLP)以珠光白色损害伴或不伴充血糜烂为特点的慢性疾病,时愈时发,可迁延达20年以上,少数病例可发生癌变。中医称之为"口蕈"、"口破"。

（一）病因

病因尚不明确。

1.感染因素　目前比较盛行的说法是病毒或细菌可能作为致病因素,但仍需进一步观察。

2.精神因素　临床观察证实OLP与患者精神受到创伤、紧张、焦虑、忧郁等精神因素有关,去除精神因素后,患者病情多可缓解。

3.内分泌因素　本病女性患者较多,且病情波动与妊娠、更年期以及一些影响内分泌功能的药物有关。

4.微量元素　近年来注意到微量元素在人体内具有特异的生理功能及与本病的关系。在检测患者头发微量元素时,发现锌、碘等均低于正常,而镍高于正常。

5.系统性疾病因素　如糖尿病、肝炎、高血压、消化道功能紊乱等。

6.局部刺激因素　不同金属修复体在口内形成电位差,对黏膜产生微电流刺激;充填物及修复体的刺激等,可引起口腔黏膜苔藓样改变。有报道汞银合金充填体引起苔藓样病损的病例。

7.遗传因素　家族性扁平苔藓患者所携带的HLA型基因明显高于非家族性扁平苔藓的对照组,说明扁平苔藓发病可能与遗传因素有关。

（二）临床表现

1.口腔黏膜病损　本病可发生于口腔黏膜的任何部位,大多左右对称。超过85%的病损发于颊部,其次为舌、牙龈(主要发生于附着龈)、唇(以下唇多见,主要累及唇红黏膜)、腭(主要累及硬腭)、口底。口腔黏膜病损常同时在口腔多个部位出现,单个部位的病损较少见。

患者多无明显自觉症状,当黏膜充血糜烂时,患处有自发性疼痛,程度因人而异,遇刺激时疼痛更明显。病情可反复,时愈时发;也可同时出现多种病损表现,并可相互重叠或转换。

最常见的病损表现为针头大小的白色或灰白色角化小丘疹。这些白色丘疹组成细的条纹,类似皮损的威肯纹(Wickham striae)。这些线条相互交织呈网状、环状、条状、斑块状等各种形态,多呈对称分布,但双侧严重程度可不一致。病损区黏膜可发生红斑、充血、糜烂、溃疡、萎缩、水疱等,但一般保持黏膜原有的弹性和柔软性。常见的病损形态可根据不同的方法分类。

（1）根据病损部位分类

1）颊扁平苔藓:以磨牙前庭沟为最好发部位,其次为颊咬合区,向前可延伸至口角处,向后可延伸至磨牙后垫及翼下颌韧带。病损可呈树枝状、网状、丘疹、红斑等多种形态,可伴有溃疡或糜烂。

2)舌扁平苔藓:多发生于舌前 2/3 区,舌尖、舌背、舌腹、舌缘均可受累,多呈萎缩型损害,舌背丝状乳头和菌状乳头萎缩,上皮变薄,光滑红亮。易形成糜烂,糜烂愈合后遗留一平滑、无舌乳头的表面。舌背的病损早期为丘疹斑点状,灰白透蓝,开始仅侵犯丝状乳头顶部,逐渐累及整个乳头,也可是圆形或椭圆形灰白色斑块,与白斑难以区别。舌腹病损多呈网状、树枝状或条纹状,单侧或对称发生,可伴有充血、糜烂。舌腹和舌侧缘病损如果长期充血、红斑、糜烂,应及时行活检并注意观察、随访。

3)唇扁平苔藓:下唇多见,唇红部损害多呈网状或环状,可伸向口角,伴有秕糠状鳞屑。有时花纹模糊不清,用水擦湿后,透明度增加,花纹变明显。唇部扁平苔藓与盘状红斑狼疮常难以区别,唇部的陈旧性损害沿皮肤侧边缘处可见带状色素沉着斑。

4)龈扁平苔藓:附着龈充血,接近前庭沟处可见灰白色斑纹。牙龈上皮萎缩,表面可发生糜烂,呈剥脱性龈炎的表现,病损四周可见细微的灰白色网纹。

5)腭扁平苔藓:较少见,发病率低于 8%,病损多由附近区域的病损蔓延而来。在硬腭多位于腭侧龈缘附近,中央萎缩发红,边缘色白隆起。软腭病损极少见,呈灰白色网状花纹。

(2)根据病损形态分类

1)网状型:此型为临床上最常见的病损形式。较多见于磨牙区黏膜与前庭沟,常自后向前蔓延。在白纹稠密区域,特别是在前庭沟与颊黏膜区域较多发生充血,并形成上皮下水疱。水疱极易破裂而迅速成为浅表糜烂,通常经局部治疗,糜烂即可愈合而白纹重新出现。

2)丘疹型:状如针头大小,微隆,偶见于伴白纹的颊黏膜。该型不应与皮脂腺异位症相混淆,这二者可以同时存在。

3)斑块型:圆形或椭圆形多见,常位于舌背中份或两侧,基本上保持对称,但也可为单侧性。损害区乳头消失而平伏。

4)方块型:偶见于有吸烟史者的如黏膜与(或)附着龈,实际上是一种少见的白色角化病,故戒烟后斑块逐渐消失而白纹重现。

5)水疱型:一般为粟粒状,多见于软腭,水疱容易破裂,在一昼夜间又重新出现。

6)糜烂型:常在充血的基础上发生,范围广泛,甚至可遍及整个口腔黏膜。颊部多见,病损区糜烂、潮红,有假膜覆盖,充血区周围可见网状条纹。

2.皮肤病损 病损发生于身体各部位,但四肢较躯干更多见。患者感瘙痒,皮肤上可见抓痕。微高出皮肤表面的扁平丘疹呈粟粒至绿豆大,多角形,边界清楚。病损多为紫红色,可有色素减退、色素沉着或正常皮色。有的丘疹可见到白色小斑点或浅的网状白色条纹,称为 Wickham 纹。

3.指(趾)甲病损 甲部扁平苔藓最多见于拇指,甲部增厚或变薄,甲板常有纵沟及变形。甲部损害一般无自觉症状,如有继发感染,可引起周围组织疼痛。

(三)诊断

根据病史、临床表现,必要时可进行组织活检确诊。

(四)鉴别诊断

1.盘状红斑狼疮 好发于下唇,病损多无对称性,常表现为放射状细短白纹。组织病理学检查、免疫病理等对鉴别两者有重要意义。

2.迷脂症 粟粒大小淡黄色丘疹,外观正常,无症状,组织病理表现为多个成熟的正常皮脂腺。

(五)治疗

去除局部刺激因素,损害局限且无症状者,一般不需用药。损害局限但有症状者,以局部用药为主。损害较严重者可采用局部和全身联合用药,同时应注意控制继发感染,特别是真菌感染。

1.全身用药

(1)糖皮质激素:如地塞米松、泼尼松等。根据患者全身状况和病情轻重谨慎选用。针对急性大面积或者多灶糜烂型扁平苔藓,可以小剂量短程服用。

(2)免疫增强剂:胸腺肽、转移因子等,用于免疫功能低下者(结合患者全身情况和实验室免疫检查结果使用)。

(3)免疫抑制剂:羟氯喹、沙利度胺等,用于免疫水平过高者。

2.局部用药

(1)溶液剂:如复方氯己定含漱液、复方硼砂溶液等,局部含漱。

(2)糊剂:如曲安奈德口腔软膏、地塞米松软膏,局部涂擦。

四、盘状红斑狼疮

红斑狼疮可分为系统性红斑狼疮(systemic lupus erythematosus,SLE)和盘状红斑狼疮(discoid lupus erythematosus,DLE),前者可累及全身内脏多个系统以及皮肤、黏膜、关节、肌肉等,而后者病损主要局限于皮肤、黏膜、结缔组织。口腔病损多属于盘状红斑狼疮。

(一)病因

该病病因尚未明确,可能与遗传、病毒感染、创伤、紫外线照射、药物等因素有关,属于癌前状态。目前多认为是多因素导致人体免疫异常。

(二)病理表现

1.黏膜上皮层中等过度正角化和不全角化,粒层明显,角化层可有剥脱,有时可见角质栓。

2.上皮棘层萎缩变薄,有时可见上皮钉突增生、伸长。

3.基底细胞层显著液化变性,上皮与固有层之间可形成裂隙和小水疱,基底膜不清晰。

4.上皮下结缔组织内胶原纤维玻璃样变以及嗜碱性变,水肿,断裂,分布散乱。

5.固有层毛细血管扩张、增生,管腔不规则,管壁增厚、内皮水肿,血管内可见玻璃样血栓,血管周围有密集淋巴细胞(主要是 T 细胞)、少量浆细胞浸润,呈袖口状。

6.血管周围上皮与结缔组织交界处可见到类纤维蛋白沉积,HE 染色标本上呈粉红色,PAS 染色阳性。

7.直接免疫荧光检查,表现为较宽的不连续、粗细不匀、翠绿色的荧光带。70%～80%的患者可见此荧光带。

(三)临床表现

1.皮肤损害

(1)男女发病比为 1：2,发病年龄以 30 余岁为多。

(2)损害初起时为一片或数片鲜红色斑,发生在面部、耳、头皮等部位,绿豆至黄豆大,上覆黏性鳞屑,以后逐渐向外围扩大,呈圆形或不规则形,边缘明显色素增深,略高于中心,中央色淡,有毛细血管扩张。鳞屑下有角质栓和扩大毛孔,伴不同程度瘙痒和烧灼感。

(3)两侧颧颊和鼻梁间的损害连接成蝶翼形,称蝴蝶斑。

(4)慢性病程,陈旧损害中央萎缩,有时伴着色斑点,较四周低凹。头皮上的萎缩常更显著,可失去头发,称假性斑秃。

(5)盘状损害有时可在曝晒太阳或劳累后加剧。

2.口腔损害

(1)损害可发生于口腔黏膜的任何部位,主要在唇,其次为颊、舌、腭部。最常见于唇红部,下唇红尤为常见,可能是由于日光照射的缘故。

(2)病损可局限于唇红部,也可扩展至唇周皮肤。损害初起为一片或数片鲜红色的充血斑,伴角质性脱屑,边界清楚,红斑中央略微凹陷,周缘略微高起,有放射状白色角化条纹排列,有时发红萎缩的病损黏膜上可见着色斑点或色素脱失,较四周低凹。若病损扩展至唇周皮肤,则唇红皮肤边界模糊不清。唇红萎缩,红斑亦可发生糜烂、结痂。

(3)颊黏膜病损仅次于唇黏膜发生,不具对称性,表现为圆形红斑,中央轻度萎缩,周围绕以白色、放射状角化条纹和扩张血管,病损中央也可出现糜烂溃疡。

(4)口腔黏膜其他部位常表现为网状、条索状或斑块状白色角化病损,也可伴糜烂溃疡。

(四)诊断

盘状红斑狼疮病因不明,临床表现变化多端,累及的组织和器官较多,病情复杂,特别是早期不典型患者或仅有一两个脏器受累者,或无皮疹,甚至无临床表现。美国风湿病协会在1982年修正了盘状红斑狼疮的诊断标准,共10项:①颧颊部红斑;②盘状狼疮;③光敏感;④口腔溃疡;⑤非侵蚀性关节炎;⑥蛋白尿($>0.5g/d$)或尿细胞管型;⑦癫痫发作或精神病;⑧胸膜炎或心包炎;⑨溶血性贫血或白细胞减少($<4000/mm^3$)或淋巴细胞减少($<1500/mm^3$)或血小板减少($<100000/mm^3$);⑩抗 ds-DNA 抗体或抗 Sm 抗体或 LE 细胞或梅毒血清反应假阳性。符合以上4项或4项以上始能确诊。该诊断标准的敏感性和特异性都可达96%。倘结合皮肤狼疮带试验和活体组织检查,可提高诊断率。

(五)鉴别诊断

1.多形性红斑 多形性红斑为一急性、自限性皮肤病,红斑在肢端对称出现,呈靶型,而唇红部损害表现为充血、糜烂严重。

2.天疱疮 天疱疮是一种慢性严重的疱性皮肤病,尼氏征阳性。基本损害表现为口腔内疱性损害破裂所致的糜烂面,容易出血,不易愈合,易有继发感染。组织病理可见棘层松解,抽取疱内液体或刮取少许基底部组织涂片,用姬氏染色或瑞氏染色可见到棘层松解的细胞。皮肤病损多发于经常摩擦的部位。

(六)治疗

应早期治疗,去除可能的诱发和刺激因素。药物治疗抑制免疫,防止继发感染。

1.全身用药

(1)免疫抑制剂:①氯喹,0.25g/d,分两次服用,孕妇禁忌;②肾上腺皮质激素,如泼尼松,在无激素禁忌证的条件下,5mg/d,与氯喹合用。

(2)维生素类:如维生素 E、维生素 B_6。

(3)抗炎药物:如阿莫西林等。

2.局部用药

(1)溶液剂:如复方氯己定含漱液,含漱,每日3次;复方硼砂溶液,含漱,每日3次。

(2)糊剂:如曲安奈德口腔软膏,局部涂擦,每日3次。

3.中成药 昆明山海棠片、雷公藤多苷片等。

(赵磊)

第六节 口腔黏膜大疱类疾病

一、天疱疮

天疱疮为一种慢性复发性、以表皮内大疱形成为特点的自身免疫性皮肤黏膜病。

(一)病因

天疱疮的病因至今不明,但根据临床实践和基础研究,医学上公认天疱疮是一种自身免疫性疾病。天疱疮发病可能与一些病毒感染、紫外线照射、含有巯基结构的药物(如青霉胺等)使用、微量元素缺乏、雌激素变化等有关。

(二)病理

天疱疮的病理特征为棘层松解和上皮内疱形成。

(三)临床表现

本病多发生于中年以上,40～60岁多见,国外30～50岁多见。

天疱疮损害可单独发生于黏膜或皮肤,也可两者同时伴发。本病可分为寻常型天疱疮、增殖型天疱疮、落叶型天疱疮和红斑型天疱疮四型。其中以寻常型天疱疮最为常见,也最严重,各型之间常有相互转化。

1.寻常型天疱疮 好发于中老年患者,是天疱疮中最常见、也是最严重的一型。

(1)口腔病损:口腔是早期出现病损的部位,常早于皮肤损害。唇、舌、腭、颊和牙龈为病损的好发部位;在咽旁、翼下颌韧带等易受摩擦的部位也较易发生损害。起疱前,患者常有口干等前驱症状,发疱常由局部创伤引起,表现为1～2个或是广泛发生水疱,直径大小不等。疱壁薄而透明,松弛易破。疱破后留一不规则的糜烂面以及残存的疱壁。疱壁可向周缘退缩而使溃疡面扩大,称"周缘扩展"。在糜烂面的边缘处,如将探针轻轻放置于黏膜下方,可见探针无痛性地伸入看似正常的黏膜下方。如果将疱壁撕去或提起,常连同邻近的外观正常的黏膜一并无痛性地撕去一大片,留下鲜红的创面,这种现象称为"揭皮试验阳性"。在口腔内,如果让患者用舌舔触外观正常的黏膜,可使此处黏膜的表皮脱落或撕去,在外观正常的皮肤上摩擦,可使该处皮肤起疱或脱皮,轻压疱顶,可使疱壁边缘向四周无痛扩展,这种现象称 Nikolsky 征(尼氏征)。以上现象都是由棘层松解造成的。

创面易发生继发性感染,感染后疼痛明显,影响患者咀嚼、吞咽。

(2)皮肤病损:部位多见于躯干以及头皮、颈、腋窝、腹股沟等易受摩擦的部位。Nikolsky 征阳性。一般仅有轻痒,治疗后留有色素沉着。若疱不破,则疱液逐渐变混浊而后干瘪,但有糜烂或继发感染后疼痛会比较明显,亦可出现发热、无力等全身症状。

(3)其他部位病损:除口腔和皮肤外,鼻腔、眼、外生殖器、肛门等处的黏膜均可发生与口腔类似的病损,且不易恢复正常。

2.增殖型天疱疮

(1)口腔病损:上皮表层剥脱后,剥落面呈乳头状或庞状增生,且在唇红缘处常有显著的增殖。

(2)皮肤病损:可在口腔黏膜损害之前或之后发生,可发生于任何部位,好发生于头面、腋下、胸背等处。水疱极易破溃,破溃后形成糜烂,糜烂面乳头状增生,表面污秽、结痂、有恶臭。

(3)其他部位病损:常同时侵犯鼻腔、阴唇、肛门等处黏膜。

3.落叶型天疱疮

(1)口腔病损:口腔黏膜受累较轻,可表现为正常或仅有轻微的红肿。可有糜烂形成,但范围小且表浅,容易愈合。尼氏征阳性。

(2)皮肤病损:皮损多发生于头、颜面、胸、背部,特征是极易破溃并形成油腻状结痂,出现限局或广泛性的剥脱,有腥臭。有时患处皮肤潮红肿胀并伴有叶状痂皮,类似剥脱性皮炎损害。尼氏征阳性,自觉瘙痒,全身症状轻重不一。

(3)其他部位病损:身体其他部位黏膜极少受损。

4.红斑型天疱疮

(1)口腔病损:很少出现口腔症状。

(2)皮肤病损:以红斑、小水疱为主,尼氏征阳性,可覆有鳞屑、结痂,好发于头部、面颊及胸背部。面部皮损分布多为蝶型红斑,酷似红斑狼疮。头部、胸背部多覆有脂溢性结痂,和脂溢性皮炎相似,最后可以发展为落叶型天疱疮。

(3)其他部位病损:一般很少播散全身,预后良好,不累及黏膜。

(四)诊断

早期诊断很重要。脱落细胞学涂片检查可见天疱疮细胞,结合病史、典型临床病损有一定的诊断价值。

(五)鉴别诊断

1.多形性红斑 急性发病,口腔损害探诊试验、尼氏征为阴性。皮损多为形态各异的红斑或在红斑基础上的水疱。

2.良性黏膜类天疱疮 多见于牙龈,皮损少见,为张力性厚壁大疱,尼氏征阴性。细胞学检查无天疱疮细胞,预后相对较好。

(六)治疗

以全身治疗为主,局部治疗为辅,内外兼治,中西医结合治疗收效较好。用药期间应严密观察,定期检查,避免发生严重的毒副作用。出现广泛活跃的皮肤损害应及时将患者转入皮肤专科治疗。

1.全身用药

(1)一般治疗:给予高蛋白、高热量饮食,补充多种维生素。口腔黏膜损害重而不能进食者,注意加强静脉给药和支持疗法,并应注意电解质平衡。防止和控制继发感染。

(2)皮质类固醇激素:是治疗天疱疮首选药物,但要注意其适应证和禁忌证。应做到早期诊断、早期治疗,积极控制,正确逐步减量,尽量以最小剂量长期维持,以控制病情、稳定疗效。长期应用应注意酌情补钙、补钾,也要注意有无糖尿病、高血压、十二指肠溃疡等改变。

(3)免疫抑制剂:这类药物可抑制自身抗体形成,是治疗天疱疮的重要辅助药物,与皮质激素联合用药,可提高疗效,减少皮质激素的用量。病情控制后,两类药物可交替减量,以减少各类药物的副作用。

(4)免疫调节剂:可作为辅助治疗,常用的有左旋咪唑、胸腺肽、转移因子等。

(5)支持疗法:注意水、电解质平衡,及时补充水、电解质、维生素。

2. 局部治疗

(1)口腔黏膜损害可用利凡诺溶液、复方氯己定溶液含漱或湿敷。病损广泛、疼痛明显者,可于饭前用1‰~2‰奴弗卡因溶液含漱以止痛。

(2)皮肤损害可应用1:8000高锰酸钾或0.05％利凡诺溶液或1:5000新洁尔灭溶液涂敷,清洗去除脓痂,减轻和控制感染。

二、良性黏膜类天疱疮

良性黏膜类天疱疮也称瘢痕性类天疱疮,是一种慢性自身免疫性疾病,以皮肤、黏膜的张力性大疱和糜烂为特点,可发生于口腔、眼、鼻、咽、食管、生殖器及肛门等处黏膜。口腔牙龈黏膜与眼结膜损害最多见。皮肤损害较少见,约占1/3,可发生于躯干、四肢、胸、背等部位。

本病老年人患病率较高,多见于50岁以上。女性多于男性,约为2:1。儿童与青年亦可罹患,但预后一般较好。

(一)病因及发病机制

该病病因不清,现多认为属于自身免疫性疾病。瘢痕性类天疱疮的发病机制与大疱性类天疱疮的发病机制相似。

(二)病理

镜下可见,病损区上皮无棘层松解,基底细胞变性,使上皮全层剥离,疱位于上皮下方。结缔组织内有大量淋巴细胞、浆细胞、组织细胞、嗜酸粒细胞及中性粒细胞浸润。

直接免疫荧光技术可见病损组织的上皮基底膜有免疫球蛋白及补体沉积,呈翠绿色的荧光带,即抗基底膜抗体阳性,主要为IgG和C_3。这是本病的特异性诊断依据。

(三)临床表现

1. 口腔病损

(1)该病可首先累及口腔黏膜,并可长期局限于口腔,可有缓解或持续反复发作过程,一般症状较轻。

(2)可发生于口腔黏膜的任何部位。牙龈是最先出现也是最常出现损害的部位,其典型表现是剥脱性龈炎样损害。

(3)损害的早期,疱壁较厚,色灰白,触之有韧性,不易破裂。疱液清亮或呈血疱,破溃后可见白色或灰白色的疱膜,无周缘扩展现象,疱壁不易被揭起,尼氏征阴性。疱膜去除后可见一光滑的红色溃疡面,若继发感染则形成溃疡,基底有黄色假膜覆盖。

(4)水疱经常反复出现于同一部位,疱破溃后形成一溃疡面。无牙区也常受累,若戴有义齿,则基托的边缘为好发区,基托的下方牙龈则不易出现损害。唇红较少受累。若损害发生在悬雍垂、软腭、扁桃体、腭舌弓以及腭咽弓等处,患者常出现咽喉疼痛、吞咽困难等症状。

2. 眼部病损

(1)50％~85％的瘢痕性类天疱疮患者可伴发眼部损害。单纯性的眼部损害称为眼天疱疮。

(2)眼部病损表现为睑结膜与球结膜的非特异性炎症。开始为结膜红斑、充血、水肿、水疱、糜烂溃疡,病变活动与缓解交替进行,逐渐在睑球结膜之间有纤维粘连。

(3)病变可导致睑裂狭窄或睑裂消失,结膜皱缩、内翻倒睫,甚至角膜溃疡,影响视力,甚至造成失明。

3.皮肤病损

(1)20%～50%的患者会出现皮肤损害。

(2)好发于面部和头皮,亦可见于胸、腹、腋下及四肢屈侧。

(3)开始可有皮肤瘙痒,继而可见红斑,或在正常的皮肤上出现张力性水疱,疱壁厚而不易破裂,尼氏征阴性。

(4)疱破后呈溃疡面,结痂愈合后可遗留瘢痕和色素沉着。

4.其他部位病损,如咽、气管、尿道、阴部以及肛门等处黏膜偶有受累,形成局部的纤维粘连。

(四)诊断

口腔黏膜充血发红,疱较小,不易破裂,疱壁不易揭去,水疱及上皮剥脱。牙龈为好发部位,眼可发生睑球粘连,疱壁厚,破后无周缘扩展。老年人多见,病程缓慢。

病理检查无棘层松解,有上皮下疱。

直接免疫荧光检查,于基底膜处可见免疫球蛋白沉积。

(五)治疗

损害仅累及口腔黏膜且病损局限者,局部使用糖皮质激素。口腔损害较为严重,或同时伴有其他部位病损者,可考虑全身应用激素。局部抗炎、防腐、止痛,防止继发感染。及早进行眼部检查和治疗。

1.全身用药

(1)高危患者的药物治疗:临床常将病损发生在以下任何部位的患者定义为高危患者:眼,生殖器,鼻咽,食管以及喉黏膜。高危患者首选治疗方法是泼尼松 $1.0～1.5mg/(kg \cdot d)$ 及环磷酰胺 $1～2mg/(kg \cdot d)$。

(2)低危患者的药物治疗:临床上将疾病仅累及口腔黏膜或仅累及口腔腔黏膜和皮肤的患者定义为低危患者。低危患者尽可能采取较保守治疗,中到大剂量的糖皮质激素仅在治疗初期使用,中后期逐渐减量或减次。

2.局部用药　局部应注意保持清洁,防止继发感染、瘢痕粘连以及并发症的发生。用皮质激素滴眼液防止睑球粘连。口腔疼痛明显妨碍进食时,可用具有消炎止痛功效的含漱剂漱口。口腔局部病损可以用糖皮质激素注射液封闭,但不宜太频繁,因为反复长期的注射易引起组织萎缩。

(刘丽梅)

实用临床口腔学

（下）

郑　浩等◎主编

吉林科学技术出版社

第八章　口腔局部麻醉与牙拔除术

第一节　口腔局部麻醉

一、局部麻醉的定义

局部麻醉(local anesthesia)简称局麻,是指用药物暂时阻断机体某一部分的感觉神经传导,使该部分的痛觉消失,以便在完全无痛的情况下进行手术。这种方法应完全可逆,不产生组织损害,局部麻醉时患者完全清醒,能与医师合作,是一种安全、简便、效果确切的麻醉方法。

口腔局部麻醉常用的方法有表面麻醉、浸润麻醉和阻滞麻醉。

二、口腔局部麻醉方法

1. 表面麻醉(superficial anesthesia)　是将麻醉剂涂布或喷射于手术区表面,麻醉剂被吸收而使末梢神经麻痹,以达到痛觉消失的效果。

该麻醉方法主要用于浅表的黏膜下脓肿切开引流,松动的乳牙或恒牙拔除,舌根、软腭或咽部检查,以及气管内插管前的黏膜表面麻醉。一般可用1‰丁卡因或2‰~4‰利多卡因作表面麻醉。

由于表面麻醉药能迅速被组织吸收,有时可出现毒性反应,如与局部注射麻醉药物合用时毒性更大。

2. 浸润麻醉(infiltration anesthesia)　是将局部麻醉药物注射于组织内,以阻断用药部位神经末梢的传导,产生镇痛的麻醉效果。

浸润麻醉适用于口腔颌面部软组织范围内的手术以及牙、牙槽突的手术。一般采用5号注射针头和5ml注射器。常用药物为1‰~2‰利多卡因或0.5‰~1‰普鲁卡因。麻醉方法有:①皮丘注射法;②骨膜注射法;③牙周膜注射法。

3. 阻滞麻醉(block anesthesia)　是将局部麻醉药物注射于神经干或主要分支周围,以阻断神经末梢传入的刺激,使该神经分布区域产生麻醉效果。该方法能够麻醉比较广泛的区域,可以避免多次注射带来的疼痛,使用麻醉药物剂量少,麻醉效果完全,麻醉作用深,维持时间长。由于可以远离病变部位进行注射,对整形手术和感染病例尤为适用。

进行阻滞麻醉要熟悉口腔颌面部的局部解剖,特别是三叉神经的行程与分布,以及神经行走的骨孔位置。严格按照无菌操作,针头避免接触未消毒的口腔组织器官,以免将污染带入深层组织引起感染。注射时应在颌面部找一个支点,在推注药物前,应抽吸有无回血,如有回血府改变注射针的方向,直到抽吸无血,方可注射局部麻醉药物。

(1)上牙槽后神经阻滞麻醉(block anesthesia of posterior superior alveolar nerve):将麻醉药物注射于上颌结节,以麻醉上牙槽后神经,故又称上颌结节注射法。上牙槽后神经阻滞麻醉分为口外与口内注射法,临床上以口内注射法较为常用。

口内注射法的进针点为上颌第二磨牙远中颊侧根部的口腔前庭沟处。如第二磨牙尚未萌出,进针点则在第一磨牙远中颊侧根部的口腔前庭沟处。注射麻醉药物剂量约 2ml,注射针尖刺入不宜过深,以免刺破上颌结节后方的翼静脉丛,引起深部血肿。

该方法可以麻醉上颌第一磨牙颊侧近中根外的同侧上颌磨牙、牙槽突及颊侧的牙周膜、骨膜及牙龈。由于上颌第一磨牙近中颊根有上牙槽中神经支配,在拔除上颌第一磨牙时,应补充颊侧浸润麻醉。

(2)腭前神经阻滞麻醉(block anesthesia of anterior palatine nerve):将麻醉药物注射入腭大孔或其附近,以麻醉腭前神经,故又称腭大孔注射法。

进针点为上颌第三磨牙或第二磨牙腭侧龈缘至腭中线连线的中外 1/3 的交界处,软硬腭交界前约 0.5cm。如上颌第三磨牙未萌出,则在上颌第二磨牙的腭侧,口内黏膜表面可见一个小凹陷。注射剂量约 0.5ml,如注射剂量过多或注射点过于向后,可引起恶心、呕吐反应。

此方法可麻醉同侧上颌磨牙、前磨牙的腭侧牙龈、黏骨膜和骨组织。

(3)鼻腭神经阻滞麻醉(block anesthesia of nasopalatine nerve):将麻醉药物注入腭前孔(切牙孔),以麻醉鼻腭神经,故又称腭前孔注射法。

进针点为上颌中切牙的腭侧,左右尖牙连线与腭中缝的交点,如上颌前牙缺失者,以唇系带为准,向后越过牙槽嵴 0.5cm,表面有菱形的腭乳头。注射剂量 0.3~0.5ml,由于该处组织致密,注射药物时,需较大压力。

此方法可麻醉两侧尖牙连线前方的腭侧牙龈、黏骨膜和牙槽突。由于在尖牙的腭侧远中有腭前神经交叉,所以尖牙腭侧牙龈手术应补充麻醉,如尖牙腭侧的局部浸润麻醉或腭前神经阻滞麻醉。

(4)眶下神经阻滞麻醉(block anesthesia of infraorbital nerve):将麻醉药物注射入眶下孔或眶下管内,麻醉出孔的眶下神经,故又称为眶下孔或眶下管注射法。此法分为口外注射和口内注射,临床上常用口外注射法。

眶下孔的表面标志在眶下缘中点下方 0.5~1cm 处,患者两眼正视前方,其瞳孔下方为眶下缘的中点,上颌第二前磨牙和颏孔的连线通过眶下孔。注射剂量 1~2ml,进针深度不可太深,以免损伤眼球。

眶下神经阻滞麻醉的范围包括同侧下睑、鼻、眶下部、上唇以及上颌前牙和前磨牙的唇颊侧牙龈黏膜、骨膜和牙槽骨。

(5)下牙槽神经阻滞麻醉(block anesthesia of inferior alveolar nerve):将麻醉药物注射于翼下颌间隙内,麻醉下牙槽神经,故又称为翼下颌注射法。此法分为口内注射和口外注射,临床上常用口内注射法。

口内注射进针点为颊脂垫尖,翼下颌皱襞中点外侧 0.3~0.4cm,下颌磨牙𬌗平面上 1cm。无牙𬌗患者上、下牙槽嵴连线中点外侧 0.3~0.4cm 处。注射剂量 2~3ml。

此方法可麻醉同侧下颌骨、下颌牙、牙周膜、前磨牙至中切牙的唇颊侧牙龈、黏骨膜和下唇。

(6)舌神经阻滞麻醉(block anesthesia of lingual nerve):将局部麻醉药物注射于舌神经周麻醉该神经。

舌神经位于下牙槽神经前内 1cm 处,在进行下牙槽神经阻滞麻醉口内注射时,注射针退出 1cm,再注射麻醉药物 1ml,或边退边注射麻醉药物,可麻醉舌神经。

麻醉范围包括同侧舌侧牙龈、黏骨膜、口底黏膜及舌前 2/3 黏膜。下牙槽神经阻滞麻醉和舌神经阻滞麻醉后,注射侧的下唇及舌尖可出现麻木、肿胀和变肥厚的感觉。

(7)颊神经阻滞麻醉(block anesthesia of buccal nerve):将局部麻醉药物注射于颊神经周围,麻醉该神经。

当进行下牙槽神经和舌神经阻滞麻醉后,针尖退至肌层、黏膜下,推注药物1ml即可麻醉该神经。

麻醉范围包括下颌磨牙颊侧牙龈、黏骨膜、颊部黏膜、肌肉和皮肤。

(三)局部麻醉的并发症与预防

1.全身并发症

(1)晕厥(syncope):是由于一过性中枢缺血导致突发性、暂时性的意识丧失。一般可由患者精神紧张、恐惧、疲劳、饥饿、体质差以及疼痛等因素诱发。

1)临床检查:可见患者面色苍白、全身冷汗、呼吸短促、早期脉搏缓慢,继而脉搏快而弱,进一步发展可出现血压下降、呼吸困难以及短暂的意识丧失。

2)防治:术前检查患者的全身及局部情况,如果患者身体虚弱、饥饿、疲劳或局部疼痛明显应暂缓手术,并给予相应的治疗。在局部麻醉操作过程中,一旦发现患者有晕厥发作的前驱症状,应立即停止注射,放平椅位,使患者仰卧呈头低、脚高,松解衣领,保证呼吸通畅。情况严重可针刺或指压人中,吸氧,静脉推注高渗葡萄糖。

(2)过敏反应(allergic reaction):是指患者曾使用过某种麻醉药物,无不良反应,当再次使用该药时,却出现了不同程度的症状,有即刻反应和延迟反应。

1)即刻反应:是用极少量药物后,立即发生严重的类似中毒的症状,轻者表现为烦躁不安、胸闷、寒颤、恶心、呕吐等;严重者出现惊厥、神志不清、血压下降、昏迷甚至呼吸停止、心跳停搏而死亡。延迟反应主要表现为血管神经性水肿,偶见荨麻疹、药疹等。

2)防治:术前仔细询问有无麻药过敏史,酯类麻药如普鲁卡因、丁卡因可出现过敏反应。目前常用的酰胺类利多卡因,一般无过敏反应。注射时,如出现过敏症状,应立即停止注射,放平椅位,反应轻者给予脱敏药物如钙剂、异丙嗪、可的松类激素肌注或静脉推注,吸氧。严重者应立即抢救,静脉推注地西泮(安定)10~20mg、吸氧、解痉、升血压等对症处理。对延迟反应者,可给予抗过敏药物。

(3)中毒(toxicosis):是指单位时间内血液中麻醉药物的浓度超过了机体的耐受力,引起各种程度的毒性反应。中毒反应的轻重取决于总的用药剂量或单位时间内注入药物剂量的多少和浓度的大小、注射的速度以及是否直接快速注入血管有关。

1)临床表现:症状轻者表现为烦躁不安、多话、恶心、呕吐、嗜睡等,严重者可出现发绀、惊厥、神志不清,终因呼吸循环衰竭而死亡,临床表现可分为兴奋型和抑制型。

2)防治:术者应熟悉麻醉药物的毒性,一次最大剂量,单位时间内推注药物的速度要慢。推注药物要回抽,观察是否进入到血管内。一旦发生中毒反应,应立即停止注射。症状轻者的处理与晕厥处理相同,症状严重者应立即采取吸氧、输液、升血压、抗惊厥、应用激素等抢救措施。

2.局部并发症

(1)注射区疼痛和水肿(pain and edema)

1)常见的原因:局部麻醉药物变质,有杂质或溶液不等渗;注射针头钝、弯曲或有倒钩;注射针头刺入到骨膜下,造成骨膜撕裂;未严格按无菌操作,将细菌带入深部组织导致感染;患者对疼痛敏感等。

2)防治:注射前认真检查麻醉药物和注射针头,严格按无菌要求操作,注射针斜面正对骨面,在骨膜上滑行。一旦发生疼痛、水肿,可给予局部热敷、理疗、封闭,并给予消炎止痛的药物。

(2)血肿(hematoma):在注射过程中刺破血管,导致组织内出血。多见于上牙槽后神经阻滞麻醉时,刺破翼静脉丛。偶见眶下神经阻滞麻醉,刺入眶下管,刺破眶下动脉、静脉或局部浸润麻醉时,刺破小血管。血肿的临床表现开始为局部迅速肿胀,无疼痛,皮肤或黏膜出现紫红色淤斑,数天后转变为黄绿色,最后吸收消失。

(3)感染(infection)

1)感染的原因:发生感染的主要原因有注射部位和麻醉药物消毒不严,注射针被污染以及注射针穿过感染灶等,引起颌面深部间隙感染。一般在注射后1~5天局部出现红、肿、热、痛,甚至张口受限或吞咽困难等症状。

2)防治:注射前检查麻醉药物、注射器及注射区的消毒情况,严格遵守无菌操作原则,注射针避免接触未消毒的口腔,同时避免在感染灶注射。

(4)注射针折断(needle breakage)

1)注射针折断原因:临床上造成注射针折断的原因有注射针质量差,缺乏弹性;术者操作不当,注射针进入骨孔、骨管或韧带;突然改变用力方向;注射中患者突然摆动头位等。

2)防治:术前仔细检查注射针,并向患者解释清楚,以得到患者的配合。操作轻柔,不要用力改变针头的方向。注射针要有1cm留在组织外。如发生注射针折断,嘱患者勿动,立即夹住针头外露的部分并将其拔出。如折断的针头完全留在组织内,应拍X线片定位后手术取出。

(5)暂时性面瘫(transient facial nerve paralysis)

1)暂时性面瘫发生的原因:一般见于经口内阻滞麻醉下牙槽神经时,由于注射部位过深,超过下颌升支后缘或下颌切迹,将麻醉药物注入腮腺内,使面神经麻醉,导致暂时性面瘫。注射后数分钟,患者感觉面部活动异常,注射侧眼睑不能闭合,口角下垂。

2)防治:术者注意进针点的部位、进针方向、深度和麻醉药物的剂量。如出现暂时性面瘫,待药物作用消失后可自行恢复。如刺伤面神经,则需要给予营养神经的药物。

(6)其他并发症(another complications):其他并发症包括暂时性牙关紧闭、暂时性复视或失明等。发生此类并发症时要耐心向患者解释,一般在短时间内,待药物作用消失后,即可恢复正常,不需要特殊治疗。

(吴淑玲)

第二节　拔牙器械及其使用

一、牙钳

牙钳由钳喙、关节和钳柄三部分组成。钳喙是夹持牙的工作部分,外凸内凹,内凹侧作为夹住牙冠或牙根之用。根据牙冠和牙根的不同形态,设计的形状多种多样。关节是连接钳喙和钳柄的可活动部分。钳柄是术者握持的部分。牙钳的钳喙与钳柄各呈不同的角度以利拔牙时的操作。前牙与后牙不同,上颌牙与下颌牙不同。夹持牙根的牙钳叫做根钳。

使用牙钳时,钳喙的内侧凹面应与牙冠唇(颊)、舌(腭)侧面,牙颈部的牙骨质,以及牙根而构成面与面的广泛接触。

二、牙挺

牙挺由刃、杆、柄三部分组吃。按照功能可分为牙挺、根挺和根尖挺,按照形状可分为直挺、弯挺和三角挺等。牙挺的刃宽,根挺的刃较窄,根尖挺的刃尖而薄。

牙挺是用于松动牙或牙槽窝内的牙根,使牙钳更容易拔除牙或牙根。牙挺的工作是按照杠杆、楔和轮轴三种原理,将撬力、楔力和扭转 3 种力量单独或互相结合使用,使牙或牙根从周围的牙槽骨中松动、脱臼,以便拔除。牙挺常用于难拔的牙、阻生牙、埋伏牙、残根、残冠、断根的拔除。

使用牙挺时要注意不能以邻牙为支点,必须用手指保护周围组织,用力的方向应正确,力量大小必须加以控制。如牙挺使用不当常常导致邻牙松动,牙挺刺伤周围软组织,将牙根推入到上颌窦或下颌神经管,甚至到口底间隙。

三、其他器械

拔牙器械还包括分离牙龈用的牙龈分离器,刮除牙槽窝内肉芽组织、碎骨片、碎牙片的刮匙,阻生牙或复杂牙拔除时需切开、翻瓣、去骨、劈冠、分根、修整骨创等手术用的手术刀、剪刀、骨膜剥离器、骨凿、锤子、咬骨钳、骨钳以及缝合器械等。

目前,临床上已逐步使用带有长钻头的涡轮机拔除阻生牙,代替骨凿劈冠或分根。

(吴淑玲)

第三节　拔牙的适应证和禁忌证

一、适应证

拔牙的适应证是相对的,过去有些属于拔牙适应证的病牙,现在也可以保留。因此要认真对待拔牙。

1.严重龋病　因龋坏不能保留的牙,牙冠严重破坏已不能修复,而且牙根或牙周情况不适合做桩冠或覆盖义齿等。

2.严重牙周病　晚期牙周病,牙周骨质丧失过多。牙松动已达Ⅲ度,经常牙周溢脓,影响咀嚼功能。

3.牙髓坏死　牙髓坏死或不可逆性牙髓炎,患者不愿做根管治疗或根管治疗失败的病例;严重的根尖周病变,已不能用根管治疗、根尖手术或牙再植术等方法进行保留的病例。

4.额外牙、错位牙、埋伏牙　此类牙可导致邻近软组织创伤,影响美观,或导致牙列拥挤。如上颌第三磨牙颊向错位导致口腔溃疡,尤对颌牙而伸长,影响对颌义齿的修复。

5.阻生牙　反复引起冠周炎,或引起邻牙牙根吸收和破坏,位置不正,不能完全萌出的阻生牙,一般指第三磨牙。

6.牙外伤　导致牙冠折断达牙根,无法进行根管及修复治疗并出现疼痛的牙。如仅限于牙冠折断或牙根折断不与口腔相通,通过治疗后仍可保留。牙隐裂、牙纵折、殆创伤导致的牙根横折,以往均需拔除,现在也可考虑保留。

7.乳牙 乳牙滞留,影响恒牙正常萌出,或根尖外露造成口腔黏膜溃疡。如恒牙先天缺失或埋伏,乳牙功能良好,可不拔除。

8.治疗需要的牙 因正畸需要进行减数的牙,因义齿修复需拔除的牙,颌骨良性肿瘤累及的牙,恶性肿瘤进行放射治疗前为预防严重并发症而需拔除的牙。

9.病灶牙 引起上颌窦炎、颌骨骨髓炎、颌面部间隙感染的病灶牙,可能与某些全身性疾病,如风湿病、肾病、肝病有关的病灶牙,在相关科医师的要求下而需拔除的牙。

10.其他 患者因美观或经济条件要求拔牙,如患者因四环素牙、氟斑牙、上前牙明显前突治疗效果不佳,牙体治疗经费高,花费时间过长,要求拔牙者。

二、禁忌证

禁忌证也是相对的。在以上相对适应证可行牙拔除术者,还需考虑患者的全身和局部情况。有些禁忌证经过治疗可以成为适应证,当严重的疾病得不到控制,则不能拔牙。

1.血液系统疾病 对患有贫血、白血病、出血性疾病的患者,拔牙术后均可能发生创口出血不止以及严重感染。急性白血病和再生障碍性贫血患者抵抗力很差,拔牙后可引起严重的件发症,甚至危及生命,应避免拔牙。轻度贫血,血红蛋白在 8g/L 以上可以拔牙,白血病和再生障碍性贫血的慢性期,血小板减少性紫癜以及血友病的患者,如果必须拔牙,要慎重对待。在进行相应治疗后可以拔牙,但在拔牙术后应继续治疗,严格预防术后出血和感染。

2.心血管系统疾病 拔牙前了解患者属于哪一类高血压病和心脏病。重症高血压病,近期心肌梗死,心绞痛频繁发作,心功能Ⅲ~Ⅳ级,心脏病合并高血压等应禁忌或暂缓拔牙。

一般高血压患者可以拔牙,但血压高于 180/100mmHg,应先行治疗后,再拔牙。高血压患者术前 1 小时给予镇静、降压药,麻醉药物中不加血管收缩药物。临床上常用利多卡因。

心功能Ⅰ或Ⅱ级,可以拔牙,但必须镇痛完全。对于风湿性和先天性心脏病患者,为预防术后菌血症导致的细菌性心内膜炎,术前、术后要使用抗生素。冠心病患者拔牙可诱发急性心肌梗死、房颤、室颤等严重并发症,术前服用扩张冠状动脉的药物,术中备急救药品,请心内医师协助,在心电监护下拔牙,以防意外发生。

3.糖尿病 糖尿病患者抗感染能力差,需经系统治疗,空腹血糖控制在 8.9mmol/L(160mg/dL)以内,无酸中毒症状时,方可拔牙。术前、后常规使用抗生素控制感染。

4.甲状腺功能亢进 此类患者拔牙可导致平状腺危象,有危及生命的可能。应将基础代谢率控制在 +20 以下,脉搏不超过 100 次/分,方可拔牙。

5.肾脏疾病 各种急性肾病均应暂缓拔牙。慢性肾病,处于肾功能代偿期,临床无明显症状,术前、术后使用大量的抗生素,方可拔牙。

6.肝脏疾病 急性肝炎不能拔牙。慢性肝炎需拔牙,术前、后给予足量维生素 K、维生素 C 以及其他保肝药物,术中还应加止血药物。术者应注意严格消毒,防止交叉感染。

7.月经及妊娠期 月经期可能发生代偿性出血,应暂缓拔牙。妊娠期的前 3 个门和后 3 个月不能拔牙,因易导致流产和早产。妊娠第 4、5、6 个月期间进行拔牙较为安全。

8.急性炎症期 急性炎症期是否拔牙应根据具体情况。如急性颌骨骨髓炎患牙已松动,拔除患牙有助于建立引流,减少并发症,缩短疗程。如果是急性蜂窝织炎,患牙为复杂牙,手术难度大,创伤较大,则可能促使炎症扩散,加重病情。所以,要根据患牙部位,炎症的程度,手术的难易,以及患者的全身情况综合考虑,对于下颌第三磨牙急性冠周炎、腐败坏死性龈炎、急性传染性口炎及年老体弱的患者应暂缓拔牙。

9.恶性肿瘤 位于恶性肿瘤范围内的牙,单纯拔牙可能使肿瘤扩散或转移,应与肿瘤一同切除。位于放射治疗照射部位的患牙,在放射治疗前 7～10 天拔牙。放射治疗时以及放射治疗后 3～5 年内不能拔牙,以免发生放射性颌骨骨髓炎。

(吴淑玲)

第四节 拔牙前的准备

一、术前准备

术前详细询问病史,包括既往麻醉、拔牙或有其他手术史,是否有药物过敏,术中及术后的出血情况。患者的全身情况,是否有拔牙的禁忌证,必要时应进行化验以及药物过敏试验等检查。

根据患者的主诉,检查要拔除的患牙是否符合拔牙的适应证,同时还进一步做口腔全面检查,注意牙位、牙周情况以及牙破坏的程度,并拍摄牙片或全景 X 线片检查。然后与患者面谈,介绍病情,拔牙的必要性,拔牙术的难易程度,术中和术后可能出现的情况,以及牙拔除后的修复问题等,在征求患者的意见后,使其积极主动地配合手术,方可作出治疗计划。

一般每次只拔除一个象限内的牙,如一次要拔除多个牙,要根据患者的全身情况,手术的难易程度,以及麻醉的方法等而定。通常先拔下颌牙再拔上颌牙,先拔后面的牙再拔前面的牙。

二、患者体位

合适的体位应该是使患者舒适、放松,同时便于术者操作。拔牙时,大多采用坐位。拔上颌牙时,患者头后仰,张口时上颌牙的𬌗平面与地面成 $45°～60°$ 角。拔下颌牙时,患者端坐,椅位放低,张口时下颌牙的𬌗平面与地平面平行,下颌与术者的肘部平齐。不能坐起的患者可采取半卧位,但需注意防止拔除的牙和碎片掉入患者的气管内。除拔下前牙术者位于患者头部的右后方外,拔除上颌牙以及下颌后牙时术者位于患者头部的右前方。

三、手术区准备

口腔内有多种细菌存在,不可能完全达到无菌要求,但不能因此而忽视无菌操作。手术前嘱患者反复漱口,如牙结石多,应先进行洁牙。口腔卫生不好的患者,应先用 3％过氧化氢溶液棉球擦洗牙,然后用生理盐水洗漱干净或用 1∶500 高锰酸钾液冲洗术区。

口内手术区和麻醉进针点用 1％或 2％碘酊消毒,因碘酊对口腔黏膜有刺激性,不宜大面积涂抹,消毒直径在 1～2cm 范围内即可。复杂牙需切开缝合者,要用 75％乙醇消毒口周及面部下 1/3,在颈前和胸前铺消毒巾或孔巾。

四、器械准备

除常规牙科检查器械，口镜、镊子以及探针外，根据需要拔除的牙齿选择相应的牙钳和牙挺，同时准备牙龈分离器和刮匙。如需作翻瓣、劈冠、分根、去骨或进行牙槽突修整的病例，则应准备手术刀、剪、骨膜分离器、带长钻头的涡轮机、骨凿、锤、骨钳、骨锉、持针器、血管钳、组织钳以及缝针、缝线等。

（吴淑玲）

第五节　拔牙的基本步骤

在完成上述拔牙前的准备并且进行局部麻醉后，拔牙前先肯定局部麻醉的效果，然后再次核对需拔除的牙，让患者有足够思想准备，在能配合手术的前提下，进行以下操作。

一、分离牙龈

牙龈紧密地附着于牙颈部，环绕牙面有 0.1～0.2cm 深的龈沟，将牙龈分离器插入龈沟内，紧贴牙面伸入到沟底，沿牙颈部推动，先唇侧后舌侧，使牙龈从牙颈部剥离开。如没有牙龈分离器用探针也可分离牙龈。不仔细分离牙龈，在安放牙钳或拔牙时会使牙龈撕裂，导致术后牙龈出血。

二、挺松患牙

对于阻生牙、坚固不易拔除的牙、残冠、残根、错位牙等不能用牙钳夹住的牙，应先用牙挺将牙挺松后，再拔除。使用牙挺的方法是手握挺柄，挺刃由准备拔除患牙的近中颊侧插入到牙根与牙槽之间，挺刃内侧凹面紧贴牙根面，以牙槽嵴为支点作楔入，撬动和转动等动作，使患牙松动，脱出。

三、安放牙钳

正确选用牙钳，将钳喙分别安放于患牙的唇（颊）、舌（腭）侧，钳喙的纵轴与牙长轴平行。安放时钳喙内侧凹面紧贴牙面，先放舌腭侧，再放唇颊侧，以免夹住牙龈，喙尖应伸入到龈下，达牙根部的牙骨质面与牙槽嵴之间。手握钳柄近末端处，将患牙夹牢。再次核对牙位，并确定钳喙拔除患牙时不会损伤邻牙。

四、拔除患牙

安放好牙钳，夹紧患牙后，拔除患牙运用 3 种力：摇动、扭转和牵引。

摇动主要用于扁根的下颌前牙，上、下颌前磨牙和多根的磨牙，将牙作唇（颊）和舌（腭）侧缓慢摇动，并且逐渐加大幅度，使牙槽窝向两侧扩大，牙完全松动。摇动时动作不能过急、过猛。应向阻力较小的骨板方向多用力，防止发生断根或牙槽骨折裂。

扭转只适用于圆锥形根的上颌前牙，沿牙长轴向左右反复旋转，以撕裂牙周韧带，扩大牙槽窝，使牙松动。如此方法误用于扁根牙或多根牙则会造成断根。

牵引是在进行上述动作，牙已松动后，将牙拔除的最后一个步骤。牵引时应从附力小的方向进行。一般前牙向唇侧,后牙向颊侧,而不是垂直牵引。牵引时用力要适度,动作缓慢,注意稳定患者的头部,掌握支点,防止用力过大、过猛导致的意外损伤。

五、拔牙创的处理

牙拔除术后,检查拔除的患牙是否完整,有无断根,如发现有断根,应予拔除。检查拔牙创口内有无牙碎片、骨碎片、牙结石以及炎性肉芽组织。用刮匙清理拔牙创,清除根尖病变和进入牙槽窝内的异物,防止术后出血、疼痛或感染而影响拔牙创的愈合。对过高或过尖的骨嵴、牙槽中隔或牙槽骨板,可用骨凿、咬骨钳、骨锉等进行修整,以利于创口愈合和后期义齿修复。对被扩大的牙槽窝或裂开的牙槽骨板,可用手指垫纱布将其复位。对切开、翻瓣拔牙或牙龈撕裂病例均应进行牙龈对位缝合。一般对拔牙创不需进行缝合。

在进行上述处理后,使拔牙创内充满血液,然后在拔除牙创面上放置消毒的纱布棉卷。令患者稍用力咬住压迫止血,半小时后可自行取出。对有出血倾向的患者应观察至少30分钟,对不合作的儿童、无牙殆的老人、残障患者或不能自行咬纱布棉卷患者,可由医护人员或陪同家属用手指压迫纱布棉卷,观察30分钟后无异常方可离开。

六、拔牙后注意事项

拔牙后当天不能漱口刷牙,次日可以刷牙,不要用舌尖舔或吸吮伤口,以免拔牙创口内的血凝块脱落。拔牙当天进半流质或软食,食物不宜过热,避免用拔牙侧咀嚼。

拔牙当日口内有少量血液渗出,唾液内带有血丝,属正常现象。嘱患者不要惊慌,不能用手触摸伤口。如拔牙后有大量鲜血流出,应及时就诊。麻醉作用消失后伤口可感到疼痛,必要时可服用止痛药物。如术后2~3天再次出现疼痛并逐级加重,可能发生了继发感染,应就诊检查,作相应的处理。

拔牙后一般可以不给予抗生素药物治疗。如果是急性炎症期拔牙、复杂牙或阻生牙拔除,可在术前、术后给予抗生素控制感染。

(吴淑玲)

第六节　各类牙拔除术

一、上颌前牙

上颌前牙均为单根,根似圆锥形,唇侧骨板较薄。拔除时先向唇侧和腭侧摇动,向唇侧的力量要大一些,然后向左右两侧旋转,使牙周韧带撕裂。牙脱位后,顺扭转方向向前下方牵引拔出。上颌尖牙牙根粗大,对保持牙列完整、咀嚼、修复以及美观均有重要意义,应尽量保留。上颌尖牙唇侧骨板薄,拔牙时易将骨板折断与牙一同拔出。所以要先用摇动力量,向唇侧再向腭侧,反复摇动后再加用旋转力量并向前下方牵拉拔出。

二、上颌前磨牙

上颌前磨牙均为扁根,近牙颈部2/3横断面似哑铃形,在近根尖1/3或1/2处分为颊、腭2个根。拔牙时先向颊侧,后向腭侧摇动,开始摇动的力量和幅度均不能过大,反复摇动,逐渐加力,摇松后,顺牙长轴从颊侧方向牵引拔出。上颌前磨牙牙根细,易折断,要避免用旋转力。

三、上颌第一和第二磨牙

上颌第一和第二磨牙均为 3 个根,颊侧分为近中和远中 2 个根,较细,腭侧的 1 个根粗大。上颌第一磨牙 3 个根分叉大,上颌第二磨牙根较短,分叉也小,颊侧近远中根常常融合。拔牙时主要使用摇动的力量,向颊侧的力应比腭侧大,反复而缓慢地摇动后,牙松动可沿阻力较小的颊侧牵引拔出。上颌第一、第二磨牙的拔除不能用旋转力,避免牙根折断。

四、上颌第三磨牙

上颌第三磨牙牙根变异很大,大多数为锥形融合根,根尖向远中弯曲。颊侧骨板较薄,牙根后方为骨质疏松的上颌结节,而且后方无牙阻挡,较易拔除。一般用牙挺向远中方向挺出,可不用牙钳。如用牙钳应先向颊侧,然后向腭侧摇动,摇松后向颊侧𬌗面牵引拔除。在拔除上颌第三磨牙之前应拍 X 线片,了解牙根变异情况。如发生断根,因位置靠口腔后上,不易直视下操作,取根很困难,所以应尽量避免断根。

五、下颌前牙

下颌前牙均为单根,切牙根扁平,较短而细。尖牙根较粗大,根为圆锥形。切牙拔除时,充分地向唇及舌侧摇动,使牙松动后向外上方牵引拔出。尖牙拔除时,如摇动的力量不够,可稍加旋转力,然后向外上方牵引拔出。

六、下颌前磨牙

下颌前磨牙均为圆锥形单根,牙根较长而细,有时略向远中弯曲。颊侧骨板较薄。主要摇动方向是颊舌侧,颊侧用力可较大,然后向颊侧上外方向牵引拔出。有时可稍加旋转力,但弧度应很小。

七、下颌第一和第二磨牙

下颌第一磨牙多为近中、远中 2 个扁平宽根,少数有 3 个根,即远中有 2 个根,下颌第二磨牙多为 2 个根,形状与下颌第一磨牙相似,但牙根较小,分叉也小,有时 2 个根融合。下颌第一和第二磨牙颊侧骨板厚而坚实,拔牙时摇动需较大的力过,并且要反复多次。有时可借助牙挺,挺松患牙后,再将患牙从颊侧上外方牵引拔除。

八、下颌第三磨牙

下颌第三磨牙的生长位置、方向、牙根形态变异较大。正位和颊向错位的下颌第三磨牙较易拔除。舌侧的骨板薄,摇动时向舌侧多用力,再拔除。也可以用牙挺向远中舌侧方向将下颌第三磨牙挺出。

九、乳牙

乳牙拔除的方法与恒牙相同,因儿童颌骨骨质疏松,乳牙形态小,阻力也较小,一般采用钳拔法,少数情况下使用牙挺。由于乳牙牙根大多已逐级吸收,拔出时,可见牙根变短,呈锯齿状,有时甚至完全吸收而没行牙根,不要误认为牙根折断,乳牙拔除后不要搔刮牙槽窝,以免损伤下方的恒牙胚。

(吴淑玲)

第七节　拔牙创的愈合

牙拔除后,牙槽窝内充满血液,约 15 分钟形成血凝块,同时牙槽窝周围的牙龈缘发生收缩内卷将创口缩小。血凝块有保护创口、防止感染、促进伤口愈合的功能。如血凝块脱落或无血凝块形成,则使创口延迟愈合,并导致牙槽窝感染、疼痛等并发症。

牙拔除 24 小时后,有成纤维细胞从牙槽骨壁向血凝块内延伸生长,使血块发生机化。3～4 天后,牙槽窝周围牙龈缘的上皮组织向血块表面增殖,一周后可以完全覆盖创面。此时,牙槽窝内开始形成肉芽组织,以后再转化为结缔组织。第 6 天开始有新骨出现,4 周后新骨可充满牙槽窝,3 个月左右完全形成新骨。

在拔牙创愈合过程中,同时进行着牙槽骨的改建,有骨的吸收和增生现象。骨吸收在拔牙后 2 个月仍然很明战,以后逐渐稳定。

临床上拔牙后 1 周左右牙槽窝内有肉芽组织形成,1～2 个月牙槽窝即可变平。X 线片检查,在 3～6 个月后牙槽窝才能出现正常的骨结构。因此,理论上义齿修复应在拔牙后 2 个月进行,临床上可根据拔牙多少、创伤大小、患者年龄以及创口愈合情况等灵活掌握。

(吴淑玲)

第八节　拔牙术的常见并发症及防治

一、术中并发症

1.软组织损伤　牙龈组织撕裂伤最常见。在安放牙钳之前,如果分离牙龈不彻底,安放牙钳时,钳喙将会咬住牙龈,在摇动、旋转和牵拉时牙龈仍与患牙附着而在牙拔除时将其撕裂。使用牙挺时,未掌握好支点,用力不当,缺乏保护,导致牙挺滑脱刺伤口腔软组织。使用牙钳夹持时,未将口角牵开,牙钳的关节夹住下唇而导致下唇损伤。上颌牙拔出时,用力不当,牙钳柄打到下唇。翻瓣手术时,切开的深度不够,瓣过小,导致黏骨膜瓣的撕裂等。

防治:拔牙前认真仔细地分离牙龈,安放牙钳时将钳喙紧贴牙面推向牙颈部,避免夹住牙龈,同时注意上、下唇是否被牙钳夹住,操作时用左手防护,使用牙钳时注意掌握好支点,缓慢加力,防止牙挺滑脱。翻瓣手术应设计足够大小的龈瓣,切开口要深达骨面,如发生软组织撕裂伤应仔细复位缝合,防止术后出血。全麻拔牙时,要保护好口腔软组织。

2.牙根折断　断根是拔牙术的常见并发症。因牙龋坏严重,根尖弯曲,根分叉大,根肥大,牙根与牙槽骨粘连等牙本身的原因,或术者拔牙操作不当,如牙钳安放不当,用力不当,牵引方向不当而造成断根。

防治:术者在熟悉牙根解剖的基础上,按正规操作。对有可能存在牙根解剖异常或出现病理件改变者,需拍摄 X 线片检查,同时向患者交代清楚。如发现牙根折断,则根据断根的情况,用适当的方法拔除断根。

3.牙槽骨损伤　在牙槽骨薄弱的部位以及牙与牙槽骨板发生粘连时,由于拔牙过程中用力不当,可造成牙槽骨折断。如上、下颌前牙唇侧骨板薄,上颌第三磨牙后方的上颌结节骨质疏松,下颌第三磨牙舌侧骨板薄,上颌第一磨牙根分叉明显等,均为牙槽骨折的多发部位。

防治:上、下颌前牙拔除比较容易,不要过度用力,有骨性粘连易于发现,应尽量避免损伤牙槽骨。上颌第三磨牙用牙挺挺出时,如有远中阻力,不应强行用力,拍摄 X 线片后,再决定手术方法。下颌第三磨牙在劈冠和使用牙挺时,应注意用力的方向和大小,避免损伤舌侧骨板。如发现牙槽骨折断时,不要强行拉出,应先剥离黏骨膜后,再将骨板取出。如骨板与牙无粘连,而且骨板与黏骨膜相连,可将其复位缝合。

4.口腔上颌窦交通　上颌第二前磨牙,以及上颌第一、二磨牙的根尖距上颌窦底很近,有的仅隔一层薄的骨板,有时甚至只有上颌窦黏膜相隔。当上颌后牙断根后,取根时易将牙根推入上颌窦内,或根尖有炎症,拔牙后出现上颌窦与口腔交通。

防治:当拔除上颌后牙时,术前仔细观察 X 线片,了解牙根与上颌窦的关系,尽量避免断根。如出现断根,应仔细检查断根的情况,在视野清楚的情况下插入根挺,用力的方向不要垂直,楔力与旋转力相结合。如牙根与牙槽骨有粘连,薄刃的根尖挺不易插入时,可考虑翻瓣去骨取根法。如断根被推入到上颌窦内,一般很难取出。

对于有根尖病变的牙槽窝不必搔刮,需清除肉芽组织时,应用刮匙紧贴牙槽窝壁插入,轻轻地刮除肉芽组织。

如怀疑上颌窦与口腔相交通,可令患者鼻腔鼓气,测试是否出现上颌窦底穿孔。如穿孔小于 0.2cm,可按拔牙后的常规处理,压迫止血,待其自然愈合。同时嘱患者术后避免鼻腔鼓气和用吸管吸引,以免压力增加使血凝块脱落。1 个月后复查,一般情况下可痊愈。如穿孔未愈合,也可等待创口的进一步缩小。半年后仍未愈合可考虑上颌窦瘘孔修补术。

断根被推入到上颌窦内,一般很难取出。如窦底穿孔很大,可令患者改变头位,使其从牙槽窝内掉出,或用生理盐水冲洗,使其流出。如穿孔小或牙根在窦底黏膜之外,可不作处理,术后抗感染治疗,观察随诊。

5.其他损伤　牙拔除术中会遇到出血、神经损伤、颞下颌关节脱位、下颌骨骨折、牙及牙根的丢失以及邻牙损伤等并发症。

术中出血过多可能与患者有凝血功能障碍性疾病、拔牙术中损伤血管有关。神经损伤最多见的是下颌第三磨牙拔除时,损伤下牙槽神经,导致下唇麻木。另外也可有舌神经、颊神经、鼻腭神经和颏神经的损伤。这些神经的损伤均与拔牙或翻瓣去骨有关。有习惯性颞下颌关节脱位的患者拔牙时易发生关节脱位。在下颌第三磨牙埋伏阻生的拔牙过程中,有颌骨肿瘤特别是巨大囊肿的患者以及骨质疏松等疾病的患者拔牙时易出现下颌骨骨折,但这种病例很少见。在拔牙过程中,会发生牙及牙根的丢失,如下颌阻生第三磨牙拔除时,牙及牙根被推向舌侧,进入到口底间隙。或者患者将拔除的牙及牙根吞到胃内。拔牙时,安放牙钳、牙挺的支点以及用力方向不正确,会导致邻牙以及对颌牙的损伤。

防治:拔牙术前详细了解患者有无出血史,有无拔牙禁忌证。术中出血较多,应压迫止血,并给予相应的处理。拔除下颌阻生智齿时,应拍摄 X 线片。了解下颌管与牙根的关系,避免损伤神经,使用牙挺及劈冠时,避免用力过大,以免引起舌侧骨板及下颌骨骨折。熟悉神经解剖,翻瓣时避免手术切断神经。如切断神经应立即行神经端端吻合术。在拔牙过程中,尽量避免过长时间地大张口。如出现颞下颌关节脱位,应立即手法复位。对可能发生下颌骨病理性骨折的病例,术前要拍摄 X 线片,一旦发生下颌骨骨折,应按下颌骨骨折的治疗原则处理。患者将拔除的牙及牙根吞到胃内,需拍 X 线观察,随访证实牙及牙根排出。下颌阻生第三磨牙拔除时,牙及牙根进入到口底间隙,需拍 X 线片了解牙及牙根的位置,决定取出的方法。安放牙钳、牙挺的支点以及用力方向要正确,避免邻牙以及对颌牙的损伤。

另外在临床上由于工作的疏忽,可发生拔错牙,所以,在拔牙之前必须确定要拔除的患牙,须向患者交代清楚并得到认可。拔牙前,安放牙钳或插入牙挺时要再次核对。如出现拔错牙,应立即进行牙再植术,并向患者作好解释工作。

二、术后并发症

1. 拔牙后出血　在正常情况下,拔牙创压迫半个小时后不会再出血。如在吐出消毒纱布棉卷后仍出血不止,或拔牙后第 2 天再次出血,则为拔牙后出血,拔牙后当时出血未停止是原发性出血,拔牙后第 2 天因其他原因发生出血是继发性出血。

出血的原因有全身因素和局部因素。全身原因包括各种血液疾病、高血压、肝胆疾病等。局部原因是牙龈撕裂、牙槽骨骨折、牙槽窝内有肉芽组织或异物、血凝块脱落或继发感染等。

防治:术前详细询问病史,对有全身疾病的患者应请相关科室医师会诊,必要时转科治疗。拔牙操作应仔细,减小创伤。拔牙创要认真,处理,向患者和家属仔细交代拔牙后的注意事项,拔牙创伤大、有出血倾向的患者,在拔牙创咬纱布棉卷半小时后,经检查无异常方可离开。

发生拔牙后出血,首先应进行局部检查。一般可见到高出牙槽窝的凝血块,并有血液从凝血块的下方渗出。处理方法是:先清除高出牙槽窝的凝血块,检查出血部位,用生理盐水冲洗,局部外用止血药,再次压迫止血。如牙槽窝内有异物,可在局麻下彻底搔刮牙槽窝,让牙槽窝充满新鲜血液后,再压迫止血。如出血明显,可在牙槽窝内填塞明胶海绵或碘仿纱条,然后将创口拉拢缝合。在局部处理后,与全身因素有关的患者需进行化验和对症处理,如输鲜血或输凝血因子等。

2. 拔牙创感染　一般牙拔除后不发生,拔牙创感染,复杂牙拔除和阻生牙拔除易发生拔牙创感染,拔牙创感染分为急性感染、干槽症和慢性感染三种。

(1)急性感染:与拔牙局部创伤大、拔牙前有局部感染灶、患者有糖尿病等有关。多发生于拔牙后第 2 天,局部或面部疼痛、肿胀以及张口受限。但阻生牙以及翻瓣去骨或创伤严重的病例术后 12～24 小时内可出现明显的面颊部肿胀以及疼痛反应,但在 3～5 天后可逐渐消退,不属于急性感染。

防治:拔牙术中坚持无菌操作,尽量减少手术创伤。有局部感染灶者拔牙后严禁粗暴的搔刮,以免引起感染扩散。糖尿病患者在病情得到控制的前提下,才能进行拔牙。糖尿病患者术前、术后给予抗生素治疗。

(2)干槽症:是拔牙创急性感染的一种类型,以下颌后牙多见,特别是在下颌第一阻生磨牙拔除术后。在正常情况下,即使是翻瓣去骨拔牙术,其创口疼痛在 2～3 天后会逐渐消失。如果拔牙后 2～3 天后出现剧烈的疼痛,疼痛向耳颞部、下颌下区或头顶部放射,用一般的止痛药物不能缓解,则可能发生了干槽症。临床检查可见牙槽窝内空虚,或有腐败变性的血凝块,呈灰白色。牙槽窝壁覆盖的坏死物有恶臭,用探针可直接触及骨面并有锐痛。颌面部无明显肿胀,张口无明显受限,下颌下可有淋巴结肿大、压痛。组织病理表现为牙槽窝骨壁的浅层骨炎或轻微的局限型骨髓炎。

防治:干槽症与手术创伤和细菌感染有关。所以术中应严格遵守无菌操作,减少手术创伤。一旦发生干槽症,治疗原则是彻底清创以及隔离外界对牙槽窝的刺激,促进肉芽组织的生长。

治疗方法是在阻滞麻醉下,用3%过氧化氢溶液清洗,并用小棉球反复擦拭牙槽窝,去除腐败坏死物质,直至牙槽窝干净,无臭味为止。然后再用过氧化氢溶液和生理盐水反复冲洗,在牙槽窝内放入碘仿纱条。为防止碘仿纱条脱落,还可将牙龈缝合固定一针。一般愈合过程为1~2周,8~10天后可取出碘仿纱条,此时牙槽窝骨壁上已有一层肉芽组织覆盖,并可逐渐愈合。

(3)慢性感染:主要是由局部因素所致,如牙槽窝内遗留残根、肉芽组织、牙结石、碎牙片或碎骨片等异物。临床及现为拔牙创经久不愈,留下一个小创口,创口周围牙龈组织红肿,可见少量脓液排出或有肉芽组织增生,一般无明显疼痛。

防治:牙拔除术后应仔细清理牙槽窝,特别是慢性根尖周炎的患牙,根尖炎性病灶不刮治干净,即可发生拔牙术后出血,也可形成慢性炎症而长期不愈。多根牙拔除时应防止残根遗留。如发生慢性感染,应拍摄X线片,了解牙槽窝内病变情况,是否有异物遗留,牙槽窝的愈合情况等,然后在局麻下,重新进行牙槽窝的刮治,让血液充满后,消毒纱布棉卷压迫止血,并给予口服抗生素治疗。

(吴淑玲)

第九章　唾液腺疾病

唾液腺又称涎腺(salivary gland)，包括腮腺(parotid gland)、下颌下腺(submandibular gland)、舌下腺(sublingular gland)3 对大唾液腺(major salivary gland)，以及位于口腔，咽部、鼻腔及上颌窦黏膜下层的小唾液腺(minor salivary gland)。口腔的小唾液腺按其所在解剖部位，分别称为腭腺、唇腺、颊腺，舌腺及磨牙后腺等。所有腺体均能分泌唾液，后者对于吞咽、消化、味觉、语言、口腔黏膜防护以及龋病的预防有着密切关系。唾液腺疾病的种类较多，主要行炎症、创伤、舍格伦综合征、瘤样病变及肿瘤等。

第一节　唾液腺炎症

唾液腺炎症(sialadenitis)根据受侵的组织可分为唾液腺导管炎及腺实质炎。根据腺体部位可分为腮腺炎、下颌下腺炎、舌下腺炎及小唾液腺炎。根据病程可分为急性炎症、慢性炎症或复发性炎症。根据感染途径可分为逆行性感染和血行性感染。根据病因可分为感染性、分泌紊乱性，导管阻塞性以及自身免疫性炎症。根据疾病性质可将唾液腺炎症分为以下几类：

1. 化脓性唾液腺炎
   急性化脓性腮腺炎
   慢性复发性腮腺炎
   慢性阻塞性腮腺炎
2. 病毒性唾液腺炎
   流行性腮腺炎
   唾液腺包涵体病
   其他病毒感染，如柯萨奇病毒、艾滋病毒、副流感病毒Ⅰ～Ⅱ型感染等
3. 特异性感染性唾液腺炎
   唾液腺结核
   唾液腺放线菌病
4. 唾液腺结石病所致的下颌下腺炎
5. 老年性下颌下腺炎
6. 放射性唾液腺炎
7. 药物过敏性唾液腺炎
8. IgG4 相关唾液腺炎

一、急性化脓性腮腺炎

急性化脓性腮腺炎以前常见于腹部大手术以后，称之为手术后腮腺炎(postoperative parotitis，surgical mump)。由于加强了手术前后处理，加强体液平衡和口腔清洁，以及有效的抗菌药物的应用，手术后并发的腮腺炎已很少见。所见的大多是慢性腮腺炎基础上的急性发作或系邻近组织急性炎症的扩散。

（一）病因病理

急性化脓性腮腺炎的病原菌是葡萄球菌，主要是金黄色葡萄球菌（staphylococcus aureus），少数是链球菌，而肺炎双球菌、文森螺旋体少见。在一些长期住院或免疫力低下的患者，也可由革兰阴性的肠道菌和厌氧菌感染所致。

严重的全身疾病，如脓毒血症、急性传染病、恶病质、尿毒症、肝功能衰竭等，患者机体抵抗力及口腔生物学免疫力降低；且因高热、脱水（dehydration）、进食减少及咀嚼功能下降，唾液分泌也相应减少，机械性冲洗作用降低，口腔内致病菌逆行侵入导管。

严重的代谢紊乱，如腹部大手术后，由于禁食，反射性唾液腺功能降低或停止，唾液分泌明显减少，易发生逆行性感染（ascending infection）（图9—1）。

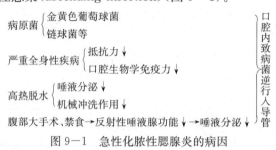

图9—1　急性化脓性腮腺炎的病因

腮腺区损伤及邻近组织急性炎症的扩散也可引起急性化脓性腮腺炎。腮腺淋巴结的急性化脓性炎症，破溃扩散后波及腺实质，引起继发性急性化脓性腮腺炎（secondary acute suppurative parotitis），但其病情及转归与上述原发性急性化脓性腮腺炎有明显区别。

组织病理学检查显示急性化脓性腮腺炎以急性导管炎开始，表现为导管上皮肿胀，管腔狭窄，分泌物内的细菌、脓细胞及脱落的上皮细胞形成黏液栓子阻塞腺管，导管周围炎性肿胀。炎症后期，导管周围白细胞浸润，导管上皮破坏。炎症过程中，常伴腺泡的丧失及微小脓肿形成，几个小脓灶可合成一个较大脓灶。

（二）临床表现

常为单侧腮腺受累，双侧同时发生者少见。炎症早期，症状轻微或不明显，特别是并发于全身疾病或腹部大型手术后者，常被全身的严重病情掩盖而被忽视。及至病情发展，腮腺区肿痛明显时方引起患者注意。腮腺区有轻微疼痛（pain），肿大（swelling）、压痛（tenderness）。导管口轻度红肿（redness）、疼痛。

如果早期急性炎症未能得到控制，则进入化脓、腺组织坏死期。此时疼痛加剧，呈持续性疼痛或跳痛，腮腺区以耳垂为中心肿胀更为明显，耳垂被上抬。进一步发展，炎症扩散到腮腺周围组织，伴发蜂窝织炎。皮肤发红、水肿，呈硬性浸润，触痛明显。可出现轻度张口受限（trismus），腮腺导管口明显红肿，轻轻按摩腺体可见脓液自导管口溢出（purulent discharge），有时甚至可见脓栓堵塞于导管口（duct orifice）。患者全身中毒症状明显，体温可高达40℃以上，脉搏、呼吸增快，白细胞总数增加，中性粒细胞比例明显上升，核左移，可出现中毒颗粒。

纤维结缔组织将腮腺分隔为很多小叶，腮腺炎形成的脓肿多为散在的多发性脓肿（multiple abscesses），分散在小叶内。腮腺浅面的腮腺咬肌筋膜非常致密，脓肿未穿破以前不易扪及波动感而呈硬性浸润块。脓液在腮腺包膜内聚积增多时，压力增大，疼痛也加剧。穿破腮腺包膜后，脓液进入邻近组织或间隙，引起其他间隙的蜂窝织炎或脓肿。脓肿经外耳道的软骨与骨交角处，即Santorini裂，进入外耳道。经翼上颌裂可进入翼腭凹。腮腺深面的包膜薄弱,脓肿穿破后可进入咽旁或咽后间隙,或沿着颈部间隙往下扩散到纵隔,向上可通过颅底扩散到颅内(图9-2)。通过这些途径扩散的机会不多,一旦发生,则病情严重而危险。脓肿穿破皮肤或切开引流后,可形成涎瘘,短期内可自愈,也可能形成慢性涎瘘。面神经对炎症过程有较强的抵抗力,一般不会发生面瘫。但有时由于肿胀压迫的结果,可能发生暂时性面瘫,炎症消退后可复原。

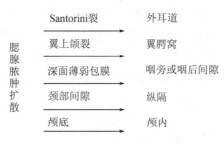

图9-2 腮腺脓肿的扩散途径

(三)诊断及鉴别诊断

急性化脓性腮腺炎依靠病史及临床检查,诊断并不困难,特别是全身衰弱或腹部外科手术后发生者。

急性化脓性腮腺炎不宜做腮腺造影,因造影剂可通过薄弱的导管壁,进入导管周围组织,使炎症扩散。

一般情况下发生的急性化脓性腮腺炎需与以下疾病鉴别。

1.流行性腮腺炎(mump) 大多发生于5~15岁的儿童,有传染接触史,常双侧腮腺同时或先后发生,一般一次感染后可终身免疫。腮腺肿大、充血、疼痛,但腮腺导管口无红肿,唾液分泌清亮无脓液。血液中白细胞计数正常,分类中淋巴细胞比例增高,急性期血液及尿中淀粉酶(amylase)可能升高。

2.咬肌间隙感染 主要系牙源性感染,如下颌阻生智齿冠周炎,有牙痛史。但部分病例一开始即表现为咬肌间隙感染而无牙痛,与急性化脓性腮腺炎非常相似,但其肿胀中心及压痛点位于下颌角部,张口受限明显,腮腺导管口无红肿,分泌液清亮。

(四)预防

本病主要系脱水及逆行感染所致,故对接受腹部大手术及患严重全身性疾病的患者,应加强护理,保持体液平衡,加强营养及抗感染,同时应加强口腔卫生,食后漱口、刷牙,并可用过氧化氢液或氯己定溶液清洗口腔。

(五)治疗

诊断一经确定,应立即采取积极的治疗措施。

1.针对发病原因 纠正机体脱水及电解质紊乱,维持体液平衡。必要时输复方氨基酸等以提高机体抵抗力。

2.选用有效抗菌素 急性化脓性腮腺炎的致病菌主要为金黄色葡萄球菌,因而可及早应用大剂量青霉素或适量先锋霉素等抗革兰阳性球菌的抗菌素。并从腮腺导管口取脓性分泌物做细菌培养及药敏试验,选用扱敏感的抗菌素。

3.其他保守治疗 炎症期可用热敷、理疗、外敷如意金黄散,均有助于炎症的消散。饮用酸性饮料或口含维生素C片,或口服1%毛果芸香碱(pilocarpine)3~5滴(2~3mg),每日2~

3次,可增加唾液分泌。温热的硼酸、苏打溶液等消毒漱口剂也有助于炎症的控制。

4.切开引流(drainage) 急性化脓性腮腺炎已发展至化脓时,必须切开引流。腮腺的包膜致密,脓肿形成后不易扪得波动感(fluctuation),因此不能以扪得波动感作为脓肿切开引流的指征。当出现下列征象可,应切开引流:①局部有明显的可凹性水肿;②局部有跳痛并有局限性压痛点,穿刺抽出脓液;③腮腺导管口有脓液排出,全身感染中毒症状明显。

切开引流方法:局部浸润麻醉。在耳前及下颌支后缘处从耳屏往下至下颌角做切口,切开皮肤、皮下组织及腮腺咬肌筋膜。脓液积聚于筋膜下者,即可得到引流。如无脓液溢出,可用血管钳插入腮腺实质的脓腔中引流脓液。因常为多发性脓肿,应注意向不同方向分离,分开各个腺小叶的脓腔(图9-3)。冲洗后管橡皮引流条,以后每日用生理盐水冲洗,交换引流条。

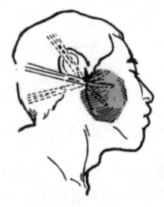

图9-3 化脓性腮腺炎脓肿切开示意图

如脓液已穿破腮腺咬肌筋膜达皮下时,可在波动明显处切开。如果脓肿扩散至其他间隙,应补做附加切口引流。

二、慢性复发性腮腺炎

慢性复发性腮腺炎以前统称为慢性化脓性腮腺炎(chronic suppurative parotitis),其中包括慢性阻塞性腮腺炎,临床上较常见,儿童和成人均可发生,但其转归很不相同。

(一)病因

儿童复发性腮腺炎的病因较复杂,发病机理尚不十分清楚,可能是多方面因素综合作用的结果,一般认为与以下因素有关:

1.腮腺发育不全 不少研究报告显示,该病有遗传倾向,有的患者有典型家族史,祖孙三代家族发病或同胞姐妹兄弟发病。也有的患者临床表现为单侧腮腺肿胀,但腮腺造影显示双侧腮腺均有末梢导管扩张(sialeaasis)。这些现象提示可能行腺体的先天性发育异常,成为潜在的发病因素。

2.免疫功能低下 儿童期免疫系统发育不成熟,免疫功能低下,容易发生逆行性感染。患儿免疫系统发育成熟后可以痊愈。

3.细菌逆行感染 许多患儿腮腺肿胀发作与上呼吸道感染及口腔内炎性病灶相关,细菌通过腮腺导管逆行感染。

成人复发性腮腺炎为儿童发性腮腺炎延期治愈而来。

（二）临床表现

儿童复发性腮腺炎发病年龄自婴幼儿至 15 岁均可发生，以 5 岁左右最为常见。男性稍多于女性，发病可突发，也可逐渐发生。腮腺反复肿胀，伴不适，肿胀不如流行性腮腺炎明显，仅有轻度水肿，皮肤可潮红。个别患儿表现为腮腺肿块，多为炎性浸润块。挤压腺体可见导管口有脓液或胶冻状液体溢出，少数有脓肿形成。大多数持续 1 周左右。静止期多无不适，检查腮腺分泌液偶有浑浊（turbid）。间隔数周或数月发作一次不等。年龄越小，间歇时间越短，越易复发。随着年龄的增间歇时间延长，持续时间缩短。

（三）诊断及鉴别诊断

诊断主要根据临床表现及腮腺造影（sialogram）。患儿双侧或单侧腮腺反复肿胀，导管口有脓液或胶冻样分泌物。随年龄增长，发作次数减少，症状减轻，大多在青春期后痊愈。腮腺造影显示末梢导管呈点状、球状扩张（punctate sialectasis）（图 9—4），排空迟缓，主导管及腺内导管无明显异常。临床表现为单侧腮腺肿胀者，做双侧腮腺造影，约占半数患者可见双侧腮腺末梢导管点状扩张，故应常规做双侧腮腺造影。

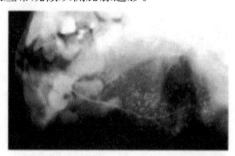

图 9—4　儿童复发性腮腺炎腮腺造影表现

儿童复发性腮腺炎需和流行性腮腺炎鉴别。流行性腮腺炎常双侧同时发生，伴发热，肿胀更明显，腮腺导管口分泌正常，罹患后多终身免疫，无反复肿胀史。

成人复发性腮腺炎需和舍格伦综合征继发感染相鉴别。后者多见于中年女性，无自幼发病史，常有口干、眼干及自身免疫病。腮腺造影显示主导管扩张不整，边缘毛糙，呈葱皮样或花边样改变。

（四）治疗

复发性腮腺炎具有自愈性（spontaneous cure），因此，以增强抵抗力、防止继发感染，减少发作为原则。嘱患者多饮水，每天按摩腺体帮助排空唾液，用淡盐水漱口，保持口腔卫生。咀嚼无糖口香糖，刺激唾液分泌。若有急性炎症表现，可用抗菌素。腮腺造影本身对复发性腮腺炎也有一定的治疗作用。复发频繁者可肌注胸腺肽，调节免疫功能。隔日一支，10 次为一疗程，每年 2 个疗程。

三、慢性阻塞性腮腺炎

慢性阻塞性腮腺炎又称腮腺管炎，以前与复发性腮腺炎一起，统称为慢性化脓性腮腺炎（chronic suppurative parotitis）。

（一）病因

大多数患者由局部原因引起。如智牙萌出时，导管口黏膜被咬伤，瘢痕愈合后引起导管口狭窄。不良义齿修复后，使导管口、颊黏膜损伤，也可引起瘢痕而造成导管狭窄。少数由导管结石或异物引起。由于导管狭窄或异物阻塞,使阻塞部位远端导管扩张,唾液淤滞。腮腺导管系统较长、较窄,唾液易于淤滞,也是造成阻塞性腮腺炎的原因之一。

(二)临床表现

男性发病略多于女性,大多发生于中年。多为单侧受累,也可为双侧。患者常不明确起病时间,多因腮腺反复肿胀而就诊。约占半数患者肿胀与进食有关,称作"进食综合征"("mealtime syndrome");发作次数变异较大,多者每次进食都肿胀,少者一年内很少发作,大多平均每月发作一次以上。发作时伴有轻微疼痛,这是因为进食时唾液分泌增加并黏稠,排出受阻所致。有的患者腮腺肿胀与进食无明确关系,晨起感腮腺区发胀,自己稍加按摩后即有"咸味"("salty taste")液体自导管口流出,随之局部感到松快。

临床检查腮腺稍增大,能扪到肿大的腮腺轮廓,中等硬度,轻微压痛。导管口轻微红肿,挤压腮腺可从导管口流出混浊的"雪花样"("snowstorm"in appearance)或黏稠的蛋清样唾液,有时可见黏液栓子(mucous plug)。病程较久者,可在颊黏膜下扪及粗硬,呈索条状的腮腺导管。

(三)诊断及鉴别诊断

诊断主要根据临床表现及腮腺造影。患者有进食肿胀史,挤压腺体,腮腺导管口流出混浊液体(turbid secretion)。有时在颊部可触及索条状导管。腮腺造影显示主导管、叶间、小叶间导管部分狭窄、部分扩张,呈腊肠样改变("string of sausages"sign)(图9-5)。部分伴有点状扩张,但均为先有主导管扩张,延及叶间、小叶间导管后,才出现点状扩张。

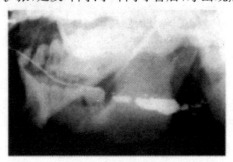

图9-5 慢性阻塞性腮腺炎腮腺造影表现

慢性阻塞性腮腺炎需与以下疾病鉴别:

1.成人复发性腮腺炎 有幼儿发病史,造影片上两者明显不同。成人复发性腮腺炎除非有逆行性感染而使主导管稍扩张不整外,叶间、小叶间导管均无变化,只是末梢导管呈散在点、球状扩张。而阻塞性腮腺炎以导管系统,即主导管、叶间、小叶间导管扩张不整为特征。

2.舍格伦综合征继发感染 亦可有腮腺反复肿胀流脓史,鉴别在于:

(1)发病多为中年女性;

(2)有口干、眼干及结缔组织疾病;

(3)造影片上以末梢导管点、球状扩张为特征,主导管出现特征性改变;

(4)组织病理学表现明显不同。

(四)治疗

阻塞性腮腺炎多由局部原因引起,故以去除病因为主。有唾液腺结石者,先去除唾液腺结石。导管口狭窄者,可用钝头探针插入导管内,先用较细者,再用较粗者逐步扩张导管口。也可向导管内注入药物,如碘化油、抗菌素等,具一定的抑菌或抗菌作用。也可用其他的保守治疗,包括自后向前按摩腮腺,促使分泌物排出,咀嚼无糖口香糖或含维生素 C 片,促使唾液分泌。用温热盐水漱口,有抑菌作用,减少腺体逆行性感染。

采用唾液腺内镜,不仅可以直视下观察导管病变,而可经腮腺导管冲洗,灌注药物,效果良好。

病变严重,经上述治疗无效者,可考虑手术治疗。手术方式为保存面神经的腮腺腺叶切除术。由于长期炎症的影响,有纤维组织形成,使腮腺与周围组织粘连,分离面神经较为困难。手术时应将腮腺导管全长完全切除,否则术后在残存导管段可能形成潴留脓肿。术后如有面瘫表现,可用维生素 B_1 及 B_{12},并配合理疗或面部表情肌功能训练,以促使面神经功能恢复。

四、唾液腺结石病和下颌下腺炎

唾液腺结石病是在腺体或导管内发生钙化性团块而引起的一系列病变。85%左右发生于下颌下腺,其次是腮腺,偶见于上唇及唇颊部的小唾液腺,舌下腺很少见。

唾液腺结石常使唾液排出受阻,并继发感染,造成腺体急性或反复发作的炎症。

(一)病因

唾液腺结石形成的原因还不十分清楚,一般认为与某些局部因素有关,如异物(foreign body)、炎症、各种原因造成的唾液滞留(saliva stasis)等,也可能与机体钙磷代谢紊乱(systemic derangement in calcium and phosphorous)有关,部分唾液腺结石病患者合并全身其他部位结石。

唾液腺结石多发于下颌下腺,与下列因素有关:①下颌下腺为混合性腺体(mixed gland),分泌的唾液富含黏蛋白(mucosin),较腮腺分泌液黏滞,钙的含量也高出 2 倍,钙盐(calcium salt)容易沉积。②下颌下腺导管自下向上走行(upward path),腺体分泌液逆重力方向流动,导管长,在口底后部有一弯曲部,导管全程较曲折(tortuous),这些解剖结构均使唾液易于淤滞,导致唾液腺结石形成。

(二)临床表现

唾液腺结石病患者性别无明显差异,可见于任何年龄,但以 20~40 岁的中青年为多见。病期短者数日,长者数年甚至数十年。

小的唾液腺结石一般不造成唾液腺导管阻塞(obstruction of duct),无任何症状(asymptomatic)。导管阻塞时则可出现排唾障碍及继发感染的一系列症状及体征:①进食时,腺体肿大,患者自觉胀感及疼痛,有时疼痛剧烈,呈针刺样,称为"涎绞痛"("salivary colic"),可伴同侧舌或舌尖痛,并放射至耳颞部或颈部。停止进食后不久,腺体自行复原,疼痛亦随之消失。但有些阻塞严重的病例,腺体肿胀可持续数小时、数天,甚至不能完全消退;②导管口黏膜红肿,挤压腺体可见少许脓性分泌物自导管口溢出(purulent discharge);③导管内的唾液腺结石,双手触诊常可触及硬块(hardness),并有压痛(tenderness)。压痛部的口腔黏膜下有炎性浸润;④唾液腺结石阻塞引起腺体继发感染,并反复发作。下颌下腺因包膜不完整,组织疏松,炎症扩散到邻近组织,可引起颌下间隙感染。有的病例导管阻塞症状不明显,一开始即表现为颌下或舌下区的急性炎症。

慢性下颌下腺炎患者的临床症状较轻,促使患者就医的主要原因是进食时的反复肿胀(repeated swelling),疼痛症状并不重。检查腺体呈硬结性肿块,导管口可有脓性或黏液脓性唾液流出。

（三）诊断及鉴别诊断

根据进食时下颌下腺肿胀及伴发疼痛的特点，导管口溢脓以及双手触诊可扪及导管内结石等，临床可诊断下颌下腺结石并发下颌下腺炎。确诊应做 X 线检查，下颌下腺结石投照下颌横断殆片（occlusal radiograph）及下颌下腺侧位片，前者适用于下颌下腺导管较前部的结石（图 9—6），后者适用于下颌下腺导管后部及腺体内的结石（图 9—7）。钙化程度低的结石，即所谓阴性结石（radiolucent sialolith），在 X 线平片（plain film）上难以显示。在急性炎症消退后，可用唾液腺造影（sialography）检查，结石所在处表现为圆形、卵圆形或梭形充盈缺损（filling defect）（图 9—8）。对于已确诊为唾液腺结石病者，不做唾液腺造影，以免将结石推向导管后部或腺体内。超声和 CT 对不同位置的唾液腺结石均有较高的诊断书。

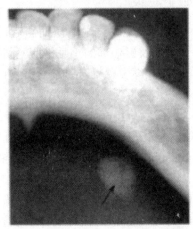

图 9—6　下颌横断殆片显示下颌下腺导管前段结石（↑）

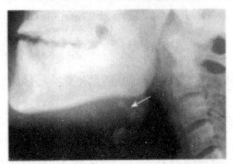

图 9—7　下颌下腺侧位片显示下颌下腺腺门部结石（↑）

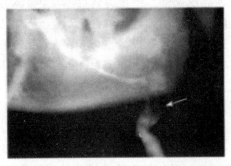

图 9—8　下颌下腺造影显示下颌下腺导管阴性结石（↑）

典型的唾液腺结石病诊断不难,有时需和下列疾病鉴别:

1.舌下腺肿瘤(sublingual gland tumor)应与下颌下腺导管结石鉴别,绝大多数舌下腺肿瘤无导管阻塞症状,但也有极少数患者因肿瘤压迫下颌下腺导管出现不全阻塞症状,X线检查无阳性结石。

2.下颌下腺肿瘤(submandibular gland tumor)肿块呈进行性肿大,患者无进食肿胀或下颌下腺炎症发作史。

3.颌下淋巴结炎(adenitis of submandibular lymph node)反复肿大,但与进食无关,下颌下腺分泌正常。颌下淋巴结位置较表浅,很容易扪及并常有触痛。

4.颌下间隙感染(infection of submandibular space)患者有牙痛史并可查及病源牙,颌下区肿胀呈硬性浸润,皮肤潮红并可出现可凹性水肿。下颌下腺导管分泌可能减少但唾液正常,无结石阻塞症状。

(四)治疗

下颌下腺结石病的治疗目的是去除结石,消除阻塞因素,尽最大可能保留下颌下腺这一功能器官。但当腺体功能丧失或腺体功能不可能逆转时,则应将病灶清除。

1.保守治疗 很小的唾液腺结石可用保守治疗,嘱患者口含蘸有柠檬酸的棉签或维生素C片,也可进食酸性水果或其他食物,促使唾液分泌,有望自行排出。

2.口内切开取石术 适用于能扪及、相当于下颌第二磨牙以前部位的下颌下腺导管前部结石,无下颌下腺反复感染史,腺体尚未纤维化,⁹⁹ᵐ锝功能测定腺体功能存在者。下颌下腺导管后部、近腺门部体积较大的结石,传统方法采用下颌下腺切除,目前有经验者也可采用口内切开取石。需要时可在唾液腺内镜辅助下进行。对于体积较大的下颌下腺导管结石,去除结石后宜行导管再通术,使唾液从正常导管口排出,有利于术后下颌下腺功能的恢复。术后可采用催唾剂(sialagogue),促进唾液分泌及导管系统的通畅,避免导管的再次阻塞。

下颌下腺导管切开取石术:患者取坐位,头后仰。舌神经阻滞加局部浸润麻醉。在结石后方用缝线从导管深面穿过,牵引线的两末端以提起导管及其周围组织,防止结石向后滑行。也可以用棉花镊或弯血管钳,其长轴沿导管方向,在结石的深面将其固位。在结石部位沿着导管方向切开黏膜,钝分离黏膜下组织,显露导管,然后沿长轴切开导管,用刮匙或其他器械取出结石。用生理盐水冲洗遗留的小块钙盐颗粒,以免再形成结石。切口如短小可不缝合。对于切口较长者,传统的方法是将导管切口与口底黏膜缝合,形成新的下颌下腺导管开口。目前主张采用导管再通术,方法是:自正常下颌下腺导管口插入塑料管,通过导管切口处,然后用8个0丝线吻合导管壁。塑料管留置1周后撤除。通过⁹⁹ᵐ锝显像测定患侧下颌下腺功能,行导管再通术者功能恢复优于未行导管再通术者。

3.唾液腺内镜取石术 唾液腺内镜(salivary gland endoscopy)通过导管口进入下颌下腺导管,可以在明确诊断唾液腺结石及其位置的同时,采用钳子或套石篮取出结石。适用于位于下颌下腺导管、腺门及部分腺内导管、体积不很大以及多发性结石。

4.腺体切除术 适用于以上方法无法取出的唾液腺结石,以及下颌下腺反复感染或继发慢性硬化性下颌下腺炎、腺体萎缩,已失去摄取及分泌功能者。

下颌下腺切除术:患者取仰卧位,垫肩,头偏向健侧,使下颌下腺充分显露。

(1)切口:在下颌骨下缘下1.5~2cm处,平行下颌下缘做长约6cm切口,逐层切开皮肤、皮下组织及颈阔肌。

（2）结扎面动脉及面静脉，保护面神经下颌缘支：沿颈阔肌深面形成皮瓣，向上至下颌下缘平面。在咬肌前缘下方可见颌上淋巴结、面动脉及面静脉位于其前、后缘之间，下颌缘支在面动脉及面静脉的浅面或深面越过下颌下缘走向前上。分离面动脉及面静脉，避开下颌缘支，分别切断、结扎面动脉及面静脉。将皮瓣牵引向上，面神经下颌缘支随组织瓣上移，一般无损伤之虞。

（3）分离腺体、结扎面动脉近心端，保护舌下神经：切开颈深筋膜，显露下颌下腺浅面，将腺体上提，用钝、锐性剥离的方法，逐步分离腺体前缘。以钝分离法贴腺体剥离腺体后缘，显露面动脉近心端，确认后予以钳夹切断，双重结扎。舌下神经在面动脉下方，几乎与其平行在二腹肌后腹及茎突舌骨肌前缘出现，进入颌下三角。如不切断二腹肌中间腱，不打开舌骨舌肌，一般不致损伤。

（4）切断下颌下腺导管，保护舌神经：将腺体上内侧下颌骨和周围组织分开，充分显露下颌舌骨肌后缘，将腺体尽量向外下方牵拉，可见舌神经自后上方下行至下颌下腺再折向前，呈"V"字形。"V"字形的尖端即为颌下神经节，有小分支进入腺体。将入腺的小分支剪断，舌神经即与腺体分离，"V"字形消失，呈浅弧形。向前方牵拉下颌舌骨肌，显露下颌下腺导管，将其游离至口底平面，即可钳夹、剪断、结扎，腺体完整摘除。如系下颌下腺导管后部结石，断离结扎时应尽可能顺导管追迹向前，以免存留结石。

（5）创面处理：腺体摘除后应冲洗创面，仔细检查出血点并止血。有时细小血管未予结扎，因断端收缩，血凝块堵塞而暂时不出血，尔后可能发生继发性出血。为了避免其发生，可令患者咳嗽数声或做吞咽动作，以便及时发现出血点。创口内置橡皮引流条，分层缝合颈阔肌、皮下组织及皮肤，然后加压包扎以消除死腔。亦可放置负压引流球，采用负压引流。

（6）术后处理：术后1～2天撤除引流条。如系负压引流，48小时撤除引流。5～7天拆线。下颌下腺切除术涉及下颌舌骨肌、二腹肌及舌骨舌肌等邻近组织，这些肌肉均参与吞咽运动，术后的反应性肿胀可导致吞咽疼痛，一般2～3天后即好转。由于对面神经下颌缘支的牵拉作用，有时可见患侧下唇运动力弱，一般可很快恢复。损伤较重者，可肌注维生素 B_1 及维生素 B_{12}，辅以理疗及面部表情肌功能训练以促使其恢复。

五、唾液腺特异性感染

较常见的唾液腺特异性感染有结核、放线菌病等。

1. 结核　唾液腺结核（tuberculosis of salivary gland）主要是腮腺区淋巴结发生结核性感染，肿大破溃后累及腺实质。近些年来，国内发病率有所增高。

感染途径包括血源、淋巴源及导管逆行性感染（hematogenous，lymphatic，and retrograde ductal infection），绝大多数系头面部皮肤、口咽、特别是扁桃体区域的结核菌经淋巴引流所致。

唾液腺结核分两类：一类是原发性唾液腺腺实质结核（parenchymatous tuberculosis），另一类是唾液腺淋巴结结核（intra－or periglandular lymph node tuberculosis），病变突破淋巴结被膜后，继发性地侵犯腺实质。后者明显多于前者。

侵犯部位以腮腺为最常见，下颌下腺次之，舌下腺及小唾液腺较少被罹患。淋巴结结核常无明显自觉症状（asymptomatic），表现为局限性肿块（localized mass），界限清楚，活动，因而常被诊断为良性肿瘤。但部分病例可有消长史，轻度疼痛或压痛。腺实质结核病程较短，数天或数周,腺体弥漫性肿大,挤压腺体可见脓性分泌物从导管口流出。肿块可硬可软,也可扪及波动感,有的与皮肤粘连,或形成长久不愈的瘘管(fistula),少数病例可伴有面瘫(facial paralysis)。

当肿块有明显波动时,可将吸出物做耐酸染色(acid-fast staining),以确定诊断。细针吸细胞学(fine needle aspiration cytology)检查有助于诊断,涂片表现为炎症,有上皮样细胞或郎格汉斯细胞(Langerhans cell)。

如临床明确诊断为结核,可做单纯肿块摘除。如形成结核性脓肿,可抽除脓液后,向脓腔内注射抗结核药物。反复多次,可取得较好效果。对有肺或其他系统活动性结核患者,应以全身抗结核治疗(antituberculous chemotherapy)为主。临床已明确为唾液腺结核而行病灶清除术者,术前亦应抗结核治疗,以防感染扩散。

2.放线菌病　唾液腺放线菌病(actinomycosis)是一类慢性化脓性肉芽肿性疾病(chronic suppurative granulomatous disease),较少见。

本病主要由伊氏(Israelii)放线菌感染所致。细菌可隐藏在龋洞或扁桃体内,很多健康人口腔内可有此细菌存在。当机体抵抗力减低时,放线菌可沿唾液腺导管逆行感染,侵犯部分或整个腺体,称为原发性放线菌病(primary actinomycosis)。也可由唾液腺周围组织,如腮腺咬肌区或颈部放线菌病波及唾液腺,称为继发性放线菌病(secondary actinomycosis)。

唾液腺放线菌病病程长,发病较慢,在腮腺或上颈部出现呈板结样(board-like)坚硬、周界不清的肿块,皮肤呈暗棕红色(dusky red or purplish),全身症状不明显。浸润块可软化、破溃,出现多个窦道(multiple cutaneous sinuses),此起彼伏。新鲜破溃的脓液中可发现黄色的针尖大小的"硫磺颗粒"("sulphur granules")。

青霉素及头孢菌素类药物对放线菌病有明显疗效。一般首选大剂量青霉素 G(penicillin G)治疗,每日 200 万～800 万 U,静脉或肌肉注射,4～6 周为一疗程,必要时应延长用药时间,以防复发。对青霉素过敏者,可选用红霉素(erythromycin),林可霉素、四环素(tetracycline)等抗菌素。取脓液做药敏试验,选用适当抗菌素,可提高疗效。已形成脓肿或破溃后遗留瘘孔者,常有肉芽组织增生,可采用外科手术切开排脓或刮除肉芽组织,具有加强药物治疗的效果。放线菌是厌氧菌,高压氧治疗可抑制放线菌生长,可作为综合治疗的方法之一。

放线菌感染可扩散到肺或回盲肠区,这种并发症罕见,但一旦发生,是可以致命的。

六、IgG4 相关唾液炎

IgG4 相关唾液腺炎属于 IgG4 相关系统病(IgG4-related systemic disease,IgG4-RSD)的一种,该系统病包括自身免疫性胰腺炎、硬化性胆管炎、腹膜后纤维化、硬化性唾液腺炎、假性肿瘤等,是最近一些年才被认识的一类疾病。

(一)病因病理

IgG4 相关唾液腺炎系自身免疫性疾病(autoimmune disease),其确切的发病机制尚不清楚。

组织病理学表现为腺体结构存在,腺泡萎缩,间质明显纤维化,致密的淋巴、浆细胞浸润,常形成淋巴滤泡,可见胶原鞘和闭塞性静脉炎。免疫组化显示 IgG4 阳性的浆细胞浸润,IgG4/IgG 比例增高。

（二）临床表现

IgG4 相关唾液腺炎多见于中老年，无明显性别差异。病期长短不一。主要表现为双侧大唾液腺肿大，初起可为下颌下腺或腮腺肿大，但以下颌下腺肿大为常见。可双侧同时肿大，或先为单侧，进而累及双侧。常为多个大唾液腺受累，包括下颌下腺、腮腺、副腮腺（accessary parotid gland）及舌下腺，泪腺（lacrimal gland）也常被累及。常有颌下或颈部淋巴结肿大。

除腺体肿大外，患者无明显自觉症状。多个腺体受累时可有程度不等的口干。触诊腺体明显增大，质地较硬，界限清楚，表面光滑或呈结节状。

可有身体其他部位的同类病变，包括胰腺、胆管及腹膜后肿块。

（三）诊断及鉴别诊断

主要根据临床表现、血清学检测、组织学及免疫病理学检查结果诊断，其中上述组织学和免疫病理学特点为最重要的诊断依据。

血清学检测显示 IgG4 明显增高。B 超及 CT 显示腺体弥漫性增大，无占位性病变。

IgG4 相关唾液腺炎需与以下疾病相鉴别：

1. 舍格伦综合征　多见于中年女性，口干症状及体征明显。腮腺造影有其特征性表现。血清学检测相关自身抗体阳性，而 IgG4 水平在正常范围。组织学检查一般无纤维结缔组织增生，免疫组化无 IgG4 阳性的浆细胞浸润。

2. 慢性阻塞性下颌下腺炎　多为单侧下颌下腺受累。有明显进食肿胀史，可查及下颌下腺导管或腺体结石。血清学检测 IgG4 水平正常。

（四）治疗

确诊后采用激素和免疫抑制剂治疗效果良好。

（张永春）

第二节　唾液腺损伤和涎瘘

腮腺及其导管位于面颊部皮下，表浅而易受到创伤。下颌下腺和舌下腺由于有下颌骨的保护，受到创伤的机会较少。腮腺损伤的主要原因是面部裂伤。

涎瘘（salivary fistula）是指唾液不经导管系统排入口腔而流向面颊皮肤表面。腮腺是最常见的部位，创伤是主要的原因。手术损伤腮腺或其导管，也可导致涎瘘的发生。化脓性感染或其他疾病也可能破坏腺体或导管而产生涎瘘，但少见。唾液由创口外流影响其愈合，上皮细胞沿瘘道生长，覆盖整个创面形成永久性瘘管。

一、临床表现

腮腺涎瘘根据瘘口所在的位置，可分为腺体瘘（glandular fistula）及导管瘘（ductal fistula）。

1. 腺体瘘　腺体区皮肤有小的点状瘘孔，其周围有瘢痕，瘘管的腺端通向一个或多个腺小叶的分泌管。从瘘口经常有少量的清亮唾液流出，很少是混浊的。进食、咀嚼、嗅到或想到美味食品时，唾液的流出量显著增加。口腔内由导管口流出的唾液尚正常。

2. 导管瘘　发生于腮腺导管段的涎瘘。根据导管断裂的情况，可分为完全瘘（complete fistula）及不完全瘘（incomplete fistula）。前者指唾液经瘘口全部流向面部，口腔内导管口无唾液分泌,后者指导管虽破裂,但未完全断离,仍有部分唾液流入口腔内。由瘘口流出的唾液清亮,并发感染者为混浊液体。完全性瘘流出的唾液量可多达 2000ml 以上,瘘口周围皮肤被唾液激惹而表现为潮红、糜烂或作发湿疹。

二、诊断

根据病史和临床表现,涎瘘的诊断难,特别是饮食、咀嚼时流出量增多是其典型表现。流出的液体做生化定性分析,其中含有淀粉酶(amylase)。

面颊部损伤,特别是纵裂伤患者,要注意检查有无腮腺腺体,特别是腮腺导管的损伤。检查的方法是:①从口腔内腮腺导管口插入细塑料管,如导管完全断裂,用上述塑料管从损伤部位穿出。挤压腺体使唾液外排,则可发现腺体侧的断端。②对不完全导管断裂,用上述方法可能漏诊,可从腮腺导管口缓慢注入 1% 亚甲蓝(methylene blue),仔细观察损伤部位,如有导管损伤,则立即停止注射,以免蓝染区域过大,影响瘘口的确定。

腮腺造影有助于涎瘘的诊断,如腮腺导管口未萎缩,可从导管口注入造影剂。涎瘘形成较久者,腮腺导管口常萎缩,则可从瘘口注入造影剂。腮腺腺瘘者可见腺体某处有造影剂外溢(extravasation),而导管系统显示良好。导管瘘则可见主导管上瘘口处有造影剂外溢,在其后方可见导管扩张,系瘘口处狭窄或继发感染所致。

三、治疗

腺体瘘唾液分泌量少者,新鲜创口直接加压包扎(pressure dressing)。陈旧者用电凝固器烧灼瘘管及瘘口,破坏上皮,加压包扎,同时用副交感神经抑制剂阿托品,限制唾液分泌,避免进食酸性或刺激性食物,大多可以愈合。如果失败,则需行瘘管封闭术(seal of fistula)。

新鲜的腮腺导管断裂伤可做导管端端吻合术(end-end anastomosis)(图 9-9)。如断裂处接近口腔,则可行导管改道术,即游离导管后将其开口移置于口腔内,变外瘘(external fistula)为内瘘(internal fistula)。陈旧性导管损伤已形成导管瘘者,由于纤维性瘢痕粘连,很难做导管吻合。如瘘口接近口腔,可行导管改道术。如瘘口靠近腺门且为不完全瘘者,可做瘘管封闭术。腮腺导管完全瘘且缺损较多,残留导管较短,既不能做导管吻合,又不能做导管改道者,可利用口腔黏膜或静脉移植做导管再造术(reconstruction of duct)。如同时伴有局部广泛而深的瘢痕组织,可在控制炎症后做腮腺导管结扎(ligation of duct),令腺体自萎缩,若腺体有慢性炎症,其他手术方法失败,则可考虑做腮腺切除术(parotideclomy)。

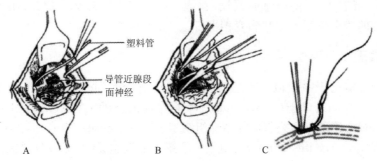

塑料管
导管近腺段
面神经

A　　　　　　B　　　　　　C

图 9-9　腮腺导管瘘端-端吻合术
A. 游离导管近腺段；B. 游离导管近口腔段；C. 端-端吻合

（张永春）

第三节　舍格伦综合征

舍格伦综合征是一种自身免疫性疾病(autoimmune disease),其特征表现为外分泌腺的进行性破坏,导致黏膜及结膜干燥,并伴有各种自身免疫性病征。病变限于外分泌腺本身者,称为原发性舍格伦综合征(primary Sjogren syndrome);伴发于其他自身免疫性疾病,如类风湿性关节炎等,则称为继发性舍格伦综合征(secondary Sjogren syndrome)。

一、病因病理

舍格伦综合征的确切病因及发病机制尚不十分明确,根据一些研究结果表明,以下 3 种情况可能与发病有关:

1.遗传易感性　舍格伦综合征的发病存在遗传易感性,免疫防御基因 IRF5 为原发性舍格伦综合征的易感基因;原发性舍格伦综合征患者的家庭成员较正常人群更易患自身免疫病或出现血清学上的异常。在身抗体阳性和有腺外表现的原发性舍格伦综合征患者中,HLA—B8,HLADw—3 的频率高达 50%~80%。DRw52 和 DQA1 * 0501 与原发性舍格伦综合征也有一定的相关性。此外研究发现,Fas 基因 670 位核苷酸、Caspase 3、Mel—14 等基因的多态性和原发性舍格伦综合征有关。

2.病毒作用　Epstein—Barr、柯萨奇(CVB4 和 CVA13 型)、HTLV—1 等可能是其发病诱因之一。病毒改变唾液腺上皮细胞表面的抗原性,成为获得性抗原刺激,刺激 B 细胞活化,致使免疫反应正反馈扩大,使疾病持续进展。产生抗体,引起炎症反应。

3.B 细胞异常　B 细胞在舍格伦综合征发病过程中活化异常,包括:聚集在炎性组织中参与形成异位生发中心、亚群分布及分化紊乱、产生多种特殊自身抗体以及异常增殖产生单克隆 B 细胞。

组织病理学表现有 3 个特点:腺实质萎缩(parenchymatous atrophy),间质淋巴细胞浸润(interstitial lymphocytic cell infiltration)及肌上皮岛(myoepithelial cell island)形成。根据炎症的严重程度,可将病变分为 3 期:①早期为导管周围淋巴细胞浸润,局灶性腺泡萎缩。②中期淋巴细胞浸润及腺实质萎缩更为明显,导管系统出现上皮化生及肌上皮细胞增殖。③肌上皮岛形成:开始时上皮岛内遗留导管腔,随着淋巴细胞浸润增加,残留的导管腔消失,上皮岛出现玻璃样变,外层的基底膜逐渐破坏,即为末期病变。除大唾液腺以外,小唾液腺也出现类似的组织学改变:导管扩张、淋巴细胞浸润、腺泡萎缩及腺小叶破坏。但是,小唾液腺中肌上皮岛罕见。病变的严重程度与腮腺病变相平行。

二、临床表现

舍格伦综合征多见于中年以上女性,出现症状至就诊时间长短不一。患者的主要症状有:眼干(xerophthalmia)、口干(xerostomia)、唾液腺及泪腺肿大(swelling of salivary gland and lacrimal gland)、类风湿性关节炎等结缔组织疾病(connective tissue disease)。

1.口腔表现(oral manifestations)　由于唾液腺腺泡细胞萎缩,唾液分泌减少,出现口干。轻者无明显自觉症状,较重者感舌、颊及咽喉部灼热,口腔发黏,味觉异常。严重者言语、咀嚼及吞咽均困难。干性食物不易咽下,进食时需饮水。说话久时,舌运动不灵活。如患者戴有全口义齿时,常影响其就位。

口腔检查可见口腔黏膜干燥,口镜与口腔黏膜黏着而不能滑动。口底唾液池消失。唇舌黏膜发红,舌表面干燥并出现裂纹,舌背丝状乳头萎缩,舌表面光滑潮红呈"镜面舌"(glazed tongue)。部分患者出现口腔黏膜病,口腔白色念珠菌感染率明显增加。由于失去唾液的清洁、稀释及缓冲作用,龋病的发生率明显增加,且常为猛性龋。

2.眼部表现(ocular manifestation) 由于泪腺受侵,泪液分泌停止或减少,角膜及球结膜上皮破坏,引起干燥性角结膜炎(keratoconjunctivitis sicca)。患眼有异物感、摩擦感或烧灼感、畏光、疼痛、视物疲劳。情绪激动或受到刺激时少泪或无泪。在下穹窿部结膜常存在稠厚的黏液状胶样分泌物,可用细小的镊子夹持而拉成细条。泪腺肿大可致睁眼困难,睑裂缩小,特别是外侧部分肿大明显,因而呈三角眼。肿大严重时,可阻挡视线。

3.唾液腺肿大(swelling of salivary glands) 以腮腺为最常见,也可伴下颌下腺、舌下腺及小唾液腺肿大。多为双侧,也可单侧发生。腮腺呈弥漫性肿大(diffuse swelling),边界不明显,表面光滑,与周围组织无粘连。无继发感染时,触诊韧实感时无痛,挤压腺体,导管口唾液分泌很少或无分泌。由于唾液减少,可引起继发性逆行感染,腮腺反复肿胀,微有压痛。挤压腺体,有混浊的雪花样唾液或脓液流出。少数病例在腺体内可触及结节状肿块,一个或多个,或呈单个较大肿块,质地中等偏软,界线常不甚清楚,无压痛,此为类肿瘤型舍格伦综合征(tumor-like Sjogren syndrome)。

4.其他外分泌腺受累的表现(manifestations of other exocrine gland involvement) 除唾液腺和泪腺外,尚可有上、下呼吸道分泌腺及皮肤外分泌腺受累。鼻腔黏膜干燥、结痂,甚至出现鼻中隔穿孔。喉及支气管干燥,出现声音嘶哑及慢性干咳。汗腺及皮脂腺受累则出现皮肤干燥或萎缩。

5.结缔组织疾病(connective tissue diseases) 约占50%的患者伴有类风湿性关节炎,约占10%的患者伴系统性红斑狼疮(systemic lupus erythematosus,SLE)。此外,尚可有硬皮病(scleroderma),多发性肌炎(polymyositis)等。

6.其他合并症(other complications) 肾间质淋巴细胞浸润可致肾小管功能不全,尿浓缩能力降低,产生低渗尿。肌酐清除率降低,发生肾小管酸中毒,但极少出现慢性肾衰竭。耳咽管阻塞可引起中耳炎,病变也可累及神经、肌肉、血管,出现感觉神经的末梢神经炎,表现为麻木、麻刺感或感觉过敏,肌肉病变表现为多发性肌炎或重症肌无力。血管病变有小动脉炎、手足发绀,雷诺现象(Raynaud phenomenon)等。甲状腺也可出现桥本甲状腺炎。

三、诊断

除询问病史及一般体检外,可做下列检查以帮助诊断。

1.施墨试验(Schirmer test) 用于检测泪腺分泌功能。用5mm×35mm的滤纸两条,置于睑裂内1/3和中1/3交界处,闭眼夹将近5分钟后检查滤纸湿润长度,低于5mm则表明泪液分泌减少(hyposecretion)。

2.四碘四氯荧光素染色 又称玫瑰红染色(rose bengal staining)。用一滴1%四碘四氯荧光素滴入眼结膜囊内,随即以生理盐水冲洗,可在暴露的睑裂角膜部位发现鲜红的染色,是角膜上皮干燥状态的典型表现。

3.唾液流量测定(sialometry) 唾液分泌受诸多因素的影响,方法及标准不一样。可用收集器(Lashley杯)专门收集腮腺唾液或简单地收集全唾液(whole saliva)。最简单的方法为,取5克白醋请患者含漱3分钟,全唾液量低于3ml为分泌减少。

4.唾液腺造影(sialography)　为舍格伦综合征主要诊断方法之一。常规拍摄充盈期侧位片及 5 分钟功能片。主要表现为唾液腺末梢导管扩张(duct ectasia),排空功能减退(图 9—10,图 9—11)。

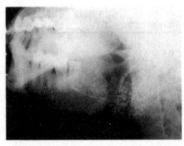

图 9—10　舍格伦综合征腮腺造影充盈期表现

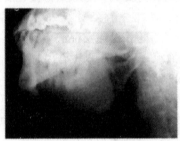

图 9—11　舍格伦综合征腮腺造影排空期表现

5.核素功能测定(scintigraphy)　病变较轻时,核素摄取功能无明显改变,只有分泌功能迟缓;病变较重时,摄取和分泌功能均低下。

6.实验室检查(laboratory findings)　可有血沉(erythrocyte sedimentation rate,ESR)加快,血浆球蛋白主要是 r 球蛋白增高(hypergammaglobulinemia),血清 IgG 明显增高,IgM 和 IgA 可能增高。自身抗体(autoantibodies),如类风湿因子(rheumatoid factor)、抗核抗体(antinuclear antibody)、抗 SS—A(anti—SS—A)、SS—B(anti—SS—B)抗体以及抗 α—胞衬蛋白多肽抗体等可能阳性(表 9—1)。

表 9—1　舍格伦综合征血清学检查可能异常的项目

项目	异常表现
血沉	加快
r—球蛋白	升高
IgG	明显增高
IgM	可能升高
IgA	可能升高
类风湿因子(RF)	阳性
抗核抗体(ANA)	阳性
抗 SS—A 抗体	阳性
抗 SS—B 抗体	阳性
抗 α—胞衬蛋白多肽抗体	阳性
抗唾液腺导管上皮细胞抗体	阳性
CD4$^+$(辅助性 T 细胞)	增加
CD8$^+$(抑制性 T 细胞)	减少

7.唇腺活检(labial gland biopsy)　主要表现为腺小叶内淋巴、浆细胞浸润,腺实质萎缩,

导管扩张,导管细胞化生。与大唾液腺不同的是,肌上皮岛少见。需要注意的是,唇腺也是除舍格伦综合征以外免疫性疾病的靶组织之一,故在类风湿性关节炎、系统性红斑狼疮时,亦可出现类似表现,诊断时应紧密结合临床。

舍格伦综合征的诊断多采用综合诊断的方法,各国陆续提出过多套诊断标准,如哥本哈根标准、圣地亚哥标准、Fox 标准以及欧洲标准等。目前国际上应用较多的是 2002 年国际分类(诊断)标准(表 9—2)。

表 9—2　舍格伦综合征国际分类标准(2002)

(一)口腔症状:3 项中有一项或一项以上

　1.持续性口干 3 个月以上

　2.成人后腮腺反复或持续肿大

　3.吞咽干性食物时需用水帮助

(二)眼部症状:3 项中有一项或一项以上

　1.每日感到不能忍受的眼干持续 3 个月以上

　2.感到反复的沙子进眼或沙砾感

　3.每日需用人工泪液 3 次或 3 次以上

(三)眼部体征:下述任何 1 项或 1 项以上阳性

　1.施墨试验(<5mm/5min)

　2.角膜炎光染色(+)(>4 van BIJsterveld 记分法)

(四)组织学检查:唇腺淋巴细胞浸润灶>1

(五)唾液腺受损:下述任何 1 项或 1 项以上阳性

　1.未刺激唾液流率(<1.5ml/5min)

　2.腮腺造影阳性

　3.放射性核素检查阳性

(六)抗 SSA、SSB 抗体阳性(双扩散法)

舍格伦综合征在无任何潜在疾病的情况下,有下述 2 条即可诊断:①符合上述分类标准项目中的 4 条或 4 条以上,但必须含有第 4 条(组织学检查)和(或)第 6 条(自身抗体),②第 3、4、5、6 条中任 3 条阳性;继发性舍格伦综合征患者有潜在的疾病(如任何一种结缔组织病),而符合上述分类标准项目中的第 1,2 条中的任何 1 条,同时符合第 3、4、5 条中的任何 2 条。

四、治疗

主要为对症治疗(symptomatolytic therapy)。眼干可用 0.5％甲基纤维素(methylcellulose)滴眼,也可以采用硅酮栓进行泪点封闭,以缓解眼干症状。口干可用人工唾液(artificial saliva)湿润口腔,乙基纤维素和黏液素可增加口腔表面湿润和润滑作用,缓解不适感。

促唾剂(sialogogue)能促进尚存留的腺体分泌唾液,常用茴三硫(anethol trithione)口服,该药具有兴奋胆碱能受体,刺激唾液分泌的作用,每日 3 次,每次 1 片(25mg)。也可用 M3 受体激动剂西维美林(cevimeline),每日 15～30mg,对口干、眼干都有作用。

唾液分泌受神经系统调节,通过低电压刺激舌尖及上腭,增加分泌唾液的刺激。这些刺激通过神经系统传入中枢神经系统,再反馈到唾液腺组织,使尚存的唾液腺组织发挥其功能。对腺体组织破坏较轻者有一定作用,但对破坏重者效果较差。传统的针刺治疗也可促进唾液分泌,缓解口干症状。

舍格伦综合征患者免疫功能紊乱,可用免疫调节剂(immimomodulator)。常用胸腺肽

(thymulin)10mg 肌注,隔日 1 次,3 个月为 1 个疗程,每年 2 个疗程。对于伴腮腺反复肿胀的患者效果明显。免疫抑制剂如氯喹、泼尼松、雷公藤等,对继发性舍格伦综合征伴有类风湿性关节炎或类肿瘤型舍格伦综合征患者可考虑应用,但病情时有反复,且副作用大,引起胃部不适、抑制造血系统等。有报告使用环磷酰胺后,使假性淋巴瘤转变为真性恶性淋巴瘤,故环磷酰胺的使用需十分谨慎。

对于类肿瘤型舍格伦综合征可采用手术治疗,切除受累腺体,以防止恶性病变。单发性原发性病变,腺体破坏严重,或继发感染明显者,也可考虑手术切除患侧腮腺。

随着分子生物学的发展,各种基因治疗应运而生。已有研究表明,哺乳类动物细胞膜水分泌由水通道蛋白(aquaporins,AQP)控制,已从哺乳类动物细胞中分离出 5 种水通道蛋白,分别由 5 个相应的水通道基因调控。用腺病毒介导的 AQP5 基因经导管逆行注入头颈部经 20Gy 放射的大鼠下颌下腺,放射损伤的下颌下腺唾液分泌恢复到正常下颌下腺水平,而放射损伤下颌下腺未做基因治疗的对照组唾液分泌仅正常下颌下腺的 1/4。有关水通道基因治疗舍格伦综合征的实验研究正在继续进行,如获成功,有望进入临床应用。

舍格伦综合征患者常继发口腔白假丝酵母菌感染、黏膜炎症、龋齿等。故应注意口腔卫生及保护,减少逆行性感染的机会。白假丝酵母菌感染者可在黏膜、舌背表面涂抹制霉菌素甘油、口服氟康唑等。积极预防、治疗龋齿,伴发急性炎症时可用抗菌素治疗。

舍格伦综合征一般呈良性过程,极少数患者可发生恶变。其淋巴样成分和上皮成分均可发生恶变,前者多恶变为非霍舒金淋巴瘤(non－Hodgkin malignant lymphoma),后者恶变为未分化癌(undifferentiated carcinoma),淋巴样成分恶变明显多于上皮成分恶变。Chused 等报告,伴有腮腺肿胀、不含抗唾液腺导管抗体、原发性舍格伦综合征患者,发生恶性淋巴瘤的比例明显高于无腮腺肿胀、含抗唾液腺导管抗体、继发性舍格伦综合征患者。对于原发性舍格伦综合征、腮腺肿大、抗唾液腺导管抗体阴性,原行高丙种球蛋白血症及 IgM 进行性下降,各种血清抗体逐渐消失者,要警惕恶性淋巴瘤的发生。

(张永春)

第十章　颞下颌关节疾病

第一节　颞下颌关节紊乱病

一、流行病学

颞下颌关节紊乱病的发病率和患病率很高,居龋病、牙周病和错殆畸形之后口腔科的第四大疾病。因为对该疾病的认识和评价标准不统一,各研究的报告差异很大,国内外统计资料显示为 28%～88% 之间。虽然不同的作者所调查对象不同,调查的标准也不一样,结果差异很大,但总的情况是患病率相当高。1996 年美国国立卫生研究院(National Institute of Health,NIH)的报告:人群中 50%～75% 有 TMD 相关体征,20%～25% 有 TMD 主诉症状。国内也有类似的报告。徐樱华等应用 Helkimo 指数为标准对 1321 名大学生进行了流行病学调查,其结果为:主诉症状阳性者 13.10%,客观体征阳性者 75.78%。王艺、马绪臣等随机抽取北京市企事业单位及居民住宅区 29 个,调查普通人群 1006 人,检查发现有 TMD 阳性体征的患病率为 54.2%。史宗道等对 3050 位 2～84 岁居民进行的断面研究显示,65% 调查人群具有 TMD 的某些症状体征,较重和严重者 10.3%,症状年发病率为 8.9%,体征年发病率为 17.5%,每年 6.7‰ 的自然人群新发病并伴有严重的 TMD 症状体征,其学习、生活和工作受到明显的影响。

颞下颌关节紊乱病任何年龄都可以发病,发病率男女无明显差别,但临床就诊率最多见 20～30 岁青壮年期,女性明显多于男性(3:1～9:1)。就诊时主要症状为关节和相肌群在咀嚼运动、开闭口运动时疼痛、开口困难或下颌运动异常,常常伴有关节的弹响(click)、破碎音(crepitus)和杂音(noise)等。开始发生在一侧,常常两侧均可累及。

颞下颌关节紊乱病可以是功能紊乱性质,也可以是关节结构的异常,甚至是器质性改变如关节软骨和骨的破坏,严重者会引起牙和颌骨的畸形,但是一般有自愈性或自限性(self-limiting),属肌骨骼类疾病(musculo-skeletal disorders),一般预后良好并不发生关节强直。史宗道等报告,颞下颌关节紊乱病在自然人口中的症状年自愈率为 42.9%,体征年自愈率为 37.6%。因为该病的自愈性特点,这些有 TMD 问题的人群仅大约 3.6%～7% 寻求治疗。

二、病因学

从 TMD 的定义和分类我们可以推断,试图用一种病因机制来解释显然是不会全面的。多数学者已不再提及病因,只提出和本病的发病有关的因素,一般认为与以下因素有关。

1. 殆因素　早在 200 多年前,现代牙科的先驱 Pierre Fauchard 和 John Hunter 以及后来被称之为现代口腔正畸学之父的 Angle 就提出不正常的咬合是病因的看法,这是最早提出的殆因素理论。以后 1918 年解剖学家 Prentiss,1932 年 Goodfriend 具体提出是牙缺失,尤其是失去后牙后,使髁突向上移位造成。殆因素理论在医学界和牙科界影响最大的是,1934 年美国的 Costen 在诊治了 11 例患者的基础上,总结了上述观点。把耳、鼻窦和关节三方面症状,视为一种综合征,这种综合征被称之为 Costen syndrome。主要论点为:由于缺牙、不良修复和深覆𬌗使髁突向后上移位,造成弹响,压迫鼓板(tympanic plate)和耳咽管处的鼓索神经(chorda tympanin nerve)引起疼痛,主张修复牙列,恢复垂直距离。这一学说的提出是和当时的医学背景有关,其实质是从解剖形态学的观点出发的𬌗因素理论,也是单纯的下颌移位的机械论点。临床上确实一部分患者通过上述修复牙列,解除深覆𬌗,恢复垂直距离后而治愈。但大量临床实践后,并不能治愈大多数患者。此后美国解剖生理学家 Sicher 通过尸体解剖提出由于关节后结节(postglenoid tubercle)及关节窝内侧的蝶骨嵴(sphenoidal crest)阻挡以及关节囊的限制,下颌移位压迫鼓板在解剖学上是不能成立的。后来 Costen 本人也接受了此观点。Costen syndrome 的命名在文献上逐渐消失。

由于生物学科的发展,肌电图在临床研究上的应用,以及生物反馈(biofeedback)理论的提出,从 20 世纪 50 年代起,单纯下颌移位因素学说发展成为𬌗神经肌群学说。其主要观点为𬌗、咀嚼肌和关节在正常情况下相互之间是协调的,不正常𬌗关系,通过牙周膜的本体感受器,反射性地引起咀嚼肌的功能紊乱和痉挛,肌痉挛反过来又加剧了𬌗的不正常,形成疼痛－肌痉挛－疼痛恶性循环,这一学说被大多数学者所接受,尤其被口腔修复学科的专家认可。在临床上常常发现有明显的𬌗因素(occlusal factor)如𬌗干扰、牙尖早接触、严重的锁𬌗、深复𬌗、多数后牙缺失、垂直距离过低等。有时,有的患者一旦消除这些𬌗因素,症状可缓解或消失。大量的病例说明,由于第三磨牙错位萌出造成的𬌗干扰可诱发颞下颌关节紊乱病,一旦拔除,症状可消失。临床研究也证实错位的第三磨牙可导致髁突移位。作者等应用𬌗创伤兔动物模型经光镜和扫描电镜观察证实,兔的下颌关节在人为造成𬌗创伤后发生了和人颞下颌关节骨关节病相同的病理改变过程。最近,作者等在大鼠的后牙造成人为的咬合创伤,发现可以引起广泛的、双侧的、持久的咀嚼肌疼痛,咬合创伤是口颌面疼痛的一个致病因素。

2. 肌群功能紊乱因素　Schwartz 在 1959 年通过 2500 例病案分析提出一个和𬌗因素相对的学说,即不强调𬌗因素,而强调主要是精神因素所致的咀嚼肌痉挛和功能不协调造成颞下颌关节紊乱病。主要的治疗方法,不是解除𬌗因素而是消除精神因素和缓解肌痉挛。由于采用了这些方法治疗效果显著,很快被很多的牙科医师接受,命名为颞下颌关节疼痛功能紊乱综合征(TMJ pain－dysfuncton syndrome)。

3. 精神心理因素　1969 年 Laskin 赞同 Schwartz 的观点,完全否定𬌗因素学说,认为𬌗紊乱是继发的。肌痉挛也是继发于精神压力、精神紧张、疲劳等精神心理因素。Clark 检查患者尿中的儿茶酚胺浓度比正常人高,说明精神紧张。他还应用肌电仪证实,夜磨牙的程度和 TMD 症状有明显相关,而夜磨牙与白天精神紧张又有明显相关。在临床上,不少颞下颌关节紊乱病患者有情绪焦虑、易怒、精神紧张、容易激动以及失眠等精神症状。有的患者明显存在精神情绪因素与发病之间的因果关系。在慢性迁延性患者中,也可发现精神心理因素(psychologic factor)对症状的反复发作和加重有影响。

高速和张震康等应用经中国学者正式修订的明尼苏达多项人格问卷(Minnesota Multiphasic Personality Inventory,MMPI)对 78 名颞下颌关节紊乱病患者和 27 名确诊为神经症(neurosis)患者以及 73 名颞下颌关节正常的健康人作为两个对照组进行人格测试。结果是,MMPI 异常测图的顺序为神经病组＞TMD 组＞健康组,其 MMPI 异常测图分别为 100％、71.8％和 38.4％。此外,对 TMD 组和健康人组做心身疾病(psychosomatic diseases)调查,发现健康人组心身疾病患病率为 5.9％,而 TMD 组则为 40％。在调查中还发现 TMD 患者就诊情况和近期是否发生生活事件密切相关。以上研究提示颞下颌关节紊乱病与精神心理因素以及个性偏移有关。

4.创伤因素　外力的直接或间接的创伤可以引起颞下颌关节或咀嚼肌的疼痛、功能紊乱,甚至关节盘的移位。更多的创伤是一种来自于关节内的微小创伤(microtrauma)。马绪臣等应用关节造影后 X 线录像和录音技术对 38 名颞下颌关节紊乱病患者的开闭口运动、左右及双侧咀嚼运动进行录像和录音,用慢速动作重放观察研究(设正常对照组),发现患者在上述运动过程中髁突对关节盘、髁突对关节结节有不谐调动作:①关节盘向后反跳;②关节盘受压变形;③关节盘被折叠;④髁突对关节盘不同部位,包括双板区的撞击;⑤髁突对关节结节后斜面的撞击;⑥髁突的跳跃;⑦髁突发生连续摩擦和和破碎音。在所有患者中确实存在反复持续的微小创伤。微小创伤可以来自关节的负重过度和受力不均,也可以来自殆创伤和咬合紊乱。微小创伤因素被大多数学者所接受。这一因素被解释为什么颞下颌关节紊乱病发病的年龄比其他关节的骨关节病要早得多的原因。

5.关节负荷过重因素　颞下颌关节是一个负重关节。适度的负重对维持关节的正常结构、功能和生理改建是必需的,有重要意义。但是,过度的负重(over loading),超出生理限度,则可造成关节的退行性改变,以及关节器官的破坏。造成关节负荷过重的因素,除上述关节内持续微小创伤外,单侧咀嚼(咀嚼时非咀嚼侧关节内压力明显大于咀嚼侧)、夜磨牙(bruxism)和白天紧咬牙(clenching),使关节内压力增高,还有一侧关节手术,一侧髁突骨折或两侧下颌发育不对称引起两侧关节不平衡等,均可造成同侧或对侧关节压力增高。此外,如经常吃过硬食物,长时间嗑瓜子、长时间不停地嚼口香糖等都可使关节负荷增加。

6.炎症免疫因素　免疫学研究表明,关节软骨的主要成分如胶原,蛋白多糖和软骨细胞都具有抗原性。由于关节软骨有基质包裹,从胚胎到成人都和血液循环系统隔绝,不能被自身免疫系统识别。如果因外伤、微小创伤或关节负重过度引起关节软骨的损伤后,这些封闭抗原(masked antigen)就会暴露于免疫系统引起自身免疫反应。作者等研究发现颞下颌关节疾病进展过程中有自身免疫和炎症反应参与。应用免疫荧光、免疫组化等方法发现,TMD 患者的髁突软骨内有免疫复合物的荧光着色,越表层越深,骨关节病类比结构紊乱类更深。另外,TMD 患者的关节液中炎性细胞因子,如肿瘤坏死因子(tumor necrosis factor,TNF)、白介素 1(interleukin−1,IL−1)、白介素 6(interleukin−6,IL−6)水平明显升高。注射人重组 IL−1 到动物下颌关节腔可造成类似于临床骨关节病样的病理改变。

7.关节解剖因素　人类演化过程中,由于人的直立、食物变得精细以及颅脑的扩张,使颞下颌关节及颌骨解剖结构发生了明改变:①现代人的上下颌明显小于猿人和古代人,使下颌活动更为轻便和灵活;②现代人关节结节明显低于新石器时代人,关节窝变得更浅而前后径变长,使髁突向前滑动运动的幅度增大;③现代人髁突明显变小,相应髁突颈部变细,关节窝对于髁突相对地明显变大,使髁突不仅可以向前自由滑动,也可做侧方、后退活动。因此,从功能上看,颞下颌关节随着人类的进化使得关节和下颌骨运动时更为灵巧,以适应更为复杂的语言和表情等下颌运动。另一方面,从解剖结构来看,相应的关节、肌肉以及韧带明显变弱,关节的承重能力降低。功能上的进化和结构上的"退化"是 TMD 发病的功能解剖因素,即人类颞下颌关节运动类型其灵活性和活动范围的增加对于解剖结构变弱的颞下颌关节来说是一种潜在威胁。以致颞下颌关节在没有外力时就可以发生完全脱位,成为人体关节中发生半脱位和脱位几率最高的关节。研究资料表明,颞下颌关节过度活动发生 TMD 的机会比夜磨牙症者还要高,并且观察到过度开口活动可造成颞下颌关节软骨的退行性改变。临床上,如不控制的打哈欠、接受牙科治疗时长时间过大开口等,常常诱发 TMD。

8.其他因素 临床调查发现关节区受寒冷刺激、不良姿势如用手支撑下颌的不良习惯、长期低头驼背伏案工作,可造成头颈部肌链(muscle chain)的张力不平衡,引起肌功能紊乱而影响下颌骨及髁突的正常位置等,也是诱发 TMD 的因素之一。

有关 TMD 的发病机制目前尚未清楚,多数学者认为是多因素相互作用下发生的。多因素致病模式通常是几个因素共同作用的结果,某一个体是否发病,可能与致病因素的多少和强弱有关。某一个体可能致病因素越多,发生某一疾病的可能性越大,某一致病因素越强,发生疾病的可能性也就越大。每一个因素起的作用也因人而异,有的可能是以精神因素为主,有的可能以解剖因素起主导,有的可能由微小创伤造成,有的可能是两个因素造成,有的则可能是其中 3 个因素造成。多因素在致病的过程中起的角色不同,我们可以把这些致病因素分为易感因素(predisposing factors)、促发因素(initiating factors)和持续因素(perpetuating factors)。

三、临床表现

尽管颞下颌关节紊乱病并不是单一的一个疾病,而是一组疾病的总称,但它们有相似的临床表现,我们可以概括为以下三大主要症状。

1.关节及相应肌群的疼痛 这是 TMD 患者就诊的第一主诉。主要表现为开口和(或)咀嚼时关节区和(或)关节周围肌群的疼痛。一般无自发痛,急性滑膜炎时可自发痛。关节区或相应的肌群有压痛点,有的患者有肌和肌筋膜的疼痛扳机点(trigger point),压迫扳机点可引起远处的牵涉痛(referred pain)。一些经久不愈、病程迁延的慢性疼痛患者常常伴随有情绪改变。另有一些患者表现为关节及相应肌群发沉、酸胀,或面颊、颞眶、枕区钝痛,或主诉不适等感觉异常,有时表现为咀嚼肌群疲劳感。

2.弹响和杂音 正常颞下颌关节在运动时表现协调、平滑,无明显弹响和杂音。当存在有关节盘移位、变形、破损、或关节表面器质性改变,下颌髁突运动时会出现弹响或杂音等关节异常音。常见的异常声音有:①弹响声(click),即开闭口运动或咀嚼运动中发生"咔,咔"的声音,多为单声,有时为双音,患者自己可感到。检查时,用钟式听诊器放在关节区,可查听到。弹响声大时,他人可耳闻;②破碎音(crepitus),在关节运动中出现"咔叽,咔叽"的破碎声音,多为双声或多声,患者自己可感到,听诊器可查听到,但他人不能耳闻;③摩擦音(grinding or grating noises),即在关节运动中有连续的似揉玻璃纸样的摩擦音,患者可感到,听诊器可查听到,但他人不能耳闻。

3.下颌运动异常 正常人开口型平直、不偏斜、不左右摆动,呈"↓"。自然开口度平均约3.7cm,最大开口度可达 4.8cm。

TMD 患者的下颌运动异常表现为:①开口型异常,可以向一侧偏斜,也可呈曲折状左右摆动;②开口度异常,表现为开口过小呈开口受限或开口困难,一般小于 3.5cm 即为开口受限。也可相反,表现为开口过大,可达 6~7cm。开口过大者常常伴有半脱位(subluxation);③开口运动中出现停顿,表现为开口过程中突然出现障碍而停顿,有时患者做一个特殊动作,或手压迫关节区又可顺利开口,称之为关节绞锁(intermittent locking)症状,此时可明显地观察到患者开口困难状和开口运动时间的延长。

不少学者发现 TMD 常常伴有头痛,有学者把头痛列为本病第四个主要症状。

此外,本病还可伴有许多其他症状,如各种耳症,包括耳闷、耳鸣(tinnitus)、听力下降等,各种眼症包括眼痛、视力模糊(blurred vision),复视(diplopia)等。具体机制不清,可能与情绪压力有关。

四、诊断和鉴别诊断

根据病史和临床体检,有时结合影像学检查,TMD各分类疾病的诊断并不困难,各疾病的诊断标准详见"分类疾病的诊断和治疗"。辅助诊断常用的方法有:

(一)诊断

1. X线平片　有颞下颌关节的许勒位片(Schilller position)和髁突经咽侧位片(transph－aryngeal projection)。可发现有关节间隙改变和骨质改变,如硬化、骨破坏和增生、囊样变等。

2. 口腔颌面锥形束CT(cone beam CT,CBCT)　近年来口腔颌面锥形束CT的临床应用证明,显示良好骨组织影像的锥形束CT可以很好检出常规X线平片不能发现的早期骨关节病改变。

3. 关节造影(arthrography)　上腔造影因操作容易成功率高而多用,下腔造影操作较困难,而少用。可发现关节盘移位、穿孔、关节盘诸附着的改变以及软骨面的变化。

4. 关节内镜(arthroscopy)检查　可发现本病的早期改变,如关节盘移位,变性,滑膜充血、增生,关节骨面软骨剥脱、骨面裸露。关节腔内有絮状物、纤维素渗出、关节盘和关节面粘连瘢痕条索等。出于关节内窥镜为有创性检查,近年来作为单纯性诊断检查已少用,多数结合治疗时使用。

5. CT扫描　不作TMD常规诊断使用,如果临床怀疑非TMD疾病如占位性疾病时才考虑CT检查。

6. 磁共振影像(magnetic Resonance Imaging,MRI)　常用于检查关节盘和翼外肌病变,因对人体无任何放射损害属无侵犯性检查,故已广泛应用于关节软组织病变的检查,但费用相对昂贵。

(二)鉴别诊断

由于TMD的发生率高,而颞下颌关节的其他疾病,尤其是恶性肿瘤的临床表现也常出现上述3个主要症状,因此鉴别诊断是应特别重视的。例如,把颞下窝恶性肿瘤误诊为TMD,而给予关节区物理治疗,不仅丧失早期治疗时机,物理治疗反而加速肿瘤的生长,给患者带来不可挽回的损害。一般常常需要与以下疾病作鉴别:

1. 肿瘤　颌面深部肿瘤也可引起开口困难或牙关紧闭(trismus),也常伴有关节区疼痛。因为肿瘤在深部不易被查出,应特别提高警惕。当开口困难,关节区痛,尤其出现自发痛、夜间痛,同时还伴有脑神经症状或其他症状者应除外以下部位的肿瘤:①颞下颌关节良性或恶性肿瘤,特别是髁突软骨肉瘤;②颞下窝肿瘤;③翼腭窝肿瘤;④上颌窦后壁癌;⑤腮腺恶性肿瘤;⑥鼻咽癌等。其他如髁突良性肥大、髁突骨瘤、滑膜软骨瘤病、纤维骨瘤等也常常有TMD的三大主要症状,应予以鉴别诊断。

2. 颞下颌关节区感染或类风湿性关节炎　急性化脓性颞下颌关节炎(acute suppurative arthritis of TMJ),关节区可见红肿,压痛明显,常有自发性跳痛,有全身症状,关节腔有渗出时,后牙不能紧咬有开牙合,稍用力即可引起关节区剧痛。类风湿性颞下颌关节炎(rheumatoid

arthritis of TMJ），常常伴有全身游走性、多发性关节炎，尤以四肢小关节最常受累，晚期可发生关节强直。

3. 耳源性疾病　外耳道疖或中耳炎疼痛，也常常放射到关节区并影响开口和咀嚼，仔细进行耳科常规检查当不难鉴别。

4. 颈椎病　可引起颈、肩、背、耳后区以及面侧部疼痛，容易误诊，但疼痛与开口、咀嚼运动无关，而常常与颈部活动和与头部姿势有关。有的可有手的感觉和运动异常，影像学检查可协助诊断，以资鉴别。

5. 茎突过长症　除了吞咽时咽部疼痛和感觉异常外，常常在开口、咀嚼时引起髁突后区疼痛以及关节后区、耳后区和颈部牵涉痛，影像学检查可以确诊。

6. 第一颈椎横突过长　可引起下颌后区疼痛，并有开口或咀嚼运动时不适感，触之局部有突起和压痛，影像学检查可以确诊。

7. 破伤风牙关紧闭　破伤风牙关紧闭（tetanic trismus）是由破伤风杆菌引起的一种以肌阵发性痉挛和紧张性收缩为特征的急性特异性感染。由于初期症状可表现为开口困难，或牙关紧闭而来口腔科就诊。应与 TMD 鉴别，以免延误早期治疗抢救生命的宝贵时机。破伤风牙关紧闭一般有外伤史，痉挛通常从咀嚼肌开始，先是咀嚼肌少许紧张。即患者感到开口受限，继之出现强直性痉挛，呈牙关紧闭；同时还因表情肌的紧缩使面部表情特殊，形成"苦笑"面容，并可作有面肌抽搐，应及时请外科医师会诊救治。

8. 癔症性牙关紧闭　癔症性牙关紧闭（hysterical trismus），如和全身其他肌痉挛或抽搐症状伴发，则诊断比较容易。此病多发于女青年，既往有癔病史，有独特的性格特征，一般在发病前有精神因素，然后突然发生开口困难或牙关紧闭状，此病用语言暗示或间接暗示（用其他治疗法结合语言暗示）常能奏效，应嘱患者到精神科诊治。

9. 其他　如冠周炎、根尖周炎、放射性骨髓炎等炎症累及咀嚼肌可以引起开口受限和面部疼痛。

五、治疗

（一）防治原则

TMD 治疗目标应该是消除疼痛，减轻不良负荷、恢复功能，提高生活质量。为了达到理想的治疗效果，首先应计划一个合理的治疗程序，不仅要治疗症状体征，而且要去除各种致病因素。

美国牙科研究学会（The American Association for Dental Research，AADR）于 2010 年正式发表了一份新的关于颞下颌关节紊乱病诊断治疗策略的报告。对于 TMD 治疗的阐述是：AADR 强烈建议，除非有明确的和合理的指征，对 TMD 的治疗首先应该是那些保守的、可逆的和有循证医学基础的治疗方法。许多关于 TMD 自然病程的研究结果表明，随着时间的推移，TMD 症状会逐渐的改善或消失。尽管还没有一种治疗被证明始终有效，但是许多保守治疗至少在缓解症状方面与那些侵入性治疗效果相同，这些保守治疗不会导致不可逆的改变，大大降低了导致新的伤害的几率。专业化的治疗应该配合家庭保健，这样患者可以认识其病情，并了解如何应对所出现的症状。所以我们认为 TMD 的治疗原则应是：

1. 尽可能找出各种致病因素。

2. 制订针对消除或减弱致病因素和对症治疗相结合的综合性程序性的治疗方案。

3. 以非侵入性、可逆性、保守治疗为主,遵循逐步升级的治疗程序:可逆性保守治疗(reversible treatment)→不可逆性保守治疗(irreversible treatment)→关节镜治疗→开放性手术治疗。

4. 根据疾病不同类型和患者个人情况选择好适应证,组合好不同的治疗方法进行综合治疗。

5. 对患者的健康教育以及积极的心理支持和临床治疗同等重要。

(二)治疗选择

1. 治疗教育和家庭自我保健 首次诊治 TMD,临床医师必须向患者解释临床检查的发现、诊断资料、治疗选择和预后,即治疗教育。在治疗教育上花费的时间是得到患者支持和获得治疗顺从的一个重要因素。运用患者能理解的术语,细致地向患者解释病情是治疗成功的重要一步。

家庭自我保健可以使某些症状消失,阻止对咀嚼系统的进一步损害,并能使病情得以稳定。家庭保健措施包括:自我限制下颌运动,使咀嚼系统充分休息,认识到不良习惯并加以纠正,家庭用的物理治疗,如病变区的热敷或冷敷或两者交替使用、受累肌肉的自我按摩以及开口训练。热敷通过热的传导使局部表温升高,对表浅受累组织有效(1～5mm 深度)。热刺激能止痛、松弛肌肉、改善组织的生理环境。冷敷对局部肌肉关节有止痛和抗炎作用,用一冰块放在受累区并沿着肌纤维走向来回移动数分钟。但过冷刺激往往会带来不适,冷敷后最好使局部加温,运用热一冷一再热的方法可能非常有效。热敷不能用于急性损伤(72 小时内)、急性炎症、或者局部感染区,冷敷不能用于局部循环不良区(如结核病变)或开放性创口。

2. 药物治疗 药物治疗可以减轻(消除)关节肌肉疼痛,改善功能。治疗 TMD 药物包括止痛剂、非甾体类消炎止痛药、肾上腺皮质激素类药物、肌肉松弛剂、抗抑郁药等。

1)非甾体类消炎止痛药(non－steroid anti－inflammatory drugs,NSAID):是目前治疗 TMD 疼痛的主要药物,作用于外周组织炎症损伤处,通过抑制环氧合酶阻断外周疼痛炎症介质前列腺素的合成。这类药物的不良反成主要是胃肠道刺激作用,严重的可能造成胃溃疡患者胃出血、穿孔。NSAID 药物具有抗炎和镇痛作用,适用于 TMD 滑膜炎、关节囊炎、骨关节炎,但不能阻止骨关节病软骨和骨的进一步吸收破坏。

2)肾上腺皮质激素:有强力的抗炎作用,但不应作为治疗 TMD 常规的全身用药。但短时的口服可能有助于消除多发性关节炎的肌肉和关节炎症的急性症状。颞下颌关节腔内注射肾上腺皮质激素类药物仅适用于保守治疗失败的骨关节疼痛病例。一般认为,肾上腺皮质激素能迅速消除症状,某些病例因此可以免去手术治疗。有研究报道,关节腔内激素注射不能维持疗效,并且反复注射对治疗 TMD 骨关节炎无效,反而会加速关节的退行性改变。炎症性颞下颌关节疼痛可以采用局部肾上腺皮质激素乳剂的离子透入疗法。

3)肌松弛剂:有助于缓解 TMD 患者增高的咀嚼肌肌电活动。但实验研究发现,所有这类肌松弛剂药物的口服剂量大大低于能引起肌肉松弛作用实际所需的剂量,因此有人认为,引起肌肉松弛作用并非药物所为,药物仅起到安慰剂的作用。

4)抗抑郁药:常用的为三环类抗抑郁药阿米替林。这类药物的治疗作用是通过提高中枢神经系统突触处 5－羟色胺的利用率,因而增强中枢疼痛抑制。临床已广泛用来治疗疼痛、抑郁和睡眠差的慢性疼痛患者,常用小剂量如 10mg。这类药物能减少睡眠时觉醒次数、延长Ⅳ期睡眠时间、缩短快波睡眠时间。三环类抗抑郁药常用于治疗慢性口颌面疼痛和各种口腔感觉不良,包括舌痛和特发性口腔溃疡。

5)软骨保护剂:近年来临床应用的硫酸(盐酸)氧基葡萄糖有利于促进关节软骨的修复,可能减轻或阻止骨关节病的进展。但需要长期服用,因而治疗费用增加。另外,到底能多大程度地修复关节软骨,尚不确切。

3.物理治疗 物理治疗通过改变感觉神经的传导,抑制炎症,降低、协调或加强肌肉活动,促进组织的修复和再生等途径,帮助消除骨骼肌关节的疼痛和恢复正常的功能。大多情况下,物理治疗作为其他治疗的一种辅助性治疗。

1)姿势训练(posture training):姿势训练除包括下颌骨和舌的姿势外,还应包括头、颈、肩部的姿势训练。头部姿势高度紧张或头向前易造成颈肩部肌肉活动增加和下颌的后缩。头部越向前,脊柱所承受的有效负荷就越大。舌的姿势也影响下颌的位置和附着于下颌骨的肌肉功能。除了功能活动期间,下颌骨应处于休息位,此时上颌牙和下颌牙之间有一息止的𬌗间隙,而舌应轻抵上腭前部。

2)自我运动训练(active exercise program):临床实践证明,主动的运动练习对于改善和保持肌肉和关节的舒适与功能活动非常重要。通过运动训练可以伸展和放松肌肉,达到增加关节活动度、增强肌肉力量、改善关节动力活动与协调度以及稳定关节的目的。训练的方式有:重复运动以建立协调的、有节律的肌肉功能活动;等张运动以增强下颌运动范围,等长运动以增强肌肉的力量。方法的选择应根据治疗目的而定,并随着病程的发展不断调整。许多患者常因为疼痛而停止训练,此时必须采用理疗或药物,在疼痛得到控制的情况下,应坚持一定水平的训练以保证长期稳定的疗效。

3)被动运动训练(mobilization):适用于因肌肉挛缩、不可复性盘前移位,以及关节内纤维粘连引起的下颌运动受限和疼痛病例。训练前必须先放松肌肉和消除疼痛,有时应同时采用其他物理治疗方法,如热敷、超声、电刺激以及局部封闭等。颞下颌关节手术后也常要求被动运动训练。

4)电刺激疗法(electrotherapy):电疗使肌肉和关节局部的温度、组织化学以及生理学环境发生改变,分为高压电刺激(直流电刺激)、低压电刺激(经皮神经电刺激,TENS)和微电压刺激。TENS采用低电压低电流双相可变频率电流,通过交替刺激皮肤感觉神经来治疗疼痛性疾病。如同时刺激了运动神经,可能会影响止痛效果,甚至加剧急性疼痛。无论是直流电刺激,还是TENS,均可减轻疼痛,并可能重新调整肌功能。

5)超声和离子透入疗法(ultrasound and iontophoresis):是两种较常采用的治疗骨骼肌疾病的物理治疗。超声疗法,是把高频率的振动能转化成热能并透入组织内,深度可达5cm。超声使关节局部产热,引起关节囊外软组织舒张来治疗关节疾病。超声还具有止痛、消除肌肉挛缩或僵硬、改善肌腱炎以及促进滑囊炎钙沉积的吸收等作用。对于最佳所需疗程、每个疗程的治疗次数、每次治疗时间、工作频率以及工作强度的选择,尚需进一步的系统研究。离子透入疗法使药物(抗炎药物或止痛药物)穿透皮肤导入到下方的受累区。

6)局部冷却剂喷雾(local vapocoolant spray):冷却剂喷雾使肌肉舒张,因而减轻肌肉疼痛和肌痉挛,并可消除肌筋膜扳机点。常用的喷雾剂氟甲烷(fluorimethane)是两种氟化碳的混合物,其特点是:不可燃性、化学性质稳定、无毒、无爆炸性、且不激惹皮肤。喷雾剂一接触皮肤立即挥发,导致局部皮肤骤冷。喷雾距离40～50cm,沿肌纤维方向对受累区做均匀的扫动式喷雾。喷雾过程中必须保护好眼、耳、和鼻黏膜。

7)局部封闭疗法(local anesthetic therapy):治疗肌筋膜扳机点很有效,可单独使用,也可配合做肌肉伸展运动训练。封闭治疗一旦阻断了肌肉疼痛循环,即使麻醉作用消失,其治疗效果仍将维持较长时间。

8)针刺(acupuncture):已较多用于慢性疼痛的治疗,针刺对疼痛和功能障碍的治疗作用通过神经和体液两条途径。现有对照研究,针刺疗法和常规疗法治疗 TMD,发现患者更喜欢接受常规治疗法,但对于疼痛减轻和功能改善的效果,两者无显著性差异。

4.殆垫治疗　用于治疗 TMD 的殆垫主要有稳定型殆垫和再定位殆垫。其他的殆垫常短期使用,如软殆垫、前牙殆板和枢轴殆垫。滥用或不正确的使用殆垫常会带来一些并发症,包括龋病、牙龈炎、口臭、发音困难、牙接触关系的改变以及精神性殆垫依赖。较严重的并发症有:由于长期使用殆垫特别是戴用覆盖部分牙弓的殆垫,可能会导致咬合关系和上下颌骨位置关系的不可逆性改变。

1)稳定型殆垫:稳定型殆垫(stabilization splint)也叫平面板(flat plane),殆板(gnathologic)或肌松弛殆垫(muscle relaxation splim)。这种殆垫覆盖上颌或下颌的全牙弓,殆板平面与对颌牙呈点和面的接触,通过不断地调改殆垫的殆平面重建一个稳定的下颌位置,使下颌处于最适合的生理位。戴用殆垫后必须作周期性调改,以补偿因疼痛、肌肉活动、炎症、水肿或软组织结构关系的改变而出现的上下颌骨位置关系的变化。对急性病例,一段时间内应全天日夜戴用。症状好转时,可以只在夜间戴用。如殆垫治疗 3~4 周后仍没有良好的效果,应重新评价,如诊断是否准确,治疗计划是否合理。稳定型殆垫主要用于治疗疼痛、肌痉挛和夜磨牙症。

2)再定位殆垫:再定位殆垫;(repositioning splint)临床用于治疗关节弹响。其作用途径有:减轻关节的不良负荷;改变盘-髁突的位置关系。制作殆垫前,必须先分析并确定一个合适的上下颌骨位置关系,即弹响消失位。再定位殆垫覆盖全牙弓的殆面,可附加切迹或前牙导板,使下颌向前或前伸确保稳定在原先确定的殆位上。再定位殆垫需坚持日夜戴用。首次戴用殆垫时,应将殆垫调整到一个稳定的位置上,一旦症状好转时,应定期调改或换用稳定型殆垫,使下颌逐渐后移到更接近生理状态的一个稳定位置上。

5.殆治疗　当现存的殆关系不适合 TMD 患者的颅颌结构,或 TMD 症状改善后缺乏一个稳定的殆关系,并直接与 TMD 的症状加重和复发有关,这两种情况可考虑殆治疗。殆治疗包括调殆、修复治疗和正畸治疗。需要的话,还包括正颌外科手术。殆治疗不应作为常规治疗,可作为第二线选择,并且应该待患者疼痛症状消失、功能障碍明显减轻(弹响消失或减轻,但不必完全消失)、下颌运动范围接近正常的情况下实施。另外,上下颌骨关系、神经肌肉功能以及患者的心理状况尽可能的稳定。殆治疗的基本原则是,慎重行事、尽可能少破坏原有的殆形式,并且要经常反复地评价治疗效果。

6.关节腔灌洗治疗(arthrocentesis)这是一种微创、有效和简单的临床一线治疗手段,介于手术与非手术治疗之间。它在清理炎症因子、松解粘连、恢复正常关节内压、减少关节液的表面张力等方面,有着保守治疗难以企及的效果。近期和长期疗效均令人满意,而且并发症很少、方法操作简单、易于推广。主要适用于关节盘移位、滑膜炎、骨关节炎等关节源性的疼痛和开口受限。冲洗方法有双点冲洗法、单点冲洗(三通阀门冲洗法)。患者取坐位,头偏向健侧,消毒患侧关节区皮肤。2%利多卡因双板区皮下局部浸润麻醉后,第一穿刺点约在耳屏前 0.5~1cm 髁突后进针,嘱患者半张口并将穿刺针斜向前、上、内进针约 2~2.5cm,抵到关节窝骨面后稍后退,推注少许药物,如针尖在关节腔内,则推注药物很省力,并可回抽。然后针头不动,缓慢注入 1～2ml 麻药,使关节腔膨胀,并留置针头。第二穿刺点,嘱患者轻闭口并于第一穿刺点前方髁突前斜面与关节结节后斜面之间进针,向后上内进入关节上腔,此时可见针孔有液体流出,冲洗液从第一支注射器注入冲洗,第二支注射针排出。冲洗液以一定的压力在 5～10 分钟内灌洗完毕。也可以用单一进针反复注入回吸或接三通阀门反复注吸。如果患者疼痛严重并有明显的冲洗液渗血,在退出针头前,可以注射糖皮质激素,如醋酸曲安奈德 5～10mg。

7.手术治疗　手术治疗是 TMD 的一个有效的治疗手段。然而,由于手术操作的复杂性和创伤性,潜在的并发症、可能诱发的行为和心理障碍、以及合理的非手术治疗的有效性,所以应严格掌握颞下颌关节手术的适应证。

是否采用手术治疗应根据以下几条而定:①关节内病变或解剖结构改变的严重程度;②这些病变应该手术尚能补救的;③接受过合理的非手术治疗;④关节病变引起的功能丧失范围和程度。手术治疗前,应先实施非手术治疗。根据患者实际的改善程度、功能丧失程度以及患者对治疗的顺从性与预期结果,来确定手术治疗的方案和治疗时间。如患者有复杂疑难因素存在如诉讼事件、心理因素、或无法控制的夜磨牙,可能预后较差。另外,患者位充分理解手术所带来的风险。手术前和手术后的一些治疗措施也应列入手术治疗计划内,这些措施针对减轻关节负荷、消除或纠正致病因素,如口腔不良习惯和精神因素。

实施手术前,必须参照美国口腔颌面外科医师学会制订的手术指征:①影像学检查确诊为 TMD 关节盘移位或其他的关节内结构异常;②临床阳性检查结果提示,患者的主观症状和客观体征是由于盘移位或其他的关节内病变引起的;③患者现存的疼痛和功能障碍可能导致患者某一功能的丧失;④已接受过不成功的非手术治疗,包括定位𬌗垫治疗、物理治疗以及行为治疗等;⑤先处理了磨牙症、口腔不良习惯、其他的口腔疾病或牙痛以及其他一些会影响手术治疗效果的致病因素;⑥取得患者同意前,向患者说明了可能出现的并发症、手术风险、能达到的目标、成功率、治疗时间、术后处理以及治疗方案的选择。关节手术治疗包括关节镜手术和开放性手术。单纯的关节腔灌洗治疗属于外科治疗,但不属于手术治疗范畴,仍为一种保守的关节治疗手段。

手术治疗效果的评价,疼痛不常发生或疼痛程度明显减轻,下颌运动范围明显改善(开口度至少达到 35mm),恢复了正常的生活方式,包括正常的饮食。

8.关节镜手术治疗　颞下颌关节镜外科是一治疗颞下颌关节病的行之有效的方法。对于关节囊内病变,关节镜或开放性手术均可对某些病变进行同样的处理,如灌洗、粘连松解、清除粘连物、关节盘折叠及骨组织修整。显然,关节镜手术对正常结构的损伤较小,对于那些仅用局限性手术即可解决问题的病例,具有更大的优越性。颞下颌关节镜手术被喻为介于非手术治疗和开放性手术之间的桥梁。关节镜手术的适应证可以归纳为:①关节内结构紊乱(伴张口受限的或伴疼痛的关节盘移位);②骨关节病;③关节过度运动(髁突脱位或疼痛性的半脱位);④纤维强直(即囊内纤维粘连);⑤顽固性疼痛。但是,国际上共识是:除某些病例,如急性外伤性结构紊乱、呈进行性发展的退行性关节病等,通常,经恰当的非手术治疗并被证明是无效的患者可考虑关节镜手术治疗。

六、TMD 分类疾病的诊断标准和治疗方案

（一）肌筋膜疼痛

肌肉源性的疼痛，包括疼痛主诉及主诉相关的局部肌肉疼痛。

1. 诊断标准

（1）主诉颌面、颞面部、耳前区疼痛，下颌功能运动时疼痛加重。

（2）临床触压左右颞肌前、中、后束和咬肌起始处、咬肌体部、咬肌终止部共 12 个部位，患者报告有局部疼痛或远处牵涉痛。

2. 治疗方案

（1）尽可能找出肌筋膜痛的致病因素，对症治疗的同时强调对致病因素的干预，如创伤、咬合不良、应激、生活事件、口腔习惯等。

（2）肌筋膜痛应早期给予合理的治疗，一旦变成慢性，往往伴有焦虑或抑郁等心理问题，对各种治疗效果变得不理想。

（3）物理治疗和药物治疗首选。药物有非甾体类消炎止痛药（吲哚美辛、布洛芬、双氯芬酸钠、美洛昔康等）、小剂量三环类抗抑郁药阿米替林、或肌松弛剂。

（4）如有明确的扳机点可行局部喷雾或局麻药注射。

（5）一些类型的𬌗垫如稳定型𬌗垫，对肌肉疼痛有效。

（6）如有开口受限，可配合姿势和肌功能训练如开口训练等。

（二）可复性关节盘前移位

关节盘在髁突与关节结节之间发生移位，向前和向内或外移位，但大张口后能充分恢复。通常有弹响声，没有开口受限。可伴有关节疼痛或关节退行性改变。

1. 诊断标准

（1）主诉关节弹响。

（2）临床检查开闭口运动或前伸侧向运动有关节弹响，连续检查 3 次出现 2 次以上。

（3）必要时可行关节造影或磁共振（MRI）检查，可见闭口位关节盘前下移位，开口时恢复正常盘－髁突位置关系。

2. 治疗方案

（1）如果仅有弹响，无疼痛和开口障碍，可不必进一步治疗，特别是成年人或弹响病史很长的患者。要进行相关的治疗教育，或必要的功能训练。

（2）对于青少年关节弹响患者或进展有关节盘绞锁开口障碍发生时，可考虑再定位𬌗垫治疗。定位𬌗垫是目前最有效的保守治疗方法，如果病史短、开口初期弹响、弹响声大的患者，有很好的治疗效果。但要向患者交代，𬌗垫治疗后复发机会大。

（3）一般不建议外科手术治疗，如弹响等症状明显影响患者的生活质量，又不能进行𬌗垫治疗的，可行关节镜下关节盘复位治疗。

（4）合并咀嚼肌疼痛或滑膜炎者，应进行相应的治疗，以缓解疼痛症状。

（三）关节盘绞锁

被认为是可复性盘前移位与不可复性盘前移位之间的一种过渡状态。临床上常常表现为在张口过程中"卡"住，需要晃动下颌或者用手推按关节区方可大张口。

1. 诊断标准

(1)主诉有关节弹响史,有时发生开口"卡住",特别是晨起或咀嚼时。

(2)检查有关节弹响,有时病变侧关节开口受限,患者晃动下颌或者用手推按后可以充分大张口。

2.治疗方案

(1)治疗教育和随访。我们做过2年随访,大多患者症状并不进展,有一部分"卡住"症状可以消失。

(2)关节盘绞锁患者发生不可复性盘前移位的风险增大,适合用再定位𬌗垫治疗。

(四)不可复性关节盘前移位,伴开口受限

这种情况指的是关节盘在髁突和关节结节之间的正常位置上发生移位,向前和向内或向外移位,无论闭口位还是开口过程中关节盘始终位于髁突前方,且有下颌开口受限。可伴有关节区开口或咀嚼疼痛。

1.诊断标准

(1)患者一般曾有典型的关节弹响史,继而有间断性关节绞锁史,进一步发展则弹响消失,开口受限。

(2)开口受限(最大自由开口度<35mm),但有一定的被动开口。开口或前伸时下颌偏向患侧,触诊患侧髁突滑动明显减低。

(3)无关节弹响或有关节弹响但完全不同于可复性前移位诊断的关节弹响。

(4)必要时关节造影或MRI检查,可见关节盘前移位,开口时髁突运动受限,关节盘仍位于髁突的前方。

2.治疗方案

(1)急性期(2~3个月内)的不可复性关节盘前移位,通常有明显的开口受限,可在关节腔局麻下试行手法复位。复位方法参照颞下颌关节前脱位口内复位法,但术者用力方向不同,在嘱患者用力张口同时,要牵拉下颌向下、向对侧,关节盘在扩大的关节腔内被髁突挤压的情况下反弹复位,术者会听到弹响声。再按可复性盘前移位的治疗方法即刻戴上预先准济的使下颌前伸位的再定位𬌗垫。

(2)如果不能复位或病程超过2~3个月的,有开口受限和疼痛症状的,可以行关节腔灌洗。治疗后要嘱患者开口训练2~3周,有疼痛症状者术后口服非甾体类消炎止痛药。必要时可关节腔内注射皮质激素类药物或透明质酸钠。

(3)药物、理疗、封闭等对症处理,结合开口训练等康复治疗,也有很好的预后。

(4)上述治疗无效者,或病程较长、症状严重者,可在关节镜下行关节松解,关节盘复位术或开放性关节盘复位等手术治疗。

(五)不可复性关节盘前移位,无开口受限

这种情况指的是关节盘不可复性前移位,但没有明显的开口受限。

1.诊断标准

(1)患者也曾有典型的关节弹响史,有突然的弹响消失和开口受限史。

(2)临床检查开口不受限(最大自由开口度>35mm),也有一定的被动开口,下颌运动也基本正常,但触诊可以感觉到患侧髁突滑动度减低。

(3)一般无关节弹响,有时检查到关节弹响,但不符合可复性前移位的诊断标准。

(4)作出这一诊断应明确说明是基于临床检查和病史,还是基于影像学检查结果。如果接受影像学检查,符合不可复性盘前移位诊断。

2.治疗方案　这一阶段的治疗,不必追求关节盘的复位,应对症治疗和充分的治疗教育。

(六)关节痛

也称滑膜炎(synovitis)或关节囊炎(capsulitis),是指颞下颌关节囊或韧带损伤、滑膜层炎症等引起的疼痛和触压痛。

1.诊断标准

(1)主诉关节区疼痛,开闭口或前伸侧向运动或咀嚼时疼痛加重。

(2)髁突外侧或后方有明显的压痛,或推压下颌向后时关节区疼痛。被动开口时关节痛加重。

2.治疗方案

(1)药物治疗:口服非甾体类消炎止痛药多有很好的效果。

(2)理疗:可采用各种现疗设备,也可以局部冷热敷及(或)辅以中药热敷。

(3)局部封闭:如经上述治疗无效,可单纯局麻药封闭或醋酸曲安奈德 0.5ml(5mg)加入 2%利多卡因 0.5ml 关节腔内封闭,一般封闭一次即可,3 个月内不宜重复使用。

(七)骨关节病、骨关节炎

骨关节病的病理基础是关节面软骨的退行性变及其软骨下骨的吸收破坏或增生硬化。伴有滑膜炎症(疼痛)的称为骨关节炎,无症状的称为骨关节病,可以统一称为退行性骨关节病(degenerative joint disease)。

1.诊断标准

(1)主诉关节区杂音,可伴有颞下颌关节或颌面部肌肉疼痛或僵硬,下颌运动受限和偏斜。

(2)临床检查开闭口、前伸或侧向运动有关节破碎音、摩擦音等杂音。

(3)影像学表现皮质骨破坏、骨质缺损、关节面磨平、骨质硬化、骨质增生(骨赘形成)等。

2.治疗方案

(1)治疗目标:消除或缓解症状,提高生活质量,阻止软骨和骨的进一步破坏。

(2)对症治疗为主,口服非甾体类消炎止痛药,红外线激光等物理治疗,局部热敷等家庭自我保健。口服硫酸氨基葡萄糖可能会改善关节结构。

(3)关节腔灌洗或药物注射,关节腔内单次注射皮质激素类药物如醋酸曲安奈德 5～10mg,对减轻疼痛、恢复正常关节功能的近期及远期效果均较好。也可选用透明质酸钠进行关节腔内注射。

(4)对少数症状严重、病程迁延者,可在关节镜下行关节腔灌洗、松解及清扫术,或行开放性外科手术治疗。

七、咀嚼肌痉挛

肌痉挛是指个别肌肉或肌群的不随意收缩,一般发作迅速,可伴有肌长度急性缩短、运动受限、疼痛及肌电活动的增加。根据痉挛的类型可分为阵挛性肌痉挛和强直性肌痉挛。阵挛性肌痉挛指一定时间内主动肌快速、反复地收缩,带有一定节律性,不受意识控制,如:三叉神经痛性面肌痉挛。强直性肌痉挛通常较为持久,肌痉挛不呈节律性,经一定时间后肌肉可放松,如手足搐搦、狂犬病、面肌痉挛。

咀嚼肌痉挛并不多见,以突发、非随意性的张力性收缩为特征,持续数秒至数分钟,常导致下颌突然闭合、张口或偏斜,持续性痉挛可造成牙关紧闭。国内外学者对于咀嚼肌痉挛的报道多为半侧咀嚼肌痉挛(hemimasticatory spasm),即肌痉挛症状只累及一侧升颌肌群,翼外肌受累报道少。实际上翼外肌痉挛并不比咬肌和颞肌痉挛少。我们回顾2000—2010年经肌电图检查证实的咀嚼肌痉挛病例36例,咬肌和(或)颞肌痉挛18例,翼外肌痉挛18例。根据临床表现的特征,我们将其分为两大类。第一类(闭口型)表现为开口困难,具体表现为不自主闭口、咬牙甚至牙关紧闭,发作时可见受累肌肉抽动、变硬,有时可见虫蠕样波纹,发作程度剧烈时甚至会咬伤舌头。第二类(开口型)主要为闭口或紧咬牙困难,具体可表现为下列3种形式:①闭口费力,尤其在大张口后明显,有时闭口需用手辅助才能完成闭口动作;②后牙咬不紧、咀嚼费力,反复多次才能达到正中𬌗位,影响进食,③下颌不自主抖动、偏斜,多在说话时发生。第一类型痉挛受累肌肉为咬肌和(或)颞肌,第二类主要累及翼外肌。

咬肌、颞肌痉挛好发年龄和翼外肌痉挛好发年龄并不一致,前者主要见于青中年人群,而后者史多见于中老年人群。至于性别,都是女性多见。

虽然两种类型痉挛在临床表现存在明显差异,但在痉挛发作程度上,无论是患者自己的主观感受或是医生的评价结果都大体类似,多数病例在发作时症状都很明显,影响发音、说话、咀嚼或吞咽功能,有明显的功能丧失。但在痉挛发作频度上存在差异,闭口型可以是间断性发作,大约半数患者在近1/3的时间会发生肌运动障碍,而很多开口型患者翼外肌痉挛持续发作,半数的开口型患者几乎一直都在发生肌运动障碍。相比较时言,翼外肌痉挛发作史频繁可呈持续性,对口、下颌运动的影响更严重。这种肌痉挛引起的口下颌运动异常也称肌张力障碍(dystonia),很难与肌运动障碍(dyskinesia)鉴别。

1. 病因　对于咀嚼肌痉挛的病因存在很多假说,有学者推测是中枢神经系统病变或肌源性因素引起痉挛。我们回顾的36例中,一部分患者有明显的全身健康问题,如颅脑疾病(中枢神经系统疾病)和外伤(脑外伤和关节区外伤)的病例共9例,占总数的25%,其中4例是在颅脑疾病或颅面部外伤后1年内出现痉挛症状。另有5例发病前有生活事件,占总数的14%。这些结果提示中枢神经系统疾病、局部外伤以及精神因素可能与疾病的发作有关。

2. 诊断　主要根据临床表现特征,结合肌电图检查。肌电图表现为与痉挛发作同步的群放电位,显示多个运动单位电位同步、高频放电。

3. 治疗　药物、理疗、中药外敷、封闭、针灸等治疗均有一定效果,但不明显。最为有效的治疗是肌肉局部肉毒毒素注射:使用注射用A型肉毒毒素,每支100U,用4ml生理盐水稀释至25U/ml的浓度,对患者受累肌肉进行口外注射。咬肌、颞肌通常注射位点为2~4点,翼外肌通常分2点进行注射,每次注射总剂量50~100U,最多不超过150U。

评价各种治疗方法,肉毒毒素注射无疑是治疗效果最优的,无论受累肌肉是咬肌、颞肌或翼外肌,患者在注射后症状都会明显改善甚至消失。闭口型痉挛治疗效果更好。我们考虑肌肉的位置应是影响治疗效果的主要因素。咬肌、颞肌位置表浅,注射位点容易掌握,翼外肌的位置较深在,定位注射相对困难,故可能在一定程度上影响了药物疗效。对翼外肌进行局部注射最好在肌电图监测下完成,以保证注射位点的准确性。唯一且最大的问题是药效持续时间过短,平均时间为3至6个月,之后痉挛可能再次发作。

(郑浩)

第二节　颞下颌关节脱位

颞下颌关节脱位：①按部位分有单侧脱位和双侧脱位；②按性质分有急性脱位、复发性脱位和陈旧性脱位；③按脱位方向分有前方脱位、后方脱位、上方脱位和侧方脱位，后者主要见于外力创伤时。

颞下颌关节脱位(dislocation,luxation)是指髁突滑出关节窝以外，超越了关节运动的正常限度，以至不能自行复回原位者，临床上以急性和复发性前脱位较常见，后方脱位、上方脱位和侧方脱位较少见。外伤引起的脱位，其脱位的方向、位置由打击的力量和方向决定，并常伴有下颌骨骨折和颅脑损伤症状。

还有一种情况称半脱位(subluxation)：多是由于翼外肌功能亢进或关节囊(韧带)松弛使得下颌运动过度(hypermobility)，以至于在最大开口位时髁突或连同关节盘过度地越过关节结节，通常有一停顿或弹响，有时闭口困难但能自己回复。

一、急性前脱位

急性前脱位是临床上最常见的颞下颌关节脱位。

（一）病因

在正常情况下，大开口末，髁突和关节盘从关节窝向前滑动，止于关节结节之下方或稍前方。如果有咀嚼肌紊乱的患者，当大开口末，例如打哈欠、唱歌、咬大块食物、呕吐等时，翼外肌继续收缩把髁突过度地向前拉过关节结节，同时闭颌肌群发生反射性收缩，就使髁突脱位于关节结节之前方，而不能自行回复到原位。有的学者提出，如果关节结节过高或关节结节前斜面过陡是前脱位的解剖因素。另外，关节区、下颌骨部或颏部尤其在张口状态下，受到外力、或在使用开口器、全麻经口腔插管使用直接喉镜时、滥用暴力等均可使关节脱位。急性脱位后，如未得到及时、正确的治疗，可并发双板区及盘附着撕裂等慢性滑膜炎和关节囊炎，或并发关节翼韧带组织松弛而造成复发性关节脱位。

（二）临床表现

急性前脱位可为单侧，亦可为双侧。双侧脱位症状：①下颌运动失常，患者呈开口状，不能闭口，唾液外流，语言不清，咀嚼和吞咽均有困难，检查时可见前牙呈开𬌗、反𬌗，仅在磨牙区有部分接触；②下颌前伸状，两颊变平，因此脸形也相应变长；③因髁突脱位，耳屏前方触诊有凹陷，在颧弓下可触到脱位的髁突。X线片可见髁突脱位于关节结节前上方。单侧急性前脱位的症状类同，只是以上症状显示在患侧，患者开口困难，颏部中线及下前切牙中线偏向健侧，健侧后牙呈反𬌗。

因暴力所致的脱位，应与下颌骨骨折相鉴别：后者中线偏向患侧(单侧骨折)或前牙呈开𬌗状态(双侧骨折)。髁突部有明显压痛，皮下血肿。X线片检查可证实。

（三）治疗

颞下颌关节急性脱位后，应及时从位，否则脱位关节周围逐渐有纤维组织增生后，则难以复位。复位后应限制下颌运动。

1.复位　复位前，术者应让患者做好思想准备。精神不宜紧张，肌肉要放松，才能使复位顺利进行。必要时，复位前可给镇静剂。

(1)口内法:请患者端坐在口腔手术椅上(或普通椅子上,但头部紧靠墙壁)。下颌牙面的位置应低于术者两臂下垂时肘关节水平。术者立于患者前方,两拇指缠以纱布伸入患者口内,放在下颌后牙面上,并应尽可能向后。其余手指握住下颌体部下缘,复位时拇指压下颌骨向下,力量逐渐增大,其余手指将颏部缓慢上推,当髁突移到关节结节水平以下时,再轻轻将下颌向后推动。此时髁突即可滑入关节窝而得以复位。有时在复位瞬间,能听到清脆的弹响声。当下颌复位时,由于咀嚼肌反射性收缩,使上下牙闭合甚紧,可能咬伤术者的拇指,故在即将复位闭颌时,术者拇指应迅速滑向颊侧口腔前庭,以避免咬伤。当两侧复位有困难时,可先复位一侧接着复位另一侧。

(2)口外法:患者和术者的体位同口内法。复位时,术者两拇指放在患者两侧突出于颧弓下方的髁突之前缘,即"下关"穴处,然后用力将髁突向下方挤压。此时,患者感觉下颌酸麻,术者同时用两手的示、中指托住两下颌角、以无名指、小指拖住下颌体下缘,各指配合,使下颌角部和下颌体部推向上前方,此时,髁突下降并可向后滑入关节窝而得以复位。

临床上,有时由于脱位时间长,咀嚼肌发生严重痉挛,关节局部水肿、疼痛,或者由于患者不能很好配合,手法复位常较困难,此时,宜先行局部热敷或行关节周围和咬肌神经封闭后再用上述方法,才能得到复位。个别情况脱位长达数日或数周,一般复位方法常常无效,此时可使用全身麻醉,配合肌松弛剂进行复位。

2.限制下颌运动 下颌复位后,为了使被牵拉过度受损的韧带、关节盘诸附着和关节囊得到修复,必须在复位后固定下颌 20 日左右,限制开颌运动。固定的方法以采用颅颌绷带最为简便、适用。如果复位未得到固定,或固定时间太短,被撕裂的组织未得到完全修复,可以继发复发性脱位及颞下颌关节紊乱病。

二、复发性脱位

复发性脱位是指颞下颌关节前脱位反复发作,又称"习惯性"脱位(habitual dislocation),由于反复发作造成患者语言、进食很大困难。

(一)病因

复发性脱位常发生在急性前脱位后未予以适当治疗,如复位后未制动或制动时间不够,被撕裂的韧带、关节囊等未得到修复,结果关节韧带、关节囊松脱,造成复发性脱位;老年人、慢性长期消耗性疾病、肌张力失常、韧带松弛也常常发生顽固性、复发性脱位。

(二)临床表现

复发性脱位可为单侧,亦可双侧。在大哭、打哈欠、进食等大开口时,患者突然感到下颌骨不能自如运动,前牙不能闭合,其临床表现与急性前脱位相同。有时几个月发作一次,有时一个月发作几次。顽固性、复发性脱位患者,仅轻微的下颌运动即可发作,甚至一天数次。由于患者惧怕关节脱位,不敢说话,经常用手托着颏部。关节造影可见关节翼扩大,关节盘诸附着松脱。

(三)治疗

对于复发性关节脱位,单纯限制下颌活动不能达到防止再脱位的目的。一般可注射硬化剂,如硬化剂治疗无效,可以采用手术治疗,如关节结节增高术(augmentation eminenoplasty)、关节囊紧缩(capsular plication)及关节结节凿平术(articular eminectomy)等。作者曾报道,口外法经颧弓和乙状切迹三角区进针抵达翼外肌,分 2 点注射 A 型肉毒毒素 25～50U。

该方法适用于老年性肌功能异常引起的习惯性或顽固性脱位。

三、陈旧性脱位

陈旧性脱位比较少见,其临床症状和前脱位相同,唯下颌可做一定程度的开闭口运动。

（一）病因

无论急性关节前脱位或复发性脱位,如数周尚未复位者,称为陈旧性脱位。由于髁突长期脱位于关节结节前上方,关节局部组织受到撕拉、挤压,因此,在关节周围常有不同程度结缔组织增生,尤以关节后部更甚,并且相应咀嚼肌群也有不同程度痉挛。脱位时间越久,这些变化越严重。

（二）治疗

如上所述,由于陈旧性脱位已有组织学改变,手法复位比较困难,其治疗一般应以手术复位为主。治疗时,可在全麻下给肌松剂后,先行手法复位,如失败再进行手术复位。手术可选用耳前切口,显露髁突后,由骨膜分离器插在脱位于关节结节前上方的髁突和颧弓之间,用力反复撬动,使之复位。如果脱位时间长久,由于关节后部结缔组织增生,以及咀嚼肌群张力失调,一般不能完全退回到原关节窝内,术后配合颌间牵引,数天后可使下颌逐渐回复到正中𬌗位。切不可因在手术时不能完全复位,而误认为手术失败,贸然将髁突切除。当然,如果脱位时间长,发生纤维粘连,确实不能撬动移位的髁突,则可高位切除粘连的髁突。复位后应进行颌间结扎术,使下颌制动 20 天左右。

（郑浩）

第三节　颞下颌关节强直

颞下颌关节强直(temporomandibular joint ankylosis)是指因关节内或关节外器质性病变导致患者长期开口困难或完全不能开口的疾病。临床分两类:一类是发生在关节内的病变,导致关节纤维性或骨性粘连,称为关节内强直(intracapsular ankylosis),也称作真性关节强直;另一类是发生在关节外的病变,如颌间挛缩,致使关节不能运动,称为关节外强直(extracapsular ankylosis),也称作假性关节强直。

一、关节内强直

（一）病因

关节内强直的高发年龄是儿童和青少年。关节创伤是主要原因,约占 85%。受伤方式以颏部受力对冲关节最多见,轻者造成关节挫伤,重者造成髁突骨折,临床以后者为多。在髁突骨折类型中,矢状骨折和粉碎性骨折是最容易继发关节强直的两种骨折类型,两者的共同损伤特点是关节面受到破坏和关节盘发生移位。关节感染是次位原因。局部感染多源自化脓性中耳炎,由于解剖上,中耳与颞下颌关节相邻,在儿童,岩鼓裂处只有薄层软组织隔开,中耳炎的脓液可直接扩散到关节,引起关节内感染。也可源自血源性感染,如脓毒血症、败血症等所致的血源性化脓性关节炎。其他原因还见于产钳损伤、强直性脊柱炎、骨化性肌炎、类风湿关节炎等。

(二)病理

关节内强直的病理演变是一个连续过程,大致分为3个阶段:关节内血肿机化,形成致密的瘢痕样纤维增生,此时称为纤维性强直(fibrous ankylosis),纤维组织长入骨髓腔或骨裂隙,从骨断而上生出骨突起长入纤维组织,两者均伴随新生软骨出现,在强直组织内经常会见到死骨,周围软骨形成十分活跃,此时称为纤维骨性强直(fibro—osseous ankylosis)。随着纤维软骨逐渐骨化,在上下骨断面间形成骨桥,并逐步扩展和钙化,他形成骨性强直(bony ankylosis)。骨性强直可以极其缓慢地不断扩大,乃至波及下颌乙状切迹、颧弓和颅底,形成关节区的完全骨融合。

关于创伤性关节强直的发生机理目前尚不清楚。强直骨组织活性低、但持续,是其生物学特点。从临床上看,关节盘移位失去了阻挡强直骨桥形成的屏障,是关许强直形成的关键因素,但不是唯一因素。

(三)临床表现和诊断

1.开口困难　关节内强直的主要症状是进行性开口困难或完全不能开口。病史较长,一般在几年以上。开口困难的程度因强直性质而不同,纤维性强直可有一定的开口度,高度钙化的骨性强直则可完全不能开口。残余开口程度主要与强直骨球的钙化程度有关。开口困难造成进食困难,通常只能由磨牙后间隙处缓慢吸入流质或半流质,或从牙间隙用手指塞入小块软食。

2.下颌骨发育障碍　儿童期发生关节强直可以继发面下部发育畸形。下颌畸形程度一般随年龄增而日益明显。单侧强直者,可表现为面容不对称,颏部偏向患侧。患侧下颌体、下颌支短小,相位面部反而丰满;健侧下颌由于生长发育正常,面部反而扁平、狭长,因而常常容易误诊健侧为强直。双侧强直者,由于整个下颌发育障碍,下颌内缩、后退,相对上颌却显前突,形成特殊的小颌畸形面容。发病年龄越小,下部发育畸形越严重。部分患者因下颌后缩,相应的软硬组织,特别是舌和舌骨均处于后缩位置,咽腔缩小,造成上呼吸道狭窄,可以引起阻塞性睡眠呼吸暂停综合征。

下颌骨发育畸形还表现为下颌角前切迹明显凹陷,下颌角显著向下突出。发生角前切迹的一般解释是:由于患者经常力图开口,长期地下颌升颌肌群向上牵引与下颌体上的降颌肌群向下牵拉而形成。

3.殆关系紊乱　下颌骨发育障碍造成面下部垂直距离变短,牙弓变小而狭窄。因此,牙的排列和垂直方向生长均受阻碍,结果造成殆关系紊乱,通常表现为:下颌磨牙常倾向舌侧,下颌牙的颊尖咬于上颌牙的舌尖,甚至无法接触;下颌切牙向唇侧倾斜呈扇形分离。如果关节强直发病在发育期以后,面部畸形和殆关系紊乱的表现则不明显。

4.髁突活动减弱或消失　用两手小指末端放在两侧外耳道内,拇指放在颧骨部做固定,让患者做开闭口运动。检查者可以通过外耳道前壁感觉强直侧关节没有动度或者动度极小,而健侧关节则存在活动度。

5.影像学检查　在CT上可见4种类型(图10—1):

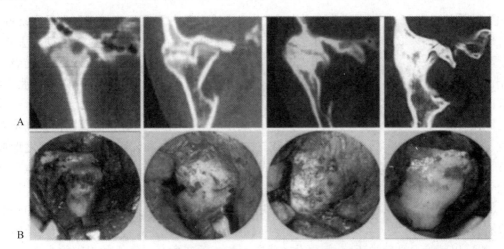

图 10-1　颞下颌关节强直的 CT 影像学及术中表现

A1 和 B1. Ⅰ型强直。A2 和 B2. Ⅱ型强直。A3 和 B3. Ⅲ型强直。A4 和 B4. Ⅳ型强直。

Ⅰ型：尚未形成骨球，关节解剖形态存在，关节间隙模糊，关节窝及髁突骨密质有不规则破坏。临床上可有大约 25mm 的开口度，术中表现为纤维性强直。

Ⅱ型：髁突和关节窝发生部分骨性融合。由矢状骨折继发而来的关节强直典型表现为"分叉"状髁突，外侧半与关节窝形成骨球，但骨球内存在透射带，内侧半与颅底形成假关节，中间有关节盘存在。

Ⅲ型：发生全关节骨融合，形成膨大的、高密度的骨球。大部分创伤性关节强直的骨球内存在透射带，病理上表现为纤维软骨组织，此是残余张口度的主要原因。此时的临床张口度通常小于 10mm。

Ⅳ型：强直骨球内的透射带消失，致密的骨性团块可波及下颌乙状切迹，使正常髁突、颧弓、下颌乙状切迹影像消失。此时患者完全不能张口。

以上分类对决定手术方案有一定的指导意义。

(四)治疗

关节内强直的治疗一般都需采用外科手术。在施行手术前，必须有正确的诊断。首先要确定是关节内强直还是关节外强直；确定强直的性质是纤维性还是骨性；病变是单侧或双侧，以及病变的部位和范围，才能制订正确的手术计划。必须在全麻下进行，为了防止舌后坠发生窒息的危险，应采用清醒插管术，术后应在患者完全清醒后方可拔去气管插管。

治疗关节内强直的手术分两种：一种是关节松解术(arthrolysis or joint release)，适用于Ⅰ型强直，即纤维性强直。第二种是关节成形术(arthroplasty)。部分关节成形术适用于Ⅱ型强直，去除外侧强直骨球，保留内侧假关节；全关节成形术适用于Ⅲ型和Ⅳ型强直，需要切除整个关节和骨球，并进行关节重建。

关节松解术的手术原则是，彻底清除关节内的纤维组织，摘除残余骨折片，在关节前内侧找到移位的关节盘，予以复位和缝合固定，此对于预防关节强直的复发至关重要。

关节成形术的手术原则如下：

1.关节切除的部位和范围　经耳屏前切口入路，显露关节和强直骨球。对于Ⅱ型强直，截骨范围一般在髁颈上，向颅底部分采用磨削的方式由下向上渐进式去除骨球至颅底下 3～5mm 处。去除外侧骨球后，探查内侧假关节的形成和关节盘的存在，尽量予以保留。对于Ⅲ

型和Ⅳ型关节强直，截骨范围应为全关节，下方截骨线一般在下颌乙状切迹和下颌孔之间，由于骨球较大，可以采取分块切除的方法。位于颞下凹的关节深区的病变应予以彻底去除，此对于防止强直复发非常重要。深区操作时容易损伤颌内动脉和翼静脉丛引起出血，前者需结扎止血，后者可填塞止血。截骨后，即刻检查张口度，术中至少应实现 35mm 以上的张口度。如有困难，需切除过长的喙突。

2. 截骨间隙的处理　强直截骨区至少要形成 10mm 的间隙，以防止截骨断面重新愈着和强直复发。适当修整下颌升支断面，去除升支内侧增生的骨质和膨大的骨断面，使之形成一个截面较小的圆形骨突，以便与上关节面形成点与面的接触，这样有利于下颌运动，也可减少再次骨性愈合的机会。

Ⅱ型和Ⅲ型强直需探查关节盘的存在，并予以复位。复位的关节盘是最好关节间充物，可以有效防止强直复发。如果关节盘不存在或不能复位，可以在截骨间隙内插入其他组织或者代用品，以消除去骨后的死腔，间隔分离骨断面防止重新愈合。插入的组织较为常用的有：带蒂颞肌筋膜瓣，游离大腿阔筋膜、游离真皮脂肪等。

3. 关节重建　Ⅲ型和Ⅳ型强直截骨范围较大，明显缩短了下颌支的高度，术后可能导致开𬌗，双侧强直的患者尤其如此，因此需要重建髁突。重建髁突的方法有多种：儿童多采用带软骨头的肋骨移植，也有人应用跖骨或胸锁关节移植，据认为可起到取代已失去的髁突生长中心的作用，成人患者可以采用喙突移植，但容易发生吸收或强直复发。近年来，临床多采用升支截骨垂直骨牵引的方法重建髁突，虽然也有吸收，但效果较为稳定。对于复发的强直，可以采用人工全关节或人工髁突置换。

4. 手术年龄问题　儿童期患病的关节内强直，有的主张手术早期进行，以便尽早恢复咀嚼功能以利下颌及面部的发育，有的主张在 12～15 岁以后手术，因为儿童成骨作用旺盛，手术后又难以坚持开口练习，术后容易复发，一旦复发不但影响下颌支的发育，也给第二次手术增加了困难。对于关节强直伴有阻塞性睡眠呼吸暂停综合征的儿童则应及早手术。

5. 关节内强直伴小颌畸形的处理　关节强直患者，由于下颌骨生长发育障碍，均有不同程度的下颌后移，形成小颌畸形，尤其双侧强直更为明显。小颌畸形患者多伴咽腔缩小，致睡眠后舌后坠即发生明显鼾声，严重的常常伴有阻塞性睡眠呼吸暂停综合征。对此，最近主张在做关节强直手术的同时，将健侧下颌支也行水平截开，将整个下颌前推，固定于前位。必要时还应同时行颏部水平截骨术，将颏部骨块前移。总之在行关节成形术同时矫正小颌畸形不但有利于扩大咽腔，改善呼吸，而且可以在一定程度上矫正下颌后移的面容畸形，也有利于改善因长期慢性缺氧造成的心肺功能障碍和儿童全身发育不良。

二、关节外强直

（一）病因

关节外强直常见的病因，过去以坏疽性口炎（走马疳 noma）最多。但现在坏疽性口炎已极为罕见。目前，常见病因是创伤，如上颌结节和下颌支的开放性骨折或火器伤以及伤后感染，均可在上下颌间形成挛缩的瘢痕，颜面部各种物理的或化学的Ⅲ度烧伤后，造成向颊部组织广泛瘢痕，也是常见病因之一。此外，临床上还见于其他口腔内手术时创面处理不当遗留关节外瘢痕挛缩，鼻咽部、颞下窝肿瘤放射治疗后，颌面软组织广泛地纤维性变等，也可造成颌间瘢痕挛缩。

（二）病理

关节外强直的病理变化，主要是由于上下颌间组织创面，在愈合过程中，有大量结缔组织增生，最后形成挛缩的瘢痕。因为创面的广度和深度不同，形成瘢痕的范围也就不一：有的仅在颊部黏膜出现一窄长的瘢痕条索，有的瘢痕区可波及上颌结节和下颌支处，甚至整个颞下间隙、口咽部均有广泛的瘢痕，有的在瘢痕内还有不同程度骨化现象，或者上下颌间发生骨性粘连。

（三）临床表现和诊断

1. 开口困难　关节外强直的主要症状是开口困难或完全不能开口。在问病史时，常有因坏疽性口炎引起的口腔溃烂史，或上下颌骨创伤史，或放射治疗等病史。开口困难的程度因关节外瘢痕粘连的程度而有所不同。由于病理变化发生在关节外部，而不侵犯下颌骨的主要生长发育中心，因此，即使在生长发育期前患病，一般患者面下部发育障碍畸形及𬌗关系错乱程度均较关节内强直为轻。

2. 口腔或颌面部瘢痕挛缩或缺损畸形　颌间挛缩常使患侧口腔龈颊沟变浅或消失，并可触到范围不等的索条状瘢痕区。但当瘢痕发生在下颌磨牙后区以后的部位时，则不易被查到。由坏疽性口炎引起者，常作有软组织缺损畸形，牙排列错乱。由于损伤或灼伤引起的颌间瘢痕或缺损畸形，诊断比较容易。

3. 髁突活动减弱或消失　与关节内强直比较，多数挛缩的瘢痕较关节内强直的骨性粘连有伸缩性，所以开颌运动时，患侧髁突尚可有轻微动度，尤其在侧方运动时，活动更为明显；但如颌间瘢痕已骨化，呈骨性强直时，则髁突的活动也可以消失。

4. X线检查在关节侧位 X 线片上，髁突、关节窝和关节间隙清楚可见。在下颌骨或颧骨后前位上，有些病例可见到上颌与下颌支之间的颌间间隙变窄，密度增高。有时可见大小不等的骨化灶，甚至上、下颌骨之间或下颌与颧骨、颧弓之间形成骨性粘连，这时可称畸形为骨性颌间挛缩。

（四）治疗

关节外强直的治疗一般都需要采用外科手术。在施行手术前必须鉴别是关节内强直，还是关节外强直。关节外强直手术的基本方法是：切断和切除颌间挛缩的瘢痕，凿开颌间粘连的骨质，恢复开口度。如颌间挛缩的瘢痕范围较小，可用断层游离皮片移植消灭瘢痕切除松解后遗留的创面。如果挛缩的瘢痕范围较大或并有唇颊组织缺损畸形，则应采用各种血管化或非血管化皮瓣修复之。

根据颌间瘢痕的范围不同，一般采用两种手术方式：①颌间瘢痕区较局限，主要在颊侧黏膜或上下牙槽骨间，此时可采取口腔内切开和切除瘢痕，同时用开口器使之开口到最大程度，根据创面大小可选择局部黏膜瓣或取中厚皮片游离移植消灭创面，术后应维持在开口位 2～3 个月。②颌间瘢痕已波及上颌结节和髁突区或整个上下颌之间，此时若从口腔内进行手术，不仅不容易到达深部的瘢痕，而且在瘢痕没有完全松解，还不能大开口的情况下，操作困难，如遇到深部动脉出血更难以止血；因此对这种颌间挛缩，宜从下颌下缘切开，行口内外贯通手术，显露下颌支和喙突外侧面，切除喙突和下颌支前缘部分骨质，由此进入上颌与下颌之间的瘢痕粘连区，切开和切除深部瘢痕，同时用开口器使开口到最大限度，然后根据不同情况选用各种皮瓣或带血管蒂的皮瓣移植，消灭因切开和切除瘢痕遗留的创面。对伴有轻度唇颊缺损面，可用邻近组织瓣整复；而对大面积颊部缺损者，主要用游离皮瓣移植或额瓣转移等修复。

三、预后

无论何种类型的颞下颌关节强直,术后的复发问题一直是众所关注而尚未能完全解决的问题。根据国内外资料来看,术后复发率大约在 10%～55% 之间,真性与假性关节强直的复发率大致相仿。导致复发的因素很多,目前观点也不完全一致。一般认为与以下因素有关:

1.年龄因素　从国内的资料来看,儿童期手术者比成人期复发率高,说明儿童成骨作用旺盛,加之手术后难以坚持进行开口练习,所以容易复发。因此,曾有人主张在 15 岁以后手术为佳。目前观点多主张早期手术,只要注意手术操作,彻底切除强直病变组织,选择好间隙内插入物,可以减少复发。早期手术的优点是能及早恢复咀嚼功能,有利于面下部的生长发育。

2.切骨的多少　切骨越多,则两骨断端接触机会越小,复发的可能性也少,但切骨过多会缩短下颌升支,使支点前移到磨牙,形成开𬌗。一般认为切除骨质应在 10mm 以上,两个断端成修整成点面接触;切骨时还应使下颌支从浅面到深面保持一样宽度,避免外宽内窄呈楔状。

3.插入物的放置　从国内、外资料来看,假关节间隙填入各种组织或代用品比不填入者复发率低。与远位组织移植或代用品相比,关节盘复位者复发率较低。

4.骨膜对复发的作用　关节成形术后,可刺激骨膜下的成骨细胞活跃,容易形成新骨导致复发,因此有人主张手术中切断或尽可能切除内侧骨膜,以便防止复发;但切除内侧骨膜极易损伤翼丛引起出血,操作困难,手术后造成的血肿更易造成复发,故宜用电刀热凝,既可破坏骨膜,又可热凝止血。

5.术后开口练习　多数学者强调术后开口练习,认为关节强直患者长期处于闭口状态,肌萎缩甚至纤维化,需要经过被动开口练习,以促进假关节形成,对防止复发有重要意义;一般术后 7～10 天即可开始练习,同时行植骨或置入牵引器或下颌前移术者应迟至 2 周以后。

根据开口度的不同,采用适当厚度的楔形木块做开口器。开口练习时,将比较窄的一端置于磨牙区,逐渐地加大塞入的厚度,使开口度逐渐增大。也可直接采用"鸭嘴式"开口器或气压自控开口器做开口练习,应注意开口器是放在两侧磨牙区而不是前牙区,且应左右交替练习。开口练习的频率应为每日 2～3 次,每次 15～20 分钟,同时可以配合双侧关节区理疗。开口练习至少应坚持在 6 个月以上,直到晨起时不感到关节区发紧,复查时新建髁突或截骨断面出现皮质化为止。

6.关节强直程度　关节强直严重程度,骨痂范围的大小,决定着手术的难易,截骨的范围和创伤的程度,也与复发密切相关。手术中尽量减少创伤,止血完善,减少死腔,术后良好的包扎,预防感染,对减少复发是很重要的。

此外,关节强直粘连范围的大小,是否二次手术等对复发也有一定关系。有人主张在关节成形术的同时切除喙突,以利开口。总之,如何进一步降低各类关节强直手术后的复发率,尚待继续研究。

(郑浩)

第四节　颞下颌关节囊肿、肿瘤及瘤样病变

一、颞下颌关节囊肿

颞下颌关节囊肿为发生于颞下颌关节区的食性肿物,分为腱鞘囊肿(ganglion cyst)和滑膜囊肿(synovial cyst),两类均为罕见病。颞下颌关节囊肿的病因尚未完全清楚,滑膜囊肿的发生可能与创伤或炎症导致关节内压升高从而造成关节囊疝有关,也可因胚胎发生时滑膜组织移位所致。腱鞘囊肿的发生可能因关节囊的黏液样退行性变性和囊性软化所致。

（一）临床表现

滑膜囊肿可表现为关节区疼痛或酸胀不适感,可伴有同侧面痛甚至头痛,缓慢加重的开口受限、开口偏斜、患侧牙咬合不紧等;多无明确的关节区肿块形成,但可表现出较对侧关节区丰满或轻度膨隆。影像学检查对于诊断具有重要价值,常可发现关节间隙增宽,关节窝受压变形或骨质吸收,MRI检查表现为与关节腔相通或不相通的囊性占位性病变。腱鞘囊肿则常表现为耳前区肿块、生长缓慢、可无明显疼痛或仅有轻微的酸胀痛等。一般无明显的开口受限,但开口型可稍偏向患侧。

（二）诊断与鉴别诊断

颞下颌关节囊肿的临床诊断可依据上述的临床表现及相应的CT及MRI检查而获得。其CT及MRI检查往往显示为颞下颌关节外侧的圆形或类圆形占位影,界清,囊性。滑膜囊肿之囊腔常与关节腔相通,但也可不通。而腱鞘囊肿的囊腔与关节腔不相通。在组织病理学上,两种类型的囊肿有不同的表现。滑膜囊肿囊壁为纤维性,较厚,为含有滑膜细胞的内皮衬里覆盖,内含滑液。在囊壁内可见软骨及骨性碎片和含铁血黄素沉积。腱鞘囊肿则无上皮衬里,囊壁为致密的纤维结缔组织,内含黏液。

颞下颌关节囊肿在临床上应注意与腮腺肿瘤,皮脂腺囊肿、髁突肿瘤及滑膜软骨瘤病等鉴别。影像学检查对鉴别诊断颇有帮助。腱鞘囊肿的CT及MRI均表现为囊性病变,且与腮腺无关。滑膜囊肿在临床上有时尚需与化脓性关节炎相鉴别,特别是在囊肿合并感染时更应注意鉴别。

（三）治疗

由于关节囊肿在临床上颇为罕见,对于关节囊肿的治疗尚无足够的经验,但可借鉴大关节的治疗方法。一般无症状者可先不予处理,观察其变化。对有症状的患者,早期者可予保守疗法,可采用粗的穿刺针将囊液抽出,反复冲洗,之后注射类固醇类药物,这样可重复多次治疗,部分病例症状可缓解,而对保守治疗无效者可手术切除囊肿。

二、颞下颌关节良性肿瘤及瘤样病变

颞下颌关节良性肿瘤及瘤样病变包括髁突骨软骨瘤、髁突骨瘤、滑膜软骨瘤病、色素沉着绒毛结节性滑膜炎、软骨母细胞瘤及髁突黏液瘤等。本节仅对临床上相对较为常见的髁突骨瘤及骨软骨瘤、滑膜软骨瘤病、色素沉着绒毛结节性滑膜炎分别进行叙述。

（一）髁突骨瘤(osteoma)及骨软骨瘤(osteochondroma)

髁突骨瘤与骨软骨瘤均表现为髁突过度增生性改变。骨瘤只有骨性组织成分,而骨软骨

瘤则可见骨及软骨两种成分。骨瘤又可分为密质骨型和松质骨型两类。另有学者认为骨瘤及骨软骨瘤并非真性肿瘤。

1. 临床表现　髁突骨瘤及骨软骨瘤以青年人多见，常无明显自觉症状，而仅以关节区膨隆、下颌偏斜就诊。肿瘤生长缓慢，可长达数年，表现为缓慢发生的下颌偏斜，殆关系紊乱，健侧呈反殆或对刃殆状态。部分患者可存在患侧关节疼痛、弹响或杂音等关节紊乱病症状。

2. 诊断与鉴别诊断　依据上述的临床表现及相位的影像学检查，髁突骨瘤及骨软骨瘤的诊断不难得出。X线检查发现髁突表面骨质增生、突起，呈半圆形、分叶状或不规则形改变，边缘光滑，可与正常骨相连或不相连（图10－2）。而二者的鉴别往往需要病理学检查。病理学上骨软骨瘤表面有软骨帽覆盖，生长活跃时，可见软骨细胞增殖明显；而在肿瘤生长停止时，软骨细胞亦停止增殖。此外，髁突骨瘤与骨软骨瘤还需要与髁突良性肥大相鉴别。后者是一种生长发育性疾病，X线表现为髁突体积变大，髁突颈部变长，但不失去髁突的正常形态，骨质密度无异常，可同时伴有患侧下颌骨体部增生肥厚。

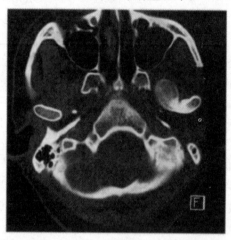

图10－2　髁突骨软骨瘤影像学表现：CT轴位片示左侧髁突内侧可见明显增生物，边缘光滑，与髁突相连

3. 治疗　髁突骨瘤、骨软骨瘤较小，没有明显临床症状者，可予以观察。较大的髁突骨瘤，骨软骨瘤可经手术完整切除肿瘤。瘤体较小者可经耳前入路切除肿瘤，而瘤体大者，经耳前切口入路切除肿瘤常有困难，此时可经下颌下切口入路或口内入路行升支后缘垂直截骨的手术方法来切除肿瘤，同时上移升支后缘以重建髁突。切除骨瘤、骨软骨瘤后，应注意恢复患侧下颌升支高度及咬合关系。此外，对于髁突骨瘤、骨软骨瘤伴有颌骨畸形者，可同时进行正颌外科手术治疗，矫正颌骨畸形。

（二）滑膜软骨瘤病

滑膜软骨瘤病为关节滑膜、滑膜囊或腱鞘内发生的良性、结节性软骨增生。其病因尚不明确，可能与创伤及慢性炎症有关。

1. 临床表现　滑膜软骨瘤病常常表现为关节区疼痛、肿胀、开口受限、杂音等，可伴有患侧面痛和头痛等。仔细询问病史，一些患者可存在患侧关节局部反复发生的轻度肿胀及轻中度开口受限，常于疲劳后发生，并可伴发热等。此外，患侧咬合不紧亦较常见。影像学检查常可发现关节间隙增宽，髁突或关节窝可有受压变形或骨质吸收，CT检查常可发现关节腔内有较多的钙化程度不等的游离体存在，而MRI检查可显示早期的钙化程度较低的软骨结节的存在。滑膜软骨瘤病多局限于关节腔内，少数患者病变具侵袭性，可侵入关节外组织，甚至破坏中颅窝底而侵入颅内。

2.诊断与鉴别诊断　因其症状常与颞下颌关节紊乱病相似,滑膜软骨瘤病有时易被误诊。除了患侧关节区的疼痛、弹响、开口受限以外,对于存在局部反复发生的轻度肿胀及轻中度开口受限,应予以相应的影像学检查,影像学检查对于其诊断具有重要价值。X线及CT上钙化游离体的存在有助于诊断,而MRI检查能够及早发现关节腔内钙化不全的软骨结节,因此有助于该病的早期诊断。术中肉眼观可见关节腔内存在大量的白色、乳白色的软骨结节或软骨碎片,呈沙粒状或结节状,大小不等。组织病理学上软骨结节可被一薄层纤维组织或滑膜衬里覆盖。软骨细胞簇集分布,核饱满,具中度多形核表现,常可见有双核细胞。软骨结节可发生骨化。Milgram曾将滑膜软骨瘤病分为3期:Ⅰ期,滑膜内软骨化生,病变活动,无游离体形成,Ⅱ期,为过渡期,可见滑膜内骨软骨结节,并伴有关节腔内骨软骨性游离体形成,Ⅲ期,滑膜内病变静止,并形成多个游离体。

滑膜软骨瘤病除了与颞下颌关节紊乱病相鉴别外,还应与其他颞下颌关节占位性病变相鉴别,其特有的影像学表现、大体表现及组织病理学表现有助于诊断。

3.治疗　对于不同的滑膜软骨瘤病患者,可根据不同的临床表现采用不同的治疗方法。对无明显症状且范围局限者,可先给以保守治疗,如采用殆垫治疗及给予非甾体类抗炎镇痛药物治疗等。对于症状明显或有多次反复发作的关节肿痛史者,应予以外科手术治疗,包括关节镜手术及开放手术治疗,应尽可能去除游离体及病变的滑膜组织。如行关节骨质受累,亦应做相应处理,如髁突及关节窝、关节结节修整等。如术中发现关节结构无明显受累情况,则可仅行游离体清除术。

(三)色素沉着绒毛结节性滑膜炎

色素沉着绒毛结节性滑膜炎是一种增殖性疾病,常发生于关节滑膜、腱鞘和滑膜囊。其病变部位往往呈现绒毛或结节样纤维结缔组织增生,并有含铁血黄素沉着。有关其病因及发病机制,争议很多,目前存在两种理论:一种是慢性炎症反应学说,认为该病是慢性滑膜炎和创伤后反复出血的结果,另一种是纤维细胞瘤性病变学说,认为该病是滑膜成纤维细胞和组织细胞的瘤性增殖。另外还有个别色素沉着绒毛结节性滑膜炎发生恶变的报道,也支持病变的肿瘤起源。因此该病曾被称为腱鞘巨细胞瘤、滑膜黄色瘤、良性滑膜多形性瘤等。而在2002年的WHO病理学分类中将称为弥漫型巨细胞瘤。

1.临床表现　色素沉着绒毛结节性滑膜炎以青壮年多见,最常累及的关节是膝关节,其次为髋关节、踝关节等。病变分成两种类型:弥漫型和局限型。发生在颞下颌关节者很罕见,临床上表现为关节区的肿胀与进行性疼痛不适,可伴有开口受限及患侧面痛甚至头痛等。影像学检查是重要的辅助诊断手段,X线检查和CT扫描可表现有髁突和关节窝的骨质破坏、侵蚀性缺损,但缺乏特异性。而在MRI检查中,T_1、T_2加权像上呈现明显的低密度信号区,被认为与含铁血黄素的沉积有关。局限型者病变局限于关节内,而弥漫型者,病变具有一定的侵袭性,可侵犯关节周围组织,甚至破坏中颅窝底而侵入颅内。

2.诊断与鉴别诊断　发生于颞下颌关节的色素沉着绒毛结节性滑膜炎很罕见,临床上表现为关节区的肿胀与进行性疼痛不适,伴有开口受限及患侧面痛等。因其存在与颞下颌关节紊乱病相似的症状时常常延误诊断。也有少数病例仅有颞下颌关节区的肿胀,而其他症状不明显。目前认为MRI检查具有定性诊断意义,其特征性的T_1、T_2加权像上低密度信号影的存在,被认为是诊断该病最敏感的方法。而MRI检查又可清楚地显示病变的范围及关节周围组织的受累情况。临床上色素沉着绒毛结节性滑膜炎还应与其他颞下颌关节占位性病变相鉴别,如滑膜软骨瘤病,二者均可起源于滑膜组织,而 MRI 检查有助于二者的鉴别。因色素沉着绒毛结节性滑膜炎具有侵袭性生长方式,因此还应与低度恶性肿瘤相鉴别,而最终的确诊依靠病理学检查。

3.治疗　局限型或弥漫型的色素沉着绒毛结节性滑膜炎,对治疗反应差别较大,而彻底清除病变的滑膜组织是治疗的关键。因该病在颞下颌关节很少见,尚无足够的经验,但可借鉴大关节的治疗方法。局限型病变以单纯病灶切除及受累滑膜切除为主,亦可经关节镜完成这一手术,常可获得满意的疗效。而弥漫型者,治疗方法多,争议大,复发率亦高。手术以全滑膜切除术为主,但因考虑肿瘤具有局部侵袭性,对于病变范围广、边界不清者,建议采用扩大切除的方法,如术中无法确定边界或涉及重要结构如颅底等而无法彻底切除者,术后辅以低剂量的放疗可减少复发和并发症的发生。

三、颞下颌关节恶性肿瘤

颞下颌关节恶性肿瘤分为原发性恶性肿瘤和转移瘤两类,以转移瘤相对较为常见。关节原发性恶性肿瘤包括软骨肉瘤、骨肉瘤、滑膜肉瘤及纤维肉瘤等,均极少见。临床上可表现为关节区疼痛、开口受限、局部肿胀及感觉异常等症状,但亦可无明显临床症状。关节转移瘤可来自临近部位如腮腺、中耳、外耳道及鼻咽部等处的恶性肿瘤,也可来自乳腺、肺、甲状腺、肾及前列腺、胃肠等身体其他部位的恶性肿瘤。转移瘤以腺源性恶性肿瘤转移者较多,可表现为关节区肿块、疼痛、感觉异常及开口受限等。无论关节原发性恶性肿瘤或转移瘤,均因可出现与颞下颌关节紊乱病相类似的症状而混淆,从而导致临床上误诊、误治。

颞下颌关节恶性肿瘤的诊断依据病理学检查而确诊。颞下颌关节原发性恶性肿瘤的病理学表现与大关节者基本相同;而转移瘤的病理学表现与原发肿瘤相同;在此均不再赘述。

对于颞下颌关节恶性肿瘤的治疗,应按恶性肿瘤的治疗原则进行综合治疗,包括彻底的手术切除肿瘤及放、化疗等。

(郑浩)

第十一章　口腔颌面部创伤

第一节　牙槽突骨折

一、临床表现

牙槽突骨折可以是线型的,也可以是粉碎性的,有时为单纯的外骨板或内骨板折断,有时是一段牙槽骨完全折断。常伴有牙齿损伤(牙折或牙脱位),以及软组织撕裂。骨折片有明显的动度,摇动伤区 1 个牙时,骨折牙槽段上几个牙一起移动,可致咬合关系错乱。因此,临床上牙槽突骨折诊断不难,可用 X 线片协助诊断,曲面断层片因颈椎重叠影像的遮挡,有时会干扰诊断,最好加拍体腔片,可放大显示牙槽突局部骨折。上颌骨侧区牙槽突骨折,可伴有腭部骨折或上颌窦损伤,使口腔和上颌窦相通。

二、治疗

牙槽突骨折的治疗原则是早期复位和固定。具体方法是在局麻下,手法复位骨折块,同时复位移位和脱位的牙齿。遇有骨折块嵌顿时,可在对应于骨折线的牙龈和黏膜上做纵向切口,暴露骨折线,撬动骨折块,解除嵌顿,然后复位。复位后即行固定,固定时间一般为 4～6 周。固定方法应根据伤情选用,常用的有以下 3 种。

1.金属丝结扎固定　单纯线状牙槽骨骨折,损伤范围小且无明显移位者,可用金属结扎丝做简单的牙间结扎固定。即以一根长结扎丝围绕损伤牙及两侧 2～3 个健康牙之唇(颊)、舌(腭)侧,做一环绕结扎,再用短结扎丝在每两个牙之间做垂直结扎(图 11-1)。

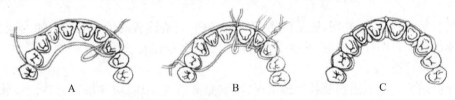

图 11-1　牙槽突骨折金属丝结扎固定法
A.穿金属丝;B.结扎;C.固定

2.牙弓夹板固定　适用于损伤范围较大,骨折有移位的情况。牙弓夹板可用铝丝或不锈钢预制的成品,将夹板弯成与局部牙弓一致的弧度,并使其与每个牙面相紧贴。然后用直径0.25mm 的不锈钢丝结扎,将每个牙与夹板结扎固定在一起(部位在牙颈部)。程序是先结扎两侧健康牙,后结扎受损伤的牙。也可用尼龙丝结扎,加复合树脂于尼龙丝周围,黏结后形成牙弓夹板固定。还可以用正畸托槽黏结固定。

3.腭托金属丝弓杠夹板弹力牵引　发生在上颌前磨牙或磨牙区的牙槽突骨折,骨折段向腭侧移位,手法复位不成功时,可用自凝塑料制成带卡环的腭托,再用卡环丝制成由腭侧通过牙缝隙至颊侧的弓杠形并粘固于腭托上。在移位骨折段的牙上用钢丝结扎并弯成小钩,然后用小橡皮圈挂于金属弓杠上,做弹力牵引复位(tractional reduction)和固定(图 11-2)。

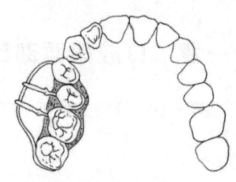

图 11-2　上颌后牙区牙槽突骨折采用腭托金属弓夹板行牵引复位

（郑浩）

第二节　颌面部骨折的诊断与治疗

一、诊断

（一）病史调查

调查受伤原因、致伤物、致伤方式和致伤部位，以判断骨折发生部位、创伤程度及并发损伤等。例如，颏部受到侧方钝性撞击，除颏部骨折外，外力指向髁状突，髁突间接受力也可能发生骨折。

调查受伤时间、伤后症状和伤后治疗情况。伤后时间与骨折愈合（fracture healing）状态有关，是治疗设计必须考虑的重要因素，伤后症状要详细了解患者的主诉和治疗要求，结合临床及 X 线检查，判断主诉症状与客观体征的符合程度，预测患者对治疗的期望值，伤后治疗应着重调查对骨折的处理方式，包括骨折的复位与内固定情况，以及清创处理时是否摘除了碎骨块。

了解骨折是自伤、意外伤，还是他伤，有时会关系到就诊者的治疗心理。如为他伤，因涉及对方赔偿和支付医疗费问题，某些受伤者可能会扩大治疗要求。

（二）物理检查

记录面颈部软组织损伤及其处理情况，特别是开放性损伤，应详细检查并记录软组织损伤的范围、深度（解剖层次），是否伴发面神经损伤。观察面部对称性，判断骨畸形与软组织畸形因素。观察面部肿胀，一般肿胀中心多为骨折发生部位。检查疼痛部位。下颌骨骨折时，可以将手指放在双侧下颌角，轻轻地挤压下颌弓，患者会指出骨折部位疼痛。检查上颌骨和颧骨骨折时，可直接触诊，探知骨折部位的疼痛。触诊骨台阶，自上而下重点发现眶缘、颧骨、颧弓和下颌下缘有无骨台阶感，以指示骨折部位和移位。检查骨异常动度，可将两手放在可疑骨折部位两侧，轻轻晃动，发现骨异常动度和骨擦音，说明该处有骨折存在。检查下颌运动范围和方式，分析下颌运动受限的程度和性质。检查颞下颌关节，将手指放在外耳道前壁或耳屏前，探知髁突活动的存在或减弱，是否有畸形和压痛。检查下唇和眶下麻木，记录感觉异常程度。检查嗅觉功能，判断嗅觉丧失程度。检查面神经功能，分析面神经损伤的可能部位和程度。检查斜视、复视（diplopia）和眼球运动受限，并详细记录。口腔检查着重于发现牙龈撕裂、牙龈出血，牙列错位，记录𬌗关系紊乱，用以分析骨折块的移位情况。

（三）临床表现

颌面部骨折主要表现为面部畸形、咬合紊乱和张口受限（limited mouth opening）。面部畸形主要因骨折移位或缺损所致，常见的畸形有颏后缩，下颌偏斜、面部塌陷等；牙合关系紊乱（即错牙合）是颌骨骨折最典型的体征之一，任何导致有牙骨段移位的骨折均可造成牙合系紊乱。张口受限主要因肌肉损伤（肌功能失调、痉挛、疼痛），关节损伤（疼痛、粘连、强直）和机械障碍（颧骨、颧弓骨折内陷移位，压迫喙突和颞肌）所致，生理张口度范围为 37～45mm，小于 37mm 为轻度张口受限，小于 25mm 为中度张口受限，小于 10mm 为重度张口受限。

其他临床症状和体征依据骨折部位和损伤程度不同而表现各异。如下颌骨骨折损伤下牙槽神经，引起下唇和颏部麻木。颧骨和眼眶骨折造成眶腔扩大，引起复视和眼球变位。鼻眶筛区骨折造成内眦畸形和溢泪（epiphora）等。

（四）影像学诊断

颌面部骨折在依据症状和体征建立初步诊断的基础上，需进一步通过影像学检查明确骨折部位，骨折线数目、方向，骨折段移位及骨折线上牙齿等情况。骨折移位必须从三维方向进行诊断。

1.髁突骨折 常规投照下颌曲面断层。髁突骨折时，骨折块多向前内移位，仅侧面观察很难辨明骨折内移位，有时骨折断面重叠或受咽腔影像干扰，骨折线显示不清，骨折内移位在曲面断层上仅表现为髁突缩短，CT 尤其是冠状位 CT 片位可以显示骨折的移位（图 11-3），很好地弥补平片的缺陷。

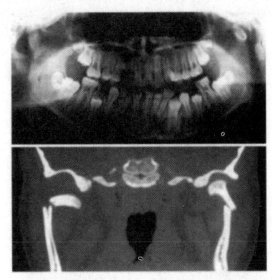

图 11-3 下颌曲面断层和冠状位 CT 显示髁颈骨折内弯移位

2.下颌角骨折 常规投照下颌曲面断层和头颅正位片，前者用于显示骨折块上下移位，后者用于显示内外移位。曲面断层片的下颌角影像咽腔重叠，观察骨折线时应仔细辨别，必要时可加拍下颌升支侧位片。下颌角骨折的影像学诊断应特别描述第三磨牙与骨折线的关系。

3.下颌体和颏部骨折 常规投照下颌曲面断层片，以显示骨折块上下向移位。下颌体层片状骨折（lamellar fracture）在曲面断层片上常常显示为两条骨折线，实际上一条是颊侧骨折线，另一条是舌侧骨折线（图 11-4）。为明确诊断应加拍后部或前部横断牙合片。在曲面断层片上判断颏部骨折,可能受颈椎重叠影像干扰,骨折线显示不清,加拍下颌体腔片可以清楚地显示骨折线,特别是粉碎性骨折。

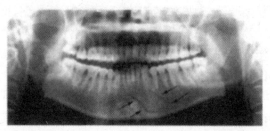

图 11-4　在下颌曲面断层片上显示,下颌体层片状骨折呈"双骨折线"特征

4. 颧骨颧弓及上颌骨骨折　常规拍摄三维 CT。三维 CT 结合轴位及冠状位可以直观显示各骨缝骨折移位情况和骨折块移位方向(图 11-5A)。颧弓轴位片或改良颅底位可以很好显示颧弓骨折(图 11-5B)。上颌骨骨折涉及牙殆关系,需结合殆类型确定骨折移位。在诊断过程中,要特别注意有无矢状骨折(图 11-6)。颧骨骨折的诊断要特别注意有无颧弓根骨折(图 11-7),由于它涉及关节结节和关节窝,可能引起关节疼痛和张口受限,临床容易将其误诊为关节损伤。

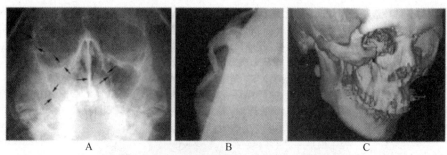

A　　　　　　B　　　　　　C

图 11-5　颧骨颧弓骨折的影像学诊断

A. 鼻颏位片显示颧上颌骨骨折;B. 颧弓轴位片显示颧弓"M"形;C. 三维 CT 显示颧骨骨折及移位

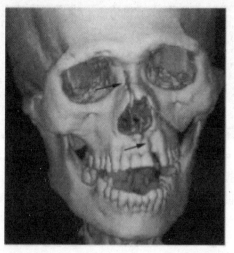

图 11-6　三维 CT 显示上颌骨矢状骨折

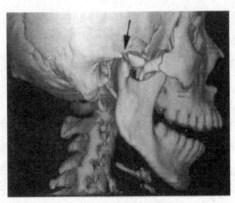

图 11-7　三维 CT 显示颧弓根骨折

5.眼眶骨折　眼眶骨折常规拍摄轴位和冠状位 CT。诊断眼眶骨折时除观察骨折部位及移位外,还应观察眶内软组织的各种变化,包括眼球、眼外肌、视神经、眼上静脉及眶脂体改变。爆裂性骨折(blow-out fracture)表现为眶内壁、眶下壁向外突出,而眶缘没有骨折(图11-8)。

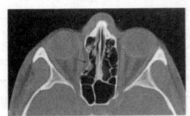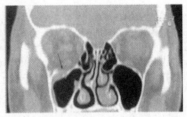

图 11-8　眼眶爆裂骨折,眶内下壁骨质中断,向眶外移位,眶腔扩大

6.鼻眶筛骨折　鼻眶筛区骨折常同时波及鼻骨、上颌骨额突、泪骨、额骨鼻突、眶内壁和前颅底,呈复合性骨折。高分辨率 CT 是理想的检查和诊断方法。常规拍摄轴位和冠状位CT,层厚 2mm,轴位由鼻额缝至鼻尖,冠状位由鼻尖至鼻泪管结束。鼻眶筛骨折的典型表现为鼻骨、上颌骨额突、泪骨和眶内壁中断、移位,常伴发额窦和前颅底骨折。

二、治疗原则

颌面部骨折原则上应及早治疗。如合并颅脑或重要脏器损伤,则应首先抢救生命,处理重要脏器损伤,待全身情况稳定或好转后,再行颌面部骨折治疗。就局部而言,骨折的手术复位一般选择在两个时机,即伤后 24~48 小时之内,或术后 5~7 天。当合并软组织开放伤时,应先做清创,再行骨折固定。对于裸露的创面,应设法采用皮瓣或皮片予以覆盖。

颌面部骨折的治疗目的是重建骨解剖结构和连续性,并保证骨折在限定的时间内正确愈合。复位与固定是骨折治疗中两个最重要的技术环节。准确复位是恢复功能与形态的基础,正确固定是保证复位效果和骨折愈合的基本条件。骨折应尽早复位,恢复骨折前的咬合关系是颌骨骨折正确复位的"金标准"。骨折复位后应实施功能性稳定固定(functional stable fixation),以便早期恢复功能。

在骨折复位过程中,应尽量保存骨折线上的牙齿,如牙齿妨碍骨折复位,或已松动、折断、龋坏、牙根裸露,有炎症,可在骨折复位的同期予以拔除。

无牙颌骨折多见于老年人,且多呈闭合性骨折,一般无明显移位。发生在下颌骨者,由于骨质疏松,硬化、愈合能力差,目前多主张切开复位(open reduction),并用重建接骨板(reconstruction plate)做坚强内固定。考虑到牙槽突吸收可能造成下牙槽管位置的相对上移,进行内固定时位注意避开下牙槽管,以免损伤下牙槽神经。

儿童骨折发生率较低,但治疗具有特殊性。儿童正值生长发育期,骨折或手术损伤可能影响颌骨发育,儿童期正值恒乳牙交替,在恒牙萌出后,其咬合关系还要自动进行调整,因此对复位,特别是对咬合关系恢复的要求不如成年人高,在乳牙列的儿童,由于牙冠较短,牙根吸收,很难利用牙齿进行固定。因此,儿童期骨折一般应采取保守治疗(conservative treatmem)。对于严重的开放性骨折,或骨折片移位严重影响到面形或功能,则应尽早实施手术复位,但应注意避免损伤恒牙胚。

对于伤后时间过长,骨折端已发生纤维性或骨性错位愈合的骨折,则必须通过手术进行"再折复位"(re-fractured reduction),或采用正颌术式进行畸形或错𬌗矫治。对于骨折继发的骨不连接(nonunion)或骨缺损(bone defect)则需通过植骨(bone graft)进行治疗。

骨折早期可内服、外敷中草药以消肿、止痛、活血化瘀,促进血肿消散,促进骨折愈合。预防感染是骨折治疗中的重要环节之一。骨折术后应注意咬合管理和开口功能训练。对于简单的下颌骨折,术后咬合关系稳定,无需进行颌间牵引;上颌骨 Le Fort 类型骨折,术后部分患者要进行颌间弹力牵引,调整咬合关系,对于成人移位或脱位的髁突骨折,尤其是双侧髁突骨折,常需要进行控制性颌间弹力牵引,并对患者充分指导和严密观察,以保证患者的正常咬合。通过颌间牵引调整咬合的同时,还需进行积极有效的开口练习,以恢复受伤以前的张口度和关节功能,预防关节强直的发生。对于术后骨愈合不良、肌肉及关节区瘢痕、创伤性关节损伤,周围神经损伤等,可以配合电刺激疗法、红外线及超声波等理疗手段,促进功能的恢复。

三、骨折复位

1. 手法复位 适用于骨折后 1 周内、骨折断面尚未发生纤维愈合的牙槽突骨折、下颌骨简单骨折、上颌骨区段或低位水平骨折。此类骨折一般无需内固定。方法是在局麻下,用手直接推移骨折段至骨折前位置。

2. 牵引复位 适用于骨折后 1~2 周内、骨折断面已发生纤维愈合的单发、双发、有明显移位的下颌骨骨折和上颌骨区段,低位水平、单纯下移位的骨折。方法多采用颌间牵引(intermaxillary elastic traction)。

3. 切开复位 适用于骨折后 2~3 周以上、已发生纤维性或骨性错位愈合的以及各种开放性的、多发的、需要进行内固定的骨折。方法是手术暴露骨折,沿骨折线重新凿开骨折,清除断面间纤维及骨痂组织,使骨折断端游离并对位。

4. 截骨复位 适用于上颌骨高位水平骨折、矢状骨折、颧骨陈旧性骨折、下颌骨陈旧性骨折伴骨畸形、错𬌗者。复位不按原骨折线凿开,而是根据𬌗关系和面形复原进行截骨,然后按设计移动骨块进行复位,手术多采用正颌术式。

5. 植骨复位 适用于骨折继发骨不连接或骨缺损的情况。对于小范围的骨缺损,可采用游离骨移植或牵引成骨的方法进行治疗,对于大复位的骨缺损,一般采用带血管蒂的髂骨或腓骨移植进行修复。

四、骨折固定

(一)颌间固定

颌间固定是借助牙齿附着各种装置(钢丝和牙弓夹板),依据𬌗关系,将上下颌牙齿结扎在一起的口内固定技术。它主要用于术中坚固内固定之前暂时性保持正常的咬合关系,或简单骨折保守治疗中保持正常咬合关系直到骨折愈合。而颌间牵引一般指用橡皮筋进行弹力牵引,主要用于术后咬合关系的调整。

颌间固定可以采用钢丝直接拴结法,如牙齿直接结扎法、间接小环结扎法、水平结扎法、连续小环结扎法等,主要用做临时固定(图 11—9)。

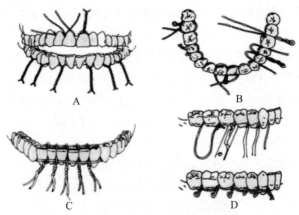

图 11—9 钢丝直接栓结颌间固定

A. 牙齿直接结扎法;B. 间接小环结扎法;C. 水平结扎法;D. 连续小环结扎法

临床最常用的方法是牙弓夹板颌间固定。固定前,需将牙弓夹板弯制成形,与牙齿唇颊面贴合,并形成后牙的补偿曲线和斯皮氏曲线。用 0.25mm 的细钢丝将牙弓夹板拴结在双侧第一磨牙间的每颗牙齿上。颌间固定的时间一般为下颌骨骨折 4~6 周,上颌骨骨折 3~4 周,髁状突骨折 2~3 周。

近几年,许多医生开始用一种特制的螺钉(IMF 螺钉)旋入牙槽嵴代替牙齿固位做颌间固定。这种螺钉的钉头内有小孔或侧面有环形弧槽,可供钢丝或橡皮圈悬挂。对于不复杂的上、下颌骨骨折可以选用该技术进行颌间固定。在上下颌左右双尖牙区牙槽骨内各拧入 1 颗固定螺钉,用双股 2.0mm 直径的钢丝穿过螺钉钉头上的小孔或用钢丝圈套过上下相对的螺钉钉头上的凹槽,拼对好咬合关系,旋紧钢丝行颌间固定。也可以在上下颌中切牙之间拧入螺丝固定,但该部位钢丝结扎固定后容易造成后牙开合。上颌牙槽骨骨质相对疏松,可以凭借螺钉的自攻力量将螺钉拧入骨内,而下颌骨骨皮质坚厚,螺钉拧入前要用骨钻预先打孔,直接拧入容易造成螺钉折断。确定拧入螺钉的部位,注意不要损伤牙根、牙神经、颏神经、上颌窦及鼻底等结构。

(二)坚固内固定

颌骨抵抗和传递功能负载主要通过骨内主应力轨迹(major stress trajectory)实现,骨内主应力轨迹可以分为"张应力轨迹"(tension stress trajectory)和"压应力轨迹"(press stress trajectory),位于张应力轨迹和压应力轨迹之间的交界带为"零位力线",它通常与骨内血管神经走行相吻合。骨折后骨连续性中断可视为骨内主应力轨迹的中断,骨失去抗力和承载功能。骨折固定的生物力学目的是通过固定结构替代中断的骨抗力结构,在骨折愈合期内中和功能负载。因此,固定应按主应力轨迹进行。

下颌骨属于高应力骨,沿牙槽嵴为张应力轨迹,沿下颌下缘为应力轨迹。相位固定方法有两类,一类是沿张应力轨迹的抗剪切负载固定,即张力带固定(Tension-band fixation),目的是中和张应力,传导功能负载产生压应力,另一类是沿压应力轨迹的承载固定或抗轴向负载固定,目的是通过预应力或固定结构刚度抵消各类负载应力,以等长方式保持骨段稳定。面中骨属于低应力骨,功能负载主要通过垂直力柱(loading buttress),少量通过水平力柱传导。功能状态时,垂直力柱表现为压应力,水平力柱表现为张应力,固定通常沿主应力轨迹进行。

1.拉力螺钉固定　拉力螺钉(lag screw)的固定原理是将螺钉有螺纹段旋入远端骨折块,当旋紧螺钉时,远端骨折块被螺纹切齿螺旋提拉,向近端骨折块靠拢,产生断面紧密接触。临床上,常用 $\varphi 2.4mm^2$ 的皮质骨螺钉替代拉力螺钉进行固定。拉力螺钉固定适用于下颌骨层片状或斜面状骨折,要求骨折无缺损,断面解剖对位,并有足够的骨面支撑。

2.小型和微型接骨板固定　Champy(1976)通过生物力学研究详细阐述了下颌骨骨折的理想固定路线,并发展了下颌骨的小型接骨板(miniplate)单层皮质骨固定系统。这种固定方法是一种稳定的,具有弹性的动力性固定(stable-elastic-dynamic fixation)。

下颌骨骨折一般采用 2.0mm 系统的小型接骨板固定,板厚 1.0mm。固定方式依据骨折部位而定(图 11-10)。颏孔前骨折用双板固定,两板间距不小于 5mm,颏孔后骨折用单板固定,接骨板水平置于根尖下和下牙槽管之间,下颌角骨折用单板沿外斜线作张力带固定(tension-band fixation)。接骨板必须与骨面贴合,骨折线两侧至少各固定两颗螺钉。

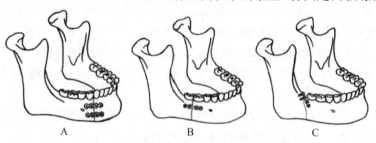

图 11-10　下颌骨骨折小型接骨板固定

面中部骨折依据固定部位选择不同的固定系统。颧牙槽嵴和梨状孔旁一般采用 1.5mm 系统的接骨板固定,板厚 0.6~0.8mm。眶周和鼻筛区用 1.3mm 系统的接骨板固定,板厚 0.4~0.6mm。

3.重建接骨板桥接固定　重建接骨板(reconstruction plate)以植入体刚度获得稳定性,临床适用于下颌骨粉碎性和骨缺损桥接固定。常用规格的板厚 1.5~2.0mm,螺钉直径 $2.4mm^2$。固定前先行颌间固定,通过建交正确的𬌗关系来保持骨段的位置。根据所需固定的部位和范围选择适当规格的接骨板,沿下颌骨下缘和升支后缘的外表面弯制成形,使之与骨面贴合。每一颗同位螺钉必须穿透对侧骨板,主承力骨段(通常为近中骨段)至少要有 3 颗和 3 颗以上螺钉固位,否则可能导致螺钉周围骨吸收,继发螺钉松动。

(三)颅颌固定

颅颌固定主要用于上颌骨高位横断骨折。可以采用牙弓夹板石膏帽固定,方法是先在上、下颌牙列上安置牙弓夹板,再在头部打石膏帽,在其两侧埋置向外伸出的金属支架,备做牵引固定用。然后两侧各用一根 0.5mm 直径的钢丝,一端结扎在第一磨牙处的牙弓夹板上,另一端自前庭沟顶部穿出颧面部皮肤,固定于两侧石膏帽伸出的支架上。也可以用焊有口外须的牙弓夹板,直接用乳胶管将伸出于口外的口外须悬吊固定在石膏帽上。

金属丝颅颌悬吊固定也是可以选择的方法之一,在上颌牙列上安置牙弓夹板,用不锈钢丝将牙弓夹板悬吊固定在骨折线上部颅面骨上。根据骨折部位的高低不同,可以固定在额骨颧突、颧骨、眶下缘等部位。

五、骨折愈合

(一)骨折间接愈合

骨折时,骨折断端骨髓、骨膜及周围软组织中的血管断裂出血,形成血肿。伤后 4~5 小时内,即可在两断端间产生血凝块。骨折后 24~48 小时内,骨折周围软组织出现急性炎性反应。同时,骨折断端的骨外膜增生,肥厚,骨外膜内层增殖成骨细胞,与毛细血管一起向血肿内生长,使血肿产生机化。

骨折后 7~14 周时,机化的血块被纤维血管组织替代,沉积胶原纤维和钙盐,通过成骨细胞和骨形态发生蛋白的作用,逐渐产生骨样组织和新骨,形成骨痂。骨折两周后,骨痂内不断有钙盐沉积,并逐渐钙化,形成坚实的骨组织,与骨折断端的骨组织连接、融合在一起。新形成的骨小梁排列不规则,以后通过对应力的功能性适应和骨质的吸收、重建,逐渐恢复到与原来骨组织一样的结构。

当骨内、外骨痂和桥梁骨痂逐渐骨化,至骨折部位愈合强度足以承受因肌收缩或外力产生的功能负载时,即达到骨折的临床愈合。下颌骨骨折的临床愈合通常需 6~8 周。这时由于骨痂的密度较皮质骨低,X 线片上仍可见到清晰的骨折线。这种情况一般要持续到骨折后 5~6 个月,骨折线才能消失,这时的骨折已达到组织学上的骨性愈合。

在骨折愈合中,骨膜内成骨细胞增殖起着重要的作用。因此在处理骨折时,应注意保护骨膜,尽量减少对骨膜的损伤。骨折的愈合还与年龄、损伤程度以及是否合并感染等因素有关。一般年幼者比年长者愈合快,单纯性骨折比合并有严重软组织伤者愈合快。如创口感染,可使局部充血、化脓,致骨折部骨质及软组织遭受进一步破坏,并严重影响骨折愈合。骨折处理不当也可直接影响骨折的愈合。如未能及时复位、固定,复位不准确,固定不稳定或过早拆除固定装置,或清创不充分,预防感染措施不得力,造成创口感染等,均可导致骨折延期愈合或愈合不良。

(二)骨折直接愈合

骨折在精确复位、断面紧密接触和坚强内固定状态下,通常以模造方式发生直接愈合。直接骨愈合有两种形式:一种是接触性骨愈合(contact healing);另一种是裂隙性愈合(fissure healing)。

1. 接触性愈合 开始于骨髓腔内和皮质骨哈佛管的破骨细胞以锥形切割方式沿骨长轴方向,向骨折端移行性吸收,形成隧道,隧道直径大约 $200\mu m$。新生毛细血管沿隧道生长,成骨细胞以突起方式推进性增值,沿毛细血管排列分布,并在管壁周围分泌骨基质沉积新骨,此即一个"骨修复单元"。这种成骨单元可以从骨折一端直接跨越到另一端达成骨桥,当无数个这样的骨修复单元充填封闭骨折裂隙时,骨折便发生愈合,并同期完成功能性改建。愈合期间,一般见不到纤维骨痂和软骨骨痂形成,它的修复速度相对较快。

2.裂隙性愈合 当骨折断面存在微小裂隙时,成骨单元不能直接跨越骨折线,而是落入骨折裂隙,沿骨折线方向生长,并在骨断面上沉积骨基质,形成与骨长轴垂直的层状新骨,这些新骨需作方向性改建以便与骨长轴保持一致,因此愈合时间较接触性骨愈合长。如采裂隙大于 0.3mm,来自骨外膜、骨内膜的新生毛细血管便可侵入裂隙,并伴随产生间充质细胞,分化成骨细胞,形成编织状骨。这种编织状骨先改建为层状骨,而后再作方向性调整。如果裂隙继续增宽,超过 0.5~1.0mm,或固定欠佳,断端存在微动,骨折裂隙间便会出现灶性肉芽组织,发生断面局部骨吸收,并可能生成少量纤维骨痂和软骨骨痂。当骨断面坏死层较厚达到一定程度时,仅靠隧道切割式血管新生供血已经不够,这时骨膜的新生血管将积极参与血循环再建,这是裂隙愈合的一个重要特征。

(郑浩)

第三节 下颌骨骨折

下颌骨位居面下 1/3,位置突出,易受到打击致伤,道路交通事故伤是主要致伤原因。下颌骨骨折约占颌面部骨折的 60%左右。Ellis(1985)报告的 2137 例颌面部骨折中,下颌骨骨折占 45%。北京大学口腔医学院(2003)统计的 1084 例颌面部骨折中,下颌骨骨折占68.9%。由于下颌骨承托下颌牙列,参与构成咬合系统,同时还参与颞下颌关节的构成,且是颌面部唯一能动的大骨,因此伤后对咀嚼、语言和吞咽功能影响较大。

一、临床分类

1.按骨折性质分类

(1)青枝骨折:骨裂或皮质骨折裂,但骨连续性完好;

(2)闭合性骨折:骨折表面软组织完好,骨折呈封闭状态;

(3)开放性骨折:骨折表面软组织损伤,骨折部位与外环境直接相通;

(4)简单骨折:骨折单发,无移位或轻度移位;

(5)复杂骨折:在下颌骨多个区域发生骨折,有明诚移位;

(6)粉碎性骨折:骨折部位骨碎裂,常伴有明显移位;

(7)骨折骨缺损:骨折伴骨缺损及移位。

2.按骨折部位分类 分为髁突骨折(骨折线位于或延伸至乙状切记以上)、喙突骨折、升支骨折、下颌角骨折(磨牙骀平面向后水平延伸线与第二磨牙远中垂线之间的骨折)、下颌体骨折(颏孔后和下颌角前区域骨折)、颏正中及颏旁骨折(颏孔之前)、牙槽突骨折。

3.按骨折线方向分类 分为有利型骨折(Favorable fracture)和不利型骨折(Unfavorable fracture)。前者指骨折线方向与肌肉牵拉方向垂直;后者指骨折线方向与肌肉牵拉方向平行。

二、临床表现

1.症状与体征 骨折部位疼痛、肿胀;内出血在局部形成皮下淤斑,当检查移动骨折时,可在骨折部位探知骨擦音和骨异常动度;功能障碍主要表现为张口受限和错骀,张口受限程度取决于骨折所发生部位和损伤严重度,错𬌗类型取决于骨折部位及骨折段移位。骨折发生移位后,可造成面部畸形,其中以下颌偏斜畸形较为常见。当骨折损伤下牙槽神经时,可引起下唇和颏部麻木。

2. 不同部位骨折的移位特点 下颌骨呈板状马蹄形,骨折后常发生移位,并导致错𬌗。影响移位的因素包括致伤力、肌肉牵拉、牙及牙列状态、骨折线类型,其中以肌肉牵引为主。不同部位和不同类型的骨折,移位及错𬌗表现各异。

(1)颏正中及颏旁骨折(symphysis/parasymphysis fractures):颏正中单线骨折因两侧肌肉力量对称,一般不发生移位,有时受外力或骨折线方向和斜度影响,也可以发生轻度重叠或错动移位,颏部双线或粉碎性骨折,中间骨段受颏舌肌和颏舌骨肌牵拉向后下移位,两旁骨段受下颌舌骨肌和二腹肌前腹牵拉向中线内聚,容易造成下颌弓缩窄,并出现舌后坠,以致影响呼吸;如果合并双侧髁突骨折,由于失去双侧翼外肌的内向牵拉力,下颌骨可以发生"翻页式"移位,在颏部典型表现为舌侧宽裂隙。该区骨折经常合并牙齿移位和脱位。

(2)下颌体骨折(Mandibular body fractures):下颌体骨折将下颌骨分成前后两段。前段受降颌肌群和健侧翼外肌牵拉,向下、向后、向患侧移位,造成牙列内收、偏斜和早接触,后段受升颌肌群和患侧翼外肌牵拉,向上并偏向对侧移位,造成前牙区偏斜开𬌗。下颌体骨折除局部疼痛,肿胀和轻度张口受限外,还可因骨折移位挫伤下牙槽神经造成下唇及牙龈麻木。该区骨折经常发生牙齿根折,如果出现多个牙齿松动提示为斜向状骨折。

(3)下颌角骨折(Mandibular angle fractures):发生在嚼肌和翼内肌附着之前的骨折,其肌肉牵拉作用方式与下颌体骨折类似,因此骨折移位方式也类似,只是骨段移位更明显。如果骨折线位于下颌角后部和上部,骨折线两侧的骨段上均有咬肌和翼内肌附着,它们起着类似夹板的作用,骨折段可以没有移位或移位很小。如采出现明显移位,多因外力直接作用所致,在骨折裂隙内常有肌肉嵌顿。该区骨折常波及智齿,智齿的存在也会影响骨折骨位。

(4)髁突骨折(Condylar fractures):约占下颌骨骨折的1/3,儿童是高发人群。由于髁突是下颌骨的生长发育中心,骨折后可以导致下颌骨发育迟缓,继发下颌骨偏斜畸形。单侧骨折时,翼外肌牵拉髁突骨折段向前、内方向移位,咬肌、翼内肌和颞肌牵拉升支骨折段向上、后方向移位,导致前牙和健侧牙开𬌗,双侧骨折时,升颌肌群牵拉整个下颌骨向后、上方向移位,导致双侧磨牙早接触,前牙开𬌗。偶然情况下,颏部受猛烈暴力,受力时患者处于张口状态,可使髁突向上移位,突破关节窝顶,向颅内移位(图11-11),而髁突本身并不发生骨折。实际上属于一种脱位。

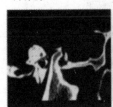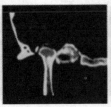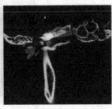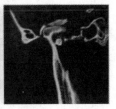

图11-11 髁突向上移位至颅内

三、骨折治疗

(一)颏正中、颏旁及下颌体骨折的治疗

发生于颏正中/颏旁及下颌体的简单骨折,局麻下经手法复位后,用牙弓夹板做单颌固定,并辅助头帽颏兜制动4～6周即可。为了避免长时间的颌间固定,也可以做内固定。如为复杂骨折,特别是斜线、双线、层片状和粉碎性骨折,通常作有明显的移位,则位在全麻下通过手术实施解剖复位和坚强内固定。

1.直线和垂直断面状骨折　经口内入路显露和松解骨折,通过(暂时性)颌间固定维持咬合关系,同时用骨折复位钳关闭骨折线至解剖复位状态直至完成固定。颏正中/颏旁骨折用两个2.0mm小型接骨板固定,接近根尖方的接骨板放置在根尖下10～15mm处,第二个接骨板平行放置于5mm以下或下颌下缘。固位螺钉长度6～8mm,固定于唇侧皮质骨板上即可,骨折线每侧至少要固定两颗螺钉。下颌体骨折经复位后再移位倾向不严重者(如简单骨折或有利型骨折),用一个接骨板固定即可(图11-12A),接骨板放在下牙槽管和牙根之间,用6mm长的螺钉固位。如为双线或多线骨折则必须用两个接骨板固定(图11-12B)。为了避免过度牵拉颏神经造成术后下唇麻木,固定前可以先分离颏神经。

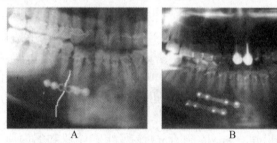

图11-12　下颌体骨折用2.0mm小型接骨板固定

A.单板固定;B.双板固定

2.斜线和斜面状骨折　颏正中/颏旁斜线骨折可以采用2.4mm拉力螺钉固定,一般用单颗螺钉横行贯穿固定,再配合单颌牙弓夹板做张力带,即可获得稳定的固定效果(图11-13)。斜面状骨折可以采用2～3颗2.0mm皮质骨螺钉按拉力螺钉方式做对穿固定。下颌体容易发生颊舌侧骨板分离的层片状的骨折,复位时要彻底清除断面间纤维骨痂和碎骨片,复位后要用颌间固定维持复位,并用骨折复位钳从颊舌向适度夹持骨折保持稳定,骨断面的任何错动或断面间嵌顿物都可能影响复位效果,术后出现 干扰。此类骨折不宜使用小型接骨板固定,说采用皮质骨螺钉按拉力螺钉方式做对穿固定。通常用3颗螺钉固定,成角分布(图11-14)。

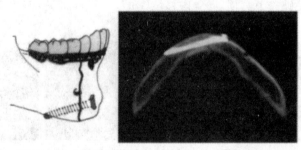

图11-13　颏正中斜线骨折用2.4mm拉力螺钉固定

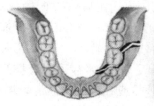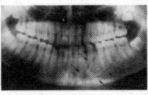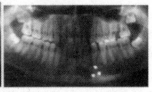

图 11—14　下颌体层片状骨折

用 3 颗 2.0mm 皮质骨螺钉成角分布,穿接固定

3.粉碎性骨折　发生于颏/颏旁及下颌体的粉碎性骨折,应按骨折前殆关系实施功能复位,不必要求解剖复位,否则很可能造成小骨折片特别是唇颊侧的骨折片发生游离,以致影响愈合,甚至发生骨坏死。由于粉碎性骨折缺少骨有效的连续性支撑,应采用 2.4mm 重建板固定,锁定板可以增加固定的稳定性。骨折区两侧的骨段用重建板桥接固定,中间的小骨片可以用小型或微型板连接固定,也可以直接用螺钉做穿接固定(图 11—15)。如果出现骨缺损,可以同时在重建板下方放置移植骨块,前提是必须有足够的软组织覆盖。

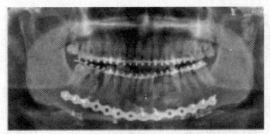

图 11—15　下颌骨粉碎性骨折用 2.4mm 重建板固定

(二)下颌角骨折的治疗

下颌角是高应力集中区,骨断面薄、皮质骨厚、血运相对较差,加之第三磨牙存在,术后并发症较多。对于单发于下颌角的简单骨折,采用头帽颏兜制动 4 周即可。如果骨折移位,必须实行解剖复位和坚强内固定。复位过程中,如发现位于骨折线上的智牙碎裂、脱位,影响骨折复位时,应予以拔除。下颌角骨折的固定方法有多种,应根据骨折线类型合理选择。

1.有利型骨折　常规采用小型接骨板张力带固定。手术入路采用磨牙后区角形切口,暴露骨折和外斜线。撬动远中骨折块,使骨折断面复位。由于外斜线处是张力部位,下颌角下缘是压力部位,张力部位复位后,压力部位可自动闭合。固定选用 2.0mm 小型接骨板,沿外斜线放置,跨越骨折线,按解剖复位后的骨面弯制接骨板,使之与骨面贴合。骨折线每侧至少用两颗螺钉固定。螺钉长 6mm,入单层皮质骨,一般不会伤及牙根和下牙槽管(图 11—16)。

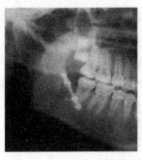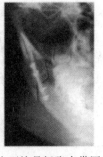

图 11—16　下颌角有利型骨折小型接骨板张力带固定

2.不利型骨折　这种骨折移位倾向较大,需要更稳定的固定。由后外向前内的斜面状骨折特别适用于拉力螺钉沿外斜线固定。螺钉直径一般为 2.4mm,25～30mm,应保证螺钉的有螺纹段把持在对侧皮质骨上,螺钉固定方向沿外斜线由前外向后内(图 11—17)。如骨折严重移位或断面有缺损,单靠张力带固定很难保证其功能性稳定效果,术后下缘骨折线很容易出现张裂,不稳定的固定可能继发固位螺钉松动和感染。这时,应在张力带固定的基础上,进一步在下颌角下缘做补偿固定(图 11—18),补偿固定通常借助穿颊拉钩完成。

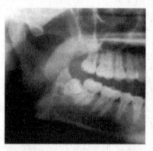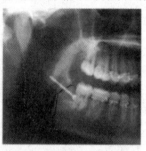

图 11—17　下颌角不利型骨折用拉力螺钉沿外斜线固定

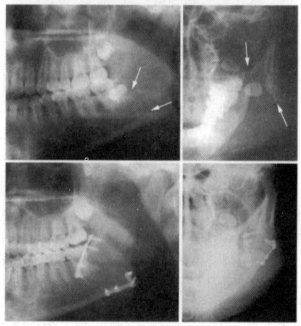

图 11—18　严重移位的下颌角骨折在张力带固定的基础上,于下颌角下缘用小型接骨板做补偿固定

（三）髁突骨折的治疗

与下颌骨其他部位骨折不同,髁突骨折它可以通过两种形式达到临床治愈,一种是骨折复位后在正常解剖位置上愈合,另一种是骨折错位愈合后进行功能改建。但改建必须具具备两个基本条件,即正确的𬌗关系和升支垂直距离。髁突骨折的治愈标准是颜面对称、下颌无痛性运动、𬌗关系正常。正是由于髁突具有较强的改建能力,多数髁突骨折经保守治疗后可以治愈。只有当骨折移位,难以通过保守治疗取得良好的𬌗关系和适当的升支垂直高度时,才考虑手术治疗。

1.髁突骨折的分类

（1）按骨折分侧与合并骨折情况分为:单侧髁突骨折、双侧髁突骨折、合并其他部位的髁突骨折。

（2）按骨折部位分为：髁头骨折（condylar head fracture）、髁颈骨折（condylar neck fracture）、髁颈下骨折（subcondylar fracture）、矢状骨折（sagittal fracture）（图 11-19A）。

（3）按移位骨折块与关节窝的相对位置分为：移位性骨折（displacement fracture）和脱位性骨折（dislocation）（图 11-19B）。移位的方向主要有内移位、前内移位和外移位，脱位的方式可以是内弯脱位，也可以是分离脱位，脱位的方向主要有内脱位、前内脱位、前脱位和外脱位。

（4）按骨折移位方式分为：无移位、错动移位、弯曲移位、重叠移位（图 11-19C）。

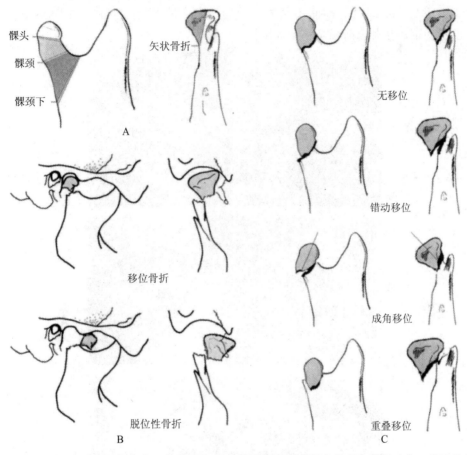

图 11-19　A 髁突骨折按骨折发生部位分类；B.髁突骨折按骨折块与关节窝的相对位置关系分类；C.髁突骨折按骨折移位方式分类

囊内骨折属于特殊类型的骨折，是指骨折局限于关节囊内，呈局部碎裂或表层剥脱。有人将矢状骨折归入囊内骨折，实际上矢状骨折是跨越囊内和囊外的，且内髁 1/2～2/3 骨折者，多数伴有关节盘移位，预后不同于局限于囊内的骨折。因此，将囊内骨折归入髁头骨折的一种特殊类型更妥。

2.髁突骨折的保守治疗　𬌗关系正常者，用头帽颏兜制动 2 周，伤后 1 周开始关节区理疗，伤后 2 周开始张口训练，以自主张口训练为主，每日 2～3 次，每次 20～30 分钟，张口，前伸和侧方交替进行，配合关节区热敷。如骨折移位形成错𬌗，则必须通过颌间牵引恢复咬合关系。24～48 小时后，如仍然不能复位或撤除牵引皮圈随即又错𬌗者，预示手术的可能性。

牵引复位后,增加牵引皮圈改为颌间固定,固定时间约 2～3 周,骨折位置越低、要求固定时间越长。之后开始张口训练,并配合关节区理疗。

3. 髁突骨折的手术治疗　髁突骨折外移位,低位髁颈和髁颈下骨折明显内移位或脱位,伴升支垂直高度明显降低(大于 4mm),并继发错𬌗者,应采用手术治疗。手术时机最好在伤后 12 小时内或骨折 5～7 天。

手术入路:髁颈下骨折通常采用环下颌角切口,乙状切记以上的髁颈骨折宜采用穿腮腺的颌后切口。暴露骨折后行解剖复位,固定前需校准𬌗关系。斜面状骨折用 2～3 颗 2.0mm 的皮质骨螺钉做穿接固定(图 11－20A),横断面骨折用髁突拉力螺钉固定(图 11－20B),其他类型骨折用 2.0mm 小型接骨板沿后外缘放置做张力带固定(图 11－20C),髁颈下骨折还需要沿乙状切记或在髁颈前缘做补偿固定。

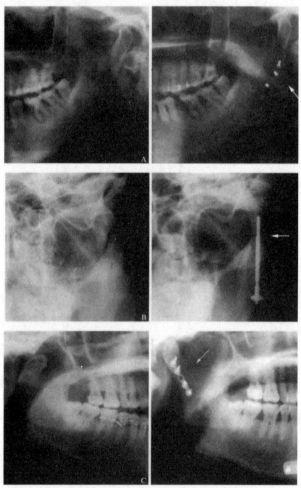

图 11－20　髁突骨折的坚强内固定

A. 斜面状骨折用皮质骨螺钉做穿接固定;B. 横断面骨折用髁突拉力螺钉固定;C. 髁颈骨折小型接骨板固定

4. 儿童髁突骨折的治疗　儿童髁突骨折的治疗目的是促进髁突功能性改建,防止关节强直,避免颌骨发育畸形。关节强丑的发生率大约为 0.4%～1%,颌骨畸形的发生率大约为 20%～30%。儿童髁突骨折具有很强的改建能力,骨折错位愈合后可以通过功能改建形成一个近似于正常形态的新的髁突。因此,骨折早期,几乎所有类型的骨折均应采取保守治疗。

具体方法是：伤后局部冷敷，用头颏绷带制动，3～5天后，佩戴一个2～3mm厚的软𬌗垫，以降低髁突，缓解关节内压力，促进损伤性炎症消散；7～10天后开始张口训练，尤其是前伸开口训练；佩戴𬌗垫通常要求3个月左右，期间通过咬合诱导纠正错𬌗。儿童髁突骨折要求伤后3个、6个、12个月连续追踪，如出现张口困难，应及时发现并干预。髁突骨折后引起的发育畸形，目前尚无有效的干预措施，有待研究。

如骨折移位导致明显的升支垂直高度降低、下颌后缩或偏斜畸形，则应采用夹板或正畸装置做颌间牵引，必要时增加颅颌牵引，以恢复下颌骨位置。乳牙期和替牙期儿童髁突骨折不要求严格复位咬合关系。关键要恢复升支垂直高度，并在此基础上尽早做功能训练。如发现持续性张口受限8～12周以上，强迫性开口训练收效甚微时，应警惕关节粘连和早期强直的可能，这时影像学检查并不能显示关节内强直骨球的形成，但应当采取积极态度进行治疗干预，松解关节粘连，复位关节盘，然后再配合理疗和张口训练。

四、陈旧性骨折的治疗

陈旧性骨折从组织学上可以分为错位愈合、延迟愈合（delay union）及不愈合或骨不连接（nonunion）。错位愈合是指骨折在错误的解剖位置上的愈合，其组织修复过程是正常的。延迟愈合和不愈合是组织修复过程的异常，前者愈合速度较正常延缓，后者骨愈合进程完全终止。

所谓"陈旧性"是相对"新鲜骨折"而言的，需要时间概念予以区别，临床一般将其限定在骨折后4周以上者。延迟愈合的骨断端呈铰链式异常运动，X线片上可以见到骨折线有不规则的、凹凸不平的透影区。骨不连的骨断端呈三维异常运动，X线片上骨断面变得粗钝似象脚样或尖锐似竹笋样改变，并有硬化征象。

陈旧性骨折的发生最常见于合并颅脑或四肢损伤而延误治疗者，其结果是多数形成错位愈合，治疗必须通过手术复位或截骨矫治。延迟愈合和不愈合多继发于骨折感染，也有因复位和固定不当所致。对没有错位的延迟愈合在消除感染因素并予以适当制动后，多数可自行愈合，对于存在骨折错位的延迟愈合，必须通过手术重新复位，并稳定固定。因感染继发的骨不连接首先要消除感染因素，待感染控制后再行手术，形成新鲜骨创面，骨缺损区植入松质骨。

1. "再骨折"复位　适用于简单的、复位后不会形成骨与软组织缺损的陈旧性骨折。手术尽量沿原骨折线凿开，如为斜面状、已发生骨性愈合的骨折，可以用电锯或电钻从颊侧向舌侧做垂直截开。纤维性愈合者应彻底清除断面间骨痂组织，骨性愈合者应去除断端增生的骨组织，以便骨折正确对位。陈旧性骨折很难使断向密合，因此本身不稳定，必须牢固固定。

2. 植骨　骨折后骨缺损主要见于三种情况：一是骨不连接，手术截除骨断端造成新鲜骨创面时形成骨缺损，二是骨折感染继发骨髓炎，行骨髓炎刮治或清理死骨后形成骨缺损，三是开放性粉碎骨折，清创过程中摘除了游离的碎骨片，形成骨缺损。伴骨缺损的陈旧性骨折的复位应以𬌗关系为标准，术中必须做暂时性颌间固定，术后还需要通过颌间弹性牵引维持复位后的𬌗关系。供骨源常选髂骨，可以做骨块移植，也可以做碎骨移植。稳定固定可以减少骨吸收，预防骨感染，最好用重建板桥接固定。

波及牙槽嵴区的骨缺损通常伴有软组织缺损和挛缩。骨折复位时可能造成黏膜撕裂，植骨后可能发现黏膜不足，难以封闭植骨床。对此，术前应合理设计切口，如果缺损范围小，可以用局部颊黏膜滑行瓣修复,如果软组织缺损较大,必须考虑用游离皮瓣修复。

3.局部截骨　下颌体及颏部骨折错位愈合,小范围骨缺损(5~10mm)且无黏膜缺损者,可行下颌体"L"形截骨术。截骨的方式有两种:垂直"L"形截骨的截骨线呈垂直阶梯形,水平"L"形截骨的截骨线呈水平阶梯形。截骨完成后,滑行移动骨段,复位殆关系使骨段达到功能性复位,并做暂时性颌间固定。垂直"L"形截骨复位后用小型接骨板固定,骨缺损区可以从颏部取松质骨充填。水平"L"形截骨无需植骨,如果断面能紧密接触,可以用螺钉穿接固定,如果断面间不能紧密接触,要用小型接骨板固定。

4.牵引成骨术　对于下颌骨骨缺损5cm以内,伴软组织缺损,甚至存在慢性感染的下颌骨陈旧性骨折,尤其是青少年和儿童患者,特别适合于采用牵引成骨(distraction osteogenesis)技术进行矫治。手术时机应选择在骨折已骨性愈合之后。下颌体和颏部骨折一般用口内牵引器,下颌角骨折用口外牵引器。术前取牙殆模型、上殆架,常规拍摄下颌曲面断层和头颅定位正、侧位片,通过头影测量和模型外科分析,确定牵引方向、牵引距离和牵引器的安置位置,并请正畸医师参与治疗,共同确定牵引后的牙矫治方案。牵引从术后第5~7天时开始,以每天1mm,分3~4次完成。牵引到位后,牵引器留置3~4周,在被牵引骨尚处于纤维骨痂的弹性阶段,适时进行颌间牵引以矫治开殆,如果不需要弹性牵引,则需等4个月,经影像学检查骨愈合后手术取出牵引器。个别牙错殆行正畸矫治。

5.康复治疗　康复治疗是骨折全程治疗的重要组成部分,方法主要包括理疗、肌电刺激、下颌运动训练治疗等,肌功能训练主要针对陈旧性骨折的肌源性错殆因素,因为长期错殆必然使颌周肌肉在错殆的基础上形成"错位肌平衡",当手术矫治了骨源性错殆后,"错位肌平衡"并不能随之同步改善,必须通过在颌间弹性牵引引导下的肌功能训练逐步纠正,使之适应于正确的殆关系。

(郑浩)

第四节　面中部骨折

面中部骨骼包括上颌骨、颧骨、颧弓、鼻筛区诸骨和额骨的一部分,它们共同构成框架样结构支撑面部形态。面中部骨折约占颌面部骨折的40%以上,骨折类型主要取决于外力性质和作用部位,骨折常呈复合型。由于邻近颅底,常伴发颅脑损伤。交通事故伤是主要致伤原因。

一、上颌骨骨折

(一)临床分类

1.Le Fort分类　Rene Le Fort(1890,1901)提出了三型分类。Le Fort Ⅰ型:即牙槽嵴部水平骨折,骨折线经梨状孔下缘、牙槽突基部,绕颧牙槽嵴和上颌结节向后至双板下1/3,Le Fort Ⅱ型,即上颌中央三角区骨折,骨折线从鼻根部向两侧,经泪骨、眶下缘、颧上颌缝,绕上颌骨外侧壁向后至翼板上2/3;Le Fort Ⅲ型:呈颅面分离状骨折,骨折线经鼻额缝,横跨眼眶,再经颧额缝向后下至翼板根部,形成颅面分离。

2.改良分类　Manson(1986)在Le Fort分类的基础上增加了牙槽突骨折和矢状骨折,提出新的分类。但其亚类列项稍显繁琐,可以简化为以下4型:①低位(水平)骨折,上颌骨呈水平断裂,骨折线在 Le Fort Ⅰ型水平,但不涉及颧骨、眼眶、鼻筛区。临床主要表现为骀关系紊乱,骨折块或下垂或偏移,骨折有明显的异常动度。治疗原则是恢复骀关系;②高位(水平)骨折:上颌骨呈水平断裂,骨折线在 Le Fon Ⅱ型和(或)Ⅲ型水平,骨折块呈锥形或粉碎,涉及颧骨、眼眶、鼻筛区。临床表现为骀关系紊乱,伴发颧面、眶周、鼻筛区畸形。治疗原则是恢复骀关系,同时要矫治面部畸形;③矢状骨折:上颌骨呈垂直断裂,骨折线位于正中或正中旁,垂直或斜行向上,将上颌骨分裂为两半,可以形成"创伤性腭裂"。临床表现为牙弓增宽,有时一侧骨折块下垂使牙齿发生早接触而另一侧开骀,骨折可能伤及颅底。治疗原则以解决骀关系为主,关闭"创伤性裂";④牙槽突骨折:骨折线局限于根尖水平,仅波及牙骨段。治疗原则是复位和固定牙骨段。

（二）临床表现

低位水平骨折多因前方外力所致,骨折块因致伤力、骨重力及翼肌牵拉向后下移位,造成面中 1/3 变长,前部塌陷,后牙早接触、前牙开骀。如骨折系侧前方外力所致,骨折块可能向一侧移位,出现偏骀。口腔检查很容易发现上颌骨异常动度,鼻腔检查可见鼻出血和鼻中隔撕脱,如果骨折发生在一侧或区段,骨折线纵裂牙槽突,可发现牙龈撕裂、骨台阶和区段骨折块活动。

高位水平骨折常波及鼻,眶、颧、额等周围结构,出现面部肿胀、眶周淤斑、结膜下出血、眼球下陷和复视、鼻底黏膜撕裂和鼻出血、脑脊液鼻漏,损伤眶下神经,造成眶下区及上唇麻木。骨折移位多呈嵌顿性,骨异常动度不明显。骨折块向后下移位造成面中部塌陷,呈"盘状脸"。向一侧移位,造成面中部扭曲畸形。连带牙槽突移位,造成错骀,错骀表现类似于低位水平骨折。

矢状骨折约占上颌骨骨折的 15% 左右,多发生在中线或中线旁,前部裂隙一般通过中切牙或侧切牙。如果骨折移位不大或只是轻度的上下移位,腭黏膜通常是完整的,如果骨折呈前后向错位或向外侧移位,腭部黏膜裂开,即可形成"创伤性腭裂"。矢状骨折常伴有鼻中隔和鼻旁窦损伤。骨折线侧向上行,断裂梨状孔或上颌骨额突、鼻骨至眼眶,可引起各种眼科症状。骨折线垂直上行至颅底,可引起脑脊液鼻漏和嗅觉障碍。单独矢状骨折发生频率并不高,多与高位或低位水平骨折同时发生。

（三）骨折治疗

1.低位水平骨折的治疗　上颌牙槽突骨折或区段骨折可在局麻下行手法复位,然后用牙弓夹板做单颌固定 4～6 周。单纯下垂移位的骨折可采用头帽颏兜托颌骨向上使之复位,并制动 4～6 周。偏斜移位的横断骨折手法复位困难时,可行颌间牵引复位,然后颌间固定 3～4 周,并辅以头帽颏兜托颌骨向上制动。骨折后移位造成反骀或向一侧旋转移位造成偏骀时,需切开复位,恢复咬合关系,并在颧牙槽嵴和梨状孔侧缘用接骨板做坚强内固定。当颧牙槽嵴粉碎或骨缺损大于 5mm 时,须植骨。

2.高位水平骨折的治疗　高位骨折一旦发生骨折移位,通常需切开复位。手术应尽早进行。经冠状切口,口内切口和面部小切口联合入路暴露骨折。伤后 7～10 天之内的新鲜骨折,可以直接复位。如果骨折后超过两周,骨折已发生纤维性愈合,或者骨折块嵌顿,则需截断翼上颌连接,再行复位,骨折复位后行坚强内固定。高位上颌骨骨折多伴发眶底骨折,如术前 CT 提示有眶底破裂、眶内容物疝出时,需通过睑缘下或睑结膜切口,复位眶内容物,修补眶底。

3.矢状骨折的治疗　矢状骨折的复位要考虑两种情况:一种是垂直骨折线与上颌骨低位水平骨折线连通,实际上这属于单侧水平骨折。这种骨折单纯采用颌间牵引即可获得良好的复位效果,另一种是骨折线垂直向上,延伸至颅底或眶底,采用颌间牵引难以复位,必须通过手术解决。单纯上颌骨骨折时,首先要复位腭中份,恢复上颌骨牙弓的宽度,然后再复位垂直力柱。矢状骨折的固定一般设在前鼻嵴区。

4.陈旧性骨折的治疗　上颌骨呈框架结构,骨折断面常有嵌顿或重叠,错位愈合后很难像下颌骨那样,能准确地找到骨折线并沿骨折线重新凿开复位。通常需根据模型外科设计和定位殆板进行 Le Fort 分型截骨复位。Le Fort Ⅰ型截骨适用于低位陈旧性骨折继发错殆。矢状骨折并有移位时,需在 Le Fort Ⅰ型截骨的基础上,进一步分块截骨。高位陈旧性骨折单纯以解决错殆为治疗目的时,也可以采用 Le Fort Ⅰ型截骨。Le Fort Ⅱ型和Ⅲ型截骨适用于高位陈旧性骨折继发面中部后缩畸形,要求上颌骨体完整,允许整体移动。陈旧性骨折较新鲜骨折需要更稳定的固定。

二、颧骨颧弓骨折

(一)临床分类

Knight 和 North(1961)将颧骨颧弓骨折分为 6 型:Ⅰ型,骨折无移位,Ⅱ型,单纯颧弓骨折,Ⅲ型,颧骨体骨折,向后外下移位,无转位,Ⅳ型:颧骨体骨折,内转位,左侧逆时针向,右侧顺时针向,X 线片显示眶下缘向下,颧额突向内移位;Ⅴ型:颧骨体骨折,外转位,左侧顺时针向,右侧逆时针向,X 线片显示眶下缘向上,颧额突向外移位,型:复杂性骨折。

北京大学口腔医学院(2004)通过采用计算机辅助 CT 测量对 206 例(212 侧)颧骨复合体骨折的破坏特征进行了分析。研究发现,颧骨复合体骨折的畸形特征是颧突点的移位和面宽改变。以颧骨体是否完整,颧突点和颧弓的形态改变,提出如下分类和相应的治疗原则:

A 型:局部骨折,颧骨体完整、无明显移位。A1 型,单纯眶缘骨折,A2 型,单纯颧弓骨折。骨折治疗以解决局部畸形和功能障碍为原则。

B 型:颧骨骨折移位,颧骨体完整,可伴有或不伴颧弓骨折。B1 型,颧骨体向后内侧移位,B2 型,颧骨体向前外侧移位。骨折治疗以解剖复位为原则,不涉及颧骨体外形重建。

C 型:颧骨体粉碎性骨折,颧骨体外形破坏。C1 型,颧骨体粉碎性骨折,颧弓完整,C2 型,颧骨体及颧弓均粉碎性骨折。骨折治疗不仅要复位颧骨、颧弓,而且要重建颧骨体外形轮廓,特别是外形高点、前突度和面宽,同时解决功能障碍。

(二)临床表现

颧骨颧弓位于面中部侧方最突出部位,多因受侧方或侧前方直接暴力而发生骨折。骨折块受外力作用,通常向后内移位或因颧骨体粉碎,造成面部塌陷畸形。少数情况下,骨折向外移位,可产生面侧隆突畸形。临床检查时,可于眶下缘、颧额缝处触及骨台阶。由于骨折块内陷移位,压迫颞肌和咬肌,阻碍喙突运动,可导致张口疼痛和张口受限。

颧骨骨折常与上颌骨骨折伴发,形成颧骨(上颌骨)复合体骨折。由于损伤了眶下神经,可造成神经支配区麻木。损伤了上颌窦壁,可造成鼻出血。颧骨参与眶缘和眶外下壁构成,骨折常波及眶内容物,形成颧眶复合体骨折。骨折早期,眶周肿胀,皮下、眼睑和结膜下出血、淤斑。颧骨移位或眶壁粉碎导致眶腔扩大,可继发眼球下陷移位,产生复视。如骨折损伤了眼外肌或眼外肌被卡在骨折裂隙内,造成眼球运动,也可产生复视。

（三）骨折治疗

1.颧弓骨折的治疗　颧弓骨折无移位或轻度移位无需特别治疗,如骨折移位造成面部畸形和(或)张口受限,则位尽早复位。常用的复位方法有以下几种:

(1)单牙钩复位法:方法是于骨折凹陷区的颧弓下缘处经皮穿刺插入单牙钩,至钩尖深度略超过"M"形骨折最凹点。一手放在骨折表面感知复位程度,另一手用力提拉单牙钩,使骨折复位。

(2)经喙突外侧复位法:方法是于下颌升支前缘做纵行小切口,插入扁平骨膜分离器,经喙突外侧和颞肌浅面伸至颧弓下方,向外用力抬起骨折片。然后将钝器前后移动,以恢复颧弓完整的外形。

(3)颞部切开复位法:方法是于颞部发际内做长约 2cm 的切口,切开皮肤、皮下组织和颞筋膜,显露颞肌,在颞筋膜与颞肌之间插入颧弓复位钳,伸至颧弓深面,用力将骨折片向外方复位。

单纯颧弓骨折以"M"形内陷型移位最较为常见。手术成功的关键在于尽早手术,复位着力点准确放置。验证复位的方法有 4 点:即复位的同时可以听到骨折块回弹声响,复位后,张口度即刻改善,在颧弓的下方滑行探查,可感觉平滑的拱形结构,术后 X 线片证实复位效果。颧弓"M"形骨折一旦恢复拱形结构,自身便可获得较好的稳定性,无需特别固定。但术后应予以保护,避免重新受力,避免过早大张口。

2.颧骨骨折的治疗　B 型颧骨骨折移位常常造成面部畸形、张口受限和眼球内陷,需行切开复位。手术多采用口内切口和面部小切口联合入路,复位至少需三点对位,根据骨折移位类型选择性地做坚强内固定。颧骨向后或后内移位时,复位相对容易,方法是用单牙钩经口内入路钩住颧骨结节后面,向前或向前外提拉颧骨使之复位。颧骨向外或后外移位时,复位有一定难度,要从口内,眉弓外、下睑缘下切口联合入路,暴露骨折断面,充分松解骨折块,进行多点协同复位。

颧骨骨折复位后的稳定性与骨折移位类型及各骨折端的粉碎程度有关,复位后稳定性越好的骨折需要固定的点越少。仅下端内陷或外翘移位的骨折,只做颧牙槽嵴固定即可。如果骨折内陷并有下垂,还须固定颧额缝。当骨折移位发生旋转时,必须增加第三点眶下缘固定。伴发颧弓骨折移位,且为多段或粉碎骨折时,必须增加颧弓固定(图 11—21)。颧骨骨折复位固定后,要根据 CT 提示进一步探查眶底。如果球后部分眶底缺损大于 5mm,应当通过植骨或植入骨代用品,也可以用钛网修复眶底。植骨片不宜太厚,放置的位置要准确,目的是为了恢复眶容积。骨折复位过程中,如果外眦韧带被剥脱,应予以游离,然后用不可吸收的丝线缝合悬吊于颧额缝下 1cm,眶外缘稍内侧 Whitnall 突起上。

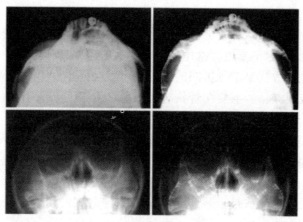

图 11-21　双侧颧骨颧弓骨折的坚强内固定

3.颧骨陈旧性骨折的治疗

(1)截骨矫治术:适用于颧骨体完整、骨折移位后发生错位愈合,并继发面侧畸形的陈旧性骨折。根据术前三维定量测量所确定的颧骨移位方向和距离,并以颧弓弧度和长度决定面中部宽度和颧突点前突度,进行截骨矫治。截骨前先于颧弓截骨线两侧作定位标记,完成各部位截骨后充分松解颧骨,再以颧弓上的定位标记作参照,根据术前确定的颧突点前移距离移动颧骨。骨缺损区植骨,并予以固定。

(2)植骨矫治术:适用于颧骨体粉碎、外形轮廓破坏、面颊部塌陷的陈旧性骨折。手术主要通过在塌陷区植骨或植入代用品进行外形重建。由于骨折没有复位,内陷的骨折块可能阻挡喙突,造成张口受限,可在植骨同期切除喙突。

三、眼眶骨折

(一)临床分类

按骨折发生机制分类可分为爆裂性骨折(Blow-out fracture)和非爆裂性骨折两种。爆裂性骨折又称为单纯性眼眶骨折,是指大于眼眶的钝性物体击打眶缘时,眶缘不骨折,而眶内容物受外力冲击急速后缩,致使眶内压力骤增,造成的眶底、眶内壁和眶尖粉碎性骨折。非爆裂性骨折又称为非单纯性眼眶骨折,一般指眶缘和眶壁的联合骨折,是相对爆裂性骨折而言的。这种骨折多由颧骨和上颌骨骨折伴发所致,常发生眶缘连带眶壁的移位,眶壁有时粉碎或缺损。

(二)临床表现

骨折急性期可出现眶周水肿、眶内出血和眶周淤斑。当骨折波及眶下管和眶下裂时,损伤眶下神经,可引起眶下区麻木。眼眶爆裂性骨折造成眶内壁及眶底粉碎或缺损,眶内容疝出,可继发眼球内陷。骨折急性期由于眶内软组织肿胀,眼球内陷不易分辨,10~14 天后肿胀消退,眼球内陷即可显露出来。

颧上颌复合体骨折常常造成眼眶外下壁向外下移位,使附着于眶外壁的外眦韧带随之移位,并连带眼球下移,加之眶腔扩大,可造成眼球下陷。由于眼位发生倾斜,使双眼瞳孔水平面出现变位。眼外肌损伤多见于眶底和眶内壁骨折造成下直肌和内直肌挫伤和嵌顿,出现相应的眼球运动障碍。眼球下陷(内陷)(enophthalmas),眼外肌损伤和眼运动神经损伤均可产生复视。

（三）骨折治疗

眼眶骨折经 CT 和临床检查发现有导致眼球内陷及复视的危险因素存在时,应尽早手术。早期手术的适应证:视觉障碍性复视持续存在;被动牵拉试验阳性,CT 显示眼外肌嵌顿,眼球内陷＞3mm 和眶壁缺损＞2cm^2。

眶缘的解剖连续性和完整性是重建眶壁、恢复眶腔结构的重要参考。在修眶壁之前,应先复位和固定眶缘。单纯眶底或眶内壁骨折时,分别经睑缘下切口或睑结膜切口和内眦旁切口入路,仔细探查眶壁,将嵌顿于上颌窦和筛窦内的眶内容还纳入眶腔,之后暴露眶壁缺损区边缘,特别是后界,用钛网、自体骨或骨代用品衬垫修补。需要特别提示的是,经眶底和眶内壁显露缺损后界时应注意深度,避免损失视神经引起视力损害,放置钛网或骨代用品时,同样也要注意这一点,要求植入体的后缘要搭在眶壁缺损的后缘上,做到这一点有难度。应用手术导航有助于解决上述两个问题。

眶壁重建的主要目的是为了预防和矫治眼球内陷。一般认为眼球内陷的发生是眶容积与眶内容比例失调的结果。眶底和眶内壁骨折时,如球后脂肪疝入上颌窦或筛窦,支撑眼球的眶内容物体积缩小,致使赤道后眶腔容积相对扩大,造成眼球内陷。有研究表明,眶容积每增加 0.8～1.0ml,眼球相应后退 1.0mm,还有研究显示,两侧眼球突度相差 2mm,便会产生视觉上的眼球内陷。因此,当球后眶内容物丢失 2ml 以上时,应在球后充填植入体。正常的眶底在球后呈拱形向眶内膨隆,这种结构很难恢复,也可以通过充填植入体进行补偿。

创伤性复视在骨折早期症状比较明显,若 CT 检查未发现软组织及眼外肌嵌顿,眼外肌牵拉试验阴性时,无需特别处理。这种复视多系创伤反应和眼外肌损伤所致,随着肿胀消退和肌肉复原,复视症状可逐渐消失。也可以用一些激素以减轻眶内肿胀性反应,以后进行肌功能康复训练。手术治疗仅用于复视症状明显、眼球运动受限、眼外肌牵拉试验阳性、CT 检查显示眼外肌其周围组织嵌顿的眼眶骨折。

四、鼻眶筛区骨折

鼻眶筛区位居两眶之间,由鼻骨、泪骨、筛骨、上颌骨额突、额骨鼻突交汇而成,似火柴盒样结构。含内眦韧带、泪道系统、筛窦和额窦。

（一）临床分类

Markowitz(1991)根据内眦韧带及其所附着的中央骨段的损伤情况将 NOE 骨折分为 3 咽:

Ⅰ型:中央骨段整块骨折,无移位或轻度移位,内眦韧带未发生剥离。治疗以解剖复位为主,骨片用微型接骨板固定。

Ⅱ型:中央骨段部分粉碎、移位,但内眦韧带未从骨片上分离,骨折粉碎区在内眦韧带附着以外,骨折经复位后可以用接骨板固定。

Ⅲ型:中央骨段粉碎,粉碎区波及内眦韧带附着区,内眦韧带发生剥离。中央骨段需要植骨重建,内眦韧带需要重新附着。

（二）临床表现

骨折急性期表现为鼻出血、鼻背和眶周淤斑,眶周和结膜下出血。肿胀消退后,可以发现眦距增宽、内眦角圆钝、鼻梁塌陷、鼻尖上翘等畸形特征。当伴发颅底骨折时,可以发生颅腔积气、脑脊液漏。部分患者出现不同程度的嗅觉丧失、眼球内陷、眼运动障碍及复视。

创伤性眦距增宽(Telecanthus)的发生机制主要有 3 种:①内眦韧带被骨折片离断;②内眦韧带附着从骨面撕脱;③NOE 区骨支架塌陷,骨片向后及两侧移位。内眦韧带是否松脱可以通过"眼睑牵拉试验"检查,方法是一手拽住上睑或下睑侧向牵拉,一手置于内眦处,正常情况下可触知内眦角处内眦韧带弓弦样绷紧的感觉。反之,则说明内眦韧带松脱。

(三)骨折治疗

NOE 骨折多伴发颅脑损伤,临床首先应正确评估和及时处现危及生命的颅脑创伤。气颅脑伤情得到控制后,再考虑早期实施面部手术。早期手术的重点内容包括:复位和固定中央骨块及内眦韧带,恢复内眦间距,重建眶壁,恢复眼眶容积,植骨重塑鼻骨支架,恢复鼻外形。

1. 中央骨段的复位与固定 由额骨势突和上颌骨额突分离找到中央骨段,确认内眦韧带附着点。Ⅰ型复折的眶缘完整,内眦韧带附未剥脱,骨段解剖复位后,用 1.3mm 接骨板固定。Ⅱ型骨折的中央骨段虽然粉碎或游离,但内眦韧带附着未剥脱,识别骨段移位并予以复位固定,再用 0.3mm 的钢丝经中央骨段钻孔穿鼻结扎,以保持中央骨段的位置和内眦间正常距离,钢丝穿鼻点应位于泪窝上后方。Ⅲ型骨折的中央骨段碎裂,内眦韧带剥脱,并常伴有眶壁、眶缘和梨状孔边缘骨折,手术应首先恢复破坏的骨结构,通过复位骨折片,修补骨缺损和坚强内固定完成眶壁和中央骨段的重建,然后再用钢丝将内眦韧带经鼻悬吊于眶内壁植骨片上。

2. 内眦韧带悬吊 经鼻内眦韧带悬吊(transnasal canthopexy)时,先要识别、解剖、贯穿缝合内眦韧带,再于泪窝后上方钻孔,经鼻横穿钢丝,悬吊固定于对侧额骨鼻突上。如果双侧韧带均需悬吊,则可对穿结扎固定。泪窝后上方是内眦韧带分支的合力指向,钢丝只有经此方向悬吊才能保证韧带的功能性附着。泪窝区是眶内壁的一部分,骨折时常常粉碎,经鼻悬吊之前必须重建。一般用薄骨片移植、微型接骨板固定,钢丝穿过植骨片悬吊于对侧。悬吊钢丝应尽量拉紧,拉紧时可见内眦向鼻侧移动,上下睑被绷张。内眦悬吊过于靠前,泪小点与眼球不能自动贴合,可能影响眼泪排泄,这时应重新悬吊。

3. 外鼻骨性支架重建 大约 75% 的 NOE 骨折需要植骨重建鼻骨性支架。因为骨折中鼻骨及其周围支持骨常常粉碎,重新复位几乎不可能,术后软组织会收缩、变形。Ⅰ期植骨重建可以有效地减少软组织瘢痕化所继发的畸形。NOE 骨折常作发鼻中隔骨折,鼻中隔复位的目的是恢复中线间隔,保证鼻腔通畅,同时也有助于外鼻成形。手术复位时,一只手持阿希钳小心插入鼻内,夹住鼻中隔向上、向前用力,另一只手按扶外鼻避免过度复位。如果鼻中隔粉碎,只要取出游离的骨片即可。

4. 额窦骨折的处理 单纯窦前壁无移位性骨折采用保守治疗即可,如果骨折移位造成局部凹陷则需开放复位,并用 1.0~1.3mm 微型接骨板固定,如果骨折粉碎不能拼接,应予清除,然后用颅骨外板修补,也可以用钛网修补,额窦后壁骨板较厚,骨折后一般不会发生移位,但当 CT 提示后壁骨折有凹陷移位时,则位手术探查,予以复位,并注意发现脑脊液漏,同期进行修补。额窦骨折如果术前怀疑损伤了鼻额管,或在术中发现窦腔内分泌物淤积,或用带颜色的生理盐水冲洗额窦证实鼻额管堵塞,均位做窦黏膜处理。窦后壁和窦底骨折较容易伤及鼻额管,手术处理窦壁时应常规探查鼻额管,当发现鼻额管部分堵塞时,可以在鼻额管内滞留一根硅胶管建立引流,2 周后撤出,当发现鼻额管完全堵塞时,应彻底刮除窦黏膜和鼻额管黏膜,然后用碎骨片或筋膜填充额窦。

(郑浩)

第十二章　口腔颌面部感染

第一节　概述

口腔颌面部感染是指病原微生物在宿主体内繁殖及侵袭,在微生物与宿主相互作用下,导致机体产生以防御为主的一系列全身及局部组织反应的疾病。

随着我国医药卫生事业的发展和人民健康水平的提高,口腔颌面部感染也相应减少,且由此引起的死亡病例也极为少见。但就口腔疾病的总体而言,口腔颌面部感染仍是口腔科常见病、多发病。口腔颌面部感染,除具有红、肿、热、痛、功能障碍等全身各部位感染的共性外,因其解剖生理特点,又有其自身的特殊性。

一、口腔颌面解剖生理特点与感染的关系

1.口腔颌面部中的口腔、鼻腔、鼻窦与外界相通并驻有细菌,其特殊的解剖结构和适宜的温度、湿度均有利于细菌的生长繁殖。当机体抵抗力下降时,易发生感染。今年来微生态学的研究和发展证实:感染除由外环境中致病性微生物引起外,多数是由于宿主各部位正常存在的大量微生物生态平衡失调所致。

2.牙和牙周组织直接和颌骨相连,而龋病、牙髓炎及牙周炎、智齿冠周炎的发病率较高,若这些病变继续发展,则可通过根尖和牙周组织使感染扩散至颌骨及颌周组织而引起颌骨骨髓炎及颌面间隙感染。

3.口腔颌面部存在着许多潜在的、相互通联的筋膜间隙,其间含疏松的蜂窝结缔组织,这种组织抗感染能力较弱,感染可经这些间隙迅速扩散和蔓延。

4.面部毛囊、汗腺、皮脂腺丰富,且有细菌寄居,一旦机体抵抗力下降或局部损伤,可引起感染,加之颜面部血液循环丰富,静脉缺少瓣膜,两侧口角到鼻根连线所形成的"危险三角区"内的感染可逆行进入颅内海绵窦,引起严重的颅脑并发症。

5.面颈部具有丰富的淋巴组织,口腔、颜面及上呼吸道等感染,可沿相应淋巴途径引起扩散,发生区域性淋巴结炎。特别是儿童由于淋巴结尚未发育完善被膜不完整,若发生淋巴结感染,极易穿破被膜向周围扩散,而形成结外蜂窝织炎。

6.口腔颌面部为消化道、呼吸道的起始端,且组织疏松,特别是口底及咽旁一旦发生感染,组织水肿反应快而明显,轻者影响进食、吞咽,重者影响呼吸,甚至引起窒息。

口腔颌面部的解剖生理特点,除这些容易发生感染的不利因素外,由于口腔颌面部血液循环丰富,抗感染能力强,这为控制感染提供了有利条件。同时由于口腔颌面部器官位置表浅,感染易被早期发现,可以得到及时有效的治疗。

二、口腔颌面部感染的致病微生物与感染途径

（一）致病微生物

口腔颌面部的感染,可由单一致病菌引起,但临床上以多种致病菌引起的混合感染更为多见。根据致病菌的不同,可将口腔颌面部感染分为化脓性感染和特异性感染两类。其中化

脓性感染常见的致病菌为金黄色葡萄球菌、溶血性链球菌,其次为大肠杆菌、铜绿假单胞菌等,其中金黄色葡萄球菌致病力最强。近年来由于应用了厌氧培养技术,证实了口腔颌面部感染存在厌氧菌属,如类杆菌属、梭杆菌属、消化链球菌属等,其检出率极高,有时可达100%,它表明口腔颌面部感染多为需氧菌和厌氧菌的混合感染。在这种混合性感染的环境中,由于需氧菌对氧的消耗,使感染后期厌氧菌数量增加,在以腐败坏死为主的感染中,厌氧菌更为多见。

特异性感染是由某些特殊病原菌引起的特定类型的感染性疾病,如结核、放线菌病、破伤风、梅毒等。其病理变化、临床过程和治疗需采用相应的特殊方法。

(二)感染途径

1. 牙源性　致病菌通过病变牙或牙周组织进入机体引起的感染称牙源性感染。由于牙与颌骨直接相连,牙髓、牙周感染可向根尖、牙槽骨、颌骨以及颌面部蜂窝组织间隙扩散。由于龋齿、牙周炎、智齿冠周炎等疾病为临床上最常见的疾病,所以,牙源性感染是临床上发生最多的感染。

2. 腺源性　口腔颌面部及上呼吸道感染时,细菌可经淋巴途径,引起相应区域淋巴结的化脓性感染。淋巴结感染可穿过淋巴结被膜向周围扩散引起颌面部蜂窝织炎。临床上因上呼吸道感染引起的腺源性感染,为儿童最常见的感染途径。

3. 损伤性　为继发于损伤后的感染,病原体通过损伤的皮肤、黏膜或拔牙创进入组织,如颌骨的开放性损伤、深部异物滞留等,更易带入细菌而致感染。

4. 血源性　指机体其他部位的感染灶通过血液循环引起的口腔颌面部化脓性感染。这类感染病情较重,但临床上不多见。

5. 医源性　指医务人员进行麻醉、手术、穿刺等操作未严格遵守无菌要求,而将细菌带入机体,造成的继发性感染称为医源性感染。临床上不多见。

三、口腔颌面部感染的临床表现

(一)局部症状

化脓性感染的急性期,病情发展迅速,局部表现为红、肿、热、痛和功能障碍明显,相应区域的淋巴结肿痛等典型症状。病变炎症累及咀嚼肌深面或升支内侧时,可致不同程度的开口受限;病变若位于口底、舌根、咽旁,可引起进食、吞咽、语言甚至呼吸困难。当组织坏死、液化形成脓腔时,表浅脓肿,皮肤隆起,颜色暗红,有压痛及波动感。深部脓肿时,在皮肤表面不能触及波动感,但指压病变皮肤可出现凹陷性水肿,局部可无明显的红、肿、热、痛。腐败坏死性蜂窝织炎的皮肤弥散性水肿,呈紫红色或灰白色,有明显的凹陷性水肿。因厌氧菌、产气菌的存在,组织间隙有气体产生,可触及捻发音。由于感染菌的不同,化脓感染的脓液性状也有差异。如金黄色葡萄球菌为黄色黏稠脓液;链球菌为淡黄色稀薄脓液,或因溶血而呈褐色;绿脓杆菌的典型脓液呈翠绿色,稍黏稠,有酸臭味;大肠埃希菌感染的脓液为粪臭味黏稠脓液,呈黄褐色;混合菌感染为灰白色或灰褐色脓液,有明显的腐败坏死臭味。

慢性炎症期,由于病变组织内大量的炎症细胞浸润,正常组织破坏后可被增生的纤维组织代替,而形成较硬的炎症浸润块,有时脓肿形成未及时治疗而自行溃破,形成经久不愈的瘘管。

(二)全身症状

感染后全身症状表现的轻重,因机体抵抗力的强弱和致病菌的种类、数量、毒力及感染部位而有所差异。较轻者,如面部疖可无明显的全身症状。较重者,常有畏寒、发热、头痛、全身不适、乏力、食欲减退、尿量减少脉搏细弱等症状。化验检查白细胞总数升高,中性粒细胞比例上升、核左移。病情重且时间长者,可出现水电解质紊乱、酸碱平衡失调、肝肾功能障碍等全身症状。发生在面部危险三角区内的疖痈可导致海绵窦静脉炎或血栓形成。严重感染者,可伴发败血症、脓毒血症、脑膜炎、脑脓肿、感染性休克等全身严重并发症。此时患者反应低下、脉快而弱、血压下降、体温或白细胞计数不高或低于正常,最后发生昏迷而危及生命。

慢性炎症的患者因局部炎症久治不愈,长期排脓或反复发作,可表现为全身营养不良和不同程度的贫血等全身症状。

四、口腔颌面部感染的诊断

根据仔细询问病史、发病因素及临床症状,并配合穿刺、超声波及 X 线、CT 片等辅助检查方法,一般可做出正确诊断。

感染区的红、肿、热、痛等为炎症早期的表现。当炎症形成局限性脓肿时,确定脓肿的形成和部位对感染的及时治疗以及防止感染扩散具有重要的临床意义。表浅者局部有波动感,临床不难诊断。而深部脓肿,特别是筋膜下层的脓肿,则一般很难检查到波动感。但指压脓肿表面皮肤时,可出现凹陷性水肿并不能很快恢复。对于深部脓肿可借助穿刺协助诊断。必要时可借助 B 超、CT 等检查来确定脓肿部位、大小。如需确定细菌种类时,可做细菌培养和药敏试验,以明确诊断和选择合适抗生素。颌骨骨髓炎可通过 X 线片协助诊断。定时的外周血白细胞检查,可判断感染的程度和进展,但在重度感染或大剂量应用抗情况下,白细胞总数可无明显增加或低于正常,但有核左移及中毒颗粒出现。对于深部间隙的感染,以及皮肤、黏膜上经久不愈的溃疡或炎性硬结等,应同恶性肿瘤、囊肿及血管瘤等疾病的继发性感染鉴别。

五、口腔颌面部感染的治疗

口腔颌面部感染的治疗,要从全身和局部两个方面考虑,但对轻度感染,仅用局部治疗也多能治愈,而严重感染者,除局部治疗外,还应全身抗感染治疗和全身支持疗法。

(一)局部治疗

局部治疗适用于感染早期,注意保持局部清洁,减少局部活动度,避免不良刺激以防感染扩散。在急性期局部外敷中草药,散瘀消肿、止痛或促进炎症局限。常用药物有六合丹、金黄散等。也可用 0.1% 的呋喃西林溶液等局部湿敷。注意:急性炎症期不宜热敷,以免引起炎症扩散。

(二)手术治疗

当脓肿已经形成或脓肿已破溃但引流不畅时,必须进行切开引流或扩大引流,手术治疗可达到脓肿切开排脓及清除病灶两个目的。

1.脓肿切开引流术

(1)脓肿切开的目的

1)使脓液或腐败坏死物质迅速排出体外。

2)解除局部疼痛、肿胀,预防窒息发生。

3)引流颌周间隙脓液,避免发生颌骨骨髓炎。

4)预防向颅内扩散造成很严重的并发症。

(2)切开引流的指征

1)急性化脓性感染经药物治疗无效,肿痛不消、体温不降,有明显中毒症状者。

2)局部疼痛加重,并呈搏动性跳痛,皮肤表面肿胀、发红、光亮、压痛明显、有波动感,或呈凹陷性水肿,经穿刺抽出脓液者。

3)口底蜂窝织炎,特别是腐败坏死性感染或小儿颌周蜂窝织炎出现呼吸、吞咽困难,应及时切开减压,防止或缓解呼吸困难及炎症继续扩散。

4)脓肿已自行溃破,但引流不畅者。

5)结核性脓肿,经保守治疗无效或即将穿破时,可切开引流。

(3)切开引流的要求

1)切口应在脓肿最低处,以便引流通畅。

2)切口应尽量选择术后瘢痕隐蔽位置,一般首选经口内引流。口外引流应顺颜面皮纹方向切开以减少术后瘢痕畸形,并注意避开神经、有关血管、涎腺及其导管。

3)一般切开至黏膜或皮下,再用血管钳直达脓腔钝性分离,应避免在不同组织层次中形成多处通道,以减少扩散,保证引流通畅。

4)手术应准确轻柔,对颜面危险三角区的脓肿切开后,应严禁挤压,以防感染向颅内扩散。

脓肿切开引流的方法:常规消毒铺巾后,麻醉下切开皮肤、皮下组织或黏膜组织,然后用止血钳钝性分离至脓腔,并扩大创口,如有多个脓腔存在,必须贯通,以利彻底引流。用1%～3%的过氧化氢液、生理盐水或抗生素液冲洗脓腔后,建立引流。一般口内多用碘纱条、橡皮片作引流,口外可用橡皮片、盐水纱条、导尿管等作引流。适时更换引流物,直到脓液排净为止。

2.消除病灶 口腔颌面部感染多为牙源性感染,感染控制后,及时清理病灶牙。颌骨骨髓炎,应在急性期好转后,及早进行死骨及病灶清除术。

(三)全身治疗

1.全身支持治疗 口腔颌面部感染并发全身中毒症状,应给予全身支持治疗,以维持电解质平衡,减轻中毒症状,提高机体抵抗力。对高热及进食困难的患者,除给予高蛋白、高热量、富含维生素 B 和 C、易消化的食物外,根据病情还应静脉输入适量葡萄糖液或糖盐水及维生素 C,以补充营养。病情严重者可少量多次输给新鲜血液,增强机体抗病能力。对高热患者,可采用物理降温或慎用一些退热药物。当高热、局部严重水肿引起呼吸困难、中毒性休克及脑脓肿时,氢化可的松、地塞米松可作为应急药物与足量有效的抗感染药物配合使用,但对高血压、伴有溃疡性疾病或结核性感染者避免使用本药。

2.抗菌药物治疗 对于较重的深部感染或全身感染,抗菌感染药物的应用是炎症治疗的基本方法。为制订合理、有效的用药方案,必须熟悉各种抗菌药物的性能,掌握各种抗菌药物的适应证和联合用药原则,预防可能发生的不良反应。避免长期、无针对性的大剂量广谱抗生素的滥用,以免引起耐药菌株的增加,导致更加棘手的二重感染出现。因此,临床应用抗生素应遵循以下基本原则:

(1)确定病原菌诊断,用药前尽可能明确病原菌并进行细菌培养或药敏试验。

(2)掌握可选药物的适应证,抗菌活性,尽量避免使用无指征或指征不强的药物。

(3)依据患者生理、病理、免疫状态调整用药剂量或选用药物种类。

（4）能用单一抗生素控制的感染，不采用联合用药；可用窄谱抗菌药物者不用广谱药物。

（5）掌握适当的用药剂量：用药量过大造成药物浪费和毒副作用增加；用药量不足可造成病情迁延或细菌产生耐药性。

（6）严格联合用药的指征：对病原菌尚未明确的感染，单一药物不能控制的感染，可根据作用机制的不同选择两种以上药物联合应用。

临床治疗中，病原菌的种类并不是一开始就能确定的。因此，临床上一般可先根据诊断、感染来源、临床表现、脓液性状和脓液涂片检查等估计病原体种类，选择抗菌药物。以后按照治疗效果、病情演变、细菌培养及药敏试验结果，调整抗菌药物的种类。

（羊书勇）

第二节　智齿冠周炎

智齿冠周炎是指智齿（一般指下颌第三磨牙）萌出不全或阻生时牙冠周围软组织发生的炎症。临床上以下颌智齿冠周炎最常见。上颌智齿发病率低，症状轻，并发症少，治疗简单。本节主要介绍下颌智齿冠周炎。

一、病因

颌骨长度与牙列所需长度不协调，即牙量骨量不调是智齿萌出不全或不能萌出主要原因。人类进化过程中，随着食物结构的改变，带来咀嚼器官的退化，打破了牙量、骨量的平衡，牙齿量相对增多，颌骨量相对变小，使下颌智齿萌出位置不够造成萌出困难或阻生。牙冠可部分或全部为龈瓣所覆盖，龈瓣与牙冠之间形成较深的盲袋（图12－1），食物残屑及细菌进入盲袋后，很难被刷牙、漱口等方法清除，加之在咀嚼过程中，龈瓣不断承受咀嚼压力刺激，而造成损伤、溃疡，促进局部炎症发生。机体抵抗力强时，症状局限而轻微，机体抵抗力下降时，局部细菌毒力增强可引起炎症急性发作，并扩散到牙周围组织，形成智齿冠周炎。

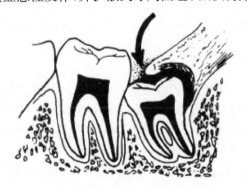

图12－1　盲袋示意图

二、临床表现

智齿冠周炎主要发生在18～30岁智齿萌出期的青年人，常以急性炎症的形式出现。炎症早期，症状不明显，患者仅感患处牙龈肿痛不适，当咀嚼食物、吞咽、开口时加剧，全身症状不明显。病情继续发展，局部出现自发性跳痛，疼痛向耳颞部放射，重者可波及舌腭弓和咽旁软组织。炎症侵犯咀嚼肌时,可引起反射性痉挛而出现不同程度的张口受限,甚至牙关紧闭而影响进食。临床检查多数患者可见智齿萌出不全,冠周软组织及牙龈发红,患牙龈袋有脓性分泌物溢出,颌下可扪及肿大的下颌下淋巴结,并有压痛。

随着局部症状加剧,全身症状渐趋明显,可出现不同程度的畏寒、发热、全身不适、食欲不振等。化验检查可见白细胞总数升高,中性粒细胞比例上升。

冠周炎症可直接蔓延或经淋巴管扩散,而引起邻近组织器官或筋膜间隙的感染。其扩散途径如下(图 12-2):

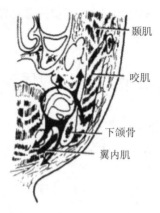

图 12-2 智齿冠周炎扩散途径

颞肌

咬肌

下颌骨

翼内肌

1.向外 智齿冠周炎向磨牙后区扩散,形成骨膜下脓肿,向外穿破,在咬肌与颊肌后缘间的薄弱处发生皮下脓肿,穿破皮肤后形成经久不愈的面颊瘘。

2.向前 炎症沿下颌骨外斜线向前,在下颌第一磨牙颊侧黏膜转折处形成脓肿或穿破黏膜后破溃在此形成龈瘘。

3.向后 炎症沿下颌支外侧或内侧向后扩散,可分别引起咬肌间隙、翼下颌间隙感染或下颌支边缘性骨髓炎,还可导致颊间隙、下颌下间隙、口底间隙、咽旁间隙的感染或扁桃体周围脓肿的发生。

4.炎症向下颌内下方扩散,则可在舌下间隙、下颌下间隙形成感染乃至形成口底蜂窝织炎。

(三)诊断及鉴别诊断

根据病史、临床表现及口腔局部检查,一般不难诊断。但当出现第一磨牙龈瘘时,易误诊为来自第一磨牙的感染,特别是第一磨牙牙周组织存在病变时,更容易误诊;此外,还应注意与第二磨牙远中深龋引起的根尖周炎、第三磨牙区牙龈的恶性肿瘤相鉴别。

(四)治疗

对智齿冠周炎,应早期诊断,及时治疗,初期易被忽视,急性期以抗感染、镇痛、切开引流、增强抵抗力为主;慢性期时,及早拔除阻生牙防止感染再发。

1.盲袋冲洗 局部冲洗是冠周炎治疗的有效方法。常用 1%～3%过氧化氢溶液、生理盐水、1:5000 高锰酸钾、0.1%氯己定液中之任何一种反复冲洗盲袋,至盲袋内的感染物全部清除为止。擦干局部,用探针蘸碘甘油、碘酚送入盲袋内,也可用小棉捻蘸取上述药物,置于盲袋内,每日一次,本法可使药物在盲袋内保留较长时间。

2.全身治疗 根据局部炎症情况及全身反应程度和有无并发症,合理选择使用抗生素及全身支持治疗。

3.切开引流术　如龈瓣附近形成脓肿,应及时切开并置引流条。

4.龈瓣切除术　急性炎症消退后,对牙位正常并有足够位置的正常智齿,可在局麻下行龈瓣切除术,以消除盲袋,防止复发。

龈瓣切除术步骤:常规消毒、局麻后,将覆盖在牙冠部的龈瓣切除,要尽可能地暴露牙冠,使创缘与牙冠之间形成2~3mm的间隙。刮除炎性肉芽组织,创缘稍做潜行分离后,冲洗缝合创口(图12—3)。

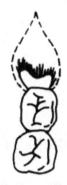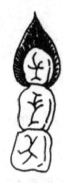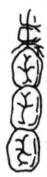

图12—3　龈瓣切除手术

5.下颌智齿拔除　急性炎症消退后,下颌智齿牙位不正、无足够位置萌出、无对应牙且冠周炎反复发作者,均应拔除。否则,冠周炎反复发作,周围组织纤维化,而失去应有的缓冲作用,脓液更易向邻近间隙及深部组织扩散。同时,龈颊沟处龈瘘及面颊部皮瘘不能彻底治愈。有的瘘管,长达数年、十几年之久,便是没有拔除患牙的缘故。

（羊书勇）

第三节　口腔颌面部间隙感染

口腔、颜面、颈部深面的知名解剖结构,均有致密的筋膜包绕。在筋膜之间它们被脂肪、血管神经束、淋巴组织和疏松结缔组织所充实。一旦感染侵入,间隙内的结缔组织遭到破坏,充满炎症物时,则间隙方始存在。在这些间隙中发生的弥漫性化脓性感染,均统称为间隙感染。感染易向人体解剖结构阻力薄弱的方向扩散蔓延。因此,感染可以局限于一个间隙,也可波及相邻的几个间隙,从而形成弥散性蜂窝织炎或脓肿。若机体抵抗力降低,细菌毒力增强,感染还可向颅脑、纵隔等处发展,甚至导致全身化脓性感染等严重并发症。颌面部间隙感染均为继发性,常见为牙源性或腺源性感染扩散所致,损伤性、医源性、血源性少见,主要表现为急性炎症过程,病情发展迅速,全身和局部症状均很明显。通过认真询问病史,结合临床症状仔细检查,运用解剖知识,分析感染来源,再结合化验、穿刺、B超等检查手段,对颌面部间隙感染进行判断和鉴别。感染的治疗原则与概论所述相同,如果经抗感染治疗及切开引流,症状不见好转,且肿胀继续增大时应注意排除恶性肿瘤继发感染的可能。以下根据感染所在解剖位置,分别就各间隙感染的特点及治疗要点分述如下。

一、眶下间隙感染

解剖标志　位于眼眶下方、上颌骨前壁与面部表情肌之间。上界为眶下缘,下界为上颌骨牙槽突,内界为鼻侧缘,外界为颧骨。上颌骨前壁以尖牙窝为中心形成眶下间隙的底,其浅面有皮肤、表情肌等。此间隙中,有出自眶下孔的眶下血管神经束、血管、眶下淋巴结及面部表情肌之间的脂肪及结缔组织。此外,该间隙内还有面动脉、面静脉经过(图12-4)。

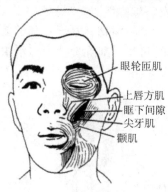

图12-4 眶下间隙解剖位置

2.感染来源 多来自上颌前牙至上颌第一前磨牙根尖周化脓性炎症的扩散。上唇底部及鼻侧部脓肿也可扩散至此间隙。

3.临床特点 眶下区肿胀,上、下眼睑及颧部皮肤水肿。鼻侧、上唇及颊部也出现反应性水肿,鼻唇沟消失。在口内,可见上颌前庭沟肿胀,并有明显压痛。脓肿形成后可触及波动。由于眶下神经受压,可引起不同程度的疼痛。

感染可向眶内处扩散,严重者会沿面静脉、内眦静脉、眼静脉逆行扩散引起海绵窦血栓性静脉炎。

4.治疗 一般在口内上颌尖牙或前磨牙区的口腔前庭黏膜皱襞处做切口,横行切开黏骨膜达骨面,然后用止血钳向尖牙窝方向分离至脓腔(图12-5)。常规冲洗排脓后,放置引流条。

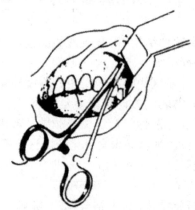

图12-5 眶下间隙脓肿切开引流术

二、颊间隙感染

1.解剖标志 广义颊间隙位于颊部皮肤和黏膜之间颊肌周围的间隙。上界是颧弓下缘,下界是下颌骨下缘,前界从颧骨下缘至鼻唇沟经口角至下颌骨下缘的连线,后界浅面为咬肌前缘,深面为翼下颌韧带(图12-6)。间隙中有面动脉、面静脉、面神经颊支通过。腮腺导管通过颊脂垫开口于颊黏膜。同时还有颊部和颌上淋巴结分布于此。狭义颊间隙指咬肌和颊肌之间的狭小筋膜间隙。

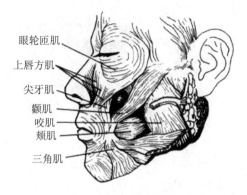

图 12－6　颊间隙解剖位置

2.感染来源　感染常见源于上、下颌磨牙的根尖脓肿或牙槽脓肿穿破骨膜,尤其是下颌第三磨牙冠周炎可直接波及次间隙;其次是腺源性感染。此外,颊部皮肤的损伤、疖痈以及颊黏膜溃疡也可继发此间隙的感染。

3.临床特点　临床表现取决于脓肿所在的部位。如在颊部黏膜下形成的脓肿,面颊部肿胀较轻,口腔内颊侧前庭沟肿胀明显;如脓肿位于皮下,则面部肿胀明显。当感染侵入颊脂垫时,则炎症发展迅速而剧烈,肿胀范围上达颧部、颞部,下至下颌下及颈部,形成多间隙感染。

4.治疗　脓肿接近黏膜侧,在口腔前庭或龈颊沟之上切开,用弯止血钳插入黏膜的脓腔分离引流(图 12－7)。颊部皮下脓肿,在脓肿下方顺皮纹作切口;广泛的颊部脓肿,在下颌骨下缘以下 1～2cm 处做平行于下颌下缘的皮肤切口,长 3～5cm,钝分离至皮下组织,止血钳紧贴下颌骨潜行分离进入颊部脓腔,建立引流。注意勿损伤面神经下颌缘支、颌外动脉、面前静脉。

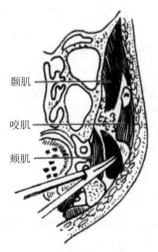

图 12－7　颊间隙脓肿口内切开引流术(分离脓腔)

三、咬肌间隙感染

1.解剖标志　咬肌间隙位于咬肌与下颌支外侧骨壁之间。上界是颧弓下缘,下界为下颌骨下缘；前界是咬肌前缘,后界为下颌支后缘;内界为下颌支外侧骨壁,外界为腮腺咬肌筋膜、腮腺与咬肌(图12-8)。

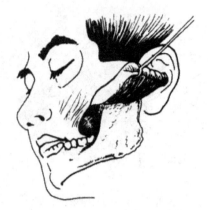

图12-8　咬肌间隙解剖位置

2.感染来源　感染多来自下颌智齿冠周炎、下颌磨牙根尖病变或下颌骨骨髓炎的扩散,以及邻近间隙(颞间隙、颞下间隙、翼颌间隙及颊间隙)的感染扩散。

3.临床特点　咬肌区有明显的红肿和疼痛,有时波及下颌下部,红肿常以下颌角为中心,有严重的张口受限。此间隙脓肿因被强大的咬肌和筋膜所覆盖,所以不易触及波动,常需作穿刺确定有无脓肿形成。脓肿形成应及时切开引流,避免颌骨骨髓炎的发生。

4.治疗　一旦脓肿形成,应及时引流,咬肌间隙脓肿切开引流多从口外进行。在下颌支后缘绕过下颌角,距下颌骨下缘1~2cm处,平行于下颌骨下缘做切口,长度为3~5cm,逐层切开皮肤、皮下组织、颈阔肌及部分咬肌附着,然后钝性分离咬肌下端进入脓腔,放出脓液,冲洗脓腔放置引流物(图12-9)。应注意避免损伤面动脉、面静脉和腮腺及面神经下颌缘支。如发现下颌支外侧骨面粗糙不平已并发骨髓炎者,应及时进行死骨清除。

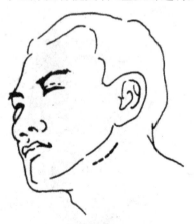

图12-9　咬肌间隙脓肿口外切口

四、翼下颌间隙感染

1.解剖标志　翼下颌间隙位于下颌支内侧骨壁与翼内肌外侧面之间。上界为翼外肌,下界为翼内肌所附着的下颌角内侧缘;前界为颞肌及颊肌,后界为腮腺鞘,内界为翼内肌,外界为下颌支内侧骨壁。此间隙中有下牙槽神经、舌神经及下牙槽动、静脉通过(图12-10)。

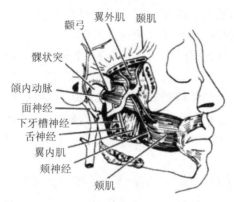

图 12—10 翼下颌间隙解剖位置

2. 感染来源　常为下颌第三磨牙冠周炎、下颌磨牙根尖周炎扩散所致。也有从邻近间隙的感染而波及者。下牙槽神经阻滞麻醉时消毒不严,下颌第三磨牙拔除时创伤过大等亦可引起该间隙感染。

3. 临床特点　疼痛向耳颞部放射,渐进性张口受限,咀嚼或吞咽食物时疼痛加剧。口腔检查可见翼下颌皱襞处黏膜水肿、深压痛。因该间隙位置深在,需穿刺检查方可确定有无脓肿形成。感染可向周围诸间隙扩散,导致多间隙感染。

4. 治疗　感染初期应全身应用足量抗生素控制炎症的发展和扩散。翼下颌间隙脓肿切开引流,可从口内或口外进行。因受开口度的限制及有利于姿势引流的要求,临床多采用口外切开引流。

口外切口部位与咬肌间隙的颌下皮肤切口相同,只是到达下颌角下缘后,要从下颌角内侧切开部分翼内肌附着,用止血钳向上钝分离至翼下颌间隙,排脓冲洗后放置引流物。

口内切口部位是在翼下颌皱襞稍外侧做纵行切口,长 2～2.5cm。切开黏膜,钝性分离黏膜下组织,分开颊肌后沿下颌支内侧进入翼下颌间隙,排脓后建立引流(图 12—11)。

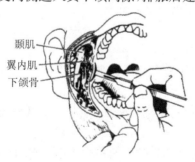

图 12—11 翼下颌间隙脓肿口内切开引流术

五、颞间隙感染

1. 解剖标志　颞间隙位于颧弓上方的颞区,以颞肌为界,分为颞浅及颞深两间隙。与颞下间隙、咬肌间隙、翼下颌间隙及颊间隙相通连,当颞间隙感染可导致相通间隙的感染。

2. 感染来源　此间隙感染多由邻近间隙的感染扩散而来。化脓性中耳炎、颞乳突炎、外伤感染及颞部皮肤疖痈继发感染也可波及颞间隙。

3. 临床特点　病变区域表现为凹陷性水肿、压痛、咀嚼痛、张口困难。浅部脓肿可扪及波动感,深部脓肿穿刺可抽出脓液。深部脓肿若不及时切开引流,可并发颞骨骨髓炎,甚至由颞骨鳞部向深部扩散引起脑膜炎、脑脓肿等颅内并发症。

4.治疗　颞浅间隙的局限性脓肿,可在发际内做平行于颞肌纤维的单个直切口,切开皮肤、皮下组织及颞浅筋膜至脓腔;较广泛的脓肿或颞深间隙脓肿,应做多个直切口,当怀疑有颞骨骨髓炎时,可在颞肌附着的边缘处做弧形切口,切开颞深筋膜直达骨面,进入脓腔,建立引流。切记勿做横行切口,易损伤颞肌的神经、血管,破坏其功能。

六、颞下间隙感染

1.解剖标志　颞下间隙位于颅中窝底。上界为蝶骨大翼的颞下面和颞下嵴,下界借助翼外肌下缘平面与翼下颌间隙分界,前界为上颌骨后壁,后界为茎突及其所附着的诸肌;内界为蝶骨翼突外板的外侧面,外界是下颌支上份及颧弓。颞下间隙内有上颌动、静脉,翼静脉丛及三叉神经的分支通过,并充满脂肪组织,与颞、翼下颌、咽旁、颊、翼腭等间隙相通。

2.感染来源　感染多由相邻间隙的感染扩散所致,上颌磨牙的炎症,尤以上颌第三磨牙冠周炎的直接侵犯,上颌结节、圆孔、卵圆孔阻滞麻醉,如消毒不严,也可能将感染带入此间隙。

3.临床特点　颞下间隙位置较深,早期症状常不明显。可出现上颌骨后区的面侧深部按压痛,张口受限,进食、咀嚼时疼痛。口腔检查可见上颌结节处的前庭沟红肿、压痛,口外可见颧弓上下及下颌支后方微肿。当出现同侧眼球突出、眼球运动障碍、眼睑水肿、头痛、恶心等症状时,要高度警惕海绵窦静脉炎的可能性。

4.治疗　大剂量抗生素治疗,当有脓肿时要及时切开引流,较多采用口内切口,切口部位从上颌结节循下颌支前缘,沿翼下颌皱襞稍外侧往下做纵行切开,用止血钳顺下颌支冠突内侧与颞肌腱往上后方钝分离进入脓腔。也可在上颌结节的前庭沟处,红肿和压痛最明显的部位,做平行于牙槽嵴的黏膜切口,以弯止血钳插入颞下间隙。重症病例,或合并翼下颌间隙感染时,最好采用颞部和颌下切口的贯通式引流。

七、舌下间隙感染

1.解剖标志　舌下间隙位于舌和口底黏膜与下颌舌骨肌和舌骨舌肌之间。上界为舌及口底黏膜,下界为下颌舌骨肌及舌骨舌肌;前界和两侧是下颌体内侧面,后界止于舌根。此间隙被颏舌肌与颏舌骨肌分为左、右对称的两部,并在舌系带黏膜下相通。此间隙与咽旁、翼下颌、下颌下间隙相通。

2.感染来源　感染主要来自下颌前牙的炎症扩散。此外,口底黏膜的损伤、溃疡,舌下腺及下颌腺导管的炎症等均有可能引起舌下间隙感染。

3.临床特点　主要表现为舌下肉阜、颌舌沟黏膜充血水肿。感染限于一侧时,舌被推向健侧;若两侧同时感染,则舌体整体被抬高。同时会出现舌运动受限、吞咽疼痛、进食困难及语言障碍。若舌根处肿胀,还可出现呼吸困难。若感染来自舌下腺、下颌下腺导管者,可见有脓液自下颌下腺导管口溢出。

4.治疗　脓肿形成后,一般多从口内切开引流。在下颌体内侧面做与下颌体平行的口底黏膜切口(图 12-12),钝分离至脓腔。注意勿损伤下颌下腺导管及其开口,勿伤及舌神经、舌动脉。

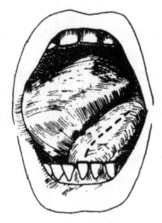

图 12—12 舌下间隙脓肿口内切口

八、下颌下间隙感染

1.解剖标志 下颌下间隙位于颌下三角内,周界与下颌下三角相同。上界为下颌骨下缘,下界为二腹肌前后腹及茎突舌骨肌,表面是皮肤、浅筋膜、颈阔肌和深筋膜,深面是下颌舌骨肌和舌骨舌肌,并以此与舌下间隙分隔(图 12—13)。内含下颌下腺、下颌下淋巴结,并有面动脉、面静脉、舌神经及舌下神经通过。

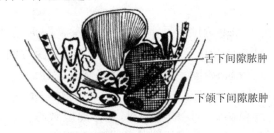

图 12—13 下颌下间隙脓肿引起舌下间隙脓肿的解剖关系

2.感染来源 多见于下颌智齿冠周炎、下颌磨牙化脓性根尖周炎的感染扩散。儿童则多由于下颌下淋巴结炎扩散引起。此外,化脓性下颌下腺炎,下颌骨骨髓炎以及邻近间隙的感染也可波及此间隙。

3.临床特点 早期表现为颌下淋巴结肿大,临床主要表现为下颌下区皮肤红肿、压痛,下颌骨下缘轮廓消失并可出现凹陷性水肿。后期皮肤变软发红,可扪及波动。患侧舌下区亦常有水肿。患者可有轻度张口受限及吞咽疼痛,若治疗不及时,感染可扩散至舌下、颏下及咽旁间隙及颈动脉三角区。

4.治疗 一般下颌下间隙形成的脓肿范围较广,脓腔较大。脓肿形成后,应从口外切开引流。在下颌骨下缘以下 1.5～2cm 处,做平行于下颌骨体之切口,长 3～5cm,切开皮肤、皮下组织和颈阔肌,钝分离进入脓腔放置引流物,术中注意勿伤及面动、静脉与面神经下颌缘支。

九、颏下间隙感染

1.解剖标志 颏下间隙位于颏下三角内。前界为下颌骨颏部正中联合,后界舌骨;两侧是二腹肌前腹,底部为下颌舌骨肌。表面覆盖有皮肤、颈阔肌及颈筋膜。间隙内有颏下淋巴结及脂肪,与舌下、下颌下间隙相通。

2.感染来源 多为腺源性感染。下唇、颏部、舌尖、口底舌下肉阜、下颌前牙及牙周的淋巴回流至颏下淋巴结,故以上区域的炎症、溃疡、损伤等可引起颏下淋巴结炎,然后继发颏下间隙感染。由于颏下间隙与舌下间隙、下颌下间隙毗邻,因此感染常互相传播。

3.临床特点 因颏下间隙感染多为淋巴结炎扩散引起,故一般病情进展缓慢,仅为淋巴结的肿大,肿胀较局限。重者呈双下颏状,压之有凹陷性水肿。形成脓肿后,可有波动感。如伴发下颌下、舌下多间隙感染,则病情更严重。

4.治疗 脓肿形成后,在颏下正中沿下颌骨下缘以下 1.5～2cm 处,做平行切口,钝分离至脓腔,排脓后建立引流。

十、咽旁间隙感染

1.解剖标志 咽旁间隙位于咽腔侧方的咽上缩肌、翼下颌皱襞内侧与腮腺深叶之间。上达颅底,下至舌骨平面;前界为翼下颌韧带及下颌下腺上缘,后界为椎前筋膜。间隙被茎突及附着其上诸肌将间隙分为咽旁前间隙及咽旁后间隙;前间隙内有咽升动脉及面动脉扁桃体支;后间隙内有颈内动、静脉,颈总动脉、舌咽、迷走、舌下神经、副神经及颈交感神经通过。

2.感染来源 感染多继发于下颌智齿冠周炎及腺源性感染。如邻近间隙的化脓性炎症、扁桃体、颈深淋巴结的化脓性炎症可扩散至此间隙。此外,感染亦可来自化脓性中耳炎及腮腺炎。

3.临床特点 主要症状为咽侧壁及周围组织红肿,重者腭垂(悬雍垂)可被推向健侧,张口受限,吞咽疼痛、进食困难。若伴喉水肿,可出现声音嘶哑及呼吸困难。若感染治疗不及时,可导致肺部感染、败血症和颈内静脉血栓性静脉炎等并发症。

4.治疗 咽旁间隙位置较深,应穿刺确诊后再切开引流,一般选用口内切口,在翼下颌皱襞稍内侧的黏膜上,做深度至黏膜下层的纵切口,钝分离至脓腔。切口不宜过深以防误伤大血管和神经。口外切口与翼下颌间隙感染口外手术切口相同。

十一、口底多间隙感染

口底多间隙感染,即口底蜂窝织炎,是指包括双侧舌下、颌下、颏下等口底多间隙的广泛急性感染。其常波及颈部的筋膜间隙。感染可能是金黄色葡萄球菌为主的化脓性口底蜂窝织炎,也可能是厌氧菌和腐败坏死菌引起的腐败坏死性口底蜂窝织炎。后者又称卢德维咽峡炎,是口腔颌面部最严重的感染之一,应引起临床的重视。

1.感染来源 感染多来自下颌牙的根尖周炎,冠周炎,牙周、骨膜下脓肿,口腔及颌骨的感染扩散,也可继发于颌下、颏下化脓性淋巴结炎及扁桃体炎,或是远处感染经血循环扩散。化脓性感染的病原菌以金黄色葡萄球菌和链球菌为主;腐败坏死性感染则常是厌氧性、腐败坏死性细菌的混合感染。

2.临床特点 化脓性病原菌引起的口底蜂窝织炎,早期常起于一侧舌下或颌下区,然后很快波及口底诸间隙,导致双侧颌下、颏下、舌下区以及咽喉部出现弥漫性肿胀。口底肿胀使舌体抬高,并前伸于上下前牙之间,呈半张口和"二重舌"状态,且伴流涎。常有吞咽及语言障碍,严重者可因舌根水肿压迫会厌而出现呼吸困难。全身中毒症状也十分明显。多伴有发热、寒战,体温可达 39～40℃以上。

　　腐败坏死性病原菌引起的口底蜂窝织炎,病情发展更为迅速、广泛。表现为软组织的广泛水肿,范围可上至面颊部,下及颈部锁骨水平,严重者甚至可达胸上部。病变部位皮肤青紫,炎症区组织僵硬呈板状亦可出现凹陷性水肿。若肌坏死,皮下组织软化溶解,液体积聚而有波动感。如伴有产气病原体感染时,可出现捻发音。口底黏膜水肿明显,可呈蓝紫色,上覆灰白色假膜。由于全身中毒反应明显,机体防御能力下降,体温反而不高,白细胞总数也不高,呼吸短促,脉快而弱,血压下降。如不及时处理,可发生窒息,或因并发败血症、感染性休克、心肌炎、纵隔炎等而危及生命。

　　3. 治疗　　口底多间隙感染的主要危险是呼吸道梗阻和全身中毒反应,因此必须进行全面而及时的抢救。一方面要应用大剂量的广谱抗菌药物,并根据细菌培养及药物敏感试验及时调整用药,同时给予补液、输血等全身支持疗法;另一方面要及时做广泛的切开引流,以减轻组织的压力,排除毒素。若有呼吸困难症状,应尽早切开气管,防止发生窒息。

　　切开引流时,可沿下颌骨下缘下 2～3cm 处做与下颌骨下缘平行切口达两侧颌下区,再沿中线由颏下到舌骨做纵切口,使切口呈"⊥"形(图 12－14)。切开皮肤、皮下组织及颈阔肌,钝分离至脓腔,广泛剥离每个间隙,有时可切断部分口底肌,以保持引流通畅。

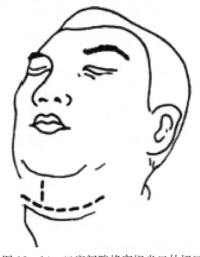

图 12－14　口底间隙蜂窝织炎口外切口

　　腐败坏死性感染,肌组织呈灰黑色,恶臭,脓液呈稀水状。对此,应用 3% 过氧化氢液或 1：5000 高锰酸钾溶液反复冲洗,每日 4～6 次,放入橡皮管引流或盐水纱条引流。

(羊书勇)

第四节　颌骨骨髓炎

　　由细菌感染以及物理或化学因素,使颌骨产生的炎性病变,称为颌骨骨髓炎。包括骨膜、骨密质、骨髓以及骨髓腔中的血管、神经在内的颌骨组织炎症的总称。

　　根据颌骨骨髓炎的临床病理特点和致病因素的不同,颌骨骨髓炎可分为化脓性颌骨骨髓炎、特异性颌骨骨髓炎以及物理性(放射性)和化学因素引起的颌骨骨坏死而继发感染的骨髓炎几类。

　　临床上以化脓性颌骨骨髓炎最为常见,特异性骨髓炎较少见。随着恶性肿瘤放射治疗的广泛应用,放射性骨坏死引起的颌骨骨髓炎也相应增多。砷、磷等化学物质慢性中毒临床上已极为罕见。但在牙髓病治疗中,因使用砷剂不当可引起的化学性颌骨骨髓炎,应引起重视。本节重点介绍常见的化脓性颌骨骨髓炎。

一、化脓性颌骨骨髓炎

化脓性颌骨骨髓炎约占各类颌骨骨髓炎的 90% 以上。临床上多见于青壮年,一般以 16~30 岁发病率最高。男性多于女性,约为 2：1。由于上颌骨有窦腔,骨组织疏松,骨板薄,血运丰富,侧支循环多,有感染时易穿破骨壁向低位的口腔引流,骨营养障碍及骨坏死机会少发展成弥漫性骨髓炎,故下颌骨骨髓炎较上颌骨骨髓炎多见,但婴幼儿以上颌骨多见。

(一)病因

1. 致病菌　主要为金黄色葡萄球菌,其次是溶血性链球菌,以及肺炎链球菌、大肠杆菌、变形杆菌等,临床以混合菌感染多见。

2. 感染途径

(1)牙源性感染:为最常见的感染途径,占化脓性颌骨骨髓炎的 90% 左右,可由急性根尖周炎、牙周炎、智齿冠周炎等牙源性感染直接扩散侵袭所致。

(2)损伤性感染:口腔颌面部皮肤或口腔黏膜损伤;粉碎性骨折或火器伤等开放性损伤引起的骨创感染。

(3)血源性感染:临床上多见于婴幼儿,感染经血行扩散所致,且多伴有颌面部或机体其他部位化脓性病变以及败血症等。

(二)临床表现

根据颌骨骨髓炎感染的病因和病变特点,将颌骨骨髓炎分为中央性颌骨骨髓炎和边缘性颌骨骨髓炎两种类型。

1. 中央性颌骨骨髓炎　中央性颌骨骨髓炎多在急性化脓性根尖周炎及根尖脓肿的基础上发生。炎症先向骨髓腔内发展,再由颌骨中央向外扩散而累及骨密质及骨膜。

(1)急性期(急性颌骨骨髓炎):起病急,多以病变区剧烈的疼痛为主诉,同时伴有明显的全身中毒症状,体温可达 39~40℃,白细胞总数高达 $20 \times 10^9/L$ 以上,并伴有头痛、食欲不振、便秘、嗜睡等症状。

发病初期,炎症局限于牙槽骨或颌骨体部的骨髓腔内,病变牙剧烈疼痛。疼痛可向半侧颌骨或三叉神经分布区域放射。受累区牙松动,有伸长感,不能咀嚼。同时患部软组织充血肿胀,剧烈跳痛。随着病变发展,感染沿下颌管扩散,病变波及一侧下颌骨甚至越过中线,累及对侧下颌骨,从而出现多个牙至全部牙松动叩痛明显,牙周溢脓。因炎症波及下牙槽神经,可出现下唇麻木。若波及下颌支、髁状突及喙突时,翼内肌、咬肌等受到炎症激惹而出现不同程度的张口受限。少数患者,炎症还可向颅底或中耳蔓延,导致颅内感染。

上颌骨中央性骨髓炎因其解剖学特点而较为罕见,很少形成广泛性骨质破坏。在炎症波及整个上颌骨体时,常伴有化脓性上颌窦炎,致鼻腔溢脓。炎症突破骨外板,可向眶下、颊、颧部、翼腭窝、颞下等部位扩散,或直接侵入眼眶,引起眶周及球后脓肿。

急性期持续 10~14 天,若炎症未被控制,可因颌骨内的小血管栓塞,导致骨组织营养障碍及坏死,死骨形成并进入慢性期。

(2)慢性期(慢性颌骨骨髓炎):急性期阶段未得到及时、有效而彻底的治疗,常转入慢性期。毒力弱的细菌在感染初期也常表现为慢性颌骨骨髓炎。慢性期病程长,可达数月乃至数年之久。患者体温正常或有低热,并可伴有贫血、消瘦。口腔内及颌面部皮肤形成多数瘘道,长期排脓,并可有碎骨片从瘘道排出。如有大块死骨或多数死骨形成,下颌骨可发生病理性骨折,出现咬合紊乱及面部畸形。

2.边缘性颌骨骨髓炎 是继发于骨膜炎或骨膜下脓肿的密质骨外板的颌骨炎症,常在颌周感染的基础上发生,其感染来源多为牙源性,且又以下颌智齿冠周炎最为常见。炎症首先侵犯骨膜,发生骨膜炎,形成骨膜下脓肿,再损害骨密质,也偶见于中央性骨髓炎的感染扩散。下颌骨为好发部位,其中又以下颌角及下颌支多见。边缘性骨髓炎根据发病过程,也有急慢性之分。

边缘性骨髓炎急性期常被颌周间隙感染症状所掩盖。慢性期主要表现为腮腺咬肌区呈弥漫性肿胀,局部组织出现炎性浸润硬块,且轻微压痛,凹陷性水肿,病程迁延或反复发作等。由于炎症侵犯咬肌,可出现不同程度的张口受限,进食困难等症状,全身症状一般不严重。

根据骨质病理损害特点,边缘性骨髓炎又可分为骨质增生型与骨质溶解破坏型。

(1)增生型:多发生于抵抗力较强的年轻人。由于患者抵抗力较强或致病菌毒力较弱,局部病变发展缓慢,骨质破坏不明显,下颌骨 X 线后前位片呈增生性改变。

(2)溶解破坏型:在急性化脓性颌周间隙感染之后,X 线检查病变区可见骨密质破坏,骨质疏松脱钙,骨面粗糙,常在骨膜或黏膜下形成脓肿。一旦自行溃破或切开引流后,常留下久治不愈并长期溢脓的瘘道。若治疗不当未得到彻底控制,病变可逐渐向颌骨内蔓延而波及骨髓腔,形成广泛骨坏死。

(三)诊断

根据病史、病因、临床表现及 X 线片检查,一般不难做出诊断。

急性颌骨骨髓炎主要是全身及局部症状明显,病源牙及相邻的多数牙出现叩痛、松动,甚至牙周溢脓。患侧下唇麻木是诊断下颌骨骨髓炎的有力证据。上颌骨骨髓炎时,若波及上颌窦,可有上颌窦炎症状及腭部或患侧鼻腔溢脓。

慢性颌骨骨髓炎主要是瘘道形成和溢脓。死骨形成后,可从瘘道排出小块死骨,瘘道探诊,可感骨面粗糙不平。全身症状不明显。

X 线检查是骨髓炎诊断与鉴别诊断的重要辅助手段。急性期常看不到骨质破坏,一般发病 2~4 周转入慢性期,颌骨才有明显破坏,X 线检查才有诊断价值。依据病程发展,分为四个阶段:弥散破坏期,病变开始局限期,新骨形成期,愈合期。诊断颌骨骨髓炎时,还应注意增生型骨髓炎与骨纤维瘤及骨肉瘤的鉴别;下颌骨中央型骨髓炎与下颌骨中心型癌的鉴别,以及上颌骨骨髓炎与上颌窦癌的鉴别。

(四)治疗

颌骨骨髓炎总的治疗原则是:及时控制感染,增强机体抵抗力,并适时切开引流、清除死骨和拔除患牙。

1.急性期 急性化脓性颌骨骨髓炎多起病急骤,来势迅猛,病情严重,并有引起血行感染的可能。因此,应以药物治疗及全身支持治疗为主,同时辅以相应的外科手术治疗。抗感染药物应足量有效,并尽早配合药敏试验,指导调整用药。脓肿形成时,及时切开引流和拔除病源牙及相邻的松动牙,炎症多可缓解或痊愈。若症状仍不缓解,则应考虑凿除部分骨外板,以达到敞开髓腔充分排脓,迅速解除症状的效果。

2.慢性期　慢性期应以手术摘除死骨去除病灶为主。中央性及边缘性颌骨骨髓炎的损害特点不同,手术方法和侧重点亦有所不同。前者病灶清除以摘除死骨为主,后者则以刮除浅表死骨和病理性肉芽组织为主。边缘性颌骨骨髓炎可在急性炎症后 2～4 周手术。术时应充分暴露整个下颌支,彻底清除散在的小块片状死骨;中央性颌骨骨髓炎可在急性炎症后 5～6 周或更长一段时间手术,此时大块死骨形成,且与正骨组织有明显分界,游离死骨较易彻底清除。

二、新生儿颌骨骨髓炎

新生儿颌骨骨髓炎是指新生儿非牙源性的颌骨化脓性感染,一般发生在出生后 3 个月以内。主要见于上颌骨,下颌骨极为罕见。其病因、病程、治疗原则等均有别于一般化脓性颌骨骨髓炎。

(一)病因

1.致病菌　致病菌多为金黄色葡萄球菌、链球菌,也可为肺炎球菌。

2.感染途径　感染途径多为血源性,可因牙龈损伤或母亲患化脓性乳腺炎,哺乳时病源菌直接侵入引起。亦可在分娩时,母亲产道内的感染经患儿颜面皮肤或黏膜的微裂口直接侵入。此外,泪囊、鼻泪管及化脓性中耳炎均可引起新生儿上颌骨骨髓炎。

(二)临床表现

急性期患儿发病急,全身出现高热、寒战、啼哭、烦躁不安,甚至呕吐,重者常出现意识不清、昏睡及休克等症状。局部症状主要表现为面部、眶下及内眦部红肿.以后病变向眼睑扩散,引起眼睑水肿、睑裂狭窄甚至完全闭合、球结膜充血或眼球外突等症状。口内检查可见上腭及前庭沟处红肿。脓肿形成后,常由牙槽突、硬腭或鼻腔、内眦、眶下部等处穿破流脓,形成瘘管而转为慢性,此时全身症状可趋缓解。当感染自眼内眦或眶下区皮肤穿破流脓,易被误诊为眼科疾病。

由于上颌骨骨质松软,骨密质较薄而又富有营养孔,化脓性感染容易突破上颌骨骨壁向外发展,因此很少形成大块死骨。牙胚、眶下缘及颧骨等易受侵犯,小块死骨或坏死牙胚可自瘘管排出。恒牙和颌骨损害严重者,可影响颌面部发育而出现严重的牙颌畸形。

(三)诊断

根据患儿年龄、病史、症状特点,诊断多无困难。在发病 2～3 周 X 线拍片,可显示骨质疏松、骨纹理模糊及死骨形成。

(四)治疗

新生儿上颌骨骨髓炎发病急,病情重,全身症状变化快,在治疗上应采取积极有效措施,一经确诊应迅速及早选用有效抗生素控制感染的发展及扩散,并注意对症处理及全身支持治疗。一旦眶周、牙槽突或腭部脓肿形成,应及早切开引流,并注意患儿口腔的清洁和护理,避免脓液吞咽或误吸引起并发症。

对新生儿颌骨骨髓炎,若病变进入慢性期则不必急于施死骨清除术。因为新生儿上颌骨骨壁很薄,骨质疏松,小块死骨可随脓液排出。一般治疗偏向保守,若需手术,一般采用从口内或扩大瘘管后进行搔刮,注意尽可能保留未感染的牙胚,并避免过度刮除骨质,以防造成面颌畸形与咬合功能紊乱。对面部遗留塌陷畸形,一般待成年后再整复。

三、放射性颌骨坏死（骨髓炎）

因大剂量放射性物质治疗口腔颌面部恶性肿瘤而引起的放射性颌骨坏死，并继发感染形成骨髓炎者，称为放射性颌骨骨髓炎。随着放射治疗的日趋普及，由放射治疗引起的放射性颌骨坏死及其继发的放射性颌骨骨髓炎也日趋增多。此病已成为一种较常见的放疗并发症。

（一）病因

在利用放射性物质治疗恶性肿瘤的同时，机体的正常组织也受到了一定的损害。现代对放射性颌骨坏死的病因及发病机制认识，推崇低细胞活性、低血管密度和低氧含量的"三低"学说。放射性骨损害与血管损害应是互为因果，互有关联的。颌骨尤其是下颌骨主要为密质骨，含钙量高，吸收射线性大，因此在头颈部恶性肿瘤给予根治性照射时有发生无菌性坏死的可能。在此基础上，如口腔卫生不佳、牙源性感染以及损伤或施行拔牙手术等，均可导致继发感染，形成放射性颌骨骨髓炎。

放射线引起的颌骨坏死与局部血供、个体耐受性、照射方式、局部防护，特别是与放射剂量或多次疗程等有一定关系。放射性剂量越大，次数越多，对骨的损害越大。6～8周内给予60～80Gy，但超过50Gy就有可能引起骨坏死。

（二）临床表现

放射性颌骨骨坏死发病过程缓慢，往往在放射治疗后数月乃至十数年始出现症状。发病初期颌骨有持续性针刺样剧痛多数患者唾液分泌减少，牙齿发生猖獗性龋，在短期内引起多数牙的损坏，拔牙及其他损伤可造成伤口长期不能愈合，有瘘道形成，伴有恶臭。由于放疗引起黏膜或皮肤破溃，导致牙槽骨、颌骨骨面外露，呈黑褐色；若继发感染则创面长期溢脓，久治不愈。病变发生在下颌支部时，由于肌肉萎缩及纤维化可出现明显的牙关紧闭。口腔及颌面部软组织同样受到放射线损害，局部血运有不同程度障碍，故极易因感染而造成组织坏死，形成口腔和颌面部经久不愈的溃疡或形成洞穿缺损畸形。患者全身呈现衰弱、消瘦、贫血等慢性消耗性病态。

放射后颌骨的破骨细胞和造骨细胞再生能力低下，致死骨的分离速度非常缓慢，X线射片显示骨质密度减低、骨小梁模糊、病变区与正常骨组织分界不清。

（三）诊断

根据头颈部有放射性治疗的病史、局部临床表现及X线摄片特点，本病不难诊断。

（四）治疗

1. 全身治疗　应用抗菌药物控制感染。剧烈疼痛时对症给予镇痛剂。同时积极增强营养，必要时给输血、高压氧等治疗，以待死骨分离。

2. 局部治疗　注意保持口腔卫生，每天使用低浓度过氧化氢液或抗生素冲洗伤口，外敷药物等。对已露出的死骨，可用骨钳分次逐步咬除，以减轻对局部软组织的刺激。如死骨形成并已分离，应及时施行死骨摘除术。一旦诊断确定，不必待死骨完全分离，应在健康骨质范围内切除死骨，以预防病变扩大蔓延；遗留的组织缺损，可待二期整复，也可采用带蒂或吻合血管的复合组织瓣行立即修复。

口腔黏膜与皮肤被放射线累及部分，在切除颌骨同时也可一并切除，以免术后创口不愈合。术后还应继续加强全身支持治疗。

（五）预防

根据本病发病因素，在放射治疗前、放射治疗中以及放射治疗后，应注意以下事项。

1. 放疗前　放射治疗1～2周前，要消除口腔内一切感染病灶，全口洁治，用非金属材料充填龋齿，拔除无法治愈的患牙，并拆除口内金属修复体。

2. 放疗中　选择合适的放射源和照射方式，正确掌握放射剂量，口腔组织的射线平均耐受量为6～8周内60～80Gy，并加强非放射区的防护措施，使用含氟牙膏及其他氟化物防止龋的发生，治疗过程中注意营养，提高患者的抵抗力。

3. 放疗后　治疗结束后，注意保持口腔清洁，一年内勿配戴可摘义齿，一年内勿拔牙与治疗，定期复查，及早发现和治疗所出现的病变。尽可能避免拔牙或其他手术创伤。必须手术或拔牙时，应尽量减少手术创伤。术前术后给予有效抗生素，避免可能发生的继发感染。

（羊书勇）

第五节　面部疖、痈

面部皮肤是人体毛囊及皮脂腺、汗腺最丰富的部位之一，也是人体暴露部位。固接触外界尘土、污物、细菌的机会多，引起感染的机会也多。疖和痈是皮肤毛囊及皮脂腺的急性化脓性感染。单个毛囊及其附件的急性化脓性感染称疖，相邻多个毛囊及其附件同时发生的急性化脓性感染称为痈。

一、病因

致病菌主要为金黄色葡萄球菌。正常的毛囊及其附件内常有细菌存在，当局部皮肤受到损伤或机体抵抗力降低时潜伏在毛囊及皮脂腺内的细菌乘虚侵入组织引起感染。皮肤不洁或剃须等原因引起的皮肤损伤均可成为局部诱因。全身衰竭、消耗性疾病或糖尿病的患者，也易发生疖、痈。

二、临床表现

疖初发时表现为皮肤上出现红肿、热痛的小硬结，呈锥形隆起。2～3天左右硬结顶部出现黄白色脓头，周围红肿，搏动性剧痛。继而硬疖中央部组织坏死软化，脓栓自行破溃脱落，疼痛缓解，炎症渐退，创口自行愈合。疖除引流区域淋巴结可轻微肿痛外，一般无明显全身自觉症状。疖处理不当，如随意搔抓或挤压排脓，热敷、药物烧灼腐蚀以及不恰当的切开等，均可促进炎症扩散，出现弥漫性肿胀，中心部组织坏死，表面相继出现多数脓头，破溃后形成多数小脓腔呈蜂窝状，此则称为痈，甚至引起败血症。

痈好发于唇周，上唇多于下唇，男性多于女性。感染的范围和组织坏死的深度，疼痛的程度，均较疖严重，并伴有剧烈的疼痛。感染可波及皮下筋膜层及肌层组织，引起皮下组织，坏死，致使整个痈的病变组织呈酱紫色浸润块，痈周围和深部组织则呈弥散性水肿。

患痈的患者，常因局部极度肿胀，张口受限而影响进食与言语，区域淋巴结肿大和触痛，全身中毒症状明显，有高热、畏寒、头痛、食欲不振等症状，化验检查白细胞计数及中性粒细胞比例升高。

在口腔颌面部感染中，疖痈最易发生全身并发症。这是由于疖痈的致病菌毒力较强，上唇和鼻部"危险三角区"内的静脉无瓣膜,以及颜面表情肌与唇部生理性活动易使感染扩散等因素所致。痈的脓肿难于早期穿破引流,更易伴发颅内海绵窦血栓性静脉炎、败血症、脓毒血症以及中毒性休克和水电解质紊乱,从而导致更高的死亡率。

三、治疗

面部疖痈的治疗应局部与全身治疗相结合,积极控制感染,增强机体抵抗力,防止感染扩散。在炎症早期,无明显全身症状时应以局部治疗为主,同时选择必要的药物。

1. 局部治疗 局部治疗采用保守治疗。疖初起时,可用2%碘酊每日多次涂布,小疖肿多可得到控制。痈的治疗宜用高渗盐水或含抗生素的盐水纱布局部持续湿敷,可促进痈的局限、软化和穿破。过早停止湿敷,可因脓道阻塞而使病情反复加重。脓栓可用消毒镊轻轻取出,切勿热敷和挑刺、挤压等,以防感染扩散。只有在急性炎症得到控制、已明显形成皮下脓肿而又久不破溃时,才可审慎切开,以助引流。切忌分离脓腔。

2. 全身治疗 对小疖肿,可以口服抗生素。大的疖肿或痈,应给予足量有效抗生素,并以静脉给药为佳,对疑有败血症、脓毒血症及海绵窦静脉炎等全身化脓感染者,应反复做血细菌培养及药敏试验,以便正确选择用药。如果致病菌一时未能确定,可暂时选用对金黄色葡萄球菌有效的药物,以后根据治疗效果、病情演变及细菌培养结果调整用药。重症患者应加强全身支持治疗,增强自身抗病能力。应密切观察患者的生命体征,出现中毒性休克时,应积极采取综合措施,并尽快纠正循环衰竭所出现的低血压,有颅压增高症状者,应给予脱水治疗等。

(羊书勇)

第六节　面颈部淋巴结炎

面颈部淋巴结炎是指各种感染性疾病引起的面颈部淋巴结的炎症性病理改变。面颈部淋巴组织丰富,它能将口腔颌面部的淋巴回流,汇集到所属的区域淋巴结内,最后经过颈深淋巴结及颈淋巴干进入颈内静脉。淋巴结不仅能过滤与吞噬进入淋巴液中的微生物(细菌、病毒等)、有害颗粒物质(如尘埃、异物、含铁血黄素等)与肿瘤细胞,而且还能破坏毒素,是机体防御感染和阻止肿瘤细胞扩散的重要屏障。因此,口腔颌面部许多疾病所并发的淋巴结炎和肿大,对相应的疾病诊断和治疗具有重要意义。

一、病因

1. 致病微生物 非特异性化脓感染的致病菌主要为金黄色葡萄球菌和溶血性链球菌特异性感染中以结核杆菌最多见。

2. 感染来源

(1)牙源性和口腔感染最常见:常继发于冠周炎、根尖周炎、颌面部间隙感染、颌骨骨髓炎、颌面外伤感染、疖痈等。

(2)上呼吸道感染:常继发于扁桃体炎、咽炎、鼻炎、上颌窦炎等,为婴幼儿急性淋巴结炎的主要感染途径。

(3)皮肤损伤与感染:皮肤化脓性创口、疖、痈等。

二、临床表现

1.化脓性淋巴结炎　分为急性和慢性两类。

（1）急性淋巴结炎：临床以颌下淋巴结炎最为常见，由于幼儿淋巴结的屏障防御结构不完善、被膜薄、免疫力较低，所以急性化脓性淋巴结炎以婴幼儿较多见。

急性淋巴结炎发病急、进展快。早期浆液性炎症特征为淋巴结肿大变硬，自觉疼痛或压痛，病变主要在淋巴结内出血充血、血肿，淋巴结可移动，界线清楚，与周围组织无粘连。全身症状早期低热不适，幼儿哭闹不安。进入化脓期，皮肤局部有明显压痛点及凹陷性水肿；浅在的脓肿可查出明显的波动感。此时全身反应加重、高热、寒战、头痛、全身无力、食欲减退；白细胞总数可达$(20\sim30)\times10^9/L$以上，如不及时治疗可并发脓毒血症、败血症及中毒性休克、支气管肺炎等而危及生命。临床上儿童病情较成人更为严重，必须引起高度重视。

（2）慢性淋巴结炎：多继发于慢性牙源性感染，也可继发于慢性扁桃体炎、慢性鼻炎、慢性中耳炎等，此外，急性淋巴结炎治疗不彻底亦可转为慢性。

慢性淋巴结炎，病程进展慢，病变常表现为慢性增殖性改变，多发生在患者抵抗力强而细菌毒力较弱的情况下。临床特征是淋巴结内结缔组织增生形成微痛硬结，淋巴结活动，有压痛。可反复急性发作，增生长大的淋巴结，即使原发感染病灶消除，也不可能完全

2.结核性淋巴结炎　常见于儿童及青年。轻者仅有淋巴结肿大而无全身症状，重者可伴体质虚弱、营养不良和贫血、低热、盗汗、疲倦等症状，并可同时有肺、肾、肠、骨等器官的结核病史。局部症状主要表现为：初起为单个或多个肿大而无压痛的淋巴结，孤立而无粘连。后因炎症浸润，逐渐融合并相互粘连，形成不能移动的结节性肿块。病变继续发展，淋巴结中心因有干酪样坏死，组织溶解液化变软，炎症波及周五组织时，淋巴结可彼此粘连成团或与皮肤粘连，但皮肤表面无红、热及明细牙痛，扪之有波动感，称为冷脓肿。脓肿自行溃破或切开后，排出类似豆渣样干酪物质或稀米粥样脓液，此时皮肤逐渐转变呈暗红色，形成经久不愈的瘘管。

三、诊断

根据病史、临床表现、发病部位及原发病灶的存在，可作出诊断。但应注意急性淋巴结炎与急性颌下腺炎的鉴别，以及化脓性颌下腺炎与结核性淋巴结炎的鉴别诊断。

结核性淋巴结炎可根据身体其他部位结核病史、脓液性状及涂片抗酸杆菌染色检查，或结核菌培养检查，与上述两种病症加以鉴别。必要时可做淋巴结病理切片检查及结核菌素试验，协助诊断。

四、治疗

1.急性淋巴结炎　应用足量有效抗菌药物控制感染，防止扩散，注意休息。并给予全身支持治疗及对症治疗。局部可用中药六合丹外敷治疗，已化脓者应及时切开引流，同时进行原发灶的治疗。

2.慢性淋巴结炎　对慢性淋巴结炎一般不需治疗，但有反复发作者，应寻找病灶，予以清除。如淋巴结肿大明显或需行级别诊断时，可采用手术摘除。

3.结核性淋巴结炎　结核性淋巴结炎应注意全身治疗，加强营养，提高机体免疫力，并给

予抗结核药系统治疗。

对尚未形成冷脓肿的结核病灶,可用异烟肼 50～100mg 加入 0.25％普鲁卡因 5～10ml 中,做病灶周围环形封闭,隔日或每周一次。

对已化脓的淋巴结结核或小的潜在性冷脓肿以及皮肤未破溃者,可以施行穿刺抽脓后,随即注入异烟肼 50～100mg,隔日一次或每周 2 次。穿刺时应从脓肿周围的正常皮肤进针,以防造成脓肿溃破或感染扩散。

对于局限性、可移动的结核性淋巴结,或经药物治疗效果不佳者,可予以手术摘除。

(羊书勇)

第七节　口腔颌面部特异性感染

一、颌面骨结核

颌面骨结核多由血行播散所致。好发于儿童与青少年,因骨发育旺盛时期骨内血供丰富,感染机会较多。病变多发生于颧骨、眶下缘部位、下颌支及下颌角等部位。

(一)病因

可因体内其他脏器结核病沿血性播散所致;开放性肺结核患者可随痰或唾液经口腔黏膜的创口感染,或牙龈及口腔黏膜结核侵入颌骨。

(二)临床特点

颌面骨结核发病一般较缓慢,呈渐进性、破坏性发展,偶有自发痛和全身地热。牙龈结核性溃疡病变或口腔黏膜的结核可进而损害牙槽骨,发生干酪样变,被累及牙逐渐松动,甚至脱落。若病变继续向四周扩展,可使骨质膨隆或形成瘘管,经久不愈,并可继发化脓性感染。下颌角、颧骨及眶下缘等部位骨松质丰富,易发生血源性结核感染。初期患部呈无痛性弥漫性肿胀,质硬,稍有压痛。随着病情的发展,局部肿块增大,出现放射性疼痛。若病变向颌骨外周扩展,可波及相应部位的口腔黏膜及皮肤,形成冷脓肿,有波动感,穿破后留下经久不愈的瘘管,常有较稀薄的脓液或小死骨排出。全身症状一般只有低热,如并发化脓性细菌感染,可出现急性颌骨骨髓炎的临床症状,脓液也变成黄色黏稠状。

(三)诊断

根据病史、临床表现以及身体其他部位有无结核病灶存在,再结合必要的辅助检查,如摄 X 线片的表现、脓液涂片检查和结核菌培养,一般可做出诊断。必要时做活组织检查以确诊。

(四)治疗

1.全身治疗　全身支持、营养疗法和抗结核药物是应用是主要手段。应用氨基水杨酸、异烟肼及利福平等抗结核药物,治疗过程一般需要 6～12 个月以上,为减少耐药菌株,一般采用两种药物的联合用药方案。

2.局部治疗　在有效的全身抗结核治疗后,若 X 线片显示颌骨病变已局限,可做病灶清除术,包括切除死骨、刮除结核性肉芽肿及小死骨碎块等。术后应继续进行抗结核治疗 3 个月左右。

二、颌面部放线菌病

颌面部放线菌病主要是由放线菌引起的慢性感染性肉芽肿性疾病。此放线菌为革兰阳性的非抗酸性、无押宝的厌氧性丝状杆菌，是人口腔正常菌群中的腐败寄生菌，故本病绝大多数是内源性感染。

（一）病因

当人体抵抗力降低或被其他细菌分泌的酶所激活时，感染通过龋洞、牙周袋、阻生牙的龈袋、拔牙创、口腔溃疡、面部损伤等途径侵入颌面部。

（二）临床特点

放线菌病以 20～40 岁男性多见，病变多发生于颌面部软组织，尤以腮腺咬肌区为多，其次是下颌下、颈部及颊部。如侵犯颌骨，其常见部位是下颌角及下颌支。软组织跟颌骨同时受累者仅占 1/5。

发病初期无自觉症状，局部出现无痛性硬块，患区皮肤呈棕红色，与周围正常组织无明显界限。若感染侵入咬肌、翼内肌及口底肌时，则出现明显的张口受限及咀嚼、吞咽疼痛。感染继续发展，则皮肤变软，形成多数小脓肿，溃破或切开后，常见浅黄色黏稠脓液流出，可查见硫黄样颗粒。排脓后的创口经久不愈，形成多数互通的瘘管。若伴有化脓性感染，可出现急性化脓性感染的症状。

（三）诊断

根据临床表现及细菌学检查，一般可做出诊断。但需与结核病变鉴别，不能确诊时可做活体组织检查。中央型放线病 X 线片显示的多囊性改变，需与颌骨成釉细胞瘤及黏液瘤相鉴别。

（四）治疗

1.药物治疗　首选药为青霉素 G，每日 200 万～500 万 U 肌内注射，持续 6～12 周。如合用磺胺等药物，有可能增强疗效。青霉素过敏者可选用红霉素、林可霉素、克林霉素等。此外，口服 5%～10% 碘化钾，皮内注射放线菌溶素的免疫疗法也有一定疗效。

2.高压氧疗法　高压氧治疗能增加组织内氧含量，具杀菌、抑菌、消除都到、防止骨组织感染与坏死，加速伤口的愈合。

3.手术疗法　已形成脓肿或留有瘘管，可分别做脓肿的切开引流及肉芽组织刮除术；若已侵入颌骨或已形成死骨，则应做死骨刮除术。

经以上治疗无效，且反复发作化脓性感染者，可考虑病灶切除，但因局部血供丰富，术前应做血源准备。术前给予青霉素 G1000 万～2000 万 U，术后每日 200 万～300 万 U，持续应用 12 周以上，以防止复发。

三、颌面部梅毒

梅毒是由梅毒螺旋体引起的一种慢性感染性疾病。根据感染途径，梅毒可分先天性梅毒和后天性梅毒。先天性梅毒又可分为二期，在 4 岁以前发病者为早期，在 4 岁以后发病者为晚期。后天梅毒可分为三期及隐性梅毒。一、二期为早期梅毒，多在感染后 4 年出现症状，传染性强；三期梅毒又称晚期梅毒，系在感染后 4 年出现症状，一般无传染性；隐性梅毒指感染后，除血清反应阳性外，无任何临床症状者。

（一）病因

先天性梅毒为母体内梅毒螺旋体借母血侵犯胎盘绒毛后，沿脐带静脉周围淋巴间隙或血流侵入胎儿体内。后天梅毒绝大多数是通过性行为感染，极少数可通过接吻、共用饮食器皿、玩具、哺乳等途径传播。亦有因输血而感染者。

（二）临床表现

1.先天性梅毒 早期先天性梅毒多在出生后第三周或三个月，甚至一年后出现症状。婴儿常早产，表现为营养障碍，貌似老人。鼻腔狭窄、呼吸不畅，有带血的脓性黏液状分泌物。口腔黏膜可发生与后天性梅毒相似的黏膜斑。

2.后天性梅毒 口唇下疳（一期梅毒）、梅毒疹（二期梅毒）和树胶样肿（梅毒瘤即三期梅毒）。

（三）诊断

诊断需审慎，应根据详细而正确地询问病史、临床检查、病原微生物检查、X线检查，以及必要时组织病理学检查，进行综合分析判断后再做出诊断。

血清学检查是诊断的重要手段。包括梅毒下疳、二期黏膜斑分泌物涂片直接检查梅毒螺旋体。目前常用的有非特异性血清试验，如未灭活血清反应素玻片试验（USR）和快速血浆反应素环状卡片实验（RPR）可作为梅毒诊断的初筛试验。还可用梅毒螺旋体特异性抗原直接测定血清中的抗螺旋体抗体，为特异性梅毒血清试验方法。近年来免疫组化、聚合酶链式反应（PCR）等方法作为最后诊断梅毒的依据。

（四）治疗

颌面部梅毒损害无论胎传或后天受染，均为全身性疾病的口腔颌面部表现，因此应在专科医生指导下进行行全身性驱梅治疗。驱梅治疗药物首选青霉素 G 及砷铋剂联合治疗。对青霉素过敏者，可改用红霉素、头孢菌素类药物等。对缺损畸形的修复，必须在全身及局部的梅毒病变基本控制以后，才能进行。治愈的主要指标是病损及症状消退、血清试验等转为阴性。

（羊书勇）

第十三章　口腔颌面部神经疾病

口腔颌面部组织、器官的感觉及运动功能主要由三叉神经及面神经支配。因此口腔颌面部的主要神经疾患大多与此两对脑神经有着密切关系。三叉神经为第 V 对脑神经，也是最粗大的脑神经，是头面部的主要感觉神经和咀嚼肌的运动神经，因此与之相关的疾病最常见的是三叉神经痛(trigeminal neuralgia)和咀嚼肌群的一些相关疾患。面神经为第 VII 对脑神经，是一支集运动神经纤维、内脏感觉纤维及内脏运动纤维为一体的混合神经，与之相关的疾患则以面神经麻痹(facial paralysis)和面肌痉挛(facial spasm)最为常见。本章将介绍该两对脑神经相关疾患，重点将对原发性三叉神经痛(primary trigeminal neuralgia)、创伤性面神经损伤(traumatic facial nerve injury)及贝尔面瘫(Bell's palsy)进行详细讲述，并对与之相关的一些其他神经疾患，如舌咽神经痛(glossopharyngeal neuralgia)和面肌痉挛进行简要介绍和鉴别诊断。

第一节　三叉神经痛

此前，经典性三叉神经痛一直被称为原发性(primary)三叉神经痛，或者特发性(idiopathic)三叉神经痛，是因为在较长的时期内未能明确该病的发病原因。近些年来，在病因的研究中较为集中的观点认为：CTN 中的大多数是由于血管襻(vascular loop)压迫三叉神经的神经根而发病。国际头痛学会分类委员会(Headache Classification Subcommittee of the International Headache Society)于 2004 年颁布了第二版《头痛的国际分类》，其中提出：在颅内手术中被发现存在血管压迫三叉神经根、经相应的手术治疗后疼痛症状消失的病例，严格地说应该被视为症状性三叉神经痛。但是鉴于许多患者没有进行手术，存在着原发性或者症状性三叉神经痛的不确定性。因此认为对于有典型的病史和表现的病例，诊断时采用术语"经典的(classical)"比"原发的(primary)"更为适合，即使是在后续的诊治过程中被发现存在血管对于神经根压迫的现象。并且在分类中将原发性三叉神经痛更名为经典性三叉神经痛。另外还认为术语"secondary"可以被保留，用于因神经瘤等致病或已证实有相似损害的患者。

一、经典性三叉神经痛

经典性三叉神经痛临床上简称为"三叉神经痛"，曾用名"痛性痉挛(tic douloureux)"。是一种常见的脑神经疾患，在慢性疼痛性疾病中具有一定的代表性。由于疼痛迁延不愈、并且程度令人难以忍受，对患者的心理健康和生活质量常造成非常显著的影响。

三叉神经痛的发病率国内外的报告为 4.3～30/10 万不等，虽然任何年龄段(甚至有 10 岁以下的罕见病例)均有可能发病，但多见于中老年人，50% 以上患者的发病年龄在 50～70 岁。较多的观察认为女性多于男性，比例为 1:0.7 左右。单侧患病者占患患者群中的绝大多数，有报告认为有侧的患病率高于左侧。双侧患病者约占 3%～5%，面部两侧的疼痛表现非常相似，甚至罹患的神经分支也可以完全相同，但是其发病的时间不相关，疼痛的程度常不一样，疼痛的发作也不同步。

（一）病因和发病机制

三叉神经痛的病因及发病机制到目前为止尚未明确，该病的病因和发病机制比较复杂，研究涉及多个学科，近年来在微循环、免疫和神经生化方面的研究也取得进展，虽然现有的研究都未能对该病的临床表现做出完满的解释，但是已认识到三叉神经痛是多种因素相互影响、共同作用的结果。各种病因学说可大致归结为周围病因学说和中枢病因学说两方面，免疫因素和生化因素也对于疾病的发生和发展有着重要作用。

1. 中枢病因学说　主要基于三叉神经痛的疼痛发作有类似于癫痫发作的特征，可以记录到中脑处有癫痫发作样的放电，以及抗癫痫药物治疗有效。有人认为病变在三叉神经脊束核，周围神经的病变可以产生病理性刺激，这种刺激的逆行活动改变了三叉神经脊束核的电生理活动方式，脊束核的抑制作用衰退，神经的兴奋性增高，轻微刺激作用在扳机区即可形成一次疼痛发作。有研究将马钱子碱（strychnine）分别注入大鼠的三叉神经脊束核和三叉神经节内，刺激其面部时前者出现发作性疼痛反应，后者则无明显变化。另有学者认为三叉神经痛的疼痛总合、后放电现象与延髓神经核内多突触神经元的功能有关。还有研究发现，刺激皮质运动区可以明显地缓解疼痛而未出现癫痫，说明皮质也起着重要的作用。闸门控制学说的观点认为三叉神经脊束核的病变或损伤，使得一级神经元对传入刺激的调控失常而产生疼痛发作。

中枢病变学说虽然能够解释疼痛的发作性和放射性，但也不能解释所有的临床表现，例如，疼痛只是累及某一神经分支并且长期不侵犯相邻分支，患者无明显神经系统阳性体征，脑干的病变并不一定引发三叉神经区域的疼痛症状等。

2. 周围病因学说　在周围病因学说中，血管压迫三叉神经根的观点得到较为普遍的认同，同时也有观点认为血管压迫不是唯一的因素，造成压迫的其他因素还有：神经根周围的蛛网膜增厚粘连；先天或后天所致的颅底解剖结构的异常等。另有观点认为病因也可能与牙及颌骨的慢性感染性疾病、手术及外伤的激惹、全身或局部血管的病变造成神经微循环障碍，或者三叉神经本身发生了不明原因的脱髓鞘（demyelination）改变有关。

关于血管压迫学说 Dandy（1934 年）首先在三叉神经痛的颅内手术中观察到异位血管对神经根压迫的现象。Jannetta 等（1967 年）进一步提出微血管压迫（microvascular compression）的学说，认为三叉神经根阈的微血管对其"进入区"的压迫，特别是骑跨式和动脉搏动性的压迫是发病的原因。由于血管压迫造成神经根的髓鞘脱失，进而出现神经功能的异常而发病。磁共振血管成像技术能够显示血管压迫神经根的表现，根据这一研究开展的微血管减压术（microvascular decompression MVD）取得了较好的疗效，也为其提供了支持的依据。

三叉神经根进入区（root entry zone）是指神经根进入脑桥前的终末部分，长度约 4mm 左右，是组织结构从周围神经向中枢神经转变的过渡区，构成神经髓鞘的细胞从施万细胞转变为少突胶质细胞，对神经纤维的包裹也不完全、甚至有缺如，其组织结构的特点影响到神经耐受损伤的能力，可能是三叉神经痛的发病基础。压迫神经根的责任血管多为小脑动脉、小脑前下动脉和基底动脉，压迫部位的不同造成不同分支的疼痛。血管形态的变化可能与高血压，动脉粥样硬化等疾病或者与先天畸形有关，这一点能够解释三叉神经痛在中，老年人群中多发的现象。

神经受到压迫后，压迹处的轴突出现异常聚拢和相互挤压的变化，继而发生局灶性脱髓鞘的改变。这种改变可以造成相邻的神经纤维之间直接接触，形成伪突触（ephaptic transmission)关系,使神经传导的路径产生"短路"(short－circuited),在该部位产生异位电活动。可能使外周的传入冲动发生传导扩散、双向传导,或者中枢的传出冲动经短路处又转变为传入冲动,经反复叠加积累在很短的时间超过神经兴奋的阈值。每一种异常的传导形式都有可能造成神经处于高反应状态,使相关联的神经纤维发生串联反应。还有观点认为疼痛的发作与半月神经节存在着"点燃中心"(ignition focus)有关,点燃中心由三叉神经节内处于激发状态的小神经丛形成,并且支配着扳机区。当某一分支受到轻微刺激时,即可激活小神经丛继而迅速激发整群的神经元,形成一次疼痛发作。

有研究认为,疼痛的发作与神经节细胞内离子的含量发生异常有关。神经根的脱髓鞘变引起三叉神经节神经元的机能障碍,细胞内钾离子的浓度增高。钾离子的浓度异常增高时,感觉的识别功能出现紊乱,致使无伤害的刺激引起了剧痛的错误反应。当疼痛发作时,细胞内的钾离子被迅速释放,细胞外的钠、钙离子置换到细胞内。之后需要经过一定的时间,细胞内的钾离子才能重新恢复到原来的水平,具备了再次疼痛发作的条件。而细胞内钾离子浓度再积聚的时间和引起神经细胞激动水平的差异,则与疼痛发作的频度和发病有关。认为能够解释疼痛行发作和间歇的循环,及疼痛存在"不应期(refractory period)"的现象。

但是血管压迫的发病机制还不能完全解释所有的临床表现,例如,脱髓鞘变的表现不仅发生在三叉神经节和感觉根,并且在神经的周围分支也广泛存在,血管对神经的压迫持续存在,但是疼痛却可能行较长时间的缓解期,神经脱髓鞘的修复需要3周左右的时间,而微血管减压术后神经痛可以马上停止等现象。另外,在磁共振血管成像技术检查或手术中,并不是所有的病例都能够发现三叉神经根和血管的压迫关系,而有压迫表现的人也不是都发病等。

病毒感染病因的研究显示,单纯疱疫病毒1型(herpes simplex virus type 1 HSV－1)感染导致的局部蛛网膜增厚粘连可能是三叉神经痛的病因之一。HSV－1具有嗜神经性,侵入人体后可潜伏于三叉神经节,每当机体免疫力下降时,潜伏的病毒都可能被激活、增殖,进而致使头面部屡屡出现疱疹,而神经节区反复的炎性不仅造成局部蛛网膜的增厚、粘连,还可以侵及神经组织,引起神经纤维脱髓鞘变。在微血管减压和半月节射频热凝术后面部出现疱疹的现象,能够表明三叉神经节存在病毒的潜伏和增殖。

Rather在1979年提出颌骨病变骨腔学说,认为颌骨的坏死骨腔源于牙源性慢性炎症的作用,腔内含有坏死的碎骨片、炎性细胞、钙化团块及细菌(特别是厌氧菌)等。发病机制可能是炎性组织释放的致痛性化学物质刺激神经末梢感受器,神经组织结构受到损害,发生脱髓鞘变。Shaber(1980年)发现把辣根过氧化物注入猫的牙髓后,在三叉神经节的细胞内发现了该物质,推论神经轴突有逆行传输的机能,牙及颌骨内的炎性物质也可能通过轴突的逆行输送机能被转运至三叉神经节,甚至中枢神经系统,致使神经出现功能障碍。

一部分患者在发病前有牙、颌面部手术或外伤的病史,因此也有学者认为与神经损伤致使神经受到激惹有关。

3. 发病机制中免疫及生化因素　许多中枢神经系统的脱髓鞘病变已确认与免疫因素有关,在无血管压迫三叉神经根的病例中,也能观察到神经脱髓鞘的病现改变,提示存在其他导致其脱髓鞘的因素。研究认为,免疫炎性反应致使三叉神经的周围神经发生或加重脱髓鞘的病变。

近年来的研究发现,P物质、谷氨酸、神经激肽A、生长抑素和降钙素基因相关肽等与三叉神经痛的关系密切。通过增加兴奋性氨基酸的释放,激活二级神经元上的相应受体,改变了二级神经元的敏感性。当敏感性达到一定程度时,非伤害性神经冲动可被误识为疼痛冲动,出现轻触面部产生剧痛的表现。

(二)病理

已公认三叉神经痛的主要病理改变为局灶性节段性脱髓鞘病变。在三叉神经根受到压迫的标本中观察到,这种改变局限在压痕周围,有研究认为,这种改变也广泛地存在于周围神经系统。具体表现为神经髓鞘受压变薄及异常折叠,有程度不同的板层分解和退化,也可发生髓鞘的崩解碎裂。施万细胞破裂,卵圆体形成,炎性细胞及巨噬细胞少见。继而出现轴突的变化,轴突变细并偏离中心位置、扭曲变形,有的发生退行性变、节段性断裂、甚至消失。受压迫处脱髓鞘的轴突因无间隔的胶质突而彼此紧密排列,认为这种现象可导致伪突触传递的形成。此外,有研究认为,三叉神经内的微循环受到相应的破坏,无髓神经纤维也有肿胀变性、数量减少甚至消失的变化。

(三)临床表现

颌面部的阵发性疼痛是患者能够感受到的唯一症状,病史及临床观察能够反映出疼痛具有以下的特征:疼痛突然发生并骤然中止,常被形容为电击样、针刺样的剧痛,持续时间短暂但反复发作;限于一侧三叉神经的支配区域内,从不越过中线;无伤害的刺激可诱发疼痛的发作,神经系统无功能异常的体征。具体表现为:

1.疼痛的性质　为短暂,剧烈、浅表的锐痛,多被形容似针刺、电刀割或撕裂样。疼痛的程度令人难以忍受,常沿着神经分支放射。

2.疼痛发作的特点

(1)阵发性(paroxysmal):疼痛从面部某处突然发生,持续1秒(表现为一闪即过)至几分钟后迅速消失,疼痛持续的时间随着病程而相对地延长。发作可为自发性,也可因某些因素被诱发。发作的频率差异明显,从每天几次至无数次不等,有随着病程的延长而逐渐频繁的发展规律。每个患者的疼痛症状有其固定的发作形式,有些在疼痛发作前局部有短时的跳动或麻、烧灼感等前兆;

(2)间歇期(intermission)无症状:间歇期是在两次疼痛发作之间的时间段,短则几秒,长则数小时,患者在此期间无任何症状。但在患病时间较长的患者中,可能有持续存在的轻微疼痛或牵扯感。间歇期随着病程的延长而逐渐缩短,甚至近于消失,患者常将其忽略不计,描述为持续性疼痛;

(3)存在疼痛发作后的不应期(refractory period):在疼痛发作后的一个时段内,即使故意激惹也不会引起疼痛的发作。不成期的长度可因人、因病程而异;

(4)缓解期(remission stage):缓解期存在于两个发作期之间,时间短可几天,长达数月甚至几年,患者的感觉完全正常。患病的早期缓解期较长,随后逐渐缩短直至消失。疼痛复发的诱因常不清楚,并且没有明显的规律,但部分患者认为,与秋、冬季和情绪激动的关系相对密切。

3.扳机区(trigger area or trigger zone)　亦称为扳机点。扳机区是该病的特有表现,甚至可能是临床能够检查出的唯一体征。虽然疼痛可以自发产生,但因触摸扳机区诱发疼痛发作是临床十分常见的症状。在头面部软、硬组织的某个或几个部位,虽然局部组织未能见到任何异常,但是对轻微刺激的反应却异常敏感,即使是日常生活中的动作,也可引起剧痛的发作。这些刺激和动作也被称为扳机因素(trigger factions),包括说话、洗脸、刷牙(与冷热温度无关)、说话、大张口、剃须、舌尖舔及牙齿或牙龈,甚至风吹、较响亮的声音、突然的光亮等。

绝大部分的扳机区位于罹患神经分支的支配区内,数目与患病分支的多寡有关。常见的扳机区分布在:第一支区的上眼睑、眉毛、额及头顶部某处的皮肤或毛发;第二支区在上唇、鼻翼旁的皮肤,下眼睑下方、内眦,上颌的牙齿和牙龈等处;第三支区则在下唇、口角、耳屏前的皮肤、舌缘、下颌的牙齿和牙龈等处。有的扳机区在相邻神经分支的支配区内,极少数的患者中甚至分布在远离神经的部位,如手指、臂等。

4.疼痛的部位 疼痛发生在三叉神经某分支区域内,并按神经分支的分布向一定的部位放射,严格地局限在一侧三叉神经的支配区,不超越中线。神经的各个分支可单独或同时受累,以二、三支同时罹患最多见($40\%\pm$),其后依次是第三支痛、第二支痛,三者之和占患者群的大多数($>70\%$);单纯第一支疼痛的发生率最少(占$3\%\sim5\%$)。

5.伴随症状 有些病例特别是在发作剧烈时伴有流泪、流涕、流涎、结膜充血、患区皮肤潮红以及面肌抽搐等表现。为了避免疼痛发作,患者放弃对疼痛区域的清洁及用患侧咀嚼,久之局部皮肤和牙列可有界限明显的积垢区。为了减轻疼痛,在疼痛发作时有些患者不停地揉搓疼痛区域,可造成患侧眉毛缺失,局部皮肤粗糙和(或)色素沉着等现象;有些患者会保持某种刻板的动作状态而不敢改变,如张口流涎、不断地咀嚼等,期盼能够减轻疼痛的程度或者缩短发作的时间。另外,所有患者均伴有程度不同的情绪焦虑或恐惧,甚至厌世心理。

据统计,三叉神经痛的患者中50%以上有"牙痛"的症状,可能反复地要求或接受过牙体治疗和拔牙治疗,因此口腔内行连续多个根管治疗后的牙,或者有连续多个缺失牙的现象比较常见。

(四)检查

缺少特异性的检查手段,通过对头面部和口腔等相关方面的检查排除其他疾病,需要时进行某些特殊检查。

对于发病年龄低于35岁的患者、双侧罹患,或者疼痛持续时间较长,没有不应期等症状不典型者,即使临床神经系统的体检结果均无异常,也不能放松对症状性三叉神经痛的警惕,必须进行头部磁共振成像(MRI)、至少是计算机体层扫描(CT)的检查。

1.一般情况 能够观察到患者身体的一般情况和营养状况都比较差,尤其是在症状重、病程长的患者中,有明显的情绪焦虑和恐惧心理,甚至悲观厌世。由于害怕引起疼痛发作而不敢言笑、表情呆滞,由他人代述病史,疼痛发作时表情痛苦,伴有自认为能够减轻疼痛的特有动作。

2.口腔颌面部的常规检查 检查口腔颌面部的基本状况,包括毛发、皮肤性状等。应除外牙体、牙周组织的相关疾病,特别是可能引起牙髓炎等神经痛的病变。有的患者因惧怕疼痛发作而不能配合,必要时在明确没有面部感觉功能异常后,可以在局部麻醉下完成检查。

3.确认扳机区 确认是否存在扳机区和扳机因素,以及扳机区的部位。用触摸的手法在头面部进行检查,用触,叩的方式验明口腔内的状况。患者大多都能明确地指出扳机区的位置及激惹疼痛的因素,有些可以见到面部扳机区的皮肤或牙列行明显的积垢;有些则在常规检查的过程中,因为某个动作激发了疼痛发作而显现。大多数患者的扳机区对轻微触摸更为敏感,如不敢说话,不让触及某处的皮肤、胡须、毛发等。每个患者扳机区的数目有差异,即使患病的神经分支相同,其部位和数目也不尽相同。

在药物有效控制的时间内,扳机区可以没有敏感的表现或者不能引起典型的疼痛发作,但是患者能够明确地告之诱发因素、指出扳机区的位置。

4.三叉神经功能的检查 按各神经分支的功能和支配区顺序进行,避免遗漏,以健侧的感觉和运动功能作为对照。目前临床进行的常规检查基本上都是功能定性的测试,而定量的检查并不普及。

(1)感觉功能:首先进行痛觉的检查,因为在神经受到损害时,最先丧失的是痛觉,随着损害程度的加重,温度觉和触觉相继消失。痛觉检查时用探针尖、按区域顺序轻刺额唇颊部的皮肤和口内黏膜,力度以不造成损伤为度;温度觉是以 0～10℃ 和 40～50℃ 的温度作为测试的对比标准,最简便易行的是用试管装有不同温度的水触及颜面部的方法;触觉检查是用棉絮丝以轻扫局部皮肤的方式进行。检测时必须注意对额面部两侧同名部位的感觉进行比较,请患者述说两侧的感觉是否相同。发现有异常时,需从多个方向以从正常到异常的移动方式,测试出感觉异常的范围。在确认存在痛觉异常后,在同一区域依次进行温度觉、触觉的检查,久病者患区皮肤的痛觉可能较对侧稍微敏感,也可因反复揉搓使局部的皮肤粗糙,变厚或污迹严重而感觉稍迟钝。曾经接受过神经损毁治疗的患者可出现局部感觉功能的低下,感觉异常的区域与被损毁神经分支的支配区相吻合,结合病史能够做出判断。

(2)运动功能:即咀嚼肌的功能,在神经功能受到损伤时咀嚼肌的收缩功能减弱或丧失。检查时将双手的手指分别置于患者两侧颞肌、咬肌区皮肤的表面,请患者反复进行咬紧磨牙、解除咬合的动作,感觉及对比两侧咬肌、颞肌的收缩是否有力和对称。通过观察开口型判断翼外肌的功能,在开口不受限的情况下如果一侧翼外肌的肌力减弱,开口型偏向患侧。

(3)角膜反射:请患者的眼睛注视前上方,避开其视线,从颞侧方向用棉絮丝迅速接触其角膜,观察瞬目动作的灵敏程度。刺激患侧的角膜引起的反应称为直接反射,刺激健侧角膜发生的反应称为间接反射。

(4)腭反射:用刺激软腭后缘的方法,观察软腭提升运动的功能。

5.其他脑神经的功能 观察表情肌运动的对称性,例如:抬眉、闭眼、鼓腮、吹哨和示齿等,有无复视、眼球运动、瞳孔的形态、对称性和对光反射的状况等,有无耳鸣及听力的改变等,伸舌运动的功能状况等。

6.影像检查 牙颌面部的 X 线检查,除外牙、颌骨及面深部组织的病变,CT 或 MRI 排除颅内相关病变。

7.患支定位 目的是辨明三叉神经痛的罹患分支。对罹患神经分支的神经干进行阻滞麻醉,能够暂时抑制疼痛的发作。这点不仅有助于确定受累及的神经分支,也可为诊断提供依据,特别是在鉴别舌神经痛与舌咽神经痛时起着关键性的作用,属于诊断性封闭。

诊断性封闭要遵循从神经干的远中枢段到近中枢部分的原则,注射方法与神经阻滞麻醉的操作相同。具体是第一支阻滞眶上神经,第二支阻滞眶下神经、经翼腭管或乙状切迹阻滞上颌神经。第三支阻滞下牙槽神经,舌神经,或经乙状切迹阻滞下颌神经。在麻醉效果完全的时间内,即使激惹扳机区也不会引起疼痛发作才被视为有意义。其结果如有重复性则更有意义。

总之,在三叉神经痛病例的临床检查中,除扳机因素和扳机区外,可能没有其他的异常体征,头面部影像学的检查也不存在器质性病变。但是有些病例在磁共振成像的检查中,可以观察到三叉神经根受到血管压迫、发生变形或者轴向移位的现象。

(五)诊断

三叉神经痛的诊断,特别是典型病例的诊断并不困难,可依据病史、临床表现和检查的特点(尤其是扳机因素和扳机区的存在),影像学的检查结果即可确立,并根据疼痛的部位和诊断性封闭的结果确定受累的神经分支。

到目前为止,对于三叉神经痛的诊断采用的是排除法,对病史的依赖性比较强,必须详尽地进行采集,在病史中不仅可获取支持诊断的依据,也可获得对某些易混淆疾病的鉴别信息。

国际头痛学会分类委员会 2004 年《头痛的国际分类(第二版)》(International Classification of Headache Disorder 2nd Edition)中关于经典性三叉神经痛的诊断标准为:

A. 疼痛突然发作,持续 1 秒~2 分钟,侵犯一条或多条神经分支支配区,并符合 B 和 C 的标准;

B. 疼痛至少具备下列特征之一;

1. 剧烈的、尖锐的、表浅的或者刺戳样;

2. 从扳机区或因扳机因素而突然发作;

C. 每个患者疼痛的发作方式固定不变;

D. 临床无神经系统异常的体征;

E. 不能归于其他疾病和机能紊乱。

注:磁共振检查可有血管压迫三叉神经根的表现。

(六)鉴别诊断

头面部有疼痛表现的疾病多达几十种,与三叉神经痛易于混淆的疾病也有十几种,在鉴别中要认真对待病史,把握疼痛的性质、发作特点和扳机区的存在,关注伴随症状和有无异常体征,常可得出初步的印象。另外,神经阻滞麻醉能否暂时遏止疼痛的发作也是鉴别的要点之一。卡马西平的治疗效果(特别是患病初期的治疗效果)可用于参考。

1. 牙源性疾患　约有 50% 以上的三叉神经痛的患者有牙痛的表现,最容易与三叉神经痛相混淆的牙痛是急性牙髓炎、慢性牙髓炎急性发作和髓石症。牙源性疼痛的病史一般比较短,牙髓炎的疼痛虽然也是阵发性,但是其疼痛在发作的起、消时段和持续时间都相对较长,夜间发作更剧烈,患牙对冷、热温度刺激非常敏感,没有扳机区。可检查出能够引起牙髓感染的龋病、非龋疾患或牙周炎的病源牙。牙髓石引起的疼痛与患者的体位有较密切的关系,卧位时疼痛发作或加剧,身体直立后能够缓解;可伴有隐痛,没有扳机区。有些下颌的埋伏阻生牙压迫神经时也可引发疼痛,但比较少见。X 线影像学检查有助于上述疾病的诊断。

2. 症状性三叉神经痛　因桥小脑角区及其周围的器质性病变压迫或侵袭到三叉神经而致病,在其他神经损害的症状未出现或不明显时,易与三叉神经痛相混淆。发病年龄较为年轻,病史相对较短,其疼痛的性质和程度与经典性三叉神经痛相似,以自发痛为主,有的面痛的持续时间较长,或者呈持续性钝痛、隐痛伴有阵发性剧痛。有些存在扳机区和扳机因素,有些则表现得不典型。除三叉神经的功能有损害外,还可见到第 Ⅲ,Ⅵ、Ⅷ 脑神经受损的异常表现。CT 或 MRI 能够发现致痛的病变。

3. 鼻咽及颌面部恶性肿瘤　面深部的恶性肿瘤侵及到周围神经时也可出现面部疼痛的症状,在未出现口腔颌面部形态的改变时易发生混淆。多见于鼻咽癌、上颌窦癌、腺样囊性癌,翼腭凹和颞下凹的恶性肿瘤,疼痛多为持续性、程度常较三叉神经痛轻,可伴有阵发性加重,没有扳机区。有些有面部感觉异常和(或)其他神经损害的表现,可伴有鼻阻、血性鼻涕、开口受限。X 片显示相应部位的破坏性病变。

4. 鼻窦炎　以急性上颌窦炎、额窦炎为鉴别的重点。其病史短,疼痛呈持续性钝、胀痛,部位深在,如果伴有阵发性加剧时,疼痛持续的时间较长。上颌窦前壁或两眉间的额部有压痛,上颌窦炎时患侧上颌后部的多个牙齿可有叩痛,没有扳机区。其他症状有鼻塞、流脓涕,体温和白细胞计数升高。X 线片表现为窦腔内均质性的密度增高,有的可见液平面。

5. 舌咽神经痛　疼痛的性质,发作的特点等与三叉神经痛相似,扳机区及疼痛的部位均在舌根、咽部和扁桃体周围，可向外耳道放射。引发疼痛的动作常为吞咽、咳嗽等。特别是有舌部疼痛的症状时，必须与三叉神经痛的舌神经痛相鉴别，可靠而简便的鉴别方法是用2％丁卡因喷涂于患侧的舌根、扁桃体及咽侧壁，在麻醉有效时段内疼痛停止发作。也可用舌神经及舌咽神经阻滞麻醉的方法进行鉴别。

6.灼口综合征（burning mouth syndrome BMS） 为中枢介导的神经病理性疼痛，表现在舌、颊部等处的口腔黏膜有持续性烧灼样疼痛，对辛辣及热食物敏感，每天或大部分时间均疼痛，晨起时症状消失或轻微，此后逐渐加重至傍晚时症状最重，但入睡后无痛醒的现象。有的伴有口干、味觉障碍、睡眠障碍，40～60岁女性人群中较多见，临床检查口颌面部无异常，要除外其他可能有相似症状的系统性疾病，如糖尿病、营养缺乏、巨细胞性贫血等。

7.颞下颌关节病 疼痛是颞下颌关节多种疾病的症状之一，多为钝痛，在关节运动时出现或疼痛加重，疼痛的程度一般达不到剧痛，无扳机区。有些在颞下颌关节周围或咀嚼肌有压痛点，有些可伴有关节弹响、开口型及开口度的异常。X线检查可能有髁突形态或关节间隙的改变。

8.疱疹后神经痛（post－herpetic neuralgia） 为三叉神经带状疱疹的后遗症。有三叉神经某一分支的皮肤发生疱疹的病史，神经痛的区域与疱疹的出疹范围相同；疱疹痊愈后仍留有面部的疼痛、延续的时间至少1个月，疼痛为持续性针刺、烧灼样，程度常比较严重；罹患区的皮肤有瘢痕及色素沉着，范围与神经分支支配区吻合，界限清晰，常伴有感觉障碍。老年人多发，部位以第一支区最多见，根据病史及局部表现易于诊断。

9.持续性特发性面痛（persistent idiopathic facial pain） 原名"非典型性面痛"（atypical facial pain），表现为一侧头面部痛，疼痛的部位深在而且不易定位，疼痛的范围广泛，可超过三叉神经的分布区、越过中线，甚至涉及肩颈部。疼痛的性质为较剧烈的灼痛、钻痛、酸痛等，呈持续性或者占据每天的大部分时间。临床，实验室和影像学检查不能发现异常。疼痛的发作和加重与情绪激动的关系密切。

需鉴别的主要疾病见表13－1。

表13－1 三叉神经痛与常见易混淆疾病的鉴别

鉴别要点	三叉神经痛	急性牙髓炎	颅内相关部位病变	急性鼻窦炎
发病年龄	中老年多见	任何年龄	青年多见	任何年龄
疼痛部位	三叉神经分布区	牙并向耳颞部放射	三叉神经分布区	额及上颌
发作特点	突然、反复、阵发性	自发、阵发性，夜间更剧烈	突然、反复、阵发性	持续性或伴有阵发性加剧
疼痛的性质	针刺、电击样	锐疼、放射痛	针刺、电击样或深在的钝疼	钝胀痛可能程度严重
持续时间	短暂1秒～几分钟	较长	短或较长	长
扳机区	有	无	可有	无
诱发疼痛因素	洗脸、说话、刷牙等	牙齿遇冷、热温度敏感	洗脸、说话、刷牙等	无局部压痛、发烧、流脓涕等，X线片显示患侧
其他表现	无阳性体征、MRI可能显示有血管压迫三叉神经根	有病源牙	面部感觉异常或其他脑神经损害表现，头部CT或MRI检查有异常	上颌窦密度增高
卡马西平治疗	至少患病初期有效	无效	多无效	无效

（七）治疗

关于三叉神经痛的治疗,虽然有些新的药物已用于临床,在外科治疗方面也进入到内镜、微创介入治疗的阶段,而且一部分患者已经能够从病因上解决问题,但是目前的治疗方法尚存在不尽理想的方面。因此,国内外的学者都主张应首先采用保守治疗,并首选药物治疗,当保守治疗无效或者不能耐受药物的副作用时再选择外科治疗。

1. 保守治疗

（1）药物治疗:常用的药物多为抗癫痫药,具有长期用药的特点,必须注意药物用量个体化及规范用药。用药应从小剂量开始,逐渐增至止痛量。以其最小的止痛剂量为治疗用量。达到止痛的效果后,必须继续用药少于 2 周,再以逐渐减量的方式达到维持量或停药。增加剂量可缓慢地递增（递增一次/1～2 天）,能够避免或减轻头晕、嗜睡等不良反应。

经典性三叉神经痛至少在患病的初期对药物治疗有反应。

1）卡马西平（carbamazepine）:为抗癫痫药和特异性三叉神经痛镇痛药,用药初期疼痛的缓解率可达 80%～90%,但效果随着用药时间的延长而逐渐减弱。其治疗三叉神经痛的作用机制尚不明确,可能是通过阻滞可兴奋细胞膜的 Na^+ 通道,降低了丘脑电位、延髓和多突触反射,故能明显抑制异常高频放电的发生和扩散。

初始剂量从每次 100mg,每日 1～2 次开始,不能完全止痛时以 1～2 天 100mg 的速度递增至能够控制疼痛的剂量,该剂量一般为 600mg～800mg/d,分 3～4 次服用。保持止痛效果 2 周后,再以每 2～3 天减少 50mg～100mg 的速度直至最小止痛量,甚至至停药。最小止痛量应作为维持量继续用药。

不良反应为头晕、嗜睡、共济失调、消化道反应、皮疹、白细胞减少、肝功能损害等,一般停药后可以自行恢复。用药前及用药期间应定期进行肝功能和血细胞分析等相关的检查,当白细胞计数低于 $30.0\times10^9/L$,血小板低于 $100\times10^9/L$ 或肝功能指标出现异常时应考虑停药。再生障碍性贫血的发生率很低,常发生在用药后的 1～2 周内,为机体的特异性反应,与剂量无明显的相关性,要予以足够的重视。可能发生严重的皮肤过敏,需警惕。有抑制心脏房室传导功能的作用,应注意用药前心电图的检查。另外,卡马西平有较强的肝药酶诱导作用,长期用药剂量会不断增加,最大剂量 1200mg/d。

2）加巴贲丁（gabapentin, neurontin）:是一种抗痉挛药（anticonvulsant drug）,可能是抑制性神经递质 γ－氨基丁酸（GABA）的激动剂,用于癫痫的治疗,进而用于治疗疱疹后神经痛,三叉神经痛。药物间的相互作用少见,与其他抗癫痫药合用时互不影响其血药浓度。

初始剂量为 300mg/d,以后逐渐增加直至能够缓解疼痛的剂量,一般能够达到止痛的常用量为 1200mg～1800mg/d,分 3 次服用。治疗中不得突然停药,减量的时间不得短于 1 周。不反应有头晕、嗜睡、共济失调和疲乏等,严重的不良反应较少见。

3）苯妥英钠（phenytoin）:也称为大伦丁（dilantin）,用于三叉神经痛的治疗历史长于卡马西平,效果不及后者。作用与稳定细胞膜,增加 γ－氨基丁酸（GABA）的含量,减少高频放电有关。有效率为 50%～60%。用法从每次 100mg、每日 2 次开始,常用剂量为 100mg,每日 3 次。最大剂量 600mg/d。不良反应有头晕、嗜睡、共济失调,牙龈纤维性增生等。

4）氯硝西泮（clonazpam）:系苯二氮䓬类药物,适用于不能耐受卡马西平的副作用的患者。初始剂量为 0.5mg,每日 3 次,以后每 3 天增加 0.5～1mg,直至疼痛缓解。最大剂量为 20mg/d。不良反应主要有嗜睡、共济失调,必须注意其药物依赖的问题,不得突然停药。

5)巴氯芬(Baclofen)：为抗痉挛药，可与卡马西平、苯妥英钠联合使用，也可单独使用。最初剂量为 5mg，每日 3 次，3 天后增加至每次 10mg，直至疼痛缓解。最大剂量单独使用时为 80mg/d，联合用药时为 40mg/d。服药期间不可随意停药，不良反位有头晕、嗜睡、疲乏等。

6)野木瓜片、七叶莲：有效率 50%～60%，起效较慢，大约 1 周左右。与卡马西平或苯妥英钠合用时可提高疗效，症状较严重时先用针剂，每次 2～4ml，每日 2 次肌肉注射，有好转时改用片剂，每次 1.6g(4 片)每日 3 次。无特殊不良反应。

7)B 族维生素：B 族维生素具有促进神经修复的作用，常用的有 B_1 及 B_{12}，B_{12} 在大剂量时 (0.5～1mg/d)有一定的镇痛作用，作用机制不详。

另外，还有其他抗癫痫药、抗抑郁药、抗痉挛药、多巴胺受体阻滞剂等药品的应用或药物的联合应用。如丙戊酸(Valproic acid)，非尔氨酯(Felbamate)，拉莫三嗪(Lamotrigine)，奥卡西平(Oxcarbazepine)，托吡酯(Topiramate)，阿米替林(Amitriptyline)、丙米嗪(lmipramine)、黛力新(Deanxit)、匹莫奇特(Pimozida)。国内已有奥卡西平、丙戊酸、托吡酯、黛力新的应用。

(2)封闭(block)：最常用的药是 1%～2%的普鲁卡因或利多卡因 1.5～2ml 与维生素 B_{12} 0.5mg 配伍后进行神经干的封闭治疗。根据疼痛的区域每次选择 2～3 个注射点，每周注射 1 ～2 次。注射部位应选择在罹患的神经干的近中枢端。第三支痛的注射点有下颌神经、下牙槽神经、舌神经、颊神经和颏神经；第二支痛选择上颌神经、眶下神经、腭神经、鼻腭神经和上牙槽前、中、后神经；第一支痛选择眶上神经及滑车上神经。同时还可以配合穴位封闭，扳机区可视为阿是穴(即中医所说的痛点)进行封闭。

(3)激光疗法：激光缓解神经痛的机制不十分清楚，可能与改善血液循环，促进致痛物质的代谢，抑制神经的兴奋性有关。用低频率激光在穴位上照射，可出现与针灸同样的镇痛作用。方法为根据疼痛的部位选择若干个穴位，逐个进行照射，每次治疗的累计时间为 10～15 分钟。每日一次，20 次一个疗程。

2.外科治疗　根据手术实施和作用部位的不同，可将外科治疗分为 3 个层面，首先是三叉神经干(peripheral nerve)水平，包括神经干的毁损性封闭、切断或撕脱、射频热凝；其次是半月神经节(gasserian ganglion)水平，包括半月神经节的射频热凝、球囊压迫、甘油注射；第三为三叉神经根及脑干(trigeminal root and brain stem)水平，包括微血管减压术、神经根切断术、立体定向放射外科等。

随着医学影像技术的发展，神经电生理的介入、内镜和计算机导航技术的临床应用，对于外科治疗的水平提高起到显著的促进作用。在国内半月神经节、神经根水平的手术治疗已成为三叉神经痛外科治疗的主流。

除微血管减压术外，其他的外科治疗方法均为通过毁损神经或改变神经功能的方式达到止痛的效果，术后在面部相应的区域可出现程度不同的感觉障碍。也有人主张由于大多数患者的病因可能与血管压迫三叉神经根有关，因此对于 65 岁以下的患者、身体条件允许的情况下，外科治疗应有选微血管减压术。主要的外科治疗方法有：

(1)三叉神经干水平的外科治疗：是用物理或化学的方法，通过破坏神经干的组织结构，阻断神经冲动的传导通路，达到止痛的效果。具有方法简便、安全、短期疗效确切，没有严重并发症等优点，但其较高的复发率也制约了临床的应用。对于受医疗条件限制、某些全身性疾病，高龄等原因不适宜或者不愿意接受其他外科治疗方法的患者依然可以选择。

1)毁损性封闭治疗：将致伤性药物直接注射至神经干的部位，使该处的神经干发生变性。

要求穿刺操作应有较高的准确性,保障注射准确位于骨孔处。注射药物前应先注射同等液量的局麻药物,即能验证穿刺的准确与否,也可防止注射治疗药物时的疼痛。

常用的药物有无水乙醇,纯甘油、酚甘油等。常用的注射部位有眶上神经、眶下神经、颏神经、下牙槽神经,上颌神经和下颌神经。具体的操作方法与神经阻滞麻醉的方法相同。眶下神经、颏神经治疗时的进针深度应进入孔内 3mm±,注射药量为 0.3～0.5ml。下牙槽神经、上颌神经和下颌神经的注射量为 0.5～1ml。

2)神经干撕脱术:用于临床已有 250 多年的历史,复发率比较高,复发的原因与神经干的近中枢断端形成神经瘤有关。现在应用的范围很有限,但是在三叉神经第一支痛时仍有应用价值。

①眶上神经撕脱术:沿着眉弓上缘水平切开皮肤,切口的长度 2.5cm±,深度达额肌,切口的中点应在眶上缘中点的内侧,因为眶上孔位于眶上缘中 1/3 与内 1/3 的交界处。切开额肌后钝性分离至骨膜,在骨膜上找出从眶上孔中穿出、向头顶方向走行的神经干,分离出神经,用一把血管钳在紧贴眶上孔处钳紧神经,相隔 5mm 用另一把血管钳再次钳紧神经,在两钳之间将神经切断。然后用第二把血管钳以牵拉、卷缠的方式撕除该神经的远中枢段,方法得当时可将神经皮下撕脱,取下近眶上孔处的血管钳,去除孔外的神经段,检查没有遗漏的神经及活动出血后,冲洗、分层缝合并加压包扎。

除了撕脱眶上神经外,如果能够在眶上神经的内侧、同一深度,找到并撕脱同属于三叉神经第一支的额支和滑车上神经,治疗效果会更好。

②眶下神经撕脱术:应选择口内入路,口外入路术后留有皮肤瘢痕,已少采用。切口位于上颌的前庭沟,走向与之平行,长度从患侧的侧切牙至第一磨牙的近中,深至骨面。沿骨面向上剥离,在尖牙窝的外上方暴露出眶下孔,并可见到由孔内穿出的眶下血管神经束。钝分离出神经,用两把血管钳夹持神经,在两钳之间将其切断。撕除神经的远中枢段,在眶下孔处切断近中枢段。检查无活动出血后,冲洗、缝合、加压包扎。

还可采取经眶底去除眶下管顶壁的骨组织(眶下缘下皮肤入路),或者经上颌窦顶去除眶下管、眶下沟下壁骨组织的方法,切除神经的内段,使神经离断的部位尽可能地提高,期望能够提高疗效。

③颏神经撕脱术:选择口内入路。在下颌前磨牙区颊侧的游离龈处设计弧形切口,弧形的凸度朝向牙槽嵴,长 3cm±,深至骨膜。向移行沟方向翻开黏膜瓣,显露出颏孔,颏神经。钝分离出神经后,在颏孔处用两把血管钳相距 5mm 分别夹持住颏神经,在两钳之间切断颏神经。用中号血管钳,以持续柔和力牵拉、卷缠远中枢段,直至神经分支被全部撕脱。在颏孔处切断近中枢段,冲洗、缝合、加压包扎。

④第三支的多分支撕脱术:在下颌支与翼内肌之间的翼下颌间隙内,自后向前顺序排列着下牙槽神经,舌神经和颊神经。因此,在该部位能够一次性完成上述 3 条神经的撕脱手术。

先行颊神经撕脱,以便能够撕脱下颌管内的神经,颊神经处现的步骤与颏神经撕脱术的方法基本相同,只是在神经近中枢断端的处理上有区别。具体是在颏孔处充分游离神经的断端,沿着颏孔边缘切开骨膜,并且充分暴露出颏孔。然后用生理盐水纱布覆盖创面,待抽出下颌管内的下牙槽神经后再行缝合。

下牙槽神经撕脱时要求患者大张口。切口的位置在后颊部,形态近似于"∫"形(以左侧为例),垂直切口在翼下颌皱襞外侧 0.5cm 处(下颌支前缘的内侧),长度 3cm±,深度需切开颊肌。上端附加切口为撕脱颊神经而设置，位于大张口时上颌磨牙𬌗面的水平，并且方向与牙𬌗面平行，长度1cm，深达颊肌。下端附加切口的方向为内下方，切开磨牙后垫，长1cm，深达黏膜下。两附加切口与翼下颌皱襞外侧的垂直切口均呈钝角相交。用血管钳向后外方钝性分离至下颌支内侧的骨面。用食指扩大腔隙，在下磨牙𬌗面上1cm的水平，触及并显露下颌小舌，推开附丽于下颌小舌的骨膜和蝶下颌韧带，暴露下牙槽血管神经束。分离下牙槽神经，用大弯血管钳的钳尖夹持住神经干，握紧钳柄向后上方推动，即可将神经内下颌管内部分抽出，再用另一把血管钳在该钳的下方夹住神经干，继续上提至下颌管内的神经被完全抽出、并切断取出。

在下颌孔前方的内侧，翼内肌的表面找出从后上向前下走行的舌神经，并进行分离，然后将神经在下磨牙的水平切断，在断端的上方，尽可能达到的高度再次切断神经，并取出离断的神经干。离断部分的长度可达3～4cm。

在切口上端的附加切口处、颞肌肌腱前方的颊肌内，用神经钩勾出颊神经，以相同的方法撕除神经的远中枢段及尽可能长的近中枢段。

生理盐水冲洗后，分别严密缝合后颊部及颏孔处的切口。

3）神经干射频温控热凝术：周围神经干的射频热凝术是从三叉神经节射频热凝术衍生出来的治疗方法，由于穿刺的深度不需要达到颅内，降低了操作的难度和治疗风险，使之更易于掌握和推广。治疗中的安全性高，并发症少，但复发率也比较高。热凝的部位在眶上孔内、眶下孔内、颏孔内以及圆孔和卵圆孔外的神经干处。穿刺方法与相应神经的阻滞麻醉相同，完成穿刺、电刺激定位后，最高温度一般控制在75～80℃左右，持续时间2～3分钟。

（2）半月神经节水平的外科治疗：治疗的性质大多为损毁治疗方式，靶位在三叉神经半月节，由于神经节的节细胞受到物理或化学性损伤，因此治疗的效果确切，复发率相对低，且与毁损的程度有关。

这类治疗大多属于微创治疗技术，操作中卵圆孔穿刺有一定的难度，X线影像，神经电生理以及数字外科导航技术的介入为准确的定位及毁损提供了有效的保障。在相关技术（CT图像观察、C形臂X线投射或实时导航监控）的支持下，穿刺操作能够得到具体的指导或引导，可以直观地判定穿刺的结果，了解穿刺针在卵圆孔内的深度，避免了因误穿刺所造成的并发症。在穿刺困难时还能够提供修正的依据，也有利于穿刺技术的掌握和普及，但是对医疗的软、硬件条件有一定的要求。

1）阿霉素神经干注射：阿霉素神经干注射的治疗有其独到之处，手术的操作是在三叉神经的神经干，但损毁作用则发生在三叉神经节的节细胞。作用原理是利用神经轴浆逆流具有的逆行转运机能，将注射在周围神经干内的阿霉素运送至三叉神经节，再通过阿霉素的细胞毒性破坏相应的节细胞，以化学切断的方式阻断神经的传导功能。

通过手术，显露出病变神经分支的血管神经束，继而切开包裹的纤维膜，分离出神经干，方法与神经干的撕脱术相同。然后将0.5%～1%的阿霉素0.3～0.5ml注射在神经干内，剂量因神经的直径不同而不同，完成注射后局部冲洗、关闭手术创。注射阿霉素时应注意不得有渗漏，以免造成周围组织的坏死。适用于易于显露的神经干，如眶上神经、眶下神经、颏神经、下牙槽神经和舌神经。

2）三叉神经节及感觉根射频热凝术：全称为"经皮三叉神经节及感觉根射频温控热凝术"（percutaneous radiofrequency controller thermal coagulation of the trigeminal ganglion and rootlets),由 Sweet 在 1974 年提出,作用机理是利用三叉神经传导痛觉的 Aδ 和 C 类纤维与传导触觉的 Aα,Aβ 纤维对温度耐受性不同的特性,通过控制热凝时的温度,使痛觉传导纤维在一定的温度下被选择性破坏,部分地保留触觉传导纤维,达到止痛又可相对保存触觉及运动功能的效果。对于三叉神经痛而言,射频温控热凝术已被认为是一种有效,安全并为患者乐于接受的治疗手段。

操作一般在 X 线室或手术室完成。首先设置负极,负极有电极贴片及电极板两类,设置的部位为手臂的内侧或肩胛处,距离热凝部位越近越好,设置应可靠、稳定。

然后进行半月神经节的穿刺,穿刺的方法首选 Hartel 法,穿刺时的重要指标有 3 个标志点,两条参照线。①标志点,A 点:位于患侧的口角旁开 2.5～3cm 处,也是穿刺的进针点;B 点:外耳孔前 3cm 处,相当于颞弓根关节结节的表面;C 点:在眶下缘中点的稍内侧,即眼睛平视时瞳孔的垂线与眶下缘的相交点。从颅底面观察,卵圆孔位于两侧 B 点之间的连线上,自一侧卵圆孔的中点向前引伸一条与两侧 B 点间连线相垂直的线,可经过位于同侧眶下缘的 C 点。②参照线,两条参照线皆起自 A 点:分别通过 B 点和 C 点。穿刺时从 A 点刺入皮下组织后,比对两条参照线调整针尖的方向,以后、上、内的方向向卵圆孔继续进针,进针约 6～7cm 左右即可抵达卵圆孔。再经过卵圆孔到达半月神经节,穿刺针在半月神经节由浅入深依次通过第三支、第二支和第一支的区域。因此治疗要根据患病的部位决定刺入孔内的深度,一般为 8～15mm 左右。完成穿刺后从患者的前面观察:穿刺针的方向与 A 点～C 点的参照线重合,从侧面观察穿刺针的方向与 A 点～B 点的参照线一致。

影像技术支持的力度则根据设备条件的不同,可以是跟踪穿刺的全过程,起到引导的作用;也可以在穿刺的前、后进行投照予以指导,确认穿刺针是否进入卵圆孔和明确进入卵圆孔的深度。在后续的步骤中如果需要时可以再次应用。

采用导航辅助时,需要术前在导航工作站利用 CT 或 MRI 图像信息完成穿刺路径的计划,具体包括穿刺起点的选择、穿刺针的走向、进入卵圆孔的深度以及终点的确认等。然后将计划导入导航仪,按照流程,遵循图像提示逐步完成操作。

回吸:确认穿刺成功并达到要求的深度后,抽出针芯并连接注射器,轻拉针栓进行回吸。结果可以是无任何物质被吸出,如果有脑脊液流出则表明针尖已刺入三叉神经池,治疗的效果一般会比较好,若回吸为血液时,必须调整针尖的位置。

电刺激:更换、连接工作电极,以 0.1～0.3V 的低压电流进行电刺激,患者在面部的相应部位能够感觉到麻、窜的电击感,或者是类似疼痛发作样的感觉。感觉的范围应与神经痛的部位相重合,否则要对穿刺针进行调整。若在电刺激时咀嚼肌出现同步收缩的现象,应调整针的位置至收缩现象消失。

热凝:固定好工作电极,开始的热凝温度大多选择 60℃,持续时间 1 分钟;以后以每 5～10℃,时间 1 分钟为一个梯度,逐步升温至 75～80℃,并在最终的度持续热凝 3 分钟。

每次热凝后必须在患者意识清醒的状态下认真检查面部的痛觉及触觉,寻求达到痛觉消失、触觉被部分保留的效果。在一定的范围内,热凝时的温度及持续时间与术后局部麻木感的程度呈正比。

3)三叉神经池甘油注射:Hakanson 等在 1981 年提出三叉神经池甘油注射(injection of glycerol into trigeminal cistern)的方法治疗三叉神经痛。但是还不清楚甘油的止痛效果是来自化学性破坏,还是其高渗性的作用。穿刺的方法与射频热凝术相同,但要求穿刺针必须刺入三叉神经池,脑脊液流出顺畅,以确保甘油被注入麦克腔(meckel's cave)内。如果没有脑脊液流出,应改用其他方法。通过注入造影剂、摄片确定穿刺针位置及了解麦克腔的容量后,用1ml的注射器抽取与测得的容量相等的纯甘油(99.5%),注入三叉神经池内,剂量一般为0.2～0.4ml。治疗的过程中和术后的2小时内,通过改变及限制患者的体位,维持甘油在三叉神经池内的滞留时间、控制对神经的作用平面。

4)经皮三叉神经节微加压术:也称为球囊压迫(balloon compression),Mullan 和 Lichtor 改进并报告了采用经皮三叉神经节微加压术(percutaneous microcompression of trigeminal ganglion)治疗三叉神经痛的方法,是一种利用球囊的压力挤压损害三叉神经节及神经纤维的技术。采用食管针穿刺,穿刺的方法与射频热凝术相同,通过套管针将前端带有气囊的导管送入三叉神经节处,注入造影剂投照证实后,充盈气囊向后颅窝压迫神经组织,压迫的时间一般持续5～8分钟。

Taha 通过对多篇文献报告的总结,比较了半月神经节射频热凝术、甘油注射、球囊压迫和微血管减压术的治疗效果,前三种方法之间的比较结果显示射频热凝术和球囊压迫疼痛的缓解率较高,长期缓解率分别达到75%和76%,三叉神经池甘油注射的复发率最高(45%)。咀嚼肌麻痹的发生率射频热凝为19%,均为暂时性,球囊压迫的发生率为5%,但是为持久性的。角膜麻痹的发生率射频热凝术最高(6%),甘油注射最低。围术期严重并发症的发生率球囊压迫方法相对较高。术后感觉障碍的发生率三者相似,甘油注射造成的程度最轻,射频热凝术则取决于热凝的温度。综合评价射频温控热凝术具有相对的优势。

3.三叉神经根及脑干水平的外科治疗 包括微血管减压术、感觉根部分切断术、经延髓三叉神经脊髓束切断术及立体定向放射外科等。对于某些患者来说,微血管减压术可能是针对病因的治疗,随着技术水平的不断完善,接受的程度也在逐步提高。

(1)微血管减压术:微血管减压术(MVD)是根据血管压迫学说而设计的手术,术中不切断三叉神经,保持了神经的完整性和生理功能。多采用乳突后枕骨下入路,骨窗的直径约3cm左右,经过颅后窝抵达三叉神经根,在松解、移开压迫神经根的责任血管后,用特富龙棉(teflon)等不可吸收材料将两者分隔,或者对血管进行悬吊、固定,希望达到长久解除压迫的目的。手术的效果与能否完全解除神经根的压迫关系密切。近些年来应用于临床的内镜技术,能够从各个方位观察神经根及周围一定的区域,可最大限度地避免视觉盲区,对充分解除血管对神经的压迫、减少损伤有积极的作用,使手术的成功率得到提高,也降低了并发症的发生。

(2)感觉根部分切断术:有经颅后窝入路和经迷路后入路的不同术式,对于未发现血管压迫神经及其他异常的病例,以及因为年龄、身体等原因不能够耐受较长手术时间的患者可实施感觉根的部分切断。

(3)经延髓三叉神经脊髓束切断术:尤其适用于双侧三叉神经痛的病例,一次手术即可达到止痛的目的。

(4)立体定向放射外科:该技术包括伽玛刀、质子束和X刀等,通过精确的立体定向系统制订出靶点,将单次剂量的射线聚焦照射在靶点内,局部组织受到照射后可产生特殊的生物学效应,这种效能够达到类似手术的效果。治疗三叉神经痛主要采用伽玛刀(Gamma knife γ—刀),为近些年发展起来的治疗三叉神经痛的方法。影响其治疗效果的因素有靶点的选择、靶点定位的精确性和治疗剂量。

Leksell 于 1951 年首先提出立体定向放射外科(stereotactic radiosurgery)的概念,并在 1967 年与他人合作研制出第一台伽玛刀。他本人及其他学者相继报告了三叉神经痛的临床治疗病例,但是直到 1995 年,治疗三叉神经痛的照射靶点一直选择在三叉神经节或三叉神经池,放射剂量为 35～45Gy,疗效不满意。1996 年,Kondziolka 提出将照射的靶点改在三叉神经根的近中枢段,放射剂量提高至 60～90Gy,近期有效率提高到 86%。这是因为神经根的髓鞘在近中枢段主要由少突胶质细胞构成,少突胶质细胞对放射线更敏感。与 CT 相比,MRI 能够清楚地显示三叉神经根,也为更改照射靶点提供了有利条件,此后治疗得到进一步的开展。国内在三叉神经痛的治疗方面已有较多的报告,有效率达 80%～90%,认为治疗三叉神经痛的最佳中心剂量是 70～90Gy。γ一刀治疗三叉神经痛存在不能即时止痛的缺陷,其远期疗效的研究仍在继续。

二、症状性三叉神经痛

也称为继发性三叉神经痛。因颅内或脑内的某些器质性病变压迫、侵袭到三叉神经根、半月神经节或脑干的相应部位而致病,神经痛只是疾病的临床表现之一。

在三叉神经痛的患者中症状性三叉神经痛的检出率为 2%～4%,常见的病变有相应部位的占位性病变,主要是桥小脑角区及邻近组织的肿瘤、囊肿,如听神经瘤、表皮样囊肿或蛛网膜囊肿,三叉神经鞘瘤、脑膜瘤,以及多发性硬化等。多发性硬化的患者中约有 2% 有面部疼痛的表现,在双侧疼痛者中更多见,存在神经系统受损的其他表现,MRI 检查可以证实相关的病变。

症状性三叉神经痛在其他脑神经损害的症状不明显时容易与经典性三叉神经痛混淆。与后者相比,前者的发病年龄一般较年轻,20～40 岁者占 50% 左右,此与疾病的性质有关;在口腔专业就诊时其病史相对较短;疼痛的性质和程度与经典性三叉神经痛很相似,疼痛的发作以自发痛为主,持续的时间可有较大的差异,长者可达十几分钟甚至几十分钟,一次疼痛发作后可以没有明显的不应期。有些病例在疼痛发作的间歇期,局部始终有轻钝痛或隐痛。存在扳机区及扳机因素,但有的为不典型的表现,如触摸面部不会引起疼痛发作,而在疼痛发作时不能触摸面部。

由于病变部位与第Ⅲ、Ⅴ、Ⅵ、Ⅶ、Ⅷ脑神经的关系较密切,当损害波及不同的脑神经时,可以出现相关的临床症状,如患侧面部皮肤的痛觉迟钝、角膜反射迟钝或消失,面部表情肌麻痹,耳鸣、听力下降。另外也可能发生眼球运动障碍,瞳孔直径改变的异常表现。CT、MRI 或者颅后窝探查能够发现致痛的病变。

(一)诊断

症状性三叉神经痛诊断率的提高得益于 CT 和 MRI 的问世,揭示了一些过去难于发现的器质性病变。

国际头痛学会分类委员会 2004 年第二版《头痛的国际分类》中关于症状性三叉神经痛的诊断标准为:

描述:疼痛与经典性三叉神经痛不易区别,但是病因为可证实的不同于血管压迫的器质性病变。

诊断标准:

A. 疼痛突然发作,持续的时间从 1 秒～2 分,两次发作之间有或没有疼痛的持续,涉及一个或多个分支区,包括 B 和 C 的标准。

B. 疼痛至少有以下一个标准:①剧烈、尖锐、表浅和刺戳样;②从扳机区或因扳机因素而突然引发。

C. 每个患者的发作形式是固定不变的。

D. 有一个不同于血管压迫原因的损害,而损害已被特殊检查和(或)后颅窝探查所证明。

(二)治疗

诊断一经确立,即成由神经外科针对具体的病因进行相应的治疗。

(羊书勇)

第二节 舌咽神经痛

一、经典性舌咽神经痛

舌咽神经痛是指在舌咽神经感觉功能分布区发生的剧烈疼痛,以突然发作的针刺样疼痛、持续时间短暂、可伴有咽喉部异物感、咳嗽、心率缓慢等副交感神经兴奋症状为特征。疼痛的性质、发作特点和复发、缓解方式与三叉神经痛非常相似。发病率较低,约为三叉神经痛的 0.2%～1.3%。偶见舌神经及舌咽神经均受累及的并发者。

(一)病因和病理

近些年来,在部分舌咽神经痛患者中也被证实存在着血管对神经根的压迫,特别是动脉的搏动性压迫的现象。确切的发病机理目前同样不十分明确。致病的主要原因有:

1. 血管压迫 扭曲、蛇行的血管压迫在舌咽神经根进入脑桥前的"敏感区",压迫使神经发生髓鞘和轴突结构的改变,神经冲动在舌咽神经的纤维之间、与迷走神经的纤维之间发生"短路",或者发生其他方式的传导异常,造成神经兴奋性的异常增高,对日常生活中某些寻常刺激发生错误的反应,出现疼痛的发作。造成压迫的责任血管主要是小脑下后动脉、椎动脉,微血管减压术解除压迫后能够缓解疼痛。

2. 蛛网膜增厚粘连 手术中发现舌咽神经根区、颈静脉孔周围的蛛网膜有异常改变。由于炎症、出血等原因造成局部蛛网膜增厚,使神经根与周围的血管发生接触,颈静脉孔区的蛛网膜增厚粘连将神经根固定,当周围有挤压力时神经根不能够缓冲而受到压迫。

由于发病率低,病理学研究的资料比较少,认为也存在神经根受到压迫,最终导致神经纤维发生脱髓鞘、局部轴突结构紊乱和变性等与三叉神经痛类似的病理改变。

(二)临床表现

好发于 40 岁以上者,性别差异不明显。双侧发病者极为罕见。有反复发作史,复发无规律,疼痛的缓解期随着病程延长逐渐缩短甚至消失。

疼痛的性质为剧烈的锐痛,呈刺戳、刀割或闪电样。疼痛的部位分布在舌根、扁桃体区及咽部,累及耳内或下颌角的内侧者,为侵及到迷走神经的耳支和咽支所致,有些患者仅表现为耳内深部、下颌角内侧及颌后区的疼痛。发作特点为突然地发生和中止,持续时间几秒～几分钟,间歇期无不适。扳机区位于舌根、扁桃体窝等处,吞咽、咳嗽、打呵欠和咀嚼等动作可以诱发疼痛发作。由于吞咽可以引起疼痛发作,严重影响患者的进食及饮水,常有体重明显下降和营养不良,并且有情绪焦虑、恐惧,自杀倾向明显。

部分患者在疼痛发作时伴有咽部异物感、咳嗽或心率减慢、心源性晕厥,甚至心脏停搏等因迷走神经亢奋而引发的症状。

（三）检查

能够观察到扳机区,口腔颌面部的器官与神经系统的各项检查（包括特殊检查）无阳性体征。将表面麻醉剂如丁卡因喷涂于舌根及扁桃体区,可以暂时遏制疼痛的发作。

（四）诊断

依据病史,临床表现,有关检查的刚性结果、咽部表面麻醉或舌咽神经阻滞麻醉后疼痛暂时停止发作即可确立诊断。

国际头痛学会分类委员会 2004 年第二版《头痛的国际分类》中关于经典性舌咽神经痛的诊断标准为:

A. 疼痛突然发作,持续 1 秒～2 分钟,并符合 B 和 C 的标准;

B. 疼痛具备下列各项特征:①单侧;②分布在舌根,扁桃体窝、咽部,或者下颌角下方和（或）在耳内;③尖锐、刺戳样和剧烈的;④诱发因素为吞咽、咀嚼,咳嗽和（或）打呵欠;

C. 每个患者的疼痛有其不变的发作方式;

D. 临床无神经系统异常的体征;

E. 不能归于其他机能紊乱。

病史、躯体检查和特殊检查除外疼痛的其他原因。

（五）鉴别诊断

1. 三叉神经痛　主要与三叉神经的第三支痛、特别是舌神经痛易混淆。单纯的舌神经痛很少见,一般三叉神经第三支其他分支也存在疼痛。偶见三叉神经和舌咽神经同时罹患,注意鉴别（表 13－2）。

表 13－2　舌咽神经痛与三叉神经痛（舌神经）的鉴别

鉴别要点	舌咽神经痛	三叉神经痛（舌神经）
发病率	少	常见
疼痛部位	舌后 1/3、咽侧壁、扁桃体周围、耳内	舌前 2/3、面颊、牙龈
扳机区	有	有
扳机区部位	咽侧壁及舌后部	面部、舌缘、牙及口腔其他部位
扳机因素	吞咽、咳嗽、大张口	洗脸、说话、刷牙、进食水
定位诊断	咽侧壁喷涂丁卡因可止痛	舌神经阻滞麻醉可止痛

2. 茎突综合征（styloid process syndrome）　因茎突过长或者方向,形态异常刺激周围的神经血管等组织所致,表现为咽部有异物感,咽侧壁持续性疼痛,可放射至耳、头颈部,吞咽及头部转动时疼痛加剧。相应的部位有压痛,局部封闭可止痛,无扳机区。X 线检查可见过长茎突的影像。

3. 翼腭神经痛　病因不确切,可能与鼻窦的感染有关。神经痛样的疼痛,常起自鼻根、内眦及眼眶,向腭部放射,可累及同侧的颅面部。持续时间几分钟至数小时,常伴有流泪、畏光、鼻塞、流涕等症状。无扳机区,无明显阳性体征。经翼腭管行翼腭神经节阻滞麻醉,或蘸有表面麻醉剂的棉片敷于中鼻甲后上方可暂时止痛。

4. 鼻咽部恶性肿瘤　疼痛多为持续性钝疼、部位深在,无扳机区。可伴有鼻塞、血性鼻涕、面部感觉异常和其他脑神经损害等表现。X 片显示相应部位骨组织破坏性病变。

5.症状性舌咽神经痛　因肿瘤压迫等原因而致病,多为阵发性的神经痛表现,或者持续十几分钟,甚至几十分钟的阵发性疼痛。以自发痛为主,可有触发痛,伴有舌咽神经区域的感觉损害,或其他脑神经受损的异常表现。CT 或 MRI 能够显现颅内的病变。

(六)治疗

应遵守循序渐进的原则,首先采用药物治疗。当药物治疗无效或者不能耐受其副作用时选择外科治疗。

1.保守治疗　治疗三叉神经痛的药物均可用于舌咽神经痛的治疗,首选卡马西平,其他药物可以根据需要进行选择。药物的用量、方法及注意事项与三叉神经痛相同。

保守治疗的其他方法有:封闭、激光等。

2.外科治疗　舌咽神经与迷走神经的关系密切,在外科治疗的过程中可引起心搏骤停等紧急情况,如果能够安装心脏临时起搏器,可以保证安全。

(1)射频温控热凝术:1981 年 Isamat 报告在 X 线引导下进行颈静脉孔的穿刺,进行舌咽神经的射频热凝治疗,热凝的温度为 65~70℃,时间 1 分钟。如果损伤到迷走神经,术后可有吞咽困难、声音嘶哑、干咳的并发症。

(2)微血管减压术:根据血管压迫学说设计的手术方法,目的是解除血管对神经根的压迫。术中对压边神经的责任血管进行减压、隔离,能否充分解除压迫,直接影响术后的效果。

(3)经后颅窝舌咽神经根切断术:对于没有血管压迫或其他异常的患者,通过切断神经根达到止痛的目的,但是由于神经根与迷走神经有交通,必须同时切断后者上部的 1~2 个根丝,可以减少复发。

二、症状性舌咽神经痛

因肿瘤压迫或者病变侵袭等明确的原因而致病的舌咽神经痛,主要表现在舌根、扁桃体窝、咽部,或者下颌角下方、在耳内有阵发性尖锐、刺戳样疼痛,程度剧烈令人十分痛苦。多为持续性的神经痛表现,或者持续十几分钟,甚至几十分钟的阵发性疼痛。以自发痛为主,可有扳机区及触发痛,伴有舌咽神经区域的感觉损害,或其他脑神经受损的异常表现。CT 或 MRI 能够显现颅内相关部位的病变。

(一)诊断

国际头痛学会分类委员会 2004 年第二版《头痛的国际分类》中关于症状性舌咽神经痛的诊断标准为:

A.疼痛突然发作,持续 1 秒~2 分钟,并符合 B 和 C 的标准;

B.疼痛符合下列所有特征:①单侧;②分布于舌根、扁桃体窝、咽部,或者下颌角下方和(或)在耳内;③尖锐,刺戳样和剧烈的;④诱发因素为吞咽、咀嚼、说话、咳嗽和(或)打呵欠;

C.每个患者有间定不变的发作形式;

D.致病的原因已被特殊检查和(或)外科证明。

(二)治疗

应由神经外科针对病因进行相应的治疗。

(羊书勇)

第三节　面神经疾患

一、概述

面神经为第Ⅶ对脑神经,是支配颌面部表情肌的主要运动神经。它是由第二鳃弓的原始神经嵴细胞分化、发育而来的一支混合神经,其中大部分为起自脑桥的纯运动神经,主要支配面部表情肌。小部分为内脏感觉纤维及内脏运动纤维,内脏感觉纤维分布于舌前2/3的味蕾,传导味觉;内脏运动纤维为副交感纤维,控制泪腺、舌下腺、颌下腺及腭和鼻腔黏膜腺体的分泌。它的发育模式、分支情况以及与周围邻近神经的交互支配关系大都是在人类胚胎发育的前3个月建立起来的,但直到婴儿出生后4岁面神经的发育才被认为接近完成。

面神经周围支较表浅,易遭受各种损害,导致面神经麻痹,肌肉变性萎缩,妨碍面部表情运动和引起其他功能障碍。面神经麻痹(facial paralysis)是以颜面表情肌群的运动功能障碍为主要特征的常见病。根据引起面神经麻痹的损害部位不同,分为中枢性和周围性面神经麻痹两种。中枢性面神经麻痹病损位于面神经核以上至大脑皮层中枢之间,即当一侧皮质脑干束受损时,称为中枢性或核上性面神经麻痹,而周围性面神经麻痹的面神经运动纤维发生病变所造成的面瘫,其病变可位于脑桥下部、中耳或腮腺等。

在口腔颌面外科就诊的患者则多以周围性面瘫为主,最常见的原因为各类创伤引起的创伤性面神经损伤(traumatic facial nerve injury)和贝尔面瘫(Bell's palsy)。面肌痉挛(facial spasm)则是阵发性不规则半侧面神经支配面部表情肌的部分或全部的不自主抽搐或痉挛。本节将对这三种在口腔颌面外科较常见的面神经疾患从病因、临床表现、治疗和预后进行介绍。

二、创伤性面神经损伤

创伤在面瘫发病因素中居第二位,近年来其发生率不断增高。主要是颌面部创伤、耳外科、医源性后遗症、肿瘤以及其他疾病所致的面瘫正处于上升趋势。在诸多创伤因素中,颌面部外伤及医源性创伤是主要致病因素。

（一）病因、病理及发病机制

面神经周围支是周围神经的一部分,造成其损伤的原因很多,不同原因造成神经损伤的严重程度和波及范围也不同。Seddon早在1943年即已提出周围神经损伤的三度划分法,即神经失用(neuropraxia)、轴突中断(axonotmesis)及神经断裂(neurotmesis)。目前临床常用的则是Sunderland提出的五度分类法,该法将Seddon分类中的神经断裂又细分为三度。

Ⅰ度损伤:为神经失用性损伤。主要表现为神经损伤部出现暂时性功能障碍,但神经轴突与神经元及终末效应器之间仍保持其连续性,其远端不出现沃勒变性(Wallerial degeneration),对电刺激的反应常或略减弱。也有学者提出该种损伤后的大振幅动作电位学说,即神经受损后最初对电刺激反应过度增强。此类损伤的神经功能多于3～4周内完全恢复。

Ⅱ度损伤:即轴突中断。主要表现为轴突在损伤部位发生区域性溃变,其远端可发生程度不同的沃勒变性,但神经内膜管保持完整。虽可出现神经暂时性传导功能障碍,但其功能可行恢复,预后尚好,多于1～2个月完全恢复。

Ⅲ度损伤:不仅有轴突中断,损伤远端的沃勒变性,而且神经内膜管的连续性遭到破坏,因此又称神经中断。但神经束膜常不受损,仍保持神经束的连续性,其损伤范围可为局限性,也可沿神经束波及较长一段神经,尤其在近中往往伴有神经轴突的缺失。由于神经内膜管连续性的破坏,神经束支的轴突出芽性再生,可能与终末效应器发生错位支配,故此类损伤可有连带运动。受损神经虽可自发恢复,但常不完全。

Ⅳ度损伤:指神经束遭到破坏而广泛断裂,神经外膜亦遭到破坏,但尚未完全断裂,神经干仍借此保持其连续性。由于神经束膜及神经内膜管的破坏,易发生创伤性神经瘤及再生轴突的错位愈合,受损的神经功能极少能完全恢复。

Ⅴ度损伤:为最严重损伤,指整个神经干完全断裂,两断端分离或产生间隙,增生的纤维结缔组织可以出现瘢痕条索相连,神经功能完全丧失,如不做神经修复,其功能将完全丧失。

造成面神经损伤的原因甚多,归纳起来有以下几方面:

1. 机械性损伤(mechanical injury) 创伤引起的面神经损伤多属机械性损伤。其损伤形式有急、慢性挤压伤,挫伤,牵拉性损伤、压榨性损伤、撕裂伤、锐器切割伤及钝器摩擦伤等。

2. 物理性损伤(physical injury) 包括冷冻损伤、热损伤、电灼损伤、放射线损伤以及超声损伤和激光损伤等。

3. 化学性损伤(chemical injury) 指有毒物质对神经的损伤,包括长期接触有毒物,以及面神经分布区神经毒性药物的注射,如酒精、青霉素及溴化钙等药物。

4. 医源性损伤(iatrogenic injury) 是一种复合性损伤,几乎包括了以上各种损伤形式。在口腔颌面外科手术或治疗中,主要与茎乳孔外面神经末梢支损伤相关,几种常见造成面神经周围支损伤的医源性因素为:

(1)术中误将神经切断的切割性损伤;

(2)创面缝扎时缝针误穿神经干所造成的穿通和撕裂伤;

(3)止血时误将面神经干夹闭或结扎的钳夹、压榨性损伤;

(4)切除腺体深叶肿物时必要的牵拉损伤;

(5)电刀使用不当引起的电灼伤;

(6)需冷冻治疗时对面神经造成的冷冻损伤;

(7)注射时针头误穿神经干所致穿通及撕裂伤,及针头所带酒精对神经干化学性损伤;

(8)术中寻找面神经所用电刺激器电流过大时所引起的电击伤等。

缺血在创伤性面瘫中是多种致病因素所致的一种结果,也是创伤性面瘫的发生机理。

(二)诊断

1. 临床表现

(1)有明显的创伤因素存在。

(2)损伤多发生在面神经周围支,一般不伴有泪液分泌异常及舌前2/3味觉丧失。

(3)面瘫的典型症状:静态时患侧额纹消失或减少,鼻唇沟变浅或消失,口角歪斜,偏向健侧。严重者整个颜面部歪斜,患眼睑裂变大,流泪、睑、球角膜充血、炎症甚至导致失明。

动态时患侧抬额头无力或不能抬额头,皱眉无力或不能皱眉;眼睑不能完全闭合;不能耸鼻;鼓腮漏气或不能鼓腮;噘嘴、微笑及大张口时口角歪斜。恢复期还出现患侧的连带运动或患侧的过度运动等后遗症。

2. 特殊检查 根据以上所述创伤性面神经损伤的临床表现及病史询问,临床不难作出面瘫的诊断。但在创伤性面瘫的诊断中,判断面神经损伤的程度和预后则显得更加重要。以往主要以患者皱眉、闭眼、耸鼻、鼓腮、讲话及微笑时对面部运动情况的主观判断作为指标。自Galvani发明静电计以来,肌肉及神经电活动的测定在面神经功能评价方面有了较快发展。

(1)面神经功能评价分级系统(grading system of facial function):许多学者在面神经功能评价方面做了研究,先后提出5点总体评价系统、分区分级系统及双重评价系统等,第五届国际面神经外科专题研讨会及美国耳鼻喉头颈外科学会推荐了House—Brack(H—B)系统。客观评价有Burres的线性测量指数系统(B—FLMI)及Fields的面神经功能指数(FNH)测定等。蔡志刚等结合以上两个相对量化的评价系统,创建了临床量化的面神经功能评价系统(quantitative facial nerve functional estimating system,QFES)。

1)House—Brack(H—B)系统:是迄今为止在面神经功能主观评价方面较完善、应用较广的一个系统,也是国际上面神经研究领域认可的系统。该系统以6级代转5级,所增一级为中重度麻痹,该级的插入降低了判断的主观性,同时也减少了因观察者不同所带来的误差(表13—3)。

表13—3　House—Brackman(H—B)评价系统

分度	诊断	临床特征
Ⅰ	正常	面部所有区域正常
Ⅱ	轻度功能障碍	总体:仔细观察方可看出轻微的连带运动 静止:正常、对称、张力正常 运动:上额运动中等,眼轻使劲可完全闭合,口轻度不对称
Ⅲ	中度功能障碍	总体:明显的功能减弱但双侧无损害性不对称,可观察到并不严重的连带运动,挛缩和(或)半侧面部痉挛 静止:正常对称,张力正常 运动:上额运动微弱,眼使劲可完全闭合,口使劲可移动口角,明显不对称
Ⅳ	中重度功能障碍	总体:明显的功能减弱和(或)损害性不对称 静止:正常对称有张力 运动:上额不动,眼不能完全闭合,使劲时口不对称
Ⅴ	重度功能障碍	总体:很少见有运动 静止:不对称 运动:上额不动,眼不能完全闭合,口仅有轻微运动
Ⅵ	完全麻痹	无运动

2)临床量化的面神经功能评价系统(QFES):为了避免主观评价的局限性,Burres等通过对大量正常人面部定点间距离的测量研究,提出了一个客观的评价系统即线性测量指数(B—FLMI),通过测量面部一些相对稳定点间的位移百分比(PD),经过7步复杂计算得出神经功能恢复状况,增加了评价的客观性,但在测量和计算上过于费时(图13—1)。

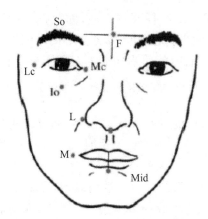

图 13—1 临床量化面神经功能评价系统(QFES)

定点:So:瞳孔正对眉弓最高点;Io:眶下点;Lc:外眦点;Me:内眦点;M:口角点;L:鼻翼最低点;F:正中线与双侧 So 连线的交点;Mid:正中线与上唇或下唇唇红缘交点

说明

测定指标:

抬上额:测 SoIo(①);闭眼:测 SoIo(②);皱眉:测 SoF(③);耸鼻:测 McL(④);微笑:LcM(⑤)、MMid(⑥);噘嘴:测 LcM(⑦)、MMid(⑧);大张口:MMid(⑨);正常及用力闭眼:测上下睑缘距(⑩)。测定指标排序为①~⑩。

面神经功能评价指数:

1)D1:健侧静止距离;D2:健侧运动时距离;d1:患侧静止距离;d2:患侧运动时距离;

2)位移百分比 $PD=|d2-d1|/|D2-D1|$

3)FNI1—FNI10 表示测定指标①~⑩的 PD 值,为各指标功能评价指数。

4)整体面神经功能评价指数:

TFNI=(各指标 FNI 之和)/(指标总数)

5)面神经运动功能百分比:

TPr=(伤后 TFNI)/(伤前或正常 TFNI)

6)面神经功能指数(FNI)分布按各指标均占 10%计,则分区面神经功能指数:

RFNI=(面神经各支支配区 FNI 之和)/(面神经各支支配区测定指标总项次)

(2)神经电诊断技术(neuroelectronic diagnosis):神经肌肉电兴奋测定是较早应用于面神经领域的一项技术,先后出现了神经兴奋性测定(neural electric testing,NET)、最大刺激试验(maximal stimulation test,MST)、强度—时值曲线及时值测定(intensity/time curve and chronaxic test),神经电图(electroneurography ENoG)或诱发肌电图(evoked electromyography,EEMG)、肌电图(electromyography,EMG)以及运动传导潜伏时(motor conduction latency time,MCLT)和运动传导潜速率(motor conduction latency velocity,MCLV)测定等方法,为评价面神经损伤及恢复提供了客观指标。

1)神经兴奋性测定(NET):是指用一定波宽(0.1~1.0ms)的方波脉冲电流刺激面神经干,引起各神经支配肌肉的肉眼可见的最小收缩时的电流强度作为神经兴奋性的指标,并与健侧对比来判断外周神经病变。

2)强度—时值曲线检查及时值测定:是根据电流刺激强度与刺激时间的相互依从关系绘

成曲线,判断神经肌肉机能状态的一种检查方法,曲线纵坐标为输出强度,横坐标为脉冲时间。多数学者采用8～10个不同脉冲时间,以各个不同时间的脉冲电刺激肌肉,刚好引起收缩反应时所需的电量,绘成一条曲线,然后按照曲线图形确定神经功能情况。时值测定一般情况下与曲线形状、位置的改变成函数关系(个别表现例外),从中可看出神经恢复过程的量的变化。

3)最大刺激试验(MST):是指用 Hilger 刺激器,刺激面神经干和各分支,当电流逐渐增强,一般超过5mA 或上升到患者开始感到不适时所引起的面肌反应,以健、患侧反应是否相似作为判断神经是否变性的指标。

4)肌电图(EMG):是面神经发生严重变性而对 MST、EEMG 反应消失后,用于检测其功能的一种可靠方法。包括静息电位(rest potential,RP),纤颤电位(fibrillation potential,FP),自发运动单位电位(spontaneous motor unit potential)、正锐波(positive sharp wave,PSW)以及多相神经再生电位(poly－phase neural regeneration potential,PP)。

5)神经电图(ENoG):是对出自茎乳孔的面神经干施以电刺激,从其各周围支支配之表情肌记录整块肌肉的复合动作电位(compound muscle action potential,CAP)来判断周围性面神经损伤程度的电生理学诊断方法,最早由 Esslen 命名并首先用于面神经临床,May 认为称其为诱发肌电图(EEMG)更恰当,因为动作电位仍从肌肉获得,其原理与 MST 原理相似,其测定结果基于肌纤维对电刺激神经的收缩反应。Silverstein 及 Gordon 等支持这一观点,而一些日本学者及国内则多用 ENoG,其本质无明显差别。

近年来面神经功能电测试中,ENoG 在国内外学者中最受青睐,其原因是它较 NET 及 MST 对面神经损伤程度的判定及预后估计更精确,诸多学者的研究证明了这一点。May 通过其一系列研究得出 EEMG 是一种客观可靠,可重复并能迅速测定面神经功能的方法,在面瘫早期,能确定面神经功能的百分比。

如测定值在0～20％,常提示功能不能完全恢复;如为60％或更高,多可恢复正常,这一点对神经损伤后功能恢复判定同样适用。EEMG 如在损伤后6～12个月无改善,且临床检查面神经功能亦无恢复,则预示着解剖上的功能废用及面神经功能恢复的不良预后。EEMG 测定在面瘫发生后3～14天最适用,因此也有一定局限性。有些病例在发病14天后,EEMG 测定持续下降至25％以下,其神经功能也有恢复。另一方面,有些病例发病后14天内电测试反应完全消失,也有发生期神经功能恢复者,原因尚不明确。菊池章的研究结果表明,CAP 值＞40％,一月内完全恢复不留后遗症,为20％～39％时两个月内可恢复,约有10％患者留有后遗症,在5％～19％者多在6个月内恢复,其中＞10％者20％患者留有后遗症,＜10％则50％患者留有后遗症,在0～4％者功能几乎无恢复。中村克彦则认为18.7％为其下限。总之,一般认为在发病后14天内 EEMG 值下降至10％或更低,则预后较差。

6)面神经运动潜伏时(MCLT)及潜速率(MCLV)测定:一般是用0.1～1.0ms 脉冲方波电流刺激面神经干,在面神经支配的相应肌肉处诱发出电位,自刺激开始至记录到诱发电位时神经传导所需时间称为神经传导潜伏时(MCLT),而 MCLV 则为刺激点与接触点间神经长度与传导时间的比值,实际测定中误差大于 MCLV,意义基本相同。MCLT 的延迟或消失是面神经损伤的客观指标。由于 MCLT 延长,意味着神经纤维传导速度减慢,神经纤维传导速度与神经轴索病变程度有关,所以潜伏期测定可以提示面瘫预后。MCLT 上限值国内外学者研究结果较一致,为4.0ms,朱进才等认为3～10岁年龄组的水平已接近成年组,51岁以上各年龄组 MCLT 渐延长,MCLV 渐减慢。除年龄因素外,MCLT 和 MCLV 值还受体温变化的影响,体温每变化 1℃,MCLV 相应变化 5%。Henriksen 发现在 29～38℃间肢体温度每降 1℃,MCLV 降 2.4m/s。Redford 发现温度变化 1℃,MCLT 相位变化 0.3ms。由于这些因素的影响和难以控制,难免造成测定的误差。Taverner 曾报道有个别患者神经兴奋性完全消失后 MCLT 仍保持正常,有的甚至在面瘫发生后 10 天 MST、EEMG 已消失,MCLT 仍保持正常,故在诊断中应注意排除此现象干扰。

（三）治疗

关于面神经损伤后的治疗,主要有手术及非手术治疗两大系统,其中非手术治疗以药物及物理治疗为主,药物治疗除以前传统的神经营养药物及皮质类固醇类药物的应用外,近十年来迅速发展的神经生长因子(neural growth factor,NGF)已广泛应用于临床,物理疗法中功能训练显得更为有效,我国则更多应用中草药制剂及针灸治疗。这些非手术治疗手段在暂时性面瘫及创伤性面瘫的急性期应用较多,但对其疗效评价及适应证选择尚缺乏更深入系统的研究。

1. 神经功能的自然恢复　关于创伤性面瘫的治疗及功能恢复问题,早在 20 世纪 50 年代末 Martin 与 Helsper 就报道过腮腺切除术中面神经牺牲病例,术后面神经功能有一定程度自发恢复。James 等又通过动物实验证明了对侧向神经交叉支配的面瘫自发恢复学说,Norris 也曾报告 4 例切除一段面神经未经任何治疗自然恢复的患者,并认为与其面部肌肉强迫性运动有关。Conley 等提出面神经自然恢复的可能机理有:术区面神经再生,对侧神经交叉支配,三叉神经支配,咀嚼动作,以及舌咽神经与面神经的交互作用,不明的神经通路或上述诸种可能性的联合作用。Parry 和 King 认为多数外伤所致外周性面瘫可自然恢复,面瘫的恢复程度分 6 级:0 级为面神经支配的所有肌肉皆无运动,1 级为一区或数区肌肉略有颤动;2 级为有较明显的肌肉收缩;3 级则全部肌肉有运动,但肯定有对侧神经的交叉支配;4 级为表情肌运动几乎完全恢复正常,但一区或数区肌群中尚有运动减弱或有神经交叉支配痕迹;5 级则完全恢复正常。他们共观察 31 例,恢复时间为 1～3 年。面神经损伤后自然恢复的机理学说较多,经过近 40 年的研究和探讨,尚无为大家共同接受的学说,尤其对于与面神经有联系而起作用的中枢神经核通路问题还有待于进一步探讨。

2. 非手术治疗

（1）药物治疗

1）激素类药物:在伤后或手术后 3 天内应使用激素类药物,以减少渗出及水肿,有利神经恢复。一般常规给予地塞米松 10mg 静滴。

2）神经营养药:可给予维生素 B_{12} 及维生素 B_1 等神经营养药物,常规用药量,一般采用肌注,10 天一个疗程,共用 3 个疗程。也可采用离子导入的方法局部给药。

3）神经生长因子（NGF）:目前疗效尚不肯定,但已有临床应用的报道,可以全身用药,也可神经损伤局部用药。

（2）物理疗法

1）表情肌功能训练:适用于神经损伤后各期,损伤后 2 周至 3 月内尤为重要。

2）离子导入:常在神经损伤后早期（1～3 个月）应用,能促进神经功能的恢复。

A. 维生素导入:维生素 B_{12} 500mg、维生素 B_1 100mg 直流电阳极导入,采用双极表面电极,电流 0.1mA,时间 20 分钟。每日 1 次,每疗程 10 次,两疗程间隔 1 周。

B. 碘离子(I^-)导入：与上不同在于 I^- 从阴极导入，余条件均同维生素导入。

以上离子导入均可配合以超短波、微波或红外线等治疗，每次 10 分钟，每日 1 次。

3）神经电刺激：一般在神经损伤后中晚期（6 个月以后）应用，主要用多功能电刺激及失神经理疗处方，每次 30 分钟，每日 1 次，10 次一疗程，共两个疗程，每疗程间隔 1 周。

对于肿瘤或肿瘤术后面神经损伤患者理疗慎用，以防止促进瘤细胞生长或扩散。

3. 手术治疗　自 1932 年 Ballance 及 Duel 使周围神经修复术规范化以来，近二十余年许多新技术应用于面神经外科领域，面神经与其他邻近部位的运动神经吻合术（面－副神经吻合术、面－舌咽神经吻合术、面－舌神经吻合术及面－舌下神经吻合术等），神经移植术、血管化神经移植术、跨面神经移植术，血管化游离肌肉移植术及血管神经化游离肌肉移植术已广泛应用于面神经外科领域，并获得良好效果。但对其疗效及功能评价的研究资料却很有限，至今尚无统一的标准。

（四）影响预后的因素

周围神经受损后，无论其自然恢复过程还是治疗后恢复过程均受诸多因素影响，归纳起来有以下几方面：

1. 损伤的性质及程度　据 May 等的研究，Ⅲ度以内的损伤其临床开始恢复时间及所能恢复到的程度都远较Ⅳ、Ⅴ度损伤要早且彻底，一般认为神经内膜管是否连续是判断神经功能能否完全恢复的一项指标。复合性损伤，如神经严重摩擦伤、过度的牵拉伤对神经损害程度均较单一损伤为重，临床多难以恢复或恢复时间延长。山口良二认为，如面神经神经纤维一半以上无变性，行神经修复后短期内可望完全恢复。神经切断吻合后，虽其再生良好，但神经肌肉却达不到完全正常的功能。神经受牵拉时，如半数以上神经纤维未变性，则其功能可于短期内恢复。

2. 损伤的部位　有研究认为损伤越近中枢端，其功能越难以恢复，原因是越近中枢，神经成分越复杂，越易发生错位愈合。

3. 年龄　日本学者研究认为，除儿童外，面神经受损后其功能很难完全恢复正常，50 岁以上患者尤为困难。

其他影响神经功能恢复的因素还包括损伤与修复相隔时间长短、损伤神经修复的准确性以及神经受损长度及是否伴有其他全身性疾患等。

三、贝尔麻痹 Bell's palsy

贝尔麻痹系指临床上不能肯定病因的不伴有其他特征或症状的单纯性周围性面神经麻痹。最早由 Charles Bell 于 1821 年描述，稍后神经学家 William Gowers 以 Bell 的名字命名了该病，从而使其成为面神经疾患领域最常见、最受关注的疾患之一。文献报道美国的发病率为平均 25 例/10 万人口，欧洲为 20 例/10 万人口，日本为 30 例/10 万人门。我国 1986 年有统计表明为 10.28 例/10 万人口，较新的统计资料为 49.77 例/10 万人口。地现分布上，长江以北偏高，中老年多见，女性多见，农村患者多于城市。一般发病多在春末夏初和夏末秋初，病因尚不明朗。虽然本病 71%～90% 可以自然或通过积极、有效的治疗完全恢复，但还有 10%～25% 的患者会遗留不同程度的面神经功能障碍。

（一）病因及病理

贝尔面瘫传统的病因和发病学观点主要是由于外界因素，如寒冷，病毒感染及机体的应激状态引起而神经不同部位供血小动脉痉挛,从而造成面神经因缺血而水肿,进一步又使血管受压导致缺血加重,因而产生面神经麻痹或瘫痪。也有学者提出中枢病变学说及遗传因素可能是其致病因素。

在口腔颌面外科就诊的患者则多以外界因素为主,其可能的主要致病因素有:

1. 较传统的观点认为外环境因素如寒冷刺激等可导致面神经血运障碍,进一步引发面瘫。

2. 自从 McCormick 于 1972 年提出人类单纯疱疹病毒感染可能与该病有关以来,病毒感染在贝尔面瘫致病因素中成为最受关注的因素之一,截至目前认为可能相关的病毒感染包括Ⅰ型单纯疱疹病毒、巨细胞病毒,带状疱疹病毒、EB 病毒、柯萨奇病毒、人类免疫缺陷病毒等,其中以单纯疱疹病毒最多见。

3. 解剖因素 首先面神经在内耳一直走行于曲折而狭窄的骨管内,并且在内耳道及膝状神经节之间的迷路段缺乏神经外膜和神经外周组织,神经内膜和蛛网膜组织也很少,因此神经在此段最易损伤而导致水肿,其次,近来对血管内血液内皮素(内皮素－1,endothelin－1,ET－1)的研究表明在贝尔面瘫患者血液中 ET－1 的水平也明显高于正常人。

4. 机体的应激因素 长期以来有学者认为贝尔面瘫患者中,机体处于疲劳及应激状态的居多,因此认为机体的应激状态可能是其发病因素之一。

贝尔麻痹的病理变化主要为面神经水肿,髓鞘或轴突有不同程度的变性,以在茎乳孔和面神经管内的部分尤为显著。有时乳突和面神经管的骨细胞也有变性。

(二)临床表现

发病突然,发病前一般无先觉症状,常在晨起时发现有面瘫症状,多单侧发生,仅个别为双侧发生。多见于青壮年,男性多于女性。发病后进展迅速,可于数小时内或 1～2 日内达到面瘫最大程度。临床均表现为完全性面瘫症状:患侧口角下垂,上下唇因口轮匝肌瘫痪而不能紧密闭合,故发生饮水漏水、不能鼓腮、吹气等功能障碍。上下眼睑不能闭合的原因是眼轮匝肌瘫痪后,失去了受动眼神经支配的上睑提肌保持平衡协调的随意动作,致睑裂扩大、闭合不全、露出结膜;用力紧闭时,则眼球转向外上方,此称为贝尔征(Bell sign);由于不能闭眼,故易患结膜炎。在下结膜囊内,常有泪液积滞或溢出,这种泪液运行障碍,一般是由于泪囊肌瘫痪与结膜炎等原因所引起。前额皱纹消失与不能皱眉是贝尔面瘫或周围性面瘫的重要临床表现,也是与中枢性面瘫鉴别的主要依据。

表情肌的瘫痪症状,特别在功能状态时更为突出,因此,评价效果或恢复程度的标准,也必须在功能状态下进行。

临床表现取决于病变的部位:首先如果病变在茎乳孔附近,则表现为完全性面瘫;其次如果病变部位更高,在鼓索及镫骨肌之间,除完全面瘫表现外还可有味觉异常或丧失及涎腺分泌障碍;如波及支配镫骨肌的神经分支,可能会出现听觉过敏;病变波及膝状神经节,可能会出现外耳道疱疹,并有耳廓及外耳道感觉迟钝及剧痛;如果病变波及经过膝状神经节的岩浅大神经,还可能出现泪液分泌障碍;病变在脑桥与膝状神经节之间,感觉与分泌功能障碍一般较轻;如波及听神经可有耳鸣眩晕。

(三)诊断及鉴别诊断

贝尔面瘫的诊断并不困难,但为了确定神经损伤的部位、程度、预后和手术疗法的适应证等,各种新技术、新方法层出不穷。

对贝尔面瘫的外周神经功能检查类似一般的周围性面瘫的方法,无外乎面神经功能的评价分级及神经电诊断技术的应用。目前认为对面神经的神经兴奋性试验(NET)、最大刺激试验(MST)和面神经电图(ENoG)或诱发肌电图(EEMG)等几项检查手段有较大的实用价值,有利于预测其预后。特别是近年来 ENoG 在贝尔面瘫患者的损伤程度判断和预后评价方面备受重视。其次还有用于损伤定位辅助诊断的味觉试验、听觉试验以及泪液试验(Schirmer test)等方法也为临床常用的检查手段。

味觉检查:伸舌用纱布固定,擦干唾液后,以棉签蘸糖水或盐水涂于患侧的舌前 2/3,嘱病员对有无味觉以手示意,但不要用语言回答,以免糖(盐)水沾至健侧而影响检查结果。

听觉检查:主要是检查镫骨肌的功能状态。以听音叉(256Hz)、马表音等方法,分别对患侧与健侧进行由远至近的比较,以了解患侧听觉有无改变。听觉的改变是由于镫骨肌神经麻痹后,失去了与鼓膜张肌神经(由三叉神经支配)的协调平衡,于是使镫骨对前庭窗的振幅减小,造成低音性过敏或听觉增强。

泪液检查:亦称 Schirmer 试验。目的在于观察膝状神经节是否受损。用滤纸两条(每条为 0.5cm×5cm),一端在 2mm 处弯折。将两纸条分别安置在两侧下眼睑结膜囊内做泪量测定。正常时,在 5 分钟末的滤纸沾泪长度(湿长度)在 10mm 以上。由于个体差异湿长度可以变动,但左右眼基本相等。为防止出现可能的湿长度增加的偏差,故必须在放置滤纸条的同时,迅速将两眼所积滞的泪液吸干。

根据味觉、听觉及泪液检查结果,还可以明确面神经损害部位,从而作出相应的损害定位诊断:

1.茎乳孔以外　面瘫。

2.鼓索及镫骨肌神经节之间　面瘫＋味觉丧失＋涎腺分泌障碍。

3.镫骨肌与膝状神经节之间　面瘫＋味觉丧失＋涎腺分泌障碍＋听觉改变。

4.膝状神经节　面瘫＋味觉丧失＋涎腺、泪腺分泌障碍＋听觉改变。

5.脑桥与膝状神经节之间　除面瘫外,感觉与分泌功能障碍一般均较轻,如损害影响听神经,尚可发生耳鸣、眩晕。

6.核性损害　面瘫＋轻度感觉与分泌障碍,但往往影响展神经核而发生该神经的麻痹,若损害累及皮质延髓束可发生对侧偏瘫。

近年来影像学诊断技术也被用于对内耳道的迷路病变的诊断,面神经在高分辨率磁共振(HRMR)中,特别是在位用辅助对比剂 Gd、碳水化合物后面神经颇易显示,病变神经显示影像明显增强。

根据上述症状及相应的检查手段,贝尔面瘫的诊断并不困难,但还应注意与核上性面神经麻痹、核性面神经麻痹、小脑脑桥角病变,以及一些影响面神经功能的综合征象亨特(Hunt)综合征、麦克森(Melkersson)综合征等相鉴别,当然还应注意与听神经瘤、中耳炎以及创伤性面神经损伤相鉴别。

(四)治疗

根据贝尔面瘫的自然发展过程,可将其分为 3 个阶段即急性期、缓解期及后遗症状期进行不同的治疗。

发病急性期(1～2 周)的治疗原则应是改善面部血液循环,促使面部水肿、炎症消退,以免面神经进一步受损,使其功能早日恢复。具体治疗方法:

1. 大剂量激素冲击疗法 发病前 3 天,可每天给予地塞米松 10mg 静脉滴注,再继续给予泼尼松口服,每天 3 次,每次 10mg,2~3 天后逐渐减量至 10 天停药。

2. 配合以扩血管药物 水杨酸钠 0.3~0.6g,每日 3 次口服。

3. 配合以神经营养药物 维生素 B_1 100mg,维生素 B_{12} 2500mg 肌肉注射,每日 1 次。或在 1 周后用维生素 B 组行相关穴位注射。

4. 辅助以抗病毒治疗 对于明显有病毒感染因素存在病例应使用利巴韦林及金刚烷胺等抗病毒药物,对于可疑有病毒感染病例应给予中药抗病毒制剂,如板蓝根冲剂等。

5. 理疗 可用红外线、超短波治疗。注意在发病初期禁用热敷及强的刺激理疗。

发病后即应注意保护患眼,给予眼药。并应注意该期不宜给予过强的针刺或电针疗法,以免导致继发性面肌痉挛。另外对贝尔面瘫的早期手术治疗位取慎重态度,据中外文献报道,迄今都还是与自然恢复的比率不相上下。

缓解期(3 周~2 年)的治疗原则应是尽快使神经传导功能恢复和加强面部表情肌功能的训练。具体治疗方法可参照创伤性周围性面瘫的治疗方法。可配合应用一些肌肉兴奋剂,如新斯的明、呋喃硫胺及加兰他敏等。

后遗症状期即面瘫症状不再有好转或出现连带运动、面肌抽搐或痉挛等并发症,该期的治疗原则主要是对症治疗,即对后遗面部畸形的康复性矫治。方法参见永久性面瘫的治疗。

(五)预后

贝尔面瘫大多数预后良好,其预后与其病情的严重程度,治疗是否及时、恰当,以及患者的年龄等因素有关。多数患者可在 2~3 个月内完全恢复。症状轻者可无神经变性,2~3 周即开始恢复,1~2 个月即可恢复正常,有神经变性者,常需 3~6 个月才能恢复,这类患者面肌功能训练对预后影响很大,严重者恢复时间很长甚至不能完全恢复。因此发病急性期的治疗措施及缓解期的肌肉功能训练对预后影响较大。目前判断面瘫预后优劣的较好方法是采用神经电图(ENoG)检查,大量研究认为神经电图检查对预后的判定常在发病后 3 周进行最为准确。如该检查在发病后 24 小时内进行,患侧波幅如在发病后检查不低于 90% 常预示面瘫预后良好。

四、面肌痉挛

面肌痉挛亦称半面痉挛(hemifacial spasm,HFS)为阵发性不规则半侧面神经支配面部表情肌的部分或全部的不自主抽搐或痉挛。可分为原发性和继发性面肌痉挛,前者又称特发性半面痉挛(idiopathic hemifacial spasm,IHFS),后者又称为症状性面肌痉挛。

(一)病因

原发性面肌痉挛的病因目前尚不十分清楚,可能是在面神经传导通路上的某些部位存在病理性刺激所引起,有中枢学说和周围学说两种假说。中枢学说也叫核团学说,主要指有人认为是面神经核或核上部受刺激或失控引起,而更多的人则支持周围病变学说,认为是颅内周围面神经干受压迫致使面神经脱髓鞘变引起。其他可能的病因包括动脉硬化和高血压病变。少数病例属于各种原因所致面神经麻痹的后遗症。

(二)临床表现

该病多发于中、老年患者,女性多于男性。起病缓慢,无自愈性。痉挛为突发、阵发,有节律,不能控制,可持续几秒至十几分钟,多发于一侧,双侧发病者极少见。当精神紧张或疲倦时加重,睡眠时停止发作。疾病早期抽搐多从下睑开始,呈间歇性,以后逐渐扩展至同侧其他表情肌。少数可伴有疼痛,个别有头痛、患侧耳鸣、同侧舌前味觉改变等症状。神经系统检查一般无阳性体征,晚期可有表情肌轻度瘫痪。该病无缓解期,疾病呈缓慢进展,额肌少受累,颈阔肌可受累。

(三)诊断及鉴别诊断

根据病史及临床表现,诊断面肌痉挛一般无困难,面肌痉挛者可有肌纤维震颤,肌电图可有纤颤电位,而无脑电图异常。面肌痉挛应注意与癔症性眼睑痉挛、习惯性眼睑痉挛、三叉神经痛的痛性抽搐及小脑脑桥角部位的肿瘤、炎症或面神经瘤、颅脑损伤等相鉴别。有时还应与舞蹈病及手足徐动症相鉴别。癔症性痉挛多见于女性,常有癔症的其他症状,并且其肌电图无改变,而习惯性面肌痉挛则多见于儿童或青壮年,与舞蹈病相似,他们均为双侧发病,后者还伴有四肢及躯干的不自主动作,较易于鉴别。

(五)治疗

由于原发性面肌痉挛病因不明,目前仍缺少理想的治疗方法。目前临床常用的治疗方法类似于三叉神经痛的治疗方法,包括镇静药及抗癫痫药物的应用;神经营养药物的应用;超声波及钙离子导入等物理疗法;中医、中药及针灸治疗等也有报道,效果均不理想。对以上效果不好的可用局部或面神经主干封闭的疗法,如还不能解决问题则考虑采用射频温控热凝术使面神经变性,该法同三叉神经痛治疗,使神经失活后会出现面瘫等并发症,应注意把握适应证和术后护理。目前对手术治疗面肌痉挛的争议较大,早期采用的面神经绞榨术、切断术及与其他神经吻合术等已弃用,较新的颅内微血管减压术则因手术太大,一般患者很难接受,且远期疗效尚待进一步证实。

近年来肉毒素在治疗半面痉挛及眼睑痉挛中获得良好效果。肉毒素是由肉毒梭菌在生长繁殖过程中所分泌的一种神经外毒素。血清学特性具有 7 种亚型,向从 1989 年 A 型肉毒杆菌在美国正式用于临床以来,它越来越受到重视。目前,国内外已将 A 型肉毒素局部注射作为治疗半面痉挛的最佳治疗方案。肉毒素的作用机理是能够抑制周围运动神经末梢突触前膜乙酰胆碱释放导致所支配肌肉松弛性麻痹,近年来被广泛应用于眼睑痉挛、面肌痉挛等病例的治疗,以及一些 12 岁以上的斜视患者。在面肌痉挛治疗中主要的后遗症状为类似早期面瘫的表现,其次是应向患者交代肉毒素治疗有效期常在 3～6 个月,有复发倾向。

(羊书勇)

第十四章　先天性唇腭裂和面裂

第一节　唇裂

一、唇裂的病理解剖

单侧唇裂(unilateral cleft lip)患侧的上唇形态及表面标志点与健侧相比有如下特点：①患侧唇峰点一分为二；②与健侧相连的患侧部分唇峰点较健侧高，且唇高较健侧短；③患侧的独立部分唇峰点解剖位置不明显；④患侧裂隙网侧的人中嵴解剖特征不明显。

单侧唇裂患侧的上唇肌肉解剖与健侧的上唇肌肉解剖相比有如下特点：①患侧口轮匝肌(orbicularis oris m.)完全或部分不连续；②患侧口轮匝肌的附着异常；③走行异常。

单侧唇裂患侧的鼻部形态同健侧相比有如下特点：①鼻底(nasal floor)不连续，鼻孔(nostril)横径过大；②鼻底嵴的正常解剖形态丧失；③鼻底无骨组织支持；④鼻小柱(columella nasi)及鼻中隔(nasal septum)偏向侧；⑤鼻端偏向健侧；⑥鼻翼塌陷。

虽然单侧唇裂的程度不同，可以从完全性唇裂到上唇隐裂(submucosa cleft lip)，但畸形的特点非常相似。

双侧唇裂形态及表面标志点与正常上唇相比有如下特点：①双侧的唇峰点丧失，分别一分为二；②双侧人中嵴解剖结构特点丧失；③前唇的唇高严重不足；④唇峰至唇谷的距离不定。

双侧唇裂上唇肌肉解剖与正常上唇相比有如下特点：①上唇双侧口轮匝肌完全不连续；②双侧口轮匝肌的附着异常；③前唇内无肌纤维的组织结构，组织量严重不足。

双侧唇裂鼻部形态同正常鼻部形态相比行如下特点：①双侧鼻底不连续，鼻孔过大；②鼻小柱过短，随前颌骨的突出程度而加重；③双侧鼻底无骨组织支持；④正常鼻尖的解剖特点丧失。

由于唇裂的解剖结构异常导致部分唇功能的丧失，如吸吮、发音以及接吻等功能障碍。

二、唇裂手术的术前准备及术后处理

1.唇裂修复手术的目的　包括：

(1)恢复正常上唇形态，单侧唇裂的患者要使修复后的患侧同正常侧对称，双侧唇裂的患者不仅要两侧对称，而且要尽量符合正常的上唇解剖形态；

(2)恢复口轮匝肌的连续性，使上唇在行使功能时具有正常形态；

(3)尽量恢复患侧鼻部的正常解剖形态；

(4)对于初次修复手术不能完全矫正的畸形，要为下一次继发畸形矫治留有余地。

2.唇裂手术的适应证、禁忌证以及患儿的术前准备及术后护理　唇裂修复术(cheiloplasty or cheilorrhaphy)属择期手术类，无绝对的手术适应证和禁忌证，最大的手术风险来自麻醉。只要患儿的全身情况可耐受全麻插管麻醉及手术创伤的打击，即可进行唇裂修复术。多年来被广泛接受并采用的"患儿三个十"的标准，至今仍可以作为唇裂手术适应证选择的参

考,即:体重达 10 斤,血红蛋白 10 克/每升以上,手术时间至少为患儿出生后 10 周。手术应避开患儿身体抵抗力下降的时间阶段,如感冒发烧,接种后 1 星期内、患病毒感染等。对于唇裂伴有其他先天畸形的患儿,特别是伴有先天性心脏病的患儿,进行唇裂修复术要慎重,首先进行必要的特殊检查,同相关学科会诊,共同制订治疗方案。对于化验指标异常的患儿也应慎重进行手术,首先要查找原因,进行专科对症治疗,待异常指标正常或接近正常后再行手术。而手术局部区域组织的炎症或近期的外伤也不能使手术如期进行。

唇裂患儿的术前准备包括:①患儿家长的心理准备。术前要同家长充分沟通,交代围手术期及术后 24 小时可能出现的情况,以及术后的手术效果;②改变患儿进食方法,但不是必需的准备工作。因唇裂修复术后的短期内(术后至拆线的 5 天时间)需要减少唇部的运动,最好由母乳或奶嘴喂养改为勺喂;③手部运动的束缚。需准备限制手运动的束缚带或夹板,以免患儿的手抓伤口;④血化验、肺部及心脏的 X 线检查;⑤患儿术前的资料记录;⑥术前的即刻准备,包括术前 6 小时禁食水、术前抗菌素的给予等。

唇裂患儿的术后处理(postoperative care)包括:①麻醉恢复期的处理:该阶段一般为术后 4~6 小时,主要监测各项生命指征,而局部的护理只是沾除伤口的渗血;②患儿清醒后及时进食,以牛奶及清水为主;③唇部伤口的减张。对于不完全唇裂,或裂隙不大的完全性唇裂,减张似乎不是非常重要的问题;但是对于裂隙宽的患儿或双侧完全性唇裂的患儿,则需要进行适当的减张。除唇弓减张方法外(现已较少应用),主要应用减张胶条,但应及时观察是否有皮肤过敏现象;④唇部伤口的局部清洁。术后的伤口应在术后 24~48 小时进行清洁,不宜过早。如伤口无明显渗血,分泌物不多,不需进行特殊清洗;⑤全身抗菌素的应用。在无特殊情况下,(如先天性心脏病,感染性疾病)抗菌性应用不超过术后 24 小时;⑥伤口局部药物应用。伤口局部可以应用抗菌及除瘢痕的药物;⑦拆线时间一般为术后 5 天,对于手术年龄稍大患儿或裂隙过宽、张力过大的患儿也可间断拆线或 6 天拆线。拆线一般在全麻下进行。

3.唇裂修复的基本手术器械 唇裂修复的手术器械与一些整形手术器械类同,主要包括牵引、切开、分离及缝合的器械。

4.唇裂修复术的麻醉,患儿的体位以及术者体位 唇裂修复术的麻醉可以采用基础麻醉加局麻的方法,也可以采用全麻的方法,而后者更为安全,已被广泛使用。患儿的体位为仰卧位,术者可在患者头部的上方,也可以在患者的右侧。

三、唇裂手术的基本方法

最基本的修复原则就是尽量保留正常组织和人中结构,为唇畸形的再次矫正创造好的条件。

1.单侧唇裂 较常用的有以下 3 种方法:

(1)直线缝合修复(Rose-Thompson):是简单易行的修复方法,其切口瘢痕与人中嵴位置相同,在鼻底及唇峰可精确定点,操作简单,但牺牲组织较多,直线瘢痕的收缩可造成患侧上唇过短。一般适用于Ⅰ度唇裂或隐性唇裂。

切开时视唇裂的程度决定全层切开还是保留黏膜层,创缘分 3 层缝合(如果是全层切开)。黏膜及肌层可用 5/0 Vicryl 可吸收线,皮肤可用 6/0 Prolin。

(2)上三角瓣缝合修复(MillardⅠ和MillardⅡ):上三角瓣缝合法(也称旋转推进法,MillardⅠ式或MillardⅡ式法),是在唇裂修复术中应用最广泛的方法。基本原理是在裂隙缘的两侧分别形成两个三角瓣,互相旋转移位后缝合,健侧的小三角瓣旋转移位后位于白唇上方的鼻底处。上三角瓣缝合修复的优点是切除组织少,鼻小柱及鼻翼畸形矫正效果较好,鼻底封闭好,并能形成近似正常的人中嵴及唇弓。此方法灵活性较大,需要相当的临床经验。本方法突出的不足之处是如掌握不好或经验不足时易导致患侧的鼻孔过小和患侧唇长度不足。

为克服上述方法的不足,Millard 本人提出改进方案,设计了 Millard Ⅱ 手术修方法。同 Millard Ⅰ 式相比较,主要区别在于健侧小三角瓣的下边末端产生向下的回切,使患侧的唇高得到进一步的延长。

(3)下三角瓣缝合修复(Tennison):下三角瓣修复方法的基本原理是在患侧裂缘直线切口的下方形成小的定点向中线向上的小三角瓣并将其同健侧裂缘下方在增加唇高过程中形成的三角间隙对位缝合。下三角瓣的优点是定点准确,可有效延长患侧的唇高,术后瘢痕收缩不明显,但是此方法在修复鼻底,矫正患侧鼻翼偏斜畸形方面不够理想;切口破坏了患侧人中嵴的解剖结构,远期效果可表现患侧上唇过长且二期手术难以矫正。

2.双侧唇裂的修复　双侧唇裂修复要按正常鼻唇的解剖标志使双侧鼻唇对称。双侧唇裂的修复方法也有许多,但是基本的方法有如下两种:

(1)前唇原长修复法:此方法目前应用较为普遍,定点明确,将术后的瘢痕范围缩减至最小,但鼻外形恢复以及鼻底修复的效果不尽如人意。

(2)前唇加长修复法:加长法又称矩形瓣法或 Barsky 法,为典型的早期术式。原理是应用两侧唇的矩形瓣在前时下方相对缝合增加上唇的高度。此方法的缺点较突出,如上唇过长过紧,人中形态差等,对于这种较落后的修复方法应当慎用。Abbe 式瓣(Abbe's flap)是矫正其术后畸形的常用方法之一。

对于双侧唇裂前颌骨明显突出的婴幼儿,尽量不行前颌骨的截骨术,因为应用此方法手术后前颌骨很难自行同骨性鼻中隔愈合,影响前颌的稳定,并影响上颌骨的生长发育。

以上介绍的只是唇裂修复基本的手术方法,因每位患者唇裂的具体情况不同,可以将基本的手术方法联合使用形成个性化修复。成功的修复手术应达到以下标准:①皮肤、肌肉及黏膜精确地对位;②唇红缘对称连续;③上唇轻度外翻;④瘢痕轻微;⑤双侧鼻孔对称;⑥鼻翼基底的位置对称;⑦恢复人中,红白唇嵴及唇珠的解剖形态。

四、唇裂术后继发畸形

唇裂术后继发畸形可有多种类型,每一种畸形都有其产生的原因,因此了解畸形产生的原因对预防及矫正继发畸形都有重要的临床意义。

唇裂的手术可以从三部分评价:红唇部分、白唇部分和鼻。红唇的畸形可以有:患侧红唇过厚、患侧红唇过薄、患侧红唇口哨畸形、患侧唇峰至口角距离过短及"丘比特"弓不连续。红唇的修复灵活性强,需要丰富的临床经验。但由于红唇不易形成明显瘢痕,因此只要有足够的红唇组织,继发畸形的修复难度不是很大。白唇最易出现畸形,可以表现为:患侧唇高不足或过长、患侧瘢痕过大、患侧白唇组织丰满度不足以及上唇行使功能时肌肉不连续等,其继发畸形的产生源于适应证选择不当或未进行口轮匝肌成形等原因,而患者的畸形程度也明显影响白唇的修复效果。白唇的继发畸形矫正一般来说需要重新切开皮肤及肌层,将肌肉对位缝合,切除皮肤的瘢痕,并根据畸形的特点进行矫正。鼻畸形是唇裂术后发生率最高的,包括患侧鼻孔过大、鼻小柱过度偏于健侧、患侧鼻孔过小、患侧鼻底过度塌陷以及鼻翼基底的位置过高或过低。

双侧唇裂继发畸形与单侧唇裂类似,但大部分畸形以对称的形式出现,而鼻小柱的畸形是十分突出的问题。红唇畸形包括:唇正中口哨畸形、红唇过紧、红唇过厚以及"丘比特"弓不连续。白唇畸形包括:双侧瘢痕明显、双侧唇高不对称、白唇过长以及口轮匝肌错位愈合。鼻畸形包括:鼻小柱过短、鼻底过宽和鼻底塌陷。唇裂的鼻唇继发畸形的修复方法灵活,时间不定。总的原则是在骨组织的畸形矫正后再进行软组织的畸形矫正。

(张永春)

第二节 其他面裂

一、面裂的分类

面裂有以下 3 种分类方法:

1.美国唇腭裂协会分类 1962 年美国唇腭裂协会根据面部的解剖结构对颅面裂(craniofacial cleft)进行分类,主要为 4 大类:下颌裂、鼻－眼裂、口－眼裂和耳裂。该分类忽视了骨结构的异常,现在很少使用。

2.Van der Meulen 分类法 此分类法是根据人类胚胎面部发育顺序进行的。分为脑－颅发育不全、脑面发育不全、颅面发育不全以及其他起源的颅面发育不全。

3.Tessier 裂分类法 Tessier 于 1976 年提出了该分类法后以其名命名而称为 Tessier 分类法(Tessier classification),并被广泛接受。

在颅面裂畸形中,骨及软组织均被累及,但程度不一。从矢状中线至眶下孔,软组织的累及较骨组织严重,从眶下孔至颧骨,骨组织累及较软组织严重,耳的累及除外。几种典型的颅面裂包括:正中面发育不全(median facial dysraphia);额鼻发育不全(frontonasal dysplasia);第一、二腮弓综合征(first and second branchial arch syndromes)和下颌骨－面骨发育不全综合征(Treacher Collins syndromes),当然还包括唇腭裂、唇正中裂(midline cleft lip)、面横裂(facial transversaly cleft)和面斜裂(facial oblique cleft)等。

二、几种常见的面裂畸形及修复

1.唇正中裂 唇正中裂在 Tessier 分类中为"0"号裂。

由于胚胎 6 周时两个球状突或两个下颌骨部分全部未融合或未发育所致,不常见。可表现为上唇或下唇正中部裂开,不同类型裂开程度轻重不一。上唇正中裂常并有鼻裂,偶可见鼻小柱前牙胚、前唇及唇系带均缺损,鼻中隔缺损,偶可见双重鼻。严重的下唇正中裂可表现为下唇、下颌骨、口底及舌均裂开。

唇正中裂的治疗可根据裂的程度进行分期或一期修复手术。为防止术后唇中部形成直线瘢痕挛缩,一般按"Z"成形术原则行对偶三角瓣移位缝合修复。对于全层裂畸形的患者应行全层切开,全层修复,重要的解剖结构一定要对位缝合。严重的裂可分期修复。

2.面横裂 面横裂在 Tessier 分类中为"7"号裂。

由于胚胎时期的上、下颌突发育障碍所致的部分或全部未融合,可为单侧或双侧,程度不一。程度较轻仅累及口角者也称为口角裂,如裂隙超过颊部嚼肌前缘者称面横裂。面横裂可以单独发生,也可以作为第一、二鳃弓综合征的畸形之一。

修复时期的选择与唇裂相同,早期修复可以使面颊畸形早期矫正。

手术修复中确定口角的正确位置非常重要,单侧裂可以以健侧口角位置为标准定位。双侧裂的口角位置的确定可利用口角外侧水平线同经眼裂中、外三分之一的垂线的交点来确定。手术应全层切开,分3层缝合。裂隙较长的畸形可做两个附加切口形成对偶三角瓣,避免术后的直线瘢痕挛缩。在定点及修复过程中应避免裂隙侧的口角过低。

3. 面斜裂　面斜裂为胚胎时期侧鼻突和上颌突上部来融合所致,其程度及位置有不同,Tessier 分类法将面斜裂分为 3,4,5,6 号裂。3 号裂为鼻眶裂,其骨性裂位于侧切牙经梨状孔向上,4 号裂的骨性裂位于侧切牙与尖牙之间,在梨状孔外侧与眶下孔内侧之间,终止于眶下缘与眶底内侧部,梨状孔完整。5 号裂极少见,其骨性裂位于尖牙与前磨牙之间,上行经眶下孔外侧至眶下缘和眶底中 1/3 处。6 号裂为颧骨上颌骨裂,由于覆盖表面的软组织萎缩,从口角至下眼睑外侧呈沟状,下眼睑外 1/3 外翻。

手术修复应根据畸形程度不同而做具体设计,一般采用"V－Y"改形术、局部旋转皮瓣或 Z 成形术等基本术式。修复时应注意泪腺的功能。手术常需要分期进行。

三、面裂的修复原则

1. 首先对面裂患者进行全身检查,治疗威胁生命的全身性疾病。面裂软组织缺损的修复时间取决于影响功能和解剖整体的严重程度。新生儿期在生理上处于不稳定期,或者有其他威胁生命的畸形。当婴儿生长一段时间后,既可以更好地耐受手术,同时在技术上较易操作,其弹性随着生长而增加。

2. 在修复之前对缺损的部位、特点要有足够的认识及全面的评价,从皮肤开始,至肌层及黏膜衬里,然后是骨支持组织。累及所有上述组织的畸形必须按层次进行修复。

3. 充分利用所有的剩余正常软组织恢复面部软组织"外套性"功能,软组织正常功能的恢复有利于骨骼的生长发育。必须注意到瘢痕对生长发育的限制。并尽量避免瘢痕。

4. 尽可能完全保留或恢复具有明显解剖标志的结构,如唇红缘、内眦、睫毛缘等部位,保持泪腺引流通畅,保留所有耳部结构和眶内容物。

5. 沿修复线减张,尚有组织缺损时说用其他组织进行修补,主要应用方法有两种:"Z"成形术和旋转皮瓣。近年来皮肤扩张器的应用为修复严重的组织缺损的面裂带来希望,但应用至幼小的婴儿有一定的困难。

(张永春)

第三节　腭裂

一、正常腭部的解剖生理

正常的腭部解剖结构分为硬腭(hard palate)和软腭(soft palate),硬腭位于口腔的前部,软腭位于硬腭的后方,口腔的后部。口腔内的硬腭和软腭将口腔(oral cavity)和鼻腔(nasal cavity)分隔,使食物不进入鼻腔,鼻腔的分泌物也不能进入口腔,而软腭的运动可以有效地控制鼻腔气流,使口腔与鼻腔彻底分割,对吞咽(swallow)及发音(speech)功能起到关键的作用。

　　硬腭由上颌骨的腭突和腭骨的水平板组成,上颌骨腭突的前方和侧方为牙槽突(alveolar),硬腭以切牙孔为界分为前部的原发腭(primary palate),和后部的继发腭(secondary palate)。硬腭表面有黏膜覆盖,黏膜由一层致密的结缔组织与骨紧密相连,这层致密的结缔组织与覆盖在表面的腭黏膜一起称作黏骨膜(mucoperiosteum)。黏骨膜中有无数唾液腺。硬腭前部的血液供应来自上颌动脉的蝶腭支,它通过切牙管出切牙孔同静脉及神经一起形成鼻腭血管神经束;大部分硬腭的血液供应来自上颌动脉的腭大动脉分支,该分支通过翼腭管下降出腭大孔向前形成腭前动脉(腭大动脉),同静脉及神经一起形成腭大血管神经束,这对动脉穿出腭大孔后走行于上颌第三磨牙的内侧向前,仅发出几个小支向后至软腭。腭中及腭后神经由腭小孔穿出向后负责部分软腭的血液供应。腭升动脉、咽升动脉和扁桃体动脉也发出分支供应软腭。硬腭的感觉是由三叉神经上颌支的蝶腭神经和腭大神经的分支来管理的。

　　软腭由肌肉及其表面覆盖的黏膜组成。软腭前部经结缔组织(称腭腱膜)与硬腭后缘相连,软腭后部游离。软腭由5对肌肉组成,它们分别是腭帆提肌、腭帆张肌、舌腭肌、咽腭肌和腭垂肌。

　　腭舌肌(palatopharyngeus muscle)是软腭口腔面最表面的肌肉,此肌肉起于腭中线,呈横向旋转放散状向外下至舌外侧缘,形成扁桃体前柱。腭咽肌(palatoglossus muscle)是软腭咽腔面最表面的肌肉,此肌肉在咽腔的部分多于软腭的部分,形成扁桃体窝后柱,其肌肉呈放散状向上进入软腭。应用此肌肉可进行腭咽肌瓣成形术。舌腭肌和咽腭肌的正常功能是使软腭向下,帮助咽侧壁向内运动。腭垂肌(musculus uvulae)在咽腭肌的深面,肌纤维沿软腭中线呈纵向走行,向后进入腭垂,其功能是使腭垂向上向前。腭帆提肌(levator veli palatini muscle)是软腭的最大肌肉,起于颅底岩骨的尖部,沿咽鼓管软骨的内侧,呈放散状向前、向下,在近软腭的中间部分进入软腭,位于腭垂肌与咽腭肌前份之间。此肌肉收缩可抬高软腭,使软腭向后上运动,使咽鼓管的咽口开放。腭帆张肌(tensor veli palatini muscle)广泛起源于翼内板蝶骨的舟状凹和咽鼓管软骨的外侧,于翼内肌及翼内板之间的前方向下至翼钩,肌纤维与翼钩突纤维性粘连,然后肌纤维放散向内,以直角进入腭部,在与硬腭后缘附着的同时,与对侧的同名肌肉在中线融合。此肌肉也行开放咽鼓管的功能。软腭肌肉除腭帆张肌外由迷走神经支配,腭帆张肌的神经支配为三叉神经的下颌支。

　　腭腱膜(velar aponeurosis membrane)是腭部的重要的筋膜系统的组织。筋膜是肌肉的产物,它们互相融合交错,形成了网状支持组织。筋膜与肌肉和骨之间有形态学、组织学和种系发生及发育方面的联系。腭腱膜由原始的腭咽肌衍化而来,从种系发育上位于咀嚼区和腭咽区之间。是骨(硬腭后缘)与软组织(软腭肌肉)之间的连接部,是腭部肌肉前方附着的部位。

二、腭裂腭部的解剖生理

　　1. 硬腭畸形　　硬腭的畸形程度因腭裂程度的不同而不同。

　　单侧完全性腭裂(unilateral complete cleft palate,UCP)表现为腭部自后向前全部裂开,绝大部分情况下与唇裂同时存在。鼻中隔与健侧硬腭相连。健侧硬腭周围及后部都与正常腭部相似,但中线部分较正常腭部短而高拱。患侧硬腭及上颌骨体积较健侧小。患侧腭大孔及腭小孔位置常较健侧前移,鼻腭孔裂开不完整,鼻腭神经血管束的主要部分在健侧。鼻中隔发育较差。

双侧完全性腭裂(bilateral complete cleft palate, BCP)主要表现在两侧腭突均不与鼻中隔相连,只有前颌骨连接于鼻中隔,前颌骨常呈明显前突,常伴行双侧唇裂,鼻中隔完全暴露于口腔内,鼻中隔发育差。

不完全腭裂(incomplete cleft palate, ICP)的硬腭后部呈不同程度的裂开,硬腭的裂开可以向前直至切牙孔,鼻中隔暴露于口腔,硬腭后缘可以完整或呈凹陷畸形,主要表现在软腭裂或腭隐裂的患者。其他的解剖结构同正常腭部类似。

2. 软腭畸形　随腭裂类型的差异,软腭形态畸形有不同。完全性单侧和双侧腭裂以及硬软腭裂的软腭全部裂开,而单纯的软腭裂黏胶及肌肉可部分裂开,腭隐裂的软腭黏膜可以完整而两侧肌肉在中线不连接。

腭裂的腭帆提肌、舌腭肌及腭垂肌有一定程度的失用性萎缩。

腭帆提肌起点同正常人,而止点前移,由于中线未融合,双侧腭帆提肌不能形成吊带。该肌的外束在止点处与同侧腭咽肌腭垂肌融合,前内束附着于薄弱的腭腱膜外侧,部分纤维与软腭的其他肌肉一起附着于鼻后嵴,并沿裂隙向前伸延至裂隙前端,形成裂缘的肌肉层。该肌是完成腭咽闭合的主要肌肉,在腭裂时由于止点前移,两侧不能融合形成吊带而影响发音功能。因此,在行腭裂手术时不仅将裂隙封闭,而且要彻底游离腭帆提肌的止点,使其后推复位并与对侧肌肉对位缝合,以达到完好的腭咽闭合。

腭帆张肌的起点及走行同正常人,但肌肉在中线不相连,由于前部缺乏腭腱膜,该肌同腭帆提肌的部分肌束以及腭咽肌和腭垂肌融合形成"腭裂肌束"腭板中线两侧的骨裂隙缘。

腭咽肌发育正常,在中线不连接,与腭帆提肌、腭帆张肌、腭垂肌纤维相混合,附着于硬腭后缘至翼钩之间的粗糙骨面,并沿裂缘镶嵌延伸,与覆盖其上的黏膜紧密相连。

舌腭肌束大小正常,腭垂肌发育差,难以单独解剖分离。

腭裂患侧的腭部动脉的起点及走行均与正常人相同,在完全性腭裂患者两侧腭大动脉、腭升动脉被裂隙所隔,不能在中线部位吻合。又由于软腭肌肉附着点前移,咽升动脉穿入软腭的部位前移。在患侧腭大动脉不能与鼻腭动脉吻合,双侧完全性腭裂患者两侧腭大动脉均不能在切牙孔处与鼻腭动脉吻合。

三、腭裂修复术的术前准备及术后处理

1. 腭裂修复术的适应证、禁忌证、术前准备和术后处理。

腭裂修复术是属于择期手术,也就是说,需要在患儿的身体状况良好可耐受全麻时进行手术。除全麻的一般适应证和禁忌证外,对于行腭裂修复术的患儿还要全面了解以下情况。①患儿的肺部情况,要在患儿肺部无感染的情况下进行;②患儿的气道情况,在一些有综合征和序列征的患儿,腭裂常伴有小下颌畸形,为全麻插管以及全麻术后管理造成一定的困难,如果要进行腭裂修复术,一定要对气道的情况有充分了解,并充分准备应对措施;③患儿是否患有先天性心脏病,腭裂作有先天性心脏病的比例比单纯先天性心脏病的患病率要高,对于严重的先天性心脏病患者,须先治疗心脏疾病;④患儿的营养状况及血红蛋白指数,对于营养状况差或血红蛋白过低的患儿应慎重。

腭裂修复术的术前准备除常规全麻气管插管的准备外,需要有患儿的面像、腭部情况的照片和模型记录,患儿的资料需入数据库。而腭裂修复术的术后护理在防治复裂中更为重要。术后护理的重要环节包括注意饮食方式、种类和防止患儿的哭闹。腭裂修复术后半个月

流食,半个月半流食,而后可改为普食;婴幼儿的腭裂患儿术后一定避免奶瓶喂养一个月;尽量避免因静脉输液或肌肉注射引起的患儿哭闹;同患儿家长确定术后的复查时间以及语音评价和语音训练时间。术后常规使用抗菌素预防感染。口内伤口缝合使用可吸收线者不拆线,术后 2～3 天可以出院。如果口内伤口缝合使用丝线应在术后两周拆线,如无缝线反应也可不拆线。

2.腭裂手术常用器械 腭裂手术的常用器械同唇裂修复术略有不同,合适有效的腭裂开口器是保证腭裂修复术能否顺利进行的重要环节,手术器械要适合于口内操作。

腭裂手术的麻醉及体位 腭裂手术的麻醉方法为全麻插管,一般为口插。患者的体位为仰卧位,头后枕平面与手术台平面约呈 50°～60°,必要时可将患者的肩部垫起。术者为头位,即站患者的头上方。

四、腭裂手术的基本方法

腭裂修复的目的是封闭口鼻腔的裂隙,恢复软腭的长度及功能,恢复正常的腭咽闭合功能。目前,普遍应用的仍是简单的改良兰氏腭裂修复术(Langenbeck palatoplasty)。其手术原理是制作裂隙两侧的双蒂瓣,使其向中间移位,将两瓣在中线缝合后封闭腭部的裂隙。下面就手术步骤进行简单介绍。

1.面部常规消毒,铺巾。上开口器。

2.口腔内冲洗、消毒。

3.局部注射麻醉药物 通常位用 1% 利多卡因,必要时可加入肾上腺素以达到更好的止血效果。

4.制作松弛切口 在腭部黏膜上,距两侧牙龈缘 2～4mm 处自前(通常自单尖牙)向后,绕上颌结节,继续向后外方约 10mm。硬腭切口深达骨面。

5.裂隙切口 自裂隙前端沿裂缘中间至腭垂尖端纵行切开硬腭处的黏骨膜及软腭处的黏膜,深达肌层。

6.游离黏骨膜瓣 用骨膜剥离子由松弛切口插入,掀起口腔侧黏膜骨膜瓣,松解腭大血管神经束。在上颌结节后方推断翼钩,使腭帆张肌减张。

7.分离鼻腔黏膜 将剥离器鼻腔插入,做广泛分离,松解鼻腔两侧黏膜使其可在中线对位缝合,尽量消灭鼻腔侧创面。

8.剪断腭腱膜 在硬软腭交界处,从裂隙切口向外剪断腭腱膜和"腭裂肌"与硬腭裂隙缘的附着。

9.压迫止血后,在无张力的情况下进行三层缝合(鼻腔黏膜、肌肉层以及口腔黏膜),可用 4/0 可吸收线也可用 1 号丝线。

10.术毕,两侧松弛切口暴露,如无活泼出血,不需填塞,如确实需要止血,可以在松弛切口内放置明胶海绵,但应将松弛切口做无张力的拉拢缝合,防止明胶海绵脱落。

除上述的改良兰氏手术方法外,还有许多其他的方法延长软腭如:软腭裂后推术(push back)、软腭的反向双"Z"成形术,腭部岛状瓣修复术以及腭部颊瓣修复术等。但疗效因患者及术者而异,有些手术方法因过于复杂,且影响颌骨的生长发育,目前并不提倡。

五、腭裂术后并发症及处理

下面列出常见的腭裂术后的短期和长期并发症及处理原则。

1.喉头水肿　少见,但属危重的并发症,可导致呼吸道梗阻而威胁生命,通常发生在全麻拔管后 6 小时内,主要是由于气管插管对声门的刺激所致。在术后围手术期必须密切观察,可用适量激素进行预防,必要时需做气管切开。

2.术后出血　大部分患者在全麻苏醒期有少量渗血或唾液中带血,可不进行特殊处理。作为术后并发症的出血是指在短期内有大量血液流出或被吞咽,腭裂术后出血并不多见,分为术后即刻出血或延期出血。术后即刻出血主要是由于术中止血不完善,或患儿过度哭闹。出血的部位常见于切口前端的鼻腭血管或黏骨膜瓣边缘,也可来自断裂的腭大血管或腭大血管的分支,鼻腔侧创面也是常见的出血部位。而延期出血则多因术后感染或血液系统性疾病。止血的方法以压迫止血为主,对于全身系统疾病造成的出血应给予全身的治疗,如患者不合作或出血部位止血困难可在全麻下检查出血部位并止血。

3.术后腭部穿孔或复裂　发生部位常见于软腭裂交界处,也可发生在腭垂。发生时间一般在术后 7 天左右。发生腭瘘(palatal fistula)的原因有很多,主要原因如下:两侧黏骨膜瓣减张不够,在有张力下缝合,患儿喂养方式不正确,口内负压增加;术后伤口感染,过早食硬食物或外伤等。发现腭瘘后不需要立即修复,小的腭瘘如果发生在小年龄的患者可能自愈,对于经久不愈的裂孔需要待 6 个月后再行手术修复。

4.腭咽闭合不全　为长期并发症,与裂类型及手术技术有关。如果需要进行咽成形术应该在学龄前进行,或者腭裂术后一年。

(张永春)

第四节　唇腭裂的牙槽嵴植骨

一、唇腭裂的牙槽嵴裂畸形及牙槽突植骨的目的

牙槽嵴裂(alveolar cleft)作为一种先天性畸形是完全性唇腭裂的一部分,也可以同唇裂并发。牙槽嵴裂在与唇裂同时发生时,根据其裂的程度可分为完全性、不完全性和隐性,同唇裂的程度有关。

唇腭裂的牙槽嵴裂可导致唇腭裂患者的口鼻腔前庭瘘,患侧乳牙滞留、侧切牙畸形或缺如、恒牙阻萌或错位萌出,患侧鼻底丧失骨支持而显示鼻底塌陷畸形,上颌骨连续性的丧失影响正畸治疗以及外科正颌手术的治疗效果。

牙槽突重建的目的:①关闭口鼻腔前庭瘘;②重建牙槽突的完整性,使正畸及外科正颌达到最佳的效果;③矫正患侧鼻底及鼻翼基底的塌陷畸形;④增加上颌骨的稳定性,在双侧唇腭裂患侧尤为重要,为外科正颌奠定基础。

二、牙槽嵴裂植骨术的适应证及术前准备

任何类型的唇裂伴有牙槽嵴裂以及唇腭裂的牙槽嵴裂均适合行植骨修复手术,手术可以在任何年龄段进行,但是从成功率、外科手术操作的难易性以及修复所要达到的目的来看,混合牙列期是最合适的年龄阶段,而植骨的最佳时间则由患者的年龄及裂隙侧尖牙的牙龄共同决定,即患者的年龄应在 9~12 岁,裂隙侧恒尖牙尚未萌出,牙根形成 1/2~3/4。

在进行牙槽嵴裂植骨术时,患者应采用全麻,除全麻以及外科手术术前的常规的准备外,

还需对以下几个方面进行特殊准备：

1.术前 X 片拍照　植骨前需要全口曲面断层、上颌体腔片以及以患侧尖牙为中心的上颌前部咬合片，以了解整体牙齿发育水平、患侧恒尖牙位置以及牙根发育情况、与邻牙的关系等。拍照时间不应超过术前 1 个月。

2.植骨区滞留乳牙、多生牙、畸形牙以及错位牙的处理　应与唇腭裂治疗组的正畸医生共同讨论决定。如需要拔牙，可在植骨前两周进行，或在植骨的同时进行。

3.改善口腔卫生及牙周情况　是预防术后感染的重要措施，术前 1 周避免戴用义齿、义托和活动矫治器。术前牙周洁治。

4.术前正畸　并不是所有植骨患者都需要术前正畸，只有恒牙萌出在植骨区，影响手术视野及操作的情况下可以通过正畸对牙齿的位置进行调整，保证手术的顺利进行。

5.术前研究模型及照片的记录　术前研究模型取上、下颌的保存模型即可，照片记录主要应包括正位、侧位及仰头位面像以及正位、侧位合像和开口上腭位。

三、牙槽嵴裂植骨的手术操作

牙槽嵴裂植骨手术根据裂类型不同，手术年龄不同，手术区域的条件不同而难易程度不同，但总的原则是最大程度保留黏骨膜组织，植骨床内的骨面充分暴露，严密封闭植骨床。

（一）植骨区

1.黏膜瓣切口的设计　为唇颊黏骨膜及腭侧黏骨膜瓣的设计。切口沿口腔前庭瘘周缘以及近中和远中的牙龈缘切开，切口延伸的长度视口腔前庭瘘大小而定。

2.植骨床形成　植骨床形成后应是四面锥体的形状，其锥体的顶指向后方，锥体的上面为鼻腔底的黏膜骨膜瓣，锥体的下面是腭黏骨膜瓣，锥体的内面是软骨及骨性鼻中隔，锥体的外面是上颌骨的鼻面。完整植骨床形成的关键是切断并分离鼻腔黏胶和口腔黏膜。

3.创口关闭　充分松解唇颊黏骨膜瓣，在无任何张力的情况覆盖植骨区也是植骨成功的关键。

（二）供骨区

自体骨移植修复牙槽嵴裂的常用供区是髂骨（iliac）的骨松质（marrow），其他的供区还包括颅骨、下颌骨颏区及下颌角等。

下面简述以髂骨为供骨区，取出骨松质的手术操作。

1.软组织及骨组织切口　软组织切口设计与传统髂骨取骨术的软组织切口设计的方向不同，传统髂骨取骨的皮肤切口与髂嵴平行，而牙槽嵴裂的髂骨取骨的皮肤切口与皮纹走行一致，与髂嵴交叉。骨皮质的切口为沿髂嵴的"工字形"开窗切口。

切开皮肤后，在皮下深筋膜层，肌肉的表面做较广泛的分离，在髂嵴（ilic crest）开窗时使骨瓣的蒂有骨膜及软组织相连，其下方切口距髂前上棘至少 2cm。暴露骨松质。

2.松质骨的取出　骨松质暴露后，可用小弯骨凿或大号牙挺，用手施力挖出骨松质，取骨过程中注意保留两侧的骨皮质，沿髂骨的行度走行，谨防器械穿透内侧骨皮质，损伤肌肉或内脏。松质骨取出后放入小容器中待用。

3.伤口关闭　在关闭伤口之前，仔细检查骨髓腔中是否有活动性出血。止血后，首先用 4 号丝线关闭开窗的髂骨嵴伤口，恢复髂嵴原形，继而关闭皮下及皮肤。

牙槽嵴裂区域的植入物除自体骨外，人工材料也可采用的另外一种方法。可以免除髂骨部取骨给患者带来的痛苦。但是人工材料植入的最大不足之处是牙齿不能从植入区萌出，正畸时也不能将牙齿移动至植入区。

四、牙槽嵴裂植骨术的术后护理及术后并发症

牙槽嵴裂植骨术术后的护理除常规外，有如下特殊要点：

1. 饮食　全麻完全清醒后即可进少量水。术后1个星期流食，1个星期半流食，然后可改为普食。

2. 抗菌素的应用　为预防感染，术后5天静脉点滴应用抗菌素，后改口服抗菌素2～3天。

3. 局部清洁　术后24小时可开始口内清洁，每天1～2次由护理人员进行，患者同时应用漱口水自行清洁。

4. 早期活动　在患者体力可承受的情况下，尽早下床活动。

5. 患者出院日期的确定　无特殊情况，髂骨伤口术后7天拆线，患者可出院。如果应用可吸收线关闭口内伤口，则不需要拆线，如用丝线缝合则至少要术后两周拆线。也可不拆线，待自行脱落。

牙槽突植骨术术后并发症分为即刻并发症及远期并发症：

1. 出血、疼痛、肿胀　同其他外科术后一样，可以出现出血、疼痛及肿胀的即刻并发症。出血的部位主要在颊黏骨膜瓣松弛切口，可加压止血，必要时缝合止血。疼痛主要发生在供骨区，可用止痛药缓解疼痛。肿胀主要发生在面部的术区，术后3天开始消退。对于肿胀严重的患者可应用激素减轻症状。

2. 受骨区伤口裂开　主要是由于受骨区的软组织黏胶瓣张力过大，一般发生在术后7～10天，如有裂开发生，应用保守的方法处理，减少唇颊运动，保持口腔清洁，继续服用抗菌素，一般情况下伤口可自行愈合或缩小。

3. 术后感染　很少发生术后的急性感染，慢性感染主要发生在术后3～4周，表现为鼻内及口内异味，植入骨排出，有脓血性分泌物。对于术后感染的处理仍以保守为主，仅取出暴露的死骨，必要时可用碘仿纱条覆盖伤口，口服抗菌素，口内清洁。一般在术后2个月左右彻底愈合。术后感染通常使植入骨部分丧失，牙槽嵴达不到理想的高度。对于需要二次手术的患者，应在至少半年后进行。

4. 植入骨吸收　除感染可以引起植入骨吸收外，缺乏功能性刺激、手术年龄过大以及不适当的手术操作也可造成植入骨的吸收，一般发生在术后3个月左右。有极特殊不明原因的骨吸收可能与自身免疫有一定关系。对于植入骨严重吸收的病例，待牙槽嵴高度稳定后，需要进行二次植骨手术。

5. 受区尖牙阻萌及牙根外吸收　由于术中的牙胚损伤、牙齿萌出区无附着龈存在、植入体不当等造成，可以通过外科助萌或结合正畸来治疗。

五、牙槽突植骨术后的效果评价

牙槽嵴裂植骨术后通常复查的时间应为术后1个月、3个月和6个月，复查内容主要以临床检查及X线片为主。术后1个月可以不扣X线片，以临床检查为主，确定软组织的愈合情况以及是否行慢性感染存在，如发现有慢性感染存在，期及时处理。术后3个月复查时需要

拍 X 线片,观察骨愈合情况,如果需要可以开始正畸治疗。术后 6 个月时,植骨区的植入骨已经趋于稳定,可以确定愈合后的骨量,如果需要可以进行外科正颌手术。对于在 9～12 岁尖牙尚未萌出的患者,可待尖牙萌出后再进行下一步的治疗安排。

对于植入区的牙槽嵴结构及形态的评价是植骨成功与否的最重要的指标。图 14-1 显示目前北京大学口腔医学院唇腭裂中心应用的评价标准。

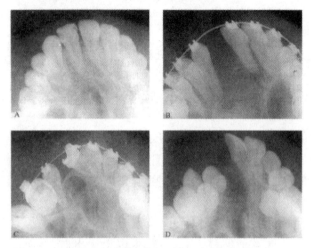

图 14-1　牙槽嵴植骨术术后效果评价

A. Ⅰ型,完全成功;B. Ⅱ型,基本成功,可进行正畸治疗;C. Ⅲ型,临床失败,仅有骨桥相连,不能继续进行正畸治疗;D. Ⅳ型,植骨失败。

对牙槽突植骨的术后评价除上述的对于植入区牙槽嵴结构及形态评价外,尖牙向植骨区的移动、植骨区萌出牙齿的牙周评价、植骨部位唇颊沟的深度、口鼻腔瘘和口腔前庭瘘关闭情况以及患侧鼻翼基底塌陷畸形矫正的程度等也包括在内。

(张永春)

第五节　腭咽闭合和腭裂术后腭咽闭合不全

一、腭咽腔的解剖与生理功能

咽部上起颅底,下端相当于第 6 颈椎下缘或杯状软骨的高度与食管相接,是上口大,下口小,前后径短,左右径长的肌性管状通道。咽的前壁自上而下分别通入鼻腔、口腔和喉腔。后方为椎前筋膜,在两侧有颈部重要的血管和神经。咽部是进食及呼吸空气的必经之地,咽部的异常在临床上可以表现为吞咽、呼吸及发音障碍。按咽部与口、鼻、喉腔相连通的位置依次可分为鼻咽、口咽及喉咽 3 部分。

鼻咽部也称为上咽部,位于蝶骨体和枕骨基底部下方,第 1,2 颈椎前方,前以鼻后孔为界与鼻腔相通,下界平至腭帆水平,口咽部也称中咽部,上方与鼻腔相通,下界平至会厌上缘平面以上,第 2,3 颈椎的前方,喉咽部也称下咽部,位于 4～6 颈椎前方,上起会厌软骨上缘,下至环状软骨下缘,紧接食管,前壁为会厌。

咽腔的重要体表解剖标志包括咽扁桃体、咽鼓管咽口、鼻咽峡、咽峡、舌腭弓、咽腭弓、扁桃体窝、扁桃体等。

咽扁桃体是鼻咽部后上壁黏膜下的淋巴组织,它在胚胎第 4 个月时发生,至 6～8 岁时开始萎缩,10 岁左右完全退化。在儿童时可出现咽扁桃体异常增大成为增殖体或腺样体,过度肥大的增殖体可阻塞咽鼓管咽口引起中耳引流不畅,也可以引起开口呼吸。当增殖体过度肥大引起临床症状时,需要行增殖体切除术(或刮除术),但在腭裂患儿行增殖体刮除术应慎重,以免引起或加重腭咽闭合不全。

咽鼓管咽口位于鼻咽部的侧壁,鼻甲后方约 1cm 处,为三角形漏斗状开口。咽鼓管是鼻咽部通至中耳的管道,腭帆提肌和腭帆张肌的运动影响咽鼓管的开闭。在腭裂患者,由于腭帆提肌和腭帆张肌的解剖异常导致咽鼓管的咽口开放和关闭的功能异常,进而使中耳的引流不畅而导致一些腭裂患者产生中耳疾患,听力受损。

鼻咽峡由软腭的鼻腔面及后缘与咽后壁及咽侧壁组成,形成鼻咽腔的底部。在静止时鼻咽峡呈开放状态,在吞咽和发音时多呈闭合状态。吞咽时,以腭咽肌收缩为主,使软腭向后向下运动,将口鼻腔分隔,防止食物反流鼻腔。发口辅音时,以腭帆提肌收缩为主,使软腭向后向上运动,将口鼻腔分隔,使气流从口腔呼出。当腭裂患者存在腭咽闭合不全时,则可形成鼻漏气致发音不清。

舌腭弓及咽腭弓内分别为舌腭肌和咽腭肌,这两对肌肉是腭帆提肌的拮抗肌,当它们收缩时,通过使软腭向后下运动以及提高舌根和咽壁使咽腔缩小,在舌腭弓及咽腭弓过短的情况下可导致咽腔过小、发音不清以及发音时腭咽闭合不全。

二、咽部肌群

咽部肌肉分为 3 组:咽缩肌组、提咽肌以及软腭的肌肉

咽缩肌组由咽上、咽中及咽下缩肌组成,三块肌肉依次作覆瓦状排列。

咽上缩肌(superior constrictor m)为一四方形薄片状肌肉,起自翼突内侧板下部及翼钩、翼突下颌缝、下颌骨内侧面、下颌舌骨肌的后部以及舌根的侧面,水平走行,先位于咽侧壁、后壁,在正中缝与对侧同名肌会合,在 3 个咽缩肌中位于最深层。咽上缩肌在吞咽及说话时均有收缩,在说话时的作用更大,动作快且动作时间长。

咽中缩肌(middle constrictor m)起自舌骨小角、大角、茎突舌骨韧带,纤维呈扇形,其上部纤维向上遮盖部分咽上缩肌,下部纤维向下被咽下缩肌覆盖,在正中线与对侧同名肌会合。

咽下缩肌(inferior constrictor m)是 3 个缩肌中较强的一块,并覆盖咽中缩肌的大部分。起自甲状软骨及环状软骨外侧,呈扁形止于正中线。

咽中及咽下缩肌位置低,主要功能为吞咽,不参与腭咽闭合。

三对咽缩肌由舌咽神经和迷走神经咽支支配。

咽提肌组主要由茎突咽肌(stylopharyngeus)、腭咽肌及咽鼓管咽肌(salpingopharyngeus)组成。

咽部的肌肉还包括软腭的肌肉。

三、发音时腭咽闭合功能的评价

发音时需要腭咽闭合(velopharyngeal closure),即软腭向后上运动,抬高至硬腭水平或以上向后向上在第一颈椎水平及以上与咽后壁接近并接触形成腭咽闭合,将鼻腔及口腔彻底分开,在整个过程中咽侧壁也参与了闭合,参与发音。腭咽闭合的肌肉有腭帆提肌、腭帆张肌、

咽上缩肌及参与组成咽侧壁的肌肉,任何原因引起软腭过短、运动不良、咽侧壁运动不良等都可以引起发音时腭咽闭合不全(velopharyngeal incompetence,VPI)。

腭咽闭合功能的评价从两方面进行:主观评价及客观评价。主观评价(subjective evaluation)是指通过听觉的判听(perceptual test),以计分的方法判断;客观评价(objective evaluation)是利用仪器通过对解剖形态的观察或生理功能的测定判断。

1. 主观评价　过高鼻音(hypernasality)及鼻漏气(nasal air emission)的评价是对腭咽闭合功能主观评价的主要内容,为分级评价,通常分 3 级:0 级—不存在过高鼻音或不存在鼻漏气;1 级—元音存在轻度过高鼻音或辅音存在轻度鼻漏气;2 级—元音存在重度过高鼻者或辅音存在严重鼻漏气。

主观评价还对其他由于腭咽闭合不全引起的异常情况进行评价,如鼻湍流音、面部表情评价等。

2. 客观评价　主要应用静态及动态 X 片、鼻咽纤维镜、鼻音计、口鼻腔气流压力测定等,还有一些方法也可以用来评价腭咽闭合功能,如肌电图、CT 和 MRI 等。每一种检查方法都有各自的优点和缺点,没有一种单一的方法可以得出全面的结论。

(1)头颅侧位 X 线平片(lateral skull X ray film):是一种简单、应用广泛、应用时间较长的方法,为了对软腭的运动功能进行评价,在拍静止平片的基础上还要加拍发元音的 X 线片,所发元音一般选择/i/,(图 14—2)和(图 14—3)为头颅侧位 X 线片,示正常腭咽闭合和腭咽闭合不全。

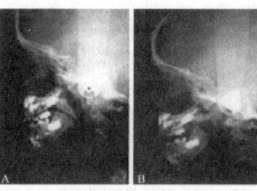

图 14—2　X 线头颅侧位片
A.静止位;B.发/i/音显示腭咽闭合完全

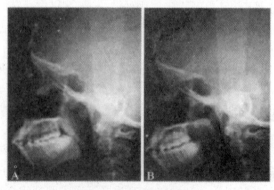

图 14—3　X 线头颅侧位片
A.静止位;B.发/i/音显示腭咽闭合不全

单独使用此技术评价腭咽闭合是不全面的,因为该技术只从单一矢状面反映发单元音/i/时的状态,有时有假阳性或假阴性出现。

(2)壁咽纤维镜(nasoendoscopy):是另外一种直接观察的检查手段,它不仅可以对腭咽部的形态和功能进行检查评价,指导手术方法的选择和治疗方案的确定,而且是反馈治疗的手段。

应用鼻咽纤维镜对于腭咽部进行观察只限于水平方向,在静止状态下可观察到增殖体的大小,软腭形态是否对称、是否有咽扁桃体的存在;运动状态下可观察到腭咽闭合是否完全、腭咽闭合的类型、软腭及咽侧壁运动程度,如果腭咽闭合不完全,可观察腭咽开口的大小及位置。

应用鼻咽纤维镜观察正常人群的腭咽闭合,可以分为 4 种闭合类型:冠状闭合(coronal closure),环状闭合(circle closure)有咽后炎参与的环状闭合以及矢状闭合(segittal closure),正常人群中以冠状闭合为主。图 14-4 显示了正常人群不同腭咽闭合类型。

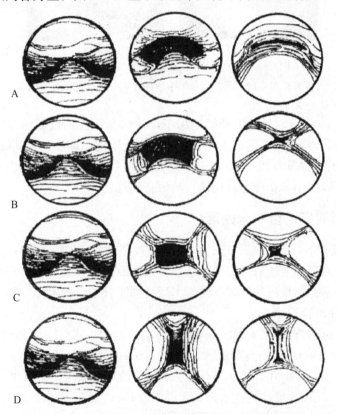

图 14-4 不同腭咽闭合类型示意图

A. 冠状闭合;B. 环状闭合;C. 有派氏垫参与的环状闭合;D. 矢状闭合。1. 为四种闭合类型的静止状态;2. 为闭合的中间过程;3. 四种闭合类型的完全闭合

腭裂术后腭咽闭合不全的鼻咽纤维镜观察有各种表现,对其评价主要从闭合程度、闭合类型、运动类型等方面进行,(图 14-5)为不同程度的腭咽闭合不全。

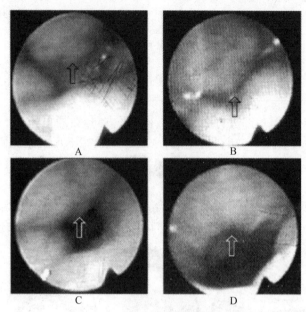

图 14—5　完全腭咽闭合和不同程度腭咽闭合不全

箭头所指为软腭。与箭头相对方向为咽后壁,两侧为咽侧壁;A,C.中度腭咽闭合不全;B.边缘性腭咽闭合不全;D.重度腭咽闭合不全

(3)鼻音计(nasometer):是近年开始应用于评价腭裂语音的较新的方法,通过分析声音共振能量—声能的输出,反映出发音者发音时的鼻音化程度。鼻音计是间接地反映腭咽闭合情况的仪器,同 X 片及鼻咽纤维镜相比,是非侵入性检查,对身体无任何伤害,无接受检查的年龄限制。同时可以应用鼻音计进行反馈性的语音训练。

四、腭裂术后腭咽闭合不全的治疗

腭裂术后腭咽闭合不全的原因有很多,主要是软腭过短、软腭肌肉运动不良、咽腔过大、咽侧壁运动不良。而造成上述解剖结构及功能异常的原因既有患者本身条件的因素,也有进行腭裂修复术时手术操作技巧的问题。腭裂术后腭咽闭合不全的治疗主要分 3 方面:手术治疗、矫形修复治疗和语音训练。

手术治疗是首选的方法,手术方法基本分为:咽后壁瓣手术(posterior pharyngeal flap);腭咽肌瓣成形术(mucle transfer);咽后壁增高术(posterior pharyngeal augmentation)以及延长软腭手术(soft palate lengthening)。不同手术方法的选择取决于腭咽闭合的特点。

矫形修复治疗:应用矫形修复技术为宽大腭咽腔、软腭及咽侧壁运动差的患者制作"语音球"(speech bulb),机械地将口咽腔和鼻咽腔分开。

语音训练　主要适用于具有腭咽闭合的功能但不能很好运用的患者,以及边缘性腭咽闭合的患者,反馈治疗(biofeedback)是首选的语音训练方法。

(张永春)

第十五章　口腔颌面部肿瘤

第一节　概述

口腔颌面部是人类肿瘤的好发部位之一。据统计,发生于口腔、颌骨、涎腺、鼻旁窦者占全身肿瘤的 5%～9%,头颈部恶性肿瘤则占全身肿瘤的 30% 左右,包括人体各胚层组织来源的各类肿瘤及口腔特有的牙源性肿瘤。

口腔颌面部肿瘤因组织来源、性质、部位不同而治疗方法各异,但总体仍遵循肿瘤治疗原则。良性肿瘤主要采取外科手术切除,类肿瘤病变尚可采用非手术的药物治疗,而对各类恶性肿瘤在治疗上,则主张利用各种手段,针对肿瘤特性采取综合治疗方案。目前,口腔颌面部恶性肿瘤总的 5 年治愈率已达 50% 以上。特别在近年修复技术及方法上的长足进步,对肿瘤手术切除后,造成的组织缺损,可即行修复,患者术后面部外形及功能得以较好的保存和恢复,使得患者术后的生存质量也有明显提高。

一、病史

肿瘤患者,早期常无明确自觉症状,引起患者注意的基本局部体征常为疼痛、溃疡或包块、神经功能损害,以及发生部位的继发性功能障碍表现。但以上表现并不是所有患者均同时出现,这与肿瘤的性质、发展的阶段有直接的关系。如良性肿瘤、囊肿或瘤样病变,尽管有明显的包块,但可无任何其他症状和体征,而深在的恶性肿瘤可能以疼痛、神经损害或发生器官的继发性功能障碍为首发症状。癌肿常以溃疡为主要表现,肉瘤却以包块为主。晚期恶性肿瘤则可最终先后出现以上全部症状及体征。肿瘤表现的另一个特征是未经特异治疗者,症状进行性发展,但发展速度有差异,良性病变慢,恶性肿瘤快,且伴全身衰竭及代谢障碍的症状出现。因此,临床医师对患者所述症状,应逐一询问发生的时间、确切的部位、生长速度、最近是否突然生长加速及追溯相关的既往病史。这在临床上区分良性与恶性肿瘤,以及确定肿瘤发生部位十分重要。此外,还应了解患者的生活习惯、特殊嗜好、职业上的特点和居住环境情况,以及癌病家族史等。

二、临床表现

肿瘤的生长方式是决定肿瘤临床表现的基础,良性肿瘤、囊肿为膨胀性生长,而恶性肿瘤为浸润性生长,其中肉瘤又兼有膨胀和浸润性生长两种特性,这就决定了它们的临床症状、体征、治疗方法、预后上的明显差异。

1.良性肿瘤　一般为缓慢生长的肿块或囊性包块。可呈间断性地生长与停滞。良性肿瘤大多数为膨胀性生长,体积不断增大,挤开并压迫邻近组织,引起局部组织和器官的移位和变形。良性肿瘤因有包膜,故与周围正常组织分界清楚,一般多能移动,即使肿块体积甚大罕见引起神经功能损伤。除骨肿瘤扪诊较硬外,一般质地中等。囊肿内含囊液,扪之柔软,并可有波动感。良性肿瘤一般无自觉症状,但如压迫邻近神经,继发感染或发生恶性变时,也可发生疼痛等表现。不发生淋巴结及全身转移,对人体危害较小。

2.恶性肿瘤

(1)局部症状与体征

1)肿块:由于恶性肿瘤不断增长,局部形成质硬、固定的肿块,常有压痛。尤以内瘤的肿块体积可生长很大,质地中硬,表面皮肤多有发热、变红、可见血管迂曲扩张。

2)溃疡:是恶性肿瘤的另一基本表现形式。恶性肿瘤迅速生长,局部缺血、坏死,形成溃疡。但溃疡是上皮性来源癌肿的基本表现,而间叶性来源的肉瘤因血液供应较丰富,即使肿瘤体积甚大,亦少有溃疡。

3)疼痛:常为发生于深在部位恶性肿瘤的早期表现,然而,包括所有部位和组织来源的恶性肿瘤在晚期时,几乎均伴有疼痛。引起疼痛的主要原因是所在区域内的神经受到恶性细胞的侵袭,周围组织的缺血、坏死,癌细胞浸润到淋巴组织产生的炎性化学致痛物质等所致。

4)出血:恶性细胞侵蚀血管所致的自发性出血。

5)肿瘤发生部位的功能及形态损害:恶性肿瘤的浸润生长,造成所在部位组织及器官的结构破坏和功能损害,由此引起的症状、体征,因肿瘤所在部位不同而异,如颌骨恶性肿瘤引起的上唇面部或下唇麻木,以及牙齿松动、骨质破坏、病理性骨折;咀嚼肌受侵犯或肿瘤体积引起的张口受限;舌肌受累表现的语言、吞咽障碍;眼眶内肿瘤波及引起的眼球移位、复视或视力损害等。

6)转移:恶性肿瘤除可以直接向周围组织器官侵入蔓延外,区域淋巴结和远位转移是其基本生物学行为之一,口腔颌面部发生的癌肿颈淋巴转移是主要的转移途径。远处转移相对少见,但肉瘤通过血行的远处转移较常见,受累器官多为肺、肝、骨等。

(2)全身症状:早期常无全身症状,晚期由于肿瘤引起的疼痛、进食困难、肿瘤物质吸收所致的代谢紊乱,以及患者精神负担,常出现消瘦、无力、食欲缺乏、贫血、发热等恶病质症状。

三、体格检查

1.全身检查　应做全面系统的检查,尤其是心、肺、肝、肾等重要器官的功能状况,有无远处转移灶,全身有无恶病质及其他器质性损害,还应注意患者的精神、营养状态。

2.局部检查

(1)部位:根据肿瘤所在部位分析肿瘤的性质和组织来源,通过检查确定肿瘤波及范围。

(2)形态:肿块的形态和表面情况,可以提示肿瘤的性质。形态不规则,呈菜花样、"火山口"状溃疡、草莓状或表面粗糙、凹凸不平的肿瘤,大多属于上皮性来源恶性肿瘤。此外,深在部位肿块还要注意肿瘤表面有无溃破、充血、静脉怒张或局部温度升高等恶性变征象,这一类多为间叶组织来源的肉瘤。

(3)硬度:硬度对估计肿瘤性质有一定参考意义。癌的质地较硬,肉瘤相对较软、韧实、质地较均匀,软组织囊肿多有波动感,骨内囊肿在骨质变薄区可有乒乓球样触感,管状肿瘤有可压缩性。

(4)肿瘤边界及活动度:膨胀性生长的良性肿瘤,有明确界限,一般可以移动;恶性肿瘤呈浸润性生长,与周围组织粘连,无确切边界,故活动度受到限制,不易推动,甚至固定。大涎腺、淋巴结等发生的肿瘤,器官周围组织尚未受累时,检查其肿瘤似乎还有一定活动度。

(5)功能障碍:口腔颌面部恶性肿瘤检查时,应注意有无张口受限,舌及眼球运动障碍,三叉神经、面神经功能损害。

（6）区域淋巴结转移：口腔颌面部恶性肿瘤 85％以上为癌，应仔细检查下颌下及双颈部有无淋巴结增大，根据增大淋巴结的体积、质地、活动度等，以及影像学检查结果，综合考虑，判断是否转移。

四、辅助检查

1.实验室检查　恶性肿瘤患者的血液、尿或其他体液中存在由肿瘤细胞产生、分泌和释放的特殊化学物质，被称为"肿瘤标志物"。通过肿瘤标志物的检测有助于对肿瘤诊断提供一些信息，但目前尚无可供临床常规采用、简便易行、特异性高的方法。

2.病理组织检查

（1）穿刺检查：触诊时，有波动感或非实质性含有液体的肿瘤，可行穿刺抽液观察液体色泽、透明度，并做涂片显微镜检查，实体肿瘤可用细针穿刺抽出物涂片做病理学检查。

（2）脱落细胞病理学检查：失去正常细胞黏着力的肿瘤细胞可自肿瘤渗出液、分泌物及冲洗液或刮取病灶而获得，做涂片检查有利于诊断。

（3）活体组织细胞染色检查：利用甲苯胺蓝能与细胞核内的脱氧核糖核酸（DNA）及胞浆内的核糖核酸（RNA）结合而显色的特点，显示脱氧核糖核酸及核糖核酸含量高的癌细胞。其与周围正常组织的差异可为诊断提供参考。

（4）活体组织病理学检查（简称活检）：有穿刺（针吸）、切取（或钳取）及切除 3 种获取组织做病理学检查的方法，是目前决定肿瘤的诊断及病理类型正确性最高的方法，适用于一切其他方法不能确诊的肿瘤。但切取活检的方法有促进癌肿扩散的缺点，最好采取在术中做组织冰冻快速切片检查或在邻近手术日期施行。对病变表浅、体积不大、良性且易于切除者，可不采取切除送检方式。

3.影像学检查　应用最多最普遍的是 X 射线平片、断层，或注射显影剂后摄片。可以明确骨骼和腺体肿瘤的部位、范围、性质和与邻近器官损害的关系，有助于进一步明确诊断。计算机体层扫描（CT）、磁共振成像（MRI）的应用，因其分辨率高，层面连续，在判断病变范围、大小、性质，以及与周围正常组织的关系等方面均较 X 射线检查方法具有更多优点，更有利于对肿瘤的确诊，目前已作为临床最重要的影像学诊断方法。

4.其他特殊检查　包括利用肿瘤细胞与正常细胞在代谢上存在的差别，放射性核素分布不同的放射性核素检查；利用超声波在体内传播时，因各组织的密度不同而有不同回声图的超声波检查。这些检查对口腔颌面部不同类型肿瘤的诊断有一定参考价值。

五、鉴别诊断

在临床上，口腔颌面部早期恶性肿瘤或部位深在的肿瘤可误诊为牙龈炎、损伤性溃疡、上颌窦炎、颌骨骨髓炎、结核等感染性疾病，从而使患者失去早期正确治疗可达到治愈的机会。因此，在解决肿瘤的诊断时，首先，要区别肿瘤或非肿瘤疾病（如炎症、寄生虫、畸形或组织增生所引起的肿块）；其次，要鉴别良性或恶性，因两者在治疗方法上是不同的。把恶性肿瘤当良性肿瘤治疗，就会贻误病情；反之，把良性肿瘤当恶性肿瘤治疗，不仅造成患者精神上的负担，而且由于采取了许多不必要的治疗手段，致使患者遭受功能和外形的损伤。

六、治疗

1.外科手术治疗

(1)良性肿瘤:良性肿瘤一般具有完整的包膜,既不向周围组织浸润生长,也不向远处转移,手术将瘤体连同包膜一并切除,可达治愈目的。但在某些肿瘤,鉴于从患者年龄及功能外形考虑,也可施行改良方式,如颌骨囊性造釉细胞瘤、囊肿或舌下腺囊肿施行袋形缝合术,作为缓解症状的应急措施,囊性病变减压后,肿瘤可缩小,为下一步简化手术创造了条件;颈部囊性淋巴管瘤的大部切除术,残留部分并不一定复发,即使有复发也可辅以药物治疗;巨大神经纤维瘤彻底手术切除有困难,亦可采用成形性切除。

(2)恶性肿瘤:所有恶性实体肿瘤均具有向周围组织浸润性生长及沿淋巴和血流途径向远处转移的生物学行为。因此,在肿瘤外科手术,除患者全身、局部具有手术条件及指征外,还要求施术者不仅应具有进行外科手术的基本功,而且应掌握肿瘤外科或癌外科的原则。所谓肿瘤外科原则主要包括安全的切除边界和无瘤操作技术。

1)安全边界切除原则:肿瘤浸润性生长,呈章鱼样扩展,肿瘤界限不清,侵犯、破坏周围组织,如筋膜间隙、疏松结缔组织,经过的淋巴组织、血管、神经,常为导致肿瘤扩散的重要途径。在病程不同阶段均可发生区域淋巴结或远处转移,即使采取多种手段的综合治疗,亦有较高的复发率。因此,肿瘤手术切除的安全边界常应根据肿瘤细胞的活性(分化程度)、肿瘤病理分类及肿瘤所在部位来确定切除范围。一般原则上,间叶性恶性肿瘤及恶性黑色素瘤切除边界应在瘤体临床边界外 3~4cm,上皮性癌肿至少在 2cm 外切除。口腔颌面部常见的舌、颊、口底、牙龈、上颌骨上皮性癌,绝大多数通过淋巴管道转移至颈部区域性淋巴结。这里所指的肿瘤安全边界,实际上包括了原发肿瘤局部及区域淋巴结,即肿瘤及其邻近组织和区域淋巴结整块切除的所谓"肿瘤连续整块切除原则"。

2)无瘤操作原则:肿瘤外科的另一原则是避免医源性引起肿瘤的扩散,即在进行肿瘤诊断和治疗过程中,特别是在手术中,应避免引起或促进肿瘤扩散、残留、种植的基本技术,是肿瘤外科手术医师在无菌技术外,必须牢记并遵循的重要原则。

临床医师在诊断性触摸瘤体时,动作应尽量轻柔,用手指检查周界是否清楚、规则,再轻压瘤体感觉其质地是否均匀及硬度,切忌用力摇动、推挤瘤体,或长时间反复检查而促进癌细胞游离进入血液循环系统。术前病理组织学诊断的针吸及切开取材方式,均存在增加肿瘤的血行播散及创道种植的问题,故原则上应尽量避免,而病理组织学诊断又是外科手术的根据,但取材时间应尽可能与手术同期进行,即术中取材送冰冻快速切片检查,若因诊断必须在术前病理学检查确诊,其取材时间亦应尽可能靠近治疗时间,取材部位也应选择在最表浅、血液循环不丰富之处。针吸取材一般用 7~8 号细针做穿刺,改变其方向进出 1~2 次,但不宜反复多次穿刺。在切开活检时,对肿瘤切创采用电烧灼可减少扩散机会。

手术麻醉方法应选择神经阻滞或全身麻醉,避免局部浸润麻醉剂误入瘤体,因创伤或麻醉药物注入压力可增加引起癌细胞扩散的机会。

手术计划应包括肿瘤局部、颈部区域淋巴结及两者间引流通道在内的完整切除,不宜分块切除或挖除。手术切口应足够充分暴露术野,避免在窄小创道分离或挤压肿瘤。

手术时,注意勿伤及瘤体边界,切忌撕破肿瘤(若有癌性溃疡应以纱布覆盖、缝包),始终注意手术创野与肿瘤的隔离,保证切除在正常组织内进行。为了防止肿瘤扩散,可采用电刀,对可疑肿瘤残存组织部位可辅以电烧灼、液氨冷冻、局部注射抗癌药物等措施。肿瘤切除后,应用温生理盐水或化学药物稀释液反复冲洗创面,更换手术器械及术者手套、手术衣后,再行关闭创口。

(3)肿瘤切除后的缺损修复：在肿瘤已得到临床彻底切除的缺损区应考虑立即修复。当前整复外科技术已日臻成熟，对口腔颌面部肿瘤切除后的缺损区，有众多可供选择的组织来源进行同期修复，为遵循癌外科原则切除肿瘤奠定了基础，术者不必过多顾虑肿瘤切除后，组织及器官缺损给患者造成的畸形及功能障碍，因而提高了肿瘤患者的治愈率及生存质量。

2.放射治疗（简称放疗）　放射线在人体内可产生电离辐射作用损伤组织细胞，但人体正常组织及肿瘤细胞对射线损伤的再生能力有差异。临床正是利用这一生物效应特点，采用不同类型的射线达到治疗肿瘤的目的。目前临床用于肿瘤治疗的放射源有放射性核素^{60}钴、深层X射线、高能射线的电子感应加速器（高能射线加速器）和电子直线加速器等。由于高能射线加速器的临床剂量学特点为射线量分布均匀、对深层及周围组织损伤较轻，骨及皮下组织吸收无明显差异，从深度量曲线及效应方面较其他放射源具有更大优点，已为临床广泛应用。

(1)放疗的施源途径：有外照射、腔内照射、组织内插植照射及体内治疗等4种方式。①外照射，利用深层X射线、钴、高能射线加速器等治疗深部恶性肿瘤，如上颌窦癌等。②腔内照射，当前主要应用^{60}钴通过管道进入预置于口腔内肿瘤部位的模具中，达到近距离接触放疗的目的，优点是直接照射局部，可采用大剂量、小射野、短程完成治疗。③组织内插植照射，多采用装有放射源的针，插入肿瘤内进行放疗，如利用^{60}钴针等，根据肿瘤大小和形状计算治疗所需剂量，按每针含量进行布局，针间距以1cm为佳。针要沿肿瘤边缘或超出边缘并行植入，达到所需剂量后将针拔出，一般用在舌癌的局部放疗。④体内治疗，是指放射性核素经静脉注射或口服，利用放射性核素与某些组织的亲和力而主要聚集在发生肿瘤的器官达到治疗目的，如^{131}I碘治疗甲状腺转移癌等。

(2)放疗的选择：主要根据肿瘤对射线敏感性决定。良性肿瘤细胞分化好与正常细胞接近，一般不适于放疗；而恶性肿瘤亦由于组织来源及肿瘤细胞分化程度的不同而对射线敏感性有显著差异。低分化或未分化癌、恶性淋巴瘤等属放射敏感性肿瘤，照射2000～4000cGy后，肿瘤可消失，而最常见的鳞状细胞癌及低分化腺癌，则需要照射6000cGy以上才能消失，为对放射线中高敏感性肿瘤；间叶组织来源的恶性肿瘤，如骨肉瘤、纤维肉瘤、肌肉瘤、脂肪肉瘤及恶性黑色素瘤，则具有接近正常组织的射线耐受性，称为射线不敏感的肿瘤。放疗的目的是根据肿瘤对射线敏感性及病期确定分为根治性放疗或姑息性放疗两类。前者主要应用于对放射线敏感及早期中度敏感性肿瘤；后者常用在中度以上敏感性肿瘤的晚期患者，使用低于致死量的放疗使肿瘤缩小或短期控制其发展，以达到减轻患者痛苦、延长生存期的目的。

(3)放疗与其他手段的综合治疗

1)放疗合并高温治疗：放疗不敏感的乏氧细胞和处于细胞周期中S期的细胞，对高温治疗较敏感，两者合并应用有协同效果。加温方法，当前主要用微波使肿瘤局部加温至43～45℃，合并照射可明显提高疗效、减少照射剂量（约可减少50%的放射剂量）、缩短疗程。由于对深部测温技术不够完善，肿瘤区温度达不到要求可影响疗效，过高又可导致正常组织坏死，故目前在口腔颌面部主要用于浅表肿瘤，如唇癌、颊癌的治疗。

2)放疗合并化学药物治疗：放疗期间同时应用细胞周期非特异性药物或选择细胞周期特异性药物干扰和破坏S期细胞的DNA合成，选用药物有环磷酰胺、平阳霉素、更生霉素（放线菌素D）、氟尿嘧啶等。

3)放疗合并手术：主要用于单纯放疗或手术难以控制，对放射线具敏感性的肿瘤。合并方式，放疗可在术前或术后，但因术前放疗具有：肿瘤血液供应未被破坏，保持原有敏感性；杀死切除边界外亚临床病变;放疗后肿瘤缩小,有利于手术切除;放疗损伤瘤周血管而闭塞等优点,从而不仅提高了切除率,而且降低了局部复发率。临床已证实,上颌窦癌放疗加手术较两者单独治愈率要高,故本法为近年来主张的综合方式。术后放疗主要应用于手术肯定有残留而肿瘤又对放疗具有一定敏感性者,如手术已彻底者并不需要常规再加放疗。有报道,加用放疗反而会增加远处转移,因此,本法仅适用于消灭局灶及区域性亚临床肿瘤。术后放疗时间安排最好不超过术后14d,因手术已破坏局部血液循环,如间隔在4周以上局部出现结缔组织增生更加影响血液循环,使肿瘤细胞处于乏氧状态而影响放疗效果。

3.化学药物治疗(简称化疗) 随着细胞增殖动力学、药物作用动力学及免疫学研究的进展,特别对药物作用机制的亚细胞水平及分子水平的研究,以及药物选择、组合,给药途径及疗程设计等治疗实施方案的改进,使恶性肿瘤的化疗取得了长足进步。化疗恶性肿瘤已成为与手术、放疗并列的治疗恶性肿瘤的三大主要手段之一。化学药物治疗优于手术或放疗之处在于:①化疗是全身性治疗,特别适宜于造血系统肿瘤及实体肿瘤已有广泛转移病例;②对手术或放疗难于奏效的亚临床病灶,辅以化疗可提高治愈率;③不需要手术及放疗所需的特定条件及设备,只要临床医师能掌握合理用药的知识即可实施,便于普及。

当前影响化疗药物治疗效果的主要因素有3个方面。第一是药物的选择性不高,即在杀伤肿瘤细胞的同时也损伤正常细胞,尤其是增殖旺盛的骨髓造血细胞和胃肠道细胞,表现为"敌我不分"而造成造血系统及胃肠道的毒效,限制了药物使用剂量而影响治疗效果。第二方面是临床医师对化疗的意义及细胞动力学、药代动力学、毒性反应的预防及处理,药物的合理剂量、配伍、疗程等化疗实施方案缺乏认识,不少情况下,化疗被用作已有广泛转移、全身极度衰竭晚期肿瘤患者的姑息治疗,结果非但对患者无益,反而加速患者死亡,影响了化疗应有的地位。第三方面是肿瘤耐药性的产生,长期多次用药的结果容易产生耐药性,采取轮换用药或合并用药的方法常能延缓耐药性的产生,近期研究显示,维拉帕米可延缓或消除耐药性的产生。

(1)细胞增殖动力学与肿瘤化疗的关系:从组织的增殖与生长的角度来看,肿瘤属于大量细胞处于增殖状态的更新型。正常组织的更新受全身及局部因素控制,而肿瘤在分裂增殖时,脱离了机体全身及局部因素的控制而无限制地进行分裂增殖,产生机体不需要的细胞,直至机体死亡。化疗的任务就在于阻断癌细胞的有丝分裂周期,使之不分化增殖,放、化疗效果与肿瘤中进入增殖周期细胞的比例成正比。已知细胞增殖的物质基础是核酸,而化疗肿瘤,是根据不同药物可作用于核酸形成的不同阶段,对癌细胞的核酸形成产生阻断作用,从而抑制、杀灭肿瘤细胞。

细胞增殖周期分为DNA合成前期(G1期)、DNA合成期(S期)、DNA合成后期(G2期)及有丝分裂期(M期)。对处于G1前期仍有增殖能力,但未进入细胞增殖期的静止细胞又称为GO期细胞。而对化学药物药效学的研究发现,不同的化学药物对肿瘤细胞周期的不同时相敏感性有差异,此为肿瘤治疗的药物筛选、合理使用抗癌药物提供了理论基础,从而有可能进一步提高化学药物的治疗效果。

(2)化学抗癌药物的分类:化学抗癌药物按其化学性质分为六大类,即:细胞毒素类、抗代谢类、抗生素类、植物类、激素类和杂类。对临床有指导意义的是根据各类药物对细胞增殖周期的作用及其对增殖细胞和休止细胞的敏感性不同,将其分为细胞周期非特异性药物和细胞周期特异性药物。

1)细胞周期非特异性药物:本类药物的作用靶区是DNA本身,可抑制DNA的复制与影响 DNA 的功能,也能抑制 RNA 与蛋白质的合成。由于在细胞周期中的各期都进行 RNA 与蛋白质的合成,都有 DNA 的存在,所以,它们不仅杀伤增殖细胞,也能杀伤非增殖细胞,但对增殖细胞的作用更为显著。这类药物主要包括细胞毒素类(如氮芥、环磷酰胺、硝卡芥、N-氮甲、甲基苄肼、顺铂、卡铂等)、抗生素类(如丝裂霉素、柔红霉素、阿霉素)及激素类(如泼尼松)等。

2)细胞周期特异性药物:本类药物主要通过抑制细胞 DNA 的生物合成及有丝分裂而作用于增殖期细胞,对处于静止状态的 GO 期细胞不敏感,增殖期细胞中 S 期和 M 期细胞对其最为敏感。本类药物包括对 S 期敏感的抗代谢类(如阿糖胞苷、氟尿嘧啶、氨甲喋呤等)和对 M 期纺锤丝有阻断作用的植物类(如长春碱、长春新碱、秋水仙碱等)。

(3)化学药物的给药方案:化疗方案的制订和给药方法的选择,应根据肿瘤的病理性质和细胞分化程度、肿瘤的病程及全身状态、药物的特性,以及化疗在治疗中所处地位(综合治疗或单一治疗)诸因素综合考虑。

1)单药化疗:单药化疗是肿瘤化疗发展的早期阶段用药方式,本法疗效较低,难以达到完全缓解。但对于晚期和肿瘤患者因全身情况不佳、耐药性差、术前化疗或术后预防性治疗、已经强力化疗大量破坏肿瘤细胞后的残余瘤细胞杀灭,仍不失为可选择的方法。而所用药物应具有明确的选择性,如头颈部鳞癌对化疗药物仅中度敏感,常选用平阳霉素、氨甲喋呤、氟尿嘧啶、长春新碱、顺铂、卡铂等。头颈部骨及软组织肉瘤,对化学药物疗效差,但可用综合治疗、术前诱导化疗和姑息治疗,常选用环磷酰胺、更生霉素、阿霉素、抗癌锑等。单药化疗又分为常规剂量持续给药及间歇性大剂量给药两种方式。

• 常规量持续给药:细胞周期特异性药物作用特点呈给药时机依赖性,即在一个肿瘤细胞群体中,处于对某类细胞周期特异性药物敏感的细胞只占一部分,药物达到一定剂量后疗效不再提高。但处于不敏感周期的细胞经过一定时间后,又进入敏感时相,因此,常规剂量持续给药对于倍增时间短、增殖周期快的肿瘤,更加适宜。本法给药一般 2～7d 一次,间隔时间长短应根据各种药物的药代动力学特点,即进入体内蓄积时间决定。

• 间歇性大剂量给药:细胞周期非特异性药物呈剂量依赖性,多数药物在剂量加倍时其杀灭瘤细胞的比率可增加几倍,且由于两次给药间隔时间长,大剂量药物所致的机体骨髓及胃肠道上皮损伤得以恢复,故此法达到提高疗效、降低毒性,以保证治疗按计划得以完成,是近代化疗方案的基础。但所给药剂量与机体的毒性剂量较接近,部分患者可引起严重或不可逆的骨髓、肝、肾、神经系统的毒性反应,故用本法时,应有确定的对抗剂或自体骨髓再植的条件。目前应用较成熟的如环磷酰胺 1.5～2.0g,每 2～3 周 1 次;氨甲喋呤 100mg,每周 1 次,可同时应用解毒剂甲酰四氢叶酸;顺铂 1.0～1.5g,3～4 周 1 次,为减少肾脏损害,应在用药前后给以足够的水化及利尿处理。

2)联合化疗:联合化疗是指两种以上不同种类抗癌药物的联合应用,以增加对肿瘤细胞周期杀伤的广度和强度。近年来,肿瘤细胞异质性的理论在化疗中已被广泛重视,即同一肿瘤中不同细胞亚群对各类药物敏感性有差异。多药合用可增加敏感亚群数,减少自然抗药细胞亚群的可能性。联合用药还可达药效的相加和互补,以提高细胞杀灭药效,而无明显毒效增加,取得更高疗效,达到减少复发目的。联合化疗应遵循的原则:①选用的药物应是单一用药有效者。②各种药物的作用机制不同,作用于细胞周期的时相各异。③各类药物之间可互相增效。④各种药物毒性作用的靶器官不同,或虽作用于同一器官,但作用时间不同。⑤根据细胞动力学及实验治疗结果，制定合理的给药顺序及治疗间隔，以增加疗效，减轻毒性。常用较理想的联合化疗方案：先给大剂量的细胞周期非特异性药物，使癌细胞总数大为减少。再用细胞周期特异性药物，将会显著增效。即序贯给药，其方式为细胞周期非特异性药物加 S 期药物加 M 期药物加糖皮质激素。

（4）化疗药物载体的应用：化疗药物载体的应用又称导向治疗或导弹疗法，是使抗癌化学药物特异性地导向肿瘤细胞，提高了化学药物对瘤细胞的杀灭作用，并减少对正常细胞的毒性。本法是通过将化学药物与瘤细胞有亲和性物质或可将化学药物集中在肿瘤区的物质组成复合物，在体内特异性地攻击瘤细胞。这些物质称之为药物载体。目前应用的有脂质体、肿瘤单克隆抗体、高分子物质、药物等。此外，还有利用包裹化疗药物的微球，经供应肿瘤区动脉注入的局部血管栓塞法，是治疗实体瘤的又一方法。

（5）化学药物的给药途径：首先按肿瘤的病理性质选择敏感药物，再根据肿瘤所在部位及范围大小、有无转移灶、药物特性决定给药途径。药物刺激性大的如氮芥、丝裂霉素、阿霉素、长春新碱等，只能由静脉或动脉给药；刺激性小的如阿糖胞苷、平阳霉素等可肌内注射；刺激性小且可由胃肠道吸收者，如环磷酰胺、氨甲喋呤也可口服；而氨甲喋呤与阿糖胞苷对中枢神经系统的刺激小，所以，可试用于椎管内注射；肿瘤位置表浅而局限，如皮肤癌可用肿瘤表面局部敷贴药物；肿瘤范围局限在一侧口腔颌面部，而肿瘤对可选择药物敏感性差的，亦可用颈外动脉及其分支插管后给药的方式。

4.免疫疗法　肿瘤的生物治疗理论基础是在正常情况下肿瘤与机体的防御功能之间处于动态平衡，肿瘤的发生、增殖、播散是这种动态平衡失调所致，如将失调状态人为地调整至正常水平，则可控制肿瘤的生长，甚至使其消退。而近年生物工程技术的发展又使肿瘤生物疗法的临床应用成为可能，如当前采用细胞工程技术大量生产巨噬细胞、细胞毒 T 淋巴细胞、自然杀伤细胞、淋巴因子活化的杀伤细胞等细胞毒活性细胞，以及分泌单克隆抗体的杂交瘤细胞。利用基因工程技术可大量生产白细胞介素、干扰素、肿瘤坏死因子、免疫球蛋白因子及克隆刺激因子等多种细胞因子。相信随着研究的深入，生物疗法必将作为恶性肿瘤治疗另一重要的手段在临床上得到应用。

5.加热治疗　当前使用的局部加热疗法主要是微波热疗，常用微波频率为 2450MHZ、915MHz，频率越低，透热深度越大，如 2450MHz 透热深度为 1.7cm，而 915MHz 为 3.04cm。临床根据肿瘤大小选择频率，而辐射器的大小应以覆盖或稍超出整个肿瘤边界为度。微波加热杀灭肿瘤细胞的作用与单纯加热不同，它具有改变生物体内电荷和分子结构及运动规律的非热效应。微波依其振荡频率在体内被电解质成分，特别是水分子吸收转为热能，因癌细胞含水量较正常组织高，可吸收更多的微波能量。除利用上述的结构特点选择性杀伤肿瘤细胞外，热疗效应还与肿瘤细胞较正常细胞对热更敏感，更易抑制肿瘤细胞的核酸和蛋白质代谢有关。此外，高温使本已低氧的瘤细胞在更加低氧或无氧下代谢引起 pH 值进一步下降，加重乳酸堆积、激活溶酶体酶使瘤细胞破坏。另外，许多研究证实，放疗、化疗与热疗综合应用可起到协同作用，在减少放疗及化疗常规剂量条件下达到较单一疗法更高的杀瘤效果。

6.冷冻疗法　低温冷冻可引起细胞内外水晶形成、细胞皱缩脱水、电解质浓缩、酸碱度改变、尿素浓度增高、类脂蛋白变性，以及温度休克使细胞膜破裂，细胞死亡，后期血流阻滞，血栓形成导致局部缺血性的"冷冻坏死"。冷冻疗法虽有简便的优点，但由于其冷冻范围、形状不能完全随意、深度不易控制的缺点，可能出现肿瘤某些方位冷冻坏死过多或不够的问题而影响治疗效果。因此,当前冷冻疗法的适应范围尚局限在表浅的乳突状瘤、管状肿瘤、黏液腺囊肿、口腔黏膜白斑、扁平苔藓,以及早期局限的皮肤、黏膜的鳞癌等。

七、预防

随着人类对癌(恶性肿瘤)这一顽症认识的不断深化,逐渐意识到做好预防是抗击癌症最有效的武器。许多科学研究及有效控制活动表明,癌症在有些情况下是可以避免的。我们所面临的健康问题对我们传统的生活习惯提出了很大挑战。个人、家庭及社区比以往更有责任帮助自己和他人预防癌症。只有将恶性肿瘤的三级预防与控制纳入到人们日常生活及工作议事日程中,才能真正起到预防作用。降低发生率是一级预防的主要任务,降低死亡率是一、二级预防和三级预防的共同任务。癌症预防的最终目的,就是降低癌症的发生率和死亡率。

一级预防:即病因预防。其目标是防止癌症的发生,降低发生率。其任务包括研究各种癌症病因和危险因素,针对化学、物理、生物等具体致癌、促癌因素和机体内外致病条件,采取预防措施,并针对健康机体,采取加强环境保护、适宜饮食、适宜体育,以增进身心健康。对个人,是"防患于未然"。消除或减少致癌因素,除去病因是最好的预防方法。譬如,45岁之后的人群是恶性肿瘤的高危人群,是预防的重点人群,应加强防癌宣传,定期做体检,更要注意保持良好的生活习惯。应意识到吸烟是导致肺癌的死亡率上升的主要原因,因此,任何时候戒烟都是必要的。此外,在发病前10位的癌症中,消化系统的癌症就占了5个,因此,应格外注意"病从口入",尽量避免多盐、油炸、腌制的食品以及饮酒过多。提倡用健康的生活方式预防肿瘤:①通过健康生活方式的调整,可以预防大约1/3的肿瘤;②坚持适当运动,保持适宜体重;③合理的饮食结构,食谱要健康,营养要均衡;④保持健康的心态,创造和谐的氛围;⑤摒弃陋习,如嗜烟、酗酒、长期的生活规律紊乱等;⑥绿色生活,保护自然,保护我们生活的环境,尽可能避免接触可能的致癌物等。

二级预防:即临床前期或亚临床期预防。其目标是防止初发疾病的发展,把疾病消灭在早期。其任务包括发现癌症症状出现以前的那些潜在或隐匿的状况,以达到早发现;及时检查达到早诊断;确诊后早治疗以达到恢复健康。普及健康知识,让所有人都成为二级预防的尖兵。开展防癌普查或易感人群的监测,做好定期健康体检,贯彻"S前"和"三早"方针,"三前"即癌前发现、癌前诊断、癌前治疗,以防患于未然。"三早"即早期发现、早期诊断、早期治疗,以防患于开端,可取得事半功倍的疗效。如及时处理癌前病变是预防和阻断发生口腔癌的重要环节。

正确面对恶性肿瘤的诊断:①任何人都有机会患肿瘤,恶性肿瘤早期治疗是可能治愈的;②不要回避肿瘤话题,以便获得更多的肿瘤防治知识。

三级预防:即临床(期)预防或康复性预防。其目标是防止病情复发,提高生存率,减少死亡率。其任务是采用多学科手段治疗肿瘤,尽可能地治愈或控制肿瘤。规范地实施严格的随访制度,及时发现肿瘤复发和(或)转移。正确选择合理的、最恰当的康复诊疗方案,尽可能地恢复功能,提高生活质量,减少肿瘤复发和(或)转移,延长生存时间,甚至重新恢复正常生活。

做好医患沟通,积极配合:①信任医生,向医生学习有关知识;②了解疾病的特点,和医生一起,确定可行的、恰当的目标;③在治疗过程中,不断与医生沟通,了解疾病的变化和治疗方案的调整情况;④正确认识治疗中的不利影响和不良后果。

(尹小朋)

第二节　口腔颌面部良性肿瘤

一、乳突状瘤

（一）概述

乳突状瘤分鳞状细胞乳突状瘤及基底细胞乳突状瘤两类。口腔乳突状瘤可在白斑的基础上发生，且有较大的恶性变倾向。唇、颊及皮肤多发性乳突状瘤，伴发牙发育不良、多指、并指畸形，以及虹膜、脉络膜缺损或斜视时，称为多发性乳突状瘤综合征。

（二）诊断与鉴别诊断

乳突状瘤发生于皮肤及黏膜，呈乳突状突起，有蒂或无蒂，界限清楚。根据临床表现，一般可以做出明确诊断及鉴别诊断。

（三）治疗

乳突状瘤应在局部麻醉下，进行手术切除。手术宜采用包括肿瘤在内的菱形切口，面部与皮纹方向一致。基底部切除应较深、广泛，术后应行病理学检查以证实诊断及排除恶性变。较小的乳突状瘤可行冷冻及激光治疗。

二、纤维瘤

（一）概述

口腔颌面部纤维瘤起源于面部皮下、口腔黏膜或骨膜的纤维结缔组织。其构成主要以纤维组织居多，结缔组织细胞及血管很少。口腔颌面部纤维瘤如处理不当，极易复发，多次复发后可恶性变。

（二）诊断与鉴别诊断

纤维瘤一般生长缓慢，为无痛性肿块、质地较硬、大小不等、表面光滑、边缘清楚，与周围组织无粘连，一般均可活动。根据临床表现一般可以做出明确诊断及鉴别诊断。

（三）治疗

纤维瘤应采用手术完整切除。位于面部软组织内的纤维瘤可在局部浸润麻醉下手术，切口方向与皮纹一致，切开皮肤，皮下组织，暴露分离肿块，完整切除。冲洗创腔，彻底止血，如不能彻底关闭创腔者需要放置橡皮引流，分层对位缝合，引流条于24～48h后抽除，5～7d拆线。纤维瘤手术时，须做组织冰冻切片病理学检查，证实为恶性者，应按恶性肿瘤治疗原则处理。

三、脂肪瘤

（一）概述

脂肪瘤系起源于脂肪组织的良性肿瘤。好发于脂肪丰富区域，如颈部、面颊部、额部及头皮也常有发生。位于口内者多见于口底区。

（二）诊断与鉴别诊断

脂肪瘤病程较长，呈膨胀性缓慢生长，边界常不清楚，触之柔软，有时有分叶及假波动感；位于黏膜下者可泛黄色。

脂肪瘤穿刺无物抽出,可与囊肿、血管瘤等相鉴别。

(三)治疗

脂肪瘤应在局部麻醉下进行手术切除。切口宜选择隐蔽不影响面容处,切口长度以能暴露手术野为宜,由于脂肪瘤包膜甚薄,边界不够确切,故手术应仔细鉴别,完整切除肿瘤,冲洗创腔,彻底止血,分层缝合。口底区肿瘤若位于下颌舌骨肌以上平面者,应行口内切口切除;位于下颌舌骨肌以下者宜行颏下部皮肤切口。

四、色素痣

(一)概述

色素痣来源于表皮基底层产生黑色素的色素细胞。根据组织病理学特点,色素痣可分为交界痣、皮内痣、复合痣。

(二)诊断与鉴别诊断

色素痣为良性病变,身体各处皮肤均可发生。但较常见于颌面部,口腔黏膜较少见。其临床重要性在于有些可发生恶性变。如局部轻微痒、灼热或疼痛,痣的体积迅速增大,色泽加深,表面出现感染、破溃、出血,或痣周围皮肤出现卫星小点、放射黑线、黑色素环,以及痣所在部位的引流区淋巴结肿大等,应考虑恶性变。

色素痣一般比较容易做出诊断与鉴别诊断。

(三)治疗

色素痣特别是皮内痣一般无须处理,但有下述情况之一者,应行手术治疗:①突然出现增大、溃破、刺痒、疼痛等症状;②痣位于易受摩擦刺激的部位,如面、颈、项部或有碍美观者。较小的痣可在局部麻醉下一次切除,切缘应在痣边界以外的正常皮肤上,切口采用与皮纹方向一致的包括痣在内的菱形切口。一次切除后,创面较小时,可视情况行潜行剥离,拉拢缝合,较大创面应行皮肤游离移植或局部皮瓣转移,对大面积色素痣可行分次切除,一般间隔3~6个月进行一次,直至全部切除。如怀疑有恶性变病例,应积极采用外科手术全部切除,手术应在痣边界以外 0.5cm 的正常皮肤上做切口,切除底界应足够,并应于术中送冰冻活检,若证实恶性变,应按恶性黑色素瘤做较广泛的扩大切除术。由于冷冻或激光治疗不易准确掌握其边界及深度,有治疗后导致恶性变的可能,因此,不赞成应用该法治疗本病。

五、血管瘤

(一)概述

血管瘤是常见的良性肿瘤,大多数为先天性,发生于残余的胚胎血管细胞。口腔颌面部为好发部位,其发生率约占全身血管瘤的 60%,女性多于男性。大多数发生于皮肤、皮下及口腔黏膜,如舌、唇、口底、颊等组织。深部及颌骨中心性血管瘤则较少见。根据临床表现及组织结构一般可分为毛细血管瘤、海绵状血管瘤及蔓状血管瘤 3 种基本类型,前两型常可混合存在。血管瘤还可与淋巴管瘤、纤维瘤等在一起发生,构成混合性肿瘤。

(二)诊断与鉴别诊断

1.毛细血管瘤 其是由许多管壁扩张的毛细血管交织组成,常发生于颜面、颌颈等处的皮肤上,也可在口腔黏膜发生。表面呈鲜红色或紫红色,病变都稍显高起,有的形似草莓、有的表面有许多颗粒状突起或结节。其大小不定,形状亦不规则,指压时可暂时褪色和稍被压缩。口腔内的血管瘤易被咬伤或被食物擦伤而继发感染。

2.海绵状血管瘤 为多数具有内皮衬里的海绵状血管窦所构成。窦内充有静脉血液。在口底、下颌下和舌、唇、颊等处常见。肿瘤形状不规则,多无包膜,与周围的分界不清,位置深浅不定,表面呈暗红色,柔软而有压缩性。将头部置于低位时,瘤体因充血而胀大。如因窦内部分血液凝固,形成血栓,经久产生钙化体即为静脉石,扪诊常可触及,X射线片检查可显示有小圆形钙化阴影。肿瘤发展较大时,可形成颜面畸形或压迫颌骨使之变形。血管瘤若受损伤,容易出血和继发感染。

3.蔓状血管瘤 亦称为葡萄状血管瘤,主要是由血管壁显著扩张的动脉与静脉相互吻合而成,因此,又称为动静脉瘘。多见于成年人,幼儿少见。常发生于颞浅动脉所在的颞部皮下组织,亦可位于口腔黏膜下组织内。肿瘤隆起呈念珠状或蚯蚓状外观,扪之有动脉性搏动感与震颤感,听诊可闻及收缩期杂音。

浅层的血管瘤诊断并不困难,深部的海绵状血管瘤可做穿刺检查,能抽出静脉性血液,为了进一步确定海绵状血管瘤和蔓状血管瘤的范围和吻合支的分布情况,可向瘤体内注射造影剂或做动脉造影,以助诊断。血管瘤应与淋巴管瘤和神经纤维瘤鉴别。

(三)治疗

血管瘤的治疗应根据肿瘤的位置、类型、患者年龄等而选择合适的治疗方法。常用的方法有手术治疗、放疗、冷冻治疗、硬化剂注射、局部注射化疗药物等多种方法。婴幼儿的毛细血管瘤及海绵状血管瘤可自行消失而不急于治疗,待 5～6 岁后再考虑治疗,但如发展迅速亦应及时治疗。对较大的血管瘤可采用综合方法治疗。

1.毛细血管瘤和海绵状血管瘤 对小而无明显生长的血管瘤,可以暂不处理,密切观察变化。但对病变迅速生长,扩大或发生出血、溃破等并发症,或病变位于重要部位(如眼睑)附近,有可能造成功能损害或面容畸形时,应予进行治疗。

(1)冷冻治疗:适应证为表浅、厚度不超过 1cm 的局限病变,可作为首选治疗方法。一般有效率可达 90% 以上。对表浅的毛细血管瘤可用接触法或喷射法,需时 20s～1min,大多一次即可治愈。如肿瘤较大,边缘也不规则,可以重复治疗,创面多在 1～2 周内愈合,基本不留瘢痕。范围较大的病变,可采用喷射法或分区接触冷冻法,冷冻需时 30s～2min,根据病变情况可以重复治疗。对儿童海绵状血管瘤应用冷冻治疗,直径不宜超过 2cm;否则,效果不很满意。冷冻治疗后,若局部护理不当,可致溃烂而形成瘢痕。

(2)糖皮质激素治疗:适用于病变较大,用其他方法治疗有困难的婴儿期毛细血管瘤或海绵状血管瘤。口服泼尼松 2～4mg/kg,每日或隔日 1 次,用药 14d 无效则应停用。4 周为 1 个疗程,间隔 4～6 周后可重复治疗。用药期间注意营养状态和体重变化,并发结核、急性感染者禁用。为避免大剂量长期口服糖皮质激素的不良反应,近年来,多采用局部瘤内注射给药。依瘤体大小每次分点注射地塞米松 1～2mg,每周注射 1～2 次,连续 4 周,若无效应改用其他疗法。

(3)激光治疗:主要利用激光的热力效应,损伤血管内皮细胞,腔内红细胞凝集,血栓形成而使血管闭塞。当前用于毛细血管瘤治疗的是 CO_2 激光器,而海绵状血管瘤主要用输出功率大的 Nd:YAG 激光器。局部常规乙醇消毒,局部浸润麻醉后,根据血管瘤大小、深度采用散焦、光斑的扫描方式分区、分次治疗。病变范围较大时每次治疗区可达 4～5cm。较小的病变照射 1～2 次,较大者治疗 5～6 次,每次间隔 2 个月。治疗后保持局部清洁,必要时用无菌绷带包扎,涂以抗生素软膏。

(4)放疗:婴儿或儿童时期的血管,其血管壁内皮细胞层仍处于胚胎状态.对放疗敏感,可用浅层 X 射线治疗、放射性核素"磷"贴敷或用胶体"磷"进行瘤内注射。因放疗可影响患儿颌面部发育或致癌,应慎重应用。成人血管瘤因其敏感性差不主张放疗。

(5)硬化剂注射:适用于海绵状血管瘤。硬化剂注入后,可使局部血管产生无菌性炎症,引起血管栓塞,使瘤体纤维化。常用的硬化剂有 5％鱼肝油酸钠、奎宁乌拉坦注射液(每 100ml 含奎宁 13.3g、乌拉坦 6.7g);10％明矾液、5％～10％高渗氯化钠、75％的乙醇、尿素及消痔灵等。注射时常规用 0.5％碘伏消毒,无须麻醉,根据病变大小采用一点或多点注入不同部位和深度,注射时应在刺入血管瘤腔,回抽有血时方可推注硬化剂,为增加硬化剂在瘤内停留时间,提高治疗效果,可于推药前在瘤体周围用局部麻醉药注满浸润或用硬性环状物压迫回流静脉。对巨大深在血管瘤还可先行手术结扎瘤周回流静脉后,再注射硬化剂。注意硬化剂不宜注射过浅;否则,可有表面溃烂、出血、感染等并发症。对位于口底、舌根、咽侧血管瘤硬化剂注射后,因水肿导致呼吸道梗阻的可能性应有充分警惕及处理措施。1～2 周注射 1 次。注射剂量视肿瘤大小决定,一般用鱼肝油酸钠注入 1 次不超过 5ml,奎宁乌拉坦不超过 2ml。对婴儿患者应从小剂量开始(0.25～0.50ml),以后酌情逐渐增加较完全。

(6)手术治疗:其他方法无效,病变继续增大,引起外观畸形、功能障碍或严重出血时,应考虑手术切除。但术前必须仔细检查明确病变的范围、涉及的器官及重要结构受累的可能性,确定手术可切除的程度,对切除后造成组织缺损的修复等也要在术前做好周详的计划,根据需要可选用植皮、局部皮瓣转移、肌皮瓣等。此外,在手术操作上为尽量减少出血,对瘤体解剖时,应由边缘进行,仔细结扎离断进入瘤体相关血管后,再向瘤体底面分离。对肿瘤过大、出血严重、全部切除有困难,或有重要结构可能损伤,则宜缝扎瘤体做分期切除,对切除后残留的肿瘤可于术中或术后注射硬化剂,以免引起严重并发症。

(7)平阳霉素瘤内注射:近年有采用平阳霉素瘤内注射治疗海绵状血管瘤取得较好疗效的报道。平阳霉素可使血管瘤内皮细胞萎缩、破坏和分解而使瘤体纤维化。一般将平阳霉素 8mg 用生理盐水稀释到 2mg/ml,可加入适量糖皮质激素及利多卡因,以预防注射时疼痛及注射后水肿。每次 2～8mg 不等,每周 1～2 次,1 个疗程 5～6 次。视情况重复治疗。注射后可有全身发热症状,一般无须特殊处理。需要注意的是平阳霉素有出现迟发性严重过敏反应的意外,危及患者生命,应在建立静脉输液通道和有抢救设施的病区进行治疗。

2.葡萄酒斑状毛细血管瘤　此型虽同属毛细血管瘤,但与草莓状血管瘤的本质有差异,属于血管畸形。由于其病变往往较广泛,且随年龄增长而扩大,目前尚缺乏有效的保守治疗方法。但用冠激光局部照射,其有效率可达 50％以上,其他尚可试用冷冻、超软 X 射线照射取得一定效果。一般临床仅在产生出血并发症或结节或赘生物过大时,可考虑手术切除。出于美容要求,可选择部分或较局限病变的全部手术切除,并立即采用皮片或皮瓣修复。

3.蔓状血管瘤　仅适用于手术治疗。但由于存在动静脉瘘,术中出血十分明显,所以,术前必须借助血管造影检查以明确与病变交通的输入动脉,全部予以结扎切断,待病变搏动完全消失后,再行手术切除。也可于术前 3～7d 内先行经皮动脉插管或术中暴露所需血管后插管,注入栓塞剂以闭塞供血动脉,能够大大减少术中出血。另外,对此类型血管瘤行瘤周结扎供血动脉后注射硬化剂治疗,也有一定效果。

六、淋巴管瘤

（一）概述

口腔颌面部的淋巴管瘤较血管瘤少见。可分为单纯性淋巴管瘤、海绵状淋巴管瘤和囊状水瘤3种。多见于婴幼儿及青少年。前两种多发于舌、唇及颊黏膜上，后一种主要发生在颌面及颈部。本病是淋巴管发育畸形所形成的一种良性肿瘤。按其临床特征及组织结构可分为毛细管型、海绵型及囊肿型。毛细管型是由衬有内皮细胞的淋巴管扩张而形成，口腔黏膜的淋巴管瘤有时与血管瘤同时存在，又称单纯性淋巴管瘤；海绵型为淋巴管极度扩张弯曲，构成多房性囊腔，颇似海绵状；囊肿型又称囊性水瘤，一般为多房性囊腔，彼此间隔。

（二）诊断与鉴别诊断

1.单纯性淋巴管瘤　在口腔黏膜表面可见簇生丛集的半透明小泡或颗粒状肿块，呈片状突起，表面高低不平，很像密集的蛙卵。压之较周围黏膜或皮肤为硬。如混合有毛细血管瘤存在时，中间夹有许多红色小颗粒，称为血管淋巴管瘤。

2.海绵状淋巴管瘤　有许多含淋巴液的腔窦，迂回曲张，结构颇似海绵，可形成巨唇、巨舌等畸形，影响正常功能。有的海绵状淋巴管瘤中央可出现较大的囊腔，与囊状水瘤颇相似。

3.囊状水瘤　为具有单个或多个巨大囊腔（可称主囊）及附有多数小囊的囊状物，囊壁菲薄，其中含有水样液或胶冻液。囊状水瘤的发生与胚胎期的颈淋巴囊有密切关系，故多初发于婴幼儿，常位于一侧颌面及颈部或锁骨上部的颈阔筋膜之下。此瘤形状不规则，逐渐增长至巨大而柔软的肿块，扪诊有波动感，边界不清楚。皮肤多不变色。稍具透光性。穿刺检查可抽出大量淡黄色水样淋巴液。

淋巴管瘤的诊断与鉴别诊断除病史和临床表现外，对囊肿型可做穿刺检查，以明确诊断。颈部囊状水瘤有时还需要做囊腔造影，以明确其真实波及范围，以及与其他疾病相鉴别。

（三）治疗

淋巴管瘤的治疗以平阳霉素瘤内注射和外科手术为主，平阳霉素瘤内注射能抑制淋巴管内皮细胞分泌及间质增生，效果明显。手术根据具体情况做部分切除术或全切除术。

1.平阳霉素瘤内注射　应作为首选疗法，尤其对婴幼儿囊肿型淋巴管瘤效果更佳。采用平阳霉素8mg加生理盐水稀释到2mg/ml，可加入适量糖皮质激素及利多卡因，以预防注射时疼痛及注射后水肿。穿刺前以常规0.5%碘伏消毒，刺入瘤体内尽可能吸出腔内液体。注入平阳霉素2～8mg，每周1～2次，1个疗程为5～6次。视情况重复治疗。平阳霉素的不良反应及注射后可能出现的并发症处理见血管瘤治疗。

2.手术治疗　为主要的治疗方法。毛细管型及海绵型若面积大、肿瘤深在，亦可仅做部分或成形性切除，残留部分二期切除或辅以平阳霉素瘤内注射治疗。面颈部巨大囊性淋巴管瘤因肿瘤与周围组织分界不明显，常包绕重要血管神经等结构，加之多为幼儿患者，相对手术创伤大，出血多，有一定手术死亡率，原则应先采用平阳霉素瘤内注射的非手术疗法，仅对治疗无效者才考虑手术切除。术前应做好手术计划、切除范围、麻醉及输血准备。

手术操作应注意以下几点：①切口应尽量隐蔽，避免日后瘢痕挛缩；②操作须细致，除注意减少出血外，还应保护肿瘤包绕的重要解剖结构；③因属于良性肿瘤，原则上不过分强调"切除彻底"。对残留组织缝扎后行电灼或注入平阳霉素，放置引流，延期（1～2周后）取出，以造成纤维化,使囊腔闭塞;④对突入纵隔或胸腔的巨大淋巴管瘤可分期切除;⑤囊性水瘤手术时,要耐心仔细地剥离,做完整的摘除。如残留囊壁以前多采用5‰鱼肝油酸钠纱条填塞囊腔,或用10‰碘酊涂布残存囊壁,破坏其内皮细胞,以免复发。

七、神经纤维瘤

(一)概述

神经纤维瘤是起源于神经鞘细胞或成纤维细胞两种主要成分组成的良性肿瘤。分单发与多发性两种,单发性神经纤维瘤在口腔颌面部常见于额、颌面、颈部的皮下,口内则发生于舌、腭、颊和口底的黏膜下。多发性神经纤维瘤又称为神经纤维瘤病,特征是全身皮肤有大小不等的多数棕色或灰黑色小点状或片状病损。

(二)诊断与鉴别诊断

肿瘤区皮肤松弛悬垂呈肉屏状,扪之柔软,瘤内可有多个结节,来自感觉神经者,则出现明显压痛。可压迫邻近骨壁,引起畸形。此外,尚可伴有骨骼及神经系统病损。

根据临床表现,一般可以做出明确诊断。但应与血管瘤进行鉴别诊断。

(三)治疗

手术切除为主要手段。对于小而局限性的神经纤维瘤,可在局部麻醉下一次切除;对于巨大神经纤维瘤,由于其累及范围很广、涉及器官较多,故其手术原则应以改善畸形及功能为治疗目的,做部分切除。因为肿瘤常与皮肤及基底粘连,且界限不甚清楚,加之血液循环丰富,瘤内存在大量血窦致止血困难,手术时出血较多,故除做好充分的备血及术中适当控制血压外,先在已确定切除边界外做环形深缝扎,以减少局部血液供应,术中锐性切除瘤体周围组织,迅速切除肿瘤,瘤体移除后创面加压、分区止血、缝合。术后仍应注意施行加压包扎。

八、神经鞘瘤

(一)概述

神经鞘瘤系来源于神经鞘膜的良性肿瘤。头颈部神经鞘瘤主要发生于脑神经,如听神经、面神经、舌下神经、迷走神经干;其次是周围神经;交感神经发生最为少见。

(二)诊断与鉴别诊断

临床表现与神经起源有关,来自末梢神经者,主要表现为肿块;来自感觉神经可伴压痛或辐射样疼痛;来自颈交感神经者可出现颈交感神经综合征;来自迷走神经者,偶可发生声嘶症状;来自面神经者,可有面抽搐的前驱症状。肿瘤可沿神经轴侧向移动,但不能上下活动。根据临床表现,一般不难做出明确诊断与鉴别诊断。

(三)治疗

本病瘤体增大可产生压迫症状,一旦确诊应及时手术切除。神经鞘瘤包膜致密完整,手术甚易剥出。手术方式应根据肿瘤部位及大小而定。若为周围神经鞘瘤,可用手术完整切除;若肿瘤来源于重要神经干时,则应权衡神经干切断可导致的不良后果。手术时,一般应从肿瘤上神经干外膜沿纵轴切开,仔细地剥开神经鞘切除肿瘤。如果剥离困难或不慎已切断神经干,应施行神经吻合或移植术。

九、涎腺多形性腺瘤

（一）概述

涎腺多形性腺瘤又名涎腺混合瘤，是涎腺肿瘤中最常见的一种。好发部位是腮腺、下颌下腺、腭部小涎腺。任何年龄均可发生，以 30～50 岁为多见，男女发病无明显差异。混合瘤镜下组织像复杂，可见肿瘤性上皮组织与黏液样组织或软骨样组织。有人认为，瘤变的上皮细胞有多向分化的潜能，因而形成了多形性腺瘤的复杂形态。

（二）诊断与鉴别诊断

1. 诊断

（1）症状体征：①好发于腮腺，其次为下颌下腺及腭腺。②生长缓慢，周界清楚，质地中等硬度，表现呈结节状，活动，与周围组织无粘连，但腮腺深叶及腭部者由于周围组织的夹持固定作用而不活动。③涎腺造影显示为良性占位性病变。④可有生长加快、硬度增加、活动度下降甚至固定、面神经瘫痪、皮肤溃疡等恶性变征象。

（2）并发症：可并发口腔颌面部感染、口腔颌面部肿瘤等疾病。

（3）检查

1）B 型超声波检查：表现为边界清楚、形态不规则、内部回声波均匀或不均匀的肿块。

2）涎腺造影：主要表现为主导管及分支导管移位，但无导管中断及造影剂外溢的良性占位性征象，少数有个别分支导管排列紊乱、弯曲或不规则扩张。

3）CT 检查：涎腺注入造影剂后做 CT 检查。有利于进一步明确肿瘤的性质、累及范围、肿瘤的大小，以及肿瘤与相邻的颈内动脉、颈外动脉、颈内静脉等重要结构的关系，对手术设计有重要参考价值。

2. 鉴别诊断应与下列疾病相鉴别。

（1）淋巴结炎：无论化脓性或结核性淋巴结炎，均可表现腮腺区或下颌下区肿块，但肿块可以是一个以上，体积一般不大，且有时大时小的历史，扪之可有压痛，对抗炎或抗结核治疗有效。

（2）皮样囊肿：缓慢生长，肿块形态规则，边界清楚，质地均匀，较软似面团样，常位于下颌角后部，穿刺可抽出皮脂样物。

（3）颈椎横突过长：第 1 颈椎的横突过长可在乳突至下颌角间的深面扪及，个别患者可有疼痛不适感，但无进行性长大的表现，扪之硬，压痛，不活动，约 2cm 直径大小的骨性区。颈椎照片可证实。

（4）腺淋巴瘤：多见于中年以上男性，可有长期吸烟史，肿块位于腮腺浅叶下部，呈卵圆形、边界清楚、活动、质地中等偏软且均匀。肿块有时大时小的消长史，伴轻微疼痛。腺淋巴瘤绝大多数为单发，但亦可为多发或双侧腮腺均有。^{99m}Tc 放射性核素扫描为热结节。

（5）流行性腮腺炎：起病大多较急，无前驱症状。有发热、畏寒、头痛、咽痛、食欲缺乏、恶心、呕吐、全身疼痛等，数小时腮腺肿痛，逐渐明显，体温可达 39℃ 以上，成人患者一般较严重。腮腺肿胀最具特征性。边缘不清，局部皮肤紧张、发亮但不发红，触之坚韧有弹性，有轻触痛；言语、咀嚼时疼痛加剧；通常一侧腮腺肿胀后 1～4d 累及对侧。下颌下腺或舌下腺也可同时被累及或单独出现。

（6）下颌下间隙感染：牙源性感染病程发展快，全身高热，下颌下区肿胀明确，皮肤充血、发红,有时发亮,有凹陷性水肿和压痛,早期即有脓肿形成,可扪及波动感;腺源性感染病程发展较慢,初为炎性浸润的硬结,逐渐长大,穿破淋巴结被膜后,呈弥散性蜂窝织炎,症状同牙源性感染,但晚期才形成脓肿。

（三）治疗

因肿瘤部位常较深在,一般不宜做术前活体组织病理学检查。常需要在手术当中做活体组织冰冻切片病理学检查以明确诊断。

多形性腺瘤为临界瘤,单纯包膜外切除常有复发,多次复发可有恶性变,故应适当扩大手术安全缘,不同部位手术原则为:小涎腺多形性腺瘤,瘤体外 0.5cm 的正常组织内切除;下颌下腺多形性腺瘤,同期摘除下颌下腺;腮腺多形性腺瘤,腮腺浅叶或深叶同期摘除,保留面神经。

一般性手术的预防性抗感染选用磺胺类药物(如复方新诺明)或主要作用于革兰氏阳性菌的药物(如红霉素、青霉素等);体质差或并发感染者常联合用药,如作用于革兰氏阳性菌的药物(如青霉素)加作用于革兰氏阴性菌的药物(如庆大霉素)加作用于厌氧菌的药物(如甲硝唑);手术前后感染严重或有并发症者,可根据临床和药敏试验选择有效的抗生素。

涎腺多形性腺瘤必须手术治疗,其对放射线不敏感,一般不能放疗,由于此瘤为临界瘤,带瘤生存时间过长或不适当的处理刺激后可致恶性变,因此,一旦发现涎腺部位的肿块应及时手术切除,切忌使用一些不明成分的药物外敷治疗。本瘤一般生长缓慢,可较长时间无症状,但如发现生长加速,硬度增加等即提示恶性变,应立即手术,但恶性变后,手术的预后远不及良性期手术的预后好。

十、牙瘤

（一）概述

牙瘤是颌骨内包含牙釉质、牙本质、牙骨质及牙髓组成形成的良性肿瘤。因其组织成分及形态差异分为混合性牙瘤与组合性牙瘤两型。

（二）诊断与鉴别诊断

本病临床一般无症状,上、下颌骨均可发生。发病年龄以青少年多见。X 射线摄片可见,很多大小形状不同、类似发育不全牙的影像,或透射度似牙组织的一团影像。在影像与正常骨组织之间有一条清晰阴影,为牙瘤的被膜。

根据临床表现和 X 射线片可以做出诊断与鉴别诊断。

（三）治疗

手术摘除。局部浸润或神经阻滞麻醉下,口内进路。采用唇、颊侧黏膜上做梯形或弧形切口,切开黏骨膜,翻瓣。用骨凿将肿瘤表面之骨皮质凿除,达足以使肿瘤摘出大小。取出牙瘤并将其被膜刮除,相邻受累牙无保留价值者应一并拔除。冲洗创腔,其内可填以吸收性明胶海绵止血,缝合创口。1 周后拆线。若牙瘤与囊肿同时存在时,在手术摘除牙瘤后,应对囊壁行彻底刮治,以免日后囊肿复发。

十一、外生骨疣

（一）概述

外生骨疣系骨皮质局限性的结节状增生,有自限性而非真性肿瘤,病因不明,可能与遗传有关。

（二）诊断与鉴别诊断

常表现在肌腱起始或骨连接部。发生在腭骨正中线者称为腭隆突，发生在下颌前磨牙区舌侧者名下颌隆突。外生骨疣一般比较容易做出诊断与鉴别诊断。

（三）治疗

本病无任何自觉症状，无须处理。只有在影响义齿就位时，给以手术铲除，手术在黏膜上做弧形、梯形切口切开黏骨膜，翻瓣。骨凿铲除骨突，铲除时，应逐层进行，避免一次性铲去过大骨块，骨面手术平滑后冲洗创面，彻底清除骨碎块，缝合创口，1周后拆线。

十二、黏液瘤

（一）概述

黏液瘤可能来自牙胚中的牙乳突或牙周膜，主要发生于颌骨，软组织极为少见。组织学特点是菱形或星形瘤细胞疏松排列，瘤细胞间有大量黏液，瘤内有少量牙源性上皮条索。

（二）诊断与鉴别诊断

肿瘤常无包膜，具有局部浸润性。常伴有缺牙或牙齿发育异常，因此，认为是牙源性肿瘤。

黏液瘤诊断比较困难，常需要做术中组织冰冻切片或术后标本病理学检查确诊。

（三）治疗

手术切除是其唯一的根治方法。由于无完整的包膜，并具有局部浸润性生长的特点，单纯局部肿瘤摘除其复发率高达25%以上，因此，临床一般应根据不同发病部位，在距肿瘤边缘0.5～1.0cm外，施行各类型截骨术。肿瘤较小行颌骨方块或部分切除；如肿瘤较大时，按肿瘤累及范围做半侧下颌骨切除或一侧全上颌骨切除。肿瘤波及骨膜应在正常软组织内锐性切除，不保留骨膜。颌骨截骨后，可同时进行植骨或其他方法修复。

十三、骨化性纤维瘤与骨纤维异常增殖症

（一）概述

骨化性纤维瘤来源于骨内成骨性结缔组织。此瘤为实质性，囊性较少见。为颌骨常见的良性肿瘤，按其所含纤维组织的多少及钙化程度，可称为纤维骨瘤或骨纤维瘤。临床上颌骨骨化性纤维瘤与骨纤维异常增殖症很难鉴别，后者一般认为不是真性肿瘤。以骨内有化生骨质能力的纤维组织异常增生而取代正常骨组织为其特点，可单发或多发。

（二）诊断与鉴别诊断

1.骨化性纤维瘤　其是一种良性肿瘤，多发生于青年人，常为单发性，以下颌骨为多见。在X射线片上表现为颌骨局限性膨胀，病变向四周发展，界限清楚，圆形或卵圆形，密度减低，病变内可见不等量的和不规则的钙化阴影。

2.骨纤维异常增殖症　则为发育畸形，发病年龄较早，病期较长，以上颌骨为多见，常为多发性。在X射线片上表现为颌面骨广泛或局限性沿骨长轴方向发展，呈不同程度的弥漫性膨胀，病变与正常骨之间无明显界限。其密度根据病变中含骨量多少而异，有的呈密度高低不等阴影，有的呈毛玻璃状，少数表现为多房状囊状阴影。

骨化性纤维瘤易与骨纤维异常增殖症相混淆，应结合临床、病理和X射线表现鉴别。

（三）治疗

1.骨化性纤维瘤的治疗 手术切除为其根治方法。小的局限性骨化性纤维瘤应早期施行连同受累颌骨彻底切除,当骨外板无破坏者可保留骨膜。巨大性骨化性纤维瘤已引起面部严重畸形者,常需要行一侧全上颌骨甚至颧骨或半侧下颌骨切除术。

2.骨纤维异常增殖症的治疗 由于骨纤维异常增殖症非真性肿瘤且在青春期后有限制倾向,故手术常在青春期后施行,术式可用局部铲除或刮除保守性外科治疗,以改善畸形与功能。但仍有 20%左右可继续生长,为此被迫做根治性切除。

骨化性纤维瘤及骨纤维异常增殖症对放疗均不敏感,且可变成肉瘤,故原则上不用放疗。对于已恶性变者,应按恶性肿瘤治疗原则处理。

十四、造釉细胞瘤

（一）概述

造釉细胞瘤是较常见的牙源性肿瘤,多数由釉器或牙板上皮发生而来,也可能由滤泡囊肿增生转变而成。此病多发生于青壮年,男女性别无明显差异。80%以上的造釉细胞瘤发生在下颌骨,其余在上颌骨。在下颌骨的肿瘤的 70%位于磨牙区和下颌骨的升支。大多数属于良性,但也可有低度恶性及发生恶性变者。

（二）诊断与鉴别诊断

肿瘤原发于颌骨内,生长缓慢,初期症状不明显,以后瘤体逐渐增大,使骨壁膨胀,形成边界分明的肿块,其表面光精、坚实,无明显症状,初发时多不使人注意,往往会出现局部畸形后才来就诊。由于肿瘤的膨胀性压迫,故使骨质吸收,骨壁变菲薄,触诊时有压迫乒乓球壳样的弹性感。受挤压或受侵犯的牙齿变松、移位,妨碍咀嚼。偶尔有因肿瘤压迫下牙槽神经而发生疼痛或下唇麻木感。肿瘤侵及软组织后发生溃疡、出血和继发感染。造釉细胞瘤发生在上颌骨的较少,但可向上颌窦、鼻腔及眶下等处扩展,而使窦腔闭塞或上颌部出现膨隆畸形。X射线片的影像不一,典型的表现为大小不等的多房状阴影,或似蜂巢,或似皂泡,或呈重叠的半月状切迹。不典型的可呈单囊或两三个大囊相连的阴影与颌骨囊肿很难区别。

根据病史、临床表现、X射线特点,可做出初步诊断。典型的造釉细胞瘤X射线表现:早期呈蜂窝状,以后形成多房状囊肿样阴影,囊壁边缘不整齐,在囊内的牙根尖有不规则吸收现象。

（三）治疗

外科手术为其唯一治疗方法。因造釉细胞瘤有局部浸润周围骨质的特点,故切除时应自肿瘤边缘外 0.5cm 处切除;否则,治疗不彻底将导致复发,而多次复发后又可能恶性变。手术范围一般对较小的肿瘤可做下颌骨方块切除,彻底切除肿瘤而不破坏下颌骨的连续性。对发生于青少年而病变在 4cm 直径以内病例,可试行病变的彻底刮治术,充分暴露瘤区后,直视下完整刮除肿瘤和囊壁,可疑残留区的骨质边缘,倒凹部可用电烙、冷冻、化学药物处理,或用咬骨钳、骨凿咬除或凿除,锐刮匙刮治。术后定期复查,如发现有复发迹象,再行整块截骨术。

对青少年及老年的巨大造釉细胞瘤患者、立即接受颌骨切除及修复有困难者的囊性病变,可先采用病变区开窗术,大多数病例经 1 年以上观察病变区有缩小变化,为下一步缩小手术范围创造了条件。手术在局部麻醉下,口内入路,剥离掀起颊舌侧龈黏膜,去除造釉细胞瘤范围表面的牙齿、骨及肿瘤壁,使造釉细胞瘤的囊腔与口腔相通。若为多房性应将房间隔去除,使之囊液易于溢出。开窗部位要尽量大一些,然后将开窗边缘的口腔黏骨膜向囊腔推入填塞碘仿纱条,待创口愈合后将纱条抽出,作为口腔一个副腔而存在。在术后观察期间,让患者每日由开窗部自行冲洗病变部位后,填塞少量碘仿纱条以防止食物残渣落入腔隙。

对肿瘤较大而又具有手术指征的病例,则应施行受累区颌骨的节段性整块切除术,如肿瘤已突破骨外板而波及骨膜,采用电刀从正常组织中切开,连同受累区骨膜及其相邻软组织一并切除,以保证切除彻底,防止术后复发。发生于上颌骨的造釉细胞瘤治疗与下颌骨者稍有不同。上颌骨造釉细胞瘤沿骨腔向各个方向扩展累及筛窦、蝶窦等处和进出颅内的大血管神经组织,甚至波及颅底,肿瘤边界有时难予准确划定,故手术切除范围宜较广泛,以免复发。对做组织冰冻切片病理学检查证实有恶性变者,应按恶性肿瘤手术原则处理。

十五、腺淋巴瘤

(一)概述

腺淋巴瘤又名沃辛瘤或乳突状淋巴囊腺瘤,其组织发生与淋巴结有关。在胚胎发育时期,腮腺和腮腺内的淋巴组织同时发育,腺体组织可以迷走到淋巴组织中。这种迷走的腺体组织发生肿瘤变,即为腺淋巴瘤。

腺淋巴瘤绝大多数发生在腮腺,这是本病所特有的。也有报道,发生在下颌下腺者,但这种情况有人认为,仍是发生在腮腺紧靠下颌下腺的部分。可能与其组织来源有关。发生在腮腺内的,常见部位是腮腺的后份表面及其下极。腺淋巴瘤的发生率占涎腺肿瘤的 6%,为大涎腺肿瘤的 8.4%～20.7%,占腮腺良性肿瘤的 17%～33%。腺淋巴瘤可发生于任何年龄,但以 40～70 岁为好发年龄,儿童极少见。主要罹患于男性,占 85%～90%。

(二)诊断与鉴别诊断

1. 诊断

(1)临床表现:大多数患者以生长缓慢的无痛性肿块为主诉。肿块呈圆形、椭圆形,表面光滑。多数病例肿瘤质地软,有柔性,少数为囊性。边界清楚,可活动,与皮肤无粘连,一般瘤体不超过 6cm。临床很难与其他腮腺肿瘤相鉴别。术中可见本瘤包膜菲薄、质脆,虽然易剥离,但易穿破而溢出黄色或棕色液体。少数病例肿块有波动感或压痛。一般无功能障碍。

(2)并发症:并发颌面部感染、呼吸道梗阻等疾病。

(3)检查

1)可为双侧性,或在同侧腮腺内及附近颈部呈多个肿瘤结节。

2)多为 3～4cm 直径大小,呈圆形或长圆形肿块、表面光滑或略是分叶状,质软,可有波动感,肿瘤与周围腺体组织边界欠清。

3)肿瘤邻近部位的上颈部可摸及肿大淋巴结。

4)^{99m}Tc 放射性核素扫描为热结节。

5)腮腺造影表现为良性占位性病变,主导管屈曲或无改变,分支导管排列紊乱、扭曲、不规则扩张或狭窄,腺泡充盈缺损较规则。

根据详细病史和临床检查,并能掌握其发病规律及特点,其术前诊断一般是不困难的。

2. 鉴别诊断　应与腮腺其他肿瘤、淋巴结肿大等疾病相鉴别。

(1)慢性淋巴结炎或淋巴结核:两者均可在腮腺浅叶下极或下颌下腺内表现与腺淋巴瘤性状相似肿块,但前者常有病灶可追索,且有明显消长史。而后者穿刺之干酪样坏死物与腺淋巴瘤囊性变之胶冻状黏稠物不同。两者^{99m}Tc放射性核素显像不表现浓聚区。针吸组织细胞病理学检查有助诊断。

（2）涎腺多形性腺瘤：即使是体积较小的多形性腺瘤，仔细触诊亦可发现为分叶状或结节状，无疼痛及消长史。涎腺造影大多数表现为导管系统移位，腺泡充盈缺损规则。囊腔穿刺为无色透明或褐色液体。^{99m}Tc放射性核素显像病变区为"冷"或"温"结节，特别利用静态显像后，做酸刺激动态观察，当放射性核素由腺体排空后再次显像，多形性腺瘤影像消失，而腺淋巴瘤仍显像为"热"结节。

（三）治疗

主要是手术切除。腺淋巴瘤包膜完整，故可行包膜外剥离术。但鉴于腺淋巴瘤可为多发性，故术中应仔细检查，对肿瘤周围腺体内或腺体浅表部可疑结节，或淋巴结亦应一并摘除，以避免残留而导致术后复发。从这一角度考虑，腺淋巴瘤手术连同肿瘤周围部分腺体，或腮腺浅叶，或下颌下腺一并切除亦无可非议。腮腺腺淋巴瘤可双侧同时发生，故双侧均按以上原则处理。腺淋巴瘤包膜外剥离，或连同周围部分腺体切除时，应预先行面神经解剖术，故术中应注意勿损伤瘤区面神经分支。

（郑浩）

第三节 口腔颌面部恶性肿瘤

一、皮肤癌

（一）概述

皮肤癌包括原位癌、基底细胞癌、鳞状细胞癌，以后两者多见。在我国鳞状细胞癌较多见于基底细胞癌，且多见于面部的额、颧、颊、鼻旁等暴露部位。发病年龄均在40岁以上，男女之比为2：1。

（二）诊断与鉴别诊断

颜面部皮肤癌多发于鼻部、鼻唇皱褶、眼睑、唇皮肤、颊及耳颞部。可表现为中央凹陷，边缘呈卷状；也可因创伤、溃疡引起出血，形成破溃；还可表现为溃疡和瘢痕组成巢状斑块。鳞状细胞癌颈部淋巴结转移率在10%左右，而基底细胞癌罕见转移。治疗得当，治愈率可达90%，故其预后较好。

皮肤癌的诊断比较容易，一旦临床怀疑，可做病理学检查确诊。

（三）治疗

1. 皮肤鳞癌的治疗 同属鳞癌，但其组织学特点有差异，其中以梭形细胞鳞癌浸润性强，颈部淋巴结转移率较高，治疗计划应注意其特点。

（1）放疗：放疗对皮肤鳞癌效果较好，且可保留功能及面容，常作为首选方法。适用于浸润未累及骨骼，直径在5cm以下的病变，一般采用接触或浅层射线外照射。

（2）外科治疗：适用于：①病变局限，切除修复无困难，且可维持较好的功能和面容者；②病变邻近或累及骨、软骨，放疗效果不好或可并发放射性骨坏死者；③发生于瘢痕、瘘管基础上，放疗不敏感者；④放疗后复发癌；⑤颈部淋巴结转移癌对射线不敏感应行颈部淋巴结清扫者。皮肤鳞癌切除边界虽应按癌外科原则，但因部位不同被迫做出让步，如位于眼睑采用距离缘 0.3cm 以外的正常皮肤切除;头皮可扩至 2.0cm。而切除深度是否恰当,是造成局部复发的主要原因。因此,肿瘤底面切口应以肿瘤浸润深度确定,一般应在肿瘤底面以下 1.0cm 正常组织中切开。如基底邻近肌肉、骨骼,应一并切除部分肌肉及骨膜,以及部分骨板切除以求达到安全边界。多数切除后创面不易拉拢缝合而需要修复。小而浅不暴露骨质的创面宜用全层游离皮片移植;广而深的缺损可用局部旋转皮瓣或游离皮瓣、带肌蒂的肌皮瓣修复。临床区域淋巴结阳性者应行治疗性颈部淋巴结清扫术。

(3)冷冻治疗:液氮局部喷射治疗局限表浅的皮肤癌,对年老体弱、全身情况不能耐受手术患者不失为可选择的方法之一。但对浸润深在病变疗效较差,有区域淋巴结转移或远处转移者,不是冷冻治疗的适应证。仅可作为姑息性治疗的一个手段。

2.基底细胞癌的治疗

(1)放疗:基底细胞癌对放射线治疗敏感,应作为首选治疗。其方法同皮肤鳞癌。

(2)手术治疗:基本与鳞状细胞癌相同,但因其浸润性稍低,若局部解剖限制,切除安全边界可稍缩小。肿瘤累及骨质者宜采用手术配合放疗。

(3)冷冻治疗:基底细胞癌冷冻治疗较鳞状细胞癌效果好,尤其位于面部眼睑、鼻翼的病变手术常致畸形者可选用。基底细胞癌绝大多数侵犯深度在 5mm 左右,是冷冻治疗的最好适应证。一般用喷射法,冷冻 3～5min,1～2 个冻融周期,可达满意效果。必要时可行第 2 或第 3 次治疗。

二、唇癌

(一)概述

唇癌发病率较低,仅占口腔癌 1/20,发病年龄多在 50 岁以上,男女之比约为 7∶1,大多数为分化程度较高的鳞癌。

(二)诊断与鉴别诊断

唇癌多发生于下唇的皮肤与黏膜交界处,男性老年人多见,多数唇癌是在黏膜角化增生、糜烂或白斑的基础上发生的。肿物外观呈菜花状,表现为溃疡、坏死,生长较缓慢,病期较长,浸润性较小。下唇癌向颏下及下颌下淋巴结一级转移,而上唇癌则可向耳前、腮腺区、下颌下及颈深淋巴结群转移。唇癌颈部淋巴结转移率虽占 10%～20%,但主要为上唇癌,下唇癌转移率在 10%以下,且转移时间甚晚。

唇癌因部位比较显露,易引起注意,根据临床表现特点,常能获得早期诊断。确诊尚须做活体组织病理学检查。

(三)治疗

唇癌位置表浅,特别早期病例无论采用外科手术、微波热疗、放疗、激光治疗或低温治疗,均有良好的疗效,但对转移的淋巴结则应用手术治疗。

1.原发灶微波治疗　热疗可使局限肿瘤消失。若联合全身平阳霉素应用可获 70%长期治愈的效果,有效率达 100%。

2.原发灶手术切除　切除唇癌应遵循癌外科原则,对肿瘤超出红唇皮肤缘者,应做矩形切除而不能为追求关闭创面方便一律采用"V"形切除。此外,应根据肿瘤部位切除的大小制定切除后立即修复方案。

3.淋巴结转移的处理　唇癌的转移率不高,因而不主张选择性颈部淋巴结清扫术。下唇癌病例发生颈部淋巴结转移时，其必然有颏下及下颌下淋巴结转移，因此，对颏下及下颌下淋巴结疑有转移者，先做舌骨上淋巴结清扫，当做组织冰冻切片病理学检查证实后，再行根治性颈部淋巴结清扫术。由于下唇淋巴是双侧引流，因此，舌骨上及颈部淋巴结清扫术常涉及双侧手术。上唇癌转移率高于下唇，颈部淋巴结清扫术指征应放宽些，手术时勿遗漏腮腺区转移，若有转移可行腮腺切除术。

三、颊癌

（一）概述

原发于颊黏膜的癌称为颊癌，是常见的口腔癌之一，居其第 2 或第 3 位。多为分化中等的鳞状细胞癌，少数为腺癌及恶性多形性腺癌。颊癌的区域在上下颊沟之间，翼下颌韧带之前，并包括唇内侧黏膜。

（二）诊断与鉴别诊断

颊癌常发生于磨牙区附近，颊黏膜鳞癌通常有溃疡形成，伴深部浸润，仅有少部分表现为疣状或乳突状的外突型。腺源性颊黏膜癌则少有出现溃疡者，主要表现为外突或浸润硬结型肿块。由白斑发展而来的颊癌，常可在患区查见白斑。颊癌早期一般无明显疼痛，因此，患者往往延误就医，当癌肿浸润肌等深层组织或合并感染时，可出现明显疼痛，伴不同程度的张口受限，直至牙关紧闭。牙周组织受累后，可出现压痛或牙松动。由于癌瘤浸润、溃疡形成，特别是伴发感染时，可引起局部继发性出血、疼痛加重。患者常有下颌下淋巴结肿大，亦可累及颈深上淋巴结群。

颊癌的诊断与鉴别诊断主要根据病史、临床表现及病理学检查。

（三）治疗

由于颊癌呈浸润性生长，局部复发率高，主张采用以手术为主的综合治疗。

1. 术前或术后放疗 一般采用在 4 周内照射 40～50cGy 剂量。如术前放疗，结束后，通常需要休息 4～6 周，若无特殊情况即可进行癌瘤的手术切除。

2. 术前化疗 术前化疗又称诱导化疗，是目前颊癌综合治疗方案中最常用而效果肯定的重要措施。术前用药可单一用药，亦可联合用药，给药途径可采用静脉注射全身用药，亦可经颈外动脉分支行动脉灌注给药。

3. 手术治疗 颊癌手术治疗的原则与要点如下。

（1）足够的深度：即使早期病例，亦必须使切除深度包括黏膜下脂肪、筋膜层。

（2）足够的边界：应在癌瘤可判断的临床边界以外 2cm 的正常组织处做切除。

（3）颈部淋巴结清扫术：凡临床出现颈部淋巴结（含下颌下淋巴结）肿大，原发灶在 T_3 以上、鳞癌Ⅱ级以上，或颊癌生长快，位于颊后份者，应常规做同侧颈部淋巴结清扫术。

四、牙龈癌

（一）概述

牙龈癌发病率高，仅次于舌癌及颊癌居第 3 位，占口腔癌 22%。下颌牙龈较上颌牙龈多见，下与上之比为 2∶1，下颌牙龈多发于磨牙区。牙龈癌多见于 40～60 岁，男性多于女性。

（二）诊断与鉴别诊断

牙龈癌大多数为分化程度较高的鳞癌，生长较慢，以溃疡型为最常见。早期向牙槽突及颌骨浸润,破坏骨质,引起牙松动和疼痛。上颌牙龈癌可侵犯上颌窦及腭部,下颌牙龈癌可侵及口底或颊部。X 射线表现为牙槽骨、颌骨的虫蚀样破坏。牙龈癌颈部淋巴转移率约 35%,其中下颌牙龈癌较上颌牙龈癌转移率稍高,且早。牙龈癌常具下颌下淋巴结转移,后期累及颈深上群淋巴结。位于前牙区的牙龈癌可向双侧颈部淋巴结转移,而下颌前牙区牙龈癌可累及颏下淋巴结。

牙龈癌的诊断与鉴别诊断并不困难,做活检确诊也很方便。

(三)治疗

牙龈癌多为高分化鳞癌且早期即可侵犯骨质,故手术是其主要治疗手段,其他方法根据病变范围选作综合治疗措施,或作为姑息治疗手段。早期范围局限,X 射线片表现牙槽骨的浅层状吸收的牙龈癌,应行包括牙槽突在内的牙龈切除术;牙槽突出现浸润性虫蚀状破坏对应行下颌骨受累区外 2cm 的方块切除或上颌骨的次全切除;侵及下颌神经管的牙龈癌,考虑肿瘤沿下颌孔扩散可能,应做下颌孔至同侧颏孔的孔间骨段切除术,直至一侧或超越中线的下颌骨切除术;上颌牙龈癌侵入上颌窦内应行全上颌骨切除术,如已出现上颌窦顶或后壁受侵及时,应行扩大上颌骨切除术。对已广泛浸润周围软组织的晚期牙龈癌,应根据患者的全身和局部情况行扩大的根治性切除术或姑息性的非手术治疗。

五、舌癌

(一)概述

舌癌居口腔癌的首位,是口腔颌面部最常见的恶性肿瘤之一。好发于男性,男女之比约为 1.5∶1。发病年龄 40～60 岁居多。舌前 2/3 多数为鳞状细胞癌,腺癌比较少见,舌根部有时亦可发生淋巴上皮癌及未分化癌。

(二)诊断与鉴别诊断

舌癌约 85% 以上发生于舌体,舌体中又以舌中 1/3 侧缘最为好发,约占 70% 以上;其他好发顺序为舌腹、舌背,发生于舌尖部者最少。多为溃疡型或浸润型。一般恶性程度高、生长快、浸润性强、转移早。早期多有疼痛及舌功能障碍,晚期疼痛剧烈,可放散到咽部、耳内、颞部和一侧头部。舌癌常发生颈部淋巴结转移,转移率为 40%～80%,且转移较早。舌癌远处转移多至肺部。

舌癌的诊断一般比较容易,但对早期舌癌,特别是浸润型要提高警惕。触诊对舌癌的诊断比望诊更为重要。为了明确诊断应做活检。

(三)治疗

早期高分化的舌癌可考虑单纯放疗、手术切除。晚期舌癌应采用综合治疗,根据患者的情况,采用放疗加手术,或化疗、手术加放疗等方法。

1. 放疗　放疗具有保存舌形态及功能的优点。一般对舌背、舌侧、舌腹原发灶 2cm 左右病变施行放疗,可达根治目的。

2. 手术治疗　舌癌具有舌肌内扩展较广、颈部淋巴结转移较早、转移率高的特点。因此,除早期病变或局限的舌尖部癌可考虑局部切除外,一般主张行原发癌与颈部淋巴结联合根治术。

(1)原发癌切除应遵循的原则:舌癌常因局部切除不彻底导致复发,故局部切除安全边界应在 1cm 以上的正常组织中进行,特别对底部肌组织范围可略加宽。因此,仅对舌尖部早期病变可施行局部菱形楔状切除直接对位缝合。舌侧、舌背、舌腹病变原则应行半舌切除,肌层明显浸润者,半舌切除底面应由舌骨以上平面切断肌组织。接近或超过中线者施行大半舌或全舌切除。

(2)口底切除范围:半舌或全舌切除应联同口底黏膜、肌肉及舌下腺、下颌下腺一并切除,虽然口底淋巴管与下颌骨的交通支尚有不同实验结果,但目前仍遵循舌腹、口底受累应连同下颌骨膜一并切除,凡原发癌累及下颌骨内侧骨膜应将颏孔后至下颌角段下颌体切除。当然,临床对下颌骨膜未涉及者,也采用局部牙槽骨或下颌骨矩形切除,其目的是为了满足下颌颊侧黏骨膜创缘与切除区关闭所需。

(3)颈部淋巴结根治术的指征:由于中晚期舌癌患者即使临床触诊阴性者,术后病理学检查证实 30%～50% 已有转移,因而对舌癌的颈部淋巴结根治术应持积极态度,除初次就诊为舌前 1/3 无明显肌肉浸润病变、白斑早期癌变病例而颈部淋巴结阴性者,可考虑局部广泛切除,术后严密观察颈部淋巴结变化外,其余病例即使颈部淋巴结为阴性者亦应行选择性颈部淋巴结清扫术,但常规切除颈内静脉有利于清除颈深上淋巴结,以及二腹肌后份以上淋巴结。舌癌接近或超过中线,双侧颈部淋巴结阳性,或一侧阳性但原发灶切除几近全舌者,均应考虑双侧颈部淋巴结根治术。双侧颈部淋巴结清扫术虽然可分期进行,但考虑舌癌口底部分的连续性,以同期进行为佳。

六、口底癌

(一)概述

口底系指下颌骨体内侧与舌腹间软组织区被舌系带分为两侧,以双尖牙为界分为前后两区。口底癌系指原发于口底黏膜的癌,常发生于近舌系带处,多见于高龄男性。

(二)诊断与鉴别诊断

初呈豆粒样外突病变进展,常破溃呈裂隙状。以后向深层组织浸润,疼痛、口涎增多,并有吞咽困难及语音障碍。肿瘤向前扩展,可累及下颌牙龈及颌骨,向内侧累及舌腹面及舌肌。晚期口底癌与下颌下转移淋巴结融合,形成团块,固定于下颌骨内侧面。口底癌常早期发生淋巴结转移,转移率仅次于舌癌,一般转移至颏下、下颌下及颈深淋巴结。位于前口底者双侧颈部淋巴转移率高。

与舌癌一样,口底癌的触诊,特别是双手合诊十分重要,可以通过触诊了解肿瘤的性质和实际浸润部位。若需要明确有无骨质破坏,可摄 X 射线片协助诊断。为了明确诊断做活检。

(三)治疗

应采用以手术治疗为主的综合治疗。

1.放疗　早期病例可用组织间插入照射。中晚期病例一般用超高压射线外照射,当有颈部转移时,可与原发灶一起照射。虽然体积较大,但较易奏效。随着肿瘤的缩小,可合并使用组织间照射,以后手术治疗。

2.手术治疗　由于口底癌易早期浸及深部舌下腺、肌肉及下颌颊侧牙龈及骨板,故在切除口底癌时,常应同时行下颌骨牙槽突方块切除或同时切除舌侧骨板。较晚期的病例还应连同口底肌群及舌下腺一并去除。舌腹受累者应包括舌体部分切除。晚期口底癌下颌骨明显被侵犯者,应做下颌体部分及口底全切除术。口底切除后,原则上应同期修复口底缺损,以保证消灭创面和舌的运动。除极小病灶切除后可将舌侧缘与龈颊黏膜直接缝合外,均应采用组织移植修复。口底癌的颈部淋巴结转移率高,一般应考虑同期行选择性颈部淋巴结清扫术,对中晚期患者,应同期做根治性双侧颈部淋巴结清扫术。

七、腭癌

(一)概述

原发于硬腭部,以腺癌较多,腺源性癌病史常较长,或在多形性腺瘤基础上恶性变。而发生于软腭部者以鳞癌为多。

(二)诊断与鉴别诊断

初发多在腭的一侧或中线部,呈半球形、实性、橡胶样硬度,边界尚清。表面平滑或有结节,或为溃疡可有中心坏死,病变累及骨质时,可出现疼痛、穿孔。腭癌向邻近扩展可侵入鼻腔、上颌窦、咽部及上颌牙槽等处。软腭鳞癌恶性程度较高,早期可出现耳鸣、重听等症状,软腭癌淋巴结转移率较硬腭癌高且较早。

腭癌的诊断并不困难,也可直接取材做病理学检查确诊。

(三)治疗

硬腭癌及软腭腺源性癌一般以手术治疗为主,应行连同腭骨及牙槽骨在内的病灶切除术。对较大的病变应行上颌骨次全或全切除术。对于上颌窦受侵犯的处理原则基本上与上牙龈癌的处理相同。腭癌原发灶切除后,软腭缺损应考虑组织瓣修复,而硬腭缺损一般应用牙托修复体修复。腭癌的淋巴转移率在40%左右,晚期病例常发生双侧颈部淋巴结转移。术式可采用一侧或双侧功能性颈部淋巴结清扫术。

八、上颌窦癌

(一)概述

上颌窦癌较常见,基本上均为中度分化的鳞癌,男性多于女性。由于其发病部位隐匿,故临床确诊多已突破窦壁而侵及邻近组织或器官而影响治疗效果。目前综合治疗5年生存率不及50%,而获得良好治疗效果的关键是早期发现、早期治疗。

(二)诊断与鉴别诊断

根据肿瘤发生的部位,临床上可出现不同的症状:上壁来源者,常先使眼球突出,向上移位,引起复视;内壁发生者,常先出现鼻塞、鼻出血,患侧鼻分泌物增多,鼻泪管阻塞至流泪现象;发生于外壁时,表现为面部及颊沟肿胀,以后破溃、感染,眶下区感觉麻木;发生于后壁者,引起张口受限;当肿瘤发生自下壁时,则先引起牙齿松动、疼痛,龈颊沟饱满。淋巴结转移一般较晚,其转移途径主要为下颌下、颈深上淋巴结。当面部软组织受累时可发生耳前、咽后淋巴结受累。

常规X射线摄片虽然有一定价值,但在判断有无原发肿瘤及定位上不及CT,因此,对上颌窦癌的影像学检查,CT应作为首选。为了明确诊断与鉴别诊断须做活检。

(三)治疗

原发灶应以放疗和手术综合治疗为主。目前主张的对上颌窦癌治疗采取根治性放疗加根治性手术的概念,即术前对局部放疗达根治量6000~9000cGy,4~6周后,进行全上颌骨切除术。单独应用手术治疗应为仅限于上颌窦内无骨质破坏的早期肿瘤,但范围仍应包括全上颌骨切除术。对累及窦外的中晚期病例在有计划的综合治疗时,手术应考虑以下几个方面:

1.眶下板破坏 肿瘤进入眶内软组织的上颌窦癌应行包括眶内容物在内的全上颌骨切除术。若仅 X 射线片眶下板破坏而术中未发现突入眶内软组织,则可仅行包括眶下板骨膜在内的全上颌骨切除,眶内容物可予保留。

2.累及后壁及翼腭窝 切除的后上界常为重点,手术程序应首先暴露该区肿瘤边界。先将下颌骨喙突及下颌骨升支前分切除,暴露上颌结节区肿瘤边界,切断受累翼内、外肌,凿断翼突根部,将翼板及邻近肌肉组织连同上颌骨一并切除。

3.肿瘤侵犯筛窦、颅底 可考虑施行颅颌联合切除术。

4.病变广泛扩展的病例 可考虑行上颌骨的扩大根治术,其切除范围根据病变情况可包括眶内容物、颧骨、下颌骨升支、鼻内结构和筛骨等。

九、纤维肉瘤

(一)概述

纤维肉瘤系来源于成纤维细胞的恶性肿瘤,为口腔颌面部肉瘤中较多见类型。颌骨纤维肉瘤可来自骨外膜及骨内膜、牙周膜,软组织肉瘤源自结缔组织。颌骨纤维肉瘤下颌多于上颌,多见于儿童及青年人;口腔软组织发生者则以成年人居多。

(二)诊断与鉴别诊断

肿瘤呈球形或分叶状,发生于口内者,生长较快,多见于牙龈、颌骨。发生于皮肤者可呈结节状。晚期导致颌面部畸形和功能障碍。纤维肉瘤血液循环丰富,可远处转移至肺、肝、骨等部位,此瘤虽属肉瘤但可发生区域淋巴结转移。主要依据活体组织病理学检查来明确诊断。

(三)治疗

纤维肉瘤对放射线及化学药物治疗敏感性低,主要为手术治疗,而手术切除后复发率高达75%,故应强调首次治疗的局部广泛性彻底切除,下颌骨切除范围未过中线者宜包括周围肌肉的半侧下颌骨切除,上颌骨则做全上颌骨切除,而发生在软组织者应有 2～4cm 安全边界。由于纤维肉瘤可沿血液循环发生远处转移,因此,手术前后应辅以化疗,手术在化疗结束14d 后进行,术后再进行 1 个周期的化疗。对于晚期肿瘤可考虑行动脉插管化疗。

十、骨肉瘤

(一)概述

骨肉瘤是恶性程度较高的肿瘤。发病多在青少年期,性别无多大差异。骨肉瘤起源于成骨组织,是由肿瘤性造骨细胞、肿瘤性骨样组织及肿瘤骨所组成。损伤及放射线可能为诱发因素。骨肉瘤分为发生于皮质骨的成骨型、发生于骨松质的溶骨型、兼有成骨及溶骨表现的混合型。

(二)诊断与鉴别诊断

瘤体生长迅速,往往就诊时已大如拳头甚或更大。肿块突出于颌面部或堵塞口腔,外观显著畸形,饮食、呼吸、吞咽等生理功能都因此严重障碍。由于瘤体中心缺乏营养供给,常出现坏死和继发感染,局部溃烂、腐臭和全身中毒症状。晚期出现恶病质,预后极差。X 射线摄片检查对骨肉瘤有较好的诊断价值。成骨肉瘤 X 射线片中可见到新生的骨小梁呈放射状或散乱的条片状射影。溶骨肉瘤则显示骨质严重破坏侵蚀阴影。骨肉瘤一般沿血行转移,最常见的是肺及骨,偶尔可沿淋巴扩散而转移至颈部区域性淋巴结。

除根据临床表现外,主要靠 X 射线、CT 做出初步诊断,最后通过病理学检查才能明确诊断与鉴别诊断。

(三)治疗

以综合治疗为主。

1.手术治疗 应施行根治性手术。一般根据肿瘤的范围做部分或全部颌骨扩大切除,包括其周围的部分肌肉、软组织及皮肤。下颌骨肉瘤手术后的缺损一般不主张支架植入,待肿瘤控制后再行整复,而受累皮肤、软组织切除后的大型缺损可考虑立即修复。证实有区域淋巴结转移者,应同期行根治性颈部淋巴结清扫术。骨肉瘤手术中,特别应注意避免对肿瘤的推、挤、压迫,防止肿瘤细胞扩散。

2.化疗 骨肉瘤对化疗不敏感,单一用药有效的药物不多,联合化疗效果较好。

3.放疗 骨肉瘤对放射线不敏感,但对溶骨性骨肉瘤有一定敏感性。目前放疗作为术前的综合治疗手段可提高手术效果,晚期或复发的患者可考虑放疗加化疗做姑息性治疗。

4.综合治疗 骨肉瘤早期应手术切除。术后辅助化疗或放疗,免疫治疗也可作为辅助治疗的手段之一,而术前有计划地化疗和放疗有助于提高肿瘤切除率,减少转移和复发。对于已有远处转移的患者只能考虑化疗。

十一、恶性淋巴瘤

(一)概述

恶性淋巴瘤是指发生于淋巴结或结外淋巴组织的恶性肿瘤。由于其发生部位及病理特点的差异,对其分类提出不同方法,但仍统一将其分为两大类即非霍奇金淋巴瘤及霍奇金病。

(二)诊断与鉴别诊断

恶性淋巴瘤大多数发生于青壮年,肿瘤可发生于任何淋巴组织,但以颈部淋巴结最好发,表现为颈内静脉区淋巴结肿大。口腔颌面部可发生于牙龈、腭、颊、口咽、颌骨等部。

疑为恶性淋巴瘤时,及时做病理学检查非常重要。对结内型可以采用穿刺针吸组织细胞病理学检查,也可以摘除整个淋巴结做病理学检查;对结外型,则钳取或切取活检都可考虑。恶性淋巴瘤由于是全身性疾病,除了口腔颌面部、颈部病损外,要排除纵隔、胸部、肝、脾、后腹膜等部位淋巴结受浸润,为此,除常规 X 射线摄片外,CT 或 MRI 也是可采用的必要检查手段。

(三)治疗

恶性淋巴瘤的治疗应采取综合治疗手段。必须根据肿瘤的病理类型,原发部位、病期、发展趋向和机体状况制订治疗计划。

1.手术治疗 在恶性淋巴瘤的治疗中较少采用,但对某些较局限的病灶,如位于颈中部以上活动性淋巴结病变,以及原发于牙龈、腭、颊、舌的早期病变可手术切除,术后辅以放疗或化疗。

2.放疗 其是治疗恶性淋巴瘤的重要手段,特别对早期病例可获得较好疗效。照射范围应完全包括病变区及肿瘤侵犯的邻近区域。肿瘤照射剂量 4~5 周为 45~50cGy,邻近区照射量在 30~40cGy。

3.化疗 可用于恶性淋巴瘤的化学药物及方案种类繁多,效果参差不齐,有关各类型详细治疗方案请参阅有关专著。

十二、恶性黑色素瘤

(一)概述

恶性黑色素瘤来源于成黑色素细胞的恶性程度极高的肿瘤。好发于皮肤及黏膜,多数由原有的黑色素病变如色素痣基础恶性变而来,少数可直接来源于皮肤或黏膜的色素细胞。头颈部为好发部位之一,黏膜较皮肤多见。口腔黏膜好发于牙龈、腭、颊等部,其次为鼻腔黏膜。发病年龄在40岁左右为高峰,无明显性别差异。口腔内的恶性黑色素瘤多来自黏膜黑斑恶性变。因此,早期处理颌面部皮肤及口腔黏膜黑斑是预防恶性黑色素瘤最有效的措施。

(二)诊断与鉴别诊断

恶性黑色素瘤的早期表现绝大多数为皮肤痣及黏膜黑斑;发生恶性变时,则迅速长大,色素增多,为黑色成深褐色,呈放射状扩展,在肿瘤周围及基底有色素沉着加剧的增生浸润现象,病变内或周围出现结节(卫星结节),表面发生溃疡,易出血和疼痛,并有所属区域的淋巴结突然增大。口腔内恶性黑色素瘤较为恶性。多发生于牙龈、腭及颊部的黏膜。肿瘤呈蓝黑色,为扁平结节状或乳头状的肿块,生长迅速,常向四周扩散,并浸润至黏膜下及骨组织内,引起牙槽突及颌骨破坏,使牙发生松动。恶性黑色素瘤常见早期向区域淋巴结转移,出现颈部淋巴结肿大,也极易随血液循环转移至肺、肝、骨、脑等处,特别在区域淋巴结转移后血行转移率可高达70%~80%。

诊断与鉴别诊断主要根据色素表现及临床症状,不宜行活检,即使是转移性淋巴结亦不应做活检,因活检可促使其加速生长,并使肿瘤播散,发生远处转移。对无色素性黑色素瘤则临床诊断常有困难,有时只能在病理学检查后才能明确诊断。

(三)治疗

1.手术治疗　恶性黑色素瘤主要是手术治疗。手术范围应广泛,一般主张皮肤切缘至少应超过可见病变边缘3~5cm,相应范围的皮下脂肪、肌筋膜、颌骨等也一并切除。对发生在口腔、面部及唇、颊部者也应至少在距离病变边缘2cm切除。上颌骨恶性黑色素瘤应行上颌骨全部或次全切除;下颌骨视病情做部分或半侧切除。切除后缺损修复应在临床认为治疗较彻底时施行。因恶性黑色素瘤早期区域淋巴结转移率高,除肿瘤厚度在1mm以内病变外,不论临床有无淋巴结增大均宜常规进行根治性颈部淋巴结清扫术。颈部淋巴结清扫术可同期或分期进行,分期进行时间间隔不超过14d。术前、术中、术后应考虑化疗,以减少局部复发及远位转移的发生。

2.化疗　恶性黑色素瘤对化疗不敏感,常用作辅助治疗或姑息治疗。

3.免疫治疗　近年在恶性黑色素瘤的免疫治疗方面取得一定效果,限于目前临床治疗水平亦仅能作为手术、化疗、放疗的辅助性治疗措施,而单独应用效果不佳。现多用非特异性主动免疫及具有抗肿瘤效应的细胞及因子输注的过继性免疫疗法。

十三、黏液表皮样癌

(一)概述

黏液表皮样癌根据黏液细胞的比例、细胞的分化、有丝分裂像的多少,以及肿瘤的生长方式,分为高分化和低分化两类。分化程度不同,肿瘤的生物学行为及预后大不相同。

（二）诊断与鉴别诊断

1.诊断　根据详细病史和临床检查，并能掌握其发病规律及特点，其术前诊断一般是不困难的。

（1）症状体征

1）黏液表皮样癌发生在腮腺者最多，占70%以上。小涎腺者常见于腭部，其他部位，如磨牙后区、颊部、上唇、下唇等部位则少有发生。可发生于任何年龄，以30～50岁多见，女性多于男性，约为1.5：1。高分化者常呈无痛性肿块，生长缓慢。肿瘤大小不等，边界可清或不清，质地中等偏硬，表面可呈结节状。

2）腮腺肿瘤侵犯面神经时，可出现面瘫。手术后可以复发，但颈部淋巴结转移率低，血行转移更为少见。与高分化者相反，低分化黏液表皮样癌生长较快、可有疼痛、边界不清、与周围组织粘连。腮腺肿瘤常累及面神经，颈部淋巴结转移率高，且可出现血行转移，术后易于复发。因此，高分化黏液表皮样癌属低度恶性肿瘤，而低分化黏液表皮样癌属于高度恶性肿瘤。前者较常见，后者少见。

3）黏液表皮样癌的临床表现与临床的分化程度关系密切。高分化型，占多数，一般为无痛性肿块、生长较慢、病程较长，肿瘤体积大小不一、边界清楚、质偏硬、活动、表面光滑或呈结节状，可为囊性，亦可为实性。发生于腭部或磨牙后区者，可见肿块在黏膜下呈淡蓝色或暗紫色、黏膜光滑、质地软、穿刺可抽出少量血性紫黑色液体。低分化型肿瘤生长较快、常伴疼痛、边界不清楚、呈弥散性、与周围组织有粘连，可破溃而继发感染，形成经久不愈的溃烂面，并有淡黄色黏稠分泌物，有时可形成涎瘘。发生于腮腺者，累及面神经时，可发生面神经瘫痪症状及面肌抽搐症状。发生于腭部者，可能破坏硬腭。

（2）检查：一般需要经术中组织冰冻切片病理学检查后方能确诊。发生在腮腺者，腮腺造影可见，侵蚀性破坏、导管缺损或中断、远端导管出现部分或完全不充盈、管壁不光滑，也可能出现分支导管破坏、碘油外漏等恶性肿瘤表现。CT检查可见，边界不清楚的肿块，腮腺腺体破坏或被挤压移位。

2.鉴别诊断

（1）智齿冠周炎：下颌磨牙后区的小涎腺黏液表皮样癌，主要表现为牙龈肿胀、疼痛及牙松动，拔牙后创口不愈，可被误诊为智齿冠周炎或局限性骨髓炎。对磨牙后区牙龈肿痛不同于一般智齿冠周炎时，摄X射线片可发现，局部骨质不规则缺损，应常规做切取组织的病理学检查。

（2）坏死性涎腺组织化生：好发于腭部，临床早期表现为局部膨隆、充血，继而发生溃疡，溃疡中心坏死、边缘充血。无论临床和病理都可能误诊为鳞癌或黏液表皮样癌，但本病无骨质破坏，且一般4～6周可自行愈合，无须特殊治疗。该病目前认为系局部缺血性病变。

（3）发生于腮腺者要与腮腺瘤、腮腺炎、腮腺癌症相鉴别：腮腺癌占涎腺癌中80%，腮腺肿瘤有75%是良性的，而下颌下腺肿瘤一半以上是恶性的。恶性症状发生较迅速，硬块出现疼痛、压痛、神经压迫症状、硬、固定等，癌可局部扩散，甚至远端转移。

（三）治疗

1.预后　黏液表皮样癌预后良好。

2.治疗

（1）手术治疗：黏液表皮样癌原发灶的处理，主要是区域性根治性切除。为防止复发，手术应在距肿瘤1cm以外的正常组织内进行肿瘤切除。腮腺高分化黏液表皮样癌首次手术治疗者,不管病期如何,一般采用保留面神经的腮腺全切除术;低分化型浸润面神经的概率较高,如面神经受累,应行牺牲面神经的腮腺全切术,如果切的面神经长度较大,可以在切除一段神经后做神经移植。发生在下颌下腺的黏液表皮样癌,应行下颌下三角淋巴结清扫术。发生在腭部者,应做部分上颌骨切除术。如肿瘤已侵犯周围组织,应做扩大切除术。

(2)颈部淋巴结清扫术:黏液表皮样癌的区域淋巴结转移率较低,除低分化型可考虑选择性颈部淋巴结结清扫术,高分化者一般不做选择性颈部淋巴结清扫术。

(3)放疗:黏液表皮样癌对放疗不敏感,但对低分化型术后,可配合使用放疗,有可能提高疗效或减少复发。

十四、腺样囊性癌

(一)概述

腺样囊性癌是居头颈部第2位的涎腺恶性肿瘤,好发于小涎腺及大涎腺中较小腺体。根据其组织学形态,可以分为腺样型、管状型及实性型,前者分化较好,后者分化较差。多数人认为,肿瘤来自涎腺导管,也可能来自口腔黏膜的基底细胞。发生于上颌窦者较为少见。因其隐匿性高、侵袭性强,发现时即已较晚,同时又因与口、鼻、眼及颅底毗邻,可引起周围多器官病损,易沿神经侵袭,预后常常不好。

(二)诊断与鉴别诊断

1. 诊断 腺样囊性癌和其他类型的涎腺恶性肿瘤一样,术前诊断是一难题。涎腺肿块早期出现疼痛及神经瘫痪者,应首先考虑腺样囊性癌的诊断。为进一步确诊,可做穿刺针吸组织细胞病理学检查,镜下可见,瘤细胞呈圆形或卵圆形,似基底细胞,并呈球团形聚集;黏液呈球团形,在其周围有一层或多层肿瘤细胞。这种独特表现是其他涎腺上皮肿瘤所没有的,据此特点可诊断为腺样囊性癌。正确判断腺样囊性癌的累及范围也较困难,现有的检查方法,如涎腺造影摄X射线片、B型超声波、CT及放射性核素扫描等检查均不能解决这一问题。

(1)症状体征

1)腺样囊性癌占涎腺肿瘤的5%～10%,在涎腺恶性肿瘤中占24%。好发于涎腺,以发生在腭腺者常见。大涎腺虽然较少,但为下颌下腺和舌下腺好发的肿瘤。在腮腺肿瘤中仅占2%～3%。男女发病率无大差异,或女性稍多。最多见的年龄是40～60岁。

2)肿瘤早期以无痛性肿块为多,少数病例在发现时即有疼痛,疼痛性质为间断或持续性。有的疼痛较轻微,有的可剧烈。病程较长,数月或数年。肿瘤一般不大,多在1～3cm,但有的体积也较大。肿块的形状和特点可类似混合瘤,圆形或结节状、光滑。多数肿块边界不十分清楚,活动度差,有的较固定且与周围组织有粘连。肿瘤常沿神经扩散,发生在腮腺的腺样囊性癌出现面神经瘫痪的机会较多,并可沿面神经扩展而累及乳突和颞骨;下颌下腺或舌下腺的腺样囊性癌,可沿舌神经或舌下神经扩展至距原发肿瘤较远的部位,并造成患侧舌知觉和运动障碍;发生在腭部的腺样囊性癌,可沿上颌神经向颅内扩展,破坏颅底骨质和引起剧烈疼痛。肿瘤也常侵犯邻近骨组织,如发生于下颌下腺和舌下腺者常累及下颌骨、发生在腭部者常累及腭骨等。发生于小涎腺腺样囊性癌累及黏膜时,除触及质地硬、表面呈小结节状的肿块外,常可见明显的、呈网状扩张的毛细血管。患者除晚期出现并发症使病情恶化外,一般无明显全身症状。

3)腺样囊性癌是一种侵袭性较强的肿瘤,通过黏膜下和纤维组织向肿瘤周围逐渐而广泛地播散,同时,它又沿神经逐渐扩展,因此,局部复发率较高,尤其是外科切缘阳性者,但该肿瘤生长缓慢,患者可与瘤长时间共存。

(2)并发症:腺样囊性癌生长虽然慢,但无包膜,且侵袭性很强,浸润范围往往超出手术时肉眼看到的肿瘤范围,因此术后易复发。肿瘤的淋巴转移少见,多为血行转移至肺、骨等处。发生于腮腺的,有 1/3 出现面瘫。

(3)实验室检查:涎腺造影 X 射线摄片、B 型超声波、CT 及放射性核素扫描等检查,但这些检查不能解决正确判断腺样囊性癌的累及范围问题。活检是确诊的方法。

2.鉴别诊断　与基底细胞癌相鉴别。基底细胞腺瘤好发于大涎腺中的腮腺,小涎腺以上唇最多见。多见于男性患者,小于 40 岁者少见,以 50～60 岁发病最多。肿瘤生长缓慢、病程较长、无自觉症状,往往以无痛性肿块就诊。肿瘤界限清楚、与周围组织无粘连、活动、多呈圆形或椭圆形、质地较软。涎腺造影 X 射线表现为良性肿瘤的占位性病变。

(三)治疗与预防

1.治疗

(1)手术治疗:外科手术切除仍然是目前治疗腺样囊性癌的主要手段。局部大块切除是根治腺样囊性癌的主要原则。即在功能影响不大的情况,尽可能切除肿瘤周围组织,甚至牺牲一些肉眼看来是正常的器官,对于邻近肿瘤的神经应尽量做追踪性切除。术中应配合组织冰冻切片病理学检查以了解周界是否正常。原则上腺样囊性癌做腮腺全切,考虑到腺样囊性癌具有较高的神经侵犯性,对面神经的保留不宜过分考虑;下颌下腺者至少应行下颌下三角淋巴结清扫术;发生在腭部者应考虑做上颌骨次全或全切除术,若已侵犯腭大孔,应连同翼板在内将翼腭管一并切除,必要时可行颅底切除。

(2)放疗:腺样囊性癌的颈部淋巴结转移率在 10% 左右,但直接侵犯远较瘤栓转移为多。复发性或晚期肿瘤除做广泛切除外,术后可配合放疗。有些解剖部位手术不能彻底时,也需要术后配合放疗。手术配合放疗有可能减低复发率。对于一些失去手术机会的病例,也可以采用放疗控制发展。

(3)化疗:晚期患者或术后复发患者也可配合化疗,以减少复发。化疗主要用于配合手术治疗或姑息治疗。

病变部位、肿瘤大小及外科手术是否切除彻底与预后直接相关。腺样囊性癌局部易复发,多次复发常远处转移。死亡主要原因是局部破坏或远处转移。肿瘤发展慢,即使复发亦可带瘤生存多年。

2.预防　生活方式的规律及时刻注意涎腺病变的早期症状很重要。早发现、早诊断、早治疗可提高该病的治愈率及生存率。

(尹小朋)

第四节　口腔颌面部囊肿

一般认为,囊肿为非真性肿瘤,多数属于发育上的异常,可以发生在软组织或骨组织。按其来源又可分为:①涎腺潴留囊肿,如黏液腺囊肿、舌下腺囊肿;②牙源性囊肿,如牙根囊肿和滤泡囊肿;③发育性囊肿,如面裂囊肿、鳃裂囊肿、甲状舌管囊肿、皮样囊肿。

一、皮脂腺囊肿

1.概述 皮脂腺囊肿又称粉瘤,是皮脂腺排泄管受阻,皮脂分泌聚积所致。

2.诊断与鉴别诊断 面部皮脂腺囊肿常发生于皮脂腺丰富的额部和面颊部。表现在真皮或皮下组织内一个或多个如豆粒至鸡蛋大小的柔软或坚实的球形肿物,囊肿与皮肤紧密粘连,中央可有色素点,周界清楚,深层可活动。继发感染可有疼痛、化脓,若恶性变成为皮脂腺癌。

根据临床表现和检查比较容易做出诊断与鉴别诊断。

3.治疗 主要为手术切除。局部麻醉下,顺皮纹方向做包括粘连皮肤部的菱形切口,切开皮肤后沿囊壁分离,将囊肿与粘连部皮肤完整切除。若不慎剥破囊壁,有皮脂溢出,此时,应钳夹破裂口,于其外方连同部分脂肪组织一并切除,以防囊壁残留导致复发。囊肿已继发感染化脓者,应先在其表浅变软部切开、引流,待炎症控制后再行囊肿切除。

二、皮样囊肿和表皮样囊肿

1.概述 皮样囊肿及表皮样囊肿为胚胎期残留于皮下组织内的皮肤及其附件细胞发育而来。

2.诊断与鉴别诊断 口腔颌面部皮样囊肿及表皮样囊肿常发生于口底、下颌下、额部、眶外侧、耳下等区,多系胚胎融合上皮残留所致,囊壁较厚,含有皮肤及其附件(如皮脂腺、汗腺、毛发等结构)者为皮样囊肿,而只有上皮成分者为表皮样囊肿。

根据临床表现和检查比较容易做出诊断与鉴别诊断。

3.治疗 皮样囊肿及表皮样囊肿治疗相同,均为手术切除。口底皮样囊肿为口腔颌面部最多见的发病部位,因囊肿所在位置深浅不同采用的手术入路亦有差异,位于口底下颌舌骨肌以上者应由口内入路,在口底囊肿突起表面,沿双侧下颌下腺导管及其开口的外侧做弧形切口,切口长度以充分暴露囊肿为度。切开黏膜,由囊壁浅面剥开下颌下腺导管,慎勿损伤。由于囊壁厚而坚实,故可用手指或骨膜剥离器、血管钳等紧贴囊壁表面钝性分离,完整剥出囊肿。口底皮样囊肿位于下颌舌骨肌以下或虽然原发于下颌舌骨肌以上,但已穿过下颌舌骨肌凸向颏下者,则应由口外施术,切开颏下皮肤、皮下组织、颈阔肌,拉钩牵开双侧二腹肌前腹即可暴露囊肿,沿囊壁做钝性分离,若囊肿贯通下颌舌骨肌伸向口底者,应切断部分肌肉后,继续向口底深面解剖,直至完整摘除囊肿。囊肿摘除后,冲洗创腔,结扎活跃出血点彻底止血后,口内入路仅缝合口底黏膜创缘,安置橡皮引流条并缝合固定,避免落入创腔;口外入路若切断肌肉者应先缝合断端,然后分层缝合创缘,安置橡皮引流条。术毕颏部加压包扎,并严密观察有无口底明显血肿与水肿以防肿胀导致上呼吸道梗阻。一般于术后 24～48h 抽出橡皮引流条,6～7d 拆除缝线。

三、甲状舌管囊肿及甲状舌管瘘

1.概述 人胚胎第 4 周时,第 1 咽囊底壁正中形成甲状腺始基,以后向下面的间质内伸展,在颈正中气管前形成正常甲状腺,舌盲孔至甲状腺间的甲状舌管于胚胎 5～6 周时自行退化,若该管道退化不全,则残存上皮的分泌物集聚可在舌根至颈前正中任何部位形成囊肿。

2.诊断与鉴别诊断 未退化的甲状舌管形成甲状舌管囊肿,如果甲状舌管囊肿与舌盲孔相通,囊肿可继发感染化脓,脓肿自行溃破或切开引流后形成经久不愈的瘘管即为甲状舌管瘘,偶尔可见出生后即存在的原发瘘。

根据临床表现和检查一般可以做出诊断。

3.治疗 甲状舌管囊肿及甲状舌管瘘以手术切除为首选治疗方法,无论囊肿或瘘均应完整切除;否则,术后可复发。因为囊肿可与舌骨粘连,瘘管可通过舌骨体及其内侧分,囊肿或瘘在舌骨上方可有多个细支通向舌盲孔,所以,手术要求切除舌骨体中部。舌骨上至舌盲孔间瘘管无法辨别时,则做舌肌的柱状切除。

四、鳃裂囊肿及鳃裂瘘

(一)概述

鳃裂囊肿的起源多数认为,系由胚胎鳃裂残余组织所形成。可发生于任何年龄,但常见于 20~50 岁。

(二)诊断与鉴别诊断

1.诊断 囊肿位于面颈部侧方,质地柔韧。发生于下颌角水平以上及腮腺区者为第 1 鳃裂来源;发生于颈中部者为第 2 鳃裂来源;发生于颈根区者多为第 3~4 鳃裂来源。临床上最常见的是第 2 鳃裂来源的鳃裂囊肿。鳃裂瘘有两种类型:由于先天性未闭合而形成的原发性鳃裂瘘,以及囊肿继发感染化脓,切开引流或溃破后长期不愈形成的继发性鳃裂瘘。此外,鳃裂囊肿及鳃裂瘘可以恶性变成鳃裂癌。

2.鉴别诊断

(1)鳃裂囊肿须与下列疾病相鉴别

1)急性下颌下淋巴结炎:其是婴幼儿常见的疾病,与较小的鳃裂囊肿继发感染很相似,容易误诊。鳃裂囊肿继发感染前,有长期存在囊肿史可资鉴别。应用抗生素等控制感染后,淋巴结缩小,呈实质性,可以活动。鳃裂囊肿具囊性感,不能活动。

2)颈部结核性淋巴结炎:淋巴结干酪性坏死液化后,也呈囊性感,常与鳃裂囊肿混淆。结核性淋巴结炎病灶周围常有许多淋巴结发炎,互相粘连,肺部可能有结核病灶,结核分枝杆菌纯蛋白衍化物试验强阳性,可以排除鳃裂囊肿。

3)淋巴管瘤:颈部细小淋巴管瘤类似鳃裂囊肿,但前者常位于颈后三角,呈囊性感,透光试验阳性。B 型超声波显示,淋巴管瘤常为多房性而鳃裂囊肿为单房、壁光滑。囊穿刺抽液,淋巴管瘤为水样淋巴液、无胆固醇结晶等可以与鳃裂囊肿鉴别。

4)甲状腺结节:有时鳃裂囊肿与甲状腺侧叶上极粘连或深入甲状腺内,放射性核素扫描常为冷结节,甲状腺功能正常,故不易与甲状腺冷结节鉴别。应行囊肿穿刺抽液寻找有无胆固醇结晶和穿刺抽吸组织细胞做病理学检查进行鉴别诊断。

5)甲状舌管囊肿:少数偏离颈中线的甲状舌管囊肿很像鳃裂囊肿,前者随吞咽上下活动,囊肿索条与舌管粘连,囊内抽出液无胆固醇结晶等可资鉴别。

(2)裂鳃瘘须与下列疾病相鉴别

1)甲状舌管瘘:少数偏离颈中线的甲状舌管瘘很像鳃裂瘘,但前者的瘘口索条与舌骨连接可资鉴别。

2)颈部结核性瘘管:局部常有反复感染史,病灶周围有多发淋巴结肿大,且互相粘连,病灶破溃排出干酪样物质,肺部可能有结核病灶,结核分枝杆菌纯蛋白衍化物试验强阳性等,借此可以排除鳃裂瘘的诊断。

（三）治疗

鳃裂囊肿或鳃裂瘘的根治方法是手术彻底切除，完整摘除囊肿或瘘管，如果遗留残存组织，可导致复发。若囊肿继发感染，应先行切开引流及抗感染治疗后再行手术切除，恶性变者应按恶性肿瘤治疗原则处理。

五、牙源性囊肿

牙源性囊肿发生于颌骨内，由牙胚组织或牙组织演变而来。根据其不同来源分为以下几种。

（一）根端囊肿

1.概述　根端囊肿系由于牙根尖部的肉芽肿、根尖慢性炎症刺激而引起牙周膜内的残余上皮增生所形成。

2.诊断与鉴别诊断　根端囊肿多发生于前牙区，该区常有深龋、残根或死髓牙，较大的根端囊肿可使唇、颊侧骨壁受压而变薄膨隆。X射线检查显示，牙根尖区包绕有一圆形或卵圆形的透光阴影，边缘整齐，周围可见白色的阻射线。

根据病史、临床表现可以进行初步诊断。X射线检查表现为边缘圆滑整齐致密骨界清楚的圆形或椭圆形阴影，囊肿与病源牙的根端相连可资诊断与鉴别诊断。

3.治疗　手术完整刮除为其根治方法。局部麻醉下，从口内前庭沟处根端的牙跟上做弧形或"八"字切口，切透黏骨膜，翻开黏骨膜瓣后凿除或咬除部分牙槽骨，而后自开窗处剥离出完整的囊肿；如果囊肿过大，则可在剥离出大部囊壁时，刺破囊肿吸出囊液后继续剥离剩余部分，完整摘除囊肿。病牙或牙根无保留价值时，可同时拔除；若能保存，则应同时做根管充填并切除根尖。

（二）始基囊肿

1.概述　发生于造釉器发育的早期阶段，牙釉质和牙本质形成之前。该囊肿一般不含有牙齿硬组织。

2.诊断与鉴别诊断　始基囊肿多发于下颌第3磨牙区及升支部。逐渐长大，骨质膨隆变薄，扪之有乒乓球弹性感。X射线检查应与单房性的造釉细胞瘤相鉴别，必要时做病理学检查确诊。

根据病史、临床表现可以进行初步诊断。X射线检查表现为边缘圆滑整齐致密骨界清楚的圆形或椭圆形阴影。若为单房性阴影，应结合其他检查，与造釉细胞瘤相鉴别。

3.治疗　一般自口外切开，做囊肿摘除术。对囊腔巨大、严重引起升支部畸形除发生病理性骨折的病例需要做截骨外，可试行先由口内开窗，待囊液引流，囊腔减压后，囊肿可自行缩小再行囊肿刮除治疗。切口应在下颌下缘约1.5cm处，切开颈阔肌，由颈深筋膜浅层向上分离，在嚼肌前缘处结扎并切断颌外动脉及面前静脉，囊肿位于下颌升支部者在下颌角区慎勿损伤横越其上的面神经下颌缘支。切断并掀起嚼肌附着暴露下颌角及升支部外侧，在直视下完整剥离并摘出囊肿，放置引流条，分层缝合伤口，轻压包扎。24~48h抽除引流条，5~7d拆线。

（三）含牙囊肿

1.概述　含牙囊肿又称为滤泡囊肿，系发生于牙釉质形成之后，在上皮与牙冠之间有液体渗出和蓄积而形成囊肿,如囊肿来自多个牙胚,可发生多发性含牙囊肿,故囊肿内包含有一个或多个牙齿的牙冠部分。

2.诊断与鉴别诊断 含牙囊肿好发部位依次为:下颌第3磨牙区、上颌尖牙区、上颌第3磨牙区和下颌前磨牙区。

根据病史、临床表现可以进行初步诊断。X射线检查表现为边缘圆滑整齐致密骨界清楚的圆形或椭圆形阴影,囊肿内可见到埋藏牙或牙冠包于囊腔中。

3.治疗 含牙囊肿应行手术治疗,手术原则为完整摘除囊肿和挖除埋藏的牙齿。小型囊肿可采用局部麻醉自口内施术,大型囊肿累及下颌升支者需要自口外做切口刮除。

(四)牙源性角化囊肿

1.概述 牙源性角化囊肿的特点是囊壁衬有角化倾向很强的上皮,且上皮及纤维包膜均较薄内含白色或黄色角化物。

2.诊断与鉴别诊断 囊肿多见于20～30岁的青年人,下颌骨第3磨牙区及升支部为好发区。无自觉症状,生长缓慢,较其他颌骨囊肿有较大侵袭性,复发倾向大。复发原因可能与囊壁甚薄,术中容易残留有一定关系。囊肿合并感染可在口腔内形成瘘管。角化囊肿可多发,累及双侧颌骨。若伴有皮肤基底细胞痣、分叉肋、脊椎骨融合、小脑镰钙化等症状时,称为"多发性基底细胞痣综合征"。本综合征多见于儿童和青年人,常有阳性家族史,具有常染色体显性遗传的特点,囊肿刮除术后更易复发甚或恶性变。

根据病史、临床表现可以进行初步诊断。X射线检查表现为圆形或椭圆形阴影,有时边缘不圆滑整齐。

3.治疗 牙源性角化囊肿以手术摘除为主。手术自口外切开,充分暴露术野。在直视下彻底刮除囊肿。疑有不彻底处可咬除部分骨壁,并辅以苯酚或硝酸银等腐蚀剂、液氨或电烧灼做局部处理以防止复发。对病变范围较大,已引起颌骨畸形,但未穿破骨质的囊肿或青年和儿童患者可先采取口内开窗引流减压术,待囊肿缩小后再行根治性刮除。开窗时,将开窗处黏膜内卷入囊腔,并填入碘仿,以保证日后引流通畅。碘仿可在术后3～5d逐渐抽出。对病变范围大、穿破颌骨并波及周围软组织;或多次囊肿刮除术后复发者,应连同病变组织做整段颌骨或一侧下颌骨截除术,同时植骨修复缺损。

六、非牙源性囊肿

非牙源性囊肿包括胚胎过程残存于面突连接处的上皮发展而来的面隙囊肿;外伤引起的血液外渗性囊肿。

(一)面裂囊肿

1.概述 球上颌囊肿系球状突和上颌突联合处残余上皮发展而来;鼻腭囊肿系鼻腭管残余上皮发展而来。正中囊肿发生在上颌骨或下颌骨正中联合处;鼻唇囊肿系胚胎时球状突、侧鼻突及上颌突联合处发生。

2.诊断与鉴别诊断

(1)球上颌囊肿:位于上颌侧切牙和尖牙间,牙常被挤而移位,鼻唇沟部可见膨隆。鼻腭囊肿位于切牙管内或附近。X射线片显示,上颌骨中线部切牙管扩大的囊肿阴影,在咬合片上,囊肿出现在切牙后方。囊肿仅发生在切牙区而不涉及切牙管者,称为腭乳头囊肿。

(2)正中囊肿:位于上颌腭部正中后方的囊肿为腭正中囊肿;而位于正中牙槽骨中的为牙

槽正中囊肿,下颌骨正中缝的称为下颌正中囊肿。正中囊肿一般均无症状,X射线片上可见缝间有圆形囊肿阴影。鼻唇囊肿位于上唇底和鼻前庭内,囊肿常在骨外。X射线片显示,骨质无破坏现象。仅在鼻底口腔前庭可扪出囊肿的存在。

根据病史、临床表现和X射线检查可以进行诊断与鉴别诊断。

3.治疗　面裂囊肿一旦确诊后,应及时早期进行手术治疗,以免引起邻近牙的继续移位和造成咬合紊乱。手术方法与牙源性囊肿相同,但一般均从口内进行手术,完整刮除囊肿。

(二)血管外渗性囊肿

1.概述　血管外渗性囊肿又称损伤性骨囊肿、单纯性骨囊肿、孤立性囊肿。可能因损伤引起骨髓内出血形成骨腔,内含陈旧性血性或血清液,故为非真性囊肿。

2.诊断与鉴别诊断　常见于下颌骨体部和骨的联合部位。X射线片可见圆形透光区,边缘常不清晰。

根据病史、临床表现和X射线检查可以进行诊断与鉴别诊断。

3.治疗　虽然血管外渗性囊肿可停止生长或自行吸收,但临床上多数仍有进行性生长趋势。因此,宜采用手术治疗,以免日久波及有关牙根,造成牙齿移位、𬌗关系紊乱。其手术方法与牙源性囊肿相同。手术途径应视囊肿位置、大小而定。囊肿刮除后,应填入明胶海绵等以充分止血。

(郑浩)

第十六章 牙体修复

第一节 牙体缺损修复的设计要领

牙体缺损是指牙体硬组织质和量的破坏,伴随牙体生理外形的局部损坏,表现为牙体形态、咬合及邻接关系的破坏。造成牙体缺损的病因是龋病、牙外伤、磨损、磨耗、楔状缺损和发育畸形,其中龋病是最主要的病因。

一、修复设计的前期工作

(一)了解患者的要求

在牙体缺损修复患者第一次就诊时,患者对修复体的种类一般没有具体和明确的认识,但其对修复的要求一般是相对比较明确的。无外乎要求恢复缺损牙的外形及美观,恢复发音及咀嚼功能,并要求提供的修复体舒适、维护容易,同时对大部分患者来说,修复的价格也是考虑的重要因素。

需要注意的问题:

同样的病例,临床上患者对修复的要求往往是各不相同的。我们必须尽力满足患者的要求,因为修复体效果的最终评价者是使用修复体的患者本人。一个修复体从修复专业角度而言可以称为最佳选择,但对于患者来说,如果其要求没有得以满足,那么设计和制作得再精良,也是一个失败的修复体。而从医师的角度而言,我们往往是对各类牙体缺损修复体的特点和临床适用范围具备专业的知识,有时对患者要求修复的首要要求并不是完全了解。这就产生了医师所推荐的最佳修复治疗方法与患者的实际情况和需求不吻合的问题。在患者的要求和专业便利性两者发生矛盾时,我们应该首先考虑满足患者的需求,然后再为患者采用最可靠、创伤最小、最经济合理的治疗手段。

涉及前牙改形、改色、改善牙齿咬合及排列的美学修复病例,患者的要求一般较高,更要明确患者的最终治疗需求后选择最佳的治疗方案。例如年轻患者如果只要求关闭前牙散在的间隙,那么非损伤性的正畸治疗可能比修复治疗能获得更持久稳定的效果,即便患者不愿意正畸治疗,那么创伤性小的贴面修复会比全冠修复更好。

(二)评估患者对修复效果的期望值

我们要求修复体恢复缺损的同时能够满足咀嚼、发音、恢复和改善美观、阻止疾病的发生发展,维持口颌系统健康的功能。但由于材料、工艺及临床水平限制,患者口腔条件、经济承受能力等的原因,同时由于某种特定修复体有其使用的特点和局限性,同时达到以上的治疗目标在操作中实际上是存在困难的,修复所能达到的最终实际效果与患者的想象如果无法达到共识,医患矛盾就产生了。

(三)充分的医患沟通

医师在首次接诊过程中,首先应耐心倾听患者叙述,从而了解就诊的首要目的、对修复的要求(比如有些患者不愿意磨除牙齿)、对修复效果的期望值、顾虑、价格要求等。然后耐心地用通俗的方法予以解答,同时把患者对修复效果的期望值引导到实际的水平。在此过程中可以消除对治疗的疑虑和担心,建立相互的信任感和对治疗的信心,也能更好地参与治疗和配合治疗过程,减少不必要的纠纷。

通过医患沟通,还可以了解患者的心理和性格特征。对于做事非常认真仔细,要求特别高的患者,更应予以特别的关注,仔细解答其每一个问题直至满意,必要时这类患者的治疗过程最好有其亲人陪伴。

有一点需要注意:现代社会人们的生存和工作压力加大,存在心理问题者在人群中的比例也愈来愈高,医师如果对此没有掌控的话,会产生很多非专业因素的医患纠纷甚至法律纠纷,这当然是作为一个专业人员所不希望碰到的。

对于没有明确主诉,只是来咨询及检查的患者,或治疗处理需要超出主诉范围的患者,尤其要在治疗开始之前进行沟通,解释措施的必要性,征得患者同意以后才能进行,正式治疗前可以给其1~2周左右的犹疑期。情况最好在病历资料中有所体现,必要的时候要求患者签字认可。因为在临床上这类患者出现投诉及纠纷的比例最高,最好是在治疗计划确定的过程中尽量考虑到可能发生的情况并向患者解释清楚必要性,例如牙体预备量过多可能的牙髓问题、普通烤瓷修复后的牙龈变色问题等。

可以说,修复最终的成败除了专业技术的高低之外,医患的沟通和患者对提供治疗的医师的态度也是极为重要的因素。

(四)作好病例资料采集和记录

在病例资料收集时,除了针对主诉的问题进行病史采集外,对与治疗相关的病史也应该顾及。特别是与治疗相关的系统性疾病史、家族史、药物过敏史、口腔卫生习惯等。口腔病例资料除了缺损牙的状况而外,还应重点了解患者对修复治疗的要求。另外,必须询问关于咬合和关节方面的问题,例如有否紧咬牙、夜磨牙、不良咬合和饮食习惯、关节区疼痛或弹响等,并结合到修复治疗设计之中。例如紧咬牙和夜磨牙患者,在修复材料选择和修复体设计上应充分考虑。

因此,治疗前与患者充分交流,掌握患者的个性特点、治疗需率和对修复效果的期望值、对修复体及修复治疗过程、价格和可以达到的效果的了解,以及患者的社会经济状况是必不可少的步骤这也是心理社会医学模式的集中体现。应充分发挥患者的能动性,将患者纳入到整个治疗过程中作为治疗的参与者,而不仅仅是被治疗的对象。另一方面,医疗行业的特殊性和高风险性也要求我们的治疗措施在考虑专业服务的同时,考虑医患双方权利的保护和风险的规避,保证治疗计划的顺利实施。

(五)实验性的治疗措施

在修复治疗措施的效果无法确定,或难以确定何种治疗措施的情况下,在正式治疗开始之前,可以采用实验性的治疗手段(trial treatment),以评估不同治疗措施的可行性、必要性或治疗的效果和反应。例如,对于前牙间隙、前牙拥挤错位决定修复治疗方案的之前,为了直观地了解不同修复方案治疗后的效果,可以制取印模以后,采用模型外科等方法,刮除牙齿或关闭间隙,然后制作树脂修复体在口内试戴,医患共同评估拟定修复方案的效果和可行性然后再结合临床的复杂程度、利弊、可行性、治疗成本等由医患共同制订最佳的治疗方案。

先制备患者诊断模型,然后按美学要求进行侧切牙的诊断蜡型制作。硅橡胶制备蜡型的导模。

将口内树脂暂冠材料注入硅橡胶导模,然后复位到患者口内。

待树脂材料固化后取出导模,诊断蜡型就在口内被复制成实体模拟修复体。通过实体模拟修复可以让患者直观感受修复后的大体效果,依据于此可以和患者进行交流和沟通,并获取患者对修复的反馈信息。

二、修复设计要点

牙体缺损修复的效果取决于良好的治疗计划和精良的修复体设计制作,主要包括修复体类型的选择和修复材料的选择。而治疗方法主要包括充填治疗和修复治疗。

（一）充填治疗和修复治疗

牙体缺损修复体按照制作方式的不同可以分为直接充填塑形（plastic）的修复体和间接制作粘接/粘固（cemented）修复体。一般前者简称充填型修复体,后者简称粘接型修复体。

直接充填塑形修复体是将可塑性的材料直接填入牙体预备的窝洞内塑形,然后固化而成,并通过机械倒凹或化学粘接力获得修复体的固位。目前属于口腔内科学的范畴,修复体类型主要包括玻璃离子、复合树脂或树脂增强型玻璃离子、银汞合金充填体以及光固化树脂贴面等。因为不涉及印模制取以及技工室制作,涉及消耗的材料较少,省时,所以价格成本较低。如果牙体缺损范围不大,剩余牙体具有足够的强度,修复体可以获得良好的固位和抗力,则应该首选充填的方法修复牙体缺损。

分别用牙本质、釉质、表面特殊效果树脂比色片比对牙齿的颜色。

唇侧釉质斜面预备后,磷酸凝胶酸蚀处理 30 秒,冲洗吹干后涂布粘接剂,吹 1～3 秒并光照固化 20 秒。

形态修整,逐级抛光完成。

间接制作粘接/粘固修复体是制备印模以后,在口外采用树脂、合金、陶瓷或金属烤瓷材料,通过不同的工艺制作修复体后,再采用粘接的方法将修复体粘入牙体预备洞型内或牙齿的表面。因为后者对剩余牙体的破坏较大,且因为需要取模以后间接制作,涉及材料及工艺成倍增加,修复的价格和成本较高。当牙体缺损严重,剩余牙体必须依靠修复体来获得强度和保护的情况下,则必须采用间接制作的粘接性修复体,包括:采用金属、陶瓷、树脂等不同材料制作的嵌体、高嵌体,树脂或瓷贴面,部分冠、金属全冠,烤瓷冠,全瓷冠,桩冠等。两类不同的修复体有各自的特点,对特定的病例应选择相应的方法,有时这两种治疗结合才能达到良好的临床效果。

（二）修复体的类型

按照与剩余牙体组织的关系可以分为冠内（intracoronal）和冠外（extracoronal）修复体两类。前者包括各类充填体和嵌体,如前述的玻璃离子、树脂、银汞合金充填体,金属及全瓷嵌体、高嵌体,后者包括树脂及瓷贴面,部分冠,金属、金瓷、金塑、全瓷冠等。高嵌体部分位于冠内,部分位于冠外,一般主张将 MOD 高嵌体视为冠内修复体。桩冠则单独分类。

（三）修复体类型选择的影响因素

在确定到底选择的是充填修复体还是粘接型修复体,以及考虑修复体的材料时,应考虑哪些问题呢? 相关的考虑因素应该包括:牙体缺损的程度、美观要求、修复体固位、修复体的成本及患者的口腔卫生习惯等。

1. 牙体缺损的程度 如果缺损的牙体具有足够的强度,修复体可以获得良好的固位和抗力,则应该首选充填的方法修复牙体缺损;反之,如果剩余牙体不足以满足充填修复的要求,参与的牙体需要修复体来获得强度或用修复体保护残余牙体组织、重建咬合面形态时,应采用粘接型修复体而非充填体。

另外,还要考虑到牙体预备量的大小。为了使治疗对牙体组织的破坏性最小,一般的逻辑是,前牙首选贴面和部分冠,如果牙体缺损范围过大无法使用,才考虑选择全冠修复,牙冠大范围严重缺损,经过根管治疗以后采用桩冠修复;后牙先考虑嵌体或高嵌体,然后才是全冠。全冠中牙体预备量又以金属最少,其次是烤瓷,全瓷冠的牙体预备量则较大。死髓牙及牙体组织大部分缺损的残根行根管治疗后采用桩冠或桩核冠修复。

2.患者对美观要求 对于前牙美学区域内的修复体,必须考虑修复体的美观性。例如树脂或全瓷贴面、全瓷冠、烤瓷冠等均可以获得较好的美学效果。树脂由于耐磨性和老化的问题,一般多用作过渡性的修复材料。金属烤瓷由于金属底层的影响,颜色和半透性不足。全瓷材料因其光学性能最接近天然牙,可以获得逼真颜色和半透性,所以前牙的美学修复目前多采用的是树脂粘接型的贴面、全瓷冠等来获得。在两侧非对称修复时,单个修复体要求获得足以乱真(bleml−in)的美学效果临床同样存在很大的难度。

3.修复体的固位需求 在所有的牙体缺损修复体中,覆盖整个牙冠表面的全冠固位是最好的。但只要经过良好的设计,牙体缺损修复体一般均能获得良好的固位。特别是随着树脂粘接材料的发展和粘接修复技术的进步,牙体缺损修复的固位不再是一个影响修复体类型选择的重要因素。但对于需要作为 FPD 或 RPD 基牙的情况下,固位的问题才需要着重考虑。

4.修复体的制作成本 成本因素是所有治疗均要涉及的问题。牙体缺损修复体因修复体的类型、制作材料、制作工艺的不同,价格存在较大的差异。作为口腔医师我们应该首先从专业的角度给出患者最佳的治疗方案供患者参考,而不能因为认为患者可能无法支付最佳方案的费用而自作主张为患者提供相对不佳的替代方案。同时,不能够因为本身经济效益的原因或片面追求最佳治疗效果而不顾患者的经济承受能力。

5.其他的因素 患者的口腔卫生习惯对修复体的远期效果影响非常重要。不良的口腔卫生习惯可导致继发龋、牙龈炎、牙周炎等问题,从而间接导致修复体的失败。如果修复前临床检查时发现患者口内存在多发性的龋坏、菌斑牙石、牙龈炎或牙周炎,对此类患者进行牙体缺损修复时应格外小心。可能单从缺损牙的角度而言,修复体治疗是完全可行的,但如果考虑整个口腔卫生情况的话,可能任何一种制作良好的修复体其远期效果也是无法得到保证的,因为修复体只能修复缺损,而对造成缺损的病因却是无能为力的。

患者的咬合、饮食习惯也是需要考虑的因素。如果患者喜欢吃较硬的食物如坚果等,那么在修复材料和修复方式的选择上应有所考虑。

三、各类修复体及制作材料的选择

(一)冠内修复体

1.玻璃离子充填修复 适用于不直接承受咬合力的牙颈部楔状缺损或邻面浅龋、根面龋等的充填,不需要进行牙体预备或只需进行少量牙体预备的区域。因为可以释放氟,因此也可以用于易龋患者或猛性龋的过渡性充填材料。

2.树脂修复 用于前牙轻到中度缺损的直接修复,包括切角缺损,其牙色可以获得良好的前牙美观效果。值得注意的是,前牙缺损树脂充填后,因为老化变色和边缘微渗漏的原因,很多情况下最终还将过渡到修复体治疗;后牙区的轻到中度缺损也可以用树脂直接充填修复。但由于耐磨性较低、固化收缩等问题,其在后牙使用的效果仍存在的争议。所以有学者建议其在后牙的使用范围应该局限于小的殆面及第一前磨牙的邻殆洞。

3.银汞合金充填　主要用于美学要求不高的后牙轻到中度缺损的直接修复。可以进行单面、双面和三面洞的充填。在牙冠组织缺损低于 1/2 的病例,修复可以获得良好的效果。缺损大于 1/2 的病例,如果结合采用自攻钉,也可以作为一种修复的方式,但为了获得良好的修复效果,建议外面采用全冠进行覆盖。

因为银汞合金材料具有较好的机械强度,固化时有轻度的体积膨胀,可以很好地避免微渗漏产生,因此在口内的存留时间是充填修复体里最长的。据估计,目前全世界每年制作的银汞合金修复体有将近 100 万个,其应用也是最普遍的。但因缺乏与牙体的化学结合,加上修复体会对剩余牙体产生楔力,因此此类修复体会削弱牙体的强度;临床上牙体折裂的情况比较常见。

4.嵌体　用于轻度到中度的牙体缺损,特别是涉及牙尖的缺损。如前磨牙的殆面及邻殆洞,磨牙的殆面、邻殆、邻殆邻洞;一般应用于活髓牙。死髓牙因为剩余牙体机械性能变差,嵌体修复会削弱残余牙体结构的强度,在楔力破坏的作用下可增加牙折发生的可能性,因此一般不采用。

对于影响美学的可见区域,包括前磨牙、磨牙的邻殆面,为了避免显露金属,修复体的材料可以采用全瓷来制作。全瓷嵌体属于粘接修复的范畴,应采用树脂粘接材料进行全瓷嵌体的粘接。有研究表明,化学粘接不仅能保证全瓷修复体的强度,同时也能提高剩余牙体的结构强度。

5.高嵌体　用于中重度殆面、牙尖缺损,但颊舌面完好的牙。对于殆面伴近远中邻面同时缺损的病例,可以采用 MOD 高嵌体。嵌体用 MOD 洞获得固位,同时覆盖整个殆面和牙尖。有时也把 MOD 高嵌体归类到冠外修复体中。

高嵌体也可以采用全瓷材料进行制作,从而改善修复体的美学性能。全瓷高嵌体也属于粘接修复的范畴,应采用树脂粘接材料进行粘接同时由于强度和韧性不足的原因,高嵌体要求殆面的牙体预备量足够(2mm 以上),因此在牙体预备量达不到的病例应慎重采用。

(二)冠外修复体

1.部分冠　为保留至少一部分牙面不被覆盖的修复体。以往通常采用金属材料制作,包括半冠、3/4 冠、7/8 冠等。半冠只覆盖牙冠的冠 1/2;3/4 冠为覆盖牙冠舌面及两个邻面的修复体,7/8 冠为只暴露颊侧近中面的修复体。因为保留了部分牙面不覆盖金属,因此修复体粘固后,对牙体的美学性能影响不大。但因为修复体的边缘线较长,继发龋的概率较高,加上合金部分冠的牙体预备相对较复杂,金属的使用在不同程度上还是达不到很好的美学效果,因此目前金属部分冠的使用已逐渐减少。取而代之的是采用全瓷材料制作的树脂粘接型的部分冠,牙预备体可以不是标准的半冠、3/4 冠、7/8 冠形态,其基本修复理念是用全瓷材料依赖于粘接技术再造缺损的牙体组织。

2.贴面　为一种仅覆盖前牙唇面和(或)切端的美学修复体,不需要进行较大量牙体预备,只需进行唇面或切端少量预备(常局限于釉质层之内)。使用于前牙间隙、轻到中度的染色及着色、发育性的唇面釉质缺损、切端或切角小范围的缺损病例。

3.金属全冠　金属为非牙色修复材料,但由于其良好的机械性能,对牙体预备量的要求较低,因此特别适用于咬合力大、不能磨出足够的修复体间隙,并且美观要求不高的大面积牙体严重缺损病例的修复。

全冠的合金的种类较多,按照贵金属的含量分为高贵金属(high－precious alloy,如金合金类)、半贵金属(semi－precious alloy,如低金含量合金、钯银合金等)和非贵金属(non－precious alloy,如钴铬、镍铬、铜基合金、钛及钛合金等)三大类。

因为机械性能好,因此牙体预备时,龈边缘可以不预备肩台而采用刃状或凹型,龈缘线之外的完成线要求预备斜面(bevel),可以最大限度保存牙体组织,同时提高修复体边缘的密合程度,减少继发龋的发生。但由于颜色不美观,因此一般用于美学要求不高的后牙。

4.烤瓷全冠　是烤瓷熔附金属(porcelain fused to metal crown)或金属烤瓷(metal ceram－ic)全冠的简称修复体结合了金属的强度、韧性和烤瓷的美学性能与生物相容性,因此自从20世纪50年代发明并引入临床后,立即风靡全球,迄今仍然是临床上应用得最多的冠修复方式。除后牙区以外,修复体可以用于美学要求较高的前牙大面积严重缺损并获得良好的美学效果。因为要求预备出修复体金属底层和瓷的空间,因此牙体预备量大于金属全冠。

金属烤瓷修复体由于金属底层的引入,导致修复体透光性急剧下降,大部分的入射光线被反射,导致修复体在瓷层厚度不足的区域,如颈部出现缺乏活力的白色,修复体的层次感不足,修复体缺乏活力。如果使用非贵金属作为底层,金属的腐蚀导致离子的释放,可造成诸如牙龈缘灰线、龈缘炎、局部过敏、局部和全身毒性问题。另外,金属的使用会对现代影像学检查造成不良影响,如MRI影像出现不显影的区域,放射治疗的时候会形成二次射线造成损伤对于存在以上问题的患者,或对美学有极高要求的患者,则最好采用全瓷冠修复的方法。

5.全瓷冠　对牙体缺损范围大,美学要求很高的患者,或金属过敏的病例多采用全瓷修复体以获得自然美观的修复效果。全瓷修复材料的种类较多,自从1886年Laud制作出第一个瓷甲冠(porcelain jacket crown)以来,已经出现过多种全瓷冠修复材料。但真正用于临床并能够获得高成功率的全瓷冠系统是最近20年才出现的。因为强度和脆性的问题,要求牙体预备时预留适当的瓷层厚度以保证最终修复体的强度,因此牙体预备量在所有冠修复体中也是最大的。但随着高强度的材料如渗透氧化铝、致密氧化铝和氧化锆陶瓷的出现,底冠的厚度可以只要0.5mm,与贵金属烤瓷金属底层厚度非常接近,因此全瓷牙体预备量比烤瓷大的观念也在逐步改变。

目前常用的高强度全瓷材料按材料组分分类主要有氧化硅基陶瓷和非氧化硅基陶瓷两类。前者代表性的材料包括长石质陶瓷、白榴石晶体增强的铸造陶瓷(IPS Empress)、二硅酸锂晶须增强的铸造陶瓷(IPS Empress 2/e. Max);后者代表性的材料包括玻璃渗透氧化物陶瓷系列(Vila In－Ceram Spinell/Aluminia/Zirconia)、致密烧结纯氧化铝陶瓷(Procera Allceram AL,Vita In－Ceram AL等),以及致密烧结的氧化钇部分稳定四方氧化锆多晶陶瓷类(Yttrium partially stabilized tetragonal ZrO_2 polycrystalline,Y－TZP)。氧化锆陶瓷的挠曲强度可达1000MPa以上,是全瓷材料中最高的,也超过大多数牙科合金的强度,因此被誉为"瓷钢"。但断裂韧性值在10Mpa·$m^{1/2}$以下,合金一般在40MPa·$m^{1/2}$以上,也就是说全瓷类材料有较高的弯曲强度,但脆性较大。目前全瓷材料总的规律是强度和韧性越高的材料,其半透性和美学性能则呈降低的趋势。因此在修复的时候应该权衡强度和美学这两个要素后再决定材料的选用。强度高而透性低的材料目前一般采用分层制作技术以获得良好的美学效果;强度低透性高的材料一般只用于牙体缺损修复体的制作,并且要求采用树脂类粘接剂粘接修复体,因此也被归为树脂粘接类修复体。

全瓷底层按照制作的工艺可以分为耐火模型堆塑烧结技术（layering technique on refractory die,如长石陶瓷）、失蜡法热压铸造全瓷（lost－wax casting,如 Empress 系列）、粉浆涂塑玻璃渗透全瓷（slip－casting and glass－infiltration,如 In－Ceram 系列）、精密机械复制（copy milling,如 Celay 系统）、CAD/CAM 技术（computer aided design and computer aided manufacture,如机械加工渗透陶瓷、致密氧化铝、致密多晶氧化锆材料体系）、电泳瓷沉积技术（eleclrophoretic deposition,如 Wol－Ceram 和 CeHa WHITE ECS 等）。

全瓷修复体的使用范围从嵌体、贴面、部分冠、全冠一直到前后牙的短桥和长桥。因为材料的机械性能和光学性能不同,每种全瓷材料均有其特定的适用范围,在临床选用的时候一定要了解材料的相关特性和适应证,才能够获得良好的美学效果和修复体的强度。

（三）桩冠

桩核冠（dowel－core crown or post－core crown）是在桩核上制作全冠的一种冠修复体,它由桩核和全冠组成。桩核冠固位良好,美观效果良好,操作简便,是一种理想的修复体。用于牙冠严重破坏,冠部残余牙体组织无法提供修复体足够固位和支持的患牙。在修复前必须经过完善的根管治疗,观察无症状后再进行修复。

修复体可以设计为桩冠一体式。在临床牙冠过短,咬合较紧,如果采用桩核再加冠修复,冠固位力不能够得到保证,桩冠一体化修复设计是一种很好的选择；在临床牙冠间隙足够的情况下,一般则是采用先做桩核,然后再制作全冠的设计,目前后者是最常采用的技术,冠修复的方法与全冠相同,在此不做论述。

桩可以按照材料分为金属、纤维增强树脂、碳纤维和氧化锆全瓷桩；按照提供方式分预成桩、铸造桩、复合桩；按照桩的形态又可分为柱状、锥桩、螺纹、光滑及不光滑表面桩等。

核部分的材料也可以分为金属、树脂、银汞合金、瓷等。桩的材料直接决定着桩本身的抗折能力。树脂桩的强度最差,加入聚乙烯纤维使其机械性能大为改善。碳纤维桩、氧化锆陶瓷桩、金属桩的抗折性能较理想。由于金属桩随时间延长会发生腐蚀,并影响到桩的强度,在这方面,铜基桩尤为明显,因此应尽量避免选用。

桩的材料与根折存在明确的关系。桩材料的弹性模量与牙本质相同或相近,可将所受力量沿桩和根管的长轴均匀分布。刚性大的材料能抵抗较大的应力而不变形,刚性小的材料则易于形变而缓解应力。

铸造桩核特别适用于需要改正牙冠轴向的病例,对于需要明显改变冠轴向的病例,预成桩核一般是难于达到足够的强度的。铸造桩核蜡型的提取可以在口内直接完成,也可以取模后在技工室完成,而预成桩一般在口内直接粘固后作核,因此核的形态、与其他余留牙的关系不容易精确掌握。这也是金属铸造桩核目前在临床上使用较为普遍的原因。

但金属铸造桩核的弹性模量（钛 110GPa,不锈钢 193GPa）与牙本质（18GPa）差别较大,容易引起牙根内部应力集中,导致不可挽救性根折的发生。

金属还具有不透光及颜色方面的缺点,对于全瓷修复病例,有时修复体的颜色和美学性能会受到一定程度的影响,可以采用纤维树脂桩核或全瓷桩核来改善。纤维增强的树脂桩目前使用越来越普遍。其弹性模量与牙本质接近,具有与天然牙相似的半透明性,可以为透明度较好的全瓷修复体提供良好的底色,桩核的半透性和颜色增加了全瓷修复体的美学效果,因此也被称为美学桩核。使用预成桩可以避免铸造的过程,因此可以减少复诊次数,桩核修复后可以立即制作暂时冠恢复一定的美观和功能。如果根尖出现感染问题,预成桩的去除也相对比铸造桩核容易得多。因此预成桩临床上医师和患者的接受度还是比较高的。

（郭松）

第二节　嵌体修复技术

嵌体(inlay)是一种嵌入牙体内部以恢复缺损牙体的形态和功能的修复体。

一、嵌体的分类

（一）按制作材料

按制作嵌体的材料不同有金属嵌体、瓷嵌体、复合树脂嵌体等类型。

（二）按嵌体覆盖面

根据嵌体所修复牙面情况的不同,可分为单面嵌体、双面嵌体和多面嵌体。

（三）按嵌体的部位

以其修复的部位可命名为𬌗面嵌体、近中𬌗嵌体、远中𬌗嵌体、近中远中𬌗嵌体、颊𬌗嵌体、舌𬌗嵌体等不同名称。

二、适用范围

严格意义上,所有以充填可修复的牙体缺损均可视为嵌体修复的适应证,嵌体特别适用于各种严重的牙体缺损需要咬合重建而不能使用一般材料充填修复及需恢复邻面接触点的后牙。而对于髓角位置高的年轻恒牙,牙体缺损范围大、残留牙体组织抗力形差(包括死髓牙),固位不良者则应作为嵌体修复的禁忌证。

三、牙体预备的基本要求

应根据牙体缺损的具体情况作好嵌体修复的设计,牙体预备时除遵照窝洞充填的预备原则,如去除腐质,作预防性扩展,底平、壁直、线角清晰。

嵌体箱状洞形的所有轴壁应微向𬌗面外展 2°～5°洞形无倒凹,洞壁上如有任何倒凹,嵌体将无法在牙体上顺利就位。

洞缘应有斜面,通常在洞缘牙轴质内预备出 45°斜面,斜面宽度约 1.5mm,并可根据𬌗面情况对斜面深度和角度作适当调整。斜面预备的目的是:①去除洞缘无基轴,预防釉质折断;②增加嵌体的洞缘密合性与封闭作用,防止粘固剂被唾液溶解,减少微渗漏的发生。但洞缘斜面不能过大,否则会降低轴壁深度,影响固位力。斜面一般起于釉质厚度的 1/2 处。

邻面可作片切形。对患牙邻面缺损表浅、突度小,邻接不良的患牙,可作邻面片切形预备,以恢复缺损及邻接,改善其邻面突度。片切面的颊舌边缘应达到自洁区。根据需要可在片切面制备箱状洞形、邻沟或小肩台。

可在做箱状基本固位形之外根据需要加用𬌗面鸠尾固位形,或轴壁上加钉、沟固位形,也可采取钉、𬌗面固位形相结合的设计。

（一）𬌗面嵌体的牙体预备

1.去除龋坏　预防性扩展:包括邻近的沟、裂、点隙,使洞壁处于正常的牙体硬组织内。预备洞形时还应尽可能保护洞壁和𬌗面边缘。

2.骀面制洞　固位形抗力形的制备:洞的深度一般深度应大于 2mm。浅洞的洞底应预备成平面,以增强嵌体固位力。洞深者不必强求洞底平面,应以去除龋坏组织为主。

3.轴壁均应相互平行或向外展 2°～5°,并与嵌体就位道一致。金属嵌体洞缘以柱状砂石或金刚石车针预备成 45°斜面,最后精修出点、线角,完成牙体预备。

(二)邻骀嵌体的牙体预备

1.骀面部分的预备　除应达到骀面嵌体的牙体预备要求外,应做鸠尾固位形,鸠尾峡部的宽度一般不大于骀面的 1/2。

2.邻面部分的预备　金属邻骀嵌体的邻面预备可有箱状和片切两种形式,全瓷嵌体邻面一般为箱状。

箱(盒)状洞形:用裂钻在邻面接触点处与牙长轴平行方向预备出一条深达牙本质的沟,再向颊舌侧扩展至自洁区。然后预备出邻面洞形,其龈壁应底平,髓壁与就位道一致,龈壁及髓壁相互垂直。各壁无倒凹,洞缘做短斜面。轴壁可适当向外扩展 2°～5°。

(三)三面嵌体的牙体预备

三面嵌体用于后牙两个或两个以上牙面缺损,或用于双面嵌体其固位条件不够者。牙体预备的原则要求与双面嵌体者基本相同,但更要注意防止出现倒凹。

(四)高嵌体的牙体预备

高嵌体适用于骀面广泛缺损,或骀面严重磨损而需作咬合重建者,也用于保护薄弱的牙尖高嵌体的固位主要靠钉洞固位。在骀面作牙体预备时,如骀面与对骀牙有接触关系,应沿骀面外形均匀降低患牙骀面,预备出至少 0.5～1.0mm 的间隙,并使嵌体骀面包括牙体骀面边缘及工作牙尖。如骀面已是低骀,则应稍加修整,去除过锐尖嵴即可。

四、嵌体的制作

(一)合金嵌体的制作

失蜡铸造法最为常用,也有用纯钛采用 CAD/CAM 火花蚀刻的技术制作金属嵌体的报导。蜡型是制作的重要步骤,蜡型制备技术有直接和间接法之分。

1.直接法　直接法是在口内牙预备体上直接制取蜡型的技术,适用于简单的嵌体蜡型制作。因没有印模、模型等操作可能导致的对精度的影响,蜡型准确,但占用椅位的时间长,复杂的复面嵌体等操作上存在难度。具体方法如下:

预备好的洞形洗净,吹干,涂液体石蜡分离剂;将嵌体蜡在酒精灯上烤软,取适量用小蜡刀将蜡压入洞形内,使之充满洞形内所有的点、线角、沟内;在蜡尚未硬固之前,请患者作正中及非正中骀运动,待蜡冷却后用雕刻刀雕成所需的解剖外形;用探针插入并取出蜡型,检查蜡型边缘及外形是否清晰完整。如有不足,可将其再放在洞形内,以灼热的探针插入加热蜡型,让患者加压咬合,修整边缘及外形;直径 1.2～1.5mm 钢丝或蜡条插入或固定在蜡型适当部位后,顺就位道相反的方向小心取出蜡型,确认完整即可包埋铸造完成。

2.间接法蜡型制备　牙体预备后取印模,灌注工作模型,涂布隙料。然后在工作模上完成蜡型,包埋后,焙烧使蜡挥发形成铸模腔,熔化合金注入铸模腔内,冷却后即成铸件,后期打磨抛光完成修复体。间接法可节约椅旁时间,便于观察并准确修整嵌体的边缘,恢复邻接及咬合关系。因此目前此技也是临床最常采用的金属嵌体制作方法。

（二）瓷聚合体嵌体的制作

瓷聚合体是一类以瓷粉为加强相的树脂－瓷复合材料。特点是色泽自然,制作简便。其牙体预备基本同金属嵌体,但洞底平面可不作严格要求,以去净龋坏牙体组织为准。洞壁如有倒凹,可预先用酸蚀、粘接方法充填并消除倒凹。

牙体预备完毕后取印模,灌注入造石工作模。然后在工作模上涂布分离剂,把膏状的树脂分层充填到工作模的洞型内,塑形后将模型置于专门的光固化机内进行固化,取出修形,调𬌗、抛光完成。

（三）全瓷嵌体的制作

1. 常规手工涂塑瓷嵌体　采用一定量的白榴石晶体粉末和长石瓷粉末混合在一起,用蒸馏水调拌成粉浆,涂塑在专用耐火代型材料上,经过高温烧结制成瓷嵌体。

2. 热压铸陶瓷嵌体　热压陶瓷制作工艺类似失蜡法铸造技术。修复体蜡型用专用包埋料包埋,采用专门的热压铸炉加热软化瓷块,陶瓷材料在高温压力下注入型腔,完成瓷嵌体的成型。完成后的全瓷嵌体用与基体材料相似的表面釉粉进行着色和上釉处理;或只铸造一个嵌体的底层,然后表面饰专用饰面瓷后完成修复体的最终形态。分层堆塑获得的修复体颜色的层次感和美学性能较整体铸造的全瓷嵌体要好。

3. 玻璃渗透氧化铝/尖晶石全瓷嵌体　采用 Vita In－Ceram 的玻璃渗透 Alumina 氧化铝或 Spinell 尖晶石材料。首先翻制耐火工作模型,然后调拌氧化铝或尖晶石的粉浆,手工涂塑的方法形成厚度约为 0.5mm 的嵌体底层,然后在 1120℃ 预烧结成多孔的雏形,然后专用的玻璃粉在 1100℃ 高温下渗透,熔融的玻璃通过毛细作用渗透入底层的空隙,成为玻璃－氧化铝/尖晶石复合高强度全瓷材料,然后再常规分层堆塑饰面瓷后烧结成型。因为有高强度的底层作支撑,因此此类嵌体的强度较高,同时具备良好的美学性能。

4. CAD/CAM 机械加工瓷嵌体

（1）牙体预备的光学印模:光学印模技术一为口腔内直接获得三维信息,取代传统的制取印模和灌制模型的程序;另一技术为从灌注的石膏模型上间接获得牙预备体的三维信息,然后电脑三维成像前一种为椅旁模式,要求具备整套的 CAD/CAM 设备,因设备价格昂贵而应用受限;后者为非椅旁模式,是目前的常见模式。只需将模型送到具有 CAD/CAM 设备的加工所就可以进行修复体的制作,也可以只购置模型的扫描单元,将模型信息采集压缩后,通过 e－mail 发送到加工所就能够完成修复体的制作。

（2）人机对话修复体设计:根据计算机显示屏上描绘出的嵌体边缘线、邻接线、切缘线、设计牙尖高度和中央凹等的深度确定𬌗面形态。根据电脑提示反复设计修改至合适后储存、可返回编辑模式修改。

（3）磨切:将适当颜色和大小的瓷块置于切削架上固定,设计数据传输到加工单元,完成修复体电脑控制自动切削。切削后的修复体表面釉瓷进行着色处理,也可只切削底层后期表面饰瓷。

这一技术具有自动化程度高、操作简单、省时的优点,在临床上的应用日趋广泛。

五、嵌体的粘固

（一）水门汀粘固

去除牙体洞型内的暂时充填材料。对于合金嵌体,最好不要先切除铸道,带铸道将嵌体在洞内试合。检查就位情况及适合性完成后,再切除铸道调改咬合,抛光。口腔内隔离除湿,嵌体及预备体用75%酒精消毒、吹干及隔湿;以牙本质处理剂或酸蚀剂处理牙面,冲洗、吹干,嵌体粘接面及牙体粘接面涂布一薄层粘固剂,然后将嵌体就位;去除多余粘固剂,待粘固剂固化后,粘接界面抛光处理。

(二)树脂粘接剂粘固

树脂粘接可以获得更好的粘接性能和边缘封闭性能,同时通过树脂粘接剂与嵌体和剩余牙体的化学结合,可以起到增强牙体及修复体的作用。对于全瓷类的嵌体,首选树脂类粘接剂进行粘接。

牙体预备后可采用牙胶或不含丁香油的临时粘固材料封闭窝洞。去除牙体洞型内的暂时充填材料,消毒及隔湿后,酸蚀剂或专用的表面处理剂处理牙面,按所选用的粘接剂操作说明涂布粘接剂,调拌粘接树脂,部分材料涂布于牙面,用树脂完全涂覆嵌体粘接面,然后将嵌体完全就位于口内。去除边缘溢出的多余的粘接材料,垫棉卷加压咬合直至材料完全固化,对于光固化或双重固化材料,不同角度充分光照固化后,去尽多余粘接材料,然后用抛光砂针及橡皮抛光尖抛磨粘接界面。

(郭松)

第三节　贴面修复技术

采用贴面改善前牙美观的方法并不是一种新的修复技术。20世纪30年代,Charles Pincus就曾使用此方法帮助当时的好莱坞影星们获得美丽的笑容。釉质酸蚀技术源于20世纪40、50年代,当时是用于瓷嵌体的粘接。酸蚀刻后的瓷贴面一般采用光固化粘接树脂进行粘接。粘接瓷贴面修复在极大提高修复的美学效果的同时,还具有与口腔组织协调、相容性好、经久耐用、牙体磨除量小的特点。

一、贴面的种类

(一)按照制作材料分类

根据材料分为瓷贴面(porcelain laminate veneer)和树脂贴面(resin laminate veneer)。

(二)按照在口内或口外完成方式

分为直接贴面和间接贴面。直接贴面术通常是指光固化复合树脂口内直接覆膜,即在牙体预备型上直接塑形,分层固化,打磨外形,抛光表面,完成牙体缺损的修复。直接贴面术简便,一次完成,光固化复合树脂直接贴面在口内直接覆膜成型,多用于较小的牙体缺损和个别牙。受口内操作因素的影响,边缘密合性、表面光洁度和耐磨性都有一定的限度。随着材料的改进,目前出现了所谓的分层无界面复合树脂美学修复(stratifying invisible composite veneer),牙面经直接酸蚀处理后,直接用类似瓷层层次的树脂材料进行口内分层堆塑固化,并有特殊效果树脂材料进行特殊效果的塑造,修复体经口内抛光后可以获得极好的美学仿生效果和良好的临床耐久性。

间接贴面术在预备牙模型上制作,操作方便,可以充分修磨,贴面的质量高。烤瓷贴面和热压铸瓷贴面是常见的间接贴面,而树脂间接贴面强度较瓷贴面低,目前使用已经逐渐减少。

树脂间接贴面采用的是硬质树脂,按热处理的方法分为热压固化和光固化两类,其成型方法类似于塑瓷法。经过热处理的树脂间接贴面中单体几乎完全转化,故强度和颜色稳定性较树脂直接贴面高很多。间接贴面修复术首先要制取牙体预备的印模,灌制模型,在模型上完成贴面修复体,再粘接于牙体上,完成牙体缺损的修复。

（三）根据方法和材料的不同

可以分为烤瓷贴面、热压铸瓷贴面、玻璃渗透尖晶石底层贴面、树脂贴面和CAD/CAM瓷贴面。

烤瓷贴面的制作技术为耐火材料代型技术,复制预备牙的耐火材料代型,塑瓷烧结;热压铸瓷贴面制作技术为热压铸技术,在预备牙模型上完成贴面的蜡型,包埋去蜡后热压铸造成型;树脂间接贴面技术是在预备牙模型上涂塑、经热处理完成硬质复合树脂贴面;CAD/CAM贴面是在预备牙上或模型上采集图像数据,然后进行计算机设计和加工。CAD/CAM椅旁瓷贴面修复技术目前更多地受到设备的限制,价格昂贵,应用限制较多,非椅旁制作的CAD/CAM贴面则应用日渐广泛。

（四）按照牙体预备厚度和修复体厚度

可以分为薄型贴面和厚型贴面。薄型贴面的厚度一般为0.3～0.5mm,相应的牙体预备也较少,一般局限于釉质层内,如果牙体唇面突度不足需用贴面改正,则也可以不进行唇面牙体预备。通常用于牙齿颜色或形态正常,缺损范围表浅的病例;厚型贴面的牙体预备厚度一般约为1.0mm甚至更多,牙体预备后牙本质层暴露面较多。通常用于牙体缺损较深,变色严重的病例。过小牙及锥状畸形牙牙体预备量可比较表浅,但为了恢复正常的外形,贴面修复体的厚度也可以较大。

二、贴面的适用范围

主要用于美学区域内的牙面小缺损、前牙切角缺损、大面积浅表缺损的牙体;染色牙和变色牙、包括四环素染色牙、氟斑牙、死髓变色牙、釉质发育不良牙;牙体形态异常牙如畸形牙、过小牙、锥状侧切牙、移动尖牙替代缺失的侧切牙等;牙体排列异常如轻度舌侧错位牙、扭转牙;另外前牙间隙关闭等也是适应证。因磨耗而变短的牙齿,当垂直距离重新恢复后,可以用贴面恢复牙冠的长度,但应该严格控制适应证。

注意:对于染色比较深的牙体,为了遮盖底色,必须使用遮色成分时,修复体的透光性能会受影响,美学性能也会大打折扣。因此在四环素及氟牙症等改色病例应该慎重,否则修复体粘接后会呈现透底色的现象而对于个别牙的贴面修复体,可以使用透性高的贴面,预备体的颜色透出反倒可以使贴面的颜色与邻牙达到更好的匹配。

牙齿严重错位扭转、深覆𬌗、紧咬合、磨牙症、过大牙间隙、中线过度偏移、牙列拥挤且排列不齐、口腔卫生差均是禁忌证。牙体预备控制在釉质内,常规的粘接材料都可以获得满意的粘接效果。一般认为,4mm²的釉质粘接面积可使贴面获得足够的粘接固位力,缺乏足够的釉质粘接面积曾是其使用的绝对禁忌证。随着粘接剂的发展,牙本质处理和粘接技术的不断突破,缺乏足够釉质的病例贴面修复虽也可以获得良好的粘接,不过长期的修复效果还缺乏临床研究证实。

三、牙体预备及印模

（一）牙体预备分型

Ⅰ型为最小量预备型。只需要磨除倒凹部分便于瓷贴面戴入即可，一般只磨除少许接近龈缘的邻唇线角，此型主要用于需要增加唇面突度者。

Ⅱ型为切端预备型。有时为了控制瓷贴面的颜色，需要在切缘处形成稍厚的瓷层，也可以稍多磨除一些切缘的釉质，近龈缘处的邻唇线角也需要磨除少许以便于瓷贴面就位。

Ⅲ型为切端包绕型。除磨除少许切缘唇面的釉质外，还需要磨除少许切缘舌面的釉质，舌侧终止处磨制成凹槽形。边缘线终止于釉质上呈浅凹槽形。切端加长时无牙体支持的瓷体长度一般不超过2mm，避免受力后发生折断。

贴面牙体预备分型示意图见图16-1。

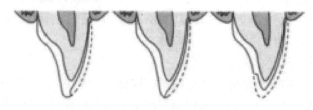

图16-1 贴面牙体预备的三型分类

也有人将瓷贴面的牙体预备按照瓷贴面包绕牙面的范围及形态分为唇面覆盖型、切缘包绕型、邻切面包绕型三类牙体预备分型。

（二）牙体磨除量

牙体预备应控制在釉质层内。除重度染色或变色牙外，磨除牙体组织时宜保守，特别是釉质较薄的颈缘部分，尽可能不暴露牙本质。

薄型贴面唇面的釉质磨除量大致为0.5mm，适当磨除牙体过突的部分，避免贴面修复体增加唇向突度。较深的缺损可以先用玻璃离子或光固化树脂填充后再作牙体预备，以减少牙体磨除量。颈部的釉质较薄，磨除量约为0.3mm～0.5mm。切端的磨除量根据不同的设计形式，磨除量变化大。

如果有深的缺损或窝洞，必须先以氢氧化钙垫底后用玻璃离子或树脂充填后再行预备。

（三）颈缘形态设计

预备牙的唇侧颈缘呈浅凹形（chamfer），边缘光滑、连续，深度约0.3mm。凹形边缘边界清楚，易于贴面的制作及粘固时保持贴面位置的稳定。凹型边缘一定的厚度可保证贴面边缘的强度，在喷砂及制作过程中不易破损。颈缘以及边缘线的凹形可以使贴面与牙体呈移行关系，达到模糊贴面与牙体边界的效果。

对于龈缘的位置，正常颜色牙的贴面，颈缘线可在龈上0.5mm；患者牙周健康，美观要求高，通常设计为平齐龈缘；对于严重的变色牙，应设计为龈下0.5mm处，以防止颈部变色牙体颜色显露，获得美观的修复效果。

（四）切缘形态设计

切缘形态设计是贴面修复中最富变化及个性化的部分，因美观需求、牙冠的外形、咬合关系、切端的厚度等因素切端的设计在不同的病例变化较大。

切缘形态设计主要分为切端长度不变和切端加长两大类。切端长度不变型含两种：

1. 切端不磨短,只切端唇侧磨除,贴面切缘和天然牙切缘共同组成切缘。

2. 切缘磨短约0.7～1.0mm,制作的贴面包绕预备后牙体的切端,并恢复原来同样的切缘长度,切咬时贴面切缘与对𬌗牙发生对刃关系。

切端加长型的设计要求磨除的切缘为1～2mm,贴面可呈包绕形或对接形,贴面修复后比原牙切端略加长(图16-2)。切端加长可以获得美观的切端透明效果,主要用于切缘较薄较短需增长时,且患者的咬合关系基本正常。

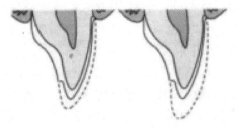

图16-2 切端长度和切端加长型贴面

切端包绕的贴面(包括切端长度不变和加长型贴面)有较好的承受载荷的能力,因此在临床上应用相对较多。包绕到舌侧的面积越大,承载能力越大,但磨除的牙体组织也越多。最近,也有学者主张不进行舌面包绕,而是将切端形成与贴面的钝接形态(图16-3),这样可以简化牙体预备,同时避免受力时舌侧包绕部位折断。此时贴面不仅可以从切向就位,而且可以从唇向就位,牙体预备时不需要考虑轴面倒凹对就位的影响,牙体预备更为保守。但钝接型切端预备贴面的约束力较小,可能对固位有一定的影响。

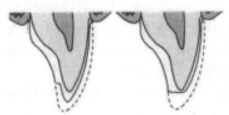

图16-3 舌端包绕和切端钝接型切端预备方式

(五)邻面接触区设计

如果原有的牙体邻接关系良好,则牙体预备尽可能不破坏原有的邻接关系,边缘线止于邻接点的稍前方,或保持舌侧1/2的邻接,从正面看不到贴面与牙体的交界线;如果原有邻接关系不良,或前牙间隙、严重变色牙、畸形牙、扭转牙和轻度错位牙,应用贴面恢复邻接关系时,邻接区设计应该略偏向舌侧,因贴面包过邻面,所以牙体预备是注意不要形成倒凹导致贴面无法就位。贴面牙体邻面预备的设计见图16-4。

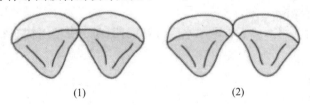

(1)   (2)

图16-4

(1)不破坏邻近关系的牙体预备;(2)恢复邻近关系的牙体预备

(六)牙体预备步骤

薄型贴面牙体预备如只局限在釉质层,可不实施局部麻醉。对于厚型贴面者,牙体预备应常规局麻后进行。

常规的牙体预备程序如下。

1.唇面预备　用沟槽深度为 0.5mm 的引导钻在唇面中央和切 1/3 处磨制数条横向或纵向引导沟;如果医师的操作技术熟练,可以减少引导沟的数量或不做引导沟。然后按照引导沟确定的深度磨除唇面,磨除过突之处,按照深度的要求,可按颈部、中部、切端分三段预备。将三段各自预备后,再将唇面预备体形成一个整体,三段间逐渐移行,并和颈部及邻面预备形连接成整体。

2.唇侧颈缘的预备　使用直径为 1mm 的球钻,控制磨除深度,制作约 0.3mm 的浅凹形沟,要求边缘光滑和连续。根据龈上、龈下、平齐龈缘的不同设计要求,分别让浅凹形沟位于唇缘上 0.5mm 之处、龈沟内 0.5mm 或平齐龈缘,凹型的制备采用柱形鱼雷状金刚砂车针。

3.邻面的预备　不需破坏邻接关系者,在接触点的唇方磨制约 0.5mm 的深凹形,以保证贴面的边缘强度,预备边缘正好位于与邻牙触点的唇侧。如果用贴面恢复邻接关系,邻面预备将到达邻面的舌腭缘。

4.切端的预备　对于切端包绕型的设计,在切端上磨制深度约 1mm 的 2~3 个引导沟,在舌侧的颈、中 1/3 交界处制备约 0.5mm 的深凹形。

尖牙贴面为保证修复体的强度,应常规设计为切端包绕型,并进行相应的切端预备,可以分为近中和远中切缘两部分预备。舌侧凹槽型边缘在尖牙近中 1/2 的位置应该比远中 1/2 的位置更靠近舌侧颈端方向约 1.5mm,以防止从口外观察到瓷贴面的边缘;下前牙的切缘要承受咬合力,如果要进行贴面修复,也应该常规设计为切端包绕型。

5.精修、完成　用粒度细的金刚砂车针精修预备体表面,去除尖、嵴、倒凹,因为这些区域会形成易折区。圆钝线角,最后用抛光针抛光。

实体模拟修复,在医患双方认可治疗计划后,可以把模拟修复后的牙体当做正常的牙体,直接在模拟修复体上进行贴面预备。

(七)印模制取

对于唇侧平龈缘设计和龈下边缘设计的患者,印模制取之前应常规进行排龈处理,为保证修复体的精度,最好采用硅橡胶类材料进行全牙列印模制取,预备体印模必须清晰且无变形,对𬌗牙印模可用水胶体的藻酸盐材料制取。

(八)暂时贴面的制作

在牙体预备前,用藻酸盐印模材料制取牙列印模用以制作暂时贴面。牙体预备后,将快凝的不产热双基丙烯酸树脂放入藻酸盐印模的相应部位,然后将印模重新就位于患者口内,固化后即可制成暂时贴面。

暂时贴面抛光后须用不含丁香酚的水门汀粘固,因为丁香酚对树脂粘接的效果有不利的影响,因而不能使用。

四、贴面的制作

(一)烤瓷贴面的制作

用人造石灌注全牙列模型,制作预备体的活动代型。检查预备体,如果有倒凹则用少量的人造石填除,并在预备体除边缘以外的部位涂薄层的隙料。用复模材料制取代型工作模的印模,待印模材料固化后,取出代型工作模型,用特殊的耐高温包埋料灌注获得预备体的耐火代型。这样牙科技师就可以有两套模型,一套人造石工作模,一套耐火工作模。当最后对制作完成的修复体进行修整或邻接关系检查时用人造石全牙列代型工作模。

在耐火材料代型脱模及干燥后,按材料的要求进行预烧结除气处理,时间和温度按材料要求确定,一般10分钟内将温度从600℃升至1050℃,然后逐渐冷却至室温。预烧处理后代型分割,用专用瓷粉调拌液预浸代型以利于瓷粉堆塑。

制作贴面的瓷粉为专门瓷粉。对于正常颜色牙,先涂塑厚度约0.1mm不透明牙本质瓷(opaque denlin)作底瓷;而对于着色较深的牙,使用0.1mm厚的相应颜色的不透明瓷(opaque)遮色,然后置入烤瓷炉内带模烧结。第一层瓷烧结好以后,一次分别堆塑完体瓷、釉质瓷和切端瓷形成完整的修复体。同样,也可以采用特殊的修饰瓷以获得特殊效果。第二次烧结后用金刚砂车针、橡皮盘片或杯等调磨修复体以形成正确的形态和邻接关系。在最后烧结完成前进行表面染色、上釉。

因为贴面粘接前的易碎,烧结后可在代型上修磨外形,细磨上轴后再从代型上取下;也可以先喷砂从耐火代型上取下后修整上釉。用玻璃微球喷砂去除残余耐火包埋材料,在人造石代型工作模型上完成贴面的精修,并检查其适合性。完成的贴面可以进行下一步的酸蚀,氢氟酸酸蚀90秒,然后用水冲洗干净。

(二)热压铸瓷贴面的制作

热压铸瓷贴面的主要步骤包括模型、蜡型、包埋铸造、试戴、处理等。在工作模型的牙体预备形上,除边缘以外的部分涂薄层的隙料,然后制作贴面的蜡型;将蜡型包埋,焙烧去蜡,按常规热压铸造;脱砂和喷砂后打磨外形,细磨后根据需要可以染色上釉粉贴面组织面经过低压喷砂后,超声波水洗,干燥备用。

(三)渗透尖晶石贴面的制作

玻璃渗透尖晶石贴面的制作步骤包括耐火代型的制作、尖晶石粉浆的调和及底层手工涂塑、预烧结成多孔的底层、玻璃渗透、上饰面瓷完成。过程类似于氧化铝玻璃渗透陶瓷修复体的制作。尖晶石材料的透光性能极好,与铸造陶瓷相似,并且强度高,因此制作的贴面可以获得极佳的美学性能。临床粘接操作时注意,渗透陶瓷材料因为属于不可酸蚀类材料,只需用$50\mu m$的三氧化二铝喷砂即可常规粘接。在对固位需求特别高的情况下,也可以采用二氧化硅涂层加硅烷偶联剂的粘接前处理方法。

(四)CAD/CAM瓷贴面的制作

CAD/CAM瓷贴面的制作在椅旁完成,主要步骤包括在预备牙上采集图像数据,进行设计和加工,如果在牙体预备后制取印模,灌制模型,然后在模型上采集图像数据,则为间接法。在预备牙上采集图像数据,采集的图像经计算机处理形成图形,数控机床自动完成加工。瓷贴面表面经细磨后用陶瓷抛光脂抛光即可粘接。也可以进一步用专用着色剂在烤瓷炉内完成着色和上釉。但CAD/CAM贴面的上釉或染色烧结可能会对材料的性能和修复体精度产生不良的影响。

五、瓷贴面的粘接

完成后的贴面修复体必须仔细检查有无气泡或隐裂。粗糙的边缘可用超细金刚砂车针修磨,然后抛光,注意瓷贴面在粘接前非常容易破碎,应小心操作。

（一）牙齿釉质粘接面的处理

酸蚀前用牙粉清洁釉质预备面去除可能存在的无机或有机污垢,或用抛光针轻轻抛光点酸蚀点粘接部位以获得新鲜的釉质面。隔湿后用30%～50%的正磷酸处理釉质粘接面1分钟,注意保护牙龈黏膜和非粘接区。酸蚀后用水彻底冲洗,干燥。

（二）牙本质粘接面的处理

对于磨除牙体组织较多,牙本质面暴露的病例,可以采取湿粘接混合层技术或自酸蚀技术进行粘接牙面的处理。湿粘接混合层技术用30%～50%的正磷酸处理牙本质粘接面15秒,冲洗,轻轻吹干,让牙本质胶原纤维网内存在水分保持表面的湿润性,利用牙本质粘接剂的可挥发溶剂替代水分,粘接剂固化后形成混合层获得牙本质粘接强度;或采用自酸蚀技术,使用不用冲洗的特殊酸蚀处理剂,弱酸性单体部分溶解牙本质的玷污层,被溶解的玷污层形成粘接剂渗入的通道,形成粘接剂与保留的部分玷污层和胶原纤维混合获得牙本质粘接强度。

（三）瓷贴面粘接面的处理

粘接面的常规处理方法,50μm的低压(约0.4MPa)氧化铝粉或玻璃微球喷砂,通过增加表面的粗糙度提高粘接强度。试戴后必须用酒精清洗贴面,还可以进行氢氟酸酸蚀处理60秒,形成进一步粗化的粘接面。氢氟酸酸蚀对玻璃基质含量较高的瓷贴面材料(如烤瓷、切削长石陶瓷、铸造陶瓷)效果显著,而对硅含量低的材料(如玻璃渗透尖晶石)效果不佳,喷砂操作的作用就更显关键。

涂布有机硅烷偶联剂对提高瓷贴面和树脂的粘接强度有十分显著的效果,是粘接前必不可少的步骤。硅烷耦联剂应在使用前15分钟准备好,将硅烷涂布在瓷贴面经酸蚀后的组织面,粘接面涂布偶联剂后,自然干燥5分钟。然后可在硅烷化表面涂布一薄层粘接剂,用压缩空气吹薄,但不进行固化。

（四）粘接操作

粘接性树脂材料可为可见光固化或者化学－光固化型,根据情况选择好粘接树脂。为了将预备牙体与邻牙隔离,采用软质的金属箔或透明塑料薄膜置于预备体与邻牙之间。牙体表面用37%的磷酸酸蚀60秒后冲洗并吹干。当牙体表面有玻璃离子或旧树脂充填物时,也同时用37%的磷酸酸蚀。充填物表面需涂布硅烷,然后在牙体的整个粘接面涂布粘接剂。

将树脂粘固剂涂布在修复体的组织面,贴面小心就位后用手指施以轻压,挤出多余的粘固材料,用探针和棉球去除溢出的多余粘接材料。应涂敷隔氧凝胶,并关闭治疗台的手术灯以避免粘固材料过早固化。临床可用固化灯光照3～5秒使粘固剂达到部分聚合。多余的粘固剂在此时能很容易地去除。最后从各个方向光照固化各20秒。

邻接区用薄的金刚砂条修整,边缘用超细金刚砂打磨尖、橡皮尖或橡皮轮加抛光糊剂进行抛光。然后检查正中咬合和前伸咬合。每种贴面的树脂粘接材料都有厂家推荐的操作步骤,为保证最佳的粘接效果,应严格按照操作说明进行粘接操作。最好24小时内贴面不受力以获得最大的粘接强度。

硬质树脂贴面粘接前的处理较简单。贴面的粘接面用金钢砂石针轻轻打磨脱砂后,再用笔式喷砂机喷砂,超声波清洗、干燥后,涂布薄薄一层釉质粘接剂即可进行常规粘接。

（郭松）

第四节　全冠修复技术

全冠(full crown)是覆盖整个牙冠表面的修复体,冠修复体仅用于牙体严重缺损的病例全冠最基本的固位形式是环抱固位形,该固位形提供的固位面积和粘固面积均大,固位力强,牙体切割对牙髓的影响小,迄今为止全冠仍是牙体缺损修复的主要修复形式。

目前临床上广泛使用的金瓷修复体结合了金属和陶瓷的优点,基本上满足了临床的要求。1899 年 C. H. Land 介绍了全瓷冠。此类冠的主要缺陷是边缘封闭不良和经常发生瓷裂。发生瓷裂的主要原因主要在于粘接技术问题,因为所用的粘固剂仅仅是填充于全瓷冠与预备牙体之间的间隙,而不具任何粘接性。把瓷和牙体结合在一起的树脂粘接技术的应用,使前牙全瓷冠修复的古老梦想再次成为了现实,前牙不再需要应用烤瓷熔附金属全冠以获得足够的强度。复合体中粘接性树脂的强度和瓷料的耐久性派生出了可靠、美观性能卓越的修复体。

随人们对美观的要求明显增加,高强度全瓷修复体的应用可解决非贵金属烤瓷修复体存在的问题,如颈缘灰线/边缘发黑、颈缘层次不清楚、金属底层对修复颜色的影响等。现今的高强度牙科全瓷材料已经大幅度地提高了材料的抗断裂强度,为临床制作高强度、美观的全陶瓷修复体,满足了患者的美观高要求奠定了基础。为了模仿天然牙的层次分明感,全瓷冠一般为多层次的制作方法,即用各种方法完成高强度全瓷基底冠,再分层涂塑饰面瓷,以便易于成型,减小表面的硬度,避免过多地磨耗对颌牙。

为适合修复发展趋势,本章节主要以全瓷冠为例进行介绍。金属及烤瓷全冠的相关内容在不同的文献中叙述较多,本章节不作详细介绍。

一、分类

全冠按其制作材料可以分为金属全冠、非金属全冠和金属非金属联合全冠

(一)金属冠

目前金属全冠主要有铸造全冠、CAD/CAM 机械加工金属全冠。自 20 世纪初 Taggart 将精密铸造技术用于牙科固定修复后,铸造金属全冠得到了广泛的应用。经过一个世纪的发展,熔模精密铸造的高质量保证了修复体的高精度和复杂的几何形态的可现性,但是金属颜色对美观有一定的影响,故铸造金属全冠主要用于后牙牙体缺损修复,用做固定桥的常规固位体,更多地作为金属烤瓷修复的基底冠或桥架。而 CAD/CAM 机械加工金属全冠则是现代高科技的产物,采用机械磨削、选择性激光溶铸或火化蚀刻技术制作,受设备的限制目前尚未能普及。

(二)烤瓷冠

金属烤瓷冠同时具有合金的强度和烤瓷的美观及良好的生物相容性的特点,形态逼真、色泽美观、层次分明、表面光滑、耐磨性好,使之成为冠修复的常规形式。

金属烤瓷冠烤瓷熔附金属全冠利用了熔融态的烤瓷可以牢固地附着在特定金属表面的特性,先用合金铸造制成基底冠(coping),然后在真空条件下将熔融的低熔烤瓷熔附在基底冠上,形成金属—烤瓷复合结构的修复体。但烤瓷因为引入了金属底层,会产生非贵金属的腐蚀,导致离子释放。腐蚀可以造成修复体结构破坏,边缘封闭不良及龋坏;释放的金属离子

导致牙龈缘灰线,局部及全身毒性、过敏反应等;金属底层对光线阻射,为遮盖金属颜色需使用遮色瓷,导致修复体半透性下降,反射率高,导致修复体的美学性能不足;另外,金属的存在会对现代影像学如 MRI 检查、放疗等造成不良影响。

(三)全瓷冠

1. 全瓷冠的美学特性　全瓷冠(all-ceramic crown)是以陶瓷材料制成的覆盖整个牙冠表面的修复体。因无金属结构,避免了金属可能产生的诸多不良的影响。修复体光学性能近似天然牙,半透性及层次感好,色泽自然、且耐腐蚀性能和生物相容性好。

临床实践中,医师经常碰到这样一个问题,那就是全瓷冠有什么优势呢?

与烤瓷相比全瓷修复体的美观性能出色,主要体现在层次感、半透性和龈缘区的自然色泽上面。

(1)层次感:层次感源于半透性材料不同深度或交界面的光线反射,反射光线经过双眼立体捕捉并经大脑整合后产生半透结构的"深度感"及"层次感"。烤瓷冠唇颊面的牙体预备量与全瓷冠相差不大,但烤瓷的金属底层厚度约 0.3~0.5mm,加上约 0.2mm 厚的遮色瓷,其实留给饰面瓷的空间仅有 0.7~1.0mm 左右,这是牙科技师能够进行颜色和半透性表现的空间,光线的反射和散射层次少;而全瓷底层也是具有一定的半透性的材料,因此整个牙体预备的厚度都属于能够进行颜色和半透性再现的空间,因此全瓷的美学性能优于烤瓷就不难理解了。即便是牙体预备比较保守的贴面,预备的 0.7mm 全部是瓷层表现的空间,加上贴面没有不透光的金属层,因此尽管很薄,其美学性能也远比金属烤瓷要好。另外,全瓷修复体一般采用同样具有透光性能的树脂类材料粘接,修复体粘接后的光学特性可以达到与天然牙极其类似的程度,这也是体现全瓷冠层次感的必要条件之一。

(2)半透性:全瓷底层为半透性的材料,可以允许一部分光线透过进入牙体内部。我们知道,人眼所感受到的是反射到我们眼中的那一部分光线,按照下述公式:

I入射=I吸收+I反射+I透射+I散射

I反射=I入射-I吸收-I透射-I散射

如果透射和散射掉的光线增加的话,反射的光线就减少,而全瓷的光线透射量和散射量均大于烤瓷(瓷层厚度越大,散射也越明显)。因此烤瓷修复体给人以亮度值较高的白色颜色,全瓷修复体则给人以比较柔和的感觉,并且由于半透性的瓷层厚度较大,修复体能够呈现出一定的"深度感",整个修复体给人以很自然的感觉。

(3)龈缘区的自然色泽:全瓷修复体因为没有金属底层的光线遮蔽阻挡作用,入射光线照到修复体上时,由于复杂的散射和折射作用,修复体被照亮的同时本身也相当于一个发光体,颈缘线的根方牙体组织和颈缘区的牙龈组织也被照亮,光在牙体中的光路与天然牙极为相似,因此修复体颈缘区及周围组织的表现与天然牙相同,呈现出富有活力的自然表现。而烤瓷由于颈缘瓷层厚度有限,缺乏相应的折射散射光路,加上肩台上金属底层的光阻射,使得残余牙体缺乏发光体效应,修复体颈缘区及周围组织暗淡,缺乏活力,甚至呈现出灰色。

2. 目前常用的全瓷冠有哪些种类?

(1)铸造陶瓷全冠:铸造玻璃陶瓷是由氧化硅、氧化钾、氧化镁为主构成的陶瓷,含少量氧化铝。该类陶瓷的代表是 Dicor 系统,其基本原理是按金属修复体制作的方法先制作蜡型、包埋、铸造,将铸造后的玻璃质冠瓷化后成为物理性能改进的陶瓷冠,最后在冠的表面上色烧烤,完成修复体。由于铸造材料的机械性能不理想,制作系统繁琐,美观欠佳,目前在临床上

极少应用。但是,该类陶瓷及其系统的研制和应用为目前常用全瓷系统的开发奠定了基础

1990 年由列支敦士登的 Ivoclar 公司推出的 IPS－Empress 全瓷冠系统是热压铸造陶瓷的代表。其基本原理是先制作底冠蜡型、包埋,然后按临床比色选瓷块铸造,利用白榴石晶体来增强,经热处理后能使抗弯强度达到 300MPa 以上,最后按全瓷修复体方式堆塑饰面瓷。IPS－Empress 1 型主要用于制作单冠、嵌体、贴面;IPS－Empress 2 型可用于三个单位前牙桥的制作。该系统制作的全冠透光性强、美观、操作时间较短、热稳定性好、强度较高。由于该系统没有提供特殊颜色的瓷块,对选择四环素牙及氟斑牙颜色的患者修复不适合。另外,常用陶瓷材料的实际强度值较实验理想条件下的低,在临床应用过程中有出现瓷裂的现象。

(2)渗透陶瓷全冠:渗透陶瓷是以氧化铝为主要成分的陶瓷。1988 年法国学者 Sadoun 提出一种粉浆涂塑(slip casting)的全瓷修复技术,后由 Vita 公司改进以商品名 In－Ceram 推出。其基本原理是在复制的专用代型上用氧化铝粉浆涂塑形成核冠,经烧烤后再涂上玻璃料,玻璃料熔化后渗入氧化铝微粒间,以增强材料的强度,最后在核冠表面按金瓷冠方法堆塑饰面瓷,完成修复体。渗透陶瓷的抗弯强度高,达 300MPa 以上,是 Dicor 系统的 3~4 倍,不仅可应用于前后牙的单冠的制作,还可用于制作三单位桥。在边缘适合性和美观等方面,渗透陶瓷全冠均较理想,在国内外已经广泛应用,短期成功率较高。渗透陶瓷制作全冠的缺点是,氧化铝烧结和渗透烧烤的时间较长,费时,对操作技术有较高的要求。

(3)致密氧化铝全瓷冠:最早出现的材料代表是 Procera Allceram,牙预备体扫描后,形成三维图像,通过计算代型及氧化铝粉的烧结收缩率,用 CAD/CAM 技术加工放大的代型,采用等静压技术将精细纯氧化铝粉体加压到代型上成型修复体,然后再进行氧化铝致密化烧结,修复体与代型一起收缩到最终尺寸、喷砂取出修复体,然后常规上饰面瓷完成。现在各产家材料普遍采用的技术则是将氧化铝预烧结形成供 CAD/CAM 加工的预成块,然后通过 CAD/CAM 加工出预放大的修复体,然后致密化烧结收缩形成最终的底层,方法与目前的氧化锆材料类似。致密氧化铝材料的挠曲强度可达 600MPa,可用于包括桥体在内的全瓷修复体制作,并提高了临床修复效果的可靠性。

(4)氧化锆增韧陶瓷全冠:氧化锆增韧陶瓷(zirconia－toughened ceramic,ZTC)因四方相氧化锆底冠出色的强韧性,极大地扩展了以往全瓷冠修复的范围。这类陶瓷修复系统最早的为 Cercon,具有极高的抗折强度(超过 900MPa),可与牙科用高强度合金媲美,可制作多前牙桥和 4~5 单位后牙桥。其制作修复体的基本原理是先在石膏模型上制作蜡型,将其固定在 Cercon 专用蜡型支架上,在其上均匀涂撒 Cercon 光扫描粉,然后将蜡型安放在 Cercon 扫描切铣机上,并按程序安装预成氧化锆瓷块,机器自动扫描蜡型,放大切铣瓷块,最后将切铣完成的底胚在 Cercon 专用烤瓷炉中焙烧制成底冠,按程序堆塑饰面瓷,烧结完成修复体。严格意义上来说,因为需技工制作供扫描的修复体雏形,早期的 Cercon 只能称为 CAM。目前随着 CAD/CAM 技术的进步,模型扫描后,可在电脑中生成三维图像,并通过人机对话完成修复体设计,然后再进行 CAM 切削成型,氧化锆修复体的制作均已经是真正意义上的 CAD/CAM。

氧化锆增韧陶瓷全冠抗折强度令人满意,并且制作工序较金瓷修复体简单省时。但昂贵的整套专用设备及专用瓷块,使制作成本很高。

3.全瓷材料的增韧补强原理

瓷类材料给人的一般印象是脆性大,强度不高。那么新型高强度全瓷材料是如何获得强

韧性的呢?

全瓷材料通过以下机制获得强化:

(1)粒子弥散补强机制:通过悬浮在玻璃基质中的晶体来加强瓷材料(图16—5)。晶体的存在可以阻止裂纹的扩展,使裂纹扩展途径变曲折,消耗能量增加,从而达到增韧补强材料的目的。以此为增强机制的材料包括各种饰面瓷材料(长石质陶瓷和白榴石晶体)、高铝瓷(Hi—Ceram,氧化铝晶体)、玻璃陶瓷(Dicor,白榴石晶体)、Vita 铸压陶瓷(PM9,精细白榴石晶体)、热压陶瓷(Empress,白描石晶体;IPS—Empress/2,e. Max 热压陶瓷,二桂酸锂 lithium disilicate 晶须增韧)。此类材料的特点是,因为是以玻璃为基质,因此材料透光性好,美学效果极佳,但除 IPS—Empress/2,e. Max 外,强度一般不高。IPS—Empress/2,e. Max 因材料中二硅酸锂晶须含量很高,材料微观结构上不存在薄弱环节,裂纹扩展时必须要穿越晶须造成穿晶断裂,因此材料的强度和韧性较高。

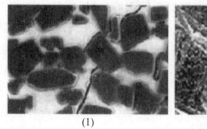 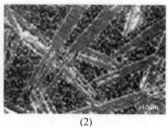

(1)　　　　　　　　　　　(2)

图 16—5

(1)IPS—Empress 热压铸陶瓷白榴石晶体弥散补强;(2)IPS—Empress/2,e. Max 针状二硅酸锂晶体弥散强化

(2)氧化物—玻璃交联互渗复合体:以 Vita 的渗透陶瓷系列为代表。其中用于粉浆涂塑的粉体为纳米—微米混合级配的氧化物(尖晶石、氧化铝、氧化铝—锆混合体),其中的纳米粉体因表面能高,在 1120℃融化,相当于"焊料"将微米级大颗粒连接成三维网状,而大颗粒则起到稳定尺寸的作用。先用粉体经粉浆涂塑预烧结形成交联多孔的基体,然后在高温下用熔融的玻璃进行渗透充满基体孔隙,形成玻璃与氧化物相互三维交织的复合材料。材料在微观结构上不存在薄弱环节,任何方向上裂纹扩展均是穿晶断裂,因此材料的强度一般最低在320MPa以上(图16—6)。采用尖晶石氧化物的渗透陶瓷透光性能好,强度略低;采用氧化锆混合氧化铝的材料强度高但透光率低;采用氧化铝为氧化物的材料强度及透光性能均较好,居中的透光性和强度使其应用范围最广。按底层成型技术,可采用技术手工涂塑(In—Ceram)、精密复制技术(celay)、电泳沉积技术(Wol—Ceram)、CAD/CAM 技术(Cerec Inlal))方式成型多孔底层,然后再玻璃渗透、饰面瓷。

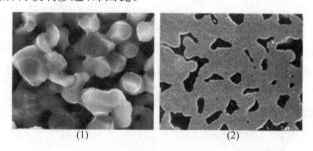

(1)　　　　　　　　　　　(2)

图 16—6

(1)玻璃渗透的氧化物经预烧结以后形成三维多孔结构;(2)玻璃渗透氧化物基体后形成的玻璃—氧化物

复合材料的断面结构

（3）致密化氧化铝多晶体：氧化铝俗称宝石，牙科用纯氧化铝是采用精细纯 α 氧化铝致密化烧结而成的多晶体，微观架构来讲，材料中不存在薄弱的玻璃相成分，因此强度韧性极高，挠曲强度一般均在 600MPa 以上。代表材料有 Procera AllCeram Al_2O_3 和 Vita AL Al_2O_3。因为材料微观结构上存在晶体间的大量细微晶界，因此光透性相对较低。

（4）氧化锆相变增韧：氧化锆晶体在高温状态为四方相，其室温状况下以斜方相存在。同一个晶体从四方向转化为斜方向时伴有 3%～5% 的体积膨胀。利用特殊的稳定剂（如氧化钇、氧化铈、氧化钙等）能把氧化锆在高温状态下才能存在的四方相晶型保持到室温，通过调整稳定剂的添加量，可以达到晶体的部分稳定，则在一定的张应力作用下，能够发生晶型的转变，导致体积的膨胀体积膨胀可以阻止裂纹的生成和扩展，从而起到相变增韧强化的作用。加上致密烧结的氧化锆本身就具备很高的强度，因此这类全瓷材料也获得了"瓷钢"的美誉。牙科氧化锆采用 3mol% 的氧化钇作为稳定剂，称为氧化钇部分稳定的四方氧化锆多晶体（yttrium—stabilized tetragonal zirconia polycrystalline，简称 3Y－TZP）。材料的强度达到 900MPa，断裂韧性 $6MPam^{1/2}$，具有略低于渗透氧化铝，略高于致密氧化铝的透光性，加工过程必须配合 CAD/CAM 技术。

部分稳定的四方氧化锆有冷等静压（CIP）和热等静压（HIP）两种材料。可采用 3mol% 的氧化钇部分稳定的四方氧化锆粉体经过冷等静压下预烧结形成多孔的氧化锆电脑加工瓷块，或采用热等静压烧结形成致密化的多晶氧化锆快。相应地，修复体底层成型工艺也有两种：冷等静压瓷块采用 CAD/CAM 加工放大 20%～25% 前体，然后在 1350～1550℃ 致密化烧结。因前体材料未完全烧结，因此加工切削容易。但必须经过致密化烧结过程，如果控制不好，变形较大会导致修复体适合性不良；热等静压瓷块经直接磨削完全烧结致密化的氧化锆材料，形成 1:1 比例的修复体，但磨削困难，机械磨削会影响晶相结构由四方向相斜方向转变，需经过二次烧结使斜方晶相再次转变为四方晶。因为是硬磨削成型修复体，修复体的适合性不易受烧结过程的影响。

我们经常会提到氧化锆材料在口腔内使用时，性能会随时间延长而下降的问题，那么是什么导致这样的结果呢？除了材料疲劳的原因而外，所谓低温变性（low temperature degradation，LTD），即 Y－TZP 陶瓷在特定温度范围及潮湿环境下表面四方氧化锆自动转化成斜方向的现象，也是重要的原因。LTD 的特点：从材料表面开始向内部深入；水潮湿环境加剧（Zr—OH 和 Y—OH 的形成及溶解，导致四方氧化锆表面的稳定剂散失，发生四方相向斜方向的转变）；四方相稳固剂的种类和氧化锆晶体的大小影响 LTD；时间及温度依赖性（温度 65～500℃，250℃ 最严重）；随时间延长性能变坏程度加重。LTD 对 Y－TZP 材料临床应用的影响，在口腔状况下受影响不大。

那么，该如何避免 LTD 现象呢？在 LTD 方面，HIP 材料受机械磨削的影响比 CIP 要大。因为软磨削后还要经过致密化烧结过程，如果在磨削过程中有晶相转变，那么烧结过程可以使转变逆转。因此氧化锆修复体在加工烧结后，一般不主张打磨和喷砂。一旦打磨后，表面晶相斜方转变可再行烧结逆转。另外，因为口腔潮湿环境对 LTD 的加速作用，可以在氧化锆表面上瓷或上釉封闭，并采用疏水性的树脂进行修复体粘接。

4. CAD/CAM 全瓷冠制作技术　1985 年法国学者 Duret 用其自己研制的第一台牙科 CAD/CAM 系统样机，为患者成功制作了一个后牙陶瓷全冠。目前，已有多种 CAD/CAM 系统面世。Cerec 系统是其中较为先进、自动化程度高、临床应用数量较多的一种,也是最早一个椅旁修复系统。其基本原理是先获取数据,通过计算机三维形态设计(CAD),利用计算机自动控制加工(CAM)制作全冠及桥体。

CAD/CAM 制作全冠快捷、简便,因自动化程度高可降低劳动强度,减少工作人员,提高工作效率切削成品陶瓷全冠成本高,在配色、染色方面没有分层堆塑饰面瓷的系统理想。目前较通用的技术是切削高强度的底层,然后再堆塑饰面瓷完成修复体。

5. 全瓷材料的选择依据　临床上有这么多种全瓷材料,我们该如何进行选择呢?

(1)强度需求:目前市面常用的全瓷材料强度顺序从高到低依次为致密 Y-TZP-ZrO$_2$、渗透混合 ZrO$_2$/Al$_2$O$_3$、致密纯 Al$_2$O$_3$、渗透 Al$_2$O$_3$、热压铸 Empress 2/e. max、渗透尖晶石、热压铸 Empress。在强度选择时,应考虑修复体的使用目的是用于嵌体/贴面、冠还是桥、前牙还是后牙区使用。以上材料均可以做全冠修复,但考虑到前后牙及咬合力的差别,后牙区最好采用强度较高的材料;贴面和嵌体对强度要求相对较低,但为了满足美观要求,一般选择强度虽不高但透光性好的材料;做前牙 3 单位短桥修复要求材料强度达到 300MPa 以上,故热压铸 Empress 2 之前的材料均可满足要求。后牙桥目前只有渗透混合 ZrO$_2$/Al$_2$O$_3$、致密纯 Al$_2$O$_3$、致密 Y-TZP 能够满足应用要求。

(2)透明度需求:全瓷材料的一个总的趋势是:强度越高的材料透性也越低,美学性能越低所以高强度的全瓷材料一般只用于底层的制作,表面还需覆盖饰面瓷。半透明型的顺序从高到低为:热压铸陶瓷 Empress、In-Ceram 尖晶石、In-Ceram 氧化铝、Y-TZP 致密氧化锆、致密纯氧化铝、渗透混合 ZrO$_2$/Al$_2$O$_3$(基本不具有透光性)。

目前高强度全瓷材料的强度一般均能满足前牙冠的需求,前牙冠修复材料的选择最重要的是材料半透性的选择。透性好的材料可以获得良好的美学效果,选择的全瓷底层材料的透明度应该和天然牙的透明度一致。半透性过高过低均会影响修复体的美学效果。

全冠底层材料半透性的选择同时应考虑临床遮色需求,临床应用时应综合考虑半透性需求及遮色需求以确定底层材料的选用。临床上牙预备体会呈现不同的颜色,为达到良好的遮色效果,对底层的半透性可能有不同的需求。

(3)修复体适合性:不同全瓷体系的适合性存在一定的差别,但均能满足临床应用的要求。铸造陶瓷的精度主要是受铸造过程(包括蜡型收缩、包埋料膨胀量、瓷材料凝固收缩)的影响;采用 CAD/CAM 技术的致密纯氧化铝和氧化锆精度受模型扫描质量(牙体预备质量、模型精度、扫描精度)和加工磨削精度的影响。其中牙体预备质量好坏直接影响扫描质量,因此对于其他全瓷体系而言,边缘适合性数值在不同的研究中基本近似,而 CAD/CAM 体系则不同的研究者之间差异性极大,除了 CAD/CAM 系统的差别外,牙体预备方式和质量的好坏是造成差异的另一主要原因。

6. 全瓷修复体的成功率　全瓷修复是近 20 年出现的新技术,那么其临床成功率与常规烤瓷修复技术相比如何呢?

我们来看一些数据:早期产品如 Dicor 全瓷冠 5 年成功率 55% 左右;IPS Empress 冠 4 年成功率 98.1%;IPS Empress 2 固定桥 10 个月~1 年成功率 90%~97%。In-Ceram 氧化铝前牙冠 6 年成功率 98.9%,后牙冠 99.2%,前牙短桥 3 年 100%,前磨牙 89%;Procera AllCeram 冠 5~10.5 年 97.7%;Cercon 氧化锆后牙桥两年成功率 100%。从上述的数值来看,目前主流的全瓷体系成功率均在 95% 以上,超过金属烤瓷修复体的成功率。

7.全瓷修复体失败原因　虽然全瓷修复体有着很高的临床成功率,但也有一定的临床失败率。

(1)瓷裂及修复体折裂:陶瓷材料属于脆性材料,抗压强度高,耐磨性好,但抗弯曲强度低、韧性低,因此一般认为断裂的可能性较金瓷修复体高,易发生瓷裂。但应该考虑到,金瓷修复体表面同样覆盖的是低强度的饰面瓷,且金—瓷结合强度一般也低于瓷—瓷结合,因此,在临床上所观察到的全瓷修复体瓷裂的情况并不比金瓷修复体高,甚至还要低一些。

崩瓷原因主要包括适应证选择不当(每种全瓷体系都有其临床适用范围)、牙体预备不当(预备不足、存在锐角)、制作缺陷、粘接不良、使用不当或意外暴力等。因此避免折裂应该从适应证选择、临床操作、患者维护多方面进行考虑。

(2)牙髓问题:一般情况下,全瓷冠对牙体预备的量比金瓷要大,因此导致牙髓问题的风险性加大。但高强度的全瓷材料对底冠的厚度要求也为0.5mm,与贵金属烤瓷底冠厚度要求相同,因此全瓷牙体预备量大的观念也随材料的进步而在不断改变。

二、比色

比色有视觉比色和仪器比色两种方法,视觉比色简单易行,是目前临床最常采用的技术,但影响因素较多,准确性受到一定的影响;仪器比色法不受主观及环境因素的影响,准确度高,重复性好,但操作复杂,技术要求和相应临床成本较高,目前普及性不高。

视觉比色法采用比色板进行。经典的16色比色板因本身设计存在的不足,临床颜色匹配率据研究还不到30%。新型的Vita 3D Master和Shofu NCC比色板等基于牙色空间及颜色理论设计,比色的准确度较经典比色板大幅提高,临床颜色匹配度可以达到70%～80%。因此有条件的话,最好采用新型比色板及配套的瓷粉,以提高临床颜色准确度及美学效果。比色时可采用"三区比色"及"九区记录法",配合使用特殊比色板进行切端、中部、颈部、不同层次分别比色,以最大限度将颜色及个性化信息传递给技师。最好连同比色片一起进行口内数码摄像,将数码照片通过网络传递给技师做仿真化再现参考。因为比色片只能传递颜色信息,其他更重要的信息如个性化特征、半透明度、表面特征等可以通过照片的方式得以传递比色最好在牙体预备之前进行,以避免牙体预备后牙齿失水及操作者视觉疲劳影响比色的准确性。具体的比色方法及注意事项详见专门的章节。

三、牙体预备

金属和烤瓷修复体的牙体预备在不同的文献中已做详细的论述,在此不做叙述。仅以全瓷修复体为例作说明,操作时主要是要记住和烤瓷牙体预备的区别点。

(一)牙体预备原则

1.保护牙体组织　牙体预备应该在局麻下进行,牙体预备应避免两种倾向,不能一味强调修复体的美学和强度而过量磨除牙体导致牙体的抗力降低;也不能够过于强调少磨牙而导致修复体外型、美观和强度不足。

2.获得足够的抗力和固位型　满足一定的轴面聚合度和高度,必要时制备辅助固位型以保证固位;后牙咬合面应均匀磨除,绝对避免磨成平面,应该保留咬合面的轮廓外形。同时功能尖的功能斜面应适当磨除,保证在正中和侧方咬合时均有足够的修复间隙。

3.边缘的完整性　颈缘应该清晰、连续光滑、并预备成相应的形态。目前包括烤瓷修复体均主张 360°环绕肩台预备,主要是保证预备体边缘的清晰度,利于制作时边缘精度的控制。舌腭侧非美学区域的边缘可采用较窄的肩台或凹形等预备方式。

4.保护牙周的健康 主要涉及颈缘位置的确定,包括龈上、平龈和龈下边缘。以前认为边缘不同位置与基牙继发龋及牙龈的刺激严重程度有关,但目前的共识是,边缘的适合性相比于边缘的位置而言才是最主要的因素。因此,不论采用何种位置,保证最终修复体边缘的适合性才是问题的关键。对于美学可见区,如前牙和前磨牙唇面、部分第一磨牙的近中颊侧等,为保证美观,一般采用龈下 0.5mm 的边缘位置;而对于美学不可见区,如前牙邻面偏舌腭侧 1/2 及所有牙的舌腭面,则可以采用平龈或龈上边缘设计。龈上边缘的优点包括牙体预备量少、预备及检查维护容易、容易显露(甚至印模前可以不进行排龈处理)、刺激性小、容易抛光等。因此,对于后牙和前牙舌侧、邻面偏舌侧 1/2 的边缘,推荐龈上边缘设计。对于牙冠过短,需延长预备以增加固位者,可采用龈下边缘,但需排龈保证印模精度。

(二)牙体预备技术

我们推荐在牙体预备之前应完成比色,制取制备暂时修复体的印模,然后再进行牙体预备。

全冠牙体预备第一步:采用柱状及球状金刚砂车针预备出全冠所需的修复间隙,同时去除腐质及原有充填物。用球型车针沿牙龈缘预备出修复间隙,用柱状车针在唇侧、腭侧及切端预备出修复间隙。柱状车针的使用:在釉质内制备指状深度引导沟作为牙体预备量的指示。

龈缘牙体预备采用圆角锥形型或球型的车针。

第二步:用鱼雷状车针按牙面预备的磨除量指示沟磨除牙体组织。在龈缘处用鱼雷状车针预备边缘外形,外形线尽可能保持在釉质内,并延伸至龈下 0.5mm。龈缘凹型预备,要使预备的边缘外形线恰好位于龈缘之下。

最后,用精细磨料的金刚砂车针进行精修,消除所有尖锐的点线角,保持切端厚度不低于 1.0mm,聚合度比烤瓷修复体略大,可取聚合度容许范围的上限,外形圆钝,边缘清晰。

四、印模及模型技术

(一)排龈处理

在印模制取之前,预备牙应采用排龈线进行排龈处理。根据龈沟的深度选择合适粗细的排龈线(可以含或不含牙龈收缩剂),从一侧邻面开始(因牙龈乳头的存在,此处龈沟深度最深,排龈线很容易放入),然后用排龈器依次将排龈线压入龈沟底,让排龈线的断端置于舌腭侧,过长的线段可用剪刀剪断。然后可以视情况再在第一条排龈线上放压入第二条排龈线。排龈线放置的时间最好不要超过 5 分钟,印模制取前取出上端的排龈线,保持第一根排龈线不取出,印模完成后再取出。

也可以采用专用的排龈硅橡胶进行排龈。排龈硅橡胶主要是一类橡胶类材料,在吸收龈沟液或组织液后,材料会发生体积膨胀,压缩牙龈并进入龈沟,起到机械排开龈沟的作用。此类材料的使用效果操作技术依赖性较大,排龈效果不是很稳定,因此使用尚不普遍。

(二)印模及模型

预备体排龈后,最好用硅橡胶类材料进行印模的制取。注意预备体外形线龈方的一小部分区域(龈沟区域)也要取得非常清楚。由印模灌制的工作模型要能够清楚地显示凹型预备边缘的细微情况。

五、全瓷冠的制作

全瓷修复体按照制作工艺不同,可以分为失蜡法瓷热压铸、手工粉浆涂塑玻璃渗透、CAD/CAM 和电泳瓷沉积技术四类。材料不同,具体的加工制作方式也不尽相同。

（一）失蜡铸造

采用传统的失蜡法制作修复体的过程。一般使用二氧化硅基陶瓷材料进行热压铸。材料的半透性好,强度不高。

（二）手工粉浆涂塑玻璃渗透陶瓷

采用手工涂塑完成氧化物基体的底层冠,预烧结后形成多孔的底层,然后再涂塑玻璃粉,在高温熔融状态下玻璃通过毛细现象渗透入氧化物底层的孔隙,形成高强度的氧化物－玻璃复合材料底层,同时赋予底层半透性和颜色;然后再在底层表面饰面瓷完成修复体。

（三）CAD/CAM

计算机辅助设计和制作全瓷修复体技术有两种模式。一种是椅旁模式,即直接口内扫描预备体,然后进行椅旁加工。所用的材料一般为氧化硅基陶瓷类,美学性能好。另一种为非椅旁模式,模型送到加工中心后,用模型扫描设备扫描模型,然后制作修复体。所用的材料一般为高强度的非氧化硅基全瓷材料,一般只加工底层冠,然后再饰面瓷完成修复体后一种模式无需临床单位购置昂贵的 CAD/CAM 设备,因此更为常用。

（四）电泳瓷沉积

为玻璃渗透氧化物全瓷底层的另一种加工方式,与手工涂塑及 CAD/CAM 技术不同,瓷沉积是将氧化物粉浆作为电解液通电荷,专用的代型为阴极,利用电泳的原理形成修复体的氧化物基体底层的技术。氧化物底层成型以后同样进行预烧结和玻璃渗透,完成底层后进行饰瓷。

六、全冠试戴和粘固

有研究认为,粘接剂的颜色会影响具有一定透光性的全瓷修复体的最终颜色,甚至可以用粘接剂的颜色来调整全瓷修复体的颜色。介于此考虑,试戴阶段就应确定所需的树脂粘接剂的颜色。但临床上发现,用粘接剂大幅调整修复体的颜色是不现实也不可能的。原因是制作精良的修复体适合性基本在几十个微米间隙,而几十个微米厚度的粘接剂颜色的差别基本无法用人眼判别的。目前比较常用的是透明不着色的粘接剂,以消除粘接后可能对颜色产生的不良影响,使试戴时的颜色即为粘接后的颜色。

修复用树脂粘接剂按照操作方式可以分为全酸蚀、自酸蚀和自粘接三类。全酸蚀主要针对釉质粘接,采用磷酸凝胶酸蚀釉面 30 秒到 1 分钟冲洗去除玷污层后,再涂布粘接剂,然后采用树脂粘固剂进行粘接;自酸蚀针对牙本质粘接,先在牙面上涂布牙面处理剂 20 秒,不进行冲洗保留玷污层,直接涂布粘接剂,然后树脂粘固剂粘接;自粘接树脂粘固剂内含有粘接性化学成分,不需要牙面酸蚀或处理,也不需要涂布粘接剂,调和粘固剂后,直接进行粘接。有研究表明,全酸蚀的粘接强度最佳,自酸蚀粘接效果与全酸蚀持平或略低,自粘接效果最差临床上应根据具体情况进行选用。

按照固化机理,树脂粘接剂又可以分为化学固化、光固化、化学－光双重固化树脂。按照粘接的对象还可以分为釉质粘接剂、牙本质粘接剂和釉质牙本质通用粘接剂等。但临床上一般按照操作方式分类,分为采用全酸蚀、自酸蚀和自粘接剂三类。

对于自酸蚀粘接操作,先在牙面采用牙本质处理剂后,涂布粘接剂,按产品说明是否需进行光照,然后用树脂粘固剂将全冠粘接就位于牙面。对于光固化或双重化的树脂,可用光固化灯先在牙面附近晃动 5 秒左右,使材料初步固化,然后可以很容易地用探针去除邻面多余的粘固剂,再对树脂粘固剂进行完全光固化,光源应尽可能靠近固化区域。在边缘位于龈下较深的此类病例,这一点尤为重要;对于化学固化树脂,粘固后边缘溢出的树脂用棉球去除,然后再在边缘表面涂敷隔氧凝胶,固化以后再用探针和牙线去净残余树脂。

对全瓷冠及邻牙进行最后的抛光处理,用橡皮尖和橡皮杯蘸抛光膏对边缘区进行最后的抛光。

随着牙科陶瓷材料学和工艺学的发展,以高强度、美观、生物相容性好的全瓷修复体替代目前通用的金属烤瓷冠,实现无金属化修复(metal free),是固定修复学目前的发展趋势,相信全瓷修复体的应用范围也将会越来越广泛。

(郭 松)

第五节　桩核冠修复技术

桩冠是利用插入根管内的桩获得固位的冠修复体。可以做成桩冠一体式修复体,例如直接在桩上烤瓷的修复体,桩加树脂直接修复的修复体。但使用更多的是先做桩核,桩核粘固后进行预备,然后再作冠的技术。

在进行需要失活牙髓的修复治疗之前,应充分考虑每一种其他的可能的治疗方案。大多数情况下,牙髓治疗之后缺乏足够的牙体支持组织,使修复体的使用寿命受到限制,因此有必要采用桩核的方法将预备体外形恢复到足以提供足够支持的体积。桩核技术为冠修复体提供了新的支持,这种处理方法可以描述为“创造自己的牙本质”。

医师经常碰到的问题是,18 岁以下的青少年能否进行桩冠修复呢? 未发育完全的根尖在根管治疗后也不可能继续发育。原来认为 18 岁以下患者做桩核冠修复,因其颈缘会随着发育造成边缘外露而影响美观,从而一直将其视为一般禁忌证。但是,考虑青少年由于前牙不美观而带来的心理障碍及不良的说话习惯,应尽早修复。若修复一定时间后出现了上述的美观问题,可保留桩核,重做全冠。

一、预成桩

由于预成桩(preformed post)技术的进步,使得利用就位道方向不一致的 2 个、3 个根管行桩核冠修复已成为可能。越来越多的人选择固位形、抗力形良好的多桩、组合桩加核固位的冠方法来修复有大范围缺损的磨牙。因此,桩核冠的适用范围广,它不仅能修复前牙区无髓牙的缺损,而且能解决后牙区用传统桩冠不能修复的缺损。

(一)纤维增强树脂桩

是一类新型的预成桩核技术。纤维桩由于其弹性模量与牙本质近似,粘固后可以使桩-树脂粘接界面-根管牙本质之间的应力分布非常均匀,有效地降低修复以后根折发生的风险。同时玻璃纤维、石英纤维树脂桩核的颜色与牙本质类似,且具有光线透射性,因此配合全瓷修复体使用,可以最大限度发挥全瓷修复体的半透性能,获得卓越的美学修复效果。

（二）氧化锆全瓷桩

桩的强度高,颜色为白色,具有透光性,与纤维桩一样较美观但由于弹性模量较高,对残余牙根的保护性较差,且价格较贵,因此应用受到一定的局限。氧化锆桩的核部结构可用树脂堆塑,也可以在桩上恢复核的蜡型,然后包埋,用铸造陶瓷铸接完成。

（三）碳纤维桩

桩的颜色为黑色,强度高,化学稳定性好,同样采用树脂做核。因为弹性模量同样与牙本质接近,因此对预防根折的发生同样有效。尽管颜色为黑色,但因为有树脂核作包绕,因此对前牙全瓷修复体的美观实际上影响并不大。

（四）纯钛桩

因生物相容性能好、耐腐蚀、强度高而弹性模量低,同样可以获得很好的保护牙根的作用,同时可以保证良好的美学效果。对于后牙的桩来说也是一种不错的选择,其核的部分同样采用树脂来完成。后牙的桩核可由一个桩和一个铸造的金属核或复合树脂核构成。我们建议在前磨牙和磨牙区使用复合树脂核。这种方法的不同之处在于桩在试合之后直接粘固在根管之内,然后将复合树脂充填材料注射到桩的冠方暴露段,固化后用车针修磨外形。牙体预备后制取印模并送到牙科技术室直接进行全冠制作。

常规来讲,标准的技术是在根尖 3～5mm 进行根管充填以保证根尖封闭,之后即可开始进行桩核制作,先用牙胶去除钻去除牙胶并标记深度,然后用标准配套的车针扩大根管内径,深度到达根尖封闭水平,则根管封闭的长度为根管全长（即扩挫或应充填的长度）减去 3～5mm。然后试合成品桩,成品桩直径的选择,应以根管直径相匹配,以根管预备后牙根直径的1/3 左右为标准选择合适直径的预成桩。常规根管表面处理、涂布粘接剂,调和树脂粘固成品桩,然后堆塑树脂核。固化以后常规进行牙体预备。

二、铸造桩核

由于大多数的预成桩是直线形的,因此对于需要大幅改变牙体轴向的病例,还是必须采用铸造桩核。因为此技术已经非常成熟,在此不做详述。

三、桩核冠的箍结构

桩核冠的箍结构(ferrule)是指人造冠包绕的健康牙本质及其相对应的人造冠边缘,即箍结构既包括冠的一部分,又包括预备体的一部分。桩核冠的箍效应是指由人造冠包绕健康牙本质所产生的抗力效应,据研究发现,在这种情况下修复体及牙体的应力分布与牙冠完整的预备体没有差异性。桩核冠的修复,牙颈部为应力集中区。学者们认为,全冠边缘应该在牙本质－核桩界面以下至少 2mm,这样形成的箍结构既可对牙体产生保护作用,又可为全冠边缘提供支持作用。

在牙体预备时,应该按全冠的预备要求和方法进行,尽量保留牙冠组织,使箍结构的𬌗（切）龈向尽量大。但是,对于临床上大部分牙冠组织缺损的病例,要得到 2mm 以上的箍结构是非常困难的。在只剩下残根,不能够获得足够高度的箍结构时,必须保证最终冠修复体的边缘与根面牙本质相对接,即冠边缘止于牙体组织,而不是止于核上。这样可以最大限度减少箍结构对牙周的刺激,同时避免继发龋坏的发生。

四、铸造核桩的制作

牙体预备前,对患牙再次检查,拍摄 X 线片,了解牙根长度、外形、根管充填情况与根尖周情况。

首先去除残冠或残根上所有的原充填物及龋坏,然后按全冠的预备要求和方法进行牙体预备,尽量保留箍结构的牙本质高度,使其大于 2mm。去除薄弱的牙体组织,但此时不必做颈缘的最终预备若根管口为恒久充填材料如磷酸锌粘固剂或汞合金,应先去除。

1. 对于还有冠部残余组织的牙体,先按照全修复体的要求预备残冠部分的牙体,然后进行根管的常规预备,预备完成以后,检查剩余的牙体组织,对于薄弱的部分应予去除;对于仅余留残根的牙体,则去净腐朽软化的组织,然后根管预备,并使用牙龈收缩线排龈,常规制备根管印模及局部牙列的印模,灌注模型以后进行蜡型的制作、包埋和铸造、修整、喷砂及试合完成。

2. 可以直接在口内提取桩核的铸型,采用大头针或一段钢丝插入预备后的根管内,调磨冠方长度至与将要制作的核的高度一致然后,在桩的冠方暴露段用笔刷涂布丙烯酸塑料,当丙烯酸塑料块达到足够大小并凝固后,用鱼雷状车针修磨塑型,固化后取出。也可以用熔蜡提取桩核的蜡型,然后常规包埋铸造。如果用预成蜡型桩操作较简单,但其横截面都是圆形,需要加以修整。预成桩蜡型按成品系统销售,备有蜡型桩、印模桩、预成桩,并与相应钻头直径匹配。用预成蜡型桩必须用预成桩钻头预备根管,选择相匹配的蜡型桩插入根管内,在其上用嵌体蜡堆塑出核的蜡型即可。

3. 磨牙桩核蜡型因根管数目及根管方向不同于前牙,磨牙桩核蜡型的制作也不同于前牙和单根管牙将与髓室内壁方向较为一致的根管作为第 1 根管,把与髓腔内壁方向不一致的根管作为第 2、3 根管。

铸造完成后,去除金属桩核表面的瘤子和附着物,取出根管内的暂封物,清理根管、试戴桩核、隔湿、消毒根管、吹干、粘固桩核,要求桩核完全就位,粘固后去除多余粘固材料。最终对于牙预备体外形的修整、排龈线的放置、印模的制取及实验室制作程序而言,桩核冠修复技术的冠部修复与常规全冠是完全相同的,在此不做叙述。

(郭 松)

第六节　牙体缺损暂时冠修复体技术

牙体预备以后,一般情况下必须制作暂时性的修复体(provisional restoration/temporary restoration),原因何在呢? 要回答这个问题我们需要先更新一下以往我们对暂时修复体功能的认识。

一、暂时修复体的功能

(一)恢复功能
修复体可以恢复患者的美观、发音和一定的咀嚼功能。
(二)评估牙体预备质量
可以评估牙体预备的量是否足够,必要的时候作为牙体预备引导,再行预备

（三）保护牙髓

暂时修复体可以保护活髓牙牙髓不受刺激，牙体预备过程的冷热及机械刺可能对牙髓造成激惹，暂时粘固剂中的丁香油或氢氧化钙成分可以对牙髓起到安抚作用。

（四）维持牙位及牙周组织形态

维持邻牙、对𬌗牙、牙龈牙周软组织的稳定性。对于牙周软组织手术，如切龈和种植二期手术的病例，暂时修复体可以引导软组织的恢复，形成预期的良好形态。而对于边缘线位于龈缘线下较深的病例，修复体可以阻挡牙龈的增生覆盖预备体边缘。对于固定桥修复病例，可以用暂时修复体进行桥体底部软组织挤压，形成良好的桥体龈端形态和可洁性。

（五）医患交流工具

暂时修复体还可以作为医患沟通交流的媒介，患者可以从暂时修复体的形态及颜色提出最终修复体的改进意见。

（六）暂时修复体可以帮助患者完成从牙体缺损到最终修复的心理及生理过渡

正因为暂时修复体的功能不仅仅是保护牙髓和维持牙位稳定，因此部分医师只为活髓牙作暂时修复的观念是不正确的，暂时修复体应该是牙体缺损修复，特别是冠修复的常规和必要的步骤良好的暂时修复因为在最终修复体制作期间为患者提供功能和舒适，可以增强患者对治疗的信心和治疗措施的接受程度，对最终修复体的治疗效果也有明显的影响。

二、暂时修复体的要求

作为暂时修复体，应该满足哪些基本要求呢？

（一）能有效保护牙髓

要求修复体具备良好的边缘封闭性，以避免微渗漏和形成微生物的附着，隔绝唾液及口腔内各种液体的化学及微生物刺激。因为要隔绝对牙髓的机械物理刺激，因此制作修复体的材料需具备良好的绝热性，因此导热性较低的树脂类材料最常采用。

（二）足够的强度

暂时修复体要能够承受一定的咬合力而不发生破损，对于需要长时间戴用的暂时修复体，最好采用强度较高的材料制作。一般复合树脂类材料制作的修复体耐磨性好，但脆性较大，在取出的时候较易破损；丙烯酸树脂类材料则具有较好的韧性，但耐磨性较差；金属类材料强度较好，但因为颜色的问题只能用于后牙。

（三）足够的固位力

同时在功能状况下暂时修复体不脱位。临床上一旦暂时修复体脱出没有再行粘固，在最终修复体试戴的时候会出现明显的过敏现象，影响试戴操作。严重的情况下还会导致牙髓的不可复性炎症影响修复治疗的进度。

（四）边缘的密合性

临床上不能够因为暂时修复体戴用时间短而降低对边缘适合性的要求，相反，暂时修复体边缘对修复效果的影响是极为明显的。临床上也经常发现，如果暂时修复体戴用期间牙龈能保持健康和良好的反应，最终修复体出现问题的概率也会很低，反之最终修复体出现问题的可能性也会很高，因此对暂时修复体边缘的处理应该按照对最终修复体的要求进行。边缘过长、过厚会导致龈缘炎、出血水肿、龈缘的退缩、牙龈增生等问题，有些问题如龈缘退缩可能会是永久性的，将会导致最终修复体美学性能受影响；相反，如果边缘过薄、过短或存在间隙，则在短时间(1周之内)就会导致非常明显的牙龈组织增生,也严重影响最终修复体的戴入和修复效果。

(五)咬合关系

暂时修复体应该恢复与对𬌗牙良好的咬合关系,良好的咬合关系不仅利于患者的功能和舒适感,还对修复效果产生影响。如果咬合出现高点或𬌗干扰,会对患者造成不适,形成基牙牙周损伤甚至肌肉和关节功能的紊乱;反之,如果与对𬌗牙没有良好的接触或没有咬合接触,则会导致牙位的不稳定或伸长,影响最终修复体的戴入。

(六)恢复适当的功能

一般情况下,我们要求暂时修复体恢复适当的咀嚼发音功能,这样可以评估修复体功能状况下的反应以及修复体对发音等功能的影响,对于特定的病例,则需要暂时修复体行使咀嚼功能对于前牙缺损的患者,必须要恢复正常的形态和颜色达到一定的美学效果,避免对日常生活的影响,增强患者对治疗的信心和对治疗的依从性。

三、暂时修复体的类型

暂时修复体的制作技术多样,可以从磷酸锌丁香油暂时粘固剂或牙胶封闭小的嵌体洞到暂时全冠甚至固定桥。按照制作是采用的是预成修复体还是个别制作的,暂时修复体可以分为预成法(prefabricated)及个别制作法(custom made)两类;按照是在口内实际预备体上制作还是在口外模型上制作的修复体,又可以分为直接法(direct technique)和间接法(indirect technique)两类。

(一)预成法

是采用各种预成的冠套来制作暂时修复体的方法,一般可在口内直接完成,简便、省时。预成法技术包括成品铝套(俗称银锡冠套)、解剖型金属冠(如不锈钢冠、铝冠)等用于后牙的成品冠套,以及牙色聚碳酸酯冠套、赛璐珞透明冠套等用于前牙的成品冠套。预成技术所采用的是单个的成品,因此只适用于单个牙冠修复体的制作,对于暂时性的桥体,则一般采用个别制作的方法。

使用时挑选合适大小的成品,经过适当的修改调磨,口内直接粘固并咬合成型;或口内直接组织面内衬树脂或塑胶,固化后取出调磨抛光后再粘固。

1.解剖型金属冠　口内直接法制作后牙暂冠的方法之一。采用大小合适的软质的成品铝冠,经边缘修剪打磨后,直接粘固于口内,咬合面的最终形态通过患者紧咬合后自动塑形。此种暂时修复如果𬌗面暂时粘固材料过厚,在经过一段时间咀嚼以后,咬合面下陷,可能会与对𬌗牙脱离接触形成咬合间隙。

2.牙色聚碳酸酯冠套　采用牙色的树脂成品冠套,在口内直接或模型上内衬树脂或塑胶形成的暂时冠修复体,因为是牙色材料,一般用于前牙以获得较好的美学效果。冠套内衬以后,修复体的边缘和形态可以进行精细修磨和抛光,因此可以获得良好的边缘密合性,修复体可以较长时间戴用而不对牙周造成刺激。

3.赛璐珞透明冠套　采用透明的赛璐珞成品冠套,同前牙色树脂冠套一样内衬牙色树脂或塑胶制作暂冠。其临床操作过程与前述牙色树脂冠套的方法相同,在此不作叙述。

(二)个性制作法

是按照患者的口内情况,个别制作的暂时修复。包括透明压膜内衬法、印模法、徒手制作法等。按照材料不同,可采用口内直接制作和取模以后模型上间接制作技术。

1.透明压膜内衬法　在牙体预备前制备印模,牙体缺损处可以先用粘蜡在口内恢复外形,然后再取模,灌注模型,最后采用真空压膜的方法形成类似与成品冠套的透明牙套。牙体预备后同样取模灌注模型,将制备好的牙套内衬牙色塑料或树脂,复位于预备后模型上,固化以后形成暂时修复体。可用于简单的单冠及复杂的暂时修复体制作。

2.印模法　在牙体预备前制备牙模,牙体缺损处可以先用粘蜡在口内恢复外形,然后再取模。牙体预备后将暂冠材料注入印模内,然后直接复位到口腔内,固化以后则形成暂时修复体。这种技术制作的修复体可以保持患者原有牙体的形态和位置特征,患者易于接受,但对于需要改变原有牙齿状况的患者以及长桥等复杂情况则操作会显得比较复杂。采用不产热的化学固化双基复合树脂(Bis-Acrylic composite)口内直接制作暂时修复体。这类材料对组织的刺激性小,加上固化时材料产热很少,不会对预备牙体产生热刺激。

3.徒手制作法　牙体预备后制取印模并灌注模型,由技师采用成品塑料或树脂贴面,用自凝牙色塑料或树脂徒手形成修复体的技术。因为需要的步骤较多,因此比较费时由于是徒手制作,可以较大幅度地改变原来牙齿的排列和形态以接近最终修复体的状况,用于比较复杂的修复病例,特别是桥体修复的患者。但对于不需要改形、改位的情况,可能跟患者原有的牙齿形态差别较大。此种方法在临床上曾经普遍采用,本书不作详述。

四、暂时修复体的粘固

暂时修复体的粘固一般采用丁香油暂时粘固剂,一般可以获得1~2周短期的稳固粘固;对于需要较长时间使用的暂时或过渡性的修复体,则可以采用磷酸锌、羧酸锌或玻璃离子粘固剂等进行粘固、但后者暂冠取下时相对比较困难,并且预备体表面可能残留粘固剂,不易去除。

全瓷类修复体或最终修复体需要用树脂粘固的情况下,应该避免使用含有丁香油材料的暂时粘固剂,因为丁香油是树脂的阻聚剂,会导致粘接界面树脂层不固化,导致粘接强度下降甚至失败,因此树脂粘接界面应该杜绝丁香油污染。

(郭松)

第七节　粘接材料及粘接修复技术

一、树脂粘接修复体

美容牙科学的主要目的是恢复或改善患者牙齿的外观这是患者的愿望,并且对此期望甚高。为达此目的,目前临床已使用过多种不同的材料和技术。随着粘接技术革命性的进展,也就使得树脂粘接修复体的应用也越来越广泛。那么,什么叫做树脂粘接修复体呢? 顾名思义,所谓树脂粘接修复体,就是主要通过树脂的化学粘接力获得固位的修复体。

新的牙色材料和釉质、牙本质粘接技术的发展使修复体中完全不使用金属成为可能牙科修复材料的美观性能通常是牙科治疗计划中考虑的一个重要方面。如今美学因素甚至成为一个主导因素,以致在临床选择时我们也越来越多地优先考虑使用树脂类及全瓷类树脂粘接修复体。

（一）树脂粘接修复体的临床适用范围

树脂粘接修复体主要包括口内直接以及间接树脂类修复体，各类全瓷修复体，包括瓷贴面、全瓷部分冠、全冠、固定桥等，以及金瓷或全瓷树脂粘接桥等。

树脂粘接修复体适应证中，只要把牙体预备外形线保持在牙釉质内的这一要求，使树脂粘接修复体具有广泛的适应证。牙体预备外形线内及边缘保留釉质是非常重要的。当外形线在牙本质内时，仅能依赖牙本质获得粘接，从而降低了边缘封闭的有效性。

（二）粘接性树脂

全瓷修复体之前没有被广泛应用的一个原因是要将瓷直接粘接于牙面比较困难。如果瓷没有其下的组织直接支持的话，瓷修复体会显得质脆、易碎而不能承受口内产生的机械应力，瓷将如同没有牙本质支持的无基釉那样易折裂。伴随树脂粘固剂的发展，可以创造条件以通过机械和化学的方法把瓷和牙面粘接在一起。树脂粘固剂是一种有机高分子聚合物基质，目前市场上大部分的粘接树脂通常是以 BIS—GMA 树脂为基质的，内含化学处理过的玻璃（硅烷化玻璃），并与树脂基质发生化学结合作用；另外一种截然不同的树脂粘接剂则不含有 BIS—GMA 树脂，而是以 PMMA 树脂为基质，代表产品是 Superbond C&B。通过在树脂中加入 4—META 或粘接性的磷酸酯类单体，新型的树脂粘接剂可以和牙面以及修复体的表面形成化学粘接，从而在简化粘接操作的同时提高了粘接的牢固性。

注意：树脂粘接剂有化学固化、光固化和光—化学双重固化型。对于树脂修复体、渗透尖晶石和铸造陶瓷等光透性好的修复体，可以采用光固化或双重固化树脂粘接系统进行粘接。而对于光透性较低的全瓷类修复体及不透光的金属烤瓷粘接桥，则最好采用双重固化或化学固化类树脂进行粘接。

树脂粘接技术是伴随釉质酸蚀技术而出现的。目前，树脂与釉质之间的粘接效果已经得到了临床的长期验证。但对于牙本质的粘接，虽然有多类牙本质粘接剂出现，但远期的效果仍有待验证，目前公认的事实是牙本质粘接效果远不如釉质。因此，对于粘接修复体，尽可能地保存釉质粘接面，修复体的边缘止于釉质内，或全冠边缘预备时保证肩台外缘有一层牙本质，止于釉质内，对保证粘接修复体的长期使用效果是极为重要的。

树脂粘接剂按照操作方式的不同可以分为全酸蚀、自酸蚀和自粘接三大类，各自有不同的操作特点和粘接强度，在临床选用时应该考虑对固位的需求和操作的便利性。

（三）粘接前表面处理

树脂粘接剂的种类繁多，操作步骤也各有不同，但不管采用何种粘接系统，都应该严格按照产品的使用说明进行。目前，随着第 7 代树脂粘接剂的推出，粘接操作已经大为简化，出现了非冲洗的自酸蚀粘接材料。但是，经过近年的研究发现，最经典的粘接操作过程，即牙面酸蚀处理后，冲洗，涂布偶联剂、粘接剂及修复体表面涂覆偶联剂，然后树脂粘接的三步操作模式，被证明仍是效果最好的粘接方式。

1. 修复体表面处理　对于氧化硅基的全瓷类修复体，例如长石陶瓷、铸造陶瓷等制作的修复体，因为属于可酸蚀的材料，表面应采用氢氟酸进行蚀刻，然后用硅烷偶联剂进行硅烷化涂层。而非氧化硅基的全瓷材料，如渗透陶瓷系列、致密纯氧化铝、氧化锆全瓷等制作的修复体，因采用氢氟酸无法蚀刻，一般不进行酸蚀处理；但研究证明硅烷涂层同样还是能够在一定程度上提高其粘接强度。

所谓硅烷化是指在一玻璃样物质的表面进行涂层，所用的物质是一种能与之发生化学结合的物质,以使涂层呈现有机化表面这样一种物质可以是 γ－methacryl－oxy－propyl－tri－me－thoxy－silane(γ－甲基丙烯－氧－丙基－三氧甲基硅烷)在用树脂粘固剂粘固修复体前,在硅烷化的表面使用粘接剂(无填料、较稀薄的具有流动性的树脂),可以在两者之间形成化学键结合从而获得化学粘接。

2.牙面的处理　釉质一般采用磷酸进行酸蚀,牙本质面则一般不用磷酸酸蚀,而需专用的牙本质处理剂处理。然后即可涂覆树脂粘接剂进行粘接。

最新的研究发现,在修复体－粘固剂－牙面这三者间,最薄弱的环节还是在于牙面－粘接剂界面,修复体－粘接剂间的粘接强度一般能够满足临床的要求。临床修复体的粘接破坏一般多发生于此,原因在于牙面的状况比较复杂,个体差异大,特别是牙本质的粘接目前还是一个亟待改进的技术这也是很多研究中,各种修复体表面处理后,实测的粘接破坏力却大体相近的原因,因为所测得实际上是相对薄弱的树脂－牙面的粘接强度。

3.粘接剂的选择　目前的高强度全瓷修复体虽然产家说明中可以使用无机类粘固剂粘固,但首选的还是树脂类有机粘接剂。原因如下:

(1)树脂粘固剂其具有透光性,可以最大限度发挥全瓷修复体的美学优势。

(2)树脂粘接的化学结合可以对修复体起到强化的作用。

(3)树脂为疏水性材料,可以避免口腔内吸水膨胀,产生对修复外撑的张应力而导致修复体强度的下降。在早期的强度实验中曾发现,Dicor玻璃陶瓷全冠用玻璃离子粘固后,模拟水浸泡及温度循环后,未加载前修复体即自行破损,原因就是粘固层吸湿膨胀导致低强度的冠修复体被撑破。

(4)树脂对修复体边缘的小缺陷和间隙能起到良好的修补充填作用。使用有机粘固剂较使用无机的粘固剂,如磷酸锌、玻璃离子水门汀等,其优点是显而易见的:只有有机材料才能在硅烷化瓷表面产生化学粘接作用,从而获得更大的粘接强度和更稳固持久的粘接效果。

树脂粘固剂与牙面是如何获得粘接强度的呢?

牙面树脂粘接机制,主要有几点:①酸蚀牙表面为粘接剂提供了微机械固位作用;②粘接剂在牙本质表面通过溶解玷污层的一些组分和把玷污层结合到牙本质粘接剂中,同样达到微机械固位的作用;③树脂与牙面和修复体表面的直接化学结合作用,或通过偶联剂与修复体形成化学结合;④分子间的作用力等树脂粘接剂通过紧密嵌合的微机械固位作用将修复体和牙齿表面连接在一起。完全性粘接作用的结果使得修复材料和牙体组织具备了更好的抗折裂性。树脂粘固剂的上述诸多特性也使修复体获得更好的边缘适合性和封闭性。

(四)全瓷粘接修复体

将修复体粘接于釉质既增加了牙齿的强度,同时也增加了修复体的强度。瓷是粘接修复中应用得最广泛的修复材料瓷美观自然,耐磨性好,但脆性大、抗弯强度低,通过树脂粘接,可以对脆弱的修复体起到极大的强化作用。其原理就如同在水泥地上铺设瓷砖一样,瓷砖本身的强度并不高,但通过水泥与底层形成化学结合以后,其强度成倍增加,甚至可以抵抗数吨的压力而不破损。因此,瓷材料目前已用于取代金属、塑料、汞合金或复合树脂修复材料,全瓷修复体顺势而生,全瓷修复体也成为目前粘接修复的最主要形式之一。

目前,瓷不仅在美容修复牙科学,而且在老年牙科学领域内广泛应用,具有广阔的发展空间。目前瓷贴面和全瓷冠修复已成功用于活髓或死髓牙的修复。三单位的全瓷固定桥也已在临床成功应用,出于强度的考虑,长桥修复目前采用更多的是烤瓷熔附金属修复技术。但随着氧化锆材料的出现和普及,全瓷长桥的临床应用前景和远期效果也获得了保证。

牙体预备技术和牙科技工室操作程序的标准化可以保证树脂粘接修复体的美观、舒适和持久性。预示使用树脂粘接修复体的新时代已经来临。

目前所使用的瓷材料性能的提高极大地促进了新的相关修复技术的发展。尽管新型瓷材料比以往使用的瓷材料强度更高,美观性能也更好,但仍需良好的牙体组织支持和牙面树脂粘接。其中粘接可以通过采用粘接性树脂的粘接技术实现。

(五)树脂粘接操作

1. 釉质粘接　采用酸惰性的软质金属薄片保护邻牙,将酸蚀剂涂刷于预备体的釉质表面酸蚀60秒,然后用水冲洗干净,乙醇消毒表面时,力量一定要柔和,不可损伤酸蚀后的釉面,彻底吹干。在应用粘接剂以前,酸蚀后的轴质表面应呈现白垩色外观。

用树脂粘固剂涂敷于修复体粘接面,就位于预备牙表面;采用分步固化技术,先用光固化灯在修复体处晃动照射3～5秒,溢出粘固剂初步固化后,用探针去除溢出的多余粘固剂,然后并从各个方向光照固化,每次照射持续20秒钟;用锥状的金刚砂车针及橡皮抛光尖蘸陶瓷抛光糊剂完成修复体边缘的细修和最终抛光。

2. 牙本质粘接(以自酸蚀型为例,不同系统操作有差异)　隔离牙齿,牙本质面用牙粉或专用材料用旋转毛刷打磨,获得清洁的表面;将牙本质处理剂滴入一双碟形托盘的其中一碟内。用一次性的笔刷将处理剂涂布于牙本质,保持20秒。在此时间内,处理剂可反复涂布以保持表面湿润。牙本质处理剂不能冲洗去除,而是用不含油和水分的压缩空气吹干2～3秒,以干燥牙本质面。干燥后会呈现不反光的晦暗外观,注意粘接剂的粘接效果依赖于无污染的本质面。

将专用粘接剂滴入双碟托盘的另一碟中,用干净的笔刷进行涂布。将粘接剂均匀涂布于牙本质粘接面,避免压缩空气过吹表面而使涂层过薄。粘接剂层用可见光固化20秒钟。将适当粘接树脂置于固化后的粘接剂层表面及修复体表面,然后进行光照固化。固化后用探针去除多余的复合材料,采用超细粒度金刚砂车针和磨光糊剂进行边缘抛光。

釉质粘接面须进行磷酸酸蚀处理,牙本质面可进行牙本质处理,然后再涂布粘接剂完成后续粘接操作。

牙本质面需进行牙本质处理,金属面可用磷酸酸蚀以获得清洁的粘接表面。然后涂布粘接剂,并完成后续的粘接操作。

二、粘接固定桥

(一)概述

粘接固定桥(resin—bonded fixed partial denture/resin—bonded bridges,RBBs)是一类不需要磨除大量缺隙区邻近健康牙体组织、通过粘接方式将修复体固定于基牙的固定桥修复体。

粘接固定桥是随着粘接性树脂材料的发展,酸蚀技术及金属粘接面处理技术的不断进步而得以推广应用的。从1955年Buonocore提出釉质酸蚀可以提高树脂材料与釉面粘接强度后,研究者们开始尝试将酸蚀和树脂粘接技术用于牙列缺损的固定修复。1973年Ibsen首次用粘接性树脂将塑料牙桥体粘接到未经牙体预备的邻牙,开创了粘接桥修复的先河。但由于邻面树脂连接体的强度低,修复体使用范围局限,寿命短,失败率高,其他的研究者们也对此技术进行了应用和研究,并在邻面连接体处使用不锈钢丝或螺钉加固,但由于钢丝或钉与树脂粘接失败,且强度仍不足,脱落率高,长期以来此种修复方式一直被认为只能作为一种过渡性的修复方法或长期暂时性修复方法使用。

为了增加粘接桥的强度和固位力,1973 年 Rochette 在粘接桥结构中引入了金属支架材料,首次提出了在邻牙上设置多孔洞的金属翼状固位体的粘接桥设计,并在粘接上采用金属表面硅烷化的技术,大大提高了修复体的成功率,使树脂粘接桥成为了一种牙体缺损修复的新选择,完成了树脂粘接桥革命性的改变。迄今为止,后续的研究者们都是在此金属翼及金属桥架的结构基础上,对翼的结构和固位方式进行不断的改进,从而衍生出不同类型的树脂粘接桥如 Maryland 桥、Virginia 桥和翼板粘接面铸网粘接桥(Cast Mesh FPD)等。

常规的树脂粘接桥以金属材料制作支架,金属粘接桥的金属底架对基牙和桥体的颜色均有不良的影响,因此在美观和生物相容性方面均存在不足近年来,全瓷修复技术发展迅速,全瓷以其独特的美观性能及良好的生物相容性而成为理想的修复材料,并已成为当今口腔固定修复的主要发展趋势之一。目前出现的高强度、美观和生物相容性良好的全瓷冠桥修复材料,如 Vita In—Ceram、IPS—Empress 2、致密氧化锆等,也正被用于粘接桥修复,从而衍生出了全瓷树脂粘接桥(All—ceramic RBBS),克服了金属烤瓷粘接桥美观性能方面的不足。全瓷粘接桥的设计与金瓷粘接桥基本相同。只是粘接桥的树脂粘接面处理与常规的陶瓷有所不同。例如 IPS—Empress 2 可以采用喷砂、氢氟酸酸蚀偶联剂涂层等常规方法。但 Vila In—Ceram 和致密氧化锆材料需进行表面 SiO_2 涂层再加偶联剂表面处理,或采用含磷酸单体的树脂粘接剂,才能达到较稳固的粘接效果。另外,玻璃纤维增强树脂材料粘接桥(glass fiber—reinforced composite)也获得了短期(2 年)93%的存留率。

1.粘接固定桥与常规全冠或部分冠作为固位体的固定桥相比,有哪些优点呢?

(1)最小的牙体预备量:粘接桥修复的牙体预备一般局限在釉质层内,有的病例甚至不需进行牙体预备就可以直接修复因此具有一定的可复性,即使修复体脱落,也容易再进行其他类型的修复。是一种较为保守的修复治疗方式,易于被患者所接受。

(2)不需要麻醉:因为牙体预备局限于釉质内,牙体预备前不需要局部麻醉,牙体预备后也很少存在牙齿敏感现象,可以不需要制作暂时修复体。

(3)对牙周组织刺激性小:树脂粘接桥固位体的龈边缘要求设计为龈上边缘,此种边缘设计修复体制作简单,易于检查,对龈缘的刺激性也最小,利于牙周组织的保护。

(4)脱落后具有可重新粘接性:树脂粘接桥与常规固定桥相比具有较高的脱落率。修复体完全脱落后,只要修复体的金属翼无变形,可以重新粘接后继续使用。

但在临床上,更多的情况不是修复体完全脱落,而只是一侧固位体松动,另一侧粘接完好。在此种情况下,要在不破坏牙体组织的前提下将修复体完整取下,临床操作具有一定的难度,特别是牙体预备固位设计较好的情况下更是如此。

(5)修复体成本较低

因牙体预备简单,耗时少,因此临床成本相对较低。但在修复体的加工制作成本方面,目前与常规固定桥修复相比并不具有太大的优势。而且因需要带模铸造金属支架,需翻制耐火模型,因此技工操作甚至更复杂。

2.那么,与常规全冠或部分冠作为固位体的固定桥相比,粘接固定桥存在哪些问题和不足呢? 问题主要包括:

（1）远期成功率仍存在一定争议：不同的研究者对不同设计的粘接桥进行过临床研究，由于观察随访时间不一，修复体设计也不尽相同，因此成功率的差别也较大。总的趋势时，随着修复时间的延长，脱落率增加；由于粘接相关技术的进步和对固位体设计相关研究的不断深入，最近制作的成功率高于以前制作的修复体；适应证的正确选择与良好的设计对修复体的远期成功率影响较大；最近有学者的研究表明，粘接桥的 10 年以上成功率达到了 95％左右。因此，目前粘接固定桥也逐渐被视为一种永久性的修复体。

（2）对缺牙间隙和邻牙畸形的矫正有限：因为对邻近基牙的牙体预备范围仅局限于舌腭面等区域，不涉及唇、颊、邻、切（咬合）面，切面预备量仅为 0.5～0.7mm，因此对过宽和过窄的缺牙间隙、基牙畸形、扭转或错位等无法像常规固定桥一样可以通过修复体进行矫正。

（3）仍然存在不可复性：除了少数病例不需进行牙体预备外，大部分的病例均需进行必要的牙体预备，因此也存在一定的不可复性。

（4）固定性暂时修复体的制作难度大：虽然大部分病例牙体预备后可以不制作暂时修复体，但对于需要制作暂时修复体的情况，则大多只能采用黏膜支持式活动义齿的方法。

（二）组成和类型

1.粘接桥的组成　粘接桥包含翼状固位体和桥体两个主要组成部分。

（1）翼状固位体（wing－like retainers）：对固位体的合理设计是保证修复体成功率的重要因素经典的固位体设计为翼板结构，置于基牙的舌腭面和邻面。

在垂直方向上，对于前牙粘接桥，翼状固位体边缘距离切端 1.5～2.0mm，龈边缘位于龈缘之上约 1.0mm；后牙粘接桥为增加修复体的支持力，翼状固位体可在基牙近中（或近远中）邻面向殆方延伸在边缘嵴上形成殆支托、覆盖部分殆面沟窝形成环状甚至覆盖整个舌尖形成类似于 3/4 冠的形态。后牙翼状固位体的龈边缘也在龈上 1.0mm。

在近远中方向上，为获得足够的粘接固位面积，要求翼状固位体环抱基牙轴面的角度应大于 180°。经典的设计是从基牙近缺隙侧的唇（颊）—邻轴角环抱到远离缺隙侧的舌—邻轴角处。在后牙，为抵抗较大的咬合力，翼状固位体的轴面环抱角度可设计为 270°甚至 360°。

翼状固位体的组织面还应该设计有抗沉结构（resistance features），在粘接桥中通常采用的方法是通过在基牙近缺隙邻面邻唇（颊）轴角和远缺隙邻舌轴角处预备轴沟，制作的翼状固位体相应部分形成凸起的栓体结构，与基牙上的沟啮合，增加抵抗殆力作用下修复体龈方下沉的能力，同时可以防止修复体水平向的脱位。前牙还可以在舌面窝或舌隆突上预备底面与牙长轴垂直的浅窝或预备针道，后牙在殆面舌沟设置殆支托，利用殆面已存在的洞型来增加抵抗殆力的能力。

（2）桥体（pontic）：目前桥体的材料大多采用烤瓷材料，通过在粘接桥桥体支架的表面塑瓷烧结形成，其制作方法和要求与常规固定桥基本相同。

2.粘接桥的类型　按照修复体的制作材料可以分为金属烤瓷粘接桥、金属树脂粘接桥、全瓷粘接桥等；按照缺失牙的位置又可分为前牙粘接桥和后牙粘接桥。近年来，随高强度全瓷材料的发展，临床也越来越多地采用高强度全瓷材料制作粘接桥支架。全瓷粘接桥克服了金属对基牙及桥体颜色的影响，具有比金属烤瓷粘接桥更好的美观性能。而金属作为支架的粘接桥是最为经典的设计方式，也是临床上使用最为广泛的粘接桥，特别是金属烤瓷粘接桥本章节将以此为例介绍。

按照翼状固位体树脂粘接面的固位设计的不同，有四种金属翼板固位形态设计，从左到右依次为：穿通孔翼板、电化学蚀刻微观表面、铸网或失晶粗化宏观固位表面和喷砂后化学树脂直接粘接表面。按设计不同，金属支架的粘接桥又可以分为 Rochette、Maryland、Virginia和化学粘接桥（adhensive bridge）四种类型。

（1）Rochette 粘接桥（cast perforated HBBs）：是一种机械固位（mechanical retention）的粘接桥。为增加树脂牙周夹板强度，1973 年 Rochette 在夹板设计中，首次采用了加入铸造的多穿通孔舌侧金属翼板的方法，金属支架起增强作用，通过孔洞的作用来增加金属与树脂的机械粘接固位力。在 Rochette 的夹板设计中，同时也涉及伴有缺失牙修复的夹板设计。而后续的研究者则将此方法特别用于牙列缺损的粘接修复，并对舌侧翼板设计进行改良，以最大面积覆盖基牙舌面，并倡导最小量牙体预备修复技术，从而产生了 Rochette 粘接桥技术。由于最早是采用高填料密度的树脂进行粘接，树脂流动性差，翼板不能完全就位，因此粘接力不足，仅局限于下前牙及上前牙病例使用。Livaditis 等改良了 Rochette 粘接桥，将舌侧翼板向基牙近缺隙的邻面及𬌗面延伸，形成一定程度的基牙环抱，从而将其适用范围扩大到了后牙，也大大提高了修复体的使用寿命。但翼板的多穿通孔设计也存在不足，主要包括：多孔结构降低了固位体的强度；多孔洞结构提供的树脂粘接力有限，仍不能满足临床应用要求；口腔暴露面金属抛光不易，孔洞处的树脂磨耗严重，成为修复体失败的重要原因之一。临床应用结果表明，修复体的 10 年存留率仅为 50%～63% 左右。

（2）Maryland 粘接桥（etched cast RBBs）：是一种基于金属表面蚀刻技术的微机械固位（micromechanical retenlion）的粘接桥。1981 年，美国 Maryland 大学的 Thompson 和 Livaditis 改良并在粘接桥修复中应用了 Ni－Cr 和 Co－Cr 合金电蚀刻技术，通过对铸造金属翼板粘接面进行电蚀刻，大大增加了金属与树脂的粘接强度，使粘接桥摒弃了 Rochette 的多穿通孔设计，产生了一种新的粘接桥，命名为 Maryland 桥。与 Rochette 粘接桥相比，它具备以下优点：由于金属与树脂的粘接力超过了树脂与酸蚀牙面的粘接力，因此修复体的固位力得以大幅提高；由于避免了孔洞设计，固位体可以设计得更薄，同时强度得以提高，牙体预备量也进一步减少；固位体光滑面可以高度抛光，减少了菌斑堆积。

但由于缺乏孔洞，粘接时高填料密度的树脂粘接剂溢出不良，导致粘接剂厚度较大，修复体的适合性成为了 Maryland 桥使用初期迫切需要解决的问题，这也催生了第一代的牙科粘接性树脂材料。第一代树脂粘接剂实质上是一类中等填料密度的树脂材料，可以进入蚀刻后金属表面的微孔隙倒凹中，产生微机械嵌合，因此树脂与金属之间仅为机械性粘接而非化学粘接；由于粘接剂的流动性较好，粘接剂的厚度可以达到 20μm，允许修复体完全就位，修复体的适合性得以大幅提高。

由于金属和树脂之间缺乏化学性的粘接结合，因此在口腔环境中粘接随使用时间而大幅下降，修复体的存留率依然没有本质的提高。

（3）Virginia 粘接桥：相对于微机械固位的 Maryland 桥而言，是属于宏观机械固位（mac－roscopic mechanical retention）的一类粘接桥。为在粘接桥制作中采用 Ni－Cr 合金以外的其他类型烤瓷合金，有必要对微机械粘接固位方式进行改进，在粘接面制作宏观可见的机械固位结构是一种有效的方法。Virginia 州立大学牙学院首次将"失晶（lost salt crystal）铸造技术"用于粘接桥的制作。方法是在工作模基牙上涂分离剂，均匀洒上 150～250μm 粒度的盐晶（距离边缘线 0.5mm 不洒），然后制作树脂铸型，包埋后用水溶去盐晶，铸造后就在翼板组织面留下肉眼可见的粘接机械固位倒凹。因为不依赖于金属的蚀刻技术，因此适用于所有合金类型的粘接桥。

"铸网技术"(cast mesh pattern)的方法是在蜡型制作前,在工作模基牙粘接面先铺一层尼龙织网,然后于其上覆盖蜡或树脂完成蜡型,常规包埋铸造后,即在翼板组织面形成网状固位结构。用此技术制作的 RBBs 也称为粘接面铸网粘接桥(cast mesh RBBs)。

由于在翼板组织面增加了机械固位结构,同时为保证不降低固位体的强度,因此必须增加翼板的厚度,牙体的预备量也较 Maryland 粘接桥稍大。

(4)化学粘接桥(adhesion bridges):是一类主要依靠化学粘接(chemical bonding)固位的粘接桥。此种粘接桥设计的基础在于新型化学粘接剂的出现以及新的金属表面处理工艺。

化学性粘接剂以含有 4－META(4－methacryloxyethyl－trimellitic anhydride)的 PMMA 基粘接剂,如 Super－Bond,以及含有 MDP(10－methacryloxydecyl dihydrogen phosphate)的 Bis－GMA 基粘接剂,如 Panavia 系列。此类新型粘接剂可以直接与某些合金发生化学性粘接。研究发现,对于 Ni－Cr 和 Co－Cr 合金,对金属表面进行电蚀刻较 $50\mu m$ 氧化铝喷砂后粘接的强度没有差异,因此可以仅采用喷砂就可以获得良好的粘接强度;而对于贵金属,金属表面锡涂层后就可以达到与 Ni－Cr 或 Co－Cr 合金相当的粘接结合力。临床应用也表明,用此类粘接剂粘接的粘接桥达到了与以往用电蚀刻技术的树脂粘接桥类似的成功率因此,采用此类粘接剂的粘接桥已不再需要进行粘接金属面的蚀刻或进行粘接面机械固位的制作,从而大大简化了技工及临床医师的操作。

(三)适应证与禁忌证

1.粘接桥的适应证有何特殊之处?粘接桥多用于 2 颗以内缺失牙的修复,因牙体磨除量很少,因此较适于髓腔较大的年轻恒牙。要求基牙的釉质健康完整,基牙有较大面积的釉质粘接面,牙齿排列整齐;牙周组织健康,且无明显的松动度。具体可用于:

(1)下颌切牙缺失修复:对于基牙完好的下颌 1～2 颗切牙缺失病例。

(2)上颌切牙缺失修复:上颌前牙缺失,开𬌗、对刃𬌗、正常咬合到中度深覆𬌗病例。

(3)单个后牙缺失修复:单个后牙非游离缺失,基牙完好的病例可以采用粘接桥修复虽然多个后牙缺失也可以考虑,但随缺失牙数的增加,修复体的失败率增加。另外,增加固位体的数目同样会导致修复体失败率的增加,因此一般宜采用两个固位体的修复方式:多个后牙缺失粘接修复在选择时最好是咬合力不大的情形,比如对𬌗为活动义齿的病例。

(4)作为牙周夹板:粘接桥可以作为松牙固定夹板,改善基牙的松动度但是有研究表明,用于松牙固定的粘接桥脱落率远较一般的粘接桥高,主要是由于各个基牙的动度不一产生扭力,导致粘接界面的破坏。因此在作为夹板使用时,应慎重选择病例,在基牙预备时增加抵抗𬌗力作用下桥体下沉和增加粘接固位力的结构。

最近也有报道粘接桥只要解决两侧基牙动度不一的情况,同样可以成功用于缺失达 2 个牙的长桥修复,Botelho 等通过在一侧连接体处采用可动连接的方式,使修复体的成功率大幅提升,用于缺失 2 颗以上前牙及 2 颗后牙缺失病例的修复,并获得 95％的成功率。

2.禁忌证

(1)前牙紧咬合、深覆𬌗病例:因为前牙舌侧颈部釉质较薄,无法在釉质厚度范围内磨出足够的修复间隙,如导致牙本质暴露,粘接强度将受到影响。

(2)夜磨牙病例:由于咬合力较大,易导致修复体的失败。

(3)大范围龋坏:基牙由于缺乏足够的釉质粘接面,因此此类病例应采用常规的固定桥修复以提供修复体足够的固位并修复缺损基牙。

（4）金属过敏：目前大部分的粘接桥均采用镍铬/钴铬合金作为支架材料，因此对此类合金过敏的患者不宜采用。当然此类患者可以采用其他种类的金属或采用全瓷粘接桥进行修复。

（四）树脂粘接桥的设计

1.设计要求　前牙翼板粘接桥是当前最有希望成为永久性修复体的粘接桥。在实际应用中，仅个别前牙缺失可单靠粘接剂的粘接力获得固位。但为了使粘接效果达到永久水平，在多数情况下，除固位体粘接固位外，还需要增加机械固位结构，例如舌面增加窝、钉洞，邻面采用邻沟，后牙咬合面采用洞型等辅助固位型。

由于咀嚼运动的复杂性，粘接桥的粘接面也受到多方向力的作用。水平向力比垂直向力对粘接桥粘接界面的破坏性大。特别是当基牙动度差异较大的情况下，粘接桥在行使功能时会受到扭转力的作用，导致粘接破坏。因此，两侧基牙动度不同者，可采用多基牙粘接桥，制作多基牙连续固位体，粘接桥同时起到夹板的作用。在基牙预备时应特别注意增加抵抗𬌗力作用下桥体下沉和增加粘接固位力的结构。最近有学者研究发现，粘接桥受力时，基牙动度的不一致性产生的扭力是粘接破坏的主要原因。在临床中也发现单端单基牙粘接桥具有较高的存留率，主要是单端粘接桥不存在基牙动度不一的现象。为此他们提出在一端基牙上设置允许一定垂直动度和水平向旋转的可动连接体以消除动度不一的现象，发现修复体的存留率较双端固定的粘接桥大大提高。

粘接桥的固位体的设计极为重要，设计时应考虑以下因素：

（1）有良好的固位形态，要能够抵抗桥在各方向的旋转和翘动。前牙设计应充分考虑美观因素；后牙因咬合力较大，固位体最好能环抱基牙轴面180°以上，咬合面可设计较大的支托。

（2）固位体不能引起咬合障碍，前牙舌面牙体预备时磨除0.5~0.7mm左右牙体组织，以备用翼板恢复应有的外形。

（3）不应将固位体边缘放置在咬合接触区域，以避免边缘破损后易形成龋坏。

（4）固位体边缘距龈缘约1mm左右，切端离开切缘1.5~2mm，边缘界限清楚，各基牙应取得共同的就位道。

（5）牙体预备一般不超过釉质层。

（6）固位体和基牙粘接面应经特殊处理，并正确地使用复合树脂粘接以提高粘接的持久性和牢固性。

2.粘接剂及粘接面处理　粘接桥的固位主要依靠粘接材料将修复体固定于基牙上。因此，保证粘接桥足够的粘接强度，是粘接桥修复的关键。粘接桥的粘接面积越大，固位力越大。在制作粘接桥时，除应选择良好的粘接材料外，还应对粘接材料的性能和应用技术进行充分了解。粘接界面的处理也很重要，在应用粘接剂时，应严格技术操作步骤，才能取得良好效果。由于口腔内的环境条件比较复杂，粘接材料的粘接强度会受多种因素影响。

（1）粘接剂：最早用于Rochette粘接桥的树脂粘接剂是聚甲基丙烯酸类树脂粘接剂，将多孔翼板粘接桥直接粘着于酸蚀后的釉质表面。随着粘接剂的发展，出现了具有化学粘接活性的树脂粘接剂，此类粘接剂通过在树脂中添加4-META和MDP等化学活性物质，可以和金属和釉质表面产生化学粘接，从而大大提高了修复体的成功率，产品如前述的Super-Bond

C&B Metabond(Parkell 公司,Farmingdale,美国)和 Panavia 系列(Kuraray 公司,日本)等。由于金属的不透光性,因此粘接桥一般采用化学固化或双重固化而非光固化树脂粘接剂粘接。

(2)粘接面处理:粘接面处理包括对牙体和金属粘接面的处理两个方面。

1)牙体粘接面处理:应进行常规釉质酸蚀处理。先用毛刷蘸牙粉对预备面进行清洗,然后采用 40%～50% 的磷酸对粘接面进行酸蚀,时间 1 分钟,蒸馏水清洗,气枪吹干。然后再重复酸蚀 15 秒,流水清洗 20 秒后吹干,准备涂布粘接剂。

2)金属粘接面处理:为增加粘接面结,多种工艺均可对金属组织面进行粗化处理,包括电化学点蚀、化学蚀刻、蜡型失晶粗化、氧化铝喷砂粗化等:根据所使用的粘接桥类型而不同目前一般采用的粗化方法是喷砂,通常采用 $50\mu m$ 粒度的氧化铝颗粒对粘接面进行喷砂处理,然后超声波清洗 2 分钟,清水冲洗,吹干,采用化学粘接型树脂粘接。

相对于粘接剂的改良,另一条获得普通树脂粘接剂与金属表面化学粘接的方法是金属表面改性。目前使用的方法是在粗化处理后,通过化学或颗粒摩擦法二氧化硅涂层技术,在金属表面结合一层二氧化硅涂层,表面再涂布硅烷偶联剂进行硅烷化以获得与金属良好的粘接力。硅烷化是指在一玻璃样物质的表面(前述的二氧化硅)进行涂层,所用的物质是一种能与之发生化学结合的物质,以使涂层呈现有机化表面常用的是 γ—甲基丙烯—氧—丙基—三氧甲基硅烷(γ—methacryl—oxy—propyl—trimethoxy—silane)。硅烷偶联剂分子一端与硅涂层发生化学键合,另一端与树脂发生化学聚合或键合,从而形成化学粘接界面。用于二氧化硅涂层的系统包括化学烧结法的 Silicoater MD 系统和颗粒摩擦法的 Rocatec 系统。研究表明,硅烷化后再采用普通的树脂粘接剂(无填料的树脂)粘接桥修复体,粘接强度达到了与化学粘接剂技术相当的水平。

对于贵金属,因其耐腐蚀特性一般不进行电化学酸蚀,先喷砂处理,然后需进行喷砂后的锡涂层(tin plating),通过金属表面与粘接剂之间形成的"锡桥"提高粘接强度。方法是用在 4V 电压的特制探针末端夹持浸满锡的酰胺溶液棉球,涂抹金属的粘接面 5～10 秒钟,使粘接面呈现浅灰色表面,然后涂布化学粘接剂,但粘接效果仍不理想。研究表明,经喷砂和合金处理单体(Alloy Primer,Kuraray Co,LTD,Osaka,Japan)处理后的贵金属与树脂的粘接强度也能达到非贵金属相当的程度,因此贵金属也能作为粘接桥可选择的修复材料之一。

(五)牙体预备

1. 基本要求　早期的粘接桥主张尽量不进行牙体预备,以保证此修复方法一旦失败后的可复性。这也造成了早期修复体脱落率较高的后果。目前一般主张对基牙进行必要的预备,以提供修复体良好的固位稳定,并保证修复体足够的强度和刚度。

粘接桥基牙预备主要包括咬合面间隙预备、近缺隙邻面引导平面预备、轴面预备、邻面沟预备、抗沉结构预备等。

(1)咬合间隙:一般在上颌前牙舌侧釉质厚度范围内预备 0.5mm 的修复间隙,在咬合间隙较大的情况下,可以不需要预备。

(2)缺隙邻面引导平面预备:引导平面顺就位道方向进行预备,为保证唇侧不显露金属,导平面不能超过唇邻轴角过多。导平面的目的是为粘接桥提供抵抗唇舌向移位的能力。

(3)轴面预备:轴面预备应注意环抱的轴面的角度不能低于 180°。前牙从舌隆突至龈上 1.0mm 形成轴面,从近缺隙的唇邻轴角环抱到远缺隙侧邻舌轴角;后牙从距离咬合面 1.5～

2.0mm 到龈上 1.0mm 形成轴面,环抱角度从近缺隙的唇邻轴角环抱到远缺隙侧邻舌轴角。为增加粘接固位力,也可以将固位体环抱角度增加到 270°及环抱到远缺隙邻面的唇邻轴角,甚至形成 360°环抱。轴面的预备量约为 0.5～0.7mm。

(4)抗沉结构预备:为防止修复体在咬合力作用下龈方下沉,必须在基牙上进行抗沉结构制备,可以在切牙舌面制备平底洞或制备钉洞,尖牙上制备舌隆突支托凹,前磨牙和磨牙上制备𬌗支托凹。

(5)邻面沟预备:邻面沟的主要作用是增加粘接桥的稳定性和抗力性,抵抗脱位,增加固位体强度和刚度。沟的位置一般位于近缺隙的邻面和远缺隙邻面舌邻轴角处,两条沟之间具有共同的就位道。如果邻面有充填体,可以去净充填物后,制备出邻面箱状洞型取代邻面沟。

2. 牙体预备器械及预备技术　高速涡轮手机、轮形金刚砂钻针、圆头及平头锥形金刚砂钻针、短针形金刚砂钻针、咬合纸等。

前牙和后牙有解剖结构不同,因此在预备技术上也有所差异。

(1)前牙预备

1)咬合点标记:用咬合纸嘱患者正中咬合,在上前牙舌侧标记出正中咬合点,用轮盘形钻针消除基牙上与对𬌗牙的咬合点,磨出 0.5mm 的咬合间隙。

2)舌面凹预备:同样用轮盘形钻针对舌面凹进行预备,预备量 0.5mm,保留距离切端 1.5～2.0mm 不预备。

3)舌面抗沉结构预备:钻针与牙长轴方向平行,用平头锥形金刚砂钻针的尖端,在舌面凹范围内制备 2～3 个底面与牙长轴垂直的抗沉窝结构。

4)邻面导平面预备:用圆头或平头锥形金刚砂钻针在基牙近缺隙侧邻面片切成一定的斜角,片切面向唇侧作一定的延伸,刚好越过唇邻轴角为宜。

5)邻面轴面预备:在导平面的邻面偏舌侧,用圆头或平头锥形金刚砂钻针进行邻面轴面的预备,预备量 0.5mm,边缘位于龈上 1.0mm。

6)舌侧轴面预备:用圆头锥形金刚砂钻针预备,舌侧舌隆突以下至龈上 1.0mm 形成舌侧轴面,龈边缘制备成浅凹型,预备量 0.5mm。向远缺隙的邻面舌邻轴角延伸预备轴面,形成 180°环抱。

7)邻面轴沟预备:用短针形金刚砂钻针在近缺隙侧邻面导平面和邻面轴面交界处,以及远缺隙侧邻面轴面最远端预备邻面沟,注意两条沟之间应有共同就位道。

(2)后牙预备:后牙预备方法与前牙大致相同。

1)邻面导平面预备:用圆头或平头锥形金刚砂钻针在基牙近缺隙侧邻面片切成一定的斜角,片切面向颊侧作一定的延伸,刚好越过颊邻轴角为宜。

2)邻面轴面预备:在导平面的邻面偏舌侧,用圆头或平头锥形金刚砂钻针进行邻面轴面的预备,预备量 0.5～0.7mm,将近缺牙侧邻面突度降低至龈上 1.0～2.0mm,保证预备面𬌗龈高度最低不少于 3mm。

3)舌侧轴面预备:用圆头锥形金刚砂钻针预备,咬合面 1.5～2.0mm 以下至龈上 1.0mm形成舌侧轴面,龈边缘制备成浅凹型,预备量 0.5～0.7mm。向远缺隙的邻面舌邻轴角延伸预备轴面,形成大于 180°的环抱。

4)𬌗支托凹预备:基牙邻面边缘嵴处预备出𬌗支托凹 270°和 360°环抱设计时,可在远缺隙侧边缘嵴预备第二个𬌗支托。

5)邻面轴沟预备:用短针形金刚砂钻针在近缺隙侧邻面导平面和邻面轴面交界处,以及远缺隙侧邻面轴面最远端预备邻面沟,注意两条沟之间应有共同就位道。

6)𬌗面预备:覆盖舌尖或𬌗面沟的粘接桥,需进行一定量的牙体磨除,预备量 0.5mm 左右。舌尖可采用圆头锥形钻针,𬌗面沟可用球形钻针进行预备。

(六)印模与模型

为保证修复体的精度,需使用硅橡胶类印模材料制取全牙列印模。印模的制取方法一般采用稠体加轻体硅橡胶材料的 Pulty Wash 一次印模技术。也可采用二次印模技术,先用稠体硅橡胶制取一次印模。固化后取出,用手术刀修除初印模各牙体颈部的倒凹。调拌稀体二次印模硅橡胶,装入注射器,在预备牙体上先注入少许,剩余材料注入到初印模的牙窝部位,置入口内取二次印模。固化后取出,检查印模是否清晰,有无缺陷,注意预备体边缘应清晰,这对牙科技师准确处理修复体边缘,保证良好的适合性有重要的指示作用,并灌注超硬石膏工作模型:

(七)粘接桥的制作

为了保证修复体的精度,粘接桥的金属支架最好采用带模铸造技术进行制作,因此需要翻制耐火材料工作模型。铸造后在人造石工作模上进行烤瓷堆塑和调磨。为了精确调改咬合,需进行患者咬合关系的固定和转移,并上𬌗架。

翻置耐火模型,修整出预备体模型边缘的便利型。用铅笔标记蜡型范围,在耐火材料工作模型上按预备范围制作整体支架蜡型,固位翼的组织面相应的辅助固位装置应清晰。桥体蜡型按照常规烤瓷固定桥要求完成。

蜡型连同耐火工作模型一起包埋、铸造。铸造后金属支架在超硬石膏工作模上完成打磨和修整,也可进行口内试戴。

试戴时注意检查支架边缘适合性,基牙切端不透露金属色,无早接触、牙科技术室对桥体进行塑瓷、形态修整和上釉,完成修复体制作。

光滑面打磨抛光后,贴胶布覆盖,以避免对粘接面喷砂时损伤抛光面。粘接面进行喷砂处理,然后超声波清洗,干燥。

(八)粘接桥的粘接

粘接桥试戴,检查金属支架边缘适合性,调磨早接触点可使用橡皮障以避免诸如牙龈组织腐蚀损伤或因牙预备体受污染导致粘接不良等并发症粘接时如果出现唾液污染未完全粘接的区域,不仅对粘接本身,而且对修复体最终的强度都会有不利的影响。

以下是粘接的步骤:

1.预备体磷酸酸蚀 基牙粘接面常规牙粉打磨清洗,然后 37% 磷酸常规酸蚀处理,采用酸惰性的软质金属薄片保护邻牙,按操作说明将酸蚀剂涂刷于预备体的釉质表面进行酸蚀在应用粘接剂以前,酸蚀后的釉质表面应呈现白垩色外观。

2.釉面涂布自酸蚀剂和粘接剂 自酸蚀剂应在磷酸酸蚀后再使用。因为如果不先用磷酸酸蚀,新鲜的釉面不能够暴露,单使用自酸蚀剂效果不佳。保持 30 秒后,吹干。按操作说明涂布粘接剂。

3.喷砂处理 Ni—Cr/Co—Cr 合金粘接面在试戴后粘接前需进行喷砂处理,然后超声波清洗,干燥,涂布硅烷和化学性粘接剂进行粘接;为保证粘接效果,贵金属粘接面喷砂后还需进行锡涂层处理。

4.粘接就位　将修复体完全就位于预备牙体上,并施加持续性的压力直至粘接剂固化。可以用小刷或棉球去除溢出的多余树脂粘固材料。边缘区使用少量氧气隔绝剂(oxyguarcl)以创造无氧环境保证边缘区粘接材料的良好固化。

5.粘接边缘线抛光　材料固化后先用探针仔细清理多余的粘接材料,然后可以采用超细粒度金刚砂抛光车针和橡皮尖加抛光糊剂进行逐级抛光。

(九)粘接桥修复后的养护

修复体粘接后,应进行定期随访。粘接桥的脱落或一端松动是临床上最常见的问题。特别是修复体一端松脱,因较为隐蔽而难于发现,常常导致继发龋的产生而使修复体失败。通过目视、探针检查,并对修复体施以不同方向的力以确认有否粘接失败。修复体粘接失败常与患者的大力咀嚼习惯相关,因此应叮嘱患者勿咬过硬的食物。

修复体完全粘接失败脱落的处理较简单,如果修复体没有较大的变形,可重新粘接就位;而对于一端粘接失败的情况处理起来相对困难,主要在于如何将修复体完整无变形地取下。可以尝试采用自制的弯凿以及超声震荡的方法。重新粘接前,应彻底去除牙面上残留的粘接材料,并进行重新酸蚀处理;金属粘接面也应进行重新喷砂和(或)表面处理。如果修复体脱落两次以上,应分析原因,以重新进行设计、牙体预备、重做修复体或改做其他修复体设计为宜。

修复体戴入后,由于舌侧外形的改变及修复体边缘的作用,使菌斑的堆积加剧,造成结石或牙周损害,因此对患者良好的口腔卫生指导显得十分必要。在进行结石的去除时,也推荐使用手动器械而非超声波器械,以避免超声波震荡对粘接界面造成可能的破坏。

(郭松)

第十七章　口腔种植

第一节　下颌无牙颌种植

下颌无牙颌的种植修复设计愈来愈多地采用种植体支持的覆盖义齿修复,而其上部结构多见杆式结构、切削杆结构、球帽式结构、双套冠结构、按扣式以及磁性上部结构。无论其上部结构如何,种植体植入理想的位置与轴向并获得良好的骨结合是其前提。另外下颌无牙颌种植修复还要注意黏膜厚度、附着龈宽度、牙槽骨厚度,必要时须行软组织成形术。

一、手术切口

下颌无牙颌种植体植入的外科入路一般多采用牙槽嵴顶正中切口,至牙槽嵴顶骨面。其优点是暴露容易且充分,颊舌侧均可保留一定的附着龈,有利于种植体颈部的清洁与维护。

二、种植体植入的部位

下颌无牙颌种植的部位多选择下颌颏孔区,该区域一般在无牙颌状态时仍有足够的骨量以植入种植体,且骨质较好,这对于无牙颌的老年人而言极其重要,因老年人骨质质地均较疏松。该区域植入种植体的修复宽容度大,修复方式多为种植体支持的可摘修复。

由于下颌在功能运动,特别是在功能性负重时,下颌骨体部会有一定程度的弹性运动,而非刚性结构。故有学者认为下颌无牙颌行种植体支持的固定修复时,建议行分段固定修复。

三、种植体数目

下颌无牙颌种植时,植入颏孔区的种植体数目:

1. 两个种植体/3 个种植体　种植体主要用于固位及部分支持义齿作用,适应于患者年龄较高,希望易于清洁。两个种植体支持的义齿一般为覆盖义齿,其固位效果较好,但受力不够理想。可行球帽式覆盖义齿、锁扣式覆盖义齿、磁性固位覆盖义齿、杆卡式覆盖义齿等修复方式。种植体位置在下颌中线两侧各 10mm 处,即种植体中心间距离 20mm 为宜,过大则影响舌运动,过小则固位不良。如果解剖条件和患者经济条件允许,也可在下颌颏孔区植入 3 个种植体,远中的两个种植体位于颏孔近中 5mm 处,中央的种植体位于下颌中线处。三个种植体支持的修复体仍以活动修复为主,类似于两个种植体的修复方式,但其固位力较两个种植体好且在前后向抗旋转的性能较两个种植体好。

2. 4 个种植体　较为常用,修复的宽容度较大,可选择多种上部结构修复。种植体位置一般是远中的两个种植体应位于颏孔近中 5mm 处。中线两侧的两个种植体距各自远中的种植体间至少应有 7mm 的距离。

3. 5 个种植体　如设计行切削杆上部结构,亦可植入 5 个种植体,即在中线处再植入一个种植体。但 5 个种植体不适合球帽式上部结构,也不适合杆卡式结构。

四、下颌无牙颌种植固定修复

若下颌无牙颌的解剖条件允许，即在前后牙区均有足够的水平和垂直骨量，同时上、下颌骨位置关系正常，也可植入 6～8 颗种植体，支持一个固定修复体，远中的种植体至少要位于第一磨牙位置。固定修复体可以是分段式金瓷桥体修复，也可以是一体式整体修复（钛支架或氧化锆支架）。

（钟剑波）

第二节 下颌后牙区种植

下颌后牙区特别是游离端缺失的种植义齿修复被认为是疗效显著的修复方法。但也是种植风险较大的区域之一。首先是下颌后牙区𬌗力负重较大，种植体负担重；其二，下齿槽神经在该区域骨内穿过，要避免损伤之风险。

一、手术切口

下颌后牙区种植手术切口一般采用牙槽嵴顶正中切口，其近远中方向绕邻牙颈部分别向近远中作延伸切口，以充分暴露术野。其优点是术野暴露充分，根据植入种植体的需求，既可选择完全关闭伤口，也可选择连接愈合基台后修整软组织关闭剩余伤口，术后组织肿胀轻。若缺牙部位是游离端，可向近远中颊侧作适当附加切口，以暴露术野。

二、种植体的三维空间位置

下颌后牙区种植体植入必须位于下齿槽神经之上至少 1mm，以确保下齿槽神经不受损，这是该区域种植手术的基本原则。有报道称，根据下齿槽神经在下颌骨体的走向，可避开下齿槽神经植入足够长度的种植体。但多数报告认为，该方法因过多考虑下齿槽神经管的位置，往往导致种植体植入的轴向不理想，后期修复困难，故较少采用。当下齿槽神经位置距牙槽嵴顶小于 7mm，可以考虑下齿槽神经解剖术，游离下齿槽神经，植入足够长度的种植体。该方法手术风险大，不作为常规方法。

由于正常生理牙列的覆𬌗覆盖关系，正常情况下，下颌后牙区植入种植体的轴向在冠状面上应正对于上颌后牙的舌尖颊斜面，以保证修复后种植体的轴向受力及长期效果。

有报道认为，植入 3 个以上种植体，则尽可能使种植体不要排列在一条直线上，以更有效地拮抗侧向受力，但临床实践中往往由于牙槽嵴顶宽度所限，难以实现。

三、种植体数目

1.下颌后牙区种植修复时植入种植体的数目一般等同于缺牙数目，如当下颌第一、第二磨牙均缺失，形成游离端缺失时，一般植入 2 个种植体修复。

2.当下颌第一、第二磨牙缺失，但对𬌗仅有第一磨牙时，可只修复到下颌第一磨牙，即植入 1 个种植体，支持游离缺失状态下的第一磨牙。

3.当仅为下颌第一磨牙缺失种植时，因其间隙较大、生理受力也大，植入种植体的直径、长度也有所要求。一般情况下若其近远中间隙小于 13mm，且骨量高度 >10mm，植入 1 个常规直径与长度的种植体,如直径≥4mm,长度≥9mm 的种植体,则可满足修复及受力需求。反之,有报道认为需考虑增加骨量或正畸缩小间隙后植入种植体。

(钟剑波)

第三节　上颌前牙区单牙种植

口腔种植修复在早期成功地用于下颌无牙颌修复以后,其经验亦被用来进行上颌前牙区单牙种植修复。然而,上颌前牙区单牙种植修复的要求很高,难度远远大于无牙颌种植。

一、上颌前牙区单牙种植的问题

上颌前牙区因其特殊的位置和解剖结构,种植修复通常会面临更多的问题。

1.骨量不足　上颌前牙缺失后,由于生理性吸收,患者就诊时常常伴有缺牙部位骨量的不足。据统计,60%～80%的上前牙缺失患者在种植时需行不同程度与方法的植骨术。

2.种植体位置要求高　上前牙种植时,对种植体的位置与轴向要求极高,因其直接影响修复的美学效果。

3.解剖条件要求高　要求间隙与对侧同名牙类似,要求正常覆𬌗覆盖关系,正常龈𬌗距离。

4.美学要求高　如果微笑曲线高,则美学效果不但涉及单纯修复体的美学问题,而且还涉及到修复体根方牙龈美学效果,包括颜色、质地、轮廓、膜龈连合线。所以,微笑曲线位于牙齿高度以内,修复难度小;若微笑曲线位于牙龈上,则修复难度大。

总之,上颌前牙区种植修复是牙种植修复里难度较大的一种类型。现分步讨论。

二、临床检查

1.缺牙原因　缺牙原因直接关系到缺牙区牙槽嵴的解剖形态。一个因长期牙周病或根尖周病缺失的牙齿,其唇侧骨板大都因炎症吸收而缺失。而一个外伤根折的患牙则可能伴有唇侧骨板的骨折,若外伤直接造成牙齿缺失或已急诊拔除患牙,则可能存在其唇侧骨板外伤性缺失,要预计其植骨的量与方式。因不能治疗的龋坏牙根或外伤尚待拔除的根折牙,则有可能是即刻种植的适应证。

2.缺牙区的解剖形态　有无明显的软硬组织缺损,硬组织厚度可通过专用测量针探知,亦可通过 CT 确定。附着牙龈是否充分,膜龈联合线位置是否与邻牙区一致,若上述解剖条件不理想,则可预见其种植修复的美学效果会严重受限,此时要计划是先行该区域软、硬组织重建后再行二期种植,还是种植时同期行软、硬组织重建。

3.微笑曲线与牙列状态　微笑曲线过高,牙列不齐都会加大美学难度,应建议患者正畸排齐牙列,并及时向患者解释修复后的美学问题。

4.咬合关系　龈𬌗距离过小,深复𬌗、对刃𬌗及各种错𬌗等不利种植修复或修复后的长期效果。应在纠正不良的咬𬌗关系之后,再行种植修复。切忌简单种植。

5.X 线检查。种植体植入术前,X 线检查均应行曲面体层片检查。即是单牙缺失亦应如此。需判断,相邻的颌骨主要解剖结构、缺牙间隙有无异常、邻牙位置等。在怀疑邻牙根尖有病征时,需加拍小牙片以确诊。若有条件时,应加拍缺牙区矢状 CT 片,其能提供牙槽突骨量的准确信息以及应患者要求解释手术设计、植骨的必要性等。但X线检查无法对软组织状态提供足够的帮助信息。

通过上述临床及X线检查，一般则可对是否种植修复的适应证、手术的难易程度、修复的效果包括美学效果做出初步判断。对非适应证的患者则可提供其他修复建议。

三、手术切口

上颌前牙区单牙种植体植入的手术切口，在不存在嵴顶或颊侧骨缺损的情况下，一般只做牙槽嵴顶正中切口则可；若存在骨量不足需作骨增量时则需做颊侧黏膜附加松弛切口，以充分暴露术野行骨增量术。

四、位置与轴向

1. 种植体植入深度 上颌前牙区种植体植入的深度与骨结合、良好的牙龈外形及理想的修复美学效果有直接关系。研究认为当缺牙后，牙槽嵴顶垂直向至少有1mm骨质发生吸收，所以在上前牙区域种植体植入时其肩台应低于邻牙的釉牙本质界2~4mm，才能给种植体基台留出足够的垂直空间进行修复，并使修复体具有从龈下向龈上自然过渡的美学效果。

当种植体肩台与邻牙釉牙本质界的距离小于2mm时，即种植体的植入深度不足时，则修复体与邻牙的形态不易协调。当种植体肩台在根方低于邻牙釉牙本质界大于4mm时，为补偿其位置过深造成的美学效果的不协调，常常需要较深的上部结构位于龈下和增加较多的软组织来覆盖修复体，其长期效果不佳，且易发生种植体周围炎症。故上颌前牙区种植体在垂直方向的植入深度不应大于邻牙釉牙本质界4mm，而应恰好在3~4mm之内。

2. 种植体的轴向 在上颌前牙区种植修复的功能及美学效果取决于种植体的位置与轴向。特别是种植体轴向的轻微偏差，可能引起其美学效果较大的区别。为取得成功的种植修复，上颌前牙区的种植体植入必须根据上部结构修复要求确定种植体的前后轴向。从侧面观，理想的种植体的轴向延长线应位于邻牙切缘以内。从𬌗面观，其位于原缺牙的舌隆突的位置。如过于唇倾，则修复困难。如过于腭倾，则美学效果亦不佳。

3. 种植体的选择 为保证种植修复后牙尖乳头和其他软组织形态的美学效果，有研究认为，种植体距天然牙至少有1.5mm距离，同时认为颈部膨大的种植体易造成嵴顶部的软硬组织退缩，导致修复后的美学效果受限，而平台转移的种植体更加有利于软组织的丰满度。

（钟剑波）

第四节 上前牙多牙缺失的种植修复

一、上前牙多牙缺失种植修复的问题

上前牙多牙缺失的种植修复，必须特殊考虑的有两个问题。其一，多个种植体必须均在三维方向上位于理想的位置与轴向；其二，种植体之间的牙龈乳头重建。前牙多牙种植修复不仅要求恢复生理功能，同时还要求恢复其美观功能。如前所述，这就需要种植体在三维方向上位于理想的位置与轴向，但多牙缺失种植时，缺乏参照物，定位效果困难，故建议尽可能应用外科引导模板，确定多个种植体在三维方向上的准确位置。重建种植体之间的牙龈乳头

是上前牙多牙种植修复体重点。由于缺牙区牙槽间隙骨组织吸收，牙间乳头发生退缩，种植修复后该区域极易出现黑三角，直接影响美学效果。一般要求在种植手术或Ⅱ期手术时进行纠正。

二、局部解剖条件

上颌前牙多牙缺失时对局部解剖条件有一定的要求（表17-1）：

表17-1　上前牙多牙缺失种植修复的解剖要求

	近远中距离	牙槽嵴顶厚度	龈𬌗距离	牙龈厚度
2个牙位缺失时	≥15mm	6mm	4mm.	2mm
3个牙位缺失时	≥19mm	6mm	4mm	2mm
4个牙位缺失时	≥25mm	6mm	4mm	3mm

若以上局部解剖条件不能满足时，则种植修复的美学效果严重受限，须在配合检查之后，种植计划之前就向患者解释清楚。若近远中距离小于理想距离时，可考虑减少种植体数量以达到较理想的软组织美学效果。两个相邻的种植体间至少有大于3mm的间隔，才有可能维持种植体间的软硬组织形态，避免黑三角。如存在近远中距离过大、过小和/或龈𬌗距离过大、过小时，须取研究模型，进行试排牙，与患者沟通后确认通过正畸方法或后期修复方法进行纠正或弥补。当存在骨量不足，软组织缺损时，也应在种植手术时或二期手术时通过各种软组织成形技术重建缺牙区正常软、硬组织量和解剖形态，以利于种植体长期稳定及最大程度重建缺牙区美学效果。

三、其他影响美学效果的因素

1. 患者对种植修复美学效果的期望值过高　患者，特别是年青患者，往往在上颌缺牙后对修复的美观效果要求高于功能效果。也往往对种植修复的期望值高于其现实性。如果在治疗前没有对患者的期望了解清楚，没有及时详细地给患者做一合乎实际情况的咨询和解释，则有可能在修复后未能达到患者的期望值。

2. 微笑曲线过高，位于牙龈之上方　此时，上前牙多牙种植修复要达到理想的美学效果，则难度增大，且软组织的生理学改建机制及结果难于精确地通过手术方法预测和控制，须将其难度向患者解释清楚。

3. 种植区域骨组织有垂直方向上的骨吸收　垂直方向上的骨吸收在种植手术时较难以矫正，而其恰恰对美学效果有影响。修复后牙冠长度较长与邻牙不协调；若仅行软组织成形来掩饰垂直向骨高度不足，则上部结构及烤瓷冠过多位于龈下，易形成种植体周围炎症及唇侧牙龈退缩。

4. 牙龈厚度　多牙种植时其区域若牙龈厚度小于3mm时，很难形成牙间乳头，软组织移植是增加牙龈厚度、改善牙周生物型的可行方法。

5. 牙槽突唇侧凹陷　当牙齿缺失后，生理性骨吸收往往使上颌牙槽突唇侧出现凹陷。尽管其厚度仍可顺利植入种植体，但该凹陷会影响修复的美学效果。

6. 邻牙的牙周状态　研究认为：上颌前牙种植修复体周的牙尖乳头取决于邻牙的牙周状态。正常生理状态下，相邻两牙间的牙槽间隔会支持牙尖乳头的丰满度即充满牙间隙，该间隔顶点距两牙冠邻面接触点之间距离≤5mm，则两牙间隙会被牙尖乳头充满；当种植体相邻天然牙时,其宽容度变小,种植体和天然牙尖的牙槽间隔距两牙冠邻面接触点不能大于4.5mm,否则会出现牙龈乳头不能充满其间隙,即黑三角。如果种植体相邻天然牙周有病变则会导致骨吸收,必然发生牙槽间隔顶点的高度降低,继而种植修复体与邻牙间隙出现黑三角。

(钟剑波)

第五节　上颌后牙区种植术

上颌后牙区是种植体植入难度较大的区域之一。原因是上颌后区的解剖位置及形态较为复杂,使其的生物力学特点较为复杂;上颌窦腔的存在限制了常规方法种植体植入的可行性,以及上颌后牙区在牙齿缺失以后牙槽骨质与量的生理性改变直接影响了种植体植入的可能性。

1.手术切口　上颌后牙区种植手术切口一般采用牙槽嵴顶正中切口,其近远中方向绕邻牙颈部分别向近远中作延伸切口,以充分暴露术野。其优点是术野暴露充分,根据植入种植体的需求,既可选择完全关闭伤口,也可选择连接愈合基台后修整软组织关闭剩余伤口,术后组织肿胀轻。若缺牙部位是游离端,可向远中颊侧作适当附加切口,以暴露术野(同下颌后牙区)。

2.由于下颌后区牙轴的舌倾,上颌后牙的天然轴向一般颊向倾斜以适应下颌牙的功能性位置。上颌后牙种植体轴向在上颌冠状断面上对应于下颌牙的功能颊尖上。

3.种植体数目　参考下颌后牙区种植体数目考虑。

4.特殊处理　上颌后牙缺失以后,往往伴有牙槽突垂直向与颊侧骨板的吸收,导致种植时牙槽突骨量不足。一般来说,若上颌后牙区牙槽嵴宽度≥8mm,牙槽突骨量高度≥11mm时,植入种植体可位于较理想的位置与轴向,反之,则需行特殊处理,如上颌后牙区牙槽突颊侧上置法植骨术、上颌窦提升植骨术等以纠正骨量不足。若上颌窦底下方牙槽突高度小于6mm时,应考虑上颌窦底植骨术。若上颌后牙区牙槽突宽度≤6mm时,种植体植入的轴向会受到一定限制,上部结构修复时则有可能需要进行必要的技术调整。由于上颌后牙区牙槽突骨质在缺牙后较为疏松,故在种植备洞时,尽可能采用级差备洞的方法备洞,植入种植体,以取得良好的初期稳定性。上颌窦底提升植骨技术,骨再生引导膜技术,植骨后种植体周软组织重建技术等口腔种植外科技术不在本章里详述。

5.双尖牙区的种植术　上下颌双尖牙区的种植外科手术可参考上下颌后牙区的种植外科原则。

6.上下颌后牙区同时植入种植体时,也应遵循其解剖生理的轴向。

(钟剑波)

第六节　上颌无牙颌种植修复术

上颌无牙颌由于缺牙前的牙周病变造成的骨吸收或缺牙后的生理性改建吸收常常伴有骨量不足,特别是上颌后牙区上颌窦的解剖存在,使得上颌无牙颌种植修复附加骨增量手术的概率远远大于下颌种植修复。上颌无牙颌种植修复设计通常多选择种植覆盖义齿修复,固位方式可以为球帽式、locator,但更为常用的是种植双套冠或分段式切削杆固位。一般在行双侧上颌窦底植骨术后,在双侧尖牙、第二前磨牙、第一磨牙共植入 6 枚种植体支持一个可摘义齿修复体。当上下颌位置关系正常时,也可考虑上颌用 6~8 枚种植体支持一个固定修复体。此时种植体的位置应当精确地位于设计的牙位上。在设计修复方式时应当注意的是种植覆盖义齿较种植固定义齿对上下唇支持的效果为好,这对于牙槽突重度骨吸收的患者的修复美学效果是有重要临床意义的。

(钟剑波)

第七节　无牙颌种植即刻修复技术

在因为各种不同原因造成牙列缺失后,不同的患者,颌骨不同部位会发生不同的解剖生理性改建,改建后若颌骨的三维骨量能够满足种植体植入时,则可直接植入种植体进行修复,其原则应遵循无牙颌修复设计原则,按照修复设计的要求在相应的位置植入一定数量的种植体,该内容在无牙颌种植修复一章介绍,此处不赘述。这里仅就无牙颌种植即刻修复技术进行简单介绍。

一、"All—on—four"的理念与实践

种植修复经过四十余年的基础研究和临床实践已经取得了令人满意的临床效果。但经典的种植修复程序要求拔牙后 2~4 个月植入种植体,再需要经过 3~6 个月的愈合期方可进行修复。对于那些由于各种原因导致口内剩余牙齿无法保留,即将转变为无牙颌的患者来说,拔除剩余牙齿或常规种植后勉强佩戴数月过渡义齿等待骨结合完成,被认为是最为痛苦的过渡期,常常令许多患者对种植望而却步,迟迟不能下决心拔牙和接受种植治疗。拔除全部剩余牙后即刻种植、即刻修复可明显地缩短疗程,避免患者的缺牙期,在种植体植入后最短时间内完成义齿修复即全颌即刻种植修复,一直是国际种植学领域研究的热点。

Paulo Malo 于 2003 年和 2005 年先后报告了下无牙颌、上无牙颌 All—on—four 种植即刻修复的理念。即无牙单颌植入 4 枚种植体:颌骨前部垂直轴向植入两枚种植体,后牙区的种植体向远中方向倾斜植入。通过使用特殊的角度基台调整使 4 个种植体的上部结构取得共同就位道,利用 4 个种植体支持螺钉固位的即刻总义齿。上颌远中两颗种植体植入到位于上颌窦前下方的骨组织里,避开上颌窦,避免了上颌窦底提升植骨,下颌后部两种植体从颏孔前部植入,斜向远中穿出,避免损伤下齿槽神经。上下颌后部的种植体斜行植入,从远中穿出有效地减小义齿悬臂梁的长度,使颌骨后部的种植体所受杠杆力减小,使整个义齿受力更为合理,义齿可修复到第一磨牙。

二、适应证

1. 因重度牙周病或其他原因最终将成为无牙颌并且要求固定修复的患者,面型外观美学因素符合无牙颌固定修复的基本要求。

2. 上下颌牙槽嵴宽度≥5mm,双侧尖牙之间的牙槽嵴最小骨高度≥10mm,至少允许单颌植入 4 颗长度 10mm 以上的种植体。并在种植体植入时能够获得>35N·cm 扭矩的初期稳

定性。

三、临床过程

（一）手术过程

1.有余牙的患者采用微创原则拔除单颌全部无法保留的患牙,彻底搔刮拔牙窝,3%过氧化氢,0.2%氯己定交替冲洗,彻底清除感染灶,修整牙槽嵴顶,磨除过尖、过锐、过突部分。

2.根据患者颌骨的解剖形态,在颌骨前部轴向植入两枚种植体,种植体可位于牙槽窝内,也可位于骨量较好的牙槽间隔上,远中部位根据情况倾斜或垂直植入种植体,单颌植入 4～6 枚种植体,均要避开上颌窦和下齿槽神经管。

3.采用级差备洞技术和尽可能植入长种植体以利用双层骨皮质使其初期稳定性能达到 35N·cm 以上,方可以即刻负重,旋入扭矩小于 35N·cm 时,不能进行即刻修复。倾斜植入的种植体穿出部位为第二双尖牙远中或第一磨牙合面。种植体直径为 3.75mm 或 4.0mm,长度 10mm 以上。种植体植入后安放专用的修复基台,根据情况分别安放直修复基台或以 30 度/17 度基台调整角度,使各个种植体在基台水平取得共同就位道。基台完全就位后分别以 35N·cm 或 15N·cm 力锁紧。覆以愈合帽后严密缝合。术后即刻拍全口曲面断层片,确认基台完全就位。

（二）修复过程

手术后即刻在专用基台上将转移杆钢性连接后制取基台水平印模。灌制模型、在暂基托上确定颌位关系并试排牙。确认颌位关系无误,垂直距离、丰满度、中线位置均满意后,应用种植修复相应配件,采用注塑技术于术后5～7小时完成即刻修复的树脂牙义齿。根据远中种植体穿出的位置不同,即刻修复义齿为 10～12 个人工牙的塑料义齿。戴牙时确认义齿与基台之间达到被动就位,通过连接于基台上的纵向螺钉将义齿与种植体的基台相连固定,实现纵向螺钉固定的即刻义齿。义齿自两个远端种植体螺丝孔处分别向远中延伸5～7mm,相当于一个双尖牙宽度。义齿完全就位旋紧螺丝后调整咬合。咬合调整原则:种植体支持的区域承担咬合力,殆力分散均匀,避免局部的应力集中。义齿在正中殆时广泛接触,侧方殆和前伸殆时多点接触。注意使远中游离端悬臂梁区域在咬合状态的各个位置均无咬合接触。嘱术后 2 个月内进软食,每餐后保持义齿清洁。

（三）永久修复

采用内置钛合金支架的固定修复方式。下颌即刻修复 4 个月后,上颌 6 个月后进行永久修复。

（钟剑波）

第八节 上颌窦植骨与种植技术

一、上颌窦植骨术适应证、禁忌证以及种植体存留率

（一）上颌窦底植骨种植的适应证

1.牙槽突剩余高度≤6mm;

若剩余骨高度≤3mm 先行上颌窦底植骨术,二期植入种植体;

剩余骨高度≥3mm 可同期行上颌窦底植骨和种植体植入。

2. 牙槽突宽度正常。

3. 无上颌窦疾病病史。

4. 上颌窦区域没有解剖结构异常。

(二)全身禁忌症

1. 上颌区域有放疗史。

2. 脓毒症。

3. 重度医疗脆性患者。

4. 尚未识别的系统疾病。

5. 过度酗酒者。

6. 严重吸烟者。

7. 心理障碍患者。

(三)局部禁忌证

1. 上颌窦感染者。

2. 慢性上颌窦炎患者。

3. 牙槽突切除术后。

4. 牙源性感染患者。

5. 局部病理性改变者。

6. 重度过敏性鼻炎患者。

(四)上颌窦底植骨成功的标准和种植体存留率

上颌窦底植骨后骨高度能满足植入 11mm 以上的种植体即算植骨成功，无上颌窦内病变发生，并且通过种植体成功率来间接评价的。种植体成功标准通常是 1986 年的 Albrektsson－Zarb 标准。

在相关上颌窦底植骨的临床研究中通常采用种植体存留率作为评价标准，但对于种植体存留定义的标准并不统一。其中临床较为简单、实用的定义是采用 1996 年 Wheeler 提出的标准："凡是由有经验的临床医生判断需要取出的种植体被界定为失败以外，其他仍然继续行使功能、无不适主诉的种植体即算作存留。"目前有关上颌窦底植骨区种植体十年存留率报道一般在 81%～87%，与植于上颌后牙区未植骨的种植体存留率是可以相比的。

二、移植材料的选择及应用

(一)移植骨材料与上颌窦植骨术

上颌窦底植骨术成功的重要因素之一包括能否选择具有较好性能的移植材料。理想的移植材料应是无毒，无抗原性，无致癌性，容易获取，费用不高，有一定的硬度，易于成形，有一定的抗感染能力，组织相容性好。

目前对于哪一种移植材料临床效果最好并没有定论。最早上颌窦底植骨采用的移植材料取自髂骨；1987 年 Smiler 和 Holmes 第一次应用多孔羟基磷灰石（porous hydroxyapatite, porous HA）作为移植材料应用于上颌窦底提升术。后来陆续有一些其他材料的应用报道如脱钙冻干异体骨、三磷酸钙、硫酸钙、异种骨等。关于哪一种移植材料最好并无定论，尽管有人认为移植材料的金标准是自体骨，其次是骨替代品，但有文献应用 Meta 分析方法对 10 篇符合纳入标准的文献进行分析,得出自体骨、HA/自体骨混合骨、HA/DFDB(decalcified freeze-dried bone allograft,DFDB,脱矿冻干骨)或 HA 单独应用在作为上颌窦底植骨材料时临床成功率并无明显差别。相比较而言,自体骨的成功率稍高,而单独应用 DFDBA 成功率偏低。1996 年上颌窦底植骨年会上有人报告骨替代品临床效果最好,甚至好于自体骨,但是没有统计学差异,分析原因可能与骨替代品应用的病例临床局部骨质条件较好有关。最终结论是所有的移植材料 3～5 年累积成功率 90%,与上颌后牙区未行上颌窦底植骨的种植体成功率(85%)是可以相比的。

目前在口腔种植中常使用的移植材料来源主要为自体骨、异体冻干骨、人工合成骨、异种骨等。按一定比例混合应用在临床上较多见,可以充分发挥自体骨的骨诱导性和骨替代品的良好骨引导性。另外自体骨移植后会有吸收,文献报道髂骨移植后 3 个月吸收 4%,6 个月吸收可达 40%,颏骨抗吸收能力较好。并且自体骨的获取需要开辟第二术区,许多患者不愿意接受;而骨替代品则吸收缓慢,在混合应用时可以作为支架保持空间、容许新骨长入。因而应用替代品、异体骨或者异种骨来完全替代或者部分替代自体骨联合作为移植材料更受患者和医生欢迎,临床效果肯定。

(二)移植骨材料的分类

1. 自体骨　自体骨含有骨干细胞,另外可以释放骨生长因子,刺激局部受区骨细胞形成新骨,因此具有骨诱导和骨引导两种功能,而且没有免疫原性。髂骨、肋骨、颅骨外板、下颌骨正中联合、上颌结节、磨牙后区、下颌升支、颏骨等都是可选择的自体骨取骨部位。一份组织学研究表明髂骨为最佳的自体骨来源。髂骨作为自体骨来源,可以满足临床骨缺损较大、需骨量较多的情况;但手术创伤大,需要住院,并且术后有不同程度的并发症,如疼痛、血肿、麻木、行走障碍等。

取自下颌骨正中联合、磨牙后区、下颌升支部位的自体骨属于膜骨来源,其优点是吸收较髂骨慢,并且不需要开辟口腔以外的第二术区,局麻下可以进行,手术时间短,而且膜骨来源自体骨移植后血运重建早,形成新骨量多。比起软骨成骨来源自体骨体积在移植一年后只剩移植时体积的 25%,有报道发现膜骨来源自体骨愈合后比移植时体积有所增长,缺点是取骨量有限,如需要,可以联合上述几个部位共同取骨,可以增加取骨量。

2. 骨替代品　包括 HA、磷酸三钙、硫酸钙、陶瓷骨。这类骨具有骨引导性无诱导性。常用的有 Bio-Oss(商品名)和 β磷酸三钙(β-TCP)。

Bio-Oss:由于牙齿、骨骼中的主要成分是 HA,所以 HA 的生物组织相容性极佳,与骨的结合类似于天然骨之间的结合,具有良好的骨引导作用,与自体骨之间的区别仅仅在于自体骨含有生长因子和骨细胞而 HA 没有,因而不具有骨诱导作用。HA 有可吸收、不可吸收,孔状和无孔状几种。目前应用较多的是有孔状 HA(Bio-Oss),它是一种天然的具有骨引导作用的多孔移植材料,从牛骨中提取。4～6 个月即有新骨在 Bio-Oss 颗粒周围形成并且长入空隙内,3 个月左右 Bio-Oss 颗粒与新骨界限已经不是很明显了。但是在关于 Bio-Oss 的吸收问题上争论较大,动物实验证实了 Bio-Oss 的吸收,可是啮齿类动物兔的骨物理性能改建速度要高于人类 3 倍。有研究发现在人体上直到 1 年在 X 线片上仍可辨认到 Bio-Oss 颗粒的存在;有文献报道 90～180 天吸收 15%左右,完全吸收需要 1～5 年;另有报道完全没有吸收,只是有新骨长入。组织学上并没有证实有吸收腔隙和破骨细胞的存在,但新骨向孔隙内生长会导致 Bio-Oss 的部分生物性降解;实际上这种缓慢的物理性吸收对上颌窦底植骨术是有利的,因为植骨材料过快的吸收会影响种植体的稳定性。另外,一份研究显示新骨形成量没有随着愈合时间的增加而增加,骨与 Bio－Oss 之间的整合也没有随着愈合时间的增加而增强,而个体之间的差异较大,推测与患者个人的愈合能力有关。

3.冻干异体骨　目前使用趋少。具有骨诱导和骨引导作用,但其骨诱导作用受其获取、加工、存储等因素影响而作用较弱。其改建是通过爬行替代途径,过程缓慢,无活力骨与新生骨长期共同存在于移植骨块中,并且容易产生纤维组织。这种混合骨可能更容易出现应力疲劳从而影响种植体骨结合。近来有文献报道应用 DFDBA 或者与其他植骨材料按一定比例混合临床效果不是很满意。并且认为如果能选择涂层表面柱状种植体能提高临床效果,优于根形光滑表面种植体。Jensen 报道了单纯应用 DFDBA 作为植骨材料的成功率为 84％～96％,应用 DFDBA＋Bio－Oss 混合骨成功率为 90.2％。

三、种植时机与愈合时间的基本原则

根据术前骨高度,临床上一般遵循如下原则:上颌窦底剩余骨量小于 3mm 时采用少量自体骨和骨替代品为佳,剩余骨量大于 3mm 时可应用单纯骨替代品作为骨移植材料,上述条件一般应在植骨 4～5 个月时二次植入种植体。而上颌窦底剩余骨高度大于 3mm 时可以在植骨同时考虑同期种植,其取决于种植体植入后的初期稳定性。该稳定性主要与种植体的设计以及剩余骨高度的质和量有关。

通常认为自体骨混合替代材料愈合时间约 6 个月,形成的新骨量已经比较充足,骨质改建也比较成熟,可以考虑二期种植或者种植体暴露术;单纯骨替代材料需要 8 个月左右,但异体冻干骨需要的愈合时间要 12 个月或更长。有研究对不同移植材料在不同愈合时间后进行了组织形态学测量并予以评价,认为不同的移植材料对新骨形成量的差异并不明显,但愈合时间长短对新骨形成量有明显区别。有研究通过对愈合时间的分组比较结果显示上颌窦底植骨术后愈合时间 9 个月以上组较少于 9 个月组种植修复成功率明显高,可是组织学结果显示愈合 6 个月组与愈合 9 个月组形成骨量并没有明显差别,分析原因与愈合时间延长后骨质量提高有关系。愈合时间也不是越长越好,愈合时间过长会导致一定的移植骨吸收抵消部分形成新骨量。髂骨吸收较多,在移植后 3 个月吸收可达 4％,6 个月吸收可达 40％,颏部取骨抗吸收能力最好。但从生物学观点来看,新骨形成、改建、成熟要 18 个月左右甚至更长,种植体才能获得良好的稳定性。因此,当骨质较差时,适当的延长愈合时间时有利于提高种植体的稳定性。术前上颌窦底骨高度也会影响该区域种植体的长期存留率,一般认为牙槽嵴高度小于 6mm 均是上颌窦底提升术的适应证。术前骨高度对种植体长期存留率起着主要作用。有研究按照术前窦底骨高度大于 3mm 和小于 3mm 分成两组,对植于上颌窦底植骨区的种植体长期效果进行比较,其 5 年存留率有差别。

四、上颌窦底植骨与同期种植

(一)适应证和原则

上颌窦底植骨同期种植最早报道来自 1989 年 Kent 和 Block。同期或者二期种植能否取得良好的种植体初期稳定性,主要取决于上颌窦底骨高度。一般上颌窦底骨高度大于 5mm 时,种植体可获得初期稳定性,即可采用同期种植;上颌窦底骨高度小于 5mm 时宜采用二期种植。种植体成功率方面同期或者二期种植方法并没有明显差别,采用同期种植的学者认

为,同期种植可以减少植入骨的吸收,并对植入骨有生理刺激形成新骨作用。但二期种植由于有足够的时间允许移植材料和骨愈合进行重建,因而骨质可能更加理想,种植体与骨之间的接触更加紧密,能够提供更好的初期稳定性;另外二期种植有利于调整种植体植入角度,植于理想的位置。近来有研究报告在牙槽嵴高度只剩余 3～5mm 时行上颌窦底植骨并同期种植,螺纹锥度外型设计的种植体有利于取得初期稳定性。作者认为只要能提供足够的稳定性和保证理想位置植入种植体,就可以考虑同期种植。

国内关于上颌窦底植骨同期种植方法由林野于 1998 年第一次报道。

(二)技术原理与技术步骤

选择一个可以进入上颌窦腔的入路,完整无损地剥离起上颌窦底区域的上颌窦黏膜,并使其向上移位,然后在上颌窦底黏膜与上颌窦底之间植入自体骨或骨替代材料,同期植入牙种植体。

1. 技术原理　上颌后牙区种植垂直骨量不足,种植体易穿入上颌窦腔内,引起炎症造成种植失败。

缺牙区嵴顶向两侧延长切口翻开黏骨膜瓣,上颌窦前外侧壁开窗,直视下完整无损地上抬上颌窦黏膜,并向内旋转开窗骨片,使其形成植骨区的顶盖。然后行种植体逐级备洞。

在抬起的上颌窦黏膜下方腔内侧先植入骨替代品或混入少量自体骨后,直视下植入种植体。

在植入的种植体周围植入碎骨块及骨替代品,复位黏骨膜瓣,严密缝合。

2. 技术步骤

(1)麻醉:适量而充分的局部浸润麻醉是保证患者在上颌窦底植骨术中无痛和配合的基本条件。为防止术中疼痛引起患者的反应性或避让性突然移动,导致手术器械损伤性黏膜穿孔,笔者建议局部浸润麻醉的范围应包括整个一侧上颌骨颊侧范围,以及适当向腭侧和后方浸润麻醉。

(2)切口:影响上颌窦底植骨入路软组织切口的因素主要有:缺牙的范围,上颌窦底的位置,缺牙区近远中邻牙和上颌窦底的关系,牙槽嵴顶角化龈的位置。切口一般应在缺牙区牙槽嵴顶正中或偏腭侧,向近中延伸绕近中邻牙颈部至近中牙尖乳头然后拐向前庭沟作松弛切口,向远中切口至远中牙颈部、远中牙尖乳头拐向前庭沟做松弛切口。应注意近中松弛切口有足够高度以充分暴露手术区,而远中松弛切口适当,不宜过高,因该区域软组织血供主要是由后向前走行的血管提供。

(3)上颌窦外侧壁开窗:开窗的形状一般为卵圆形,其近远中向一般应大于 7mm,垂直向应大于 5mm,否则器械操作困难。具体定位的原则是窗口的下界应至少高于上颌窦底 2mm,窗口的上界至牙槽嵴顶距离应≥计划植入种植体的长度,前界应尽量接近窦底前壁,后界距窦底后壁 5mm 左右。

(4)手术入路(access approach):迄今为止,这项技术的手术入路方法在不同的医生中略有不同,主要有:

1)传统的 Caldwell－Luc 入路,其恰好位于颧骨高点的前方。

2)上颌骨中份入路,从牙槽突与颧骨高点之间入路。

3)低位入路,在上颌骨外侧面,紧贴上颌牙槽突顶部入路。

作者在临床工作中多采用第 2)种入路方法,因其进入上颌窦底较快。同时可将上颌窦开窗的骨片向内翻转,形成植骨区的顶,以帮助稳定碎骨块。

3.临床病例

(1)手术切口:手术切口一般从牙槽嵴顶正中或偏腭侧切口,并在颊侧缺牙区做两条松弛切口。然后向上翻起黏骨膜瓣,充分暴露拟上颌窦开窗区。

(2)用直径3.5mm球钻在上颌窦外侧骨壁上开窗,其窗口下缘应高于上颌窦底约至少2mm。在接近上颌窦黏膜时,改用超声骨刀去除剩余骨组织达上颌窦黏膜层。

(3)细心向上方分离抬起上颌窦底黏膜,并使开窗后的薄骨片连同抬起窦底黏膜一起向内旋转形成植骨区域的顶盖。

(4)检查黏膜未见穿孔,经牙槽嵴顶入路,逐级备洞完成后,先经侧壁开窗入路在已抬起的上颌窦黏膜与窦底至空间内侧部分置入骨替代品,然后植入相应长度的种植体。种植体必须有良好的初期稳定性。

(5)必要时可从上颌结节处取少量自体骨。将骨块在骨磨里粉碎后混入一定比例的骨替代品。

(6)然后将骨替代材料或混合的植骨材料植入种植体周围,为防止植骨材料移位也可在窗口覆盖胶原膜,复位黏膜瓣,关闭伤口。

(7)愈合6~7个月后行种植体二期暴露术,进而完成种植修复。

(8)种植体支持的烤瓷冠修复体侧面观和咬合面观。

五、上颌窦底植骨术的并发症及其处理

上颌窦底提升植骨病例的并发症并不常见。现就术中、术周及术后可能的并发症进行讨论,以便帮助大家预防及处理可能的并发症。

(一)术中并发症

1.黏膜穿孔　最容易出现的术中并发症是上颌窦底黏膜穿孔。上颌窦黏膜非常薄,窦底黏膜在制备骨窗、剥离黏骨膜、植入材料及植入种植体时均可能发生穿孔。但较少发展为上颌窦炎,这可以借其解剖结构解释。发生率与术者的临床经验、手术技巧、局部解剖结构(窦底骨性分隔等不规则形态),以及窦底黏膜与口腔黏膜直接接触相关。相关上颌窦黏膜穿孔发生率报道不一,但最高可达56%。通常穿孔容易发生于上颌窦底分隔附近,窦底转折处,骨窗青枝骨折处以及开窗口的前上象限内侧黏膜。

上颌窦底植骨术的目的是将骨材料植于上颌窦底黏膜与窦底之间,术中要尽最大努力避免上颌窦黏膜的穿破,但上颌窦黏膜质地菲薄,容易穿破。迄今为止,世界上也没有明确肯定的方法来处理上颌窦植骨术中的黏膜穿孔。但有两点是达成共识的,第一,上颌窦底的黏膜必须完全抬起,因为一旦植骨材料位于上颌窦黏膜之上,则植骨材料无法与上颌窦底骨组织相愈合,且极易感染。第二,任何穿孔都必须在一定时间内关闭,以防止植骨材料落入上颌窦腔内。

若穿孔小于5mm,建议首先充分抬起穿孔周围黏膜,使穿孔周围黏膜无张力后自然重叠,然后用可吸收胶原膜盖住穿孔,再行植骨术。若穿孔大于5mm时,则植骨材料极易进入上颌窦腔,引起感染,一般建议采用显微外科技术缝合大于5mm穿孔,或中止手术。

目前有文献经鼻上颌窦腔内照明技术,可以减少术中穿孔的发生率,另有内镜监视一侧方基底隧道技术可以同步监测窦底黏膜状态,有无穿孔以及穿孔的大小,形状,并可进行修

补。另外可在内镜下更准确地将移植材料植入窦底种植区。

2. 术中出血　术中明显出血多发生于骨壁开窗过程中,器械损伤上颌骨外侧壁上的血管束时。出血会使术野不清楚,建议使用少量骨蜡准确封闭位于骨壁中的小血管束后继续抬起上颌窦黏膜;出血还可发生在暴露抬起上颌窦黏膜过程中,由于炎症粘连、解剖变异等原因造成黏膜撕裂,所以在抬起窦底黏膜过程中出血明显增多,应该警惕黏膜损伤,及时予以处理。

3. 邻牙损伤　上颌窦开窗过大易造成邻牙损伤,术前应仔细阅读 X 线结果,定位解剖结构,设计手术入路,避免盲目过大开窗是避免邻牙损伤的有效方法。

(二)术后并发症

术后早期并发症(术后 1~2 周并发症)

——伤口裂开

——急性感染

——种植体脱落

——植骨材料移位

术后并发症(术后 3 周以上)

——慢性感染

——植骨材料脱出

——种植体脱落

——种植体移位

——口鼻腔瘘

——慢性疼痛

——慢性上颌窦病变

1. 常见术后并发症　术后并发症主要是伤口感染和上颌窦炎。伤口感染及裂开,会引起移植材料的漏出,并可能引起移植材料感染而失败。上颌窦黏膜的终末血运解剖特点一般不会出现大出血而致窦腔淤血堵塞窦口;由于窦口位置比较高,即使术后窦黏膜水肿,颗粒状移植材料移位一般也不会引起窦口阻塞。另外由于上颌窦底植骨后,窦底抬高,反而更加有利于引流。但若患者术前存在上颌窦病理性改变如黏膜炎性增厚,一旦窦口发生堵塞,引流不畅,则可能会发展为上颌窦炎,进一步导致移植材料感染,最终手术失败。上颌窦炎发生率在文献中报道情况不一,并且多以一过性炎症为主,可高达 20％左右。上颌窦黏膜穿孔并不会直接导致上颌窦炎,但有文献报道上颌窦底植骨后上颌窦炎发生多在窦膜穿孔后未修补的病例。

术后上颌窦囊肿:临床不多见,有文献报告上颌窦底植骨后发生囊肿的病例。通常认为并不是上颌窦底植骨直接引起上颌窦囊肿,而多是临床漏诊,即术前既已有病变,而手术刺激对囊肿可能有促进的作用。术前诊断已存在的上颌窦囊肿,有人认为是绝对禁忌证,但有报道认为不应一概而论,应根据其位置、大小、性质决定处理方法。较小的上颌窦囊肿一般不影响上颌窦底植骨,但直径大于 10mm 且恰好位于植骨区域的囊肿被认为是禁忌证,应考虑摘除后再行植骨术,以避免囊肿穿破引起植骨感染。

2. 预防　减少手术创伤,减张缝合,术前、术后预防性抗生素应用,术后护理包括术后消炎药使用、局部注意清洁、冰袋冷敷、头部抬高(睡眠)、张口打喷嚏、不要擤鼻涕、不游泳等。

上颌窦底植骨种植被认为是一种可靠的方法以解决严重骨吸收的上颌后牙区骨量不足

时的种植难题。但上颌窦底植骨要求有一定的愈合期。自体骨需要 3～5 个月。骨替代品需要 8～10 个月,混合的自体骨及替代品植骨则需要≥6 个月。故过早负重是造成上颌窦底植骨种植失败的首位因素。其次是口鼻腔瘘的存在,造成感染。逐级负重对于植骨区的改建,也极其重要。

3.并发症的处理

(1)术后抗生素应用 7～10 天。

(2)术后应告知患者避免在上颌窦腔内增加任何负压与正压,例如用吸管吸水,或用力从鼻腔排出分泌物。

(3)术后伤口裂开较为常见,多为缝合时软组织存在一定张力。缝合时做松弛切口,可以使软组织无张力关闭。同时应告知患者术后不能戴任何义齿直到软组织伤口完全愈合,约 7～10 天。以及嘱患者进软食。小的伤口裂开可以进行伤口冲洗,直到完全愈合。

(4)引导骨再生膜暴露后,一般需要取出,因其易被污染,造成骨块或种植体丢失。

(5)上颌窦口的堵塞会导致上颌窦分泌物的排除不畅或堵塞,造成感染。所以术前 CT 认真分析、诊断患者上颌窦结构可以避免此并发症。同时,术中应限制上颌窦底植骨高度在 20mm 之内,以避免堵塞上颌窦腔及上颌窦开口,以保持上颌窦腔的正常生理状态。

六、影响上颌窦植骨效果的因素和其他注意事项

(一)骨质

对种植体的稳定性起主要影响的是与种植体接触的骨结构质和量。研究认为皮质骨有利于种植体将负荷传递至周围骨结构中,而上颌后牙区骨质多为三类或者四类骨,皮质骨很少,因而相应的传递种植体所受负荷的能力稍差,从而使得上颌后牙区种植体容易受到过度负荷的危险。而下颌骨骨质很致密,其传递负荷的能力较好,因而下颌骨种植体成功率也要相对高一些。而植骨后其成功率与未行植骨的后牙区相比,并无明显差别。而且有文献报道上颌后牙区植骨组种植体存活率还要高于未植骨组种植体存活率,分析原因认为首先与上颌后牙区局部骨质条件较差无法保证种植体较好的稳定性有关,其次是与局部骨质解剖条件限制,植入种植体较短有关。如何提高局部骨质条件是目前研究热点,有人认为通过在植骨材料中混合骨生长因子联合应用被认为可以提高早期成骨的质量和速度,提高种植体骨结合程度,但目前尚无足够证据证实其作用。

(二)种植体选择

通常,上颌窦提升患者一般以选择粗糙表面螺纹柱状种植体为佳,优于光滑表面种植体,但尚无确切证据表明哪种种植体最好,至于种植体外形是柱状或者根形,临床效果并无区别。一般认为粗糙表面结构种植体优于光滑表面种植体,表面粗化且带有极性的种植体可吸引骨细胞向种植体表面趋化,产生更快的骨结合。另外螺纹结构可以使得种植体获得更好的机械稳定性,并且在术中易于掌握种植体植入深度;在应力分散上,螺纹结构种植体好于柱状种植体。

关于上颌窦底植骨后不同种植体的长度对于长期存留率的影响并无统计学显著性差异,但对于植入较短的种植体(如 7～9mm),则失败率明显上升。有研究显示上颌后牙区经过植骨后种植体的成功率较未经植骨组要高,分析原因可能与前者植入种植体长度都是 11mm 以上,并且种植体之间通过上部结构进行连接修复设计,对轴向力的分散有利有关,可以减轻单

个种植体的负担,而后者则与解剖结构限制,植入 9mm 以下的种植体有关。

(三)吸烟与上颌窦底植骨的关系

吸烟对于骨愈合以及种植体骨结合会产生不利影响已经有报道。吸烟患者容易患过敏和感染类疾病,因为烟会干扰呼吸道黏膜纤毛上皮的运动功能及分泌功能。对上颌窦黏膜来说则由于 sIgA 和 IgM 反应能力下降而 IgE 反应能力提高,会出现免疫排斥和免疫抑制现象,而对上颌窦底植骨后黏膜恢复正常产生不利影响。

吸烟可能会干扰骨愈合过程,首先会增加外周血阻力延缓血流速度,造成血小板聚集;烟雾中的硫化氢以及一氧化碳会干扰伤口愈合;而尼古丁会干扰成骨细胞增殖,并影响成骨能力,另外还会降低移植骨的血管化程度。另外吸烟会导致骨骼矿物质含量下降,骨密度减低达 2～6 倍。

上述机制产生的直接不利影响就是吸烟患者的骨质条件较差,会导致种植体的支持稳定性下降。另外较差的愈合能力则直接导致移植骨血管化程度降低和成骨细胞成骨能力下降,而致种植体骨结合程度下降。

对于想接受植骨种植的患者建议术前戒烟一个月,直到术后骨愈合为止。

(四)其他注意事项

1. 上颌窦底提升植骨已在 1996 年国际上颌窦专题研讨会上被统一认识后命名为上颌窦植骨术,取代了原先的上颌窦底提升植骨及其他多种提法。

2. 上颌窦植骨术的绝对禁忌证为:急性上颌窦炎、上颌窦囊肿、肿瘤、上颌窦内牙根滞留、大剂量放疗史、尚未控制的糖尿病和免疫缺陷病。

3. 上颌窦植骨术前 X 线的准确诊断,测量分析对于成功的手术至关重要。首先排除是否上颌窦植骨的禁忌证,其次仔细观察患者上颌窦腔的解剖形态、范围与结构,有无骨性上颌窦分隔(骨性分隔会造成操作困难),再次确认上颌窦底的位置,以便确定开窗的位置。

4. 上颌窦植骨术可行同期种植与延期种植术。在能够取得种植体良好的初期稳定性的前提下,方可行同期种植术。一般来说,上颌窦底的剩余骨高度大于 3mm 时,方可取得初期稳定性,(当然骨的质地也有较大影响);若其高度小于 3mm 时,则常常难以取得良好的初期稳定性,则需植骨后 3 个月方可行种植术。

5. 上颌窦植骨术甚至双侧上颌窦植骨术一般都可在局麻下完成。但若患者有高血压病史,或需大量植骨(取髂骨时),也可在全麻下进行。

6. 上颌窦区域多牙缺失的植骨术较单个牙植骨术更为安全。因单牙缺失后,其邻牙牙根有可能仍在上颌窦腔内,形成突起。造成上颌窦黏膜不易完整抬起,容易穿孔。而上颌窦区域多牙缺失后,上颌窦底趋于平坦,易于操作。

7. 上颌窦植骨的各种可能的风险务必在术前与患者进行讨论使患者理解,因上颌窦植骨的并发症虽不常见,然一旦发生则较难处理,对效果可能影响较大。

七、牙槽突入路的上颌窦内提升植骨种植技术

(一)简介

上颌窦提升植骨种植技术成为口腔种植临床常用的植骨技术之一。上颌窦提升植骨技术分为上颌窦外侧壁开窗植骨种植技术和经牙槽嵴顶的上颌窦内提升植骨种植技术。最早在 1980 年由 Boyne 和 James 根据 Caldwell－Luc 术式修改而成,被当时的口腔医学界所接

受，成为解决上颌后牙区骨量不足的常规方法。之后许多学者对该技术进行改进，如 Misch（1987）、Small 等（1993）、Smiler（1997）、Block 和 Kent（1997），但外侧壁开窗法手术涉及范围较大，手术创伤较大，术后并发症发生率高，患者不适感极大。鉴于以上因素，Tatum 于 1986年提出了手术创伤较小的经牙槽嵴顶入路的上颌窦内提升植骨种植技术。此方法主要是用平头或凹头的骨冲击器冲击上颌窦底层骨皮质，提升上颌窦黏膜，充填人工骨材料以增加骨高度。之后，Bori（1991）、Summers（1994）、Wheeler（1997）、Toffler（2001）、Fugazzotto（2002）、Winter（2002）、Kifer（2006）等人相继提出了用不同的器械及技术改良了经牙槽嵴顶上颌窦提升种植式，达到增高骨高度目的。2008 年 Tan 等人对经牙槽嵴顶上颌窦内提升技术进行的系统性综述结果提示 3 年种植体存留率为 92.8%，随着牙槽嵴定距上颌窦底骨高度的降低，种植体存留率随之降低，上颌窦黏膜穿孔发生率为 3.8%，术后植骨感染发生率为0.8%，证明在合理选择适应证的情况下，所用技术规范，上颌窦内提升植骨种植技术临床应用效果可靠。

（二）适应证和禁忌证

1. 适应证　1996 年由骨结合学会（Academy of Osseointegration，AO）组织的上颌窦提升植骨共识性研讨会中提出根据缺牙区剩余骨高度多少作为不同上颌窦提升植骨术式选择的参考指标：

（1）ClassA：如果剩余骨高度≥10mm，不需要植骨直接种植。

（2）ClassB：如果剩余骨高度在 7～9mm，则采用经牙槽嵴顶入路的上颌窦内提升技术。

（3）ClassC：如果剩余骨高度在 4～6mm，则采用上颌窦外侧壁开窗植骨同期种植技术。

（4）ClassD：如果剩余骨高度在 1～3mm，则先行外侧壁开窗植骨，待植骨愈合成熟后再植入种植体。

随着种植体设计的进步，种植体表面粗化设计增加骨结合率，而种植体螺纹设计增加了种植体植入时的初期稳定性，对于 ClassA 骨高度的限定目前认为>7mm 即可不用植骨直接选用短种植体植入；剩余骨高度>5mm，可选择进行经牙槽嵴顶上颌窦内提升，应用骨冲击器提升的高度应<5mm，或选用其他器械提升上颌窦底黏膜到需要高度，植入或不植入植骨材料；剩余骨高度<5mm，采用外侧壁开窗法提升上颌窦底黏膜植骨，对于单个上后牙缺失也可采用水囊法经牙槽嵴顶入路提升上颌窦底黏膜到需要高度后植骨同期植入种植体。

2. 禁忌证

（1）常规种植手术禁忌证，如未控制的全身系统性疾病、口腔黏膜病、牙周病等。

（2）急性上颌窦炎或慢性上颌窦炎急性发作期，对于慢性上颌窦炎如有上颌窦黏膜明显增厚，则需先行治疗后再行上颌窦植骨手术。

（3）上颌窦囊肿，且位置位于上颌窦预期植骨区内，则需先行摘除囊肿后再进行上颌窦植骨手术。

（4）严重过敏性鼻炎患者的上颌窦黏膜多增厚、质地脆，做上颌窦植骨手术时黏膜容易破裂穿孔，术中及术后并发症发生的风险增高，是手术的相对禁忌证。

（5）重度吸烟患者的上颌窦黏膜多发生不同程度的萎缩、变薄，如伴有慢性上颌窦炎则可出现增厚现象，此类上颌窦黏膜缺乏弹性和强度，术中及术后并发症发生的风险增高，是手术的相对禁忌证。

（三）临床步骤

1. 术前准备 临床上仔细询问患者病史，包括有无上颌窦炎，患牙缺失原因，缺失牙拔除前是否有反复发作的炎症等。术前需拍摄曲面断层片用以判断上颌窦底处黏膜有无粘连，有无上颌窦分隔，有无上颌窦囊肿；必要时尚需拍摄计算机断层片（CT 或 CBCT）以明确诊断。术前测量去除放大率后剩余骨的高度，观察剩余牙槽骨的密度，计算预期提升高度。如患牙拔除前有反复的炎症，X 线片检查如发现上颌窦底黏膜不均匀增厚，则宜采用常规外侧入路直视下将上颌窦黏膜抬起，降低内提升时上颌窦黏膜发生穿孔风险。

2. 植骨材料的选择 临床上有各式各样植骨材料用于上颌窦提升植骨手术，来源几乎包括所有种类，如血凝块、自体骨、同种异体骨、异种异体骨、人工合成骨粉及不同骨粉按比例混合。但临床上具有长期且至少三篇临床报道的植骨材料只有血凝块、自体骨、同种异体骨（DFDBA）及异种异体骨（脱有机质小牛骨）。对于经牙槽嵴顶内提升病例，如需要提升上颌窦底黏膜高度<5mm，可以直接植入种植体，用血凝块作为植骨材料，已有大量研究（Boyne，1993；Lundgren，2003；邱立新，2006；Thor，2007；Nedir，2009；Lai，2010）证实该方法的可靠性，种植体周围能生成骨质包围种植体，但植骨者种植体的成功率似乎比不植骨者略高。

3. 手术方法

（1）应用骨冲击器提升上颌窦底黏膜同期种植技术：局麻下牙槽嵴顶切口，翻起黏骨膜瓣，暴露牙槽嵴顶，球钻定点，2mm 先锋钻确定种植方向，深度距上颌窦底 1~2mm，即达到窦底皮质骨，根据骨质情况，采用不同直径的钻序列制备窝洞至终末钻，深度距上颌窦底 1~2mm，选择专用上颌窦内提升骨冲击器，顶端为凹形，直径 3.5~5.0mm，逐级预备，轻轻敲击，造成窦底骨质青枝性骨折，连同上颌窦底黏膜向上抬起 2~5mm，植入相应长度的种植体。如骨质为Ⅳ类骨，则采用差级备洞，最终预备洞形直径小于植入种植体直径，增加种植体的初期稳定性，同时直接安装愈合基台，软组织瓣对位缝合，种植体直接暴露于口腔，不需进行Ⅱ期手术，愈合 4 个月后进行修复。

（2）经牙槽嵴水囊挤压法提升上颌窦底黏膜同期植骨种植技术：局部浸润麻醉后行牙槽嵴顶切口，无需作垂直附加切口，翻起黏骨膜瓣，范围不超过牙槽嵴顶。球钻定点后，分别用直径 2.0mm、2.8mm 的先锋钻备洞，深度为距离上颌窦底 1mm 处停止。选择专用的冲击上颌窦底器械逐级冲击上颌窦底直至完整将上颌窦黏膜抬起 1mm，器械终末直径视解剖条件可选择 3.8mm/4.3mm 之一。检查上颌窦黏膜是否完整，方法是捏住患者鼻翼，让患者呼气，观察有无气泡从窝洞内溢出，安装水囊装置，将注射器内吸入 2ml 无菌生理盐水，排除气泡，轻轻推动注射器，反复几次将水囊打起，抬起上颌窦黏膜。根据剩余骨量计算提升骨高度。同样方法再次检查上颌窦黏膜是否完整，如上颌窦黏膜完整，则将骨替代材料用专用器械植入提升后的间隙内，骨替代材料为 Bio－Oss 和患者自体血制备的富血小板纤维凝胶（platelet－riched fiber，PRF），以 3∶1 比例混合。植骨完成后植入相对应直径种植体，可吸收线缝合关闭伤口。如发现黏膜穿破，则关闭伤口，1 个月后采用外侧壁开窗法进行上颌窦底提升植骨种植术。

4. 术后护理 口服抗生素（头孢拉啶 0.5g tid，替硝唑 0.5g bid）7 天，术后 2 周复查。0.12％氯己定漱口液含漱 2 周，tid。

（四）并发症

1. 上颌窦黏膜穿孔 由于经牙槽嵴顶入路，手术视野受限，微小的上颌窦黏膜穿孔很难在临床上发现,临床上常采用捏住患者鼻翼鼓气检查(Valsalva maneuver)上颌窦底黏膜是否完整,如发生穿孔可选择短种植体植入或愈合3个月后再行外侧壁开窗植骨种植手术。

2.良性阵发性姿势性眩晕症 主要原因为在用骨挤压器和锤子敲击上颌窦时,震动的力量传导内耳椭圆囊中的耳石使之脱落,手术患者过度仰躺也容易使脱落的耳石漂流到半规管的内淋巴液中,刺激到三半规管而诱发眩晕。主要症状为当快速转动头部时,如患者从手术椅上迅速坐起来时,会有短暂眩晕感及眼部震颤的现象,通常1~6个月症状会自动消失。

3.急性上颌窦炎 常发生在患者本身患有慢性上颌窦炎或上颌窦病变(如上颌窦假性囊肿)或先天性上颌窦结构异常(上颌窦口狭窄)或存在肿瘤,而种植术前未能进行准确评估,进行上颌窦提升植骨手术时,术后上颌窦黏膜充血、水肿,堵塞了上颌窦开口,会使上颌窦无法正常引流黏液至鼻腔排出,干扰了正常上颌窦黏膜的自洁功能而发生急性炎症,种植体松动。

(钟剑波)

第九节 不良咬合关系的特殊处理与种植修复

一、正畸种植修复联合治疗中的辅助性正畸

(一)生理𬌗理论

辅助性正畸治疗是为其他口腔治疗在控制牙齿疾病、恢复口腔功能方面提供便利而采取的必要的牙齿移动。辅助性正畸治疗是成人正畸尤其是正畸修复联合治疗的一大特色,其理论基础是 Amsterdam 提出的生理𬌗(physiologic occlusion)和病理𬌗(pathologic occlusion)理论。形态分类学上的错𬌗不是影响口腔功能和健康的必然因素,在辅助性正畸治疗中使用生理𬌗的概念更为恰当。

生理𬌗是指适应功能性𬌗力,能够正常发挥𬌗功能,并能持续保持正常𬌗功能的𬌗。生理𬌗不一定是理想𬌗或安氏Ⅰ类𬌗关系。牙齿缺失后,即使出现邻牙的倾斜、移位,如果𬌗关系稳定,𬌗力在牙周支持组织的生理耐受范围内,而且能够有效进行口腔卫生维护,那么可以认为是生理𬌗。

病理𬌗是影响𬌗功能和健康,不能正常发挥𬌗功能的𬌗。病理𬌗可以表现为以下多个方面:牙齿过度磨耗而缺乏代偿;颞下颌关节功能紊乱;牙冠缺损,牙髓充血或坏死;牙周组织损害;牙齿缺失。

(二)辅助性正畸的目标

当单独的修复或牙周治疗不能改善病理𬌗造成的损害,要求正畸改变牙齿的排列时,正畸治疗成为患者系统口腔诊疗计划的重要一步。正畸种植联合治疗中的辅助性正畸,是通过少部分牙齿的移动,改善局部牙齿的排列和咬合关系,以方便种植修复治疗的进行。种植前辅助性正畸治疗的目标包括以下内容。

1.调整缺牙间隙 调整缺牙间隙包括缺牙区在龈𬌗向和近远中向的距离。种植体离开相邻牙齿至少有1.5mm的距离,加上最小植体的直径就是缺牙区需要的最小近远中向距离。缺牙区的龈𬌗向距离要能使修复体安装后,牙列恢复良好的纵𬌗曲线。

2.直立倾斜的邻牙 牙齿长期缺失后,邻牙常发生倾斜移位。直立倾斜的邻牙,改善牙齿的轴倾度和排列,使种植修复体和邻牙建立较好的邻接关系。邻牙的直立可以改善牙齿间

牙槽嵴形态,减少菌斑堆积区域,有利于牙周健康的维护。调整倾斜邻牙使之直立于正常位置,也利于殆力沿牙齿长轴传递。

3. 助萌牙齿增加骨量 需要拔除后种植修复的牙齿,在控制根尖炎症和牙周健康的条件下,通过正畸方法伸长牙齿,可以增加局部牙槽骨骨量和改善软组织形态,有助于获得种植体植入需要的软硬组织条件,提高种植修复的美学效果。

4. 后牙宽度的协调 后牙宽度不调包括后牙的反殆和锁殆,尤其是后牙锁殆对种植修复影响较大。

(三)矫治器的选择

辅助性正畸治疗是在牙列的有限范围内开展局部矫治,一般只需要在牙弓的某一部分戴用矫治器。辅助性正畸治疗的矫治器可以采用活动矫治器,也可以局部戴用固定矫治器。活动矫治器的基托会影响发音,异物感也较强,成人正畸患者一般对活动矫治器接受性差。固定矫治器可以精确控制牙齿的移动,异物感小,在辅助性正畸治疗中比较常用。

和综合性正畸治疗有所区别的是,辅助性正畸治疗中托槽的粘接有一些特殊的考虑。辅助性正畸治疗是有限牙齿的移动,目标比较局限单一,只需要在被移动的牙齿上安放位置标准的托槽,在支抗牙上托槽的放置应以弓丝放入后保持平直入槽为参照,这样尽可能保持支抗牙原有的生理性位置,不至于由于追求理想殆使支抗牙产生殆干扰。

和种植联合治疗的正畸患者往往有比较高的美观要求。即使采用辅助性正畸治疗的方法,如果矫治器涉及到前牙需要戴用的时候,需要尽可能考虑使用隐形矫治来满足患者的美观要求,比如陶瓷托槽矫治器、舌侧矫治器、无托槽隐形矫治器等。

(四)支抗设计的特点

正畸种植联合治疗中的辅助性正畸,由于一般只有少数牙齿参与矫治,而且由于成人患者常有牙周支持组织的部分丧失,牙齿本身支抗能力差,所以在矫治设计中常面临支抗不足的问题,正确的支抗设计和良好的支抗控制就是辅助性正畸治疗成功的关键因素。

辅助性正畸治疗较多采用腭杆和舌弓,将多个牙齿连成整体形成组牙支抗,来矫治目标牙齿。如果组牙支抗不够强大,可以考虑设计微型种植体支抗,利用骨性支抗移动牙齿。在某些牙齿缺失较多的联合治疗患者,可以和种植、修复医生一起会诊,通过模型诊断性排牙试验,估计正畸后种植体的位置,在种植体植入并骨性愈合后,利用修复种植体作为正畸支抗移动牙齿,待正畸完成后再进行种植牙的永久修复。

二、正畸种植修复联合治疗中的综合性正畸

正畸种植联合治疗中的综合性正畸是指对患者牙颌面错殆畸形的全面矫治。联合治疗的患者需要综合性矫治一般有两种情况,一是局部的辅助性正畸治疗措施不足以帮助解决种植修复前牙齿排列和咬合方面的问题,二是需要种植修复的患者同时有改善牙颌面美观和功能的要求和愿望。综合性正畸治疗往往涉及整个牙列咬合的改变,需要戴用全口矫治器,正畸时间一般长于辅助性正畸治疗。

(一)患者的治疗动机

联合治疗中的综合性正畸患者大部分是由相关专业的医生,如种植、修复或牙周医生转诊而来,并非主动寻求正畸治疗,他们的正畸愿望和要求完全是其他医生推荐治疗的结果。这部分患者对于正畸治疗在整个系统治疗中的价值往往缺乏足够的认识和评价,对于正畸治

疗的措施和治疗周期也很挑剔,他们更注重口腔健康和功能的恢复,正畸治疗的目标明确而实际,即通过牙齿正畸尽快使其进一步的牙周或修复治疗成为可能。

联合治疗中的综合性正畸患者还有相当部分是主动地寻求正畸治疗,首诊是正畸专业,他们通过多种资讯手段往往对正畸治疗的形式和目标有比较充分的认识和了解。正畸医生要着重指出他们存在的其他口腔问题及相关的联合治疗措施。

以上两种类型的患者会对正畸治疗有不同的心理反应,正畸医生需要了解和判断患者的治疗动机和个性类型,根据每个患者具体情况制订个性化方案,并将正畸治疗措施、潜在的风险、预期的效果、患者的合作以及治疗产生的费用等问题,和患者进行充分的沟通。

(二)综合性正畸的目标

如果正畸种植联合治疗是将焦点最终落在种植修复上,正畸成为种植修复的必要条件,那么联合治疗中的综合性正畸可以理解为辅助性正畸治疗的延伸,是需要将治疗扩大到整个牙列范围的牙齿排列和咬合调整,才能使得下一步的种植修复顺利进行。这种情况下综合性正畸的目标主要集中在以下方面。

1. 前牙或后牙缺牙间隙的调整　由于外伤、龋坏、牙周炎或先天缺牙等原因导致多数牙齿或多个部位牙齿的缺失,患者经常存在不同方向上的间隙不调。为了美观和种植修复的顺利进行需要进行缺牙间隙的调整,局部的辅助性正畸往往不能进行这种复杂的间隙调整,需要全牙列的综合性正畸治疗。

2. 牙齿的排齐　如果缺牙区邻牙部位存在牙齿异位、扭转和拥挤的情况,通过正畸排齐牙齿有利于修复体和邻牙建立比较好的邻接关系,也有助于改善患者牙颌面的形态美观。

3. 前牙覆𬌗覆盖关系的调整　前牙区的缺失牙种植修复后,种植牙和对𬌗牙齿无论在静态咬合或动态功能咬合时,应保持轻接触或零接触的关系,避免前牙种植体由于受到过大的非功能力,产生𬌗创伤导致前牙种植修复失败。一般来说,前牙缺失牙部位存在的深覆𬌗、浅的过紧的覆盖或反𬌗关系,会对最终修复体的安装部位或受力产生不良的影响。应仔细检查分析前牙的咬合关系,通过正畸改善不利的前牙覆𬌗覆盖关系,才能有利于前牙区种植修复的开展。

4. 后牙反𬌗或锁𬌗的调整　后牙反𬌗或锁𬌗会影响种植体的正常受力,需要正畸治疗改变这种不良的后牙宽度关系。多数后牙的反𬌗或锁𬌗关系,单纯的局部辅助性正畸往往是不够的,需要考虑综合性正畸。如果存在显著的骨性宽度不调,还需要联合正颌外科手术治疗。

如果种植修复患者合并有其他独立的正畸要求或成人正畸患者有单独的缺失牙修复任务,这种联合治疗只是考虑正畸和种植在治疗措施和时机上的衔接问题,其综合性正畸的设计和治疗原则等同于一般成人正畸。这些联合治疗的患者通过综合性正畸可以提高牙颌面的形态美观和咬合功能的改善。由于成人患者缺乏生长潜力,对于轻中度骨性错𬌗畸形,只能做到牙齿的掩饰性矫治;对于重度骨性错𬌗畸形,需要正畸正颌外科联合治疗。

(三)矫治器的选择

和种植修复联合的综合性正畸治疗矫治器的选择与一般成人矫治原则上相同,要求满足以下特点:强调矫治器美观、隐形;尽量轻便、舒适;固位良好;不损害口腔组织,尽量不影响口腔卫生维护;不干扰𬌗功能;产生的矫治力持续、适宜;可以进行良好的支抗控制。

1. 活动矫治器　活动矫治器虽然便于清洁,美观效果好,但由于舒适性差、作用力不持续、牙齿倾斜移动明显等缺点,在联合治疗中作为矫治器选择使用的范围并不广泛。活动矫治器可以作为综合性正畸中配合固定矫治器使用的有效辅助手段,其中平面导板、𬌗垫等活动矫治器较为常用。

2. 固定矫治器 固定矫治器,尤其是预置转矩、轴倾角度和托槽底板厚度补偿数据的直丝弓矫治器,可以精确地控制牙齿的移动,达到理想的矫治效果,在正畸种植联合治疗中的综合性矫治中也得到广泛的应用。

成人正畸患者需要参与较多社会性活动,一般会对矫治器的美观有非常高的要求。青少年儿童正畸患者所常用的不锈钢托槽矫治器,在成人正畸患者中使用会受到较多排斥,因此针对成人正畸患者发展了一些相对美观的唇侧托槽矫治器,如塑料托槽、陶瓷托槽等。塑料托槽由于槽沟摩擦力大,强度差,目前已逐渐退出正畸临床。陶瓷托槽的使用则受到医生和患者的广泛欢迎。近年来,陶瓷托槽在提高透明性、增加强度、降低摩擦力、发展自锁模式等方面也不断推陈出新,在成人正畸领域矫治器的选择使用上占有较大的比例。

舌侧矫治技术是从 20 世纪 70 年代开始发展的一种隐形矫治技术,矫治器粘接于牙齿的舌侧面,可以做到完全隐形。舌侧矫治技术操作复杂,对正畸医生的技术要求比较高。患者的舒适性不如唇侧矫治器,治疗所需花费也远高于唇侧矫治器。目前舌侧矫治技术已经发展到比较成熟的阶段,由于该矫治技术的美观效果最佳,是从事特殊职业人士或具有很高美观要求的正畸患者的首选。

近十多年来,基于牙科三维数字化系统和高分子生物材料的发展,无托槽牙套式隐形矫治器在正畸临床有快速发展的趋势,这其中的典型代表是 Invisalign 矫治器。无托槽隐形矫治器有很多优点:完全透明,可以做到相对的隐形;通过计算机辅助设计和生产,做到精确控制牙齿的三维移动;可自行摘戴,患者的口腔卫生易于维护,且不影响正常口腔功能。无托槽牙套式隐形矫治技术可以完全胜任一些简单病例的治疗,诸如单纯牙列拥挤的排齐、关闭牙列散在间隙等情况,对更复杂病例的治疗疗效还需要临床探索和观察。目前无托槽隐形矫治器在正畸临床越来越受到成年患者,包括和种植联合治疗的正畸患者的欢迎。

(四)矫治力学和正畸支抗的特点

正畸种植联合治疗的患者常常伴有成人慢性牙周炎,牙周支持组织减少。牙槽骨的丧失导致牙周膜面积减小,牙齿所能承受的最适宜矫治力水平会减小,相应的,牙齿的支抗能力也会降低。牙槽骨明显吸收的联合治疗患者在进行综合性正畸治疗时,应比正常牙齿使用更加温和持续的矫治力,避免过大力值对牙周组织产生损害,减少牙槽骨进一步吸收的可能。

包括牙槽骨在内的牙周支持组织部分丧失以后,牙齿的抗力中心会向根尖方向偏移,同样的力值作用在牙冠上,使牙齿倾斜移动的力矩会更大。相应的,如果希望使牙齿达到整体移动,那么来对抗牙齿倾斜移动的平衡力矩也要加大。

联合治疗的综合性正畸患者如果伴有牙槽骨的不同程度吸收,牙齿支抗能力会降低。为了实现良好的支抗控制,应尽量通过腭杆或舌弓将多个后牙连成整体,实现组牙支抗。如果患者牙齿多数缺失,组牙支抗不能满足支抗需求,口外力是一种增强支抗控制的措施,但是需要患者很好的配合。除此之外,采用骨性支抗是成人正畸患者增强支抗控制的比较好的选择。在各种骨性正畸支抗系统中,微钛钉种植体支抗因其创伤小、使用部位广泛、费用较低等优点在临床得到比较好的推广使用。

对于一些缺失牙较多的正畸种植联合治疗患者,如果正畸支抗设计非常困难,有时也可以考虑先行种植体植入,利用修复种植体支抗进行正畸治疗。此时修复种植体具有正畸支抗和基牙的双重身份,种植体的位置不仅要满足正畸牙齿移动的需要,同时要满足正畸治疗后作为基牙修复的要求。因此,口腔修复、牙周、种植、正畸等多学科之间的联合协作才能保证治疗成功。有些特殊的情况,种植体两侧牙齿的正畸移动不能很好地预测,种植体精确的位置必须通过治疗前的诊断性排牙试验来确定,预计好的种植体位置信息转移到原始模型上,通过制作导板再次转移到口内确定种植体的植入位置。

三、正畸种植联合治疗中常见错𬌗问题的矫治

(一)压低过长后牙

后牙长期缺失未得到及时修复,通常会继发对𬌗牙齿的过度伸长,严重时过长牙齿甚至可以咬合到缺牙区牙龈。后牙的过长会影响缺失牙部位的龈𬌗距离,形成不良的牙列纵𬌗曲线,导致修复治疗困难甚至不能进行。活动义齿修复可以通过降低义齿高度的方法勉强进行治疗。但是在设计固定义齿修复时,尤其设计种植修复时,迫切需要恢复缺失牙的龈𬌗距离。

传统上处理过长后牙的措施一般是有创的治疗。最常用的方法是大量调磨过长牙齿的牙冠,这种方法通常需要配合牙髓治疗和牙冠修复治疗。比较严重的牙齿过长,可以结合牙槽外科手术,通过根尖下截骨降低骨段高度来恢复缺失牙的龈𬌗向距离。更加严重的牙齿过长情况甚至可以考虑对其拔除后一并修复治疗。以上这些措施对过长牙齿都是有创的,如果过长牙齿是病理状态的牙齿或经过牙髓治疗的牙齿,患者尚可考虑这些方法,否则对健康的过长牙齿,多数患者不愿接受这些有创的治疗。

通过正畸治疗压低后牙过长牙齿,是恢复缺失牙部位龈𬌗向距离的非创伤性治疗方法。传统上由于缺乏稳定有效的垂直向支抗控制措施,正畸治疗压低过长后牙并不是一件简单的事情。为了避免支抗牙的伸长,正畸医生需要设计复杂的支抗装置来稳定支抗牙,患者通常被要求戴用全牙列固定矫治器或口外弓,以得到足够的支抗来压低过长后牙。这些方法由于美观性差、治疗复杂、疗程长等缺点,并不是所有联合治疗的成人正畸患者都乐于接受。

近些年来各种骨性支抗系统在正畸临床得到发展和广泛使用。其中微钛钉种植体可以提供绝对稳定支抗,具有使用简单、应用部位灵活、舒适度好、可以即刻加力等优点,得到更多正畸医生的关注。临床实践证明,应用微钛钉种植体支抗技术可以有效地压低磨牙矫治开𬌗畸形或解决因个别后牙过长导致的种植修复困难。

为了防止压低后牙时牙齿产生颊向或舌向倾斜,需要在治疗牙齿的颊侧和腭侧齿槽骨均植入支抗微钛钉。微钛钉植入牙根间隔的部位,手术操作应尽量避免对牙根的损伤。支抗微钛钉一般在植入2周后开始加力,在过长牙齿的颊侧和舌侧分别粘接正畸矫治器或附件,以链状橡皮圈连接微钛钉和矫治器附件进行施力压低牙齿。

压低过长后牙一般用微钛钉种植体支抗结合局部的片段弓固定矫治器,属于辅助性的正畸治疗,无需复杂的全牙列矫正。这种方法克服了传统方法支抗牙伸长的缺点,不影响患者的美观,同时正畸疗程也较短。以上优点使得患者更易于接受这种矫治过长后牙的方法。

在应用微钛钉种植体支抗压低过长后牙的同时,即可以开始缺失牙的种植修复治疗。如果压低治疗达到预期效果时种植修复体尚未完成,可以用结扎丝在支抗微钛钉和牙齿上的正畸附件之间做被动结扎保持。缺牙区种植修复体安装后可以直接去除所有矫正装置,无需进一步的保持治疗,因为种植修复体的存在本身对过长牙齿的压低治疗就是一种保持。

目前除了临床常用的微钛钉种植体支抗结合片段弓矫治技术,无托槽隐形矫治技术也是比较受医生和患者欢迎的治疗个别后牙过长问题的方法。无托槽牙套式隐形矫治器特别适合联合治疗患者局部牙齿排列和咬合的调整,其优势表现在以下方面:没有矫正托槽和弓丝,矫治牙套完全透明,比较好地解决了矫治器的美观问题;将牙列中除被矫治牙以外所有其他牙齿有效地集合成一个整体,比较好地解决了支抗控制的问题;通过三维数字化的设计和制作,比较精确地控制被矫治牙的三维移动方向和距离。

(二)前牙深覆𬌗的矫治

上颌或下颌前牙缺失的患者,如果存在前牙深覆𬌗的症状,尤其是闭锁性深覆𬌗,则几乎不能通过种植修复来恢复缺失牙齿。由于咬合过紧,种植修复体无法放置。即使勉强放置,前牙在功能运动时形成咬合创伤,一般会导致种植修复的失败。

前牙缺失的深覆𬌗患者,必须通过正畸治疗改善前牙的覆𬌗关系,消除种植修复后可能发生的咬合干扰,才能进行前牙的种植修复。以下是常用的矫治前牙深覆𬌗的方法。

1.唇倾上下前牙　唇向倾斜前牙改变上下前牙的牙轴,可以减小前牙的覆𬌗关系。这种治疗对于闭锁性深覆𬌗是最佳选择。在和种植联合治疗时,正畸采用这种治疗措施还需考虑唇倾上下前牙的限度问题,因为前牙区的种植手术需要合适的种植体植入轴向,过度的唇倾前牙,会影响将来种植修复体的受力,种植失败的风险会增加。

2.升高后牙　升高后牙可以减小前牙的覆𬌗,适用于后部牙齿槽发育不足的低角患者。上颌平面导板等可以实现后牙的升高。平面导板打开后牙咬合的距离超过息止合间隙2~3mm 为宜。

3.压低上下前牙　适用于前部牙齿槽过度发育的高角或正常下颌平面角患者。如需压低上下前牙,常采用的措施包括 Ricketts 多用途弓、Burstone 压低辅弓等。成人严重的深覆𬌗有时还需配合微钛钉种植体支抗来压低上下前牙。

4.正颌外科手术　重度骨性前牙深覆𬌗患者,尤其是短面综合征患者,需要考虑正畸正颌联合治疗。通过正颌手术,升高后部牙齿槽,降低前部牙齿槽高度,才能有效地改善前牙深覆𬌗的状况。

前牙缺失的深覆𬌗患者,其覆𬌗关系的改善还需要考虑患者后牙的磨耗状况和前牙的牙周状况。后牙普遍重度磨耗的患者可以请修复医生联合治疗,通过𬌗重建抬高咬合,改善前牙的深覆𬌗症状。如果下前牙普遍牙槽骨重度吸收,牙齿冠根比例严重失调,也可考虑下前牙牙髓治疗后截冠,再行冠修复,以调整恢复适宜的冠根比,同时改善下颌深的 Spee 曲线,建立正常的前牙覆𬌗关系。

(三)前牙反𬌗的矫治

个别前牙反𬌗常常是牙列拥挤的一种表现,治疗主要从牙齿排齐的角度考虑。本节重点讨论多数或全部前牙反𬌗。前牙反𬌗除了影响患者的美观,由于前牙不正常的咬合关系,常常会引起功能性𬌗创伤。反𬌗前牙的种植修复体受到异常的𬌗力,种植体松动失败的风险很高。因此反𬌗患者的前牙缺失后如需种植修复,首先需要通过正畸治疗纠正前牙的不良咬合关系。

前牙反𬌗的矫治涉及整个牙列咬合的改变,需要综合性正畸治疗。前牙反𬌗的矫治原则是唇倾上前牙、近中移动上牙列和舌倾下前牙、远中移动下牙列。前牙反𬌗的治疗伴随前牙牙轴的改变,对联合治疗的患者要考虑前牙牙轴的改变程度是否影响种植手术中植体的轴向。

非骨性或轻度骨性畸形的前牙反𬌗患者,前牙没有明显的代偿关系,反𬌗治疗后前牙牙轴的改变对种植体植入轴向影响不大。但对于有明显骨性畸形的前牙反𬌗患者,一般治疗前牙齿已经存在明显的代偿性倾斜,如果矫治设计通过掩饰性矫治解除前牙反𬌗关系,那么需要上下前牙进一步的代偿性倾斜,治疗后上前牙过度唇倾或下前牙过度舌倾的情况会严重影响前牙的种植修复治疗。因此对于有明显骨性畸形的前牙反𬌗患者,不能设计单纯的掩饰性正畸,需要考虑正畸-正颌-种植多学科联合治疗。

(四)排齐牙齿

正畸种植联合治疗患者如果存在牙列拥挤、牙齿扭转错位,常常为种植修复带来困难甚至导致种植修复不能进行。通过正畸治疗排齐牙齿,解除牙列拥挤,再行种植修复,能够得到满意的种植修复治疗结果。种植前正畸排齐牙齿对于联合治疗的意义主要集中在以下几点。

1.改善美观 前牙区的牙列拥挤错位对于美观影响比较大。当缺失一个中切牙,而对侧中切牙是显著扭转错位时,缺失牙的种植修复是按同样错位形态修复还是按照标准位置形态修复就是一个纠结的问题。通过正畸治疗排齐牙齿、纠正扭转牙,可以满意地解决这个问题。

2.改善种植修复体的邻接关系 改善种植修复体的邻接关系有助于维护种植体周围牙周支持组织健康。

3.改善种植牙部位的覆盖关系 前牙区的牙齿拥挤扭转常会导致前牙咬合过紧,影响种植体的植入角度和修复体的受力。排齐拥挤扭转的牙齿,适当增大缺失牙部位的覆盖关系,有助于种植修复的顺利进行。

4.有利于恢复缺牙间隙 后牙区缺牙部位邻近牙齿的扭转,常会导致缺牙间隙的缩小。正畸治疗纠正扭转牙齿可以扩大缺牙区的间隙。

上下颌牙列严重拥挤的联合治疗患者,需要设计减数四颗第一前磨牙,其治疗和青少年患者的综合性正畸类似。如果综合考虑缺牙部位的间隙、骨质、牙列中线等情况,并结合患者的具体要求,正畸方案有时也会选择以缺失牙作为该象限区域的拔牙设计,该象限不再减数前磨牙。这种设计尽可能保留了健康牙齿,通过关闭缺失牙间隙避免了种植修复,但有可能会牺牲一部分的对称性美观,这需要和患者充分沟通并征得同意。

成人正畸患者的轻中度牙列拥挤,一般可以通过适度扩弓和邻面去釉得到矫治。如果前牙较为直立,面型突度良好,可以进行前牙的适度唇向开展获得间隙,从而排齐牙列。成人正畸解除牙列拥挤所需间隙的另一个重要来源,是通过牙齿近远中邻面的去釉获得。一般情况下,上颌前牙区邻面去釉可以获得4~5mm的间隙。下颌前牙的邻面去釉量稍小,可以获得3~4mm间隙。下前牙超过3~4mm的拥挤量,常需要设计减数拔除一颗下切牙来提供间隙。后牙也可以进行邻面去釉,但要考虑对尖窝关系的影响,必要时要做排牙试验。

具体选择何种方式获得间隙排齐牙齿,要结合患者拥挤的程度和部位、牙弓突度、牙齿大小、牙周状况、前牙覆𬌗覆盖关系、前牙美观性和后牙咬合关系等因素综合考虑。

牙齿拥挤的治疗根据拥挤的部位和范围,可以是局部的辅助性正畸或全牙列的综合性正畸。矫治器通常选用固定矫治器。为了满足患者美观的要求,矫治器可以采用唇侧的陶瓷托槽矫治器或舌侧矫治器。近年来无托槽数字化隐形矫治器在局部牙齿排齐治疗中的使用越来越得到重视,也受到成人正畸患者的欢迎。在成人正畸患者牙齿排齐的治疗过程中,应注意矫治力尽量轻柔持续。如选用固定矫治器,矫治弓丝应从细圆镍钛丝开始使用,顺序更换弓丝。如果使用无托槽隐形矫治器,应注意适当调整减小每副牙套牙齿移动的步距。

牙列拥挤矫治后的复发趋势非常明显,牙列排齐后应该经过保持阶段稳定牙齿矫治后的位置。一般在牙列排齐后6~8周,牙槽骨的改建完成后可以开始修复治疗。对于复发趋势明显的扭转牙,建议排齐治疗后进行牙龈纤维环切术,再行保持6个月。种植修复体戴用后依然需要继续保持。

（五）缺牙间隙的调整

种植前的正畸治疗经常会涉及到缺牙间隙的调整,才能达到比较理想的种植修复效果。种植前缺牙间隙的调整主要集中在以下情况。

1. 缺牙间隙过小 牙齿长时间缺失未及时修复,邻近牙齿会发生移位、倾斜,缺失牙的近远中间隙显著缩小,甚至影响到手术器械难以操作,可能会使最小直径种植体都不能植入。通过正畸治疗恢复缺失牙的间隙,至少恢复到允许最小直径植体可以手术植入的空间。间隙的获得一般来源于扩弓或牙齿的邻面去釉。能否采用扩弓治疗需要考察患者的覆𬌗覆盖情况、牙弓的突度、齿槽骨的丰满程度等。相邻牙齿的邻面去釉是经常采用的扩大缺牙间隙的方法。一般常用固定矫治器矫治间隙不足的问题,在足够稳定的主弓丝上用镍钛螺旋弹簧扩大缺牙间隙。

2. 缺牙间隙过大 牙齿的长期缺失或牙周支持组织的丧失导致邻牙的移位,也会出现缺牙间隙过大的情况。一般使用固定矫治器加以调整,待使用到稳定的主弓丝后,以链状皮圈缩小缺牙间隙至合适大小。缩小间隙治疗过程中应注意覆𬌗覆盖的变化。

3. 牙列散在间隙 牙齿缺失时间过长,尤其是多颗牙齿的缺失,牙列中一般会出现散在间隙,导致缺牙部位间隙发生变化。这一方面影响患者美观效果,另一方面影响缺失牙的种植修复。通过正畸治疗将散在间隙集中于牙列的某个缺牙部位进行修复,应考虑现有牙齿的位置和排列以及缺失牙部位的骨质情况,并及时和种植、修复医生沟通,确定间隙集中的位置和修复方式,制订针对患者的个体化治疗方案。

正畸治疗调整缺牙间隙应注意几个原则:

1. 缺牙间隙恢复合适 前牙美学区域重点从美观方面考虑,缺失牙间隙的恢复应和对侧牙相对称。如缺牙间隙调整正常后仍有少量间隙实在难以关闭,可以放于尖牙远中,不会对美观效果有太大影响。后牙间隙的调整应保证最小植体的植入。

2. 上颌中线的考虑 上颌牙列中线是牙颌面美观中重要的考虑因素。间隙调整无论是扩大或缩小调整,正畸治疗应注意保持上颌中线的位置正中。上颌牙列中线偏斜2mm之内的治疗设计尚可以接受。如治疗后中线偏斜超过2mm,就要在方案设计上做出修改和调整,除非极特别案例的设计要保留明显偏斜的上颌中线,这要和患者沟通并获得理解。

3. 缺牙区邻牙牙根的平行 正畸治疗调整缺牙间隙,除了在牙冠水平获得合适的近远中间隙,还要保证在牙根之间得到正常的宽度。也就是说正畸移动牙齿调整缺牙间隙,牙齿应做到控根移动,最终的治疗结果应达到缺牙间隙两侧邻牙的牙根平行,才能使种植手术得以顺利进行,种植修复体的邻接关系以及邻牙所受𬌗力的传递都能达到正常的状态。

（六）直立磨牙

临床上后牙的缺失非常常见,尤其是第一恒磨牙。后牙的长期缺失会导致邻牙的位置变化。第一恒磨牙缺失后,如不及时修复,第二恒磨牙和第三恒磨牙会向近中倾斜和旋转,第二恒磨牙近中容易形成较深的假性牙周袋;前磨牙向远中倾斜和旋转;对𬌗牙发生过长。这种邻牙位置的变化影响第一恒磨牙种植修复的进行,即使勉强修复,种植修复体不能和邻牙建立良好的邻接关系,影响牙周支持组织的健康。倾斜的第二恒磨牙本身受到的殆力不能沿牙体长轴传递,也容易造成牙周组织创伤。

种植前的正畸治疗相当一部分工作是直立倾斜的第二恒磨牙,恢复缺牙部位邻牙的正常位置,有利于第一恒磨牙的种植修复,改善局部咬合功能和牙周组织健康的维护。

直立第二恒磨牙在矫治设计和治疗方面需要考虑以下因素。

1.缺牙间隙的处理　第二磨牙的近中倾斜移动,常导致第一恒磨牙间隙明显变小。在设计第二磨牙直立的正畸方案时,可以是远中直立牙冠恢复缺牙间隙,也可以是近中直立牙根进一步减小间隙,甚至关闭间隙。方案的选择取决于第三磨牙的情况、缺牙部位牙槽骨情况、支抗的设计、牙列对解除拥挤和改变突度的正畸需求以及患者的主观愿望等因素。在正畸种植联合治疗中,多数情况下进行第二恒磨牙牙冠远中直立的正畸治疗工作。

2.第三磨牙的处理　在向远中直立倾斜的第二磨牙时,如果第三磨牙明显阻生,不能与对殆牙建立咬合功能,一般考虑拔除第三磨牙,可以减轻第二磨牙直立的阻力。有比较少的情况,第三磨牙萌出完全,且与对殆牙有良好咬合,这时需要保留第三磨牙,和第二磨牙一起直立。

3.支抗的设计　第二磨牙本身的支抗能力较强,如果想有效地直立第二磨牙,需要考虑更加稳定的支抗来源。如果采用牙性支抗,仅仅使用同侧的尖牙到第二前磨牙的组牙支抗往往是不够的,通常需要通过舌弓将对侧的牙齿加入到支抗单元内来。同侧的支抗牙如果不构成病理殆,那么托槽无需按标准位置粘接,以托槽粘接后能使槽沟在同一水平线为标准,方便粗的稳定弓丝能尽快入槽结扎,增强支抗单位。

近年来骨性正畸支抗技术已经在临床成熟使用。在直立第二磨牙时使用微钛钉正畸支抗是比较有效的方法。支抗微钛钉可以植入磨牙后区或升支前缘,通过链状皮圈直接对倾斜的第二磨牙施力,达到使第二磨牙远中直立的效果。支抗微钛钉也可以植入双尖牙区的颊侧齿槽骨,通过直立辅弓直接对第二磨牙施力。这两种方式支抗稳定,完全抛弃牙源性支抗的方式,避免支抗牙的不利移动。

4.直立弹簧的使用

(1)有对殆牙时直立磨牙的情况:经过局部牙弓简单排齐和整平,当使用到0.017英寸×0.025英寸(注:1英寸=2.54cm)方钢丝作为主弓丝后,可以用直立弹簧辅助直立第二磨牙,直立弹簧可以用0.017英寸×0.025英寸TMA丝或带圈曲的0.017英寸×0.025英寸方钢丝制作。如果主弓丝难以进入第二磨牙,可以用较粗的0.019英寸×0.025英寸方钢丝作为主弓丝,在稳定尖牙和前磨牙的支抗牙后,再以直立弹簧直立磨牙。

直立弹簧在加力前,需要做轻度的舌向弯曲,以抵抗在直立磨牙时使支抗牙颊向和磨牙舌向的力量。这种设计形式的直立弹簧只能用于直立有对殆牙的磨牙,否则会使磨牙直立的同时快速伸长而带来后患。

(2)无对殆牙时直立磨牙的情况:可以使用带"T"形曲的直立簧直立磨牙,避免磨牙直立时产生过度伸长。弓丝由0.017英寸×0.025英寸不锈钢方丝或0.019英寸×0.025英寸TMA丝制作。在"T"形曲远中臂做后倾弯,起到加力的作用。

如果磨牙严重倾斜或存在旋转,"T"形曲弓丝难以进入磨牙颊面管,可以改良"T"形曲的设计,使"T"形曲从远中进入磨牙颊面管。

5.磨牙直立后的保持　磨牙直立后需要保持 2～3 个月,等待牙周组织的改建。这期间即可以开始第一磨牙的种植修复治疗,种植修复体的安装是对直立磨牙最好的保持。

（七）后牙锁𬌗的矫治

缺失牙部位邻近牙齿有锁𬌗的存在,是影响缺失牙种植修复的一个重要因素。后牙的锁𬌗一般由上颌后牙的颊向倾斜和下颌后牙的舌向倾斜导致,可以通过交互牵引进行治疗。如果锁𬌗是由单颌的牙齿倾斜造成,在交互牵引时应加强对𬌗牙齿的支抗控制。需要注意的是,在交互牵引矫治后牙锁𬌗时,需要配合后牙𬌗垫打开咬合,解除锁结关系。当锁𬌗问题解决后,可以分次磨减𬌗垫高度,直到所有牙齿均建立咬合关系。

（八）伸长牙齿

对于正畸种植联合治疗患者,如果要拔除的患牙还可以暂时保留,可以通过正畸手段尽可能𬌗向伸长患牙,以改善种植部位的骨量和软组织条件,有利于种植手术的进行和提高修复后的美学效果。

正畸伸长牙齿相对容易做到,一般局部放置矫治器即可。患牙的托槽可有意向龈方粘接。如果冠缺损严重,也可以在根管内插入钢丝并固定,在根管口上方位置弯制牵引钩,用于患牙的𬌗向牵引。一般来说,患牙牙根在正畸牵引前应行根管治疗,根尖病变得到控制后方可进行伸长治疗。

四、微钛钉种植体支抗与正畸治疗

（一）种植体支抗的发展和现状

正畸治疗是对牙齿或颌骨施力,并使之达到预期位置的过程。根据牛顿力学定律,这一力量的反作用力必须由一稳定的装置来承担,即所谓“正畸支抗”的概念。Proffit 定义正畸支抗为“对不希望发生的牙齿移动的抵抗”或“对牙齿或口外结构所提供的作用力的抵抗”。正确的支抗设计和支抗控制是错𬌗畸形成功矫治的重要因素,支抗不足是导致矫治效果不良或失败的主要原因。

传统上,正畸支抗通常由口内的牙(组牙)或口外的装置来提供。由于支抗牙不稳定产生支抗丢失,或患者对口外支抗装置的不合作,经常会给正畸医生带来支抗设计和控制方面的问题。尤其近些年来成人正畸患者的数量明显增长,这些患者往往伴有牙体、牙周、修复等专业方面的治疗需要,支抗单位牙的多数缺失、牙周支持组织支抗能力的降低,对成人正畸患者的治疗提出了更高的支抗控制方面的要求。

为了克服传统正畸支抗方法的不足,半个多世纪以来,骨性正畸支抗一直是正畸医生所关注和研究的热点。骨性正畸支抗系统能够有效承载正畸力或矫形力而不发生移位,被有些学者称为“绝对支抗”。目前包括修复种植体、腭部种植体、磨牙后区种植体、颧骨结扎、固连牙支抗、微型钛板、微型钛钉等在内的众多骨性支抗方法丰富了正畸支抗设计的内容,能够实现用传统正畸手段难以完成的牙齿移动类型,从很大程度上影响了正畸方案的设计和实施。

修复种植体需要骨性结合后才可以作为正畸支抗使用,由于植入部位有限、愈合期长、创伤大,修复种植体作为正畸支抗应用受到很多限制。直到近十多年来,真正具有临床应用价值的各种暂时性骨性支抗技术开始发展并成熟起来,其中微钛钉种植体支抗由于支抗钉体积小、应用部位灵活广泛、术式简单、临床应用效果良好,是目前正畸临床应用最多、种类也最多的一类骨性支抗。根据近些年来微钛钉种植体支抗的临床应用情况,微钛钉支抗技术有从

"双期手术、助攻设计、无负载愈合"向"单期手术、自攻设计、即刻负载"的发展趋势。

（二）微钛钉种植体的选择和植入部位

正畸支抗微钛钉为钛合金螺钉，一般根据植入方式有自攻型和助攻型两种。自攻型微钛钉不需要预钻，螺纹设计本身具有攻丝的能力，助攻型微钛钉则相反。微钛钉螺纹部分直径一般在 1.2～2.0mm，整体长度从 7mm 到 12mm 不等，根据植入部位的骨质骨量选择使用不同的微钛钉。微钛钉穿过黏膜的颈部设计非常光滑，减少对软组织的刺激。微钛钉的颈部设计有不同长度，以适应不同植入部位软组织的厚度。微钛钉的头部有不同的设计，可以是哑铃型或钩型，主要用于连接结扎丝或橡皮链等正畸附件，也可以设计成槽沟型或托槽型，通过辅弓与主弓丝相连接，以实现更好的正畸力学设计和对牙齿的三维控制。

微钛钉的直径和长度的选择取决于植入部位骨质的情况和空间的大小，原则上在不损伤邻近组织结构的情况下，应尽可能选择较大直径和较大长度的微钛钉。如果在牙根间隔植入支抗种植体，选择直径小一点的微钛钉，以减小损伤牙根的可能，直径 1.5～1.6mm 的微钛钉是比较好的选择。如果在骨皮质较薄并且不够致密的上颌颊侧，应选择长度较大的微钛钉，如螺纹长度在 9～10mm，较多的深入到松质骨以获得固位。在下颌颊侧和磨牙后区，骨皮质厚且致密，螺纹长度 5～7mm 可以获得较好的固位。在骨质同样致密但垂直骨量较小的腭中部，直径 2mm 螺纹长度 5～7mm 的微钛钉是不错的选择。

通常可供微钛钉植入的部位，在上颌包括前鼻棘下、齿槽突、颧齿槽嵴、上颌结节和腭部，在下颌包括齿槽突、磨牙后区、正中联合等。在决定将微钛钉植入齿槽突时，术前戴用定位指针拍摄根尖片是非常必要的，一方面评价是否有足够植入空间，一方面确定微钛钉的植入高度和方向。

选择植入的部位时，微钛钉应尽可能在附着龈处植入齿槽骨。如果不得已在牙槽黏膜处植入微钛钉，可以将微钛钉种植体埋入黏膜下，进行闭合式牵引。

一般不需要为微钛钉植入的目的进行专门的正畸治疗工作。由于微钛钉的直径很小，可以很方便地植入牙根间隔，而不会损伤牙根。在很少的情况下，为了在牙根间隔获得足够植入空间，需要使相邻的牙根移开而进行一些必要的正畸治疗。

微钛钉主要依靠机械锁合固位，可以即刻加力。没有必要为了等待微钛钉的愈合或骨性结合，在正畸治疗前放置微钛钉种植体。因此可以根据支抗的设计需要，在正畸治疗的任何阶段实施微钛钉的植入手术。

（三）微钛钉种植体植入和取出术式

手术前常规拍摄根尖片或 CT 评估植入部位的骨量情况。必要时制作外科定位模板以准确的植入微钛钉。少量的局部浸润麻醉足够完成微钛钉的植入手术。植入手术以无菌手术的要求进行。自攻型的微钛钉，可以通过附着龈直接植入齿槽骨，一般不需要黏骨膜翻瓣术和预钻预备。在松软的牙槽黏膜植入微钛钉时，为避免植入时软组织的卷入，需要做 2～3mm 纵形切口或以黏膜冲做出直径 1.5～2mm 的圆形切口，术后无需缝合。助攻型微钛钉需要预钻预备植入通道，预钻的直径相比微钛钉小 0.2～0.3mm。在骨质非常致密的部位植入微钛钉，即使采用自攻螺钉，使用预钻预备植入道也是必要的。使用手动丝锥或 256：1 的低速弯机头可以顺利地植入微钛钉。

植入的部位通常在膜龈结合部位或偏根方 2～3mm。微钛钉植入时要求与骨面垂直并向根尖方向倾斜一定角度植入，以获得更多的骨皮质固位和避免损伤牙根。微钛钉和骨面的

倾斜角度在上颌是 $30°\sim40°$,在下颌是 $20°\sim60°$ 为宜。微钛钉的植入角度需要考虑植入点的高度,植入点越偏向冠方,微钛钉向根尖方向倾斜植入的角度越大;相反,植入点越偏向根方,倾斜植入的角度应越小。

随着微钛钉的植入,螺纹全部进入骨内达到锁止部位将不能再旋入。微钛钉头部基台落在黏膜之上,但不能对软组织产生压迫。术后可以通过拍摄根尖片评估微钛钉与牙根的关系,确认没有对牙根损伤。

支抗微钛钉并非依靠完全的骨性结合固位,因此微钛钉的去除非常方便和简单。使用手动丝锥套住微钛钉头部向逆时针方向旋转,很容易松动并旋出微钛钉。微钛钉取出时通常不需要局部浸润麻醉,除非微钛钉被埋入软组织内,需要麻醉下切开黏膜取出微钛钉。

(四)微钛钉支抗的术后管理

微钛钉植入术后必要时给予口服抗生素预防感染。因手术创伤很小,患者很少需要给予止痛药镇痛。良好的口腔卫生维护是保证微钛钉支抗成功的重要因素,应给予患者足够的口腔卫生宣教,指导患者正确使用氯己定含漱液、牙刷、冲牙器等。

(五)微钛钉正畸支抗的力学设计

微钛钉种植体主要依靠机械固位,而不是完全的骨性结合固位,可以接受即刻加力。在即刻加载持续轻力的情况下,微钛钉依然可以形成一定程度的骨性结合。微钛钉通常在术后软组织愈合 $1\sim2$ 周后开始加力。根据植入部位的骨质情况和所需要的牙齿移动类型,加力力值从 50g 至 300g 力不等。

和微钛钉相关的正畸力学机制,主要与所矫治错𬌗类型的支抗需求有关。同时考虑患者可能的微钛钉植入位置,以及如何通过和微钛钉相连的力学系统完成这种支抗要求。微钛钉支抗一方面可以传承传统的力学机制,例如可以用于强支抗拔牙病例中内收前牙段,通过调整微钛钉的植入高度可以控制前牙段的移动方式;另一方面由于微钛钉植入位置的灵活广泛,可以设计更好的力学机制来完成传统方法难以完成的支抗任务,例如压低前牙段治疗露龈微笑,或压低个别伸长的磨牙以辅助修复治疗。

微钛钉种植体可以用于直接支抗或间接支抗。微钛钉作为直接支抗,作用力应尽量垂直轴向通过微种植体。将微钛钉和某个牙齿或一组牙齿相连,形成整体的支抗单位,可以实现微钛钉的间接支抗作用。

在附着龈或膜龈结合部位植入的微钛钉,种植体头部一般可以突出于黏膜外,和各种弹性附件或弓丝相连接,称为开放式牵引。如果微钛钉植入位置在口腔前庭较深的部位,种植体头部覆盖于黏膜之下,可将结扎丝、正畸弹簧、弓丝等与微钛钉头部相连,并穿出黏膜外加力,称之为闭合式牵引。

(六)应用微钛钉支抗的适应证

微钛钉正畸支抗的最大优势是微钛钉直径很小,几乎可以植入颌骨内任何需要的部位,提供各个方向的支抗控制,完成各种支抗任务。在植入和使用微钛钉种植体支抗之前,需要明确几个问题。首先明确目前所治疗的错𬌗畸形病例需要完成的牙齿移动的方向和类型,即有何种支抗需求,有没有简单有效的传统支抗手段能够实现这种需求;其次,如果没有传统支抗方法可以实现治疗的需要,考虑使用微种植体支抗,那么该患者是否有合适的部位能够成功植入微钛钉;最后,考虑能否利用植入这个部位的微钛钉设计一套合理的力学机制,来实现所需要的牙齿移动,即完成支抗任务。如果使牙齿移动所需要的力的作用线可以通过微钛钉的植入部位,则支抗种植体可以用作直接支抗。如果所需要的力的作用线不能通过微钛钉的部位,则需考虑使用间接支抗,将某些牙齿与微钛钉相连组成一个整体的支抗单位来使用。

目前微钛钉支抗在临床应用的适应证来看,可以分为两大类,一类是微钛钉作为一种可选择的支抗方法,对传统临床支抗手段的补充和扩展,如克服口外弓强支抗方法需要患者合作、舒适性差、不美观的缺点,可以用于矫治牙列严重拥挤和牙弓的严重前突,最大限度改善面型。另一类是完成传统支抗方法难以完成或无法完成的正畸治疗,如成年正畸患者由于牙列缺损或牙周炎所致的支抗不足的问题。传统支抗控制在解决垂直向错𬌗畸形时常常方法有限,且效果有时难以控制。微钛钉种植体支抗技术的应用,使得开𬌗畸形、个别牙过长、前牙深覆𬌗、露龈微笑等垂直向错𬌗畸形的矫治,变得相对容易,且治疗程序简洁,治疗目标可控制可预测。

在种植修复前的辅助性正畸治疗中,微钛钉种植体支抗也得到广泛的使用,对于正畸医生在矫治设计思想和矫治程序实施上都有深刻的影响。影响种植修复的常见问题,例如过长牙齿、前牙深覆𬌗、磨牙的倾斜等,通过微钛钉种植体支抗的设计使用,正畸治疗可以很好地解决这些难题,为种植修复的顺利进行创造必要的条件。

(七)微钛钉支抗技术可能的并发症

认真评估植入的部位、仔细选择适用的微钛钉、慎重的手术操作、严格的术后口腔卫生维护是保证微钛钉支抗技术成功的要素。严格遵循这些原则不会发生严重的并发症。微钛钉支抗使用中可能的并发症有以下方面。

1.种植体折断 微钛钉颈部折断多发生在种植体植入的终末阶段或去除时的起始阶段,主要与所选微钛钉直径过细或颈部设计薄弱,以及某些植入部位骨质过于致密有关。在选择微钛钉种植体直径时应考虑与骨质情况匹配,在骨皮质厚且致密的部位植入时还应考虑使用预钻。

2.对邻近重要组织结构的损伤 邻近重要组织结构主要包括牙周膜、牙根、上颌窦、腭大血管神经束、下齿槽神经管等。通过根尖片或CT可以很好地评估植入的微钛钉与周围解剖结构的关系,避免损伤并发症的发生。术中由于植入点选择不当和植入方向的偏离可能伤及牙周膜和牙根,这可根据植入时的阻力和患者的反应做出判断。由于牙周膜和牙骨质有较好的修复能力,一般不会有不良的预后。

3.种植体周围炎 为了减少种植体周围炎,应选择颈部长度与植入部位软组织匹配的微钛钉。植入部位尽可能选择致密的附着龈,既便于局部卫生维护又有利于微钛钉的稳定性。植入部位尽量避免松软的牙槽黏膜和系带部位,如不能避免可考虑采用闭合式牵引的方法。为了减少种植体周围炎,同样重要的一点就是指导患者采取正确的口腔卫生维护措施。

4.微钛钉松动 支抗微钛钉松动是一个主要的并发症,研究显示松动失败率在10%以内。减少微钛钉的松动,一方面要保证微钛钉的初始稳定性,这和术者的操作、微钛钉的选择、植入部位的骨质和软组织情况都有一定关系。植入手术中尽量减小种植体的晃动、终末阶段避免过度旋入。在可能的情况下尽量选择直径大的微钛钉。在骨质薄疏松的部位,微钛钉的直径和长度要大一些,并减少初始加力力值,控制在50g力左右。局部软组织厚的部位,因为要选择颈部长度较大的微钛钉,使得微钛钉的力矩增加,因此在选择微钛钉的长度时也要相应增长。微钛钉的稳定性和种植体周围炎症程度呈负相关关系,因此尽可能采取措施减少种植体周围炎。

五、不良颌间关系的外科矫治

(一)下颌前部根尖下截骨纠正前牙重度深覆𬌗

1.概述　上颌前牙缺失的患者,如果存在前牙深覆𬌗的症状,尤其是闭锁性深覆𬌗,往往没有龈𬌗间隙留给种植体上部基台,种植修复体无法放置。即使勉强放置,前牙在功能运动时形成咬合创伤,前伸和开闭𬌗运动时上颌前牙种植体腭侧有较长时间的𬌗接触和较大的侧向𬌗力,不良的受力会直接影响种植体的长期效果,甚至导致种植修复的失败。

目前一般情况下,正畸治疗纠正此类患者的深覆𬌗畸形,因其创伤小,效果可靠,仍为首选方法。多数前牙缺失伴有深覆𬌗的患者均接受了正畸治疗,矫治深覆𬌗畸形后再行种植修复,但仍有部分患者因时间以及正畸矫治困难等原因,需行正颌外科下颌前部根尖下截骨下降骨段以矫治该类畸形方可行种植修复。

林野等报道了矫治不良颌间关系与同期种植术。对于前牙缺失伴重度深覆𬌗患者,进行下颌前部根尖下截骨4例,平均骨段下降4mm(3～6mm),以微型钛板固定,同期行上颌前部种植术,下颌前部根尖下截除之骨块植入上颌前部种植区域唇侧。术后患者均得到正常咬合关系。永久修复体采用贵金属烤瓷固定修复。因种植体位于理想的位置与轴向,种植修复的功能与美学效果理想。仅1例患者在下颌前部根尖下截骨术后X线复查14牙根近中面有损伤,未损及牙髓,追踪两年无临床症状,未做处理。

2.手术步骤

(1)软组织切口:下颌前部前庭沟处作黏膜切口,局部浸润麻醉。切口的长度因移动牙—骨段的大小而异,一般移动包括双侧单尖牙的骨段,切口可达双侧第一双尖牙。

(2)骨切口:根尖下截骨矫正深覆𬌗,需垂直向向下(根向)移动骨块。因为不需要拔牙,垂直骨切口在尖牙和第一双尖牙之间,需十分小心,勿伤及切口邻近的牙根。位于上方的第一条水平骨切口一般要置于根尖下5mm,根据需要下降的骨量确定第二条水平骨切口的位置。水平截骨线与垂直截骨线相连,去除水平截骨线之间的骨质,骨质收集备用,再上颌种植体植入后进行唇侧植骨。

(3)固定与缝合:采用微型钛板进行坚固内固定,并进行单颌结扎。充分的固定有利于早期愈合。缝合时,先缝合颏肌,一般缝合3针即可,消灭死腔,使肌肉恢复应有的位置,然后缝合黏膜伤口。

3.并发症及其预防

(1)血供不足形成移动牙—骨段部分或全部坏死:下颌前部牙—骨段小,舌侧营养蒂细弱,常不含肌肉组织,如操作不慎,易与移动骨段分离,造成骨段坏死。

(2)牙髓坏死或退行性变:是由于牙髓血供不足所致,水平骨切口与根尖之间要有适当距离。

(3)损伤截骨线相邻牙齿:在进行垂直骨切口时,如果截骨线相邻牙齿牙根距离近,则牙根受损的风险加大。术前需通过X线片进行仔细风险评估。如果拟行垂直截骨的牙根之间间距过小,则应视为手术禁忌。

(二)Le Fort Ⅰ型截骨术纠正重度上颌后缩

1.概述　Le Fort Ⅰ型截骨术是矫正上颌畸形常用的术式。现代Le Fort Ⅰ截骨术的概念是按Le Fort Ⅰ骨折线截骨,并使上颌骨折断降下(Le Fort Ⅰ down fracture),然后整体移动上颌骨,矫正其前后、垂直以及水平方向的畸形。

通常上颌牙列缺失的患者,由于牙槽嵴的软、硬组织缺损,患者面中份丰满度降低,而且由于上唇软组织失去支持,上唇塌陷,影响美观。通过种植体支持的覆盖义齿修复,有助于通过义齿的唇或颊侧翼基托恢复唇或颊丰满度。但是对于伴有上颌发育不足的患者(下颌位置正常),上唇凹陷,双唇过度紧闭,上唇相对较薄,缺乏唇间隙,在上颌牙列缺失后,除上述特征,口内水平向颌间距离过大。即使勉强植入种植体,种植体与牙列之间距离过大,不仅导致种植体过度负重,而且很难通过修复体代偿弥补颌间关系的不良,修复体需设计为反𬌗,患者的外形仍表现为上颌后缩的面貌,看上去显得苍老,即使进行了种植修复,仍给人以无牙颌的印象。对于此类患者,通过 Le Fort I 截骨术前徙上颌骨矫正上颌收缩,有利于种植体的长期负重和面部外形的改善。

2. 手术步骤

(1)麻醉:Le Fort I 型截骨术必须在经鼻腔插管全麻下进行。同时加用低压麻醉,以减少术中出血。

(2)切口:前庭沟切口,切开黏骨膜,范围不宜超过第一磨牙,以免造成颊脂垫暴露,影响手术视野。

(3)分离:分离黏骨膜,暴露前鼻棘、犁状孔边缘、上颌窦前外壁,向后紧贴骨面潜行分离到翼上颌连接处。然后分离鼻底和鼻侧壁的黏骨膜。

(4)截骨:按术前设计的截骨线,首先用球钻在双侧的犁状孔边缘以及颧牙槽嵴处钻孔作标记,决定截骨线的高度和截骨线的方向,继之以矢状锯或来复锯从犁状孔边缘截开直至颧牙槽嵴,再用来复锯或截断颧牙槽嵴以后的骨板。以薄骨凿凿断上颌窦内壁,以弯骨凿凿断翼上颌连接。

(5)折断降下:当上颌骨与颅面骨的连接被充分断离后,可用拇指与示指置于截骨线以下的尖牙窝以及腭侧骨板上,用力向下压迫,或用上颌钳,使上颌骨下降折断。

(6)移动和固定:用上颌樹将上颌骨向前方用力牵引,松弛,直到术前设计的位置,把上颌骨置于𬌗板上,然后采用微型钛板,分别在犁状孔及颧牙槽嵴处行坚固内固定。

(7)缝合:先缝合鼻腔黏膜,软组织切开间断缝合。

虽然半个世纪的应用表明,Le Fort I 截骨术是一种安全可靠的术式,但对于不良颌间关系的患者,术前必须进行详细的 VTO 分析和模型外科研究,适应证掌握要慎重。切忌单纯依靠经验来决定。Le Fort I 截骨术需要完全断离上颌骨和颅面骨的所有骨性连接,属于口腔颌面外科大中型手术,手术步骤相当复杂。医生需经过严格系统的正颌外科训练!

(三)腓骨瓣重建上颌骨后种植修复

对于上颌发育不足的患者,除了表现为上颌后缩,而且上颌水平向及垂直向骨量重度不足,需进行大量骨增量后才能进行种植修复。此类患者可以采用髂骨骨块大范围 onlay 植骨,目前随着血管化腓骨瓣技术的成熟已发展,腓骨瓣成为颌骨重建种植修复的主要供骨来源。腓骨瓣为血管化移植,其骨吸收率很低,长期观察结果仅为 2%～7%。北京大学口腔医学院应用腓骨复合组织瓣重建上颌骨缺损,腓骨的平均高度为 15.2mm,成功率达 98.1%。即便将骨吸收因素考虑在内,腓骨瓣上颌骨重建完全能达到种植体植入的要求。目前游离腓骨瓣成为上颌骨重建的良好选择。但由于游离腓骨复合瓣修复上颌骨缺损技术难度较大,手术创伤也较大,种植义齿修复治疗周期长,因此应严格掌握适应证。

(钟剑波)

第十八章 口腔正畸

第一节 错𬌗畸形的早期矫治

绝大多数牙颌畸形是儿童在生长发育过程中,受遗传及环境因素影响所导致的发育畸形。早期预防牙颌畸形的发生,及时对已发生的畸形进行早期治疗,阻断其发展,或通过早期控制,引导牙颌面良性发育,不仅对儿童口颌系统的正常生长发育、儿童心理的健康成长十分重要,而且可简化治疗方法并缩短疗程。口腔医师应该通过多种方式对民众进行预防牙颌畸形的基本知识宣教,共同做好儿童口腔保健和牙颌畸形的早期防治工作。

一、早期矫治概述

(一)早期矫治的概念

早期矫治是指在儿童早期生长发育阶段(一般指青春生长发育高峰期及之前的阶段),对已表现出的牙颌畸形、畸形趋势及可导致牙颌畸形的病因进行的预防、阻断、矫治和导引治疗。对第二恒磨牙完成建𬌗、已过生长高峰期儿童的正畸治疗,多归属于恒牙列初期常规正畸治疗的范围。

早期防治的目标是:维护和创建口颌系统的正常生长发育环境,阻断造成牙颌畸形的不良干扰因素,建立有利于正常建𬌗的咬合功能运动环境,改善不良的颌骨生长型,以促进儿童颅面和心理的发育。临床上牙颌畸形的早期矫治可归纳为以下三个方面。

1.早期预防及预防性矫治 包括母体营养、幼儿健康保健、正常牙弓形态的维持、正常口颌功能刺激的维持,以及去除可能导致牙颌畸形的因素等。

2.早期阻断性矫治 对已出现的早期畸形、造成畸形的因素及不良习惯等进行矫治器阻断治疗及肌功能调整训练治疗。

3.早期颌骨生长控制和矫形治疗 通过自身肌力或外力刺激或抑制手段,协调和控制上下颌骨在三维空间(长、宽、高)方面的生长发育。

(二)早期矫治的特点

1.适当的矫治时机 一般乳牙列的矫治,最好在4岁左右(3.5~5.5岁)进行。

混合牙列的矫治,一般应在恒切牙的牙根基本发育完成时(8~9岁)再进行,如在牙根发育不全时过早矫治或使用的矫治力过大,常影响恒切牙牙根的发育造成牙根吸收。

颌骨畸形的早期矫形治疗,在10~12岁前(男性高峰期晚于女性2年左右)进行。

上颌基骨宽度的扩大,应在腭中缝完全融合前进行,适用于8~14岁的患者,一般不应大于15~17岁,否则牙弓的扩大主要为后牙的颊向倾斜移动。

2.适宜的矫治力 早期矫治一般应施以柔和的轻力,根据治疗的目的(牙或颌骨)不同施加适宜的矫治力。对牙的矫治应采用柔和的正畸力,而对颌骨的矫形应使用适宜的矫形力。

3.早期矫治的疗程及疗效 早期矫治一般不超过6~12个月。

由于早期矫治是在牙、颌、面某一生长阶段进行,可能只是整个治疗计划的一部分,替牙后仍需要进行常规正畸治疗。因此,早期矫治可能是有限的或尝试性的,故又称有限矫治

(limited orthodontics)。

早期矫治疗效的评价标准：①造成牙颌畸形的病因是否去除或控制；②牙位置是否基本正常，牙弓形态是否协调，不影响颌骨的正常发育；③原有的颌骨异常是否得到控制和改善，并能保持到生长结束。

（三）早期矫治的方法

1. 简单矫治器治疗

（1）不良习惯的阻断：对于一些可造成或已造成错𬌗畸形的不良习惯，如吮指、吮颊、咬唇、咬物、吐舌等，可以通过戴用简单矫治器，如腭刺、腭屏、唇挡、颊屏等进行治疗。

（2）间隙保持及阻萌：对于替牙期的障碍，如乳牙或恒牙早失、恒牙早萌，为维持正常的牙弓长度及恒牙正常萌出，可通过戴用缺隙保持器、舌腭弓及阻萌器等。

（3）牙弓不调的矫治：对于乳牙列及混合牙列期的一些错𬌗畸形，如乳前牙反𬌗、单侧后牙反𬌗等，可通过简单的活动矫治器，如上颌𬌗垫式舌簧矫治器、上颌扩弓矫治器等进行治疗。

2. 功能性矫治器治疗 功能性矫治器系一类利用肌能力（如肌力及咬合力等）进行牙颌关系调整治疗的矫治装置。如上颌斜面导板、肌激动器、FR、twin－block 矫治器等。功能性矫治器多为活动式，大多在夜间戴用（每天应不少于 12～14 小时）；也有设计为固定式的，如 Herbst 矫治器等，系全天戴用。

3. 口外矫形装置治疗

（1）抑制上颌发育的以枕骨及颈为支抗的面弓（face bow）及 J 形钩等。

（2）促进上颌发育的以额、颏为支抗的面具式前方牵引器、改良颏兜（modified chin cap）。

（3）抑制下颌发育的以枕骨、颈（向后牵引）及以顶骨（垂直牵引）为支抗的颏兜式矫治器等。

4. 肌功能训练

（1）训练张力不足的唇部肌肉：唇肌张力不足的患者可放一纸片在上下唇之间，唇用力将纸夹持，反复进行抽拉训练。也可用弹力线拴一纽扣，将纽扣放置于切牙唇面前庭部，唇用力闭合将纽扣夹持，反复牵拉弹力线进行训练；也可采用吹笛、吹喇叭等方法，均可达到训练唇肌的目的。

（2）训练正常下颌位置：对儿童期下颌后缩、远中位的患者，在去除咬合障碍、纠正不良习惯、用正确的姿势喂养的前提下，可训练下颌主动前伸，即嘱患者站立，两手自然下垂，保持头颈部直立，患者前伸下颌至上下切缘相对或反超，并保持前伸位数分钟。反复多次训练可以增强翼外肌及浅层咬肌的张力，使下颌逐渐向前调整。反之，对于儿童期下颌习惯性前伸的患儿，可嘱其后退下颌至上下前牙切缘相对，反复训练。以上可同时配合矫治器或调𬌗处理。

（3）训练正常吞咽动作：由于扁桃体或咽喉炎症可引起患儿在吞咽时的疼痛，而舌的前伸可以避免吞咽疼痛，容易形成患儿的习惯性伸舌吞咽习惯，其治疗方法除治疗咽部疾病外，也可辅以舌肌功能训练，帮助建立正常的吞咽动作。嘱患儿在口内含一点水，面对镜子将牙正常咬合，用舌尖抵在上切牙腭乳头处，然后将水吞下。此法可在每次餐后练习 10 次以上。

二、早期预防及预防性矫治

预防矫治（preventive orthodontics）系指自胚胎第 6 周（牙板开始发生）至恒牙列（不包括

第三磨牙)建粭完成前的这段时期,对影响牙、牙槽骨、颌骨等正常生长发育的全身及局部不良因素及时去除,从而使牙列顺利建粭,颌骨正常发育,颜面协调生长。预防矫治包括早期预防和预防性矫治两方面的内容。

（一）早期预防

1.胎儿时期的早期预防　母体的健康、营养、心理及内外环境对胎儿的早期发育非常重要。尤其妊娠初期前 3 个月,如流感、疱疹病毒感染,对胎儿的颌、面部生长发育有较大的影响。

2.婴儿时期的早期预防　提倡母乳喂养和正确的喂养方法,喂养姿势为婴儿约 45°的斜卧位或半卧位,避免卧位;正确的睡眠姿势,避免长期单一体位睡眠;破除不良习惯,如吮指、吮嘴唇等不良习惯将影响牙、颌、面部的正常生长发育。

3.儿童时期的早期预防　注意良好的饮食习惯;注意防病治病,减少或避免疾病对牙、颌、面部的正常生长发育的影响;注意防龋和对儿童的心理干预。

（二）预防性矫治

预防性矫治包括:间隙保持、助萌、阻萌,维护健康口腔环境,去除咬合干扰,矫治异常的唇、舌系带,以及刺激牙颌发育的功能训练等。主要针对乳牙或恒牙早失、乳牙滞留等原因,有可能引起错粭畸形而采取的一些措施。

1.乳牙或恒牙早失

(1)乳牙早失的预防性矫治:常用缺隙保持器维持缺牙区的间隙。

1)丝圈式固定缺隙保持器:丝圈由直径 0.9mm 不锈钢丝弯制而成,并焊接在带环上(图18-1)。丝圈的颊舌径稍宽于未萌出恒牙的颊舌径,与缺失牙的邻牙邻面最突点良好接触;丝圈离开牙槽嵴顶 1～2mm。

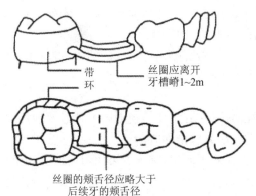

图 18-1　丝圈式固定缺隙保持器

2)固定舌弓:舌弓由直径 0.9mm 不锈钢丝弯制而成,并焊接在带环上。舌弓应抵住下颌切牙的舌侧,在间隙的近中焊接阻挡丝(图 18-2)。

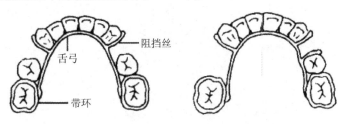

图 18-2　固定舌弓

3)活动义齿式缺隙保持器:制作方式类似活动义齿修复,但不使用支托;减少使用唇颊侧基托;减少使用卡环;基托应离开切牙舌侧边缘1~2mm(图18-3)。

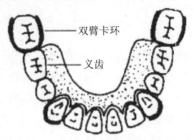

图18-3 活动义齿式缺隙保持器

4)缺隙开大矫治器:适用于乳牙早失,后牙近中移位的患者。开大缺隙必须注意加强前段牙弓的支抗条件(图18-4)。可以使用活动或固定矫治器来开大缺隙。

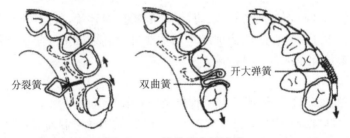

图18-4 缺隙开大矫治器

(2)恒牙早失的预防性治疗

1)邻牙替代法:在正畸临床中,常用邻牙前移替代早失牙。常见的有:侧切牙替代早失的中切牙,第二恒磨牙替代早失的第一恒磨牙。

2)义齿修复法:恒牙早失后,若能够保留足够的间隙,可以采用活动或固定义齿修复的方法,恢复缺牙区的咬合关系和咀嚼功能。

2.恒牙萌出异常

(1)恒牙早萌的预防性治疗:在乳恒牙替换期间恒牙过早地萌出,此时恒牙牙根刚开始形成或尚未形成,早萌牙易受外伤或感染而脱落。

为保证牙根形成适当长度后再萌出,临床上可用阻萌器阻止早萌牙萌出。阻萌器是在丝圈式缺隙保持器上加焊一根阻萌丝(图18-5)。定期观察牙根发育情况,如牙根已形成1/2以上时,可取下阻萌器任其萌出。

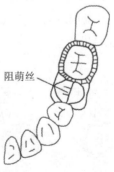

图18-5 阻萌器

(2)恒牙迟萌、阻生及异位萌出的预防性治疗:恒牙在应萌出的年龄不萌而对侧同名牙已萌出时为迟萌。多系恒牙胚位置异常、缺乏萌出力或萌出道间隙不足所致。

这类情况以分析、去除病因为原则,如尽早拔除滞留的乳牙、残根等。如恒牙牙根已形成2/3以上而萌出力不足时,可用外科手术开窗、导萌,或牵引助萌的措施。对已造成邻牙根吸收者,则应根据情况综合考虑选择拔牙或保存措施。

(3)恒牙萌出顺序异常的预防性治疗:恒牙萌出的顺序对正常建𬌗影响较大。如上颌第一磨牙在下颌第一磨牙之前萌出,当乳牙列有散在间隙时,上磨牙容易向前移动形成远中𬌗,上下颌第二磨牙先于尖牙和第二前磨牙萌出时,易前移引起牙弓长度变短,并使尖牙及第二前磨牙萌出时因间隙不足而错位萌出。

如第二磨牙先于前磨牙、尖牙萌出,可用第一磨牙前的固定舌弓维持牙弓长度,以便后继尖牙、前磨牙替换后有足够的间隙自行调整、排齐。如上颌第二磨牙已近中移动或已形成远中磨牙关系,可设计唇挡等矫治器将上颌第二磨牙推向远中,以便保持磨牙中性关系。

三、早期阻断性矫治

阻断性矫治(interceptive orthodontics)是对乳牙列期及替牙列期因遗传、先天或后天因素所导致的,正在发生或已初步表现出的牙、颌、面发育异常等,采用简单的矫治方法进行治疗,或采用矫形的方法引导其正常生长。其目的是阻断畸形发展的过程,使之自行调整,建立正常的牙、颌、面关系。

(一)口腔不良习惯的矫治

口腔不良习惯(harmful habits)可因疲倦、饥饿、不安全感、扁桃体肥大、鼻气道阻塞等复杂的心理、生理因素所引起,系一种儿童无意识行为。由于不良习惯可导致口颌系统在生长发育过程中受到异常的压力,破坏了正常肌力、咬合力的平衡、协调,从而造成牙、颌、面发育及形态异常。口腔不良习惯持续的时间越长,错𬌗发生的可能性和严重程度就越大。因此,尽早破除不良的口腔习惯、阻断畸形的发展十分必要。

1.吮咬习惯(sucking and biting) 常发生在婴儿时期,由于吮吸活动不足、过早断奶、无意识动作或缺乏与家人的情感交流,常常在哺乳时间之外或睡眠时吮指、吮咬颊、吮咬唇、咬物等,多数儿童可随年龄的增大,被其他活动所取代而消失,一般不会产生不良作用。但这种吮咬活动如果持续到3岁以后并加重,则应属于口腔不良习惯。

矫治吮咬习惯除了说服教育外,可以采取以下方法:手指涂抹黄连素(盐酸小檗碱)等苦味药水;戴金属指套;戴唇挡矫治器;戴前庭盾等。

2.吐舌习惯(tongue—thrust) 患儿常将舌头放在上下前牙之间形成开𬌗,前牙开𬌗间隙多呈梭形。由于舌经常放在上下牙之间,颊肌张力增大,可导致上牙弓缩窄。严重者可导致下颌向下、向后旋转生长。

病因学上,吐舌可以是原发性或继发性。除改正不良吐舌习惯外,对继发性患者,应治疗其局部及全身疾病后再进行正畸治疗。必要时可做腭刺、腭网破除吐舌习惯。

(1)固定腭网矫治器:上颌乳磨牙上制作带环,其舌侧焊接舌弓后,舌弓前段再焊接网状钢丝,阻止舌与牙的接触(图18—6)。

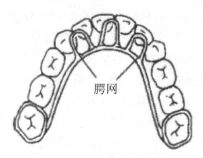

图 18-6　固定腭网矫治器

(2)活动舌刺矫治器：在上颌模型上设计箭头卡环固位,在腭侧前牙区基托内埋入 4～6 根直径 1 的钢丝,钢丝末端应圆钝并向舌侧延伸进口底,钢丝离开上前牙腭侧 5～7mm,以不影响正常舌活动、不压迫黏膜为宜(图 18-7)。

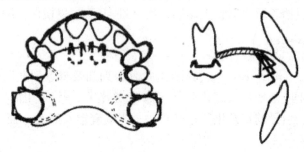

图 18-7　活动舌刺矫治器

3.异常吞咽(abnormal swallowing)　婴儿不仅通过吮奶吸取生长必需的营养物质,而且充分的吮吸活动还能刺激口颌系统的发育。婴儿型吞咽(infantile swallow)是乳牙萌出前的吞咽方式,即舌放在上下颌龈垫之间,唇、颊收缩形成唧筒状吸奶并进行吞咽。牙萌出后,正常的吞咽为提下颌肌收缩,使上下颌牙接触、唇闭合、舌背与腭穹接触,舌尖接触硬腭前份上切牙乳头并向上、后推动使食物进入咽部,再到食管。一些保留了婴儿型吞咽的患者,或因慢性咽喉炎刺激使舌位前伸,吞咽时舌伸入在上下前牙之间,面部表情肌和唇肌活动明显。伸舌吞咽可表现出两种不同的错𬌗畸形,对于水平生长型的患儿常表现为双牙弓前突,垂直生长型者常表现为前牙开𬌗。

治疗方法除教育儿童改正不良吞咽习惯外,对有扁桃体过大、慢性扁桃体炎、佝偻病等的继发性患者,应尽早治疗后再做正畸治疗。必要时可做腭刺、腭网或腭屏破除伸舌吞咽,同时训练正常的吞咽动作。

4.口呼吸习惯(habitual mouth breathing)　因慢性鼻炎、鼻窦炎、鼻甲肥大、扁桃体肥大等鼻咽部疾病,使鼻呼吸道阻塞而长期习惯于部分或全部用口呼吸。

对于因急、慢性鼻咽部疾病引起的口呼吸习惯,首先应对鼻咽部疾病进行治疗,必要时切除过大的扁桃体,待鼻呼吸道完全通畅后,再酌情进行矫治；年幼的儿童,畸形尚不严重时,除口腔宣教外,可用前庭盾改正口呼吸习惯。前庭盾置于口腔前庭部分,双侧延至第一磨牙,前份与前突的上切牙接触,双侧后份离开后牙 2～3mm,以促进切牙压入和后牙弓扩大。

根据患者的情况,部分患者可能需要在前庭盾上先开 1～2 个呼吸孔,随着治疗进展逐步关闭呼吸孔。

5.偏侧咀嚼习惯　常因一侧后牙龋坏疼痛或残根、残冠而偏侧咀嚼,长期偏侧咀嚼习惯可使下颌的功能侧发育过度、废用侧发育不足,功能侧咀嚼肌、翼内肌发达,废用侧肌张力不足。

应尽早治疗乳牙列的龋齿,拔除残冠、残根,去除干扰,修复缺失牙,并嘱患者注意训练用双侧咀嚼。对已形成错𬌗者,应根据错𬌗的情况,进行以恢复正常咬合运动轨迹及生理刺激的常规矫治。

(二)反𬌗的早期矫治

早期乳牙反𬌗或个别恒前牙反𬌗多为牙性及肌性反𬌗,如果不进行治疗,其颌骨可因长期生长受障碍而形成Ⅲ类骨性反𬌗,表现为凹面的颜面畸形将越来越严重,治疗也越来越困难。因此,应尽早矫治以阻断畸形的发展。

1.乳前牙反𬌗的矫治 乳前牙反𬌗是乳牙列期常见的错𬌗畸形,应尽早矫治,防止影响正常建𬌗及颌面生长发育。

(1)反覆𬌗浅者:可采用调磨法矫治。

(2)反覆𬌗中度者:可选用上颌附双曲舌簧的𬌗垫式活动矫治器推上前牙向唇侧,一般采用在下颌后退位制作解剖式𬌗垫,𬌗垫的高度以脱离前牙反𬌗的锁结关系,上、下前牙离开1～2mm为宜,注意双曲舌簧的弹簧平面应与上切牙长轴垂直,用轻微的矫治力即可引导上前牙向唇侧(图18-8)。

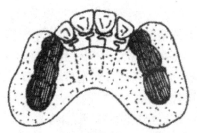

图18-8 附双曲舌簧的𬌗垫式活动矫治器

(3)反覆𬌗深者:可设计下颌联冠式斜面导板或下颌𬌗垫式联冠斜面导板,斜面与上切牙长轴呈45°角以引导上切牙向唇侧。适用于反覆𬌗较深患者的矫治,要求下颌能够退至对刃𬌗,否则不适合使用。

(4)反覆盖过大者:多由咬上唇、吐舌等不良习惯造成,在排除上述问题的前提下应该考虑骨性反𬌗。对于处于青春迸发期间的患者,可根据畸形机制选择矫形治疗:如系下颌过长,可先戴头帽、额兜抑制下颌骨的生长;如系上颌发育不足,可用面具前牵上颌,待反覆盖减小后再视反覆𬌗的深度选择矫治器进行矫治。

2.替牙期个别恒切牙反𬌗的矫治 多系乳牙迟脱,恒上切牙舌向错位与下切牙呈反𬌗关系,或下切牙唇向错位与上切牙呈反𬌗关系。

(1)上切牙舌向错位所致个别恒牙反𬌗:反覆𬌗浅或上恒切牙正萌长者可用咬撬法。反覆𬌗中度者可用上切牙斜面导冠或用上颌𬌗垫式活动矫治器。

(2)伴间隙的下切牙唇向错位所致恒切牙反𬌗:一般可将矫治器做在下颌,即下颌活动矫治器附后牙𬌗垫以脱离反𬌗切牙的锁结,如同时伴有上切牙舌移者,还可附加导斜面,然后用双曲唇弓内收移唇向错位的下切牙向舌侧,每次复诊通过磨减下切牙区基托舌面及唇弓加力,逐渐关闭间隙并纠正反𬌗。

(3)伴拥挤的个别恒前牙反𬌗:常见为上侧切牙舌向错位呈反𬌗并前牙拥挤,如果经模型计测分析为牙弓内间隙不足、前牙槽发育不足且前牙不显前突,可采用𬌗垫式舌簧活动矫治器或简单固定矫治器(如 2×4 技术),通过向唇侧扩大排齐牙弓解除个别前牙反𬌗。而对诊断尚难确定的伴拥挤的恒前牙反𬌗,一般宜观察等待至替牙完成后再进行治疗。

3. 后牙反𬌗的早期矫治

(1)单侧后牙反𬌗:多系𬌗干扰而使下颌偏斜向一侧,也可能是一侧乳磨牙龋坏而长期单侧咀嚼所致。

1)调𬌗:仔细调改尖牙及乳磨牙咬合的早接触点,使下颌尽早地回到正常的闭合道位置。

2)及时治疗后牙区龋齿,纠正单侧咀嚼习惯。

3)单侧𬌗垫式活动矫治器:在健侧做𬌗垫升高咬合,双曲舌簧推舌向错位的后牙向颊侧。特别是上颌第一恒磨牙舌侧萌出后的反𬌗应尽早矫治到位,以利于前牙的正常建𬌗。

(2)双侧后牙反𬌗的矫治:乳牙列期双侧后牙反𬌗比较少见,可因咬合干扰、舌习惯、乳后牙早失、前伸咀嚼、腭裂修复术后上牙弓狭窄所致。

1)调𬌗:去除𬌗干扰,使之不妨碍下颌功能运动,观察牙弓的调整。

2)扩弓:如果第一恒磨牙萌出后仍为反𬌗时应进行矫治。如系上牙弓狭窄,可以扩大上牙弓以改正后牙反𬌗。可选用以下矫治器,①活动式扩弓矫治器:附双侧上颌后牙平面𬌗垫,腭侧用分裂弹簧或扩大螺旋器以扩大上牙弓,改正后牙反𬌗。②固定式扩弓矫治器:可采用 W 形簧或四眼簧扩弓矫治器扩大上牙弓,纠正双侧后牙反𬌗。

在正畸治疗中,并不是所有的错𬌗畸形都可以通过早期阻断矫治得到治愈。阻断矫治对牙颌的矫治是有一定限度的,大多数的都需到替牙后再进行后期常规正畸治疗。此外,对一些具有严重遗传倾向的严重错𬌗,如复杂拥挤、重度骨性反𬌗、开𬌗、深覆𬌗、深覆盖等诊断一时难以确定的畸形,可观察至替牙结束后再开始治疗。而对一些有明显颌骨发育异常的患儿,可采用颌骨生长控制的方法进行早期功能矫形治疗。

(三)早期生长控制和颌骨矫形治疗

根据作用力的类型,早期生长控制和颌骨矫形治疗可以分为两类:①由肌能力(如肌力和咬合力)作为力源的功能矫形治疗;②以口外力(如头、颈、额为支抗的牵引力)作为力源的口外力矫形治疗。

1. 骨性(或功能性)Ⅱ类错𬌗的早期矫形治疗

(1)下颌后缩:多使用功能矫形治疗方法,功能性矫治器的主要作用是前导下颌,刺激髁突的生长,调整颌骨位置,这是一种十分有效的治疗手段。

一般常用的功能性矫治器有肌激动器、功能调节器、双𬌗垫矫治器和 Herbst 咬合前导矫治器等,矫治器的戴入时机,以骨龄显示在青春生长发育高峰期为佳。通常戴用 6~12 个月后,下颌前移达到较好的前移位,可明显改善矢状向关系不调及侧貌美观。

(2)上颌前突:上颌前突的诊断主要应与下颌后缩相鉴别,尽管都表现为前牙深覆盖、深覆𬌗,但前者主要系上颌前移而后者则是下颌骨发育不足或位置后退所致。主要应通过侧貌分析、X 线头影测量分析确诊,否则将导致错误治疗而加重畸形。上颌前突多采用口外力矫形治疗,早期矫治的目的是抑制上颌的矢状向及垂直向发育,协调上下牙弓的关系。

1)破除不良习惯:对由于有咬下唇、咬颊或不良吞咽习惯引起的上牙弓狭窄、上牙—牙槽弓前突者,可用矫治器破除不良习惯,恢复牙弓的形态、矫治过度前突的上前牙。

2)抑制上颌发育过度:早期可选用头帽—口外弓矫治器,口内设计为有磨牙颊管的唇弓式活动矫治器并附扩弓簧。口外装置的作用是以头枕为支抗向后牵引抑制上颌生长,牵引力一般为单侧 400~500g,并注意力的牵引方向。口内磨牙区颊管供内弓插入以将口外力传递至上颌,口内唇弓的作用系固位并结合扩弓簧的加力内收前突的上切牙,改善协调上牙弓形态。

3)上颌前突合并下颌后缩:可选用附口外弓牵引的头帽式肌激动器,通过口外力抑制上颌、上牙槽突、上磨牙,而口内矫治器前导下颌。在口内肌激活器上还可附扩弓簧,以矫治狭窄的上牙弓使与下牙弓协调。

2.骨性(或功能性)Ⅲ类错𬌗的矫形治疗

(1)下颌前突

1)功能性下颌前突:主要采用功能性矫治器矫治,常用的有:斜面导板、改良肌激动器、功能调节器Ⅲ型(FR－Ⅲ)等。功能性矫治器戴用的最佳治疗时机,应是患儿合作且牙列变化最大的替牙中、后期。由于此类错𬌗发现时,常已伴有不同程度的牙错位及颌骨异常,因此,大多在反𬌗解除后,还需观察至恒牙列初期,再进行二期治疗以做进一步的咬合调整。

2)骨性下颌前突:多采用口外力矫形治疗。头帽、颏兜沿颏联合至髁突连线的生长方向牵引下颌向后,抑制下颌骨的生长,牵引力不宜过大(小于 400g),以免造成下颌角切迹过深,影响面型美观。

(2)上颌后缩

1)上颌骨发育不足:可选用面具式前牵矫治器,口内矫治器设计为:①后牙平面𬌗垫式活动矫治器,用卡环或邻间钩固位,基托包绕上颌结节,尖牙远中放置牵引钩;②采用橡皮圈以一侧 300~500g 的重力开始做前方牵引,牵引方向为向前、向下与𬌗平面成向下约 30°角。

2)上颌牙槽突发育不足:可设计活动矫治器,后牙平面𬌗垫,用卡环或邻间钩固位,用前牙区双曲舌簧或螺旋扩大器推切牙向唇侧,通过切牙唇移刺激牙槽突的发育。双曲舌簧应尽量靠近牙颈部,并与被推切牙的长轴垂直,每 2 周加力一次,每次打开舌簧 1mm 或旋转螺旋扩大器 180°。唇腭裂患儿如腭部平坦或因替牙期活动矫治器固位困难者,可用固定舌弓上焊弓簧加力刺激。

3.骨性开𬌗的矫形治疗　可使用口外力支抗矫治器,除口内用𬌗垫压低过度萌出的后牙—牙槽外,同时采用颏兜进行口外垂直向上重力牵引,此种大而间歇的矫形力可以改变下颌骨的生长方向,从而达到矫治开𬌗降低面下部高度的目的。

对于具有强遗传倾向的骨性开𬌗在未能确诊前,通常也可早期尝试采用矫形力抑制下颌生长的方法,或观察至恒牙列初期待诊断明确后确定是否采用常规正畸治疗。但目前很多学者倡导对严重骨性开𬌗应观察至成年后行手术矫治,以彻底改善面型美观和功能。

(姜书成)

第二节　常见错𬌗畸形的矫治

错𬌗畸形可以不同程度的造成口颌系统形态和功能异常,给患者造成局部或全身健康的影响。严重的错𬌗畸形直接影响面部美观,使患者产生极大的心理负担,影响工作和生活。本节主要对常见的牙列拥挤、反𬌗、前牙深覆盖、开𬌗、深覆𬌗等错𬌗畸形,从病因、临床表现、矫治原则及矫治方法等方面进行阐述。重点突出各种错𬌗畸形矫治原则和方法,以求读者学以致用,解除患者的身心之苦。

一、牙列拥挤

(一)概述

牙列拥挤是错𬌗畸形中最为常见的一种类型,占错𬌗畸形的 $60\%\sim70\%$。牙列拥挤分为单纯拥挤和复杂拥挤。单纯拥挤是因牙齿间隙不足而导致排列紊乱,仅表现为牙弓形态与咬合关系的异常,一般不影响口腔颌面部的功能和形态,磨牙关系多为中性,因此单纯拥挤可视为牙性错𬌗;复杂拥挤除造成牙齿拥挤、咬合异常外,还存在颌骨、牙弓间关系不调,有时还伴有口颌系统功能异常,并影响到患者的面部形态。

(二)病因

1.进化因素 在人类在演化过程中,咀嚼器官呈现出退化减弱的趋势。其中以肌肉最快,骨骼次之,牙齿最慢。这种不平衡的退化程序,构成了人类牙齿拥挤的种族演化背景。

2.遗传因素 牙列拥挤具有明显的遗传特征,如牙齿的数目、大小、形态受遗传较强的控制,颌骨的大小、位置、形态在一定程度上也受遗传的影响,并可在亲代和子代之间有相同的表现。过大牙、多生牙及一些因颌骨发育不足造成的牙列拥挤与遗传因素有明显的关系,这种遗传特征是客观存在的,但机制还不十分清楚。

3.环境因素

(1)乳恒牙的替换障碍:是牙列拥挤的常见病因,如乳牙早失,特别是第二乳磨牙早失造成第一恒磨牙前移,将导致牙弓弧形长度的减少,恒牙萌出时因间隙不足而发生拥挤。另外乳牙滞留,造成后继恒牙萌出错位而呈现拥挤。

(2)颌骨发育不足:长期食用精细柔软的食物,使咀嚼功能得不到应有的发挥,导致牙槽骨发育不足,骨量相对小,牙量相对大,牙量与骨量不协调,牙齿不能整齐地排列在牙槽骨内,而出现拥挤错位。

(3)牙齿的近远中径宽度过大:牙量大于骨量时,造成牙齿排列拥挤错位。多生牙的存在也会占据一定的牙弓间隙,造成牙拥挤错位。

(4)不良的口腔习惯:一些口腔不良习惯可以造成牙列拥挤,如儿童吮指、口呼吸可造成牙弓狭窄或影响颌骨发育而导致牙齿排列拥挤;另外长期咬下唇可造成下前牙舌倾,合并拥挤。

(三)临床表现

1.牙齿拥挤与错位 牙齿可出现不同方向的重叠排列及错位。牙弓形状不规则,上前牙唇向错位时可导致覆盖过大;舌向错位时可呈反𬌗关系;高位或低位时可导致覆𬌗过深或无咬合接触;后牙拥挤错位可造成对刃𬌗、反𬌗、锁𬌗等。

2.牙体、牙周组织的变化 牙列拥挤时,牙齿的自洁作用较差,容易诱发龋病、牙髓炎、根尖周炎;还可以引起牙龈红肿、出血,严重时可伴有咬合创伤、牙槽骨吸收、牙齿松动脱落等。

3.面型的改变 单纯牙列拥挤对患者的面型无明显的影响,但牙列拥挤如伴有其他类型的错𬌗(如反𬌗、开𬌗、深覆𬌗、深覆盖等)时,面型可有不同程度的改变。

(四)诊断分类

1.牙列拥挤的分度 牙列拥挤按照其拥挤的严重程度可分为:轻度拥挤、中度拥挤和重度拥挤三类。

2.牙弓拥挤度的测量 牙弓拥挤程度的确定依赖于模型测量来确定。

3.后段牙弓拥挤的测量 后段牙弓常因间隙不足,发生第三磨牙,甚至第二磨牙阻生、萌出错位,因此要重视后段牙弓间隙的测量分析后段牙弓间隙的分析在X线头颅侧位片上进行。沿𬌗平面测量下颌第一恒磨牙远中至下颌升支前缘间的距离,为后段牙弓可利用间隙;后段牙弓的必需间隙为下颌第二、三磨牙牙冠近远中径宽度之和;两者之差为后段牙弓的拥挤度。应当注意的是,后段牙弓的可利用间隙随年龄的增大而增加,女性14岁前、男性16岁前,每年每侧平均增大1.5mm。

(五)牙列拥挤的矫治原则和方法

牙列拥挤的病理机制是牙量与骨量的不调,在大多数情况下,表现为牙量相对较大而骨量相对较小。因此牙列拥挤的治疗原则是减小牙量或增加骨量,使牙量与骨量趋向协调。减少牙量的途径主要有三种:即减小牙齿的近远中径(邻面去釉)、减少牙齿数量(拔牙)、减少牙齿非正常占位(扭转牙的纠正)。增加骨量的途径主要有三种:即扩展牙弓的宽度(如腭中缝扩展)与长度、刺激颌骨及齿槽骨生长(外力或功能性刺激,如上颌前牵引、唇挡)、外科手术刺激齿槽骨生长(如骨膜牵张成骨术)。

1.替牙期牙列拥挤的矫治方法 替牙期牙列拥挤以预防性矫治和阻断性矫治为主。治疗的重点是对乳－恒牙替换过程进行监控,促进牙列与牙齿的正常发育。

2.恒牙期牙列拥挤的矫治方法 恒牙期牙列拥挤的治疗原则是以增大骨量、减少牙量来达到牙量与骨量的协调,从而为解除拥挤创造条件。拥挤牙必须在获得足够间隙的基础上,才能开始受力矫治,这是取得矫治成功的重要条件。

(1)轻度牙列拥挤的矫治:轻度牙列拥挤的矫治原则为扩大牙弓,增加骨量。若伴有颌骨或牙弓前突,则需要考虑减数治疗,扩大牙弓的方法包括扩展牙弓长度与扩展牙弓宽度。扩展牙弓长度的方法有推磨牙向远中、唇向移动切牙等;扩展牙弓宽度的方法有快慢速腭中缝扩展、齿槽正畸扩展及齿槽功能性扩展。

1)扩展牙弓长度(expansion of arch length):

①推磨牙向远中(molar distalization):向远中移动上颌第一恒磨牙,一般每侧可获得3～6mm间隙;使下颌磨牙直立,每侧可获得1mm间隙。

适应证:因上颌第一恒磨牙前移导致的轻度牙列拥挤;磨牙呈远中关系;第二恒磨牙未萌出或初萌尚未建𬌗;最好无第三磨牙。

矫治装置如下:

口外弓(facebow):口外弓的内弓前部应离开切牙2～3mm,在内弓的末端置入开大型螺簧,可在牵引力状态下弹性向后推动磨牙(图18－9)。外弓部分在切牙区与内弓平行重叠焊接,自侧切牙远中弯向口外,两末端弯曲呈钩状。使用口外弓推磨牙向远中时,所用的牵引力每侧为300～500g,每天至少应戴12～14小时,并根据患者的颌面部垂直发育情况调整牵引方向。高角型病例采用高位(枕)牵引;低角型病例采用低位颈牵引;下颌平面角适中的病例采用水平牵引。

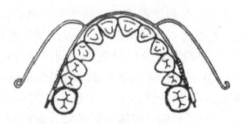

图 18—9　口外弓推上颌磨牙向远中

活动矫治器:临床上常用的矫治器是塑料颈枕矫治器(acrylic cervical occipital appliance)(图 18—10)。其推磨牙向后的支抗来自于腭基托和前牙,为了增强支抗,防止前牙唇倾,前牙区的唇弓由不锈钢丝和塑料构成,并与前牙紧密接触,起到类似唇挡的作用;在唇弓的侧切牙位弯制牵引圈,必要时可使用水平方向的口外唇弓。

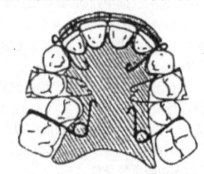

图 18—10　塑料颈枕矫治器推上颌磨牙向远中

腭侧固定矫治器:推磨牙向远中的口内固定矫治器中,以"摆"式矫治器最有代表性,其后移磨牙的弹簧曲由 β 钛丝构成,并用腭基托增加支抗,不需要使用口外唇弓(图 18—11)。

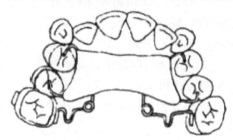

图 18—11　"摆"式矫治器推上颌磨牙向远中

使用微种植体支抗。

推下颌磨牙装置:远中移动或直立下颌磨牙。如固定矫治器的磨牙后倾曲、下颌舌弓、下唇唇挡等。

②唇向移动切牙:切牙切端唇向移动 1mm 可获得 2mm 间隙。然而唇向移动切牙将使得切牙前倾,牙弓突度增加,同时覆𬌗变浅,故临床上仅适用于切牙舌倾、深覆𬌗的病例,如安氏 II² 类患者。

2)扩展牙弓宽度(expansion of arch width):

①矫形扩展(orthopaedic expansion):

适应证:替牙晚期和恒牙早期的患者(8~14 岁)均有效果,在此范围内年龄越小效果越好。严重拥挤或严重宽度不调、后牙反𬌗病例,以及上颌发育不足需前方牵引的安氏 III 类错𬌗病例,可合并使用腭中缝扩展。

腭中缝扩展分为快速和慢速腭扩大器两类:①快速腭中缝扩展,采用螺旋扩弓矫治器,如Hyarx腭中缝扩展装置(图18-12),每天将螺旋打开0.5mm(每天旋转2次,每次1/4圈),连续2~3周。其矫治力的积累量可达2000~3000g,使腭中缝迅速打开,然后用原矫治器保持3个月,使新骨在扩开的中缝中沉积。②慢速腭中缝扩展,每8天将螺旋打开1mm(每2天1次,每次旋转1/4圈),可产生1000~2000g力,2~3个月内可逐渐使腭缝打开。去除扩大器时,需要用活动矫治器保持一年以上,或立即采用固定矫治器继续治疗并维持扩展效果。矫形扩展可以使磨牙区增大10mm左右。

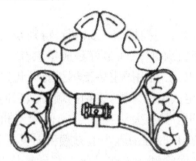

图18-12 Hyarx腭中缝扩展装置

②正畸扩展(orthodontic expansion):是指当腭中缝骨改建效应缺乏的状况下,矫治器产生的力,主要使后牙向颊侧倾斜移动而导致牙弓宽度扩大。常用于恒牙期青少年或成人,每侧可获得1~2mm间隙。上颌牙弓正畸扩展的装置有螺旋器、分裂基托活动矫治器、菱形簧分裂基托活动矫治器(图18-13)及四角圈簧固定扩弓矫治器(图18-14)等。下颌牙弓正畸扩展的装置多采用唇挡及金属支架可摘式矫治器。

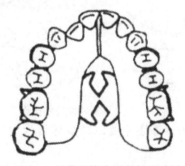

图18-13 上颌菱形簧分裂基托活动矫治器

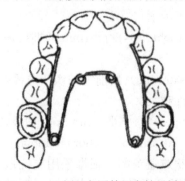

图18-14 上颌四角圈簧固定扩弓矫治器

③功能性扩展(functional expansion):唇颊肌及舌体组织对牙槽弓的生长发育及形态生成起到了重要的调节与平衡作用。利用功能性矫治器(FR)、颊屏和唇挡可以去除颊肌、唇肌对牙弓的压力,在舌体的作用下可使牙弓的宽度增加4mm。此种治疗往往需要从替牙早期开始并持续到青春快速期。

(2)中度牙列拥挤的矫治:中度牙列拥挤是处于拔牙或不拔牙矫治的边缘病例,应结合患者颌面硬软组织形态,选择合适的方法。能不拔牙时尽可能不拔牙,在严格掌握适应证和规范操作的前提下,还可以采用邻面去釉的方法。此方法是针对第一恒磨牙之前的所有牙齿,邻面去除釉质厚度仅为0.25mm,在两个第一恒磨牙之间邻面去釉可以获得5~6mm的牙弓间隙。

邻面去釉适应证:①轻、中度牙列拥挤(4~6mm),特别是低角病例;②牙齿较大,上下牙弓内牙齿大小比例失调;③口腔组织健康;④最好是成年患者。

邻面去釉的程序和操作要求:①利用固定矫治器排齐牙齿,使牙齿之间接触点关系正确。②根据拥挤(或前突)的程度确定去釉的牙数,去釉的顺序从后向前。③用分牙胶圈或开大型螺旋弹簧,使牙齿的接触点分开,便于去釉操作。④使用弯机头,用细钻去除邻面0.2~0.3mm的釉质,并做外形修整;操作时在龈乳头上方颊舌向置直径0.51mm(0.020英寸)的钢丝,保护牙龈、颊和舌组织;去釉面涂氟。⑤在弓丝上移动螺旋弹簧,将近中端的牙齿向远中移动,关闭去釉获得的间隙;复诊时远中移动牙齿的近中接触点被分开,再重复邻面去釉操作(图18-15)。⑥随着去釉的重复进行,牙齿逐个后移,并与支抗牙结扎为一体。当获得足够的间隙后则可排齐拥挤的牙。⑦整个治疗时间为6~12个月。

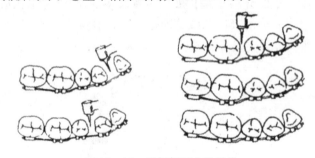

图18-15 重复邻面去釉操作

3.重度牙列拥挤的矫治 矫治原则主要以减少牙量为主。一般采用拔牙的方法结合可摘或固定矫治器进行治疗。

(1)决定正畸拔牙的因素:拔牙矫治应对牙𬌗模型和X线头颅定位片进行全面的测量分析,在决定拔牙方案时要考虑以下因素。

1)牙齿拥挤度(severity of crowding):解除1mm的拥挤需要1mm的牙弓间隙。拥挤度越大,拔牙的可能性越大。

2)牙弓突度(protrusion of naateriors):使前突的切牙向舌侧移动1mm,需要2mm的牙弓间隙。切牙越前突,拔牙的可能性越大。

3)Spee曲线曲度(curve of Spee):每整平1mm Spee曲线,需要1mm的牙弓间隙。

4)支抗磨牙的前移程度(mesial drift of anchorage molar):在关闭拔牙间隙时,由于反作用力的作用,支抗磨牙的前移是很难避免的。根据采用支抗强度的不同,对支抗磨牙前移的量应严格控制。磨牙前移占据的拔牙间隙,在强支抗时不超过1/4,中度支抗时为1/3,弱支抗时至少为1/2。

5)颌骨的垂直生长型：面部垂直方向的发育，通常依据下颌平面的陡度分为三种：垂直发育正常，称为"均角"病例；垂直发育过度，称为"高角"病例；垂直发育不足，称为"低角"病例（图18-16）。高角型病例拔牙矫治利多弊少，拔牙标准可以适当放宽，低角型病例拔牙要慎重把握。

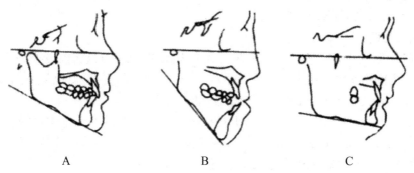

图18-16　颌骨垂直生长型
A.均角型；B.高角型；C.低角型

6)颌骨矢状骨面型：矢状骨面型，主要是通过SNA角、SNB角、ANB角来判断上、下颌骨及其位置关系的，并分为Ⅰ类骨性关系、Ⅱ类骨性关系、Ⅲ类骨性关系三类（图18-17）。Ⅰ类骨性关系通常采用上颌对称性拔牙；Ⅱ类骨性关系应根据上前牙前突程度、上下牙拥挤度、磨牙关系调整等情况，决定上下颌对称或不对称拔牙，或上颌单颌拔牙；Ⅲ类骨性关系时，上颌相对发育不足，下颌相反过大，这时下颌可考虑拔牙，但上颌拔牙要特别慎重。

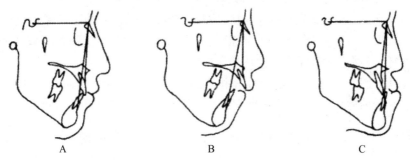

图18-17　颌骨矢状骨面型
a.Ⅰ类骨性关系；b.Ⅱ类骨性关系；c.Ⅲ类骨性关系

7)面部软组织侧貌：在决定拔牙时，应重视软组织侧貌、特别是鼻－唇－颏关系的分析与评价。

8)生长发育：通过对生长发育评估，确定患者当前所处的发育阶段，选择适宜的治疗手段。单纯拥挤的治疗可以在青春快速生长期中进行；伴有颌间关系不调的复杂拥挤，若考虑对颌骨进行控制，应在快速生长期前1~2年进行治疗。

（2）拔牙治疗的基本原则：

1)拔牙保守原则：是否拔牙要经过模型和X线投影测量分析。可拔可不拔时尽量不拔牙，也可经过3~6个月保守治疗后再决定。

2)病牙优先原则：拔牙前应对口腔进行常规检查，并在全颌曲面断层X线片上对牙周膜、齿槽进行评估，观察是否有埋伏多生牙、先天缺失牙、短根及弯根牙、严重龋坏牙等存在，尽可能拔除病牙。

3）左右对称原则：拔牙时应注意中线与对称拔牙的问题，上颌中线对称与否是影响美观的重要因素。单侧拔牙往往会使上颌中线偏向一侧。因此上颌单侧拔牙应格外慎重。下颌四个切牙大小相近，拔除一个切牙时，一般不影响牙弓的对称性，对美观的影响也不明显。

4）上下协调的原则：大多数情况下，一个牙弓拔牙后，另一个牙弓也需要拔牙，使上下牙弓的牙量保持一致，以得到良好的咬合关系。

（3）临床常见的拔牙模式：

1）拔除四个第一前磨牙：为临床最常见的拔牙模式，该模式可以为前牙拥挤、牙弓前突提供最大限度的可利用间隙。主要用于安氏Ⅰ类拥挤、双牙弓前突病例，也可以用于下前牙拥挤或前突的安氏Ⅱ¹类、上前牙拥挤的安氏Ⅲ类错𬌗的病例。

2）拔除四个第二前磨牙：适用于牙列拥挤或牙弓前突较轻的安氏Ⅰ类边缘病例，特别是下颌平面角较大、前牙开𬌗或有开𬌗倾向时，或者第二前磨牙完全舌向或颊向错位时为简化疗程，或者因牙齿发育异常，如畸形中央尖等情况。

3）拔除上颌两个第一前磨牙：适用于上颌前牙前突及拥挤明显的安氏Ⅱ¹类患者，下前牙排列位置基本正常，下颌平面角较大，年龄较大、下颌生长发育潜力较小。

4）拔除上颌两个第一前磨牙、下颌两个第二前磨牙：适用于磨牙明显远中关系安氏Ⅱ¹类的患者。上颌前牙前突拥挤明显，下颌切牙轻度拥挤或唇倾的患者，拔除下颌第二磨牙可解除下前牙轻度拥挤，并可将磨牙关系调整为Ⅰ类。

5）拔除上颌两个第二前磨牙、下颌两个第一前磨牙：适用于上前牙拥挤不甚严重、下颌平面角较大的安氏Ⅲ类错𬌗。

6）拔除下切牙：适用于单纯下前牙拥挤，拔除一颗在牙弓之外的下切牙可以简化疗程，得到快速稳定的效果；也适用于前牙 Bolton 指数不协调，如上颌侧切牙过小；安氏Ⅲ错𬌗有时拔除一颗下切牙，能够建立前牙覆盖关系并保持稳定。

（4）拔牙治疗的矫治方法：拔牙治疗宜采用固定矫治器。用固定矫治器可以通过支抗的控制，关闭拔牙间隙，调整前后牙的移动比例，最终建立正常的磨牙关系和前牙覆𬌗覆盖关系。

二、反𬌗

反𬌗是最常见的错𬌗畸形之一。根据反𬌗发生的阶段可分为乳牙列反𬌗、混合牙列反𬌗、恒牙列反𬌗；根据反𬌗牙的多少可分为个别牙反𬌗、多数前牙反𬌗、部分后牙反𬌗、全牙列反𬌗；根据发病机制可分为牙性反𬌗、功能性反𬌗和骨性反𬌗，不同类型的反𬌗其临床表现、病因及矫正方法有所不同。本章节主要讨论多数前牙反𬌗及后牙反𬌗。

（一）多数前牙反𬌗

多数前牙反𬌗是指三个以上的上颌前牙与对𬌗牙呈反𬌗关系。乳牙期、替牙期和恒牙期的患病率分别为 8.10%、4.90% 和 4.90%。多数前牙反𬌗时磨牙为近中关系，确定为安氏Ⅲ类错𬌗。

1. 病因

（1）遗传因素：安氏Ⅲ类错𬌗有明显的家族倾向。根据有关资料显示，近 50% 的前牙反𬌗患者，一至三代的血缘亲属中有类似的错𬌗存在，同时也会受到环境因素的影响。因此，临床上不能通过简单的咨询家族史，来区别患者前牙反𬌗的类型并估计预后。

(2)先天性疾病:先天性唇腭裂是前牙反𬌗的重要病因之一。反𬌗的发生率、出现部位及严重程度与唇腭裂的类型有关。一般情况下,骨缺损越多,反𬌗的发生率越高,畸形的程度越严重。临床上最多见的是因上颌骨发育不足造成的前牙反𬌗或全牙弓反𬌗。其他一些先天性疾病,也可以是前牙反𬌗的病因,如先天性梅毒可以引起上颌骨发育不足、先天性巨舌症可以造成下颌骨发育过大、上颌恒牙先天缺失也常伴有前牙反𬌗。

(3)后天原因

1)全身性疾病:垂体功能亢进产生过量的生长激素导致肢端肥大症,表现为肢端肥大、下颌前突、前牙或全牙列反𬌗。维生素 D 缺乏影响机体的钙磷代谢而使骨代谢紊乱,导致下颌发育畸形表现出前牙反𬌗。

2)呼吸道疾病:慢性扁桃体炎、腺样体增生、肿大,为了保持呼吸道通畅和减少压迫刺激,舌体向前伸带动下颌向前,形成前牙反𬌗、下颌前突。

3)乳牙及替牙期局部障碍:乳磨牙的邻面龋,乳牙的早失和滞留,乳尖牙的磨耗不足,口腔不良习惯等,不同程度的导致了牙齿位置异常,咬𬌗关系紊乱,下颌前伸等,造成前牙反𬌗、下颌前突。

2.临床表现

(1)牙𬌗关系异常:前牙反𬌗涉及一侧后牙时,可表现为下颌偏斜。上前牙常伴有不同程度的拥挤,下牙弓一般较上牙弓发育大,特别是在矢状方向上。磨牙关系大多数为近中关系。

(2)颌骨发育与颅面关系异常

1)下颌生长过度,特别是下颌体长度增加,下颌形态发育异常,表现为下颌角开大,下颌整体位置前移。

2)上颌向前发育不足,造成上颌位置后缩,长度减小,面中 1/3 凹陷。

3)上下颌关系异常,呈现Ⅲ类骨面型。

4)后颅底相对前颅底向前向下倾斜,颅底的位置异常促进了下颌前突。

5)上中切牙唇向倾斜,下前牙舌向倾斜,以代偿前牙反𬌗关系。

(3)面部软组织改变:前牙反𬌗时,面部软组织厚度发育基本正常,但可见到唇部、颌部软组织厚度改变以代偿相应部位的骨骼畸形。因代偿有限,侧面软组织仍呈明显的Ⅲ类面型。

(4)口颌系统功能异常:前牙反𬌗时可导致咀嚼节律的紊乱。咀嚼功能的减低,严重时可导致颞颌关节功能紊乱。

3.诊断分类

(1)根据牙𬌗关系分类:Angle 分类法中将磨牙关系中性的前牙反𬌗列为Ⅰ类错𬌗,将磨牙关系近中的前反𬌗列为Ⅲ类错𬌗(图:18-18)。

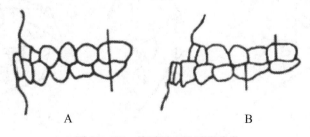

图 18-18 前牙反𬌗的牙型分类

A. 安氏Ⅰ类错𬌗;B. 安氏Ⅲ类错𬌗

（2）根据骨骼型分类根据骨骼型,前牙反𬌗可分两种类型(图18－19)。

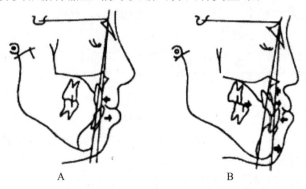

图18－19　前牙反𬌗的骨型分类

a.骨骼Ⅰ型;b.骨骼Ⅲ型

1）骨骼Ⅰ型:ANB角≥0°,颌骨颜面基本正常。

2）骨骼Ⅲ型:ANB角<0°,Ⅲ类骨面型显著、下颌前突且不能后退。

（3）根据发病机制分类

1）牙源性反𬌗:由于替牙期局部障碍,上下切齿位置异常,形成单纯前牙反𬌗。此类前牙反𬌗,磨牙关系多为中性,为安氏Ⅰ类错𬌗。

2）功能性反𬌗:由于后天因素导致的咬合干扰或早接触,是诱发功能性前牙反𬌗的原因。常见于乳牙列期或替牙列期。功能性前牙反𬌗磨牙关系多呈轻度近中,一般反覆盖较小,反覆𬌗较深,下颌骨大小、形态基本正常,但位置前移,显示出轻度的下颌骨前突和Ⅲ类骨面形。下颌可以后退至上下前牙对刃关系。

3）骨性反𬌗:由于颌骨生长不均衡造成的颌间关系异常。下颌发育过度,上颌发育不足,或两者兼有。近中磨牙关系,前牙反𬌗,下颌前突且不能后退,ANB角小于0°,Ⅲ类骨面形显著。

严重的骨性前牙反𬌗,下切牙代偿性舌倾,颏部前突明显,面中部矢状向发育不足,面部呈月牙形,同时伴有前牙开𬌗或开𬌗倾向。ANB角<-4°、SND角>83°。此类前牙反𬌗,用正畸方法治疗难以奏效,应考虑正畸－外科联合治疗。

骨性反𬌗又称为真性Ⅲ类错𬌗或真性下颌前突。骨性反𬌗根据面部垂直关系又可分为三型(图18－20)。

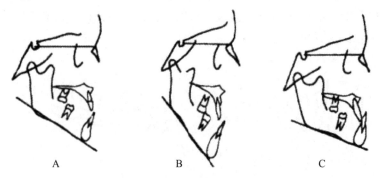

图18－20　骨性前牙反𬌗垂直向类型

A.均角型;B.高角型;C.低角型

①均角型:此类患者较少见,表现为下颌平面角适中,前牙反覆𬌗及反覆盖适中。

②高角型:此类患者常见,表现为下颌平面陡、下颌角大、前牙反覆盖较小,常伴有开𬌗或开𬌗趋势。

③低角型:此类患者较常见,表现为下颌平面平、下颌角小,前牙反覆盖较大,反覆𬌗较深。

4.预后估计

(1)根据病史:患者年龄较小,在替牙列阶段发病,无家族史,则预后较好。而患者年龄较大,在乳牙列阶段发病,同时存在有家族史,预后较差。

(2)根据临床检查:磨牙关系中性或轻度近中,上前牙舌倾或直立,下前牙唇倾、有散在间隙,反覆盖较小,反覆𬌗较深,牙列拥挤主要见于下颌,无后牙反𬌗及下颌偏斜,下颌后退时可以退至前牙对刃的患者则预后较好。而磨牙关系完全近中,上前牙唇倾、下前牙舌倾、反覆盖较大,有开𬌗或开𬌗倾向的,上牙弓牙列拥挤较为严重,下颌后退时前牙不能至对刃,常伴有下颌偏斜的患者则预后较差。

(3)根据 X 线头影测量:ANB 角≥0°,下颌角正常,颌骨长度正常,颌关节位置正常,颏部前后径及颏角正常的患者则预后较好。ANB 角<0°,下颌角开大,下颌骨过大、上颌骨较小,颌关节位置靠前,颏部前后径及颏角较小的患者则预后较差。

5.矫治方法 多数前牙反𬌗应强调早期矫治。早期矫治有利于颌面部向正常方向发育,方法相对简单。伴有牙列拥挤、牙弓宽度和高度不调,以及颜面不对称的病例,矫治难度较大。骨性前牙反𬌗的病例,矫治后有随着生长发育出现复发的可能性,因此需要分阶段治疗,矫治时间较长。无论哪种类型的前牙反𬌗,在矫治时首先要解除反𬌗牙的锁结关系,通过上下前牙的移动纠正前牙反𬌗,使颌面部向正常方向发育。

(1)乳牙期的矫治:临床上乳前牙反𬌗的病例中,牙性和功能性反𬌗较常见,颌骨畸形一般不明显。

1)矫治原则

①恢复下颌正常咬合位置,改善骨面型。

②解除前牙反𬌗,促进上颌发育,抑制下颌过度生长。

2)最佳时机:通常在 3~5 岁,疗程一般为 3~5 个月。少数骨性Ⅰ类错𬌗较明显的病例治疗比较复杂,疗程较长。

3)矫治方法:常用的矫治方法有以下几种。

①调磨乳尖牙:乳牙反𬌗的患者乳尖牙常常磨耗不足,分次调磨乳尖牙牙尖,可以纠正乳前牙的反𬌗。

②上颌𬌗垫式矫治器:为临床上常用的矫治器,可以单独使用,也可以和其他矫治装置(如固定矫治器、颏兜等)结合使用。

③下前牙塑料联冠式斜面导板矫治器:适用于乳牙期以功能因素为主的前牙反𬌗病例,患者反覆𬌗较深、反覆盖不大,牙列较整齐,不伴有拥挤。

④功能调节器Ⅲ型(FR-Ⅲ型):适用于功能性反𬌗并伴有轻度上颌发育不足、下颌发育过度的病例。由于该矫治器不直接作用于牙齿,对于乳切牙即将替换的患者,其他矫治器又很难发挥作用时,FR-Ⅲ有其独特的作用。

⑤头帽颏兜:具有抑制下颌骨生长、改变下颌的生长方向、改善患者骨面型的作用。常作

为一种矫治手段与其他矫治器合并使用。

⑥上颌前方牵引器:适用于乳牙期上颌发育不足为主的骨性前牙反殆,恒牙早期病例也可以使用。上颌前方牵引器需配合口内固定矫治器或活动矫治器联合使用。

(2)替牙期的矫治:替牙期的前牙反殆从整体上看是功能性和骨性的混合,因此要区别患者的现有错殆类型并估计其发展趋势。

1)矫治原则

①功能性反殆:治疗原则与乳牙期相同。一般不需要拔牙,但有时为了舌向移动下前牙以解除反殆,需要对下颌乳尖牙进行减径或拔除。

②骨性反殆趋势:下颌生长超过上颌者,可在观察期中使用头帽颏兜,以抑制下颌向前生长;对于上颌发育不足的患者可使用上颌前方牵引器。

③替牙期反殆伴有牙列拥挤或牙列拥挤趋势者:只要拥挤不影响反殆的矫治,不要急于拔牙,特别是上颌拔牙;如上颌牙弓拥挤明显,不拔牙不能解除拥挤的患者,尽管下牙弓并不拥挤,也必须拔除四个前磨牙。

2)矫治方法

①上颌殆垫式矫治器、功能调节器Ⅲ型、头帽颏兜、上颌前方牵引器也适用于替牙期前牙反殆的矫治。

②肌激动器、颌间诱导丝,主要适用于替牙期,以功能因素为主的前牙反殆病例(图18—21)。

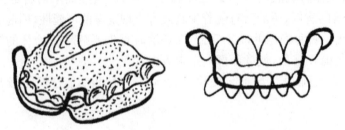

图18—21 肌激动器的基本结构及颌间诱导丝

(3)恒牙期的矫治:恒牙早期颌骨与牙齿的发育基本完成,即使初期是功能性反殆,此期也或多或少伴有骨畸形,很难通过改变生长来调整颌骨关系,移动颌骨的可能性也不大。

1)治疗原则:通过改变牙的位置建立适当的覆殆覆盖关系。

2)拔牙的选择:恒牙期前牙反殆的患者需要拔牙治疗,拔牙治疗取决于以下两个因素:①拥挤程度,上牙弓不拥挤,矫治时不考虑磨牙关系调整时,可拔除下颌两个前磨牙或一个下颌切牙;上颌牙弓明显拥挤,生长潜力又不大,可以拔除四个前磨牙,在矫治前牙反殆的同时调整磨牙关系;对于伴有前牙开殆或开殆倾向的患者,可以拔除第三或第二磨牙。②牙弓突度,对双牙弓前突型的前牙反殆,即使牙弓内不存在拥挤也需要拔除四个前磨牙,在矫正前牙反殆的同时减小牙弓突度,调整磨牙关系。

3)矫治方法

①平面式殆垫矫治器:适用于恒牙期上下牙弓排列整齐,功能性或轻度骨性前牙反殆及下颌前突畸形。下颌不能退至前牙对刃殆关系,前牙反覆殆较深、反覆盖不大的患者(图18—22)。

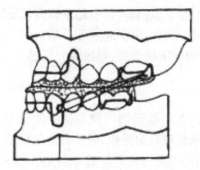

图 18—22　上下牙弓平面式𬌗垫矫治器

②肌激动器:适用于恒牙早期上颌切牙舌向倾斜。下颌切牙唇向倾斜的牙性反𬌗的病例（图 18—23）。

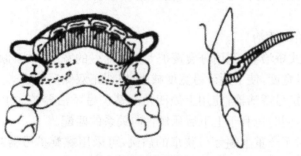

图 18—23　𬌗垫式低位唇弓矫治器

③固定矫治器:适用于恒牙早期需要拔牙矫治的前牙反𬌗。固定矫治器对于建立适当的前牙覆𬌗、覆盖关系,纠正前牙反𬌗,调整磨牙关系是一种较好的选择。治疗中要使用Ⅲ类颌间牵引,由于Ⅲ类颌间牵引有使上磨牙伸长的作用,易使咬合打开,对于高角型病例应慎重使用。

（二）后牙反𬌗

后牙反𬌗可发生在乳牙列期、混合牙列期或恒牙列期,可以是个别后牙反𬌗,也可以是多数后牙反𬌗。个别后牙反𬌗时,对咀嚼及颌骨发育影响不大,多数后牙反𬌗时则对功能、颌面部发育及颞下颌关节均有较大影响。后牙反𬌗可发生在单侧,也可发生在双侧,单侧多数后牙反𬌗时,常合并前牙反𬌗,其下切牙中线、颏部及下颌多偏向反𬌗侧,导致颜面不对称。双侧多数后牙反𬌗时,上牙弓及上颌骨宽度发育受限,上颌牙弓狭窄,面部表现狭长,但左右对称。

1.病因

（1）由于乳磨牙早失或滞留引起上颌后牙舌向错位或下后牙的颊向错位,可导致个别后牙反𬌗。后牙区的拥挤也可导致个别牙舌向移位。

（2）一侧多数牙龋坏的患者,只能用另一侧咀嚼,长期单侧咀嚼可导致单侧多数后牙反𬌗。

（3）长期一侧下颌不正常受压,如长期一侧托腮的习惯,可以使下颌逐渐偏向另一侧,引起另一侧多数后牙反𬌗。

（4）口呼吸患者两侧腮部压力增大,上牙弓逐渐变窄,可引起双侧多数后牙反𬌗。

（5）腭裂患者,上颌牙弓宽度发育不足,常有双侧后牙反𬌗。

（6）替牙期由于咬合干扰引起下颌偏斜，常引起单侧后牙反𬌗。

（7）巨舌症引起下颌牙弓过于宽大，常引起后牙反𬌗。

（8）髁突的良性肥大，容易引起下颌偏斜，导致后牙反𬌗。

2.矫治方法

（1）单侧后牙反𬌗的矫治

1）上颌单侧𬌗垫式矫治器：在正常𬌗的一侧后牙上做𬌗垫，以升高咬合，使反𬌗侧脱离锁结关系，在反𬌗侧后牙的腭侧放置双曲舌簧，调整舌簧使反𬌗侧的后牙向颊侧移动，以矫治后牙反𬌗。当后牙反𬌗解除后应及时分次磨除后牙𬌗垫。

2）上颌四角圈簧扩弓矫治器：在使用上颌四角圈簧扩弓矫治器扩大牙弓时，应考虑增强健侧的支抗，防止健侧的后牙过多的向颊侧移动，如使用颌间交互牵引等。

3）固定矫治器：可使用方丝弓矫治器，在反𬌗侧，设计上下后牙的交互颌间牵引，以解除单侧后牙的反𬌗。

（2）双侧后牙反𬌗的矫治

1）上颌分裂基托式矫治器：利用分裂簧扩大上颌牙弓的宽度，在下颌做带环和唇弓，每次复诊时，调整缩小唇弓宽度，使下颌牙弓宽度减小，以纠正双侧反𬌗。

2）上颌四角圈簧扩弓矫治器：使用上颌四角圈簧扩弓矫治器扩大上颌牙弓，使明显狭窄的上颌牙弓得到改善，同时也利于上下后牙颊舌向关系的匹配。

3）螺旋扩弓器：对于严重上颌牙弓狭窄的病例，可采用螺旋扩弓器对上颌牙弓进行快速腭中缝扩展，加之上颌牙齿的颊向移动，使双侧反𬌗得到纠正。

三、深覆𬌗

深覆𬌗是一种上下颌牙弓及颌骨关系发育异常导致的错𬌗畸形。即前牙区及牙槽高度发育过度，后牙及后牙槽高度发育不足。

（一）病因

1.遗传因素 由于显性遗传因子的作用，使上颌发育过大，下颌形态异常、位置靠后。下颌支发育过大，下颌下缘平面较平，下颌呈反时针旋转生长型。如安氏Ⅱ² 类错𬌗。

2.发育因素 儿童时期全身慢性疾病导致颌骨发育不良，磨牙萌出不足，后牙槽高度发育不足导致下颌向前、向上旋转，前牙继续萌出，前牙牙槽高度发育过度。

3.咬合因素 患者习惯于下颌开闭口运动，有紧咬牙的习惯、夜磨牙症、咬上唇习惯，牙尖交错咬合时咬肌、翼内肌张力过大。这些因素都造成后牙区咬合力过大而抑制后牙牙槽的生长。

4.局部因素 多数乳磨牙和第一恒磨牙早脱，使得颌间垂直距离降低；或先天缺失恒下切牙或乳尖牙早脱，下切牙向远中移位使下牙弓前段缩小，下切牙与上切牙无正常𬌗接触，导致下切牙过长。

5.功能因素 下颌功能性后缩使得下前牙脱离咬合而伸长，后牙区承受咬合力过大而压低。

（二）临床表现

单纯的深覆𬌗，仅表现为前牙区牙齿或牙槽高度发育过度，而牙弓及整个牙颌矢状方向关系均正常。但在多数情况下，深覆𬌗往往与牙弓及颌骨的矢状方向异常同时存在，如安氏

Ⅱ¹类错𬌗,即深覆𬌗伴有深覆盖,在安氏Ⅱ¹类的病例中,由于下颌长度发育不足或后缩,使得下颌切牙脱离与上颌切牙的对𬌗关系,下颌切牙及前段牙槽骨垂直向高度失去平衡,而过度生长造成深覆𬌗。安氏Ⅱ²类伴发的深覆𬌗较为多见,现以安氏Ⅱ²类为例叙述,主要的临床表现有以下几个方面。

1.牙齿　前牙区表现为上中切牙牙轴垂直或内倾、上颌侧切牙唇倾。上牙列拥挤,下切牙内倾拥挤;在磨牙区,由于下颌发育受限,下颌被迫处于远中位,磨牙常呈远中关系;如仅为牙弓前段不调,磨牙亦可呈中性关系。

2.牙弓　上下牙弓呈方形,切牙内倾导致牙弓长度变短。下颌牙弓矢状𬌗曲线过大;上牙弓因切牙内倾矢状曲线常呈反向曲线。

3.颌骨　上下颌骨一般发育较好,由于上前牙内倾,下颌处于功能性远中颌位,下颌前伸及侧向𬌗运动受限,下颌仅能做开闭口铰链式运动,下颌平面角小。

4.咬合及口腔软组织　前牙深覆𬌗时,由于上颌前牙内倾使得覆盖小于3mm,有时可为0~1mm,呈严重的闭锁𬌗。可能引起创伤性牙龈炎、急性或慢性牙周炎,严重时可造成心牙槽骨吸收,牙齿磨损及松动。

5.关节　下颌运动长期受限的一些患者,下颌髁状突向后移位,关节后间隙减小,嚼肌、颞肌、翼内肌压痛,张口受限等颞下颌关节功能紊乱症状。

6.肌肉　唇张力过大,颏唇沟加深,下唇有时外翻,下唇常覆盖在上切牙牙冠唇面1/2以上。

7.面型　一般呈短方面型,面下1/3的高度变短,下颌平面角小,咬肌发育好,下颌角区丰满。

(三)诊断分类

1.深覆𬌗的分度　根据覆𬌗程度的大小将深覆𬌗为三度。

2.深覆𬌗的分类　根据深覆𬌗形成的机制不同,将深覆𬌗分为牙性和骨性两类。

(1)牙性:主要由牙或牙槽垂直向发育异常引起。表现为上、下颌前牙及牙槽发育过长,后牙及后牙槽高度发育不足;上前牙牙轴垂直或内倾,下前牙有先天缺牙或下牙弓前段牙列拥挤至下牙弓前段缩短;磨牙关系多为中性𬌗、轻度远中𬌗或完全远中𬌗关系;面下1/3短,X线头影测量显示主要为牙轴及牙槽的问题。

(2)骨性:除有牙性的表现外,同时还伴有颌骨与面部畸形。磨牙关系多呈远中关系。X线头影测量显示ANB角大,后、前面高的比例超过65%,下颌平面角小于正常,下颌支过长,下颌呈逆时针旋转生长型。切牙内倾的深覆𬌗患者常伴有上、下颌牙拥挤。

(四)矫治方法

矫治深覆𬌗的总体原则是通过协调前后段牙弓及牙槽的垂直高度来打开咬合,通过纠正前牙轴倾度来改善牙弓形态,通过调整下颌矢状向位置来改进上下颌间的位置关系。一般不轻易采用拔牙矫治。

1.乳牙𬌗期　该期患儿的上下颌骨发育尚未完成,一般不做特殊处理。对由口腔不良习惯或𬌗障碍引起的深覆𬌗,应针对病因,消除不良习惯,调磨𬌗干扰牙尖。

2.替牙期及恒牙早期

(1)牙性深覆𬌗

1)治疗原则:改正切牙长轴,抑制上下颌切牙的生长,促进后牙及牙槽的生长。通过协调前后段牙及牙槽的垂直高度来打开咬合,改进上下颌骨间的位置关系。

2)矫治方法:对替牙期或恒牙早期的病例,采用上颌活动矫治器。在内倾的上前牙舌侧设计双曲舌簧,舌簧上附平面导板。舌簧的作用是使内倾的切牙向唇侧,以纠正切牙轴倾度;平面导板的作用是压低下切牙,同时打开后牙区咬合,使后牙有伸长的空间,从而改善 Spee 曲线。待上切牙牙轴改正、深覆𬌗改善后,视下颌情况采用活动或固定矫治器排齐下前牙,纠正下切牙内倾并进一步调整 Spee 曲线。对于先天缺失下切牙患者,视下切牙长轴矫正后间隙大小情况酌情处理,必要时用义齿修复以保持上下切牙正常的覆𬌗、覆盖关系。

对于恒牙早期患者开始就可以采用固定矫正装置。先纠正上颌切牙长轴,形成一定程度正常覆盖后再黏结下颌托槽,排齐下切牙并整平 Spee 曲线,最后建立良好的前牙覆𬌗、覆盖关系。

(2)骨性深覆𬌗

1)治疗原则:纠正内侧的上前牙,解除闭锁𬌗及妨碍下颌骨发育的障碍,从而协调上下颌骨间的关系,刺激后牙及后牙槽的生长,抑制前牙及牙槽的生长。

2)矫治方法

对替牙期或恒牙早期的病例,可用上述的舌簧平面导板活动矫治器。对于上下颌骨矢状方向严重不调的病例,可以采用功能性矫治器。如斜面导板、肌激动器等,以刺激下颌向前生长,待上下颌骨关系基本纠正后,再用固定矫正装置排齐牙列,进一步整平 Spee 曲线,并用Ⅱ类颌间牵引等手段巩固上下颌骨间的协调。

对于恒牙早期的病例,先用固定矫治器纠正上颌切牙轴倾度,同时用平面导板进行牙槽垂直方向的调整,进一步整平 Spee 曲线。上前牙牙轴纠正后,如覆盖较大、磨牙呈明显的远中关系的病例,可考虑用功能性矫治器进行下颌位置的调整,继而再在下颌用固定矫治器排齐牙齿。如覆盖较浅,磨牙关系已自行调整至中性,则可以直接用固定矫治器进行排齐、整平。

3. 恒牙𬌗期

(1)牙性深覆𬌗

1)矫治原则:纠正上切牙长轴,整平 Spee 曲线。

2)矫治方法:可用固定矫治器,先矫正内倾的上颌切牙以解除对下颌的锁结,上牙弓舌侧可用小平面导板矫治器。小平面导板应以后牙打开咬合 2～3mm 为宜,待上前牙内倾纠正后,再黏结下颌托槽,排齐下列,改正𬌗曲线使上下前牙建立正常的覆𬌗、覆盖关系。

(2)骨性深覆𬌗

1)矫治原则:纠正上前牙牙轴,整平 Spee 曲线,协调上下颌骨关系。

2)矫治方法:成人骨性深覆𬌗矫治的难度较大。深覆𬌗时由于前牙的锁结关系,使下颌骨长期处于后缩位置,严重阻碍了下颌向前向下的生长趋势,当上前牙唇向移位后,前牙的锁结关系虽得以解除,但下颌后缩位已非常固定,其自行向前调整位置的可能性几乎不存在。同时当上颌切牙长轴得到纠正后,又出现深覆盖的问题,加上 Spee 曲线的整平也远比儿童病例难度大,因此,对于成人骨性深覆𬌗的病例要根据覆盖程度、年龄及上下颌骨的位置关系等因素制订治疗方案。

轻度骨性深覆𬌗的患者可利用正畸进行治疗。一般采用固定矫治器,先做上颌以矫正内倾的切牙长轴,并附上颌舌侧小平面导板,使后牙伸长改正 Spee 曲线的曲度。对上前牙过度萌出,后牙萌出不足的病例,必要时可采用"J"钩高位牵引,亦可做后牙垂直牵引以刺激后牙及牙槽的生长,待深覆𬌗纠正后,再黏结下颌托槽矫治下牙列不齐,改正𬌗曲线,使上下前牙建立正常的覆𬌗、覆盖关系。

对于覆盖程度较大,磨牙完全远中关系的成年人骨性深覆𬌗,可考虑拔除上颌两个第一前磨牙,以内收上前牙减少覆盖。此方法为一种掩饰性矫治方法,仅改善了前牙区的咬合协调问题,而没有协调上下颌骨之间的关系问题。

对成人严重的骨性深覆𬌗,特别是后、前面高比例过大、下颌支过长、下颌角小的患者,用正畸手段打开咬合,改正深覆𬌗的难度很大,必要时可采用外科一正畸治疗。即先用正畸治疗的方法改正上下切牙的长轴,排齐上下牙列,再根据情况采用外科手术行前牙区截段骨切开术,压入前段牙及牙槽,以矫正过长的上下前牙及牙槽,恢复正常的覆𬌗、覆盖关系。

对一些年龄较大、后牙磨损过多、垂直高度不足的患者,上下牙排齐后如覆𬌗仍较深,无法用正畸方法矫正时,可采用修复的方法,在后牙区做金属𬌗垫以升高后牙,使上下切牙获得正常的覆𬌗、覆盖关系,并恢复面下 1/3 的高度。

四、前牙深覆盖

前牙深覆盖是指上前牙切端至下前牙唇面的最大水平距离超过 3mm 者,是一种常见的错𬌗症状。前牙深覆盖时磨牙关系多为远中关系,常伴有前牙深覆𬌗,为典型安氏Ⅱ[1]类错𬌗。由于局部因素所致,上前牙唇向错位、下前牙舌向错位或下切牙先天性缺失的安氏Ⅰ类错𬌗也会出现前牙深覆盖的症状。

(一)病因

造成前牙深覆盖的原因是上下颌(牙弓)矢状关系不调,上颌(牙弓)过大或位置向前;下颌(牙弓)过小或位置向后。上下颌骨(牙弓)关系不调受遗传与环境两方面的影响。

1.遗传因素

前牙深覆盖与其他错𬌗类似,与遗传因素有关。安氏Ⅱ类错𬌗,上颌牙齿相对下颌牙齿不成比例有偏大现象,受遗传较强的控制。前牙区的多生牙、下切牙先天性缺失、下颌发育过小、上颌发育过大都受遗传因素的影响。

2.环境因素

(1)全身因素:引起前牙深覆盖较常见的全身因素如下。

1)鼻咽部疾病:如慢性鼻炎、腺样体肥大等造成上气道狭窄而以口呼吸代替。口呼吸时头部前伸,下颌连同舌下垂后退,久之形成下颌后缩畸形;长期的口呼吸可形成上牙弓狭窄、前牙前突、腭盖高拱,最终表现出前牙深覆盖和磨牙远中关系。

2)全身性疾病:如佝偻病、钙磷代谢障碍等。由于肌肉及韧带张力减弱,引起上牙弓狭窄,上前牙前突及磨牙远中关系。

(2)局部因素:包括口腔不良习惯和替牙期障碍。

1)口腔不良习惯:如长期吮拇指、咬下唇等都可以给上前牙长期施以唇向压力,导致上前牙唇向倾斜;同时使下前牙舌向倾斜、拥挤,造成前牙深覆盖。

2)下颌乳磨牙早失:可使下颌牙弓前段变小,导致前牙覆盖增大。

3)萌出顺序异常:如上颌第一恒磨牙早于下颌第一恒磨牙萌出或上颌第二恒磨牙早于下颌第二恒磨牙萌出,或上颌第二恒磨牙早于上颌尖牙的萌出,均可造成远中𬌗,使前牙呈深覆盖。

4)下前牙先天缺失:可造成下颌牙弓前段变小,下颌牙弓后缩,前牙覆盖增大。

5)上颌前牙区多生牙:可使上颌牙弓变大或引起上颌切牙唇向错位,导致前牙覆盖增大。

(二)临床表现

前牙深覆盖由于病因、发病机制不同,临床表现也有所不同。

1.口腔不良习惯导致的前牙深覆盖　上前牙唇向倾斜或牙槽骨过长,表现为单纯性的前牙深覆盖,上颌骨无明显的前突,磨牙关系常呈中性。由于上前牙唇向错位、向前突出,造成患者口唇不能闭拢,下唇常会与上颌前牙舌侧接触导致继发性的上前牙唇倾。部分患者伴有上颌牙弓狭窄及腭盖高拱。

2.遗传因素引起的前牙深覆盖　多为上颌骨前突或下颌骨后缩,磨牙关系为轻度远中𬌗或完全远中𬌗关系。临床表现为凸面形,开唇露齿,如伴有深覆𬌗时,下前牙咬在上前牙舌侧的颈部或咬在上腭软组织上,导致上腭黏膜炎症,同时也会影响发音功能。X线头影测量 SNA 角大于正常值,SNA 角正常或小于正常值,ANB 角也较正常值大,U1－SN 大于正常值。

(三)前牙深覆盖的诊断分类

1.前牙深覆盖的分类　前牙深覆盖按病因分为三型。

(1)牙性:主要是因为上下前牙位置或牙齿的数目异常造成。如上颌前牙唇向错位、下颌前牙舌向错位;上颌前牙区多生牙或下颌切牙先天缺失等。上下颌骨间及颅面关系基本协调,磨牙关系呈中性。常见于混合牙列及恒牙列,治疗较为简单。

(2)功能性:由于口腔不良习惯,𬌗障碍因素引起异常的神经－肌肉反射可导致下颌功能性后缩。例如,当上牙弓尖牙和后牙段宽度不足时,下颌在牙尖交错𬌗时被迫处于后缩位置,形成磨牙远中关系,前牙深覆盖。功能性下颌后缩时,上颌一般发育正常,当下颌前伸至磨牙中性关系时,上下牙弓矢状关系基本协调。面型明显改善。

(3)骨性:由于颌骨发育异常导致上下颌骨处于磨牙远中错𬌗关系,多伴有深覆𬌗。ANB 角＞5°,骨型前牙深覆盖以安氏Ⅱ¹ 类错𬌗多见。

2.前牙深覆盖的颅面骨骼分型

(1)Ⅰ型:上颌正常,下颌后缩。

(2)Ⅱ型:下颌正常,上颌前突。

(3)Ⅲ型:上颌前突,下颌后缩。

(四)深覆盖的矫治方法

1.早期矫治

(1)尽早去除病因:如破除各种口腔不良习惯,及时治疗全身性疾病(如鼻咽部疾病)。

(2)牙性深覆盖的矫治:主要根据错𬌗畸形的表现,采用不同的方法进行矫治。如拔除上颌多生牙,纠正上前牙前突并关闭牙间隙,下前牙开展排齐纠正牙齿的舌向倾斜和拥挤,牙性深覆盖的矫治比较简单,一般在短期内可达到矫治效果。

(3)骨性深覆盖的早期矫治:早期矫治尤为重要,可以影响上下颌骨的生长,纠正面部畸形。

1)对上颌正常、下颌后缩的矫治:矫治原则是近中移动下颌及促进下颌向前生长。近中移动下颌是矫治前牙深覆盖、远中磨牙关系和增进面部和谐与平衡的有效方法。在颌骨生长发育阶段采用功能性矫治器,如肌激动器、功能调节器Ⅱ型,调整下颌的位置,促进下颌的向前生长,对多数安氏Ⅱ类错𬌗、前牙深覆盖和磨牙远中关系的矫正均能起到很好的作用。矫治下颌后缩常用的方法还有上颌斜面导板矫治器、前庭盾、下唇唇挡及其他的功能矫治器。

2)对下颌正常、上颌前突的矫治:治疗原则是远中移动上颌或抑制上颌向前生长采用矫形的手段将上颌骨远中移动的难度很大,然而抑制上颌向前发育是可行的。对于有上颌前突或前突倾向的安氏Ⅱ类错𬌗,在发育的早期采用口外唇弓限制上颌向前生长,同时引导下颌向前生长,最终建立正常的上下颌矢状关系。

3)对于后部齿槽高度不调的治疗:早期进行矫治能对后部齿槽的高度进行有效的控制,①对以下颌后缩为主,下颌平面角较大的安氏Ⅱ类高角病例,临床上常将高位牵引口外唇弓与肌激动器联合使用,引导下颌向前、向上、减低后牙及齿槽的高度,降低下颌平面角(图18-24);②对以下颌后缩为主,下颌平面角较低的安氏Ⅱ类低角病例,则利用低位颈牵引,口外唇弓与斜面导板功能矫治器联合使用;③对以下颌后缩为主,下颌平面角正常的病例,可采用水平牵引的口外唇弓与引导下颌向前的功能矫治器联合使用。

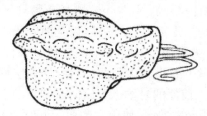

图18-24　高位牵引口外唇弓与肌激动器联合

2.常规正畸矫治

(1)矫治原则

1)轻度和中度颌骨关系不调时需要拔牙矫治,通过牙弓及牙槽骨的移动调整,来矫正牙颌畸形或掩饰颌骨的发育异常。

2)对于具有生长潜力的患者,可抓紧时机进行颌骨的矫形生长控制。但是对严重骨骼异常者,则需在成年之后进行外科正畸治疗(图18-25)。

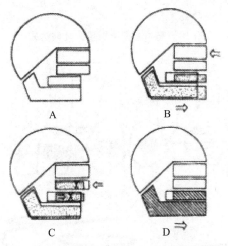

图18-25　安氏Ⅱ'类错𬌗治疗示意图

A.原始错𬌗;B.改变生长(矫形治疗);C.拔牙后牙齿移动代偿颌骨关系;D.外科手术

(2)矫治目标

1)通过拔牙获得间隙,解除牙列拥挤,并为深覆盖的矫治提供可利用间隙。

2)排齐牙列,减小前牙深覆𬌗。

3)矫正磨牙远中关系。

(3)矫治前牙深覆盖常采用的拔牙模式:通常拔除四个第一前磨牙,或拔除上颌两个第一前磨牙及下颌两个第二前磨牙。上颌牙弓拔牙间隙主要用于解除拥挤,前牙后移减小覆盖;下颌牙弓拔牙间隙主要用于解除拥挤,后牙前移,矫正磨牙关系。

(4)矫治方法:对恒牙早期前牙深覆盖拔除四个前磨牙的安氏Ⅱ[1]类错𬌗,多采用固定矫治器进行治疗。现以标准方丝弓技术为例,简述治疗过程。矫治的过程分为以下三个阶段。

1)排齐和整平牙弓:按从细到粗的顺序使用镍钛圆丝,最后使用不锈钢丝,排齐牙列,整平 Spee 曲线。

2)关闭拔牙间隙:首先颌内牵引远中移动尖牙,使其与第二前磨牙靠拢(图18-26)。可用镍钛拉簧、链状胶圈或橡皮圈拉双侧上颌尖牙向远中移动关闭拔牙间隙。因上颌磨牙易前移占去拔牙的间隙,所以常设计口外唇弓、Nance 腭托或腭杆等以增加上颌磨牙的支抗。当远中移动的尖牙到位后可将其与后牙结扎成一体,以全部后牙为支抗单位。然后使用方弓丝对上切牙进行内收(图18-27),关闭余留间隙。上前牙内收时,由于"钟摆效应",前牙覆盖减小,覆𬌗将会加深,因此在弓丝上的 T 形关闭曲前后弯制人字形曲(图18-28),在内收的同时,继续压低上切牙,在内收上前牙的时候也可以同时使用Ⅱ类牵引,以利于磨牙关系的矫正。下颌拔牙间隙关闭可使用间隙曲等,使前六颗前牙同时远移,其目的是使下磨牙前移量增加,有利于磨牙关系调整。

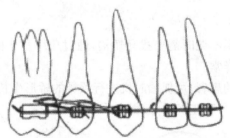

图18-26　Ⅰ类牵引拉尖牙向远中

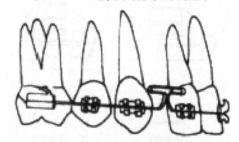

图18-27　T形关闭曲收上切牙

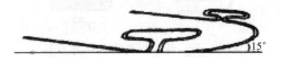

图18-28　T形关闭曲前后弯入字形曲

3)咬合关系的精细调整:深覆盖矫正过程中由于上颌先移动尖牙再移动四颗切牙是分两个阶段进行的,下颌是六颗前牙同时向远中移动,下颌磨牙前移比上颌磨牙多。另外在内收上颌切牙时常配合使用Ⅱ类牵引,能起到保护上颌磨牙支抗、消耗下颌磨牙支抗的作用,这样进一步改变了上、下磨牙前移的比例,最终前牙达到正常的覆𬌗、覆盖关系,磨牙建立起中性𬌗关系。在治疗后期采用尖牙三角形牵引、上下后牙的垂直牵引、短Ⅱ类牵引等,精细调整咬合关系,最后使用Hawley保持器等保持矫治效果。

五、双颌前突

双颌前突是指上下颌牙齿、牙槽及颌骨均向前突出的错𬌗畸形。

(一)病因

双颌前突病因不清楚,多数认为与遗传因素有关。有明显的种族及地域差异。另外与饮食习惯也有一些关系。如长期吸吮海产贝壳类及吸吮某些有核小水果(桂圆、荔枝等),在我国以南方沿海地区的发病率较高。

(二)临床表现

患者有明显的开唇露齿,上下嘴唇短缩,上下颌前牙牙体长轴倾斜度大,面中部1/3及面下1/3向前凸出,严重者常伴有口呼吸习惯,口腔易干燥。而长期用口呼吸又能加重前突的程度。X线头影测量显示SNA、SNB角均大于正常值。磨牙多为中性关系。

(三)矫治方法

1.牙及牙槽骨前突 恒牙早期双颌牙槽骨前突,应尽早地去除不良习惯,并进行唇肌训练。治疗方法采用拔牙固定矫治器,拔除上、下颌左右两侧第一前磨牙后利用拔牙间隙内收前牙,改变上下前牙及牙槽的突度。治疗过程中的关键是支抗的控制,一般应使用最大支抗。

实现最大支抗的方法有:①使用支抗磨牙的舌侧装置如腭弓、舌杆、腭托等;②合并使用第二磨牙带环;③使用口外唇弓;④弓丝上应用停止曲和后倾曲;⑤使用种植支抗。内收上下切牙时,要重视对上下切牙的转矩控制。

2.颌骨前突的矫治 恒牙列早期轻度、中度前突的患者,一般采用固定矫治器矫治,通过拔牙获得间隙,使前牙的冠根平行后退,通过牙代偿的方式掩饰颌骨前突。较严重的骨性前突并有明显遗传倾向的病例,应待成年后进行外科-正畸治疗。

六、锁𬌗

锁𬌗又称跨𬌗,是指上下颌后牙彼此在咬合面无咬合接触的牙位异常。锁𬌗可发生在牙弓的一侧,也可发生在牙弓的双侧,发生在牙弓一侧者多见。可个别后牙锁𬌗,也可为多数牙的锁𬌗。锁𬌗多见于恒牙𬌗。

(一)病因

1.个别牙锁𬌗 个别乳牙早失、滞留或恒牙胚位置异常,导致恒牙错位萌出而造成锁𬌗。上下第二恒磨牙的正锁𬌗较为常见。

2.单侧多数后牙正锁𬌗 常因一侧多数乳磨牙龋坏或早失,不得不用对侧后牙进行单侧咀嚼,日久废用侧则易形成深覆盖,再发展而成为多数后牙正锁𬌗。

(二)分类

临床上可分为正锁𬌗和反锁𬌗。

1. 正锁𬌗 是指上颌后牙舌尖的舌斜面位于下后牙颊尖的颊斜面及以下,而𬌗面无咬合接触(图 18—29A)。

2. 反锁𬌗 是指上颌后牙颊尖的颊斜面位于下后牙舌尖舌斜面及以下,而𬌗面无咬合接触(图 18—29B)。反锁𬌗在临床上较少见。

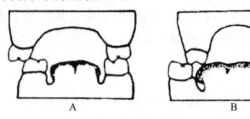

图 18—29
A. 一侧后牙正锁𬌗;B. 一侧后牙反锁𬌗

(三)临床表现

后牙锁𬌗主要表现为上颌个别后牙或多个后牙被锁结在下后牙的颊(舌)侧,或是下颌个别牙或多个被锁结在上后牙的颊(舌)侧,而咬合面无接触关系。

1. 由于正锁𬌗的锁结关系,影响下颌的侧向运动,患者仅能用非锁𬌗侧的后牙进行偏侧咀嚼。咀嚼功能减弱、咀嚼效率降低。

2. 后牙锁𬌗导致下颌有关肌肉的异常动力平衡,形成下颌骨左右发育不对称和颜面不对称畸形。

3. 锁𬌗牙在咀嚼过程中易发生创伤𬌗,对一些易感者,锁𬌗诱发颞下颌关节疾病,如关节疼痛或关节弹响。

(四)矫治方法

锁𬌗对咀嚼功能、颌面部发育及咀嚼器官的健康影响较大,应尽早进行矫治。矫治原则为升高咬合,解除锁结关系,使上下后牙向颊侧或舌侧移动。

1. 个别后牙正锁𬌗 可采用单侧𬌗垫式活动矫治器,在健侧的上牙弓或下牙弓上放置单侧𬌗垫,使锁𬌗牙脱离锁结关系,在上下锁𬌗牙上各制作一个带环,并且在上颌牙带环的颊面及下颌牙带环的舌面各焊接一个牵引钩,牵引钩之间挂橡皮圈,利用上下牙的交互支抗作用进行矫治。锁𬌗解除后,分次调磨𬌗垫,并同时调磨未曾有过生理磨耗的锁𬌗牙的牙尖,在调磨牙尖时,可配合脱敏治疗。

2. 一侧上下第二磨牙正锁𬌗 为临床较为多见的一种锁𬌗畸形,而且以上颌磨牙颊向错位、下颌磨牙的位置多为正常或轻微舌向错位。如果同侧的第三磨牙尚未萌出或即将萌出,可将该侧第二磨牙拔除,以便第三磨牙自行调位取代已拔除的第二磨牙,与下颌第二磨牙建立正常𬌗关系。也可采用其他方法矫正。

3. 一侧多数后牙正锁𬌗 常见于下颌牙弓狭窄,锁𬌗侧下后牙舌侧错位较严重,上颌后牙颊侧错位不明显。可采用下颌单侧𬌗垫矫治器附双曲舌簧,即在健侧下颌后牙上制作𬌗垫,使锁𬌗牙脱离牙尖锁结关系,在矫治器的锁𬌗侧下后牙的舌侧放置双曲舌簧,使锁𬌗侧的下后牙向颊侧移动,以矫正正锁𬌗。锁𬌗关系解除后及时对𬌗垫进行分次调磨,同时调磨锁𬌗牙的过高牙尖。

4. 反锁𬌗的矫治

(1)个别反锁𬌗牙的矫治原则和方法与正锁𬌗类同,但受力方向相反。

（2）多数牙反锁𬌗牙的矫治最有效的方法是扩大上颌牙弓。在治疗过程中,应注意扩弓力集中在锁𬌗侧,使得锁𬌗侧多移动一些,非锁𬌗侧少移动一些。

七、开𬌗

开𬌗是指在正中𬌗位及下颌功能运动时,上下颌部分牙齿在垂直方向无𬌗接触的错𬌗畸形。是上下牙弓及颌骨垂直向发育异常,前段牙、牙槽或颌骨高度发育不足,后段牙、牙槽或颌骨高度发育过度,或两者皆有。患者除高度、长度异常外,面部宽度显著减小,上下牙弓明显狭窄。开𬌗可发生在乳牙期、替牙期和恒牙期,临床上以恒牙期最为常见。

（一）病因

1. 口腔不良习惯　口腔不良习惯所致的开𬌗患者约占发病率的 68.7%。常见的不良习惯为吐舌习惯,其形成的前牙区开𬌗间隙呈梭形,与舌体形态基本一致。其次伸舌吞咽、吮拇指、咬唇、口呼吸等均可以在前牙区形成开𬌗。咬物习惯（如咬铅笔等）可在咬物的位置形成局部小开𬌗。

2. 末端区磨牙位置异常　常见于后牙区特别末端区磨牙萌出过度;也见于下颌第三磨牙前倾或水平阻生,推下颌第二磨牙向𬌗方,使其牙尖高出𬌗平面,其他牙无𬌗接触。若伴有舌习惯等因素时,常形成全口多数牙无𬌗接触。

3. 佝偻病　严重的佝偻病患儿由于骨质疏松,提下颌肌群与降下颌肌群的作用使下颌骨发育异常,下颌支短、下颌角大、下颌角前切迹深,下颌体向下、后呈顺时针旋转,形成开𬌗。其特征为前大后小、范围较大的开𬌗畸形。

4. 遗传因素　关于开𬌗是否与遗传有关,对于这一问题目前尚有不同看法,需进一步研究。有些患者在生长发育过程中,上颌骨前份呈向前上旋转,下颌骨呈向后下旋转的生长型,可能与遗传有关。

（二）临床表现

1. 牙及牙槽　后牙萌出过高,后牙槽发育过度,前牙萌出不足,前牙槽发育不足。磨牙关系可呈中性𬌗、远中𬌗或近中𬌗关系。范围可涉及前牙开𬌗、前牙和前磨牙开𬌗,严重者只有最后一对磨牙有接触关系。

2. 牙弓　上下牙弓形态、大小、位置可能不协调,上颌矢状𬌗曲线曲度增大,下颌矢状曲线曲度较平或呈反曲线。

3. 颌骨　上颌骨位置发育正常或宽度发育不足,腭穹高拱,其位置向前上旋转;下颌发育不足,下颌支短,下颌角大,角前切迹深,下颌体向前,下倾斜度增大,下颌骨向后下旋转。

4. 面部　严重开𬌗的患者,面下 1/3 距离增长,上下唇不能闭合,导致上呼吸道及牙周组织的感染。

5. 功能　随着开𬌗程度及范围的增大,咀嚼功能及语音功能明显受到影响,严重者可能影响患者口颌系统的功能。

（三）诊断分类

1. 开𬌗的分度　按上下颌牙齿之间分开的垂直距离的大小,将开𬌗分为三度。

2. 开𬌗的分类　根据开𬌗形成的病因机制,可将开𬌗分为两型。

（1）牙性:以牙齿及牙槽发育异常为主。其表现为前牙萌出不足,前牙槽发育不足;后牙萌出过高、后牙槽发育过度;或两者兼有。面部无明显的畸形,颌骨发育基本正常。

(2)骨性:骨性开𬌗的患者除牙齿及牙槽问题外,主要表现为下颌骨发育异常,下颌支短,下颌角大,骨前切迹深,下颌呈顺时针旋转生长型,面下1/3过高,严重者呈长面综合征表现,可能伴有上下前牙及牙槽骨的代偿性增长。

(四)矫治方法

开𬌗矫治的原则是去除病因,并针对开𬌗形成的机制,通过对前段及后段牙、牙槽垂直向及水平向位置的调整,达到解除或改善开𬌗的目的。

1.生长期儿童

(1)牙性开𬌗:多为不良习惯引起。针对病因及时去除口腔不良习惯,混合牙列期可采用可摘矫治器加舌屏、腭刺、唇挡纠正不良习惯。如后牙萌出过度时可在后牙区加𬌗垫以压低后牙;年幼儿童一般在破除不良习惯后,上、下切牙可以自行生长;年龄较大的患者,切牙不能自行调整时,可在开𬌗的上下切牙上黏托槽进行颌间垂直牵引。恒牙列期如伴有牙列拥挤等其他畸形时,可用固定矫治器矫治解除拥挤的同时纠正开𬌗,必要时可加强咀嚼肌的功能训练。

(2)骨性开𬌗:分析错𬌗畸形的病因与全身因素的关系,如系佝偻病导致的开𬌗则应配合补钙及全身治疗。生长早期除用前述矫治器外,应配合颏兜进行口外垂直牵引,口内矫治的𬌗垫应做得稍高些,以便刺激髁状突的生长和下颌支的增长,引导下颌骨正常发育。

2.生长后期及成年人

(1)牙性开𬌗:一般应选用固定矫治器进行矫治,必要时配合后牙𬌗垫以压低后牙如牙齿排列尚整齐的患者,可采用方丝弓矫治器,在尖牙和侧切牙之间设计水平曲,在水平曲上挂橡皮圈做颌间垂直牵引,升高前牙,纠正开𬌗。如伴有前牙严重拥挤、前牙前突的患者,可采用减数的方法进行矫治。减数拔牙应根据患者的口内畸形的情况来决定:

1)如上下颌前牙均需要较多内收时应拔除上下颌四颗第一前磨牙。

2)如上颌内收较多时,应拔除上颌左右第一前磨牙及下颌左右第二前磨牙。

3)如下颌需要内收较上颌多时,应拔除上颌左右第二前磨牙及下颌左右第一前磨牙。拔牙后,由于前牙后移、后牙前移使颌间距离降低,下颌可向上向前旋转,同时上前牙向后、下移动可减少前牙的开𬌗。由于下颌第三磨牙阻生所引起的全口多数牙开𬌗,应及时拔除第三磨牙,并压第二磨牙使之回到正常位置,同时应配合咀嚼肌的功能训练以矫治开𬌗。

(2)骨性开𬌗:骨性开𬌗时,因生长发育基本完成,不能采用引导生长的方法进行矫治。轻度开𬌗时,除采用前述的矫治方法或拔牙矫治外,还可采用增加牙代偿的掩饰矫治法,即将开𬌗区上下颌牙齿适当地代偿性伸长,以改善面部形态。严重的骨性开𬌗患者应进行外科—正畸联合治疗,应用外科手术方法矫治骨性开𬌗。

(刘丽娟)

参考文献

[1]宋胜玉,梁文红.Th17细胞在口腔疾病中的研究进展[J].齐齐哈尔医学院学报,2013,34(17):2590－2591.

[2]张坤.口腔固定修复技术[M].郑州:郑州大学出版社,2014.

[3]张群英,肖梅珍,肖俊,等.自制清热解郁中药制剂用于复发性口腔溃疡的疗效观察[J].健康大视野:医学版,2013,21(10):1052.

[4]葛秋云,杨山.口腔组织病理 第2版[M].北京:科学出版社,2014.

[5]景娟,牛洁,陈鑫,等.口腔颌面肿瘤患者血浆FBG,D－二聚体和FDP的检测及其意义[J].现代检验医学杂志,2013,28(4):76－78.

[6]申杰,周文明.口腔真菌感染的研究进展[J].国际口腔医学杂志,2013,40(5):619－624.

[7]左金华.现代临床口腔病学[M].西安:西安交通大学出版社,2014.

[8]张艳.口腔颌面部创伤117例临床护理体会[J].健基层医学论坛,2013,17(24):3179－3180.

[9]宋光宇.颌面部衣物40例临床分析[J].中国民康医学,2013,25(17):59－60.

[10]吴补领,刘洪臣,范兵.老年口腔医学[M].西安:西安交通大学出版社,2015.

[11]郑利光,王春辉,刘翠梅,等.专项整治活动后口腔医院住院患者抗菌药物应用情况分析[J].中国药房,2013,24(38):3577－3580.

[12]穆萍萍,宋晖,孙钦峰.高速泳动族蛋白盒1与牙周病[J].国际口腔医学杂志,2014(01):77－81.

[13]胡勤刚.口腔颌面外科查房手册[M].北京:人民卫生出版社,2015.

[14]段银钟.口腔正畸临床拔牙矫治指南[M].北京:人民卫生出版社,2011.

[15]赵吉宏.口腔颌面外科门诊手术操作规范与技巧[M].北京:北京大学医学出版社,2015.

[16]孙正.口腔科诊疗常规[M].北京:中国医药科技出版社,2012.

[17]马净植.口腔疾病诊疗指南[M].北京:科学出版社,2013.

[18]凌均棨,陈智.口腔医学 口腔内科分册[M].北京:人民卫生出版社,2015.

[19]唐建民.口腔颌面耳鼻咽喉头颈外科学[M].天津:天津科技出版社,2010.

[20]俞光岩,王慧明.口腔医学 口腔颌面外科分册[M].北京:人民卫生出版社,2015.

[21]章筱悦,陈振琦.唇腭裂患者的牙周健康状况及其影响因素[J].国际口腔医学杂志,2014(04):463－467.

[22]陈扬熙.口腔正畸学基础、技术与临床[M].北京:人民卫生出版社,2012.

[23]赵云凤.口腔修复技术学[M].上海:世界图书上海出版公司,2013.

[24]罗启贤,刘长庚.牙周膜和牙槽骨牵张成骨术加速正畸牙移动[J].国际口腔医学杂志,2014(03):309－313.

[25]李翔,康红钰.口腔临床药物学[M].郑州:郑州大学出版社,2013.

[26]中兴,张志愿.口腔颌面外科临床解剖学[M].济南:山东科学技术出版社,2011.

[27]毛珍娥.口腔疾病概要(第二版)[M].北京:人民卫生出版社,2008.